HEIMANN, Grundzüge der Lebensmittelchemie

Grundzüge der Lebensmittelchemie

Von

Prof. Dr.-Ing. Werner Heimann
Direktor des Instituts
für Lebensmittelchemie an der Universität Karlsruhe

Nachdruck der
3., verbesserten und ergänzten Auflage

Mit 23 Abbildungen und 43 Tabellen

DR. DIETRICH STEINKOPFF VERLAG
DARMSTADT 1976

Printed in Germany

CIP-Kurztitelaufnahme der Deutschen Bibliothek

Heimann, Werner
Grundzüge der Lebensmittelchemie. – 3., verb. u. erg. Auflage – Darmstadt: Steinkopff, 1976 –
ISBN 3-7985-0463-6

Druck: betz-druck gmbh, 6100 Darmstadt-Arheilgen

Meiner Frau als Dank

für ihre wissenschaftliche und redaktionelle Mitarbeit

gewidmet

Aus dem Vorwort zur 1. Auflage

Nur eine kalorisch ausreichende, ernährungsphysiologisch vollwertige Ernährung sichert die substantielle Basis der Gesundheit und jede geistige, kulturelle und ethische Entwicklung des Menschen.

Unter dieser Erkenntnis hat die heutige Lebensmittelchemie und -technologie ihren besonderen Beitrag zu erfüllen. Sie hat für die ausreichende quantitative und qualitative Bereitstellung und Erhaltung industriell erzeugter Lebensmittel Sorge zu tragen. Dabei muß auch die Verfahrenstechnik den jeweiligen chemischen und physikalisch-chemischen Eigenschaften, den Reaktionsmöglichkeiten und der Empfindlichkeit der Lebensmittel als komplexen Naturstoffgemischen angepaßt werden.

Die historische Entwicklung der Lebensmittelchemie ist eng mit der analytischen und organischen Chemie wie auch mit der Physiologie verknüpft und steht in ständiger befruchtender Wechselwirkung mit diesen Fächern. Die Lebensmittelchemie hat sich unter Einbezug der Lebensmitteltechnologie und der technischen Mikrobiologie (Biotechnik) heute als eigenes Fach der Naturwissenschaften nach ihrem spezifischen Inhalt, ihren Methoden und Verfahren profiliert und als eigenständiger Wissenschaftszweig determiniert.

Man muß die moderne Lebensmittelchemie weithin als angewandte Biochemie auffassen, welche auch kinetische und thermodynamische Überlegungen mit einbezieht. Die lebensmitteltechnologischen Prozesse gliedern sich dann folgerichtig, über ihren Selbstzweck hinaus, in die allgemeinen biochemischen und physikalischen Zusammenhänge ein. Als markantes Teilgebiet der Wissenschaft von Nahrung und Ernährung steht die Lebensmittelchemie letztlich unter dem Gesamtpostulat der Ernährungsphysiologie, welche den Stoffwechsel und die Gesundheit des Menschen vornehmlich unter dem Einfluß der Ernährung betrachtet. Fortschritte, besonders auf dem Gebiet der Naturstoffe und damit auch auf dem Gebiet der Lebensmittelchemie und -technologie, sind heute fast nur noch durch enge Zusammenarbeit der verschiedenen Fachdisziplinen möglich.

So bietet sich die moderne Lebensmittelchemie als ein äußerst komplexes, mit einer ganzen Reihe naturwissenschaftlicher Disziplinen verzahntes Gebiet dar. Dies bedeutet zweifellos eine Erschwernis für das erste eindringende Studium, gibt aber auch den besonderen Reiz für dieses so universell anzugehende Naturwissenschaftsgebiet.

Unter Beibehaltung der Grundkonzeption von Beythien/Heimann „Einführung in die Lebensmittelchemie“ wollen die hier vorliegenden „Grundzüge der Lebensmittelchemie“ kein ausführliches Lehrbuch sein und kein enzyklopädisches Wissen vermitteln; eine Vollständigkeit im systematischen Sinne darf somit nicht erwartet werden. Ein einführendes Werk, das im Lapidarstil alles bringen möchte, ist wenig geeignet, tieferes wissenschaftliches Verständnis zu wecken. Grundzüge der Lebensmittelchemie müssen jedoch eine Einsicht in die Chemie und die physiologische Aufgabe unserer Lebensmittel geben; sie müssen weiterhin die Struktur und Reaktionsmöglichkeiten, die physikalisch-chemischen Wechselwirkungen der Lebensmittelbausteine und -bestandteile im unbearbeiteten und bearbeiteten Zustand erkennen lassen.

Das Buch soll grundlegend den Studierenden in die Lebensmittelchemie und -technologie einführen, die Probleme dieses komplexen Gebietes anreißen und ihn an Hand markanter Beispiele zum selbständigen, kritisch-wissenschaftlichen Denken anregen. Es kam mir daher vor allem darauf an, daß neben dem gebotenen Tatsachenmaterial die den Stoff verbindenden geistigen Zusammenhänge, die auch die Forschung dieses Gebietes tragen und für die weitere Entwicklung der Lebensmittelchemie von grundlegender Bedeutung sind, den Studierenden voll bewußt werden.

Bei der ungeheuren Ausweitung der verschiedenen naturwissenschaftlichen Disziplinen ist es im Rahmen dieses Werkes nicht möglich, alle Gebiete und Einzeltatsachen gleichwertig zu behandeln. Auf Grund meiner langjährigen Lehrerfahrung bei der Ausbildung der Lebensmittelchemiker und Lebensmittelingenieure an der Universität Karlsruhe sind einige Gebiete eingehender wiedergegeben, um hierdurch dem Studierenden beispielhaft durchgängige Prinzipien in der Chemie und Technologie der Lebensmittel aufzuzeigen. Wie weit aber fortführend die gedanklichen Inhalte der verschiedenen Wissenschaftsgebiete in diesen „Grundzügen“ zu berücksichtigen sind und wie weit neue, sich anbahnende Entwicklungen hierin schon gebracht werden können, wurde vom Autor als eine Ermessensfrage erachtet. Ich hoffe, daß es mit vorliegendem Buch gelingt, dem angehenden Lebensmittelchemiker und Lebensmittelingenieur das grundlegende Verständnis für die notwendige wechselseitige Zusammenarbeit zwischen dem Chemiker, dem Verfahrensingenieur, dem Technologen, dem Mikrobiologen und dem Ernährungsphysiologen zu geben. Für diese Querverbindungen sollen auch didaktisch die vielfältigen Seitenhinweise im Text dienen, die das intensivere Eindringen in dieses verzweigte Gebiet ermöglichen.

Um den Übergang zu den neuen Verbindungsbezeichnungen (Nomenklatur der IUPAC-Regeln) zu erleichtern, wurden vielerorts im Text noch die gebräuchlichen Bezeichnungen, z. B. von Enzymen, gleichzeitig verwendet.

Auch das lebensmittelrechtliche Gebiet hat sich im vergangenen Jahrzehnt ungemein ausgeweitet und kompliziert. Ich bin deshalb meinen Kollegen, Regierungs-Chemiedirektor Dr. Heinz Sperlich und Lebensmittel-Chemiker Erwin Thymian zu besonderem Dank verpflichtet, daß sie die lebensmittelrechtlichen Abschnitte auf Grund ihrer langjährigen Tätigkeit und Erfahrungen auf diesem Gebiet bearbeiteten. Auch Frau Dr. Charlotte Albrecht habe ich für ihre freundliche Mithilfe zu danken. Weiterhin gilt mein Dank für die Mitbearbeitung einiger Abschnitte meinem früheren Mitarbeiter Dr. Heinz Egge.

Fräulein Dr. Ilse Völter bin ich für ihre intensive und ergänzende Korrekturbearbeitung dankbar. Weiterhin möchte ich meinen Mitarbeitern K. Rolle und N. Westphal für die Mitdurchsicht der Korrekturen danken. Einem Kreis von befreundeten Kollegen bin ich für wertvolle Anregungen zu aufrichtigem Dank verpflichtet.

Dem Verlag Theodor Steinkopff, Dresden, gebührt mein besonderer Dank für das Verständnis, daß die Neufassung des Buches durch die stürmische Entwicklung unseres Wissenschaftszweiges ständiger Ergänzungen und Überarbeitungen bedurfte. Zur Überwindung der sich dadurch ergebenden herstellerischen Schwierigkeiten hat auch die Buchdruckerei Richard Hahn, Leipzig, in dankenswerter Weise beigetragen.

Karlsruhe, Herbst 1968

W. Heimann

Vorwort zur 2. Auflage

Die erste Auflage des vorliegenden Werkes hat eine so gute Aufnahme gefunden, daß die Neuauflage schon in vergleichsweise kurzer Zeit erfolgen muß.

Ohne die grundsätzliche Konzeption des Buches zu ändern, wurde versucht, wichtige neue Erkenntnisse auf unserem Gebiet einzuarbeiten, sowie Fehler und Unklarheiten zu beseitigen. Wertvolle Hinweise und Wünsche von Fachkollegen konnten weitgehend berücksichtigt werden.

Die Ergänzungen wurden unter dem Blickpunkt der ersten Auflage so getroffen, daß prinzipielles und für die Ausbildung wichtiges Tatsachenmaterial in enger Verbindung mit ihren naturwissenschaftlichen und technologischen Anwendungen gesehen werden kann.

Wie früher, so ist es mir auch in dieser Auflage ein besonderes Anliegen, den Studierenden zum selbständigen, kritisch-naturwissenschaftlichen Denken zu erziehen, um ihm für die spätere praktische Berufsarbeit in der Lebensmittelindustrie, in der Forschung und Lebensmittelüberwachung das nötige Rüstzeug in der neuen, differenzierten Zusammenschau unseres Wissensgebietes zu geben.

Um die Studierenden zur weiteren Vertiefung des Grundlagenwissens anzuregen und den Kollegen Hinweise auf neuere Fachliteratur zu geben, wurde in dieser Auflage erstmals im Anhang eine Literaturzusammenstellung angeführt. Es handelt sich vorwiegend um eine Auswahl richtungsweisender Sammelwerke und Monographien.

Umgearbeitet und ergänzt wurden insbesondere Ausführungen über Aminosäuren und Eiweißstoffe (biologische Wertigkeit, neue Eiweißquellen), Abschnitte in den Kapiteln „Kohlenhydrate", „Enzyme", „Haltbarmachung der Lebensmittel", in zahlreichen, im zweiten Teil des Buches behandelten Lebensmittelgruppen — bei Fleisch, Milch und Milchprodukten, Cerealien und Hülsenfrüchten, Mykotoxinen, Zucker und Zuckerwaren. Die chemische und botanisch-mikrobiologische Nomenklatur wurde weitgehend auf den neuesten Stand gebracht, wobei ich durch Oberstudienrat Friedrich Wiedemann, Frankfurt/M., fachkundige Unterstützung erfuhr. Privatdozent Dr. Wilhelm Schmidt-Lorenz, Universität Karlsruhe, hat mir auf dem sich ausweitenden Gebiet der Lebensmittel-Mikrobiologie seine beratende Hilfe zuteil werden lassen. Der lebensmittelrechtliche Teil erhielt die durch die neuen gesetzlichen Regelungen notwendigen Vervollständigungen, die wiederum von den beiden Kollegen Oberregierungs-Chemiedirektor Dr. Heinz Sperlich, Stuttgart, und Lebensmittelchemiker Erwin Thymian, Berlin, eingearbeitet wurden. Fräulein Dr. Ilse Völter, Universität Karlsruhe, hat uns auch bei der Bearbeitung dieser Neuauflage tatkräftig und mit wissenschaftlicher Umsicht unterstützt.

Allen Genannten sei für ihre wertvolle Mithilfe an dieser Stelle aufrichtig gedankt. Auch weiterhin bin ich meinen Fachkollegen für Hinweise, Verbesserungsvorschläge und Anregungen dankbar.

Der Verlag Theodor Steinkopff, Dresden, hat auch bei dieser Auflage in dankenswerter Weise meine wissenschaftlichen und pädagogischen Wünsche aufgenommen und mit traditioneller Verlagserfahrung verwirklicht.

W. Heimann

Vorwort zur 3. Auflage

Auch die 2. Auflage dieses Buches war rascher vergriffen, als vorauszusehen war. Mit dieser Auflage hat sich freundlicherweise der Dr. Dietrich Steinkopff Verlag, Darmstadt, bereit erklärt, das Buch in seinem Verlagsprogramm fortzusetzen, nachdem im Verlag Theodor Steinkopff, Dresden, infolge dort anders gerichteter Literaturplanungen eine Neuauflage nicht mehr möglich war.
Um jedoch das Buch möglichst schnell wieder für die Kollegen in der Praxis und vor allem für die Studierenden greifbar zu haben, hat sich der Verfasser bei der vorliegenden dritten Auflage auf die Einarbeitung wichtiger Ergänzungen und Verbesserungen beschränkt. Auch das Literatur-Verzeichnis wurde erweitert.
Völlig neu wurde jedoch von H. Sperlich das Kapitel über den Verkehr mit Lebensmitteln in der Bundesrepublik Deutschland geschrieben. Durch das Inkrafttreten des Lebensmittel- und Bedarfsgegenständegesetzes wurde 1975 die amtliche Lebensmittelüberwachung auf eine neue Grundlage gestellt. Es erschien daher erforderlich, die wichtigsten Bestimmungen dieses Gesetzes erläuternd darzustellen und dabei besonders die neuen Regelungen herauszuarbeiten, die sich gegenüber der bisherigen Rechtslage ergeben haben. In einem Anhang wurden schließlich der Gesetzestext (mit Ausnahme der Ermächtigungen, der Straf- und Bußgeldbestimmungen) sowie einige dazugehörige Rechtsvorschriften gebracht.
Im laufenden Text finden sich zahlreiche Hinweise auf in der DDR gültige Bestimmungen, so daß eine vergleichende Information möglich ist.
Meinem Kollegen, Herrn Ltd. Regierungs-Chemiedirektor Dr. Heinz Sperlich, bin ich zu besonderem Dank verpflichtet für die neue, wieder im Sinne meiner pädagogischen Gesamtkonzeption des Buches durchgeführte zusammenfassende Bearbeitung des lebensmittelrechtlichen Teiles.
Fräulein Dr. Ilse Völter, Universität Karlsruhe, habe ich für die umsichtige unterstützende Mitarbeit auch an dieser Auflage zu danken.
Die harmonische Zusammenarbeit mit Herrn Jürgen Steinkopff und den Mitarbeitern des Dr. Dietrich Steinkopff Verlages, Darmstadt, hat die zügige drucktechnische Bearbeitung und Neugestaltung des Buches ermöglicht. Hierfür bin ich besonders dankbar.

W. Heimann

Karlsruhe, Sommer 1976

Inhaltsverzeichnis

Corrigenda

zu W. Heimann, Grundzüge der Lebensmittelchemie
3. verbesserte und ergänzte Auflage (1976)

zu S. 272, Zeile 15:

Über die rechtliche Beurteilung von Lebensmittelzusatzstoffen vgl. Abschnitt 12.2 (S. 552ff).

zu S. 297, Zeile 4:

An Stelle der „Richtlinien für die Qualität von Fleischerzeugnissen" sind die „Leitsätze für Fleisch u. Fleischerzeugnisse" vom 20. 6. 1975 (GMBl. S. 489) getreten.

zu S. 316, Zeile 6:

Die Salmonellen VO vom 17. 12. 1956 ist durch die Eiprodukte VO vom 19. 2. 1975 (BGBl. I S. 537 abgelöst worden.

zu S. 321, Zeile 15:

Die lebensmittelrechtliche Beurteilung der Milchsorten richtet sich nunmehr nach der 1. AVO zum Milchgesetz i.d.F. vom 18. 4. 1975 (BGBl. I S. 967) und der Konsummilch-Kennzeichnungs VO vom 19. 6. 1975 (BGBl. I S. 1301) i.d.F. vom 18. 6. 1975 (BGBl. I S. 1437).

zu S. 325, Zeile 4 v. u.:

Milcherzeugnisse sind jetzt in der VO über Milcherzeugnisse vom 15. 7. 1970 (BGBl. I S. 1150) i.d.F. vom 10. 5. 1976 (BGBl. I S. 1200) geregelt.

zu S. 330, Zeile 12 v. u.:

Neufassung der KäseVO: Bek. vom 19. 2. 1976 (BGBl. I S. 321).

zu S. 450, Zeile 9 v. u.:

Dulcin ist in der BRD nicht mehr für Lebensmittel zugelassen (SüßstoffVO i.d.F. vom 2. 3. 1973; BGBl. I S. 198).

zu S. 468, Zeile 12 u. S. 475, Zeile 5:

Die Bezeichnungen „Sekt" und „Weinbrand" sind auch für Erzeugnisse aus anderen EG-Ländern und aus Drittländern zulässig (Europ. Gerichtshof, Urt. vom 20. 2. 1975).

zu S. 493, Z. 8 u. 18:

Die Verkehrsfähigkeit von Essigessenz u. Essig richtet sich nach der VO über Essig u. Essigsäure vom 25. 4. 1972 (BGBl. I S. 732).

zu S. 539:

Die jetzt gültigen Begriffsbestimmungen für kosmetische Mittel und sonstige Bedarfsgegenstände finden sich in den §§ 4 und 5 des Lebensmittel- und Bedarfsgegenständegesetzes (vgl. Abschnitt 12.4, 12.5 u. 12. 13).

zu S. 592:

Am 6. 5. 1976 hat der Bundestag ein neues Arzneimittelgesetz beschlossen, das noch in derselben Legislaturperiode verabschiedet und im seinen wesentlichen Teilen am 1. 1. 1978 in Kraft treten wird. Durch die neue Begriffsbestimmung für Arzneimittel (§ 2 d. Gesetzes) wird sich jedoch bei deren Abgrenzung von Lebensmitteln, kosmetischen Mitteln und sonstigen Bedarfsgegenständen nichts wesentliches ändern.

Einleitung

Mit der Entwicklung der Industrialisierung begann in örtlicher und zeitlicher Koinzidenz die epochale Wandlung der menschlichen Ernährung. Die seit Jahrtausenden empirisch entwickelten, vielfältigen Formen der menschlichen Nahrung wurden erst in der Mitte des 19. Jahrhunderts einer systematischen wissenschaftlichen Betrachtung und Untersuchung unterzogen.[1] Das Gebiet der Lebensmittelchemie stellt somit einen jungen Zweig der Naturwissenschaften dar. Trotz der umfangreichen und tiefgehenden Kenntnisse, die man in den letzten Jahrzehnten, dem Gang der modernen Naturwissenschaften entsprechend, erworben hat, befindet sich dieses komplexe Gebiet noch immer in einer lebendigen Entwicklung, so daß sich Probleme und Aufgaben in Forschung und Praxis ständig ausweiten und mehren.

Besondere Befruchtung erhielt die Lebensmittelchemie durch die Denkweise und Erfahrungen der Biochemie. Die biochemischen Probleme betreffen weithin den Einfluß der Enzyme nach Art und Ausmaß bei erwünschten und unerwünschten Vorgängen der Gewinnung, Verarbeitung und Lagerung der pflanzlichen und tierischen Lebensmittel. Unter diesen Aspekten ist die Lebensmittelchemie ein großes und bedeutendes Teilgebiet der „angewandten Biochemie“.

Die wesentlichste Ausweitung in der Betrachtungsweise und Zielsetzung der Aufgaben der modernen Lebensmittelchemie liegt in der physiologisch begründeten Anschauung, daß die Ernährung des Menschen nicht mehr ausschließlich stofflich-statisch, d. h. nur nach der analytischen Zusammensetzung und dem energetisch-kalorischen Wert der Lebensmittel betrachtet werden darf. Vielmehr muß diese Auffassung einer mehr dynamischen, physiologisch-funktionellen Betrachtungsweise weichen, die die Ernährung in den Zusammenhang des gesamten fließenden Getriebes des Stoffwechsels beim gesunden und kranken Menschen stellt.[2] Die Lebensmittelchemie ist daher aufs engste mit der Ernährungsphysiologie – einem bedeutenden Teilgebiet der modernen Medizin – verknüpft.

Bei der sprunghaft anwachsenden Weltbevölkerung kommt auch der Lebensmitteltechnologie heute besondere Bedeutung zu, die vornehmlich darin liegt, in großem Ausmaß industriell erzeugte und verarbeitete Lebensmittel mit hoher Qualität bereitzustellen. Dabei sind dem Lebensmitteltechnologen auf Grund der chemischen Heterogenität der meisten Lebensmittel als komplexe Naturstoffgemische schon bei der Aus-

[1] Als erste verdienstvolle Pioniere auf dem Gebiet der Lebensmittelchemie und Ernährungsphysiologie sind u. a. zu nennen: J. v. LIEBIG, J. KÖNIG, M. v. PETTENKOFER, C. v. VOIT, M. RUBNER.

[2] K. TÄUFEL, Ernährungsforschung und zukünftige Lebensmittelchemie. (Berlin 1950).

wahl und Durchführung der Verfahren, die dem jeweiligen (meist empfindlichen) Lebensmittel anzupassen sind, die vielfältigsten Probleme gestellt.

In dieser neuen lebensmittelwissenschaftlichen Sicht, die biochemische, ernährungsphysiologische und lebensmitteltechnologische Aspekte berücksichtigt, sind im ersten Abschnitt des Buches die Grundzüge der Ernährungslehre und die großen Nährstoffgruppen behandelt. Der zweite Teil bringt die Besprechung der einzelnen Lebensmittel nach Vorkommen, Zusammensetzung, Erzeugung, Verarbeitung und Vorratshaltung. Der dritte Abschnitt des Buches gibt einen Überblick über die lebensmittelrechtlichen Grundlagen und die Organisation der Lebensmittelkontrolle.

1. Aufgaben der Ernährung

Alles Leben auf der Erde wird erst durch die Sonne ermöglicht. Ihre durch einen Verschmelzungsprozeß von Wasserstoffkernen zu Heliumatomen entstehende Strahlungsenergie läßt die grüne Pflanze gedeihen. In einem gewaltigen chemischen Energiehub – Vorgang der Assimilation (Photosynthese) – werden die Voraussetzungen zur Synthese der energiereichen Kohlenhydrate (Traubenzucker, Stärke) geschaffen. Aus diesen gewinnt die Pflanze im Dissimilationsprozeß (Abbauvorgänge, wie Atmung, Desmolyse) das stoffliche Material und die Energiebeträge zur Chemosynthese von allen anderen organischen Stoffen, z. B. den Pflanzenfetten und Pflanzeneiweißen (letztere unter Verwendung der Stickstoffverbindungen des Bodens). Da Mensch und Tier darauf angewiesen sind, die in den Pflanzen gebildeten Stoffe als Nährstoffe für Betriebs- und Baustoffwechsel zu verwerten, hängt das gesamte biologische Geschehen von dem Photoprozeß der Kohlensäureassimilation ab. Er bietet die einzige bisher realisierte Möglichkeit, die Strahlungsenergie der Sonne in chemische Energie umzuwandeln und das im ernährungsphysiologischen Sinne energetisch nutzlose Abbauprodukt CO_2 wieder in einen energiereichen Zustand überzuführen. Dadurch wird die photochemische Reaktion der Assimilation des Kohlendioxids der Atmosphäre (mittels des Sensibilisators Chlorophyll) in der grünen Pflanze zum wichtigsten stoff- und energieliefernden Vorgang auf der Erde überhaupt.

Aufnahme von Nahrung ist aus zwei Gründen erforderlich: zur Deckung der energetischen und der stofflichen Bedürfnisse unseres Organismus.

Die dem Organismus mit der Nahrung zugeführten organischen Nährstoffe hoher potentieller Energie werden größtenteils im Gange des Stoffwechsels durch chemische Umsetzungen zu energieärmeren Stoffwechselprodukten (CO_2, H_2O, Harnstoff u. a.) abgebaut. Die bei diesen exergonischen Reaktionen freiwerdende Energie verwendet der Körper für seine Lebensfunktionen: als Wärmeenergie zur Aufrechterhaltung der Körpertemperatur, als mechanische Energie zur Arbeitsleistung der Organe und Muskeln, als chemische Energie zur Synthese von arteigenem Eiweiß, Fetten, Glykogen, Polynucleotiden, energiereichen Phosphatbindungen, zur Ausbildung elektrischer (statischer und Redox-) Potentiale, für osmotische Arbeit u. a.

Die Gewinnung von Energie ist jedoch nur eine Hauptaufgabe der Nahrungszufuhr; die zweite gipfelt darin, das chemisch und physiologisch-chemisch höchst differenzierte stoffliche Grundmaterial zum Aufbau und zur Erhaltung der Körpersubstanz, z. B. für Weichteile, Knochen, Protoplasmasubstanz, zur Bildung von Hormonen, Enzymen bestimmten Vitaminen, bereitzustellen und zu sichern; deshalb muß schon hier auf die

Notwendigkeit der energetischen *und* stofflichen Vollwertigkeit der Nahrung (Kost) hingewiesen werden. Vollwertig (optimal) ist eine Kost nur dann, wenn sie 1. kalorisch ausreichend ist und damit den Energiebedarf unseres Organismus deckt und 2. alle notwendigen Nährstoffe in ausreichender Menge, in zweckmäßigen gegenseitigen Proportionen und in ausnutzbarer Form aufweist. Es sind also quantitative und qualitative Merkmale zu berücksichtigen. Nur mit einer vollwertigen Kost ist eine im physiologischen Sinne optimale Ernährung gewährleistet.

2. Bestandteile der Lebensmittel

Alle Bestandteile unseres Organismus entstammen mit Ausnahme des Luftsauerstoffes der aufgenommenen Nahrung. Sie repräsentiert ein stofflich vielseitiges, chemisch und physikalisch uneinheitliches System organischer (Tier- und Pflanzenreich) und mineralischer Herkunft.

In der Regel besteht unsere Nahrung aus Nahrungsmitteln, z. B. aus Milch, Fleisch, Ei, Brot, Obst, Gemüse. So umfangreich die Zahl unserer Nahrungsmittel auch ist, immer wieder findet sich in ihnen nur eine beschränkte Zahl von Stoffen, die man als Nährstoffe bezeichnet: Eiweißstoffe, Fette, Kohlenhydrate, Vitamine, Mineralstoffe, Wasser. Durch sie werden das Wachstum, die Erhaltung und die Funktionstüchtigkeit unseres Organismus gewährleistet.

Viele Nahrungsmittel enthalten neben den wesentlichen Nährstoffen auch andere Substanzen, die häufig für das betreffende Lebensmittel charakteristisch sind, jedoch für die menschliche Ernährung wenig Bedeutung oder gar nachteilige Wirkungen haben können, wie toxische Proteine z. B. in Eiklar, Fischen, Leguminosen, native pflanzliche Antibiotica, schilddrüsenbeeinflussende Substanzen, Oxalsäure, Gossypol.

Unser Nahrungsbedarf betrifft nur die Nährstoffe, nicht aber die Nahrungsmittel. Letztere sind nur wichtig, weil sie die Träger der Nährstoffe sind; deshalb kann sich unsere Kost auch aus den verschiedensten Nahrungsmitteln zusammensetzen und trotzdem vollwertig sein.

Die verschiedenen Völker decken, wie die jahrhundertelange Erfahrung zeigt, ihren Nahrungsbedarf mit sehr unterschiedlichen Nahrungsmitteln. Landschaft, Klima, Kultureinflüsse sind mitbestimmende Faktoren. Trotz der verschiedenartigen Ernährung bleiben diese Völker gesund.

Die Eskimos ernähren sich z. B. fast ausschließlich von tierischer Nahrung, wobei Eiweiß und Fett stark überwiegen. Das Hauptnahrungsmittel der Chinesen, der Reis, ist pflanzlicher Natur und ausgesprochen kohlenhydratreich; Milch und Milchprodukte sind ihnen beinahe unbekannt. Die Bewohner Mitteleuropas und Nordamerikas bevorzugen eine vielseitig zusammengesetzte Nahrung aus tierischen und pflanzlichen Produkten, seit langem also eine gemischte Kost. Diese wenigen Beispiele erläutern, daß es möglich ist, den Nahrungsbedarf der Menschen mit sehr unterschiedlichen Nahrungsmitteln zu decken, und daß es nicht auf die Nahrungsmittel als solche, sondern auf die Zufuhr von Nährstoffen ankommt.

Von der großen Gruppe der Nahrungsmittel sind die Genußmittel zu unterscheiden, die keine oder nur unwesentliche Mengen an Nährstoffen enthalten. Die Menschen verwenden sie in den verschiedenen Kulturkreisen seit alters her, um über die Geruchs- und Geschmacksnerven in den Genuß ihrer anregenden Wirkungen auf die Magen- und Darmtätigkeit, auf Gehirn oder Herz zu kommen. Bei diesen anregenden Nahrungsbestandteilen in den Genußmitteln – Tee, Kaffee, Tabak, alkoholische Getränke, Fleischextrakt, Gewürze u. a. – handelt es sich neben bestimmten Inhaltsstoffen (wie Coffein) um die große Gruppe der Aromastoffe (Geruchs- und Geschmacksstoffe). Bei ihnen steht eine physiologisch-funktionsfördernde Wirkung im Vordergrund; Nährstoffe im eigentlichem Sinne sind sie nicht.

Eine mechanische Funktionsförderung auf die Darmperistaltik geht von cellulose-, hemicellulose- und pektinenthaltenden Nahrungsmitteln, wie Obst und Gemüse, aus.

Im Deutschen Lebensmittelgesetz von 1927 hat man die beiden Begriffe Nahrungsmittel und Genußmittel zum übergeordneten Begriff Lebensmittel zusammengefaßt.

Im Sinne des Gesetzes sind Lebensmittel alle Stoffe, die dazu bestimmt sind, in unverändertem, zubereitetem oder verarbeitetem Zustand von Menschen gegessen, gekaut oder getrunken zu werden, so weit sie nicht Arzneimittel sind.

Alle Bestandteile der Nahrung, die unser Organismus energetisch und stofflich benötigt, gelten als Nährstoffe schlechthin. Sie gliedern sich in:

Eiweiße,	Mineralstoffe und Spurenelemente,
Fette,	Vitamine,
Kohlenhydrate,	Wasser.

Das Isodynamiegesetz von RUBNER (1883) besagt, daß zur Deckung des Energiebedarfs im Organismus die 3 Hauptnährstoffe – Eiweißkörper, Fette und Kohlenhydrate – sich in weiten Grenzen gegenseitig kalorisch vertreten können, da sie dem gleichen oxydativen Endabbau (Citratcyclus, Atmungskette) unterliegen. Die spezifische stoffliche Bedeutung der einzelnen Nährstoffgruppen findet dabei keine Berücksichtigung, da die energetische Frage völlig im Vordergrund steht. In Wirklichkeit erfüllen aber die obengenannten Nährstoffgruppen – in ihrer Gesamtheit als Energie- und Baustofflieferanten – jede für sich – bestimmte wesentliche und wichtige Aufgaben, auf die der Organismus in seinem geregelten Stoffwechselgeschehen nicht verzichten kann. Ernährungsphysiologisch gesehen sind sie alle gleichrangig. Wohl übernehmen die Kohlenhydrate und Fette (im Vergleich zu den Eiweißstoffen) überwiegend die Aufgabe von Energielieferanten (Kalorienspender), doch werden sie darüber hinaus auch in das Strukturgerüst der Körpersubstanz eingebaut, besitzen also in der Zelle die Aufgabe von Bauelementen. Umgekehrt steht bei den Eiweißstoffen primär die strukturbildende Aufgabe im Vordergrund. Als Energielieferanten werden sie normalerweise vom Organismus nicht wesentlich beansprucht. Wohl ist dies möglich, z. B. in Hungerperioden, wenn der Körper infolge unzureichender Fett- und Kohlenhydratzufuhr gezwungen ist, auf das Eiweiß der Nahrung (und auch des Körpereiweißes) als Energiequelle zurückzugreifen; dann hat also das Eiweiß als Kalorienspender den Vorrang vor seiner normalen Aufgabe als Bauelement der Zellen zu erfüllen.

Alle diejenigen Nährstoffe, die (im Sinne von RUBNER) nicht durch andere Nährstoffe ersetzt werden können, bezeichnet man als essentielle (= lebensnotwendige) Nährstoffe. Sie werden vom Körper nicht aufgebaut und müssen daher mit der Nahrung als „exogene“ Faktoren zum Aufbau von Körpersubstanz und zur Regulierung des Stoffwechsels zugeführt werden.

Zu diesen essentiellen Nährstoffen als exogene Stoffwechselfaktoren, ohne deren Zufuhr mit der Nahrung der Fortbestand des Lebens nicht möglich ist, gehören die essentiellen Fettsäuren, die essentiellen Aminosäuren, die Vitamine, Mineralstoffe und Spurenelemente.

Ihrer speziellen im Organismus zu erfüllenden Aufgabe nach lassen sich die oben genannten Gesamtnährstoffe in 3 Gruppen einordnen: 1. Energielieferanten, 2. Aufbau- und Erhaltungsstoffe, 3. Reglerstoffe (Funktionsstoffe).

Die Energielieferanten dienen im Organismus zur Inganghaltung der chemischen Vorgänge, zur Arbeitsleistung und zur Wärmeproduktion. Man bemißt ihren energetischen Wert nach Kalorien, da man sie als physiologische „Brennstoffe" auffassen kann. Hierher gehören die 3 Hauptnährstoffe Kohlenhydrate, Fette und Eiweiße im begrenzten Sinne der RUBNERschen Definition, indem sie sich als Energielieferanten weitgehend vertreten können.

Über ihre Aufgabe als Energielieferanten hinaus erfüllen jedoch vor allem die Eiweiße (und Fette) wichtige Funktionen als Bausteine der lebenden Substanz. Da im Stoffwechsel ständig Bestandteile der verschiedenen Organe zugrunde gehen, sind Materialien zum Aufbau neuer Körpersubstanzen (Wachstumsalter) und zum Ersatz abgenutzter Körperbausteine immerwährend erforderlich. Ein Nährstoff wie das Eiweiß hat also mehrfache Funktionen zu übernehmen, die ihn weit über die Aufgabe eines reinen Kalorienspenders hinausheben; denn aus den Bausteinen unserer Nahrung werden auch die Bausteine für unsere Körpersubstanz selbst entnommen.

Eine besonders markante Gruppe von exogenen Nahrungsfaktoren stellen die Vitamine dar. Einige von ihnen können im Organismus aus sogenannten Provitaminen in ihre wirksame Form übergeführt werden (vgl. S. 168). Vitamine entfalten in den geringsten Konzentrationen im Organismus eine auffallend starke katalytische Wirkung (Biokatalysatoren) und sind als Regler- oder Funktionsstoffe wesentliche Faktoren des intermediären Stoffwechsels. Bei ihrem Fehlen genügt auch eine sonst völlig ausreichende Zufuhr von (energieliefernden) Nährstoffen, von Mineralstoffen und Wasser nicht, um den Organismus gesund zu erhalten.

Mineralstoffe – in ihrer Funktion teils Baustoffe, teils Reglerstoffe – dienen, wie die Vitamine, Spurenstoffe und Wasser, nicht als Substrate für die Energiegewinnung im Körper, sondern erfüllen dort nur stoffliche Aufgaben; ihre Bedeutung liegt in den Besonderheiten ihrer chemischen Natur. Dasselbe trifft zu für alle anderen essentiellen Nahrungsfaktoren (essentielle Aminosäuren und essentielle Fettsäuren, vgl. S. 23 und 59).

So vereint der normale Ablauf des Gesamtstoffwechsels in sich die aufeinander auf das genaueste abgestimmten Wechselbeziehungen zwischen den einzelnen Nährstoffen. Hier wird die Notwendigkeit einer dynamischen Betrachtung der Lebensmittel besonders offensichtlich. Die physiologischen Kenntnisse über das Eingreifen der Wirkstoffe als Katalysatoren des lebendigen Geschehens (Biokatalysatoren), als Regulatoren des Stoffwechsels, geben den Begriffen Nahrung–Nährstoffe–Lebensmittel eine gegenüber früheren Anschauungen erweiterte und umfassendere Bedeutung.

Unsere Nahrung muß außer den vorstehend beschriebenen Nährstoffen noch andere Bestandteile aufweisen, die zwar nicht lebensnotwendig, aber für die Bekömmlichkeit wertvoll sind. Es handelt sich dabei in erster Linie um die Ballaststoffe und um die Aromastoffe.

Zu den Ballaststoffen rechnen wir eine Reihe unverdaulicher Bestandteile der Nahrung, vornehmlich die Cellulose, die Hemicellulosen, Lignin u. a. Trotz der Unverdaulichkeit besitzen sie erhebliche Bedeutung für den normalen Ablauf der Verdauung, da durch ihre Mitwirkung die Peristaltik, die Resorption der Nährstoffe und die Abscheidung des Unverdaulichen gefördert wird. Nahrungsmittel wie Vollkornbrot, Obst und Gemüse sind relativ reich an Ballaststoffen.

Die Aromastoffe (= Duft- und Geschmacksstoffe) besitzen Bedeutung für die Sekretion der Verdauungssäfte und für die Anregung des Appetits. Aromastoffe sind vielen Lebensmitteln von Natur aus eigen oder können durch Verwendung von Gewürzen, Würzen und Küchenkräutern der Nahrung zugefügt werden. Auch bei der Zubereitung der Nahrung, beim Rösten, Braten und Backen, entstehen sekretionsanregende Verbindungen dieser Stoffgruppe.

Zusammenfassend soll noch einmal festgestellt werden: Ein genügend hoher energetischer Wert der Nahrung ist eine Bedingung für eine vollwertige Ernährung. Dazu kommt aber als weitere notwendige Voraussetzung ein ausreichender Gehalt an Baumaterial und allen „essentiellen“ Nahrungsfaktoren.

2.1. Eiweißstoffe

Unter den Nährstoffen, auf deren Zufuhr der Organismus angewiesen ist, ragen bei rein qualitativer Betrachtung 3 Gruppen heraus: die Eiweißstoffe, die Fette und die Kohlenhydrate. Von ihnen hat die Gruppe der Eiweißstoffe in ihrer chemischen und physiologischen Aufgabe (zusammen mit den Lipiden) als stoffliche Grundlage (Baumaterial) des Strukturgerüstes aller Zellen, durch die Beteiligung am Aufbau von Enzymen und Hormonen (als Zellfunktionsregulatoren) wie auch in ihrer grundlegenden Bedeutung für den Ablauf aller funktionellen Leistungen im Zellgeschehen die am meisten komplexe Natur.

Die Bezeichnung Eiweißstoffe leitet sich ursprünglich von der äußeren flüssigen Schicht des Hühnereies, dem sogenannten Weißei (Eiklar), ab. Die Eiweißstoffe werden auch als Proteine bezeichnet (protos, griechisch: der Erste), wodurch zum Ausdruck kommen soll, daß sie die stoffliche Grundlage des Lebens sind. Wenn auch diese ursprüngliche Anschauung nur eingeschränkt zutrifft, so gehören die Eiweißstoffe doch zu den strukturell und funktionell wichtigsten Körperbestandteilen, denen besonders von seiten der mehr physiologisch ausgerichteten Lebensmittelchemie heute im Hinblick auf ihre Schonung und Erhaltung bei lebensmitteltechnologischen Prozessen besondere Beachtung geschenkt wird (vgl. S. 45).

Die Elementaranalyse eines Eiweißstoffes ergibt als Hauptelemente Kohlenstoff, Wasserstoff, Sauerstoff, Stickstoff, Schwefel, bisweilen Phosphor und in vereinzelten Fällen noch Eisen, Mangan, Kupfer, Jod, Zink u. a. Von diesen Elementen ist der Stickstoff als integrierender Bestandteil besonders charakteristisch, so daß die Eiweißstoffe – im

Gegensatz zu den N-freien Kohlenhydraten und Fetten – als stickstoffhaltige Substanz oder Stickstoffsubstanz bezeichnet werden. Die Eigenschaft des Eiweißes, beim Verbrennen – wiederum im Gegensatz zu den Kohlenhydraten und Fetten – den charakteristischen Geruch nach verbrannten Haaren, Horn oder Wolle zu entwickeln, beruht mit auf dem Gehalt an Stickstoff als wesentlichem Bestandteil aller Eiweißstoffe.

Der Stickstoffgehalt ist bei allen Eiweißkörpern ziemlich konstant (15–18%) und beträgt im Mittel etwa 16%. Auf dieser Tatsache beruht die einfachste Eiweißbestimmung in unseren Nahrungs- und Genußmitteln (vgl. S. 49).

Die tierischen Nahrungsmittel enthalten erhebliche Mengen von Eiweiß, aber auch in vielen pflanzlichen ist Eiweiß in beträchtlichen Mengen vertreten: Fleisch 15–25%, Eiklar 12%, Eigelb 16%, Brot 6–10%, Mehl 10–15%, Milch 3–4%, Gemüse und Kartoffeln 1–4%.

Über den näheren Aufbau der Eiweißstoffe war bis um die Jahrhundertwende nur sehr wenig bekannt. Zwar wußte man um den komplizierten Bau der aus Makromolekülen aufgebauten Eiweißkörper, doch haben erst die klassischen Arbeiten von Emil Fischer und seiner Schule sowie zahlreicher anderer Forscher, wie Pauling, Perutz, nähere Aufklärungen über die Zusammensetzung und die feinere Struktur gebracht. Auf diesen Kenntnissen aufbauend wurden in den letzten Jahrzehnten unter Heranziehung moderner und verfeinerter Arbeitsmethoden[1] weitere Fragen des chemischen Aufbaues, der Struktur, des physikalischen und biologischen Verhaltens umfassender bearbeitet. Trotzdem kann über die letzten Feinheiten des Aufbaues und damit der Reaktionsfähigkeit dieser Naturstoffgruppe noch nichts Abschließendes gesagt werden.

Die Eiweißstoffe haben wie die Fette und Polysaccharide zusammengesetzten Bau. Kocht man einen Eiweißkörper längere Zeit (etwa 20 Stunden) mit starker Salzsäure (20%ig) oder Schwefelsäure (35%ig), so findet eine Totalhydrolyse unter Freisetzung der Eiweißbausteine, der Aminosäuren, statt. Auch mit Alkalien werden die Eiweißstoffe in Aminosäurengemische aufgespalten. Spaltungsvorgänge zu Peptiden spielen sich unter der Einwirkung von eiweißspaltenden Enzymen (Pepsin, Trypsin u. a.) ab. Auch bei der Autolyse (Selbstzerfall) des Gewebes, ferner bei der mikrobiellen Eiweißfäulnis oder bei den Zersetzungsvorgängen des Milchcaseins (Käsereifung), unter Mithilfe eiweißabbauender Mikroorganismen, treten teilweise Aminosäuren auf. In den Eiweißhydrolysaten hat man bis heute über 30 verschiedene Aminosäuren nachgewiesen und ihre Struktur ermittelt. Eine Reihe von Aminosäuren ist schon der technischen Synthese zugänglich.

Die Aufarbeitung der Eiweißkörper hat weiterhin ergeben, daß in ihnen außer den Aminosäuren noch andere chemisch sehr verschiedenartige Gruppen vorkommen können, die man als solche unverändert abspalten kann. Enthalten Eiweißstoffe außer den Aminosäuren noch solche sogenannten prosthetischen Gruppen, so spricht man von

[1] Anwendung von physikalischen und physikalisch-chemischen Untersuchungsmethoden: Röntgenologie, Sedimentation, Ultraviolett- und Ultrarotspektroskopie, verschiedene optische Verfahren wie Polarimetrie, Refraktometrie, Kolorimetrie, Nephelometrie, Photometrie, weiterhin Dialyse, Kataphorese, enzymchemische und mikrobiologische Methoden, Chromatographie, Isotopenverdünnungsmethode u. a.

zusammengesetzten Eiweißkörpern oder Proteiden, im Gegensatz zu den ausschließlich aus Aminosäuren bestehenden einfachen Eiweißkörpern oder Proteinen.

2.1.1. Aminosäuren

Als Aminosäuren bezeichnet man Verbindungen, die zugleich eine Aminogruppe und eine Carboxylgruppe im Molekül besitzen und demgemäß basische und saure Funktionen haben.
Das einfachste allgemeine Schema, nach dem man diese Körper formulieren kann, ist:

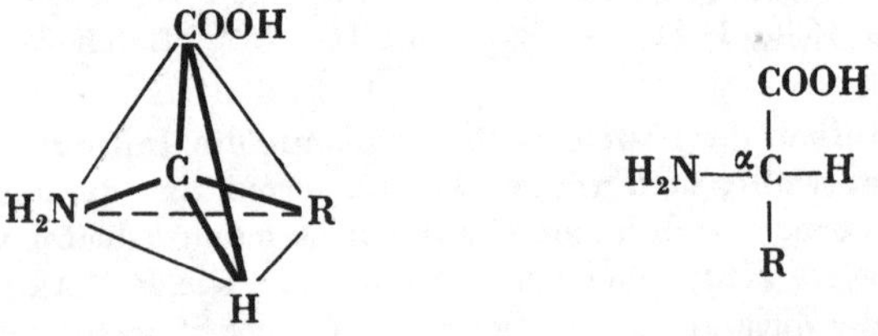

α-Aminosäure I Projektionsformel

Im einfachsten Fall ist R = H (Glycin). In allen anderen Fällen ist R ein aliphatischer aromatischer oder heterozyklischer Rest, der noch andere funktionelle Gruppen tragen kann (vgl. Formelbilder in der Tabelle 1).
Alle Eiweiß-Aminosäuren sind α-Aminosäuren, d. h. eine basische NH_2-Gruppe steht am α-C-Atom in direkter Nachbarschaft zur sauren Carboxylgruppe. Im Prolin und Hydroxyprolin ist die α-Aminogruppe an der Ringbildung beteiligt (vgl. S. 19). Die Aminosäuren sind also Körper mit amphoterem Charakter (Ampholyte) und können abhängig vom pH sowohl als Säuren (Protonendonatoren) wie auch als Basen (Protonenakzeptoren) reagieren. Sie bilden 2 Arten von Salzen:

Natriumsalz Hydrochlorid

In Lösung sind je nach pH drei Formen möglich: Kationen, Zwitterionen und Anionen.

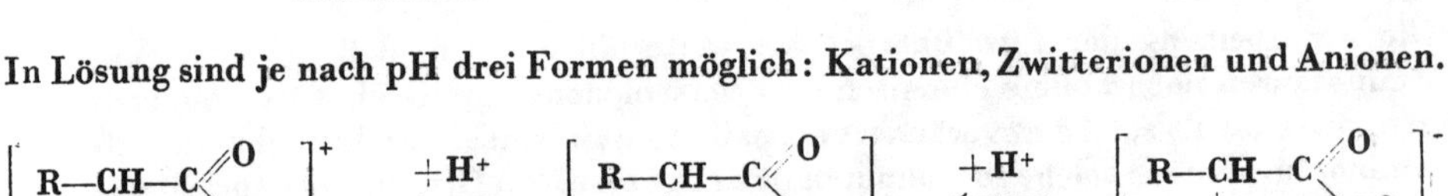

Kation Zwitterion Anion

In der Zwitterionenform beruht die saure Natur der Aminosäure auf der NH_3^+-Gruppe, die basische Natur auf einer COO^--Gruppe.

Das Zwitterion ist ein „inneres Salz", d. h. Anion und Kation befinden sich im gleichen Molekül. Diese stabile Form einer Aminosäure, die sowohl eine positive wie eine negative Ladung trägt, erscheint nach außen hin nicht als Ion, sondern elektro-neutral.

Ein Ladungsausgleich kann innerhalb des Moleküls nicht erfolgen, da beide Ladungen konstitutionell im Molekül fest verankert sind. Der wahre Zustand einer α-Aminosäure, in wäßriger Lösung wie auch im Kristall, wird also richtiger durch die „Zwitterionenform" wiedergegeben; die „Neutralform" I ist dort nicht existent.

Der Salzcharakter verschwindet bei der Veresterung der Carboxylgruppe und auch bei der Substitution eines Aminowasserstoffatoms durch eine Acylgruppe, weil hierdurch der saure Charakter der Carboxylgruppe bzw. der basische Charakter der Aminogruppe aufgehoben wird.

Als Folge ihrer amphoteren Natur wandern die Aminosäuren in saurem Medium als Kationen mit dem elektrischen Strom zur Kathode und in alkalischem Medium als Anionen zur Anode. Zwischen beiden Bereichen liegt ein scharf definierter *p*H-Wert, bei dem praktisch die gesamte Aminosäure in die Zwitterionenform übergegangen ist, die im elektrischen Feld nach beiden Polen gleich stark angezogen wird. Hier findet kein Aminosäuretransport durch den Strom statt. Dieser für jede Aminosäure charakteristische *p*H-Wert wird **Isoelektrischer Punkt** genannt.

Die Dissoziationskonstante der Carboxylgruppe wird als K_1 bezeichnet, die der Aminogruppe als K_2. Liegen mehrere Carboxyl- oder Aminogruppen im Molekül vor, dann erhält man mehrere K_1- oder K_2-Werte.

Ist $[^+AS]$ die Konzentration des Aminosäure-Kations, $[^+AS^-]$ die des Zwitterions und $[AS^-]$ die des Aminosäure-Anions, dann ist nach dem Massenwirkungsgesetz

(1) $$\frac{[^+AS^-]\,[H^+]}{[^+AS]} = K_1 \qquad \frac{[AS^-]\,[H^+]}{[^+AS^-]} = K_2$$

Analog den pH-Werten werden für die Dissoziationskonstanten K_1 und K_2 meist deren negative dekadische Logarithmen, die pK-Werte, angegeben. Für den isoelektrischen Punkt gilt laut Definition $[^+AS] = [AS^-]$. Durch Umformen der Gleichungen (1) erhält man

(2) $$\frac{[^+AS^-]\,[H^+]}{K_1} = \frac{[^+AS^-]\,K_2}{[H^+]}$$

(3) $$[H^+]^2 = K_1 \cdot K_2; \quad [H^+] = \sqrt{K_1 \cdot K_2}$$

$$\log [H^+] = {}^1\!/_2 \log K_1 + {}^1\!/_2 \log K_2$$

(4) $$IP = {}^1\!/_2\, pK_1 + {}^1\!/_2\, pK_2$$

(5) $$IP = \frac{pK_1 + pK_2}{2}$$

Als Ampholyte reagieren Aminosäuren in wäßriger Lösung je nach der Größe der pK-Werte sauer oder alkalisch. Monoaminodicarbonsäuren (z. B. Glutaminsäure) sind sogar mittelstarke Säuren. Umgekehrt reagieren Diaminomonocarbonsäuren (z. B. Lysin) deutlich alkalisch.

Da auch die makromolekularen Eiweißstoffe wegen der Anwesenheit von sauren und basischen Gruppen im Molekül Ampholyte darstellen, sind auch sie (z. B. Casein, Gelatine, Albumine, Globuline) durch einen für sie charakteristischen „isoelektrischen Punkt" ausgezeichnet. Dasselbe gilt für Enzyme (vgl. S. 219) als Vertreter aus der Gruppe der Eiweißstoffe, die für die wissenschaftliche und praktische Lebensmittelchemie und -technologie von besonderer Bedeutung sind. Auf der Ampholytnatur der Aminosäuren bzw. der Proteine (Eiweißstoffe) beruht auch die Pufferwirkung dieser Körper, worunter wir das Abfangen von zugesetzten Hydroxonium- bzw. Hydroxidionen verstehen, so daß die Reaktion einer Lösung trotz dieses Zusatzes nicht nach der sauren oder alkalischen Seite hin verändert wird.

Entsprechend ihrem Salzcharakter sind die Aminosäuren feste, kristallisierte, nicht destillierbare Substanzen, die in Wasser meist gut löslich sind, während sie in Alkohol schwer, von anderen organischen Lösungsmitteln, z. B. Äther, gar nicht gelöst werden.

Das C-Atom, an dem in den α-Aminosäuren die NH_2-Gruppe sitzt, ist immer asymmetrisch (ausgenommen bei der einfachsten Aminosäure Glykokoll). Daher sind alle natürlichen Aminosäuren mit Ausnahme des Glykokolls optisch aktiv.

Die Drehung der natürlichen Aminosäuren ist teils rechts (+), teils links (—). Man beachte jedoch den Unterschied zwischen tatsächlicher Drehung der Polarisationsebene des Lichtes und der räumlichen (sterischen) Struktur (Konfiguration). Die natürlichen Aminosäuren haben die gleiche Konfiguration wie die rechtsdrehende Fleischmilchsäure [(+)-Milchsäure]. Die (+)-Milchsäure ihrerseits läßt sich konfigurativ auf den L-Glycerinaldehyd als allgemeine Bezugssubstanz zurückführen. Die natürlich vorkommenden Aminosäuren sind also L-Formen. Die D-Konfiguration kommt nur in untergeordnetem Maße vor (z. B. in gewissen Mikroben; D-Glutaminsäure im *Bacillus subtilis*, einer Mikrobe, die für die Fleischfäulnis, Bombage, Rotfäulnis der Eier u. a. mitverantwortlich ist). Die korrekte Bezeichnung muß daher z. B. für das natürlich vorkommende, rechtsdrehende Alanin heißen: L-(+)-Alanin, d. h. es leitet sich konfigurativ von der L-Reihe (L-Glycerinaldehyd) ab, dreht aber nach rechts (+).

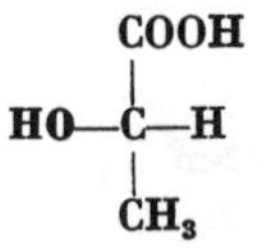
L-Milchsäure;

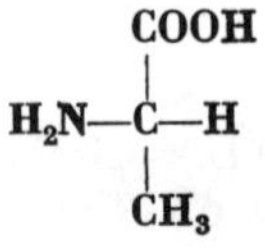
L-Alanin;

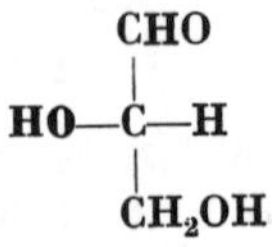
L-Glycerinaldehyd

Wenn das Molekül mehrere asymmetrische Kohlenstoffatome enthält, erfolgt die Konfigurationszuordnung bei den Aminosäuren prinzipiell nach der Stellung der α-Aminogruppe, abweichend von der für Kohlenhydrate gültigen Konvention, wo die Zuordnung nach der Konfiguration des höchstbezifferten C-Atoms vorgenommen wird. So bezeichnet man I als D-Threonin; nach den Kohlenhydratbezeichnungen müßte es als L-Derivat betrachtet werden.

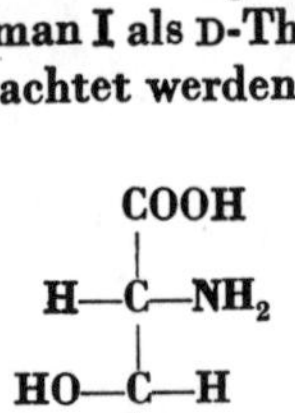
D-Threonin
I

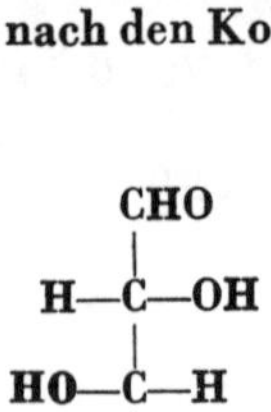
L-Threose

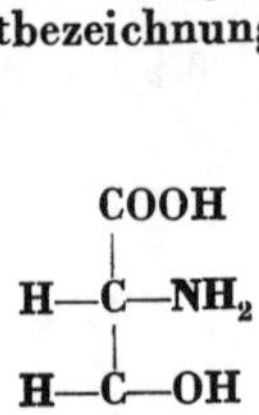
D-Allothreonin
II

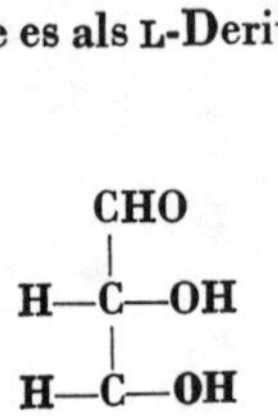
D-Erythrose

Bei den Diastereomeren, denen man das Präfix „Allo" gibt, bezeichnet man II nach dem Aminosäurebezeichnungsprinzip als Allothreonin.

Reaktionen der Aminosäuren

Über die beiden funktionellen Gruppen der Aminosäuren kann eine Reihe charakteristischer Derivate gebildet werden.

Reaktionen der Carboxylgruppen. Neben der schon erwähnten Salzbildung können die Carboxylgruppen verestert werden. Die Veresterung erfolgt durch Einleiten vor HCl in die absolut-alkoholische Lösung der Aminosäure, wobei die Hydrochloride der Ester erhalten werden. Die freien Ester sind stark basische Substanzen. Die Trennung der Aminosäuren erfolgte früher (E. FISCHER) durch fraktionierte Destillation der Ester. Reduktion der Ester mit Lithiumaluminiumhydrid $LiAlH_4$ führt zu Aminoalkoholen. Weitere Derivate der Carboxylgruppe, wie Säurechloride, Anhydride und Azide, besitzen für Synthesen von Peptiden Bedeutung.

Decarboxylierung kann thermisch, oxydativ und enzymatisch erfolgen. Enzymatische Decarboxylierung bestimmter Aminosäuren führt zu biogenen Aminen, wie Putrescin, Kadaverin, Histamin, Serotonin. Die oxydative Decarboxylierung mit Ninhydrin (vgl. S. 48 Nachweisreaktionen) wird über die Erfassung des gebildeten CO_2 zur quantitativen Bestimmung genutzt; ebenso kann der aus Ninhydrin und dem durch STRECKER-Abbau gebildeten Ammoniak entstehende blauviolette Farbstoff als Nachweis dienen. Die Bildung dieses blauvioletten Farbstoffs erfolgt bei allen Aminosäuren mit freier α-NH_2-Gruppe (also mit Ausnahme des Prolins und Hydroxyprolins) durch die oxydative Zersetzung der Aminosäuren in wässeriger Lösung mit Ninhydrin. Diese Ninhydrin-Reaktion dient sowohl zum allgemeinen Aminosäurenachweis in Naturstoffhydrolysaten als auch zum Nachweis kleiner Mengen bestimmter Aminosäuren nach der Auftrennung, z. B. in der Papierchromatographie.

Die Möglichkeit der quantitativen Bestimmung von Aminosäuren in absolut-aethanolischer (statt wässeriger!) Lösung nach WILLSTÄTTER, beruht auf der Zurückdrängung der Zwitterionenform nach der Seite der Neutralform, so daß nunmehr die Aminosäure wie eine gewöhnliche Säure, also das Proton der Carboxylgruppe mit Lauge (Phenolphthalein als Indikator) titriert werden kann:

$$^{\ominus}OOC{-}CHR{-}NH_3^{\oplus} \rightleftarrows H_2N{-}CHR{-}COO^{\ominus} + H^{\oplus}$$

Die bekannte, auch in der Lebensmittelanalytik wichtige Formoltitration nach SOERENSEN beruht darauf, daß die Basizität der Aminogruppe durch den Einfluß von Formaldehyd praktisch ausgeschaltet wird. Das freiwerdende Proton $H^{\oplus}$ wird mit Lauge titrierbar:

$$^{\ominus}OOC{-}\underset{\displaystyle R}{\underset{|}{CH}}{-}NH_3^{\oplus} + 2HCHO \rightarrow {}^{\ominus}OOC{-}\underset{\displaystyle R}{\underset{|}{CH}}{-}N\begin{matrix} \diagup CH_2OH \\ \diagdown CH_2OH \end{matrix} + H^{\oplus}$$

Reaktionen der Aminogruppen. Umsetzen von Aminosäuren mit *salpetriger Säure* führt über instabile Diazoniumsalze zu Hydroxysäuren:

$$\underset{\displaystyle NH_2}{R\text{—}\overset{|}{C}H\text{—}COOH} \xrightarrow{HNO_2} \left[\underset{\displaystyle N_2^{\oplus}}{R\text{—}\overset{|}{C}H\text{—}COOH} \right] \xrightarrow{HOH} \underset{\displaystyle OH}{R\text{—}\overset{|}{C}H\text{—}COOH} + N_2 + H^{\oplus}$$

Diese Reaktion wird bei der quantitativen Bestimmung von Aminosäuren verwendet (volumetrische oder manometrische Bestimmung des N_2 nach VAN SLYKE).

N-Alkylierung erfolgt durch Umsetzen mit Alkylhalogeniden oder Diazoalkanen (z. B. Diazomethan). Je nach Methode und Reaktionsbedingungen werden Mono-, Di- und Trialkylderivate erhalten. Das N-Trimethylglycin, Betain, kommt in der Zuckerrübe vor (0,3%).

Unter den *N-Arylverbindungen* sind die N-Dinitrophenylderivate (DNP-Aminosäuren) am wichtigsten. 1-Fluor-2,4-dinitrobenzol reagiert schon bei Zimmertemperatur und schwach alkalischem pH zu DNP-Aminosäuren:

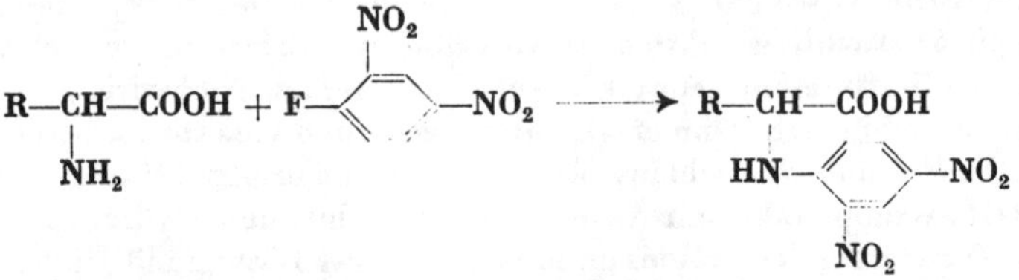

Die gelben DNP-Derivate kristallisieren gut und sind gegen Hydrolyse stabil. Sie werden zur Endgruppenbestimmung bei Peptiden und Proteinen sowie zur quantitativen Bestimmung und Chromatographie von Aminosäuren benützt, vgl. S. 26.

N-Acylverbindungen der Aminosäuren werden bei Peptidsynthesen benutzt. Der Acylrest dient zur Blockierung der Aminogruppe. Oft verwendet werden die Carbobenzoxyverbindungen (M. BERGMANN), da der Carbobenzoxyrest nach erfolgter Synthese durch katalytische Hydrierung (H_2/Pt) unter Bildung von CO_2 und Toluol wieder abgespalten werden kann:

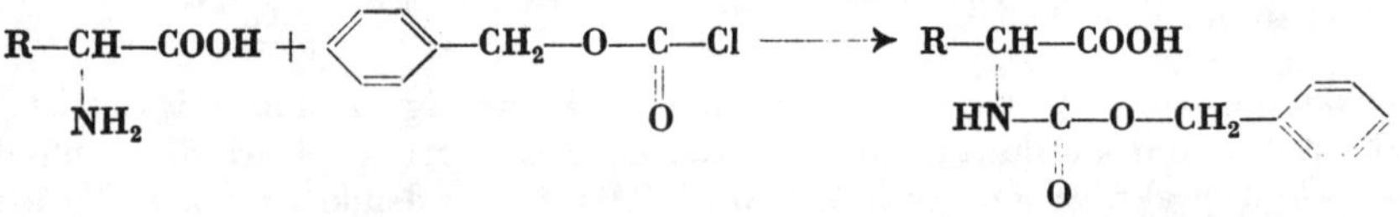

N-Trifluoracetylverbindungen der Aminosäuren, die durch Alkali unter milden Bedingungen gespalten werden, können als Ester (F. WEYGAND) gaschromatographisch getrennt werden.

Über die *enzymatische Umaminierung* (Transaminierung) vgl. S. 20 und 167.

Einteilung der Aminosäuren

Die in Totalhydrolysaten von Proteinen auftretenden etwa 20 Aminosäuren lassen sich nach folgenden Gesichtspunkten in 2 Hauptgruppen klassifizieren:

a) Aminosäuren, bei denen der Rest R eine aliphatische Kette enthält.
b) Aminosäuren, bei denen R ein aromatischer oder heterozyklischer Rest ist.

Beide Hauptgruppen lassen sich weiter unterteilen in:

1. Aminosäuren, bei denen R ein reiner Kohlenwasserstoff ist,
2. Aminosäuren, bei denen R polare Gruppen wie —SH oder —OH enthält,
3. Aminosäuren, die im Rest R eine zweite Carboxylgruppe tragen (Monoaminodicarbonsäuren, saure Aminosäuren),
4. Aminosäuren, die im Rest R eine zweite Aminogruppe enthalten (Diaminomonocarbonsäuren, basische Aminosäuren).

Alle diese R-Gruppen im Aminosäuremolekül mit ihren jeweils sauren, basischen, polarneutralen (vgl. Serin) oder unpolar-neutralen (vgl. Valin, Leucin) Eigenschaften bestimmen chemisch, physikalisch und biologisch den Charakter der einzelnen Aminosäuren, wie auch den der Eiweißmoleküle, in die sie eingebaut sind; vgl. Primär-, Sekundär- und Tertiärstruktur der Eiweißstoffe S. 28, Denaturierung S. 35, immunologisches (serologisches) Verhalten S. 48.

Für den Lebensmittelchemiker und Lebensmitteltechnologen ergeben sich auf Grund der oben genannten subtileren Wesensmerkmale der Aminosäuremoleküle und der aus ihnen aufgebauten Eiweißstoffe in analytischer, biochemischer und technologischer Hinsicht weitreichende Konsequenzen.

Die wichtigsten Aminosäuren

Die Tabelle 1 gibt entsprechend der obigen Einteilung eine Übersicht über die wichtigsten Aminosäuren, ihre Strukturformeln und physikalische Daten.

Azyklische Aminosäuren.

Monoamino-monocarbonsäuren

Glykokoll (Glycin), die einfachste Aminosäure, ist – wegen Fehlens eines asymmetrischen C-Atoms – optisch inaktiv. Sie kommt in Strukturproteinen häufig vor (Collagen), fehlt aber in den Eiweißkörpern der Milch und in den meisten Albuminen. Der menschliche Organismus vermag Glykokoll aufzubauen, daher ist es in der Nahrung entbehrlich. Glykokoll und Serin sind enzymatisch ineinander umwandelbar (vgl. S. 226).

Alanin kommt in allen Eiweißspaltprodukten vor und ist wie alle natürlichen Aminosäuren – außer Glykokoll – optisch aktiv: L-(+)-Alanin.

Ein Isomeres des α-Alanins ist das β-Alanin (β-Aminopropionsäure), das in peptidartig gebundener Form in dem Wirkstoff Pantothensäure (vgl. S. 190) vorkommt. β-Alanin hat besondere physiologische Bedeutung und ist bisher die einzige in Naturstoffen aufgefundene β-Aminosäure.

Tabelle 1. Zusammenstellung wichtiger Aminosäuren (nach der Einteilung S. 15)

Aminosäuren	Häufig gebrauchte Abkürzung[1]	Formel	IP	bei t (°C)	$[\alpha]_D$	bei t (°C)	Lösungs-mittel
a₁) Glykokoll, Glycin (Aminoessigsäure)	Gly	$CH_2(NH_2)—COOH$	6.064	25	—	—	—
L-Alanin (L-α-Amino-propionsäure)	Ala	$CH_3—CH(NH_2)—COOH$	6.107	25	+ 2.7	22	H_2O
L-Valin (L-α-Aminoisovaleriansäure)	Val	$CH_3—CH(CH_3)—CH(NH_2)—COOH$					
L-Leucin (L-α-Amino-isobutylessigsäure)	Leu	$CH_3\ CH(CH_3)—CH_2—CH(NH_2)—COOH$	6.036	25	— 10.57	25	H_2O
L-Isoleucin (L-α-Amino-β-methyl-äthyl-propionsäure)	Leu	$CH_3—CH_2—CH(CH_3)—CH(NH_2)—COOH$	6.038	25	+ 11.20	20	H_2O
a₂) L-Serin (L-α-Amino-β-hydroxypropionsäure)	Ser	$CH_2(OH)—CH(NH_2)—COOH$	5.68	25	— 8.8	16	H_2O
L-Threonin (L-α-Amino-β-hydroxybuttersäure)	Thr	$CH_3—CH(OH)—CH(NH_2)—COOH$			+ 28.4	26	H_2O

L-Cystein (L-α-Amino-β-mercapto-propionsäure)	CySH	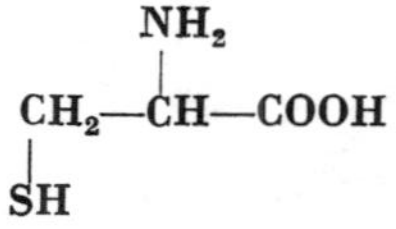	4.44	30	— 212.9	25	1 n HCl
L-Cystin (Bis-[β-Amino-β-carboxy-aethyl]-disulfid)	CyS—SCy (Cys—S—S—Cys)	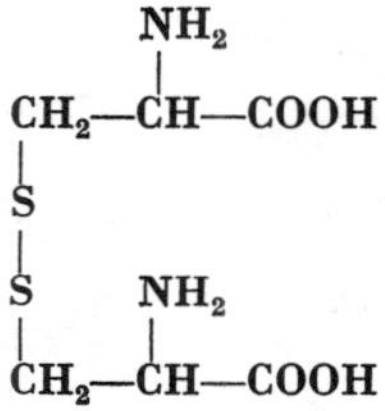	6.064	25	— 214.4	24	1.02 n HCl
L-Methionin (α-Amino-γ-methyl-mercaptobutter-säure)	Met	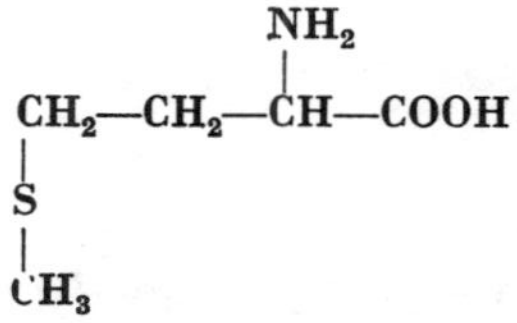	5.74	25	— 8.11	25	H_2O
a_3) L-Asparaginsäure (L-Amino-Bern-steinsäure)	Asp	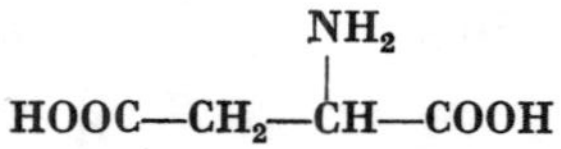	2.98	25	+ 4.7	18	H_2O
L-Asparagin (L-Amino-Bern-steinsäure-mono-amid)	Asp (NH_2)	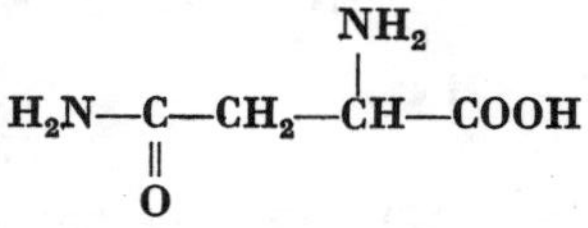			— 5.3	20	H_2O
L-Glutaminsäure (L-α-Amino-glutar-säure)	Glu	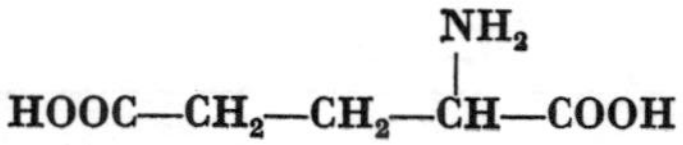	3.08	25	+ 12.0	20	H_2O

[1] Nach einem Vorschlag von BRAND und EDSALL werden jeweils die ersten 3 Buchstaben des Namens verwendet.

Tabelle 1 (Fortsetzung)

Aminosäuren	Häufig gebrauchte Abkürzung[1]	Formel	IP	bei t (°C)	$[\alpha]_D$	bei t (°C)	Lösungs-mittel
Hydroxyglutaminsäure (L-α-Amino-β-hydroxyglutarsäure)	Hyglu	HOOC—CH_2—CH(OH)—CH(NH_2)—COOH			+ 3.7—4		H_2O
L-Glutamin (L-α-Amino-glutarsäuremonoamid)	Glu (NH_2)	H_2N—C(=O)—CH_2—CH_2—CH(NH_2)—COOH			+ 7.3	23	H_2O
a₄) L-Lysin (L-α,ε-Diaminocapronsäure)	Lys	CH_2(NH_2)—CH_2—CH_2—CH_2—CH(NH_2)—COOH	9.47	25	+ 14.6	20	H_2O
L-Arginin (L-α-Amino-δ-guanidylvaleriansäure)	Arg	CH_2(NH—C(=NH)—NH_2)—CH_2—CH_2—CH(NH_2)—COOH	10.76	25	+ 12.5	20	H_2O
L-Ornithin (L-α,δ-Diaminovaleriansäure)	Orn	H_2N—CH_2—CH_2—CH_2—CH(NH_2)—COOH		25	+ 11.5	25	H_2O
b) L-Phenylalanin (L-α-Amino-β-phenyl-propionsäure)	Phe	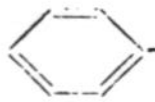—CH_2—CH(NH_2)—COOH	5.9		— 35	20	H_2O

L-Prolin (L-Pyrrolidin-α-carbonsäure)	Pro	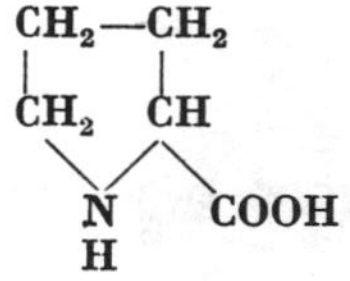	6.03	25	— 84.9	20	H_2O
L-Tryptophan (L-α-Amino-β-indolyl-propionsäure)	Try	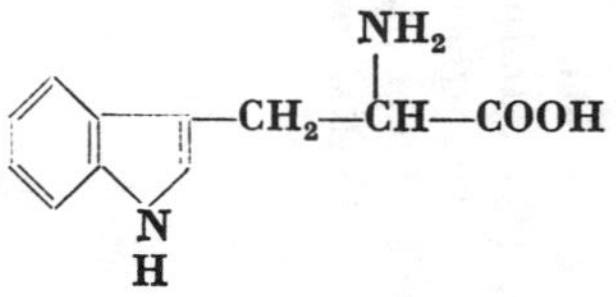	5.88	25	— 35	20	H_2O
L-Tyrosin (L-α-Amino-[4-Hydroxyphenyl]-propionsäure)	Tyr	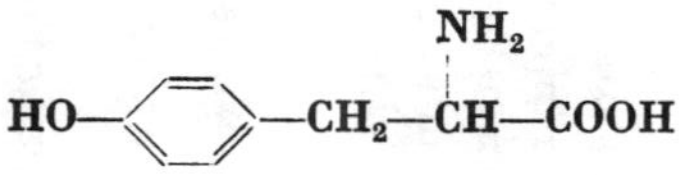	5.63	25	— 8.5	20	HCl 21%ig
L-Hydroxyprolin (L-4-Hydroxypyrrolidin-2-carbonsäure)	Hy Pro	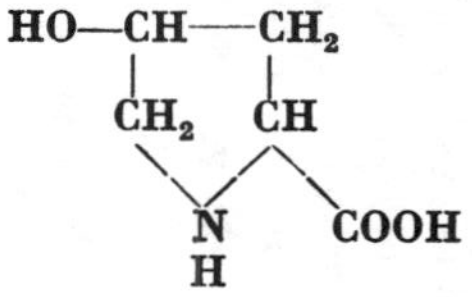	5.8		— 75.2	22	H_2O
L-Histidin (L-α-Amino-β-imidazolylpropionsäure)	His	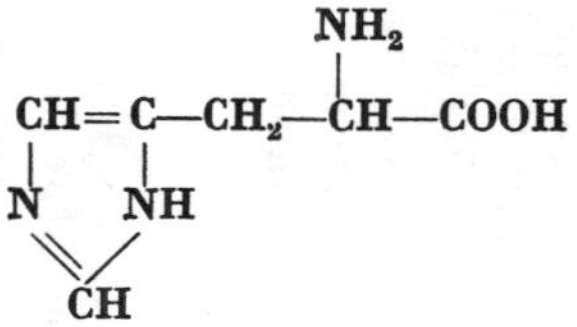	7.64	25	— 38.5	25	H_2O

[1] Nach einem Vorschlag von BRAND und EDSALL werden jeweils die ersten 3 Buchstaben des Namens verwendet.

Valin kommt z. B. in Lupinensamen- und Cerealien-Eiweiß vor.
Valin als Spaltstück der Eiweißstoffe von Hefe, Kartoffeln, Cerealien geht unter Einfluß von Hefe-Enzymen bei der alkoholischen Gärung in Isobutylalkohol über, dessen Auftreten im Fuselöl (besonders bei der Branntweinbereitung aus Kartoffeln, Cerealien) bekannt ist.

Leucin, Isoleucin und Norleucin. Von diesen letztgenannten 3 Isomeren kommt das Leucin in viel größerer Menge natürlich vor und ist in allen Eiweißkörpern anzutreffen. Es ist sehr wenig löslich in Wasser und scheidet sich deshalb in Form kleiner Kügelchen in Proteinhydrolysaten, im Darminhalt sowie durch Einwirkung von Schimmelpilzen aus dem Casein bei der Käsereifung ab. Bei der alkoholischen Gärung gehen unter dem Einfluß der Hefe-Enzyme in einer „Aminosäuregärung" die 3 Leucine – ebenso wie Valin in Isobutylalkohol – in die entsprechenden Amylalkohole (Fuselöle!) über (vgl. auch S. 473). Das Isoleucin liefert dabei den optisch aktiven Bestandteil des Gärungsamylalkohols.

Auch andere Aminosäuren der Maische, wie Tyrosin und Tryptophan liefern entsprechende Alkohole: Tyrosol und Tryptophol. Die Bildung dieser Alkohole durch lebende Hefe kann so gedeutet werden, daß die Aminosäuren dem Pilz als Stickstoffquelle zum Aufbau anderer Eiweißbausteine dienen, während die gebildeten Alkohole (Fuselöle) vom Pilz nicht weiterverwendet werden.

Die Umwandlung von Aminosäuren zu den sog. Fuselölen ist heute aufgeklärt und verläuft primär über eine enzymatische Transaminierung (Transaminase, Pyridoxalphosphat als Co-Faktor) zu den entsprechenden α-Ketosäuren. Diese werden durch spezifische Decarboxylasen decarboxyliert, die entstehenden Aldehyde werden enzymatisch durch eine Alkohol-Oxydo-Reduktase (NADH als Co-Faktor) zum Alkohol (= Fuselöl) hydriert.

Monoamino-dicarbonsäuren

Die wichtigsten Vertreter dieser Gruppe sind Asparaginsäure sowie das nächsthöhere Homologe Glutaminsäure.
Beide Säuren reagieren sauer, weil auf eine Aminogruppe zwei Carboxylgruppen entfallen (vgl. S. 17). Die Halbamide der beiden genannten Aminosäuren werden als Asparagin NH_2—CO—CH_2—CH(NH_2)—COOH und Glutamin NH_2—CO—CH_2—CH_2—CH(NH_2)—COOH bezeichnet. Asparagin findet sich vornehmlich als stickstoffhaltiges Reservematerial in Pflanzen, Glutamin im pflanzlichen und tierischen Organismus. Man nimmt an, daß den beiden Säuren Asparagin- und Glutaminsäure in den Pflanzen die Funktion zukommt, den aus abgebautem Eiweiß stammenden Stickstoff für die Pflanze wieder abzufangen (Ökonomieprinzip). Asparaginsäure tritt in großen Mengen vor allem in Keimlingen auf, weil offenbar während des Keimungsvorganges ein Teil des Eiweißstickstoffes in Form von Asparagin gebunden wird. Im Tierkörper besitzt die Glutaminsäure als Kreuzungsprodukt des intermediären Stickstoffwechsels mit dem Kohlenhydratstoffwechsel größte physiologische Bedeutung (Umaminierung: Ketosäuren $\rightleftarrows$ Aminosäuren).

Das Eiweiß der Cerealien besteht zu einem hohen Prozentsatz aus Glutaminsäure; Weizengluten (Klebereiweiß) enthält etwa 40% Glutaminsäure. Neuerdings hat die

Glutaminsäure in Form ihres Mononatriumsalzes, welches das Eigenaroma verschiedener Lebensmittel verstärkt, bei der Zubereitung von Speisen Bedeutung gewonnen (vgl. auch S. 304 u. 498). Es wird heute in technischem Maßstab hergestellt. Ergiebige Quellen für die Gewinnung sind u. a. Weizenkleber, Maiskleber, Rübenzuckermelasse und Soja.

Diamino-monocarbonsäuren

In diesen Aminosäuren entfallen auf eine Carboxylgruppe 2 Aminogruppen, sie wirken also basisch (vgl. S. 11). Deshalb werden die basischen Aminosäuren mit 6 C-Atomen (Lysin, Arginin und Histidin) nach KOSSEL auch „Hexonbasen" genannt.

Ornithin, Arginin und Lysin sind universale Bausteine der Eiweißkörper. Durch hydrolytische Abspaltung des basischen Guanidinrestes im Arginin bildet sich im Organismus Ornithin und Harnstoff.

In den Protaminen (vgl. S. 37) ist Arginin zu einem sehr hohen Prozentsatz (90–100%) vertreten. Die freien Aminogruppen der Proteine gehören stets teilweise zum Lysin, weshalb diese Aminosäure mehr als jede andere an der Bindung von Säuren durch die Proteine teilnimmt (Säurepufferung des Eiweißes, z. B. zur Aufrechterhaltung des pH-Wertes im Blut).

Bei unsachgemäßer Aufbewahrung von Lebensmitteln (Fleisch, Wild, Geflügel) können aus diesen Aminosäuren durch mikrobielle Decarboxylierung (Fäulnisbakterien) Diamine entstehen, die zu der Gruppe der biogenen Amine gehören. Ornithin liefert Putrescin $H_2N—(CH_2)_4—NH_2$, aus Lysin entsteht Kadaverin $H_2N—(CH_2)_5—NH_2$. Diese Amine werden auch in einem weitgehenden Eiweißabbau bei bestimmten Käsereifungen gebildet.

Lysin ist eine für den Menschen unentbehrliche, „essentielle" Aminosäure (vgl. S. 23). Pflanzenproteine, insbesondere die für die Volksernährung wichtigen Eiweißstoffe der Cerealien, enthalten relativ wenig Lysin, weshalb man danach strebt, durch ergänzende Ernährung mittels anderer Nahrungsgruppen (z. B. Fleisch, gemischte Kost!) dieses Defizit auszugleichen (vgl. S. 25).

Die freie NH_2-Gruppe des Lysins kann leicht von anderen Stoffen gebunden werden; so können sich in eiweißhaltigen Lebensmitteln mit Kohlenhydraten Kohlenstoff-Stickstoffverbindungen (nach Art der Schiffschen Basen) oder höhermolekulare huminsäurehaltige Bräunungsprodukte (Melanoidine) als Ergebnis von Polykondensationen zwischen Carboxyl- und Aminogruppen bilden[1], die den proteolytischen Verdauungsenzymen nicht mehr oder nur teilweise zugänglich sind. Damit tritt eine biologische Wertminderung des Proteins bzw. des Lebensmittels ein. Ein derartiger mehr oder minder tiefgreifender Schwund des Lysins aus Mehlproteinen ist beim Backprozeß möglich (Zwiebackröstung), unter Umständen auch bei längerer Lagerung von Trockenmilch (Abnahme von Caseinstickstoff, Verminderung der Löslichkeit), von Trockenei und Mehlen; weiterhin kann beim energischen Hitzeaufschluß (Autoklavenbehandlung) von Leguminosen (z. B. Erbsen, Linsen, Bohnen, Soja) ein Schwund des Lysins und der S-haltigen Aminosäuren eintreten. Beim Pökeln des Fleisches wird Lysin durch das zugesetzte Nitrit zerstört. Um einer wesentlichen Herabsetzung des Ernährungseffektes durch den Verlust des Lysins wie auch anderer Aminosäuren in Lebensmitteln (s. S. 45) zu begegnen, müssen unsachgemäß geleitete technologische Verarbeitungsprozesse, z. B. zu hohe oder zu lange thermische Behandlung, vermieden werden.

[1] Sog. Maillard-Reaktion, vgl. S. 113.

Hydroxyaminosäuren

Die hier wichtigen Hydroxyaminosäuren der azyklischen Reihe sind Serin und Threonin.
Serin. Wichtiger für die Lebensmittelchemie als das Serin selbst (in der Seidenfaser vorkommend) sind seine Verbindungen mit Phosphorsäure. In den Phosphoproteiden, deren wichtigste Vertreter das Casein der Milch und das Vitellin des Eies sind, findet sich das Serin esterartig an Phosphorsäure als prosthetische Gruppe gebunden. Auch in gewissen Phosphatiden, z. B. im Weizen- und Roggenkeimling, ist Serin an H_3PO_4 gebunden (vgl. S. 98).

Das Threonin gehört zu den unentbehrlichen Aminosäuren (vgl. S. 24), seine Synthese ist im menschlichen Körper nicht möglich. Besonders reich an Threonin sind Molkeneiweiß, Fleisch und Bierhefe. Der typische „Bouillongeruch“ von Suppenwürzen (Eiweißhydrolysate) rührt her von α-Ketobuttersäure, die aus Threonin gebildet wird.

Hydroxyglutaminsäure wurde im Casein der Milch gefunden.

Schwefelhaltige Aminosäuren

Cystein und sein durch Oxydation (= Dehydrierung) leicht entstehendes Dimeres Cystin haben bei den Zellvorgängen eine besonders wichtige Funktion als Oxydations-Reduktions- (= Redox-) System zu erfüllen. Eine ähnliche Aufgabe als Wasserstoffüberträger hat das Tripeptid Glutathion, das aus Cystein, Glutaminsäure und Glykokoll besteht und im menschlichen Organismus synthetisiert wird. Cystin findet man reichlich in Haaren, Wolle, Horn, Nägeln, Haut sowie in der Milch.

Methionin als essentielle Aminosäure (vgl. S. 24) ist die weitaus wichtigste S-haltige Aminosäure. Ihre besondere Bedeutung liegt darin, daß sie als Methyldonator im Stoffwechsel wirkt. Die Methyl-Übertragung (Transmethylierung) erfolgt nach einer Aktivierung mit ATP (S. 41), die mit Methionin das sog. „aktive Methyl“ oder S-Adenosylmethionin bildet, das als Co-Substrat für viele Methyltransferasen fungiert (s. S. 209).

Durch Methionin wird aus Colamin das Cholin (S. 209), ein Aufbaustoff, für die in allen Organen anwesenden lebenswichtigen Phosphatide (S. 97) gebildet, die neben anderen physiologisch wichtigen Funktionen dem Fetttransport im Körper dienen. Methioninmangel und damit Störung der Cholin- bzw. Phosphatidsynthese erschwert den Abtransport der in der Leber synthetisierten Fettsäuren, die normalerweise in Form von Phosphatiden an das Blut abgegeben werden. Methionin gehört also zu den sog. „lipotropen“ Stoffen, die einer Fettablagerung (Verfettung) in der Leber entgegenwirken.

Methionin für sich wie im Eiweißverband ist hitzeempfindlich (Hitzeaufschluß der Leguminosen zur Inaktivierung des Trypsininhibitors) und wird auch beim Erhitzen in Anwesenheit von Kohlenhydraten, z. B. beim Backprozeß, geschädigt (Cystin dagegen nicht); diese Empfindlichkeit erklärt den Methioninschwund in erhitzten und länger, z. T. unsachgemäß aufbewahrten Lebensmitteln (Trockenei, Milch, Trockenmilch, Mehl, vgl. S. 21).

Lanthionin:

$$\begin{array}{ccc} CH_2 & \text{—S—} & CH_2 \\ | & & | \\ CH\text{—}NH_2 & & CH\text{—}NH_2 \\ | & & | \\ COOH & & COOH \end{array}$$

ist ein Baustein des Polypeptids *Subtilin*, das in *Bacillus subtilis* vorkommt und antibiotische Eigenschaften aufweist.

Zyklische Aminosäuren.

Die verschiedenen Aminosäuren dieser Reihe enthalten als besonderes Merkmal isozyklische (Benzol-) oder heterozyklische Ringe (Pyrrolidin-, Imidazol- und Indolringe).

Aromatische Reihe

Phenylalanin und Tyrosin: Phenylalanin ist ein wichtiges Eiweißspaltprodukt, das sich ebenso wie das Tyrosin im Hydrolysat fast aller Proteine findet.

Tyrosin ist (wie Leucin und Cystin) in kaltem Wasser sehr schwer löslich und kristallisiert deshalb zuweilen in langen, oft zu Büscheln vereinigten Nadeln aus den Proteinhydrolysaten aus (vgl. auch Käsereifung). Besondere Bedeutung hat das Tyrosin als Muttersubstanz biologisch wichtiger Körper (Thyroxin, Adrenalin) sowie in Lebensmitteln.

Heterozyklische Reihe

Histidin ist eine α-Aminopropionsäure, die in β-Stellung einen Imidazolring trägt. Da der Imidazolring stark basisch ist, gehört das Histidin mit dem Lysin und Arginin zu den Hexonbasen (KOSSEL).

Histidin ist in den Proteinen allgemein verbreitet. Durch Decarboxylierung entsteht das physiologisch wichtige biogene Amin Histamin, das auch spurenweise beim Rösten und Braten von Lebensmitteln entsteht.

Tryptophan, eine lebenswichtige und daher in der Nahrung unentbehrliche Aminosäure, wird bei saurer Hydrolyse von Eiweiß zerstört und ist nur fermentativ oder alkalisch aus Eiweiß zu erhalten. Aus Tryptophan entstehen bei der bakteriellen Eiweißfäulnis Skatol und Indol bzw. Indoxyl. Tryptophan wird bei der Synthese von Hämoglobin benötigt, bei Mangel tritt Anämie auf. Tryptophan als Provitamin PP, S. 185.

Zu den heterozyklischen Aminosäuren gehören auch (die Iminosäuren!) Prolin und Hydroxyprolin, die den Pyrrolidinring enthalten, wobei also die α-Aminogruppe an der Ringbildung teilnimmt, vgl. Tabelle 1, S. 19.

Prolin und Hydroxyprolin sind in den meisten Proteinen vertreten (Prolamine S. 38). Ihre Bildung im Körper aus Glutaminsäure durch eine Ringschlußreaktion ist möglich, wie Versuche mit markierten Substanzen zeigten (Anwendung von Isotopen). Umgekehrt findet in der Niere auch der Übergang von Prolin zu Glutaminsäure statt.

Essentielle Aminosäuren

Mit der täglichen Nahrung werden dem Organismus durch das unterschiedliche Angebot an Nahrungseiweiß auch die darin enthaltenen Aminosäuren in unterschiedlicher Menge dargeboten. Eine ganze Reihe kann vom Organismus selbst für seinen Bedarf aus Nahrungsstoffen aufgebaut werden. Andere wieder müssen, da der Organismus zur Synthese unfähig ist, regelmäßig, in genügender Menge, in bestimmten gegenseitigen Proportionen und dann gleichzeitig dem Körper mit der Nahrung zugeführt werden. Letztere faßt man unter dem Begriff „essentielle (unentbehrliche) Aminosäuren“ zusammen, da sie in ihrer Wirkung *nicht* durch andere Nährstoffe aus der Nahrung ersetzt werden können. Unser Organismus benötigt aber die tägliche Zufuhr einer bestimmten Mindestmenge jeder lebenswichtigen Aminosäure, so daß der biologische Wert eines Nahrungsproteins im wesentlichen durch diejenige lebenswichtige (essentielle) Aminosäure begrenzt wird, die in der geringsten Konzentration in ihm enthalten ist: *limitierende Aminosäure.* Im Eiweißstoffwechsel gilt also auch das Gesetz des Minimums als ein Grundsatz von allgemein biologischer Bedeutung, welches die Ernährung und die Nährstoffe im besonderen berührt.

Beim Mangel oder Fehlen auch nur einer einzigen der essentiellen Aminosäuren im Nahrungseiweiß reagiert der Organismus mit der Zeit mit Ausfallserscheinungen, Wachstumsstörungen, Hautveränderungen, generellen Störungen des Eiweiß- und Gesamtstoffwechsels. Die Biosynthese von Eiweiß allgemein ist vermindert, auch können ganz bestimmte Fermentsysteme der Körperzellen durch das Fehlen lebenswichtiger Eiweißbausteine nicht mehr gebildet werden.

Diese Tatsachen weisen, wie einleitend schon dargelegt wurde, mit Nachdruck darauf hin, daß die ältere, fast ausschließlich stofflich-kalorisch ausgerichtete Denkweise des Chemikers und Physiologen einer umfassenderen biologischen Erkenntnis Rechnung tragen muß, wonach die Zufuhr aller Nahrungsbestandteile im ernährungsphysiologischen Sinne optimal sein muß (vgl. S. 1).

So kann man physiologisch die wichtigsten Aminosäuren in die Gruppen der unentbehrlichen und entbehrlichen Aminosäuren einordnen:

Unentbehrliche (essentielle) Aminosäuren:		Entbehrliche Aminosäuren:	
Valin	Methionin	Glykokoll	Asparaginsäure
Leucin	Threonin	Alanin	Glutaminsäure
Isoleucin	Phenylalanin	Norleucin	Hydroxyglutaminsäure
Lysin	Tryptophan	Serin	Tyrosin
Arginin[1]	Histidin[1]	Cystin	Prolin
			Hydroxyprolin

Bei Kenntnis der Eiweißzusammensetzung eines Nahrungsmittels oder der Gesamtkost sind gewisse Angaben über die *biologische Wertigkeit* als Gradmesser der Verwertbarkeit der Nahrungsproteine im Organismus möglich (vgl. S. 32). Die tierischen Proteine sind biologisch wertvoller als die einzelnen pflanzlichen Eiweißstoffe, weil erstere einen höheren Gehalt und ein dem menschlichen Körpereiweiß entsprechenderes Mengenverhältnis an essentiellen Aminosäuren aufweisen. Die Proteine der Getreide (Cerealien) sind insbesondere durch Lysinmangel gekennzeichnet; Lysin ist hier die 1. limitierende Aminosäure. Weizen, Roggen, Hirse, Reis und Sorghum haben als 2. limitierende Aminosäure Threonin, während dies bei Mais Tryptophan ist. In Leguminosen, wie Bohnen, Erbsen, Erdnüssen, Soja, liegt dagegen Methionin als limitierende Aminosäure vor.

Man versucht auf verschiedene Weise, den Mangel an bestimmten essentiellen Aminosäuren der Pflanzenproteine zu beheben, ein wesentliches Problem der eiweißarmen Länder (vgl. S. 32). Es werden z. B. lysinreichere Reissorten gezüchtet. Große Beachtung verdienen auch die Versuche, Cerealienproteine mit den limitierenden Amino-

[1] Der Erwachsene kann auf Arginin und Histidin verzichten, während der jugendliche Organismus sie beim Wachstum braucht.

säuren anzureichern, die auf rein chemischem oder enzymatischem Weg hergestellt werden können.

Wenn die Cerealien zu Mehl verarbeitet werden, ist eine solche Anreicherung technologisch im Gang der Müllerei kein Problem. Dagegen bereitet die Anreicherung von ganzen Körnern, z. B. bei Reis, Schwierigkeiten, insbesondere wegen der Wasserlöslichkeit der Aminosäuren beim Waschvorgang. Man schlägt deshalb die Verwendung von „simulierten Körnern" vor, d. h. die Aminosäuren werden in wasserunlöslichen Umhüllungen dem Reis beigegeben. Praktisch wird der Aminosäure-Zusatz bereits durchgeführt bei verschiedenen Proteinmischungen, die in einigen Ländern mit Eiweißmangelernährung entwickelt wurden. So haben sich in Zentralamerika gut eingeführt die mit Lysin angereicherten Incaparina-(INCAP)-Präparate (vgl. auch S. 32), die als Backwaren, Soßen, Suppen oder Getränke genossen werden. Das brasilianische Präparat Fortifex wird mit Methionin angereichert.

Bei diesen Anreicherungen mit Aminosäuren ist darauf zu achten, daß durch einen zu hohen Aminosäuren-Zusatz keine *Aminosäure-Imbalance* eintritt, die zu einer erheblichen Verschlechterung der Proteinausnutzung führen kann. Der Körper vermag Aminosäuren nur in bestimmten Relationen günstig zu verwerten (vgl. auch S. 188). Man kann die durch die limitierenden Aminosäuren biologisch unterwertigen pflanzlichen Eiweiße auch durch Kombination mit anderen Proteinen vollwertiger machen (vgl. S. 32). In Ländern mit vorwiegend vegetabilischer Kost sollte eine ernährungsphysiologisch günstige Kombination von Cerealien und Leguminosen, z. B. von Mais und Soja, die sich in ihren limitierenden Aminosäuren ergänzen, eingehalten werden. Die oben erwähnten Incaparina-Eiweißpräparate sind auf dieser Grundlage aufgebaut (vgl. auch S. 32).

Bestimmung und Trennung der Aminosäuren

Physikalische und chemische Methoden. Für die qualitative und quantitative Bestimmung der Aminosäuren, die am Aufbau eines Proteins beteiligt sind, wurde eine Reihe von Methoden entwickelt, die für die Lebensmittelanalytik Bedeutung haben.

Die Hydrolyse der Proteine kann sauer, alkalisch oder enzymatisch erfolgen:

Bei der sauren Hydrolyse findet meist 6 n HCl Verwendung. Das Protein wird mit dem 10- bis 100fachen Überschuß an Säure unter Rückfluß gekocht oder in der Ampulle erhitzt. Die Hydrolysendauer schwankt je nach Protein zwischen 10 und 100 Stunden. Tryptophan wird bei saurer Hydrolyse vollständig, Serin, Threonin und Cystein werden teilweise zerstört. Peptidbindungen von Valin, Leucin und Isoleucin werden wegen des hydrophoben Charakters der Aminosäuren sehr schwer hydrolysiert. Die bei saurer Hydrolyse oft auftretenden huminartigen schwarzen Niederschläge entstehen durch Abbauprodukte des Tryptophans, die mit Aldehyden (Kohlenhydrate, Abbauprodukte des Serins, Cystins usw.) zu solchen Produkten reagieren (Melaninbildung).

Die alkalische Hydrolyse (2—4 n NaOH) wird vorwiegend zur Tryptophanbestimmung herangezogen. Die alkalische Hydrolyse verläuft meist schneller als die saure. Arginin, Cystin, Cystein werden dabei zerstört. Darüber hinaus werden die meisten Aminosäuren racemisiert und zum Teil desaminiert.

Die enzymatische Totalhydrolyse eines Proteins ist ein sehr zeitraubender Vorgang.

Enzyme werden daher vorwiegend zur Herstellung von Partialhydrolysaten verwendet. Hier besitzen Enzyme einen großen Vorzug gegenüber H^+- und OH^--Ionen, da durch geeignete Wahl des Enzyms bestimmt werden kann, welche Peptidbindungen gebrochen werden sollen.

Die Trennung der im Hydrolysat enthaltenen Aminosäuren erfolgt heute meistens durch Chromatographie.

Größte Bedeutung besitzt hier die Ionenaustausch-Chromatographie. Als Ionenaustauscher fungieren dabei in Wasser und vielen organischen Solventien unlösliche, hochpolymere Kunstharze, die saure (—COOH; —SO_3H) oder basische Gruppen (primäre, sekundäre, tertiäre und quartäre Ammoniumsalze) enthalten (vgl. auch S. 436). Auf den für die Aminosäuretrennung meist verwendeten sauren Austauschern mit Sulfonsäuregruppen (Amberlite IR 120, KPS 200, Dowex 50) findet ein Austausch von H^+ und Aminosäure-Kation statt, so daß auf der Säule sulfonsaure Salze der Aminosäure vorliegen. Durch Pufferlösungen mit zunehmendem pH und zunehmender Ionenstärke werden die Aminosäuren nacheinander von der Säule eluiert und das abtropfende „Eluat" fraktionsweise in aliquoten Teilen aufgefangen. In den einzelnen Fraktionen werden durch quantitative Ninhydrinreaktion oder andere Methoden die Aminosäuren bestimmt. Automatische Aminosäureanalysatoren arbeiten nach diesem Prinzip (Moore und Stein), wobei über einen Schreiber direkt die Intensität der Ninhydrinfarbreaktion des Eluates aufgetragen wird. Man erhält so Kurven, aus denen die qualitative und quantitative Zusammensetzung des untersuchten Hydrolysates mit großer Genauigkeit abzulesen ist (Ninhydrinreaktion vgl. S. 48).

Einfacher (aber weniger genau) sind die Papier- und die Dünnschicht-Chromatographie der Aminosäuren. Hier wird meist ein zweidimensionales Verfahren benutzt. Das fertig entwickelte Chromatogramm wird mit Ninhydrin oder anderen Farbreagenzien besprüht, die entstandenen Farbflecke werden nach Elution oder direkt durch photometrische Methoden analysiert. Oft verwendet man auch die Chromatographie der Dinitrophenylderivate der Aminosäuren (vgl. S. 14). Nach zweidimensionaler Chromatographie werden die gut sichtbaren gelben Flecken eluiert und die Absorption bei 360 nm und 390 nm gemessen.

Mikrobiologische Bestimmung von Aminosäuren. Diese Bestimmungsmethode beruht darauf, daß viele Mikroorganismen die Aminosäuren für ihr Wachstum bzw. für ihren Stoffwechsel benötigen, jedoch nicht in der Lage sind, sie zu bilden. Die Aminosäuren müssen daher den Mikroorganismen mit dem Nährmedium zugeführt werden. Enthält das Nährmedium alle erforderlichen Stoffe mit Ausnahme der zu bestimmenden Aminosäure, so kommen Stoffwechsel und Wachstum der Mikroben zum Stillstand. Setzt man nun die fehlende Aminosäure zu, so läßt sich ein Bereich finden, in dem das wieder einsetzende Wachstum oder die Erzeugung eines Stoffwechselprodukts der Menge der zugesetzten Aminosäure proportional ist. Ein Überschuß dieser Aminosäure bewirkt keine weitere Steigerung der Stoffwechselvorgänge über das einmal erreichte Maximum hinaus.

Auf diese Weise hat man die Möglichkeit, Aminosäuren sowohl qualitativ nachzuweisen als auch quantitativ zu bestimmen. Die Messung kann auf Grund der optischen Dichte einer Mikrobensuspension oder durch Bestimmung eines Stoffwechselprodukts erfolgen. Eine beträchtliche Ausweitung haben diese Methoden durch die neu entdeckten Möglichkeiten erfahren, den Stoffwechseltypus von Mikroorganismen durch chemische oder physikalische Einflüsse zu verändern. So fand man, daß besonders *Neurospora*, ein gewöhnlicher Brotschimmel, durch Röntgenstrahlen oder durch gewisse chemische Stoffe so verändert wird, daß ihm bestimmte Enzyme fehlen und sein Zwischenstoffwechsel gestört wird. Dadurch werden Stoffe, die normalerweise im Zwischenstoffwechsel gebildet werden können, zu Substanzen, die unbedingt von außen zugeführt werden müssen. Solche künstlich erzeugten erblichen Mutanten von Mikroorganismen bieten die Möglichkeit, die verschiedensten Substanzen quantitativ zu bestimmen. Die mikrobiologischen Methoden haben den großen Vorteil der einfachen Durchführung, vor allem bei Reihenuntersuchungen.

2.1.2. Proteine und Proteide

Konstitution der Eiweißstoffe

Die Verknüpfung der Aminosäuren in Peptiden und Proteinen erfolgt, wie von E. Fischer gezeigt wurde, über Säureamidbindungen, die auch Peptidbindungen genannt werden. Die Carboxylgruppe einer Aminosäure reagiert mit der α-Aminogruppe einer zweiten formal unter Austritt von Wasser:

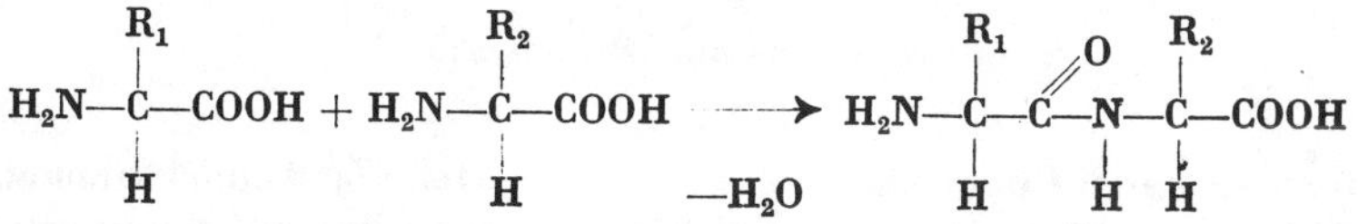

Je nachdem, ob 2, 3, 4 oder mehr Aminosäuren miteinander verknüpft sind, spricht man von einem Di-, Tri-, Tetrapeptid usw. Die Bezeichnung erfolgt so, daß die Aminosäure, die mit der Carboxylgruppe an der nächsten Aminogruppe hängt, die Endung „yl" erhält, z. B.

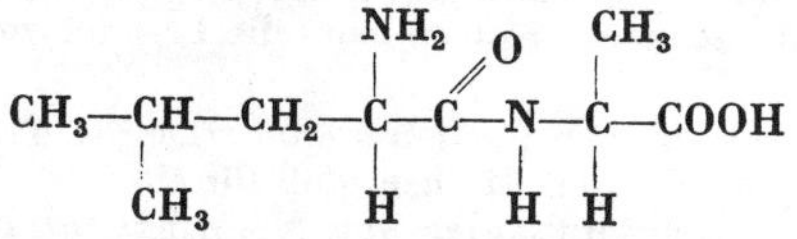

Leucyl-alanin

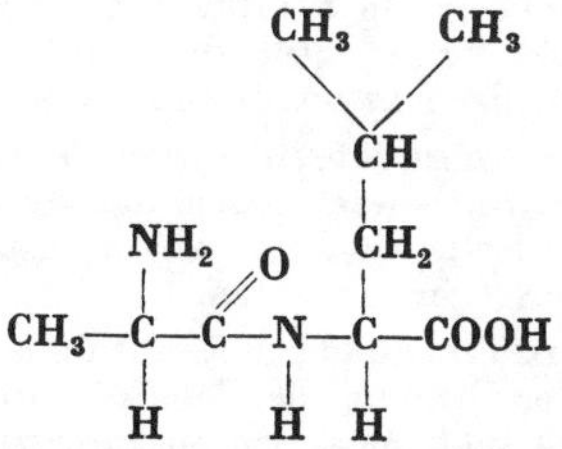

Alanyl-leucin

Sind bis zu 10 Aminosäuren miteinander verknüpft, dann spricht man von Oligopeptiden, darüber hinaus von Polypeptiden und bei über 100 Aminosäureresten von Makropeptiden und Proteinen.

Am Aufbau der Peptidketten ist im allgemeinen nur die α-Aminosäurengruppierung $H_2N—\overset{|}{C}H—COOH$ beteiligt. Sie bildet das Rückgrat eines Peptids oder Proteins. Die Reste R übernehmen die Rolle von kurzen Seitenketten. Diese Seitenketten sind für das chemische, physikalische und biologische Verhalten eines Proteins von großer Bedeutung, wie nachstehende Formel zeigt:

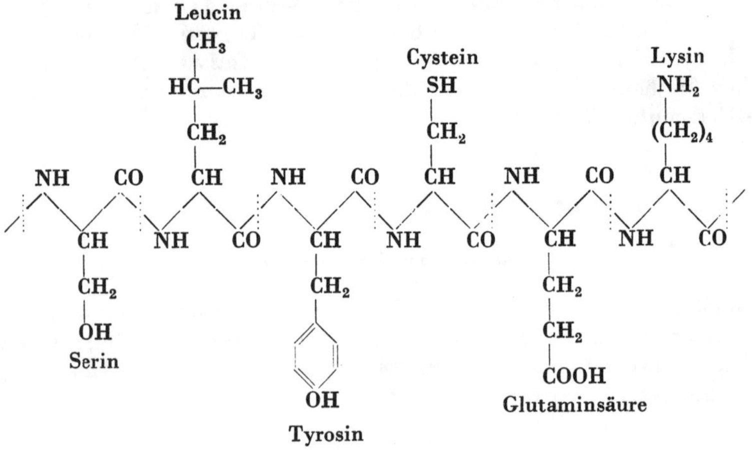

Ausschnitt aus einer Peptidkette

Die makromolekularen Proteine sind also aus Hunderten von Aminosäuren aufgebaut, von denen jede e n- oder mehrmals im Molekül enthalten sein kann. Kennt man die Zahl der einzelnen Aminosäuren-Bausteine, aus denen ein Peptid oder Protein aufgebaut ist, so weiß man noch nichts über seine Struktur. Dazu ist zuerst festzustellen, in welcher Reihenfolge (Sequenz) die einzelnen Bausteine miteinander verknüpft sind.

Primärstruktur: Für die Ermittlung der Sequenz, auch Primärstruktur genannt, wurden in den vergangenen 2 Jahrzehnten verschiedene Methoden entwickelt. Einen Meilenstein in dieser Entwicklung bedeutete die Sequenzanalyse des Insulins durch SANGER. In Abb. 1 ist die Primärstruktur des Enzyms Ribonuclease wiedergegeben.

Für die Aminosäuren werden hier die Abkürzungen von BRAND und EDSALL verwendet. Die Kette wird so geschrieben, daß am linken Ende die Aminosäure mit freier Aminogruppe und am rechten Ende die freie Carboxylgruppe steht. Bei längeren Ketten kann die Leserichtung durch Pfeile angegeben werden.

Sekundärstruktur. Kennt man die Primärstruktur eines Proteins, dann erhebt sich die Frage nach der Ordnung der Moleküle im Raum. Es ist leicht einzusehen, daß für ein Fadenmolekül aus 100 und mehr Aminosäureresten prinzipiell viele Milliarden von Möglichkeiten bestehen, sich im Raum zu ordnen. Die Faserstruktur bestimmter Proteine (Skleroproteine) und die Kristallisationstendenz vieler globulärer Proteine läßt jedoch darauf schließen, daß in der Natur nur eine geringe Zahl dieser Möglichkeiten verwirklicht wird.

Für die Analyse der Sekundär- und der Tertiärstruktur werden physikalische Methoden, besonders die Röntgenstrukturanalyse, herangezogen. Einfachstes Studienobjekt sind hier die Skleroproteine, die schon makroskopisch eine Faserstruktur erkennen lassen. Gruppierungen, die innerhalb

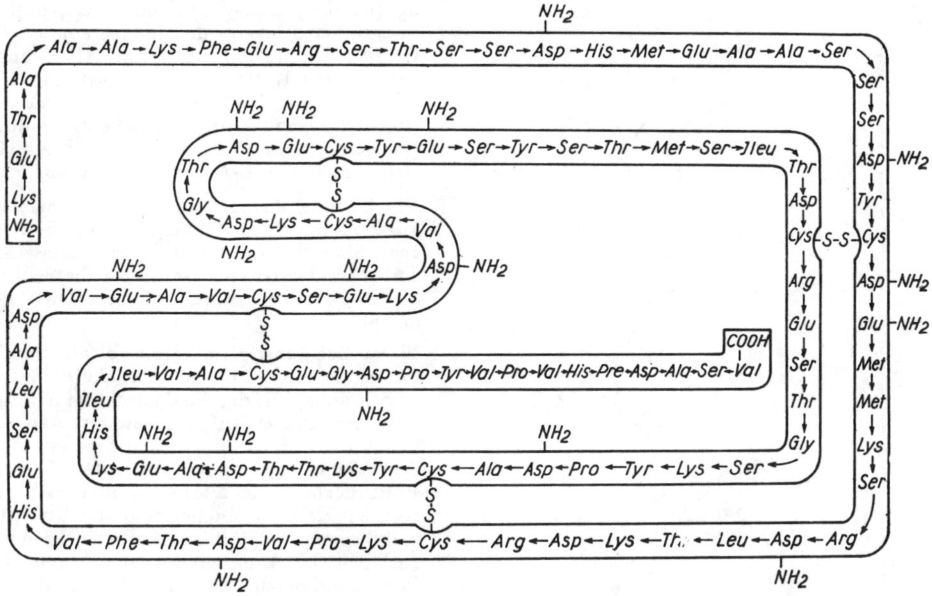

Abb. 1. Primärstruktur der Ribonuclease

einer Kette in regelmäßigen Abständen wiederkehren, sogenannte Identitätsperioden, lassen sich auf Grund von Röntgeninterferenzen berechnen. Für den einfachsten Fall einer gestreckten Kette wäre eine Identitätsperiode von 7,23 Å (= $7{,}23 \cdot 10^{-7}$ mm) zu erwarten, vgl. Abb. 2).

Die in der Natur vorkommenden Skleroproteine lassen sich an Hand ihrer gemessenen Identitätsperiode in 3 Gruppen einteilen:

	Identitäts-Periode
1. Seidenfibroin-β-Keratin-Gruppe	6,5—7,0 Å
2. α-Keratin-Myosin-Fibrinogen-Gruppe	5,1—5,4 Å
3. Kollagen-Gruppe	2,8—2,9 Å

Aus den Werten ist zu sehen, daß eine gestreckte Kette nicht in Betracht zu ziehen ist. Bei der Ausbildung der Sekundärstruktur ist nun zu beachten, daß nur solche Formen wahrscheinlich sind, die durch eine maximale Anzahl von Wasserstoffbrückenbindungen stabilisiert sind. Weiterhin müssen die Atome der Peptidbindung in einer Ebene liegen, damit eine Mesomerie der angegebenen Form

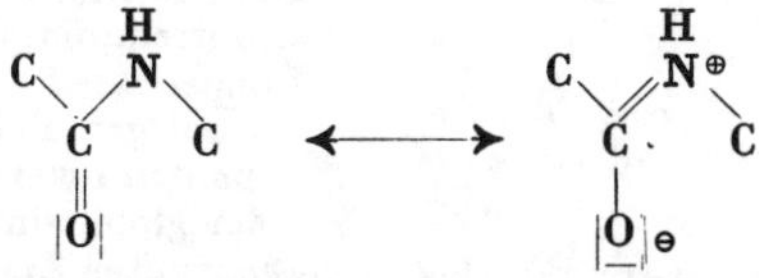

möglich wird. Die C=O- und HN—C-Gruppierungen müssen sich auf etwa 2,8 Å annähern, damit eine Wasserstoffbrückenbindung möglich wird. Diese Bedingungen werden von verschiedenen Modellen erfüllt, wie z. B. bei der „Faltblattstruktur", wo 2 Peptidketten sich gleichläu-

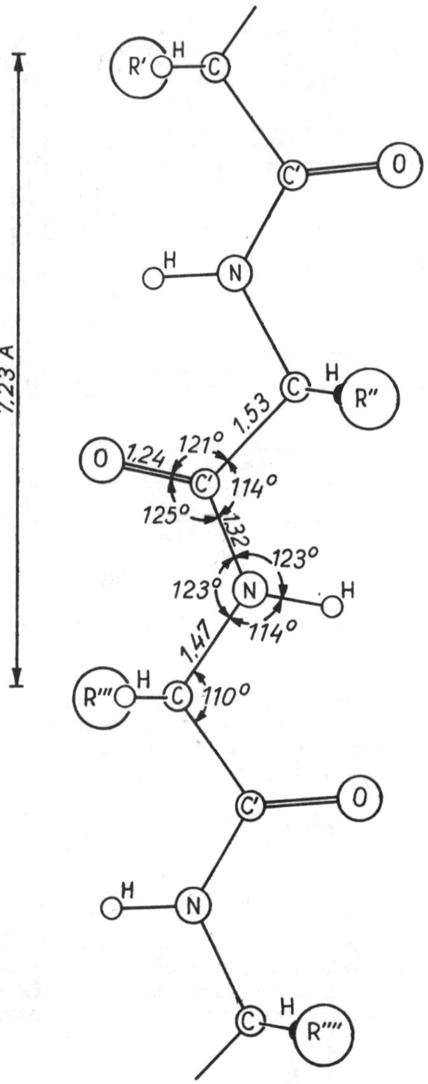

Abb. 2. Abmessungen einer gestreckten Polypeptidkette nach PAULING und COREY

fig (parallel) oder gegenläufig (antiparallel) so zusammen lagern, daß jeweils eine C=O-Gruppe der einen Kette einer NH-Gruppe der anderen Kette gegenüber liegt. Man erhält dann ein Band, bei dem die Atome der einander gegenüber liegenden Peptidbindungen sich in einer Ebene befinden, mit Knickstellen an dem α-C-Atomen, vgl. Abb. 3.

Die Faltung des Bandes bedingt eine Verkürzung der Identitätsperiode um 5–10% gegenüber der gestreckten Form. Diese Art der Sekundärstruktur wurde für die Seidenfibroin-β-Keratingruppe wahrscheinlich gemacht.

Wesentlich günstiger als diese Faltblattstruktur ist die von PAULING berechnete α-Helix (α-Schraube), bei der die Peptidkette in Form einer Spirale so aufgewickelt ist, daß die C=O- und NH-Gruppen einander in passendem Abstand gegenüber stehen. Die Wasserstoffbrücken können sich nun innerhalb der eigenen Kette ausbilden und die Struktur stabilisieren, vgl. Abb. 4. Auf eine Windung entfallen 3,7 Aminosäuren; die Atome der Peptidbindungen liegen in Ebenen, die jeweils um 80° gegeneinander versetzt sind, die Identitätsperiode hat eine Größe von 5,44 Å. Die α-Helix kann als rechts- oder als linksgängige Schraube konstruiert werden. Die Seitenketten der Aminosäuren stehen von der Schraube nach außen weg. Prolin fügt sich in diese Schraube nicht ein. Die Helix-Struktur ist wegen der stabilisierenden H-Brücken thermodynamisch begünstigt. Beide Formen können ineinander übergehen.

Tertiärstruktur: Die Tertiärstruktur eines Proteins gibt die Verteilung der als Sekundärstruktur beschriebenen Ordnungssysteme im Raum wieder. Sie ist bisher nur bei wenigen Proteinen bekannt, da die Auswertung der Röntgeninterferenzspektren außerordentlich schwierig ist. Gut bekannt ist die räumliche Anordnung der Peptidketten beim Myoglobin und Hämoglobin. Die Sekundärstruktur besteht aus α-Helix-Abschnitten, die sich in einer unregelmäßigen Doppelschleife um die prosthetische Gruppe herumlegen. Beim Myoglobin besteht der Proteinanteil aus einer einzigen Peptidkette, beim Hämoglobin sind es 4 Peptidketten, von denen jeweils zwei identisch sind. Auf Grund der bis heute bekannten Tatsachen ist es wahrscheinlich, daß die Tertiärstruktur eines Proteins schon durch die Primärstruktur, d. h. die Sequenz der Aminosäuren in der Kette bestimmt wird. Die Prolinreste bewirken meist ein Umknicken der α-Helix. Die Cysteinreste, die miteinander über S—S-Brücken zum Cystin verbunden sind, be-

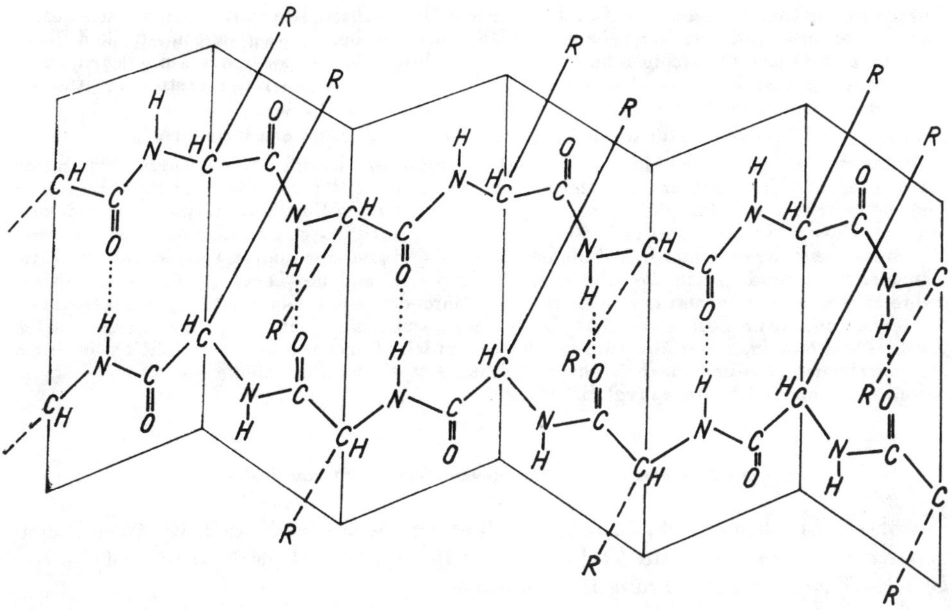

Abb. 3. Faltblattstruktur eines fibrillären Eiweißes (Seidenfibroin) nach PAULING und COREY

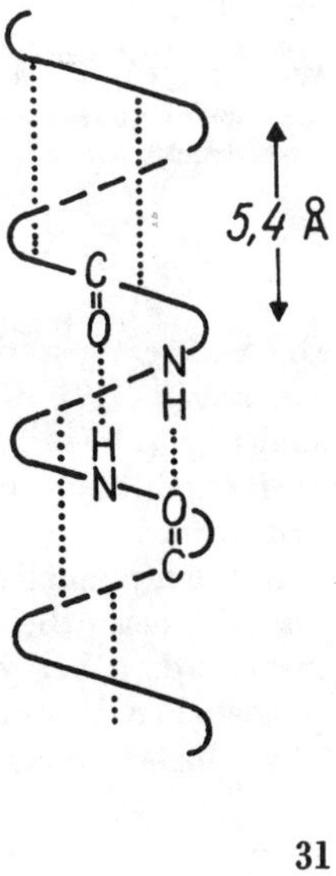

Abb. 4. α-Helix. Schraubenförmige Konformation der Peptidkette (..... Wasserstoffbrücken)

dingen eine bestimmte räumliche Zuordnung der α-Helix-Abschnitte zwischen den Prolinresten usw. Interessant sind hier Versuche an der Ribonuclease, bei der es gelungen ist, die 4 S—S-Brücken zu spalten und anschließend wieder in der richtigen Weise (unter vielen möglichen) zu rekombinieren. Solche Vorgänge können auch bei der spontanen Regeneration bestimmter Enzyme nach vorausgegangener Inaktivierung eine Rolle spielen; vgl. S. 218.

Sekundär- und Tertiärstruktur werden heute als *Kettenkonformation* zusammengefaßt.

Quaternäre Struktur, ein von BERNAL eingeführter Begriff, bezeichnet die Assoziation bestimmter Tertiärstrukturen zu stabilen Aggregaten, ohne daß dieselben covalent verknüpft sind. So besteht z. B. Hämoglobin aus 4 Peptidketten. Bei den Enzymen, z. B. bei der Aldolase, liegt ein trimerer Komplex mit MG 150000 vor, der im stark sauren Bereich in 3 Monomere vom MG 50000 dissoziieren kann. Das Monomere hat im Verband eine andere Tertiärstruktur als im monomeren Zustand. Auch die Glutamatdehydrogenase und die Lactatdehydrogenase haben mehrere Stufen einer strukturellen Ordnung. Während bei der Glutamatdehydrogenase beim Verdünnen oder beim Zusatz von $NADPH_2$ — dem Cosubstrat — der Komplex in 4 enzymatisch gleich aktive Monomere zerfällt, sind bei der Lactatdehydrogenase die Untereinheiten in ihrem MG verschieden, wodurch in ihrer enzymatischen Aktivität unterschiedlich wirksame Enzymproteine (Isoenzyme) entstehen (vgl. S. 214).

Eiweißquellen und die biologische Wertigkeit von Proteinen

Für unsere Ernährung steht Eiweiß in vielfältiger Form – in Fleisch, Ei, Milch, Leguminosen und Cerealien – zur Verfügung. Ernährungsphysiologisch wichtig ist die *biologische Wertigkeit* der Nahrungsmittelproteine.

Der Begriff der „biologischen Wertigkeit" wurde geprägt, um die Eignung der Proteine als Stickstofflieferanten für den Organismus zu kennzeichnen. Wenn (im idealen Falle) der gesamte Stickstoff des aufgenommenen Eiweißes im Körper zurückbehalten, verwertet wird, wäre die biologische Wertigkeit 100%, was durch die Zahl 100 ausgedrückt wird. Man kann auch sagen, daß die in Zahlen ausgedrückte biologische Wertigkeit angibt, wieviel Teile Körpereiweiß durch 100 Teile des zu prüfenden bzw. verfütterten Eiweißes ersetzt werden können. Die Zahl ist also um so kleiner, je biologisch minderwertiger ein Nahrungseiweiß ist. Nach THOMAS betragen die Werte für Vollei, Milch und Fleisch annähernd 100, für die Kartoffel (ganz) 79, für Erbsen 56, für Weizenmehl 40, für Mais 30.

Weitgehend international gebräuchlich ist heute zur Wertbestimmung von Nahrungs-Eiweiß der sog. Wachstumswert, Protein-Efficiency Ratio (PER), der in folgendem Quotient ausgedrückt wird:

$$\frac{\text{Gramm Körpergewichtszunahme}}{\text{Gramm aufgenommenes Protein}}$$

Die vollwertigen tierischen Proteine liegen im Fleisch der Warmblüter mit durchschnittlich 21% und in Fischen mit 12–14% vor. Wichtige tierische Eiweißquellen sind Eier (11–16%) und vor allem Milch (3,4%), aus der die verschiedenen eiweißreichen Produkte wie Quark (17%), Trockenmagermilch (35%), Käse (32–37%) gewonnen werden.

Unter den pflanzlichen Nahrungsmitteln ist der Eiweißgehalt der Leguminosen mit 27 bis 41% beachtlich; auch der Proteingehalt der Cerealien (7–14%) ist mengenmäßig, insbesondere bei vorwiegender Getreideernährung, von Bedeutung. Doch sind die pflanzlichen Proteine durch die spezifischen limitierenden Aminosäuren ernährungsphysiologisch nicht vollwertig, vgl. S. 24.

Eine Ergänzung der unterwertigen pflanzlichen Proteine zu einem vollwertigen Eiweiß ist nicht nur durch Zusatz der jeweiligen limitierenden Aminosäuren möglich (S. 24), sondern kann mit anderen Proteinen, insbesondere mit tierischem Eiweiß oder Hefe erreicht werden. Als Beispiele mit gutem gegenseitigem Ergänzungswert seien folgende Kombinationen angeführt (nach LANG): Leguminosen + Milch oder Fleisch oder Eier; Kartoffeln + Milch; Cerealien + Fleisch oder Milch oder Eier; Cerealien + Soja oder Hefe.

Unter dem Aspekt einer optimalen Eiweißernährung ist eine gemischte tierisch-vegetabilische Kost, wie sie bei uns leicht durchführbar ist, ernährungsphysiologisch begründet. In den meisten Entwicklungsländern Asiens, Afrikas und Lateinamerikas, in denen tierische Produkte noch immer weitgehend fehlen, ist wenigstens eine sinnvolle Kombinierung der zur Verfügung stehenden Cerealien und Leguminosen anzustreben.

Wichtige Hilfsquellen in den Ländern mit Eiweißmangel stellen heute Eiweißmischungen dar, die meist aus den einheimischen Cerealien und Leguminosen mit Zusätzen von Mineralstoffen, Vitaminen, Aminosäuren und teilweise auch mit Trockenmilch hergestellt werden. Z. B. enthalten die Incaparina-Produkte in Kolumbien: Mais, entfettetes Sojamehl, Baumwollsaatmehl, Vitamin A, Lysin, $CaCO_3$; der Proteingehalt beträgt 27,5%.

Von großer Bedeutung sind neuerdings Protein-Konzentrate aus Pflanzen, die auch in solchen Präparaten eingesetzt werden können. Die größte Quelle hierfür stellen die entfetteten Ölsaaten dar, vor allem die entfetteten Rückstände aus Sojabohnen, Erdnüssen und Baumwollsaat. Aus entfettetem Sojamehl lassen sich Konzentrate mit bis zu 70% Protein herstellen. Aussichtsreich erscheint auch die Gewinnung (Extraktion) von Proteinkonzentraten aus Blättern, z. B. von Raps, Klee, Weizen, Mais, Bananen, Zuckerrohr, Gras. Es müssen hierzu jedoch noch rationellere technologische Gewinnungsverfahren eingesetzt werden.

Potentielle Eiweißquellen der Zukunft stellen dar:

1. Nährhefen, z. B. getrocknete *Torula utilis*, die durch die biologische Eiweißsynthese, z. B. mittels *Torula*-Arten, aus Kohlenhydraten (Melasse, Sulfitablaugen, Holz-, Schilf- oder Stroh-Hydrolysaten), N-haltigen anorganischen Nährsalzen sowie Phosphaten, Kalisalzen u. a. gewonnen werden; vgl. auch S. 124 und 153. Ein sehr geringer Teil ($\sim$1%) des derzeitig jährlichen Holzzuwachses würde ausreichen, um den Protein-Mehrbedarf der Bevölkerung des Jahres 2000 (6–8 Milliarden) über die Kohlenhydratverhefung zu sichern.
2. Mikroorganismen (*Torula*- und *Candida*-Hefen), die auf den Gasöl-Fraktionen des Erdöls unter Beigabe der vorgenannten Mineralstoffe gezüchtet werden. Auch die riesigen Erdgasvorkommen (90% Methan enthaltend) stellen als C-Quelle für die Proteinsynthese über bestimmte Mikroorganismen (Bakterien, Hefen) eine bedeutende potentielle Basis zur Eiweißversorgung der Welt dar.

3. Algen (*Chlorella*).

Als typische, durch Polykondensation entstandene makromolekulare Verbindungen unterscheiden sich die Proteine in vielen physikalisch-chemischen Eigenschaften von ihren Bausteinen, den Aminosäuren.

Molgewichte können bei Proteinen z. B. über den osmotischen Druck, die Diffusion, chemische Analyse, Sedimentation und Viskosität bestimmt werden. Kryoskopie und Ebullioskopie versagen wegen zu geringer meßbarer Effekte und Denaturierung (vgl. S. 35).

Die chemische Analyse erfaßt nur die minimalen Molgewichte (die Anzahl der Aminosäurereste oder prosthetischer Gruppen muß immer ganzzahlig sein). Das tatsächliche Molgewicht kann ein Mehrfaches der minimalen Molgewichte sein. Weiteste Anwendung findet heute die Molekulargewichtsbestimmung durch Messung der Sedimentationsgeschwindigkeit oder des Sedimentationsgleichgewichts mit Hilfe der Ultrazentrifuge (SVEDBERG).

Die folgende Tabelle gibt eine Übersicht über die Molgewichte verschiedener Proteine:

Lactalbumin (Rind)	17400	Eieralbumin	44000
Myoglobin	16000	Serumalbumin (Rind)	68900
Ribonuclease	12700	Hämoglobin (Mensch)	64000
Insulin	6000	γ-Globulin (Mensch)	156000
β-Lactoglobulin (Rind)	35400	Katalase	250000
Pepsin	35500	Urease	480000

Ob es sich bei den erhaltenen Werten um wirkliche Molgewichte handelt, ist nicht immer sicher zu entscheiden. Es ist bekannt, daß Proteine sehr leicht Assoziate bilden, wie z. B. das Insulin, das in Gegenwart von Metallionen in Lösung leicht assoziiert und Molgewichte von 12000, 36000 oder 48000 „bildet". Die Sedimentation in der Ultrazentrifuge wird oft als Reinheitskriterium für Proteine herangezogen. Es ist dabei jedoch zu beachten, daß das Auftreten eines einzigen symmetrischen „Peaks" im Sedimentationsdiagramm zwar ein notwendiges, aber kein ausreichendes Kriterium für die Reinheit darstellt.

Die Kristallisationstendenz mancher Proteine ist außerordentlich hoch. Es sind dies vorwiegend Proteine von kugeliger oder ellipsoider Tertiärstruktur, die sich auf Grund ihrer hohen räumlichen Ordnung besonders leicht zu Kristallen ordnen. Einige Hämoglobine kristallisieren sogar schon innerhalb der roten Blutkörperchen, wenn man sie bis auf 0 °C abkühlt.

Die Löslichkeit der Proteine ist abhängig von der Anzahl polarer (hydrophiler) und unpolarer (hydrophober) Gruppen. Als Lösungsmittel kommen nur polare Solventien, wie H_2O, HCOOH, Dimethylformamid, Formamid, Glycerin u. a., in Betracht. Kleine Salzkonzentrationen wirken oft löslichkeitserhöhend (Einsalzeffekt), große Salzkonzentrationen erniedrigen die Löslichkeit (Aussalzeffekt). Durch die in wäßriger Lösung stattfindende starke Hydratation anorganischer Ionen wird das Protein aus der Lösung gedrängt. Der Effekt wird häufig benutzt bei der fraktionierten Fällung von Proteingemischen, z. B. mit Ammoniumsulfat zur Enzymreinigung (S. 46).

Der amphotere Charakter der Proteine bedingt eine starke Abhängigkeit der Löslichkeit vom pH. Je nach pH-Wert der Lösung kann ein Protein als polyvalentes Kation, Anion oder Zwitterion vorliegen. Man unterscheidet zwischen der Gesamtladung eines Proteins (= Summe der positiven und negativen Ladungen) und der Überschußladung, die je nach pH positiv oder negativ sein kann. Wie ihre Bausteine, die Amino-

säuren, besitzen die Proteine einen isoelektrischen Punkt. Die Gesamtladung erreicht hier ein Maximum (maximale Zwitterionenbildung); die Überschußladung ist Null, d. h. die Gesamtzahl der positiven und negativen Ladungen in einem Eiweißmolekül ist genau gleich groß. Viskosität und Löslichkeit durchlaufen am isoelektrischen Punkt ein Minimum. Kristallisationstendenz und Fällbarkeit sind daher hier am größten. Beim pH des isoelektrischen Punktes ist die elektrophoretische Beweglichkeit Null.

Vom isoelektrischen Punkt ist zu unterscheiden der isoionische Punkt, definiert als der pH-Wert, bei dem die Anzahl der Protonen, die von den basischen Gruppen aufgenommen werden, gleich der von den sauren Gruppen abgegebenen ist. Je nach Salzgehalt der Lösung können isoelektrischer und isoionischer Punkt um ganze pH-Einheiten voneinander differieren.

Drehung. Die Proteine drehen in wäßriger Lösung die Ebene des polarisierten Lichtes nach links (je nach Protein -30 bis $-60°$). Die Größe des Drehwertes ist offenbar mit abhängig von der Sekundärstruktur eines Proteins. Statistisch verknäuelte Proteinketten zeigen eine höhere Drehung (-80 bis $-120°$) als eine reine α-Helix. Bemerkenswert ist die hohe Drehung von Kollagen (aus Kalbshaut: $[\alpha]_D = -415°$).

Die Messung der Lichtabsorption der Proteine liefert im UV-Bereich starke Banden bei 180–230 nm für die CO—NH-Bindungen und bei 250–300 nm (Maximum bei 280 nm) für die aromatischen Ringe von Phenylalanin, Tyrosin, Tryptophan. Die UV-Spektroskopie erlaubt quantitative Bestimmungen von Tyrosin und Tryptophan in Proteinen. Die Infrarotspektroskopie gestattet bei Peptiden und hochgeordneten Proteinen, wie synthetischen Polypeptiden und Faserproteinen, gewisse Aussagen über die Konfiguration.

Denaturierung

Ernährungsphysiologisch und lebensmitteltechnologisch von Bedeutung sind bestimmte Veränderungen von Proteinen, die unter dem Begriff der Denaturierung zusammengefaßt werden. Man versteht darunter die Strukturänderungen eines Proteinmoleküls, die u. a. zum Verlust bestimmter biologischer Eigenschaften (enzymatische oder serologische Aktivität, Hormonwirkung u. ä.) führen. Die Denaturierung von Proteinen bedeutet eine Zerstörung der Sekundär- und Tertiärstruktur, wobei im allgemeinen kovalente Bindungen nicht gebrochen werden. Die hochgeordnete Struktur des nativen Proteins wird aufgelöst zugunsten einer rein zufälligen und ungeordneten Struktur. Die weitgehend entfalteten Peptidketten lagern sich dann untereinander in zufälliger Weise über Wasserstoffbrücken und Salzbildung zusammen. Die Entfaltung zeigt sich auch im Röntgendiagramm, das dem des β-Keratins gleicht (Faltblattstruktur). S—S-Brücken können bei der Denaturierung aufgelöst werden, wie die Zunahme der SH-Gruppen zeigt. Bezeichnend für den Vorgang der Denaturierung ist die damit verbundene hohe positive Entropieänderung (Entropie als Maß der Wahrscheinlichkeit eines Zustandes). Gleichzeitig ändern sich die physikalischen Eigenschaften des Proteins (Drehung, Viskosität, Löslichkeit, Diffusionskonstante usw.). Denaturierte Proteine sind meist nicht mehr kristallisierbar. Chemisch läßt sich eine „Demaskierung“ bestimmter, vorher nicht nachweisbarer —SH, —S—S-, Imidazolyl-Gruppen usw. feststellen. Denaturierte Proteine werden enzymatisch schneller verdaut.

Denaturierung kann durch verschiedene Methoden erreicht werden: durch Erhitzen in der Nähe des isoelektrischen Punktes (Koagulation), durch starke Säuren und Laugen, konzentrierte Harnstoff- oder Guanidinlösungen, organische Lösungsmittel, aromatische Säuren (Sulfosalicylsäure), Detergentien (Dodecylsulfat u. ä.), ionisierende Strahlen (α-, β- und γ-Strahlen), durch Fällungsmittel, wie Phosphorwolframsäure, durch große Oberflächen (Oberflächendenaturierung beim Schäumen) u. ä. Die Denaturierung ist meist irreversibel, kann aber unter bestimmten Bedingungen reversibel geleitet werden (vgl. auch S. 46 und Regeneration von Enzymen S. 218).

Übersicht über die Eiweißstoffe

Um eine gewisse Abgrenzung der zahlreichen verschiedenen Proteinstoffe zu ermöglichen, ist man aus Mangel an chemischen Differenzierungsmethoden noch immer darauf angewiesen, eine empirische Einteilung nach mehr äußerlichen Gesichtspunkten, wie Herkunft, Löslichkeits- und Fällbarkeitsverhältnissen, Koagulierbarkeit (Gerinnbarkeit) und anderen physikalischen Eigenschaften, vorzunehmen. Danach trifft man die Einteilung in zwei große Gruppen:

1. Einfache Eiweißkörper (Proteine).
2. Zusammengesetzte Eiweißkörper (Proteide).

Die einfachen Eiweißkörper oder Proteine sind dadurch gekennzeichnet, daß sie beim hydrolytischen Abbau ausschließlich Aminosäuren liefern. Die Proteide dagegen weisen außer Aminosäuren unter den Abbauprodukten auch noch andere Substanzen, wie Kohlenhydrate, Nucleinsäuren, Farbstoffe, gewisse Metalle und Vitamine auf, die an das Protein gebunden sind. Diese Gruppen mit Nicht-Proteincharakter bezeichnet man als prosthetische Gruppen.

Die Unterteilung der Proteide ist ohne weiteres gegeben durch die unterschiedliche Natur der prosthetischen Gruppe, während zur Differenzierung der Proteine chemische, physikalische und physikalisch-chemische Unterschiede maßgebend sind, wie Zusammensetzung aus bestimmten Aminosäuren, Molekülgröße, isoelektrischer Punkt, Verhalten beim Aussalzen, biologische Eigentümlichkeiten, Orte des Vorkommens u. a.

Unter Berücksichtigung dieser verschiedenen Gesichtspunkte ergibt sich dann die folgende Einteilung der Eiweißkörper:

Einfache Eiweißkörper oder Proteine:

Albumine	Protamine
Globuline	Prolamine (Gliadine)
Gluteline	Skleroproteine
Histone	

Zusammengesetzte Eiweißkörper oder Proteide:

Chromoproteide (Metalloproteide)
Lipoproteide
Mucoproteide (Glykoproteide)
Nucleoproteide
Phosphoproteide

Proteine (Einfache Eiweißstoffe)

Globuline

Unter den einfachen Eiweißkörpern sind die Globuline die am weitesten verbreitete Gruppe. Sie stellen u. a. die wichtigsten Reserveeiweißstoffe der Pflanzen, z. B. von Leguminosen (*Legumin* in Erbsen, Linsen, Bohnen, *Phaseolin* in weißen Bohnen), Getreide, Kartoffeln, dar und sind auch im Tierreich weit verbreitet, in Blut, Milch, Fleisch und Eiern (Ovoglobulin).

An besonderen Merkmalen der Globuline tritt der schwach saure Charakter[1] hervor, der auf einen erhöhten Gehalt an Aminodicarbonsäuren zurückzuführen ist, weiterhin die Unlöslichkeit in reinem Wasser und die leichte Löslichkeit in verdünnten Neutralsalzlösungen. Aus letzteren werden einige durch Zusatz von Wasser (Dialyse gegen reines Wasser) oder durch Ansäuern (manche bereits durch Einleiten von CO_2) gefällt. Durch Halbsättigung mit $(NH_4)_2SO_4$ werden die Globuline vollständig ausgeflockt. Diese Eigenschaften grenzen sie scharf gegen die Albumine ab, so daß dadurch eine mühelose Trennung der beiden fast stets vergesellschafteten Gruppen möglich ist.[2]

Albumine

Neben den Globulinen bilden die Albumine die zweite Hauptgruppe der Proteine. Es ist bemerkenswert, daß beide Gruppen fast immer gemeinsam vorkommen. Die gegenüber den Globulinen charakteristischen Unterschiede liegen in ihrer Löslichkeit in destilliertem Wasser wie auch in verdünnten Säuren, sowie in leichter und vollständiger Ausfällung bei Grenzsättigung (Vollsättigung) ihrer Lösungen mit Ammoniumsulfat. Albumine enthalten kein Glykokoll, sind aber reich an Schwefel. Sie sind in Organflüssigkeiten und Geweben zu finden: im Blutserum (Serumalbumin), in der Milch (Lactalbumin), im Eiklar (Ovalbumin). In den Pflanzen treten die Albumine hauptsächlich in Samen auf. Einige Pflanzenalbumine sind sehr giftig, wie das *Rizin* der Rizinussamen (durch Erhitzen zu inaktivieren), das *Crotin*, das *Phasin* und *Abrin*.

Protamine

Protamine kommen in den Spermatozoen der Fische (an Nucleinsäuren salzartig gebunden) vor; *Clupein* ist das Protamin des Heringsspermas, *Salmin* das des Lachsspermas. Sie haben als besondere Kennzeichen einen hohen Gehalt an Hexonbasen (vgl. S. 21), von denen das Arginin überwiegt. Ihr basischer Charakter ist damit offenkundig. Die Protamine enthalten keinen Schwefel (also kein Cystin und Methionin),

[1] Isoelektrischer Punkt zwischen pH 5 und 6.
[2] Die sog. Euglobuline sind nach neuesten Untersuchungen Lipoglobuline, also Lipoproteide = Symplexe (vgl. Symplexe S. 43).

auch fehlen ihnen die aromatischen Aminosäuren. Von Pepsin werden die Protamine nicht gespalten, dagegen von den eiweißspaltenden Enzymen des Darmtraktus.

Histone

Die Histone zeigen wie die Protamine auf Grund ihres Gehaltes an Hexonbasen basische Reaktion. Sie enthalten kein Tryptophan und wenig Cystin und Methionin. Sie kommen in den Zellkernen fast aller Körperzellen vor, wahrscheinlich als Nucleoproteide. Mit anderen Proteinen und sauren Glykolipoiden vereinigen sie sich zu schwer löslichen Verbindungen. Durch Trypsin und Pepsin werden sie gespalten. Hitze wirkt nicht koagulierend. Am besten untersucht sind das Globin aus Hämoglobin und die Histone der Thymusdrüse, der Lymphozyten und der Leber.

Gliadine

Die Gliadine (Prolamine) kommen nur in Pflanzen, vorzugsweise im Endosperm der Getreidekörner, vor: *Gliadin* in Weizen und Roggen, *Hordein* in Gerste, *Zein* in Mais. Sie sind unlöslich in reinem Alkohol und Wasser, jedoch durch 50–90%igen Alkohol aus dem Mehl extrahierbar. Der Name Prolamine soll auf den hohen Gehalt an Prolin und die bei der Säurehydrolyse auftretende Ammoniakabspaltung hinweisen. Charakteristisch für die Prolamine ist auch ihr hoher Gehalt an Glutaminsäure[1]. Wegen des Fehlens von Lysin und des nur sehr geringen Gehaltes an Arginin und Histidin sind die Gliadine für sich biologisch unterwertige Proteine (vgl. jedoch Abschnitt Gluteline!). Coeliakie (Gliadin-Intoleranz) kann bei Kleinkindern zu einer chronischen Gedeihstörung führen, die durch gliadinfreie Diät sehr günstig zu beeinflussen ist.

Gluteline

Die Gluteline kommen mit den Gliadinen in den Getreidekörnern vor, z. B. *Glutenin* des Weizens. Ihr Gemisch stellt das wertvolle Klebereiweiß, auch *Gluten* genannt, dar. Mittels verdünnter Säuren und Basen werden sie aus den Cerealien extrahiert und können aus den alkalischen Extrakten mit geringen Mengen Ammoniumsulfat ausgesalzen werden. Im Gegensatz zu den Gliadinen enthalten die Gluteline die Aminosäuren Lysin und Tryptophan und ergänzen so die Gliadine, so daß das Klebereiweiß der Cerealien als Ganzes biologisch vollwertiger ist. Die Kleberbeschaffenheit spielt beim Backprozeß eine wichtige Rolle (vgl. S. 369).

Gerüsteiweißstoffe

Bei den Gerüsteiweißstoffen (Skleroproteine) sind die beiden Hauptvertreter die Kollagene und die Keratine. Erstere treten vor allem im Bindegewebe, den Sehnen, Faszien und Bändern, Knochen und Knorpeln auf und liefern beim Kochen mit Wasser, namentlich wenn es angesäuert ist, wasserlösliche Hydrolyseprodukte, die unter dem Namen *Glutin*, *Leim* oder *Gelatine*[2] bekannt sind. Die Leimarten, je nach Herkunft

[1] Vgl. S. 20, Herstellung der Glutaminsäure aus Weizenkleber u. a.
[2] Ihr N-Gehalt (18%) ist höher als derjenige der eigentlichen Eiweißstoffe. Aus diesem Grunde wird zur Ermittlung der Gelatine der analytisch gefundene Stickstoff mit 5,55 (statt wie üblich mit 6,25) multipliziert.

verschieden zusammengesetzt, enthalten viel Glykokoll, Prolin, Oxyprolin und Arginin, aber kein Tryptophan und kein (oder nur Spuren) Tyrosin. Sie sind damit biologisch nicht vollwertig. Die Kenntnis des leimgebenden Anteils mancher Lebensmittel (Bestimmung des Leimstickstoffs in Fleisch und Fleischwaren) ist daher auch in ernährungsphysiologischer Hinsicht von Bedeutung. Elastin, eine Art von Kollagenen, die Grund- und Stützsubstanz der elastischen Fasern, liefert beim Kochen keine Gelatine.

Die Keratine, oft auch Hornsubstanzen genannt, besitzen als markantestes Merkmal einen hohen Gehalt an Schwefel, der von Cystin (bis zu 17%) herrührt. Diese Gruppe der Eiweißkörper findet sich vor allem in den Haaren, Nägeln, Horngebilden, Wolle, Federn; sie erfüllen als Gerüsteiweißkörper (Skleroproteine) vorwiegend mechanische Funktionen. Ihre Resistenz chemischen Reagenzien gegenüber drückt sich in der Schwerlöslichkeit in Wasser, Säuren und Alkalien aus, selbst ihre Hydrolyse durch verdünnte Säuren in der Hitze verläuft nur sehr langsam, wobei keine Gelatine auftritt. Die hydrolytische Spaltung liefert viel Cystin, Tyrosin und Glutaminsäure. Eiweißspaltende Enzyme lassen die Keratine unversehrt.

Proteide (Zusammengesetzte Eiweißstoffe)

Als „zusammengesetzte" Eiweißkörper liefern die Proteide – im Gegensatz zu den „einfachen" Eiweißkörpern – bei der Zerlegung in die Bausteine neben den Aminosäuren noch andere Stoffe, von denen manche auf Grund ihres sauren Charakters (Carboxylgruppen oder andere saure Gruppen) in salzartiger Bindung mit dem Eiweiß verknüpft sind. Diese Gruppen sind Nichteiweißstoffe und heißen allgemein prosthetische Gruppen. Die Proteide haben in der Natur eine viel größere Verbreitung als die Proteine, und man geht wohl nicht fehl in der Annahme, daß sich ihre Zahl bei näherer Durchforschung dieses schwierigen Gebietes noch beträchtlich erweitert. In sehr vielen Eiweißstoffen (Casein, Kollagen, Serumprotein) findet man als regelmäßige Bestandteile geringe Mengen anderer Begleitstoffe, vor allem kohlenhydratartiger Natur, von denen wir noch nicht sicher wissen, ob es sich hierbei um echte prosthetische Gruppen oder um Bestandteile von Symplexen (vgl. S. 43) handelt.

Phosphoproteide

Bei dieser Gruppe von Eiweißkörpern fungiert als prosthetische Gruppe die o-Phosphorsäure (H_3PO_4), die meist esterartig mit der alkoholischen Hydroxylgruppe des Serins (vgl. S. 16) und des Threonins (vgl. S. 16) zu Serinphosphorsäure und Threoninphosphorsäure als Mono- und Di-Ester verbunden ist:

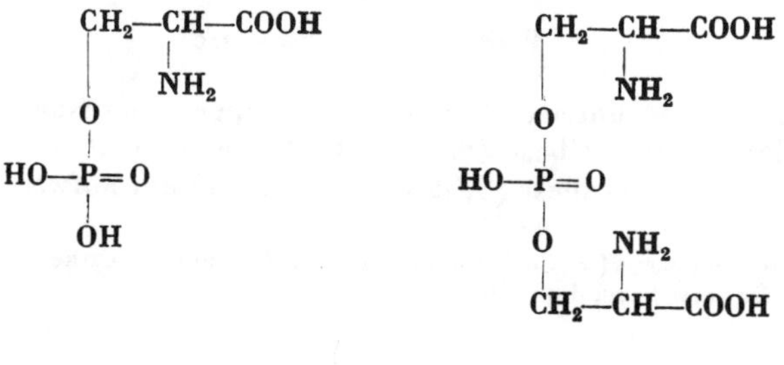

Diese Gruppe von Eiweißkörpern (H_3PO_4-Gehalt 0,7%) reagiert naturgemäß sauer, ist dementsprechend in verdünnten Alkalien und Ammoniak unter Salzbildung löslich und wird durch Ansäuern wieder ausgefällt. In Wasser sind Phosphoproteide fast unlöslich. Durch Phosphatasen und andere esterspaltende Enzyme (Esterasen, vgl. S. 228) wird die Phosphorsäure, soweit man bis jetzt weiß, nicht abgespalten.

Der Hauptvertreter aus der Klasse der Phosphoproteide ist das Casein (Käsestoff), der wichtigste Eiweißkörper der Milch. Es ist in der Milch als kolloid gelöstes opaleszierendes bzw. milchig getrübtes Calciumsalz (Calciumcaseinat) enthalten. Seine Lösungen koagulieren in neutralem Milieu durch Hitze nicht; auch die übrigen Eiweißkörper der Milch (Albumine und Globuline) werden beim Erhitzen durch das Calciumcaseinat vor dem Gerinnen geschützt.

Bei der Säuregerinnung der Milch erzeugen die ubiquitär verbreiteten Milchsäurebakterien aus der Lactose Milchsäure (vgl. S. 326), die dem Calciumcaseinat das Calcium entzieht; sobald der Prozeß eine bestimmte Grenze erreicht hat, fällt das freie Casein unlöslich aus. Bei der Labgerinnung (vgl. S. 331) entsteht aus dem gelösten Ca-Caseinat das Paracasein, ein unlösliches Ca-Salz des Caseins.[1]

Das Ovovitellin des Eidotters ist ein weiterer wichtiger Vertreter der Phosphoproteide, neben Lecithin das wichtigste phosphorhaltige Reservematerial des Eidotters. Als stetiger und hartnäckiger Begleiter des Lecithins – beide sind nur unter Denaturierung des Proteids voneinander zu trennen – kann man vielleicht zwischen ihnen lockere chemische Bindung annehmen, wenngleich es auch stark verhaftete Symplexe in Gestalt von Lecithalbuminen gibt (vgl. S. 45).

Nucleoproteide

Die Nucleoproteide bilden einen Hauptbestandteil der Zellkerne; wir treffen sie im Zellplasma, in Organen und Körperflüssigkeiten (Galle, Milch, Niere, Thymusdrüse), weiterhin in pflanzlichem Material, insbesondere in den Hefezellen. Ihre prosthetischen Gruppen sind die Nucleinsäuren, hochmolekulare Verbindungen mit ausgesprochen saurem Charakter, welcher durch Phosphorsäurereste bedingt ist. Die Bindung der Nucleinsäuren an das Eiweiß ist in vielen Fällen salzartiger Natur (vgl. Symplexe S. 43).

Die Nucleinsäuren und ihre Bausteine. Die Nucleinsäuren als Polynucleotide sind hochmolekulare Körper, deren typische Bausteine jedoch niedermolekular sind und als Mononucleotide oder „einfache Nucleinsäuren" bezeichnet werden. Diese Mononucleotide sind aus drei Bestandteilen in folgender Reihenfolge aufgebaut:

Base–Pentose–Phosphorsäure

Nach der Art der Pentose unterscheidet man 2 Gruppen von Nucleinsäuren: *Ribonucleinsäuren* (RNS), welche Ribose (S. 122) als Zucker enthalten, und *Desoxyribonucleinsäuren*, welche Desoxy-ribose (S. 128) als Kohlenhydrat aufweisen.

[1] Im Schrifttum wird das Casein (= Calciumcaseinat) häufig auch als Caseinogen, das Paracasein dagegen als Casein bezeichnet.

Als Base fungiert jeweils ein Pyrimidin- oder Purin-Derivat[1]. Die Grundkörper dieser Basen sind folgende heterozyklische Ringe:

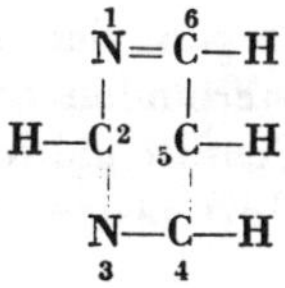

Pyrimidin

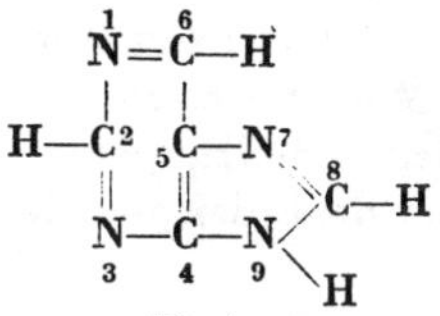

Purin

In den Nucleinsäuren hat man neben anderen folgende Purinbasen aufgefunden:

Cytosin: 2-Hydroxy-6-amino-pyrimidin
Uracil: 2,6-Dihydroxy-pyrimidin
Xanthin: 2,6-Dihydroxy-purin

Adenin: 6-Aminopurin
Guanin: 2-Amino-6-hydroxypurin
Hypoxanthin: 6-Hydroxypurin

Aus den Nucleinsäuren entstehende Purinbasen, wie Hypoxanthin und Xanthin finden sich im Fleischsaft und Fleischextrakt (siehe S. 286, 300 und 302).

Als Beispiel eines Mononucleotides sei **Inosinsäure**, die Hypoxanthinribose-5-phosphorsäure, als integrierender Bestandteil des Fleischextraktes angeführt[2]:

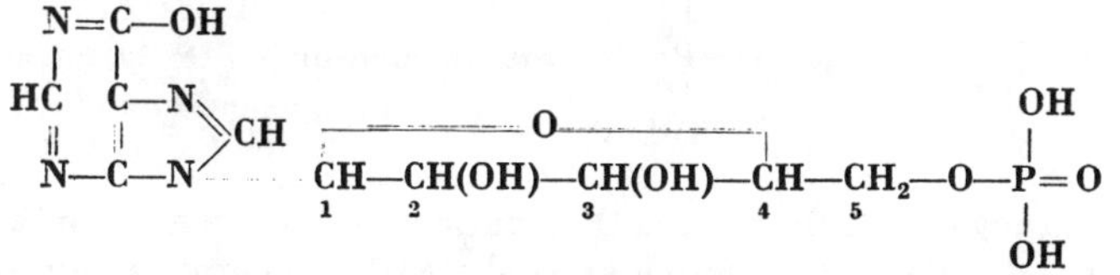

Inosinsäure

Hypoxanthin D-Ribose Phosphorsäure

Ein physiologisch außerordentlich wichtiges Mononucleotid ist die aus Adenin, Ribose und H_3PO_4 aufgebaute **Adenylsäure** und deren Pyrophosphorsäureverbindung, die **Adenosintriphosphorsäure** (ATP). Letztere Verbindung spielt als Co-Substrat eine unentbehrliche Rolle bei allen Energieübertragungen in der Zelle. ATP gibt leicht ein oder zwei Moleküle Phosphorsäure ab, wobei mannigfache Phosphorylierungen stattfinden bzw. **energiereiche** Phosphatverbindungen entstehen können (vgl. auch S. 212). Derartige Vorgänge leiten z. B. auch die alkoholische Gärung ein (siehe S. 453). Nicht nur Phosphatreste, sondern auch andere Gruppen, z. B. Methyl-Gruppen, können unter **energetischer** Mithilfe von ATP übertragen werden; vgl. die Bildung von Cholin aus Colamin über S-Adenosylmethionin („aktives Methyl") S. 22, 204 und 209.

Die Mononucleotide können durch chemische und enzymatische Hydrolyse in ihre drei Bausteine zerlegt werden. Es kann auch nur eine Komponente, z. B. die Phosphorsäure, abgespalten werden, wodurch eine Verbindung aus Pentose und Base, ein sog. **Nucleosid**, übrigbleibt:

Mononucleotid
Base — Pentose — Phosphorsäure
Nucleosid

Das Endprodukt des Abbaues der Pyrimidinnucleotide ist schließlich die Harnsäure, ein 2,6,8-Trioxypurin, das normalerweise im Harn ausgeschieden wird[3].

[1] Purinderivate sind auch die in unseren Genußmitteln Kaffee, Tee, Kakao vorliegenden Anregungsstoffe: Coffein, Theophyllin, Theobromin (vgl. S. 503).
[2] Inosinsäure entsteht durch oxydative Desaminierung der Muskeladenylsäure.
[3] Die Bildung der Harnsäure aus den in den Nucleotiden vorliegenden Pyrimidinbasen erfolgt durch mehrstufige Desaminierungs- und Oxydationsvorgänge.

Die Größe der Polynucleotidmoleküle ist nicht mit großer Sicherheit anzugeben, da mit der Isolierung leicht ein Abbau einhergehen kann, doch dürften für Desoxyribonucleinsäuren (DNS) Molgewichte von mehreren Millionen die Regel sein (Kalbsthymus-DNS $8 \cdot 10^6$). Beim Coliphagen T_2 (Virus) wurden $45 \cdot 10^6$ gefunden. Die Verknüpfung zwischen den einzelnen Mononucleotiden wird durch Esterbindungen hergestellt, wobei die Phosphorsäure an den OH-Gruppen 3 und 5 der Pentose die zentrale Verknüpfungsstelle bildet, wie aus dem Beispiel der Hefenucleinsäure, einem Tetranucleotid, hervorgeht:

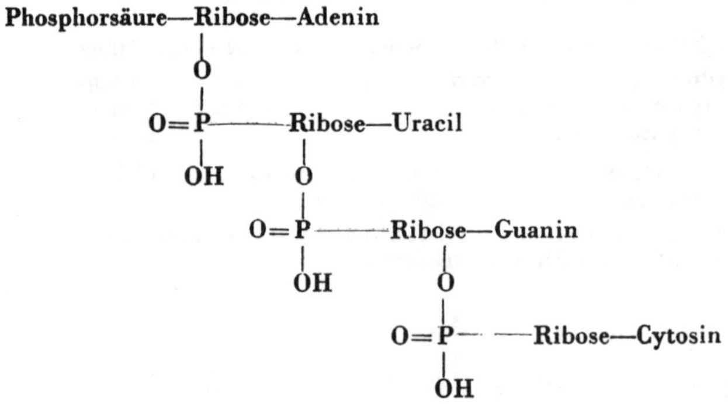

Die physiologische Bedeutung der Nucleinsäuren (Polynucleotide) ist in weiterem Sinne besonders hervorzuheben, da alle morphologisch erkennbaren Veränderungen am Zellkern bei Tier und Pflanze (Kernteilung, Verhalten von Chromosomen usw.) sich im wesentlichen an den Nucleoproteiden abspielen. Desoxyribonucleinsäuren und Ribonucleinsäuren spielen eine entscheidende Rolle als Träger der genetischen Information und der Synthese artspezifischer Proteine und Enzyme.

Auch prosthetische (aktive) Gruppen von gewissen Enzymen (vgl. S. 209), haben nucleotidartigen Aufbau. So ist die aktive Gruppe des „gelben Atmungsfermentes" die Lactoflavinphosphorsäure, deren Aufbau aus einem Iso-Alloxazinderivat als Base, einem Kohlenhydrat (Ribit) und Phosphorsäure sichergestellt ist, ein Nucleotid.[1]

Wichtige Dinucleotide sind die Codehydrasen (vgl. S. 225), von denen Codehydrase I (Co-Enzym I, Diphospho-pyridinnucleotid, DPN) identisch ist mit der Cozymase der alkoholischen Gärung. Die genauere chemische Bezeichnung für die Codehydrase I ist Diphospho-pyridin-adenin-dinucleotid, vgl. S. 187.

Glykoproteide

Die Glykoproteide (Mucoide, Mucoproteide) sind in der Natur außerordentlich weit verbreitet. Die Kohlenhydratkomponenten sind kovalent mit dem Protein verbunden und können je nach Herkunft des Glykoproteids 4–70% des Gesamtmoleküls betragen. Man findet Glykoproteide in der Haut, im Knorpel, in den Knochen, dem Bindegewebe, in Eiern, Blut, Urin, Speichel, Magensaft, Zerebrospinalsaft, Augen- und Gelenksflüssig-

[1] Lactoflavinphosphorsäure ist der Phosphorsäureester von Vitamin B_2 (vgl. S. 183).

keit, in pathologischen Zysten u. a. Die prosthetische Gruppe enthält meist neben anderen Zuckern N-Acetyl-hexosamin (Glucosamin, Galaktosamin), Hexuronsäuren und Sialinsäure (vgl. S. 145).

Wie der Name Mucoide (Mucos = Schleim) ausdrückt, sind viele dieser Glykoproteide Schleimstoffe, die die Schleimhäute in Mund, Nase, Rachen, Magen usw. mit einem Schutzüberzug gegen chemische, mechanische und infektiöse Einwirkungen versehen. Über die Strukturen der Glykoproteide ist noch sehr wenig bekannt. Beim Submaxillarismucin des Schafes konnte gezeigt werden, daß die prosthetische Gruppe, ein Disaccharid aus N-Acetylgalaktosamin und Sialinsäure, über die reduzierende Gruppe des Galaktosamins mit der zweiten Carboxylgruppe eines Glutaminsäurerestes verknüpft ist.

Chromoproteide

Chromoproteide sind Verbindungen von Eiweißstoffen mit niedermolekularen prosthetischen Gruppen von Farbstoffcharakter, die meist, aber nicht immer, ein Metall (Fe, Mg) enthalten.

Die Farbstoffkomponente kann eine Porphyrinverbindung (Häm, Chlorophyll)[1] sein, es fungieren aber auch Carotinoide[2] als prosthetische Gruppen. Der Eiweißanteil ist vielfach ein Globin.

Die wichtigsten und verbreitetsten Chromoproteide beinhalten Porphyrinfarbstoffe: Hämoglobin und Myoglobin[3], einige Oxydationsenzyme mit häminartiger Wirkgruppe, wie das Warburgsche Atmungsferment (Cytochromoxydase), die Cytochrome, die Katalase und Peroxydase[4]. Hierher gehört auch das für die Assimilation in den Pflanzen verantwortliche Chromoproteid Chloroplastin, das als prosthetische Gruppe das Chlorophyll enthält. Chlorophyll hat zum Unterschied von den Porphyrinfarbstoffen des Hämoglobins und der Häminenzyme, die Eisen in komplexer Bindung enthalten, Magnesium als Zentralatom.

Im Panzer von Crustaceen, z. B. in Hummer- und Krebsschalen, findet sich ein braunschwarzes Chromoproteid, dessen prosthetische Gruppe Astaxanthin, ein roter Polyenfarbstoff (Carotinoid), ist. Die rote Farbe des Astaxanthins tritt erst beim Kochen des Hummers nach der Denaturierung der Eiweißkomponente des Chromoproteids hervor.

Symplexe

Die Eiweißstoffe des Protoplasmas der tierischen und pflanzlichen Zelle wie auch der biologischen Flüssigkeiten (z. B. Blut) sind häufig mit anderen Zellbausteinen in Form von komplexen Ganzheiten zu „Symplexen“ oder „Cenapsen“ vereinigt. Insbesondere wurden Symplexe zwischen Eiweiß und Lipoiden, sogenannte Lipoproteide, isoliert; es kommen aber auch Verbindungen zwischen Eiweiß und Kohlenhydraten (Glyko-

[1] Porphyrinfarbstoffe haben als Grundgerüst das Porphin.
[2] Carotinoide sind fettlösliche Farbstoffe, vgl. S. 101.
[3] Hämoglobin = Blutfarbstoff (Atmungspigment), Myoglobin = Muskelfarbstoff (vgl. S. 285).
[4] Näheres über diese Oxydationsenzyme siehe S. 287 und 225.

proteide) wie auch zwischen Lipoiden und Kohlenhydraten (Liposaccharide) weit verbreitet vor.
Für die Existenz eines solchen Typus von Proteiden spricht die seit langem bekannte Tatsache einer unvollständigen Extraktion des Fettes aus tierischem und pflanzlichem Material (z. B. aus Serumlipoiden, frischer Milch, Milchprodukten, Backwaren, Hefe, Schokolade, Eierlikör, Stärke) mit lipophilen Lösungsmitteln (Äther, Petroläther). Auch die teilweise Miterfassung von Saccharose bei der Fettbestimmung in Schokolade und die Anwesenheit von kohlenhydrathaltigen Phosphatiden in Fettextrakten weisen auf Symplexe hin. Diese wenigen Beispiele zeigen, daß chemische und physikalische Wechselwirkungen zwischen den einzelnen Nährstoffgruppen stattfinden, die zur Bildung von Nährstoffkomplexen (Symplexen), wie den Lipoproteiden, Liposacchariden und Glykoproteiden führen. Die Wechselwirkungen zwischen Wirkstoffen (z. B. Vitaminen) und Eiweißstoffen unter Bildung von gewissen Enzymen müssen ebenfalls aus der Sicht der Symplexe betrachtet werden, wie z. B. die Carboxylase der alkoholischen Gärung, die als Coenzym Vitamin B_1-Pyrophosphorsäure besitzt (vgl. S. 182). Es liegen ferner Hinweise vor, daß die Bildung von Liposacchariden durch Hinzutritt von Eiweiß gesteigert wird, so daß in diesem Falle alle drei Hauptnährstoffgruppen an der Symplexbildung beteiligt sind.
Über die Art der Kräfte, die hierbei die Eiweißstoffe mit den Lipoiden, den Kohlenhydraten oder Wirkstoffen verbinden, ist noch relativ wenig bekannt. Covalente Bindungen, also homöopolare Hauptvalenzbindungen, scheinen nicht häufig zu sein. Im allgemeinen ist die Bindung salzartig, d. h. elektrostatischer Natur (Ionenbindung; Coulombsche Kräfte); auch Molekularkräfte (intermolekulare Wasserstoffbrücken, Adsorptionskräfte, Dipolkräfte, van der Waalssche Kräfte) treten als Bindekräfte zwischen den einzelnen Grundkomponenten des Symplexes auf und vermitteln so bei der gegenseitigen Verhaftung der verschiedenen Symplexteilnehmer die unterschiedlichsten Abstufungen in der gegenseitigen Bindefestigkeit. Als Beispiel sei die Bindung von Kohlenhydraten an die polaren Guanidinogruppen des Arginins und an die Hydroxylgruppen des Tyrosins bei der Glykoproteidbildung sowie die Bindung von Fetten, Fettsäuren, Phosphatiden, Sterinen, Wachsen, Carotinoiden und anderen Lipochromen an die aliphatischen Seitenketten des Leucins bei einer Lipoproteidbildung erwähnt.
Stoffe, wie Alkohol, Natriumchlorid, Harnstoff, Invertseifen, Formaldehyd-Dimethylacetol, Säuren und Laugen, können die Bindungen zwischen den Symplexpartnern lösen, so daß sich die konstituierenden Komponenten des Symplexes in vielen Fällen ermitteln lassen. Hierbei wird bei Eiweißsymplexen oftmals die Eiweißkomponente irreversibel denaturiert.
Es ist begreiflich, daß ein Symplex als Mehrstoffsystem im chemischen, physikalischen und biologischen Verhalten entscheidende Unterschiede gegenüber den symplexbildenden Einzelkomponenten aufweist. So wird beispielsweise ein an sich wasserunlösliches Lipoid (Fett, Fettsäure, Carotinoid, Sterin u. a.) durch Bildung eines entsprechenden Lipoproteids in vielen Fällen wasserlöslich und dadurch im Organismus durch die Zellwand transportierbar. Die Hauptmenge der Serumlipoide liegt in Form großer Lipoproteidmoleküle vor.
Die Technologie und die Verfahrenstechnik bei Gewinnung, Verarbeitung und Haltbarmachung auf dem Gebiete der Lebensmittel — Extrahieren, Konzentrieren, Eindicken,

Trocknen, Erhitzen, Pasteurisieren, Sterilisieren, Fermentieren, chemische Konservierung, Strahlenbehandlung — und selbst die Lebensmittelanalytik — Fettbestimmung in eiweiß- und zuckerhaltigen Lebensmitteln nach Aufschluß bzw. Trennung der Lipoproteid- und Liposaccharid-Symplexe mittels Säuren, Laugen, Invertseifen – haben in weitem Umfange die Natur, die Eigenarten, die Verhaltensweise der Symplexe als biokolloide Mehrstoffsysteme zu berücksichtigen; vgl. auch Herstellung von Backwaren, Eipulver, Milchpulver, Schokolade, Teigwaren, Fruchtsäften usw.

Verhalten der Eiweißstoffe bei lebensmitteltechnologischen Prozessen

Da im allgemeinen das Eiweiß der Naturprodukte (Eier, Fleisch, Cerealien, mit Ausnahme von Milch) nicht roh genossen wird, war man seit langem bestrebt, die Ausnutzbarkeit, Bekömmlichkeit und den Genußwert der Nahrung auf künstlichem Wege zu steigern: durch mechanische Zerkleinerung (Mahlen von Körnerfrüchten zu Mehl), durch Hitzeeinwirkung (Kochen, Backen, Braten, Rösten, Bräunen) sowie durch chemische Methoden (Salzen, Säuern, Pökeln, Räuchern u. a.), zum Teil auch unter Ausnutzung der Enzymwirkung von Mikroben (Sauermilch, Joghurt, Käse). So ist es mit das Ziel der haushaltmäßigen Zubereitung der Lebensmittel, auch das Eiweiß durch eine Auflockerung des Proteinverbandes den Verdauungsenzymen leichter zugänglich zu machen, d. h. in eine leichter verdauliche Form überzuführen. Fleischeiweiß ist überhaupt erst genießbar und gut verdaulich, wenn in einem Reifungsprozeß, dem Abhängen, ein bestimmter (enzymatischer) Abbau des nativen Fleischproteins erfolgt ist (vgl. S. 292).

Eine Wertsteigerung, z. B. des Sojaeiweißes, tritt auch dadurch ein, daß das in rohen Sojabohnen enthaltene toxische Protein, der sog. Trypsininhibitor, zerstört wird (S. 219 und 383), so daß das Verdauungsenzym Trypsin ungehemmt den Abbau des Eiweißes im Verdauungsgang vollziehen kann.

Diesen wertsteigernden Veränderungen stehen aber die teilweise noch unübersehbaren Vorgänge gegenüber, bei denen Eiweiß geschädigt und in seinem biologischen Wert herabgemindert wird. Wenn auch durch das im Haushalt übliche Kochen unsere eiweißhaltigen Lebensmittel nach den bisherigen Ergebnissen praktisch keine Wertminderung erfahren, so sind bei manchen technologischen Prozessen der Gewinnung, Verarbeitung, Lagerung und Konservierung von Lebensmitteln beträchtliche wertmindernde Veränderungen der Proteine festgestellt worden.

Man weiß aus neueren Untersuchungen, daß eine Zerstörung bzw. Minderung des Nähreffektes des Eiweißes in Lebensmitteln bei langfristiger Lagerung, bei starkem Erhitzen, durch Einwirkung bestimmter chemischer Stoffe (Mehlbleichung) und verschiedener Enzyme (S. 232) erfolgen kann. So werden z. B. im Sojaeiweiß beim Lagern die schwefelhaltigen Aminosäuren (Methionin, Cystin) verändert und der Arginin-, Histidin- und Lysingehalt herabgesetzt. Besonders empfindlich sind die Proteine der Milch und des Eies; bei längerer Lagerung wird in Trockenmilch und Trockenei eine zum Teil erhebliche Abnahme der essentiellen Aminosäuren beobachtet. Beim Erhitzen von Lebensmitteln, die Eiweiß und Kohlenhydrate gemeinsam enthalten, können Aminosäuren im Eiweißverband (insbesondere Lysin, aber auch Arginin, Tryptophan, Histidin,

Methionin, Cystin, Asparagin- und Glutaminsäure) in der sogenannten MAILLARD-Reaktion (S. 113) an Kohlenhydrate gebunden oder zu huminartigen Stoffen umgewandelt werden, wodurch sie infolge verminderter Resorption in der Verdauung nicht mehr voll ausgenutzt werden können. Auch beim Sterilisieren können in Fleischkonserven Aminosäureverluste eintreten. Chemikalien vermögen das Eiweiß ebenfalls zu beeinträchtigen, z. B. Kleberschädigung beim Bleichen des Mehles mit Stickstofftrichlorid. Beim Pökeln wird durch das zugesetzte nitrithaltige Pökelsalz vor allem die Aminosäure Lysin beeinträchtigt. Diese Beispiele ließen sich auf Grund der bisherigen Erfahrungen umfangreich fortsetzen. Jedenfalls steht fest, daß diese Vorgänge eine Beeinträchtigung des Nahrungseiweißes und damit eine Herabsetzung seiner biologischen Wertigkeit und des Nähreffektes darstellen.

Es ergeben sich daraus aus ernährungsphysiologischen Gründen für die Lebensmittelchemie und -technologie vordringliche Probleme, die in die Forderung einmünden, die in den verschiedenen Nahrungsmitteln vorliegenden Eiweißstoffe bei technologischen Verarbeitungsvorgängen zu schonen und zu erhalten: z. B. durch sachgemäße Behandlung eiweißhaltiger Lebensmittel beim Sterilisieren, Eindicken, Trocknen und Lagern; Vermeidung zu langer und zu hoher Erhitzung beim Sterilisieren wie auch beim Trocknen, Einhaltung bestimmter Trocknungsgeschwindigkeiten, evtl. Ausschluß von Luft durch Anwendung der Vakuumtrocknung, zweckmäßige Lagerung eiweißreicher Lebensmittel (Mehle, Trockenmilch, Trockenei) unter Berücksichtigung des Feuchtigkeitsgehaltes des Lagergutes, der relativen Luftfeuchtigkeit, der Lagertemperatur und der Verpakkung.

Nachweis- und Bestimmungsreaktionen der Eiweißstoffe

Bei den Reaktionen der Eiweißkörper müssen wir prinzipiell unterscheiden zwischen solchen, die die Eiweißstoffe als Makromoleküle selber erfassen, und denjenigen, die auf ganz bestimmte Aminosäuren als Eiweißbausteine in den Seitenketten (R) des Eiweißmoleküls ansprechen.

Zu der ersten Gruppe gehören die Koagulationsvorgänge (Gerinnung) und manche Fällungsreaktionen. Da in den Endgruppen der Peptidketten stets, in den Seitenketten häufig Amino- und Carboxylgruppen vorliegen, gibt jeder Eiweißkörper die für diese Gruppen charakteristischen Reaktionen: Salzbildung mit Schwermetallen, Bindung von Säuren und Laugen ohne Änderung der aktuellen Reaktionen (Pufferwirkung). Ferner ist die sogenannte Biuret-Reaktion (S. 47), die recht spezifisch auf Peptidbindungen anspricht, eine Nachweisreaktion für Eiweißkörper. Auch die serologischen Nachweisverfahren (S. 48) erfassen den ganzen Eiweißkomplex.

Eine Reihe Reaktionen ist nicht spezifisch für Eiweiß selbst, sondern für einzelne Aminosäuren im Gesamtverband des Eiweißmakromoleküls. Es sind vor allem die bekannten Farbreaktionen (vgl. S. 47). Die für die Aminosäuren charakteristischen Gruppen treten beim Eiweißnachweis natürlich nur so weit in Reaktion, als sie nicht innerhalb des strukturellen Aufbaues der Gerüstkette und der Kettenbündel festgelegt sind.

Auch können die Eiweißkörper nur diejenigen Reaktionen der Aminosäuren geben, soweit letztere in ihnen enthalten sind. Zum Beispiel gibt Gelatine (Leimsubstanz) infolge Fehlens von

Tryptophan nicht die Reaktion nach ADAMKIEWICZ (S. 48). Auch die für Tryptophan und Tyrosin charakteristische Xanthoproteinreaktion (S. 48) ist bei Gelatine nur höchstens sehr schwach, was über den schon erwähnten völligen Mangel an Tryptophan hinaus auch noch den Mangel an der Aminosäure Tyrosin zeigt.

Fällungsreaktionen. Zahlreiche Reagenzien fällen die Proteine aus den wäßrigen Lösungen. Man teilt sie gewöhnlich in zwei Gruppen, je nachdem ob die fällende Wirkung von einer irreversiblen Denaturierung begleitet ist oder nicht.

Denaturierende Fällungsreaktionen

Die hier angeführten Fällungsreagenzien geben mit den gelösten Proteinen Niederschläge, die nicht mehr in den ursprünglichen Zustand zurückzuführen sind. Ihre Anwendung erlaubt die teilweise oder völlige Abscheidung von Proteinen aus eiweißhaltigen Lösungen, auch neben Nichteiweißsubstanzen.

Fällung mit Säuren:

Mineralsäuren, wie Salzsäure, Schwefelsäure, Salpetersäure (Hellersche Ringprobe), sowie die Essigsäure (Koagulationsprobe) fällen Proteine aus ihren wäßrigen Lösungen; bei Anwendung konzentrierter Säuren erfolgt durchgreifende Denaturierung. Die Ausfällung wird oft durch Erwärmen beschleunigt. Ein Überschuß an Säure vermag den entstandenen Niederschlag wieder in Lösung zu bringen unter Bildung von Acidalbuminen, die beim Neutralisieren der Lösung wieder ausfallen. Umgekehrt entstehen bei Einwirkung von Laugen auf Eiweißlösungen lösliche Alkalialbuminate, welche, wie die Acidualbumine, auch unter Salzbildung, entstehen und am Neutralpunkt wieder ausfallen.

Empfindlichere Eiweißfällungen werden erreicht mit Sulfosalicylsäure, Metaphosphorsäure (Orthophosphorsäure fällt nicht), Trichloressigsäure, Phosphorwolframsäure, Phosphormolybdänsäure, Phenol (Desinfiziens!), Pikrinsäure u. a.

Fällung durch Schwermetallsalze:

Verwendet werden vornehmlich Salze des Quecksilbers ($HgCl_2$), des Bleies (besonders Bleiacetat), des Kupfers, Silbers usw. Diese Eiweißfällungen lösen sich aber zum Teil leicht im Überschuß des Fällungsmittels. Das Reagens nach TANRET besteht aus einer essigsauren Lösung von Kaliumquecksilberjodid und fällt alle Proteine, aber auch die Alkaloide. Doch werden letztere in der Hitze wieder gelöst (teilweise auch die Peptone), während der Proteinniederschlag unlöslich bleibt.

Nichtdenaturierende Fällungen

Eiweiß wird aus wäßrigen Lösungen reversibel gefällt mit Alkohol und Aceton oder durch Neutralsalze, wie Ammoniumsulfat, Magnesiumsulfat, Natriumsulfat, und Mischungen der Alkaliphosphate. Die Fällung mit Salzen ist sehr stark von pH und Salzkonzentration abhängig. Gewöhnlich wird das gegebene Protein im pH-Bereich des isoelektrischen Punktes (vgl. S. 11) gefällt; bei dieser Wasserstoffionenkonzentration besitzt die Löslichkeit des Eiweißes in Wasser und Salzlösungen ein Minimum. Je nach der Salzkonzentration lassen sich so fraktionierte Fällungen gewisser Gruppen von Proteinen durchführen, z. B. von Albuminen und Globulinen. $(NH_4)_2SO_4$ wird in der Enzymchemie bevorzugt zur Fällung, Trennung und Reinigung von Enzymen verwendet.

Farbreaktionen. Von den Farbreaktionen der Eiweißkörper ist nur die Biuret-Reaktion dem Eiweiß als solchem eigentümlich; sie wird durch die in allen Eiweißstoffen enthaltenen Peptidbindungen (—CO—NH—) als integrierenden Strukturelementen verursacht.
Die übrigen Farbreaktionen beziehen sich auf gewisse, im Eiweißmolekül enthaltene Aminosäuren.

Biuret-Reaktion:

Eiweißkörper, Polypeptide bis herab zu Tetrapeptiden (und manchmal sogar schon Tripeptide) geben in stark alkalischer Lösung mit verdünnter Kupfersulfatlösung (0,1—1,0%) charakteristische Blauviolettfärbung. Die Reaktion spricht spezifisch auf Peptidbindungen an.

Dipeptide und freie Aminosäuren reagieren mit Ausnahme des Histidins negativ. Die Reaktion beruht auf der Bildung eines Eiweiß-Alkali-Kupfer-Komplexes und kommt allen Verbindungen zu, die zwei oder mehr Peptidbindungen in geeigneter gegenseitiger Lage besitzen (z. B. auch Oxalamid, Malonamid). Zur Verfolgung des Hydrolysegrades von Eiweißstoffen (z. B. bei der Würzeherstellung) ist die Reaktion für die Praxis geeignet.

Ninhydrin-Reaktion nach ABDERHALDEN:

Eiweißstoffe, Polypeptide (z. B. Peptone, Albumosen) bis einschließlich Aminosäuren geben mit Ninhydrin (Triketohydrinden-Hydrat) beim Kochen Blaufärbung (manchmal rötliche bis purpurrote Färbung). Die Reaktion muß in neutraler Lösung durchgeführt werden. Sie versagt bei den Aminosäuren Prolin und Hydroxyprolin. Die Reaktion ist allerdings nicht sehr spezifisch, da sie auch von NH_4-Salzen und Aminen gegeben wird.

Xanthoprotein-Reaktion:

Konzentrierte Salpetersäure erzeugt mit Eiweiß Gelbfärbung, die auf Zusatz von Ammoniak oder Lauge nach Orange umschlägt. Die Gelbfärbung beruht auf der Bildung farbiger Nitroderivate der in fast allen Eiweißstoffen enthaltenen zyklischen Aminosäuren Phenylalanin, Tyrosin, Tryptophan.

MILLONsche Reaktion:

MILLONs Reagens[1] verursacht in einer Eiweißlösung (weiße) Ausscheidungen, die sich beim Erwärmen rötlich bis dunkelrot färben. Die Farbreaktion wird bedingt durch die Oxydation des Tyrosins; deshalb geben Gelatine, Kollagen und gewisse Keratine wegen des fehlenden Tyrosins die Reaktion nicht.

PAULYsche Diazoreaktion:

Die sodaalkalische Eiweißlösung wird mit einer frisch bereiteten Lösung diazotierter Sulfanilsäure versetzt. Die auftretende kirschrote Färbung beruht auf der Kupplung mit anwesendem Histidin und Tyrosin.

Tryptophan-Reaktion nach ADAMKIEWICZ:

Tryptophan enthaltende, mit Eisessig versetzte Eiweißlösungen geben bei Unterschichtung mit konzentrierter Schwefelsäure schöne, intensive Violettfärbung. Wegen Mangels an Tryptophan ist die Reaktion bei Kollagen, Gelatine, Elastin und Seidenfibroin negativ.

Bleisulfid-Reaktion:

Beim Kochen der meisten Proteine in stark alkalischer Lösung tritt in Gegenwart von Bleiacetat Schwarz- bis Braunfärbung auf, die auf der Abspaltung von H_2S (PbS-Bildung) aus der schwefelhaltigen Aminosäure Cystin beruht.

Nitroprussid-Reaktion:

Gleichfalls auf der Anwesenheit schwefelhaltiger Aminosäuren beruht die Nitroprussid-Reaktion (Blaurotfärbung des Cysteins mit Nitroprussidnatrium in schwach alkalischer Lösung). Die Reaktion beruht auf der SH-Gruppierung im Cystein. Bei Einwirkung von KCN oder Sulfit ist die Reaktion auch bei Cystin positiv, da eine spezifische Sprengung (nicht Reduktion!) der S—S-Bindung unter Bildung von Cystein eintritt.

Seltener verwendet werden die SAKAGUCHI-Reaktion (auf Arginin), EHRLICHs Reagens (p-Dimethylaminobenzaldehyd-HCl auf Tryptophan), KNOOPs Reaktion (auf Histidin), LANGs Reaktion (auf Hydroxyprolin), FOLINs Reaktion (Aminosäuren).

Serologische Unterscheidung von Eiweiß. Neben den chemischen und physikalisch-chemischen Reaktionen muß noch kurz auf das auch für den Lebensmittelchemiker wichtige biologische Nachweisverfahren, die sogenannte „Präzipitin-Reaktion", hingewiesen werden.

Bringt man Eiweißstoffe (z. B. Reste eines Bluttropfens, Milch oder auch pflanzliches Eiweiß) unter Umgehung des Magen- und Darmkanals, also „parenteral" (subkutan, intravenös oder

[1] Angesäuerte nitrithaltige Lösung von Quecksilber(II)-nitrat in Wasser.

intraperitoneal), in den Blutkreislauf, so wirken sie wegen ihrer Art-Spezifität als körper- oder blutfremde Stoffe, gegen deren Anwesenheit der Körper durch Abwehrmaßnahmen unter Bildung von „Antikörpern" reagiert. Das Fremdeiweiß wird hierbei irgendwie gebunden und unschädlich gemacht.

Aus dem Blut eines mit einem bestimmten Eiweiß (Tiereiweiß, Pflanzeneiweiß) behandelten Tieres läßt sich dann ein Serum gewinnen — ein sogenanntes Antiserum —, welches die genannten Antikörper (Präzipitine) im Überschuß enthält. Diese Präzipitine bilden in vitro mit der zur Immunisierung benutzten Eiweißart einen Niederschlag (Präzipitat). So liefert ein mit Menschenblut behandeltes (immunisiertes) Kaninchen ein Serum, das im Reagenzglas nur mit Menschenblutserum einen Niederschlag (Präzipitat) bildet, ein mit Rinderblut vorbehandeltes Kaninchen ein Serum, das nur mit Rinderblutserum Niederschläge gibt, ein mit Pflanzeneiweiß vorbehandeltes Kaninchen ein Serum, das nur mit dem betreffenden Pflanzeneiweiß Niederschläge liefert.

Die Reaktion ist weitgehend artspezifisch, so daß nur nahe verwandte Tiere, wie Pferd, Esel und Maulesel, oder Schaf und Ziege gleichsinnig reagieren.

In der Präzipitinreaktion steht eine biologische Methode zur Differenzierung tierischer wie pflanzlicher Proteine zur Verfügung, was mit Hilfe rein chemischer Methoden nicht möglich ist. Die präzipitierenden Sera sind deshalb für die gerichtliche Chemie und für Lebensmitteluntersuchungen unentbehrlich, z. B. zur Unterscheidung von Blut- und Fleischarten (auch bei rohem, getrocknetem, gepökeltem Fleisch; jedoch wegen der Denaturierung des Eiweißes nicht bei gekochtem oder sonstwie erhitztem Fleisch), bei der Untersuchung von Honig, Teigwaren, verschiedenen Milcharten, zum Nachweis von Trockeneigelb in Margarine, zum Nachweis fremder Samen in Marzipan und Persipan u. a.

Quantitative Bestimmung von Eiweiß. Das einfachste quantitative Verfahren erfaßt das Eiweiß auf Grund seines annähernd konstanten Stickstoffgehaltes als „Stickstoffsubstanz" oder Rohprotein. Nach der Methode von KJELDAHL wird das eiweißhaltige Nahrungsmittel mittels konz. Schwefelsäure (+ Reaktionsbeschleunigern) mineralisiert. In diesem Oxydoreduktionsprozeß wird der Stickstoff zu NH_3 reduziert, dann titrimetrisch bestimmt. Durch Multiplikation mit 6,25 des aus dem Ammoniakgehalt ermittelten N-Wertes wird der ungefähre Proteingehalt (ausgedrückt als Rohprotein) errechnet.[1] Obwohl diese generelle Berechnung des Eiweißes wegen der Nichtberücksichtigung geringer Schwankungen im Stickstoffgehalt der Proteine und wegen der Miterfassung meist sehr geringer, nichtproteinartiger Stickstoffverbindungen — freie Aminosäuren, Amide (z. B. Asparagin, Glutamin), Betaine, biogene Amine, Purinbasen, Alkaloide — eine gewisse Ungenauigkeit aufweist, bedient man sich in der analytischen Praxis doch allgemein des Faktors 6,25 zur Berechnung des Rohproteins.[2]

Bei diesem Verfahren wird also die Gesamt-Stickstoffsubstanz bestimmt. Zur Erfassung der eigentlichen Eiweißsubstanz, des sogenannten Reinproteins, werden verschiedene Fällungsreaktionen angewendet. (Übliche Methoden: Kupferhydroxid-, Uranacetat-, Alkoholverfahren.) Weiterhin können für die quantitative Bestimmung die Biuret-Reaktion, die Ninhydrin-Reaktion, die UV-Absorption und die FOLINsche Reaktion verwendet werden.

Soll über die Verdaulichkeit des Eiweißes eine Aussage gemacht werden, was zur ernährungsphysiologischen Charakterisierung der eiweißhaltigen Lebensmittel von Bedeutung ist, kann die Bestimmung des verdaulichen Proteins in vitro mit Hilfe des aus Kälbermagen erhältlichen Enzyms Pepsin erfolgen.

Um einen Einblick in die Zusammensetzung der Proteine zu gewinnen, wird eine Bestimmung der Bausteine durchgeführt. Durch Hydrolyse des Proteins mit Salz- oder Schwefelsäure oder enzymatische Hydrolyse (Proteolyse) gewinnt man die Aminosäuren, die dann nach verschiedenen Verfahren identifiziert und bestimmt werden. Auch für die Kontrolle des Verlaufs technologischer Arbeitsgänge, z. B. zur Bestimmung des Hydrolysengrades bei der Herstellung

[1] Aus der Proportion Eiweiß : Stickstoff = 100 : 16 berechnet sich Eiweiß = $N \cdot \frac{100}{16} = N \cdot 6{,}25$

[2] Zur Bestimmung des Caseins der Milch ist der Faktor 6,37, für Gelatine 5,55, für Eigelbeiweiß 6,67 zutreffender.

von Würzen aus Eiweiß und eiweißhaltigen Stoffen, ist eine quantitative Erfassung der entstehenden freien Aminosäuren notwendig.

Vielfach sind es Farbreaktionen, die in kolorimetrischen Verfahren eine quantitative Erfassung verschiedener Aminosäuren gestatten (z. B. MILLONsche Reaktion, Nitroprussid-Reaktion u. a.). Manchmal aber soll nur die Gesamtmenge der freigelegten Aminosäuren bestimmt werden. Die hier in Frage kommenden analytischen Verfahren basieren auf der Reaktionsfähigkeit der Amino- und Carboxylgruppen in den Aminosäuren (vgl. Formoltitration nach SOERENSEN; Titration nach WILLSTÄTTER; Nitritverfahren nach VAN SLYKE u. a. im Kapitel Aminosäuren). Auf die modernen Methoden zur Eiweiß- und Aminosäurebestimmung kann im Rahmen dieser Ausführungen nur hingewiesen werden: Chromatographie (chromatographische Adsorptionsanalyse, Papierchromatographie, Verteilungschromatographie, Ionenaustausch-Chromatographie), Elektrophorese, Isotopen-Verdünnungsmethode und mikrobiologische Methode.

2.2. Fette und Fettbegleitstoffe (Lipide)

Unsere Nahrungsfette entstammen ausschließlich der belebten tierischen und pflanzlichen Natur. Als stickstofffreie, organische Verbindungen bilden sie sich im Lebensvorgang jedes Pflanzen- und Tierkörpers und finden sich dort in sehr unterschiedlichen Mengen vor.

In ihrer physiologischen Bestimmung erfüllen die Fette ganz verschiedene Aufgaben. Sieht man von der physikalisch-mechanischen Funktion als Wärmeisolator und Organschutz (vgl. Nierenfett) ab, so repräsentieren die Fette als kalorienreichste Nährstoffgruppe mit einer Verbrennungswärme von 9,3 kcal je g den wichtigsten Energielieferanten und Energiespeicher unseres Organismus.

Über ihren Einsatz als Energiespender hinaus fungieren die Fette biologisch als Zellbausteine, also als strukturbildende und strukturerhaltende Substanz und erfüllen hierbei in der physiologisch-chemischen Dynamik des Zellgeschehens wichtigste Lebensfunktionen, indem sie kombiniert mit mehr oder weniger spezifischem Eiweiß in Form von Protein-Lipid-Doppelschichten in membranartige Zellstrukturen eingebaut sind. Schließlich stellen sie mit ihren spezifischen, natürlichen Begleitstoffen dem Körper lebensnotwendige Substanzen, wie z. B. die fettlöslichen Vitamine A, D und E (Lipovitamine) zur Verfügung, deren Fehlen in der Nahrung Mangelerscheinungen und Krankheiten besonderer Art nach sich ziehen.

Zur Gruppe der Fettbegleitstoffe (Lipoide) rechnen wir biogenetisch in naher Beziehung zueinander stehende Stoffe des tierischen und pflanzlichen Organismus, die als gemeinsame Eigenschaften mit Fetten die Löslichkeit untereinander und in organischen (lipophilen) Lösungsmitteln, wie Benzol, Benzin, Äther, Tetrachlorkohlenstoff, Chloroform, Schwefelkohlenstoff, und die Unlöslichkeit in Wasser aufweisen.

Der chemische Aufbau der einzelnen Lipoide ist dagegen nicht einheitlich. Zum Teil ähnelt ihr Aufbau dem der Fette (Triglyceride), teilweise weicht er gänzlich von jenem ab. Auf Grund ihrer gleichartigen Löslichkeit kommen sie fast stets mit den Fetten (Glyceriden) vergesellschaftet vor und werden auch bei deren Gewinnung mit ihnen isoliert, finden sich also in den sogenannten Rohfetten.

Häufig werden auch die Fette (Glyceride) in den Begriff „Lipoide“ mit einbezogen. Man spricht dann zusammenfassend von Fetten und Fettbegleitstoffen als den „Gesamtlipoiden“ oder „Lipiden“. Unter dieser erweiterten Sicht rechnet man zu den wichtigsten Bestandteilen lipoider Stoffgemische in unseren natürlichen Fetten und Ölen folgende Komponenten:

Triglyceride	Ester des Glycerins mit Fettsäuren (meist begleitet von 0,1–0,4% an Mono- und Diglyceriden)
Freie Fettsäuren	
Phosphoglyceride	Glycerophosphate (z. B. Lecithin und Kephalin),
Sacharoglyceride	Phosphoinoside, Phosphoserin; Galactoglyceride
Sphingoside	Sphingosinphosphatide (z. B. Sphingomyelin), Cerebroside, Ganglioside usw.
Höhere Alkohole und ihre Ester und Äther[1]	Langkettige Alkohole (z. B. Cetylalkohol) und deren Ester (Wachse), Glyceryläther (z. B. Glycerylbutyläther)
Sterine[1]	Cholesterin und Phytosterine
Kohlenwasserstoffe[1]	Squalen, Pristan, Gadusen u. a.
Lipochrome[1]	Carotine, Lycopine u. a. Carotinoide; Chlorophyll
Lipovitamine[1]	Vitamin A, Vitamin D_2 und D_3, Vitamin E (Tocopherole)
Antioxydantien[1]	Tocopherole, Sesamol, Sesamolin sowie Gossypol
Geschmacks- und Geruchsstoffe[2]	z. B. ungesättigte Kohlenwasserstoffe, Lactone, ungesättigte Aldehyde, Methylketone

Wasser, Metallspuren und Fett-Oxydationsprodukte finden sich – zwar bevorzugt in den Rohfetten – doch auch in Fettprodukten vor.

Der größte Anteil der Fette und Öle besteht aus Triglyceriden, aber je nach ihrer Art und Provenienz liegen sie mit einer großen Zahl von Begleitstoffen vergesellschaftet vor. Anteilmäßig stehen meist die Phosphatide an erster Stelle, gefolgt von Sterinen, Tocopherolen, Lipochromen, Kohlenwasserstoffen sowie Geruchs- und Geschmacksstoffen.

Die in der Natur vorkommenden Lipoidgemische stellen eine biologische Ganzheit dar, deren Erhaltung aus ernährungsphysiologischen Gründen anzustreben ist. Gerade den „Fettbegleitstoffen“ fällt im gesamten Stoffwechselsystem des menschlichen Organismus eine unentbehrliche Rolle zu. Verglichen mit der Menge des Fettes selber sind sie zwar oft nur in sehr geringer Menge im Fett enthalten, doch sind sie durch ihre außerordentliche biologische Reaktionsfähigkeit und Reaktionsbereitschaft souveräne Werkzeuge des biologisch-chemischen Umsatzes. Soll das Fett als Lebensmittel ernährungsphysiologisch vollwertig, also nicht nur hochwertiger Kalorienträger, sondern auch Spender lebenswichtiger Wirkstoffe sein und somit biologisch eine Ganzheit darstellen, so ist für die Chemie und Technologie der Nahrungsfette und fetthaltigen Lebensmittel

[1] Diese Begleitstoffe finden sich alle im Unverseifbaren.
[2] Sie finden sich ebenfalls zum größten Teil im Unverseifbaren.

zu fordern, diese naturgegebene biologische Ganzheit nach Möglichkeit zu wahren, was durch höchstmögliche Schonung der fetthaltigen Rohstoffe, der Zwischenprodukte und der fertigen Fettprodukte erfolgen kann. Daher muß bei Gewinnung, Verarbeitung und Aufbewahrung der Fette und fetthaltigen Lebensmittel besonderer Wert auf die Erhaltung der natürlichen Fettbegleitstoffe (Lipoide) gelegt werden (vgl. auch Vollöle S. 76).

Auf die technische Bedeutung der Fette und Öle als Ausgangsbasis für verschiedene Industriezweige zur Herstellung von trocknenden Ölen, Firnissen, Anstrichen, Lacken, Linoleum, Seifen, Emulsionen, Textilhilfsmitteln, pharmazeutischen Produkten, oberflächenaktiven Stoffen (z. B. von Emulgatoren, Wasch- und Netzmitteln) muß gleichfalls hingewiesen werden.

2.2.1. Einteilung der Fette

Die Einteilung der Fette kann nach verschiedenen Gesichtspunkten – nach Herkunft, physikalischen Eigenschaften, chemischer Zusammensetzung, Verwendung oder physiologischen Aufgaben – durchgeführt werden.

Bei der üblichen Einteilung nach der Herkunft unterscheiden wir zunächst die beiden großen Klassen der natürlichen Fette:

1. Pflanzenfette, gekennzeichnet durch ihren Gehalt an Phytosterinen. Es sind Frucht- und Samenfette zu unterscheiden.

2. Tierfette, charakterisiert durch ihren Gehalt an Zoosterinen, insbesondere Cholesterin. Die tierischen Fette gruppieren sich in die Fette der Land- und Seetiere, die Fette der Landtiere weiterhin in Milch- und Depotfette, diejenigen der Seetiere in Fette der Säugetiere (Wale, Robben, Seehunde) und Fische.

Der durch die Sterine bedingte Unterschied zwischen Pflanzen- und Tierfetten ist in der Fettanalytik zur Untersuchung dieser beiden Fettarten von hervorragender Bedeutung (vgl. S. 105).

Eine dritte Gruppe stellen die aus Mikroorganismen, z. B. Hefen, Mycelpilzen und Algen, gewonnenen Fette dar (vgl. S. 75), die für den Einsatz in der menschlichen Ernährung wegen ihres hohen Gehaltes an Unverseifbarem und des Vorkommens von verzweigten Fettsäuren bisher keine praktische Bedeutung erlangt haben.

Die Einteilung der Fette nach den physikalischen Eigenschaften – Aggregatzustand und Konsistenz – trennt in: Feste Fette (z. B. Talg, Knochenfett), halbfeste Fette (z. B. Schmalz, Palmöl) und flüssige Fette (Öle).

Diese Einteilung ist (auch wissenschaftlich) unbefriedigend, da der flüssige oder feste Zustand nur eine Frage der Außentemperatur ist. Kokosfett und Palmöl z. B. sind bei tropischen Temperaturen flüssig, bei uns von festerer Konsistenz. Man sollte deshalb die Unterscheidung in Fette und Öle aufgeben und nur von Fetten sprechen, obgleich diese grobe Einteilung nach der Konsistenz bereits wesentliche Unterschiede in der Zusammensetzung ausdrückt, da der flüssige oder halbfeste Charakter eines Fettes hauptsächlich einen relativen Mehr-Gehalt an ungesättigten (bzw. auch kurzkettigen gesättigten) Fettsäuren wiedergibt.

Die flüssigen Fette (Öle) können weiterhin unter technischem Aspekt nach ihrem Trocknungsvermögen unterteilt werden in nichttrocknende, halbtrocknende und trocknende Öle.

Die nach chemischen Gesichtspunkten durchgeführte Einteilung der Fette und Fettbegleitstoffe erfolgt in der deutschsprachigen Literatur üblicherweise unter dem Sammelbegriff Lipoide:

1. Einfache Lipoide: Glyceride, Wachse, Farbwachse, Sterinester, Triterpenolester;
2. Phosphor und Stickstoff enthaltende Ester: Glycerinphosphatide, Acetalphosphatide (Plasmalogene), Sphingomyeline;
3. Zusammengesetzte Lipoide: Liposaccharide, Lipoproteide;
4. Begleitstoffe der Lipoide: Sterine, Lipovitamine, Lipochrome, Kohlenwasserstoffe, Pro- und Antioxydantien, Geschmacksstoffe.

In der *angelsächsischen* Literatur ist als Sammelbegriff die Bezeichnung Lipide (Lipids) üblich, die in folgender Weise unterteilt werden:

1. Einfache Lipide:
   a) Neutralfette,
   b) Wachse (eigentliche Wachse, Cholesterinester, Vitamin-A-Ester, Vitamin-D-Ester);
2. Zusammengesetzte Lipide:
   a) Phospholipide oder Phosphatide (Glycerinphosphatide, Sphingomyeline, Phosphatidsäuren),
   b) Cerebroside (Saccharolipide),
   c) Sulfolipide;
3. Lipidderivate:
   a) Fettsäuren,
   b) Alkohole (geradkettige Alkohole, Sterine, Vitamin A),
   c) Kohlenwasserstoffe (Aliphatische Kohlenwasserstoffe, Carotinoide, Squalen),
   d) Vitamin D, E und K.

2.2.2. Bausteine der Fette (Natürliche Fettsäuren)

In chemischem Sinne sind die Fette Ester des dreiwertigen Alkohols Glycerin mit Fettsäuren (vgl. S. 63). Da die Eigenschaften und das Verhalten der Fette vornehmlich von der Konstitution und Konfiguration ihrer Fettsäuren abhängig sind, seien zuerst diese Bausteine der Fette an Hand ihrer wichtigsten, natürlich vorkommenden Vertreter behandelt:

Gesättigte Fettsäuren

$$C_nH_{2n}O_2 \text{ oder } C_nH_{2n+1}COOH$$

Die gesättigten, hier zusammengestellten Fettsäuren besitzen eine unverzweigte C-Kette. Verzweigte Fettsäuren liegen in pflanzlichen und tierischen Nahrungsfetten nur selten, z. B. in Hammelfett und Butterfett in sehr geringen Mengen ($< 1\%$) vor, vgl. S. 60. Festgestellt wurden sie z. B. im Körperfett der Wiederkäuer; sie entstammen dem Stoffwechsel der Mikroorganismen im Pansen dieser Tiere.

Unter den gesättigten Fettsäuren überwiegen die Palmitin- (C_{16}) und Stearinsäure (C_{18}), doch muß betont werden, daß auch alle anderen gesättigten geradzahligen Fettsäuren von C_4 bis C_{20} am Aufbau der natürlichen Glyceride teilnehmen. Hier sind besonders einige Milchfette zu nennen, bei denen uns die lückenlose Reihe der geradzahligen gesättigten Fettsäuren von C_4 bis C_{20} begegnet.[1]

Tabelle 2. Gesättigte Fettsäuren

Trivialname	Brutto-formel	Mol.-Gew.	Smp. °C	Säure-zahl	Vorkommen
Essigsäure	$C_2H_4O_2$	60,03	18	934	im Samenfett von Rosaceen
Buttersäure	$C_4H_8O_2$	88,10	—8	636,8	2,5—4,5% in Kuhbutter
Capronsäure	$C_6H_{12}O_2$	116,16	—3,4	483,0	1—2% in Kuhbutter, Spuren in Palmkernfett
Caprylsäure	$C_8H_{16}O_2$	144,21	16,3	389,0	1—2% in Kuhbutter 6—8% in Kokosfett
Caprinsäure	$C_{10}H_{20}O_2$	172,26	31,3	325,7	in Milchfett von Säugetieren, in Samenfetten von Palmen
Laurinsäure	$C_{12}H_{24}O_2$	200,31	43,5	280,1	in Samenfetten von Lorbeergewächsen, Palmen, Kuhbutter
Myristinsäure	$C_{14}H_{28}O_2$	228,36	54,4	245,7	in vielen tierischen und pflanzlichen Fetten, in Milchfetten, Samenfetten von Palmen
Palmitinsäure	$C_{16}H_{32}O_2$	256,42	62,9	218,8	in fast allen Naturfetten
Stearinsäure	$C_{18}H_{36}O_2$	284,47	69,9	197,2	in Körperfetten von Landtieren, in Milchfetten, tropischen Samenfetten
Arachinsäure	$C_{20}H_{40}O_2$	312,52	75,4	179,5	in Spuren weit verbreitet, in Erdnußöl etwa 3%
Behensäure	$C_{22}H_{44}O_2$	340,57	79,6	164,7	in Erdnuß- und Rapsöl in Mengen bis 2%
Lignocerinsäure	$C_{24}H_{48}O_2$	368,62	84,2	152,2	in Erdnuß- und Rapsöl in Mengen unter 3%
Cerotinsäure	$C_{26}H_{52}O_2$	396,68	87,7	141,4	Spuren in Pflanzenfetten

Gesättigte Fettsäuren mit weniger als 10 Kohlenstoffatomen sind bei Zimmertemperatur flüssig, die längerkettigen fest. Der Schmelzpunkt liegt um so niedriger, je kürzer die Fettsäurekette ist (Ausnahme Essigsäure).

Die Löslichkeit der gesättigten Fettsäuren steigt mit der Zunahme des hydrophoben Charakters des Lösungsmittels und der Temperatur an. In hydrophoben Lösungsmitteln steigt die Löslichkeit außerdem mit zunehmender Kettenlänge der Fettsäuren, während sie in hydrophileren Lösungsmitteln abnimmt. Die Löslichkeit der geradzahligen Fettsäuren ist geringer als die der nächst höheren ungeradzahligen.

Die gesättigten Fettsäuren sind bei Zimmertemperatur in vitro wenig reaktionsfähig, widerstandsfähig gegen Oxydationsmittel, obwohl sie im Stoffwechsel mühelos abgebaut und oxydiert werden. Bei höheren Temperaturen nimmt ihre Oxydationsbeständigkeit ab.

[1] Der auffallende Befund in der Zusammensetzung des Milchfettes von Wiederkäuern aus der lückenlosen Reihe der C_4- bis C_{20}-Fettsäuren gibt einen wichtigen Hinweis auf den biologischen Aufbau des Milchfettes aus niedrigmolekularen Ausgangsstoffen (C_2-Bruchstücken, vgl. „aktivierte Essigsäure").

Hier noch nähere Angaben über die wichtigsten gesättigten Fettsäuren der Nahrungsfette[1]:

n-Buttersäure. In kleinen Mengen kommt diese Säure (2—4%) in den Milchfetten verschiedener Tiere vor. Der unangenehme Geruch ranziger Butter beruht zum großen Teil auf dem Vorliegen freier Buttersäure, die durch Hydrolyse der Glyceride gebildet wird. Schon minimalste Mengen (Spuren) der freien Säure machen Butter und butterfetthaltige Lebensmittel genußuntauglich.

n-Capronsäure kommt in Milchfetten bis zu etwa 2% vor, in geringen Mengen im Kokosfett (< 1%) sowie in verschiedenen Palmkernfetten (< 1,5%). Bei der durch Mikroorganismen hervorgerufenen oxydativen Ranzigkeit von Butterfetten (Parfüm- oder Ketonranzigkeit) wird Capronsäure in n-Propylketon übergeführt, das einen unangenehmen Geruch besitzt. Capronsäure hat einen charakteristischen Geruch nach Ziegenbock.

n-Caprylsäure liegt in Mengen von 1—2% in Milchfetten, von 6—8% in Kokosfett und einigen anderen Palmkernölen vor.

n-Caprinsäure kommt vergesellschaftet mit der Caprylsäure hauptsächlich in Milchfetten vor; daneben enthalten aber auch Kokosfett (7—10%) und andere Palmkernöle diese Säure als Glyceride.

Laurinsäure gehört zu den 3 weitverbreitetsten gesättigten Fettsäuren, die man in der Natur aufgefunden hat. Praktisch alle Samenfette der Lauraceen (Lorbeergewächse) enthalten Laurinsäure (Name!). Einige dieser laurinsäurehaltigen Fette besitzen diese Säure bis zu 88%, bezogen auf die Gesamtfettsäuren. In großen Mengen (45—50%) kommt die Laurinsäure auch in Palmkernölen vor, teilweise sogar in Form von Trilaurin. In Kuhbutter liegt sie in Mengen von 4—8% vor, wird aber auch in den Milchfetten anderer Tiere vorgefunden.

Myristinsäure ist ein Bestandteil fast aller pflanzlicher und tierischer Fette, wenngleich auch meist nur geringe Mengen davon vorgefunden werden (1—5%). Milchfette enthalten 8 bis 12%, Palmkernfette bis zu 20% der Gesamtfettsäuren an Myristinsäure. Vorherrschend ist diese Säure praktisch in allen Fetten der Myristicaceen (Muskatnußgewächse), wo sie 60 bis 75% der Gesamtfettsäuren ausmacht.

Palmitinsäure ist die charakteristischste gesättigte Fettsäure unserer natürlichen Fette. Trotz ihrer weiten Verbreitung kommt sie nicht in sehr großen Mengen vor. In den üblichen Handelsölen liegt sie meist zu 10% vor, in Olivenöl zu 15%, wogegen Schweineschmalz, verschiedene Tiertalge sowie Kakaobutter 25—35%, Palmöl 35—40%, Stillingiatalg 60—70% dieser Säure enthalten.

Stearinsäure ist die höchstmolekulare gesättigte Säure, die sich in größeren Mengen in natürlichen Fetten und Ölen vorfindet. Milchfette enthalten 5—15%, Schweineschmalz 10—12%, Rindertalg 14—30%, Kakaobutter und Sheabutter 30—35%. Als charakteristische Komponente kommt Stearinsäure in den hydrierten Handelsfetten vor. Vollkommen hydrierte Maiskeim- und Sojaöle können sogar bis zu 90% Stearinsäure enthalten.

Arachinsäure ist in der Natur zwar sehr weit verbreitet, im allgemeinen jedoch nur in ganz kleinen Mengen. Erdnußöl (*Arachis hypogaea*) enthält 5—7% C_{20}- bis C_{24}-gesättigte Fettsäuren, von denen etwa ein Drittel Arachinsäure ist. Aber auch im Depotfett einiger Tiere sowie in Milchfetten (auch im Milchfett des Menschen) wurde Arachinsäure aufgefunden.

Behensäure kommt, abgesehen von den Saatölen der Cruciferen in unseren Handelsölen nicht vor. Unter den Cruciferenölen enthält Senföl 2—2,3%, Rettichsamenöl 3,4% und Rapsöl 0,6—2,1% Behensäure. Behensäure ist auch ein Bestandteil des Wollfettes. Große Mengen kommen überraschenderweise in hydrierten Fisch- und Pflanzenölen vor, so 7% im Heringsöl, 13% im Kabeljau- und Leberöl, 18% im Sardinenöl und 57% im Rapsöl.

Lignocerinsäure liegt in geringen Mengen (unter 3%) im Erdnuß- und Rapsöl vor, wogegen die Cerotinsäure nur in Spuren in Pflanzenfetten anzutreffen ist.

[1] Die Zahlenangaben bedeuten % der einzelnen Fettsäure bezogen auf Gesamtfettsäuren (100%).

Ungesättigte Fettsäuren

Die ungesättigten Fettsäuren sind durch eine bis sechs reaktionsfähige Doppelbindungen im Molekül gekennzeichnet. Hier die wichtigsten Vertreter in Fetten:

Palmitoleinsäure	$C_6H_{13}CH{=}CH(CH_2)_7CO_2H$
Ölsäure	$C_8H_{17}CH{=}CH(CH_2)_7CO_2H$
Ricinolsäure	$C_6H_{13}CH(OH)CH_2CH{=}CH(CH_2)_7CO_2H$
Linolsäure	$C_5H_{11}CH{=}CHCH_2CH{=}CH(CH_2)_7CO_2H$
Linolensäure	$C_2H_5CH{=}CHCH_2CH{=}CHCH_2CH{=}CH(CH_2)_7CO_2H$
Arachidonsäure	$C_5H_{11}CH{=}CHCH_2CH{=}CHCH_2CH{=}CHCH_2CH{=}CH(CH_2)_3CO_2H$
Erucasäure	$C_8H_{17}CH{=}CH(CH_2)_{11}CO_2H$

Diese Säuren liegen in den natürlichen Fetten – von einigen Ausnahmen abgesehen – nur in der all-*cis*-Form vor. Besonderes Interesse verdient hier die all-*cis*-Linolsäure (*cis,cis*-Δ-9.10-12.13-Linolsäure), die als sogenannte essentielle Fettsäure die höchste biologische Aktivität zeigt.

Allgemein unterscheiden sich die essentiellen Fettsäuren von den anderen ungesättigten Fettsäuren durch die Anzahl (2–4) und die Stellung ihrer Doppelbindungen. Für ihre essentiellen (ernährungsphysiologisch wichtigen)Eigenschaften ist das Vorhandensein von Doppelbindungen in der Δ-6.7- und Δ-9.10-Stellung, gerechnet von der endständigen Methylgruppe aus, von entscheidender Bedeutung.

Die in den natürlichen Nahrungsölen und Fetten vorkommenden ungesättigten Fettsäuren liegen allgemein als Isolensäuren vor.[1] In Spuren finden sich jedoch auch Konjuensäuren, die sich in geringen Mengen auch bei der Fetthydrierung (vgl. S. 81) bilden können. Alle ungesättigten Fettsäuren zeigen eine starke Tendenz zur Oxydation, Polymerisation und Addition und sind daher besonders bei technischen Prozessen, aber auch bei der Vorratshaltung von Lebensmitteln häufig Veränderungen unterworfen. Bei dem Angriff des Luftsauerstoffs auf ungesättigte Fettsäuren und deren Glyceride sprechen wir im besonderen von dem autoxydativen Fettverderb (vgl. S. 87–90).

An den Lückenbindungen (Doppelbindungen) können z. B. Wasserstoff und Halogen angelagert werden, wodurch gesättigte Fettsäuren entstehen (vgl. Fetthärtung). Analytisch wird die Anlagerungsfähigkeit in verschiedenen Fettkennzahlen — Hydrierjodzahl, Jodzahl, Rhodanzahl, Dienzahl — ausgenutzt. Diese Kennzahlen charakterisieren sowohl die ungesättigten Fettsäuren als auch die Fette.

[1] Isolensäuren tragen die Doppelbindungen in isolierter Anordnung: $—CH{=}CH—CH_2—CH{=}CH—$; Konjuensäuren besitzen dagegen konjugierte Doppelbindungen: $—CH{=}CH—CH{=}CH—$. Isolinsäuren und Konjuinsäuren haben die entsprechenden Acetylenbindungen. Natürlich vorkommende Alkin-Fettsäuren sind die Taririn-Säure (6-Octadecinsäure, $C_{18}H_{32}O_2$), und die Isansäure (mit 2 Acetylenbindungen) des technisch verwendeten Isano- oder Bolekoöles. Analytisch sind sie durch UV-, IR- und Massenspektroskopie gut zu erfassen.

Fettsäuren mit einer Doppelbindung: Monoensäuren

$$CH_3(CH_2)_nCH{=}CH{-}(CH_2)_nCOOH$$

Tabelle 3. Fettsäuren mit einer Doppelbindung[1]

Trivialname	Systematischer Name	Bruttoformel	Mol.-Gew.	Säurezahl	Jodzahl	Vorkommen
Caproleinsäure	Δ-9.10-Decensäure	$C_{10}H_{18}O_2$	170,2	330	149	Milchfett
Myristoleinsäure	Δ-9.10-Tetradecensäure	$C_{14}H_{26}O_2$	226,4	248	112	Fisch- und Spermwalkopföle
Palmitoleinsäure	Δ-9.10-Hexadecensäure	$C_{16}H_{30}O_2$	254,4	221	100	Fisch- und Walöle, Milchfett
Petroselinsäure	Δ-6.7-Octadecensäure	$C_{18}H_{34}O_2$	282,5	199	90	Samenfett von Umbelliferen und Araliaceen
Ölsäure	Δ-9.10-Octadecensäure	$C_{18}H_{34}O_2$	282,5	199	90	Am weitesten verbreitete Fettsäure, Hauptfettsäure zahlreicher Pflanzen und Tierfette
Vaccensäure	Δ-11.12-Octadecensäure	$C_{18}H_{34}O_2$	282,5	199	90	Milchfett, Tierkörperfett
—	Δ-11.12-Eicosensäure	$C_{20}H_{38}O_2$	310,5	181	82	Euphorbiaceen
Erucasäure	Δ-13.14-Docosensäure	$C_{22}H_{42}O_2$	338,6	166	75	Samenfette der Cruciferenarten (Raps)
Selacholeinsäure	Δ-15.16-Tetracosensäure	$C_{24}H_{46}O_3$	366,5	153	69	Fischöle
Ximensäure	Δ-17.18-Hexacosensäure	$C_{26}H_{50}O_2$	394,7	142	64	Samenfette von Ximeniaarten

Die niederen Glieder (C_6—C_{14}) kommen in sehr kleinen Mengen in Glyceriden verschiedener Speisefette vor: Δ-9.10-Decensäure (Caproleinsäure) ist sehr gering vertreten im Butterfett, Δ-9.10-Tetradecensäure (Myristoleinsäure) vor allem in Fisch- und Seetierölen. Die Δ-9.10-Hexadecensäure (Palmitoleinsäure) ist in vielen Fischölen und zahlreichen Warmblüterfetten (Sardinen 12%, Walfett 14%, Schweineschmalz 3%, Butterfett 4%) anzutreffen.

Am weitesten verbreitet ist die bei Raumtemperatur flüssige Ölsäure (*cis*-Δ-9.10-Octadecensäure) CH_3—$(CH_2)_7$—CH=CH—$(CH_2)_7$—COOH; sie stellt im allgemeinen in Glyceriden den Hauptanteil der pflanzlichen Öle und kommt in allen Speisefetten vor.

Die chemischen Eigenschaften der Ölsäure entsprechen, wie erwartet, denen einer ungesättigten Fettsäure. Reduktion führt zu Stearinsäure, eine Bromierung gibt *Threo*-9.10-di-Bromstearinsäure, während eine Oxydation mit Perameisensäure zu der *Threo*-9.10-Dihydroxystearinsäure und eine Oxydation mit verdünnter alkalischer Permanganatlösung zur *Erythro*-9.10-Dihydroxystearinsäure führt.

[1] Das Symbol Δ bedeutet Doppelbindung.

Von der Ölsäure sind verschiedene, natürlich vorkommende Positions-Isomere bekannt, die sich durch die Lage der Doppelbindung im Molekül unterscheiden: die Petroselinsäure (*cis*-Δ-6.7-Octadecensäure) und die Vaccensäure (*trans*-Δ-11.12-Octadecensäure).

Diese überraschend als *trans*-Fettsäure identifizierte Vaccensäure wurde in Butterfett zu 1–5%, in Hammelfett und Rindertalg zu 1–2% und im Schweineschmalz zu etwa 0,2% gefunden. Man führt ihr Auftreten in Depot-Körperfetten auf Fütterungseinflüsse, bei Wiederkäuern insbesondere auf die Tätigkeit von Pansenbakterien zurück.

Bei der Fetthärtung durch Hydrierung (vgl. S. 81) erleidet die Ölsäure gewisse, in ihrem Ausmaß von der Art der Hydrierung abhängige Veränderungen an der Doppelbindung, die sich einmal in einem räumlichen, *cis-trans*-Konfigurationswechsel und weiterhin in einer positionsmäßigen Verschiebung bemerkbar machen. Diese stereo- und positionsisomeren Octadecen-(C_{18})-Säuren nennt man allgemein „Isoölsäuren".

Die Ausbildung der geometrisch-isomeren Form, also den Konfigurationswechsel zur *trans*-Form, bezeichnet man als Elaidinierung, denn es entstehen dabei aus den Glyceriden der Ölsäure die der *trans*-konfigurierten, stabileren und deshalb höher schmelzenden (45 °C) Elaidinsäure. Eine Elaidinierung der Ölsäure als solcher wie auch im Glyceridverband findet nicht nur unter den Bedingungen der Fetthärtung mit Wasserstoff, sondern auch im Gange von Autoxydationen und bei thermischen Polymerisationsvorgängen statt.

Mittels Infrarotspektroskopie wurde die Elaidinsäure (*trans*-Ölsäure) auch, zusammen mit Vaccensäure, in Mengen von 5–10% in frisch ausgeschmolzenem Rindertalg, in Oleostearin (Preßtalg) sowie im Olein (technische Ölsäure) festgestellt.

Die Erucasäure ist als *cis*-Δ-13.14-Docosensäure die Hauptfettsäure in den fetten Samenölen der Cruciferen (Raps, Rübsen, Senfsamen, Brunnenkresse u. a.). Die *trans*-isomere Form der Erucasäure ist die Brassidinsäure. Rapsöl enthält 40–50% Erucasäure, (fettes) Senföl etwa 40%, Brunnenkresseöl 82%; letzteres eignet sich daher besonders zur Reingewinnung der Erucasäure.

Nervonsäure, Δ-15.16-Tetracosensäure ($C_{24}H_{46}O_2$) kommt in Hirncerebrosiden vor.

Fettsäuren mit zwei und mehr Doppelbindungen: Diensäuren, Triensäuren und Polyensäuren

Diensäuren

$$C_nH_{2n-4}O_2 \text{ oder } C_nH_{2n-3}COOH$$

Die hierher zählenden natürlichen Fettsäuren besitzen zwei Doppelbindungen überwiegend in isolierter Anordnung (Isolensäuren).

Linolsäure, (Δ-9.10-12.13-Octadecadiensäure),

$$CH_3—(CH_2)_4—CH{=}CH—CH_2—CH{=}CH—(CH_2)_7COOH,$$

ist die wichtigste Säure dieser Reihe. Sie kommt zu erheblichen Anteilen in den halbtrocknenden und trocknenden Ölen, in meist viel geringeren Mengen in halbfesten und festen tierischen Fetten vor.

Tabelle 4. Ungesättigte Fettsäuren mit zwei und mehr Doppelbindungen

Trivialname	Systematischer Name	Bruttoformel	Mol.-Gew.	Säurezahl	Jodzahl	Vorkommen
Linolsäure	Δ-9.10-12.13-Octadecadiensäure	$C_{18}H_{32}O_2$	280,4	200	181	Weitverbreitet in Pflanzenfetten
Linolensäure	Δ-9.10-12.13-15.16-Octadecatriensäure	$C_{18}H_{30}O_2$	278,4	202	274	Leinöl, Sojaöl u. a.
Elaeostearinsäure	Δ-9.10-11.12-13.14-Octadecatriensäure	$C_{18}H_{30}O_2$	278,4	202	274	Chinesisches Holzöl
Parinarsäure	Δ-9.10-11.12-13.14-15.16-Octadecatetraensäure	$C_{18}H_{28}O_2$	276,4	203	367	Samenfett von *Parinarium laurinum*
Arachidonsäure	Δ-5.6-8.9-11.12-14.15-Eikosatetraensäure	$C_{20}H_{32}O_2$	304,5	184	334	Tierkörperfett, Phosphatide
Clupanodonsäure	Δ-4.5-8.9-12.13-15.16-19.20-Docosapentaensäure	$C_{22}H_{34}O_2$	330,5	170	384	Seetieröle
Nisinsäure	Δ-4.5-8.9-12.13-15.16-18.19-21.22-Tetracosahexaensäure	$C_{24}H_{36}O_2$	356,5	157	427	Japanisches Sardinenöl

Tabelle 5. Mittlerer Gehalt der wichtigsten Nahrungsöle und -fette an cis,cis-Linolsäure (% bezogen auf Gesamtfettsäuren)

Name des Fettes	% Linolsäure	Name des Fettes	% Linolsäure
Safloröl	70	Schweineschmalz	1—10
Sojabohnenöl	60	Hammeltalg	5
Sonnenblumenöl	50—70	Walöl	0—6
Mohnöl	60	Heringsöl	2—5
Baumwollsaatöl	45	Kokosfett	1—3
Sesamöl	50	Rindertalg	2
Maisöl	55	Butter	0,5—3
Erdnußöl	20	Palmkernöl	0,5—2,5
Palmöl	5—10		
Olivenöl	10		

Eine strukturisomere Konjuen-Linolsäure (Δ-9.10-11.12) wurde zu 1–2% in Getreidekeimölen aufgefunden.

Mit der mehrfach ungesättigten Arachidonsäure gehört die Linolsäure (früher Vitamin F genannt), zu den „essentiellen“ d. h. für die Ernährung unentbehrlichen Fettsäuren, deren Mangel bei Tier und Mensch Hautkrankheiten erzeugt.

Triensäuren

$$C_nH_{2n-6}O_2 \text{ oder } C_nH_{2n-5}COOH$$

Zu dieser Reihe gehören die Fettsäuren mit drei Doppelbindungen, wovon die Linolensäure, eine Isolensäure, der wichtigste Vertreter ist: (Δ-9.10-12.13-15.16-Octadecatriensäure), $CH_3—CH_2—CH{=}CH—CH_2—CH{=}CH—CH_2—CH{=}CH—(CH_2)_7—COOH$. Linolensäure kommt als Glycerid in größerer Menge (20–40%) im Leinöl vor, ist aber auch in anderen Ölen (Sojaöl, Hanföl, Nußöl) u. a. enthalten.

Die Elaeostearinsäure, eine Konjuensäure, liegt zu 70—80% in den Fettsäuren des Holzöls oder Tungöls vor, das wegen unzuträglicher Begleitstoffe für Genußzwecke untauglich ist, jedoch in der Lackindustrie häufige Verwendung findet. Sie wird in der Literatur als α-Elaeostearinsäure bezeichnet, die all-*trans*-Form dagegen als β-Elaeostearinsäure. Beide kommen in Speisefetten nicht vor.

Polyensäuren

Eine ungesättigte C_{20}-Säure mit vier Doppelbindungen in isolierter Anordnung ist die Arachidonsäure, die man sowohl in Fischölen als auch im Fett von Landtieren und Vögeln antrifft. Als essentielle Fettsäure besitzt sie als Muttersubstanz für Prostaglandine physiologische Bedeutung.

Die vierfach ungesättigte Parinarsäure besitzt die Doppelbindungen in konjugierter Anordnung. Diese Säure wurde in reichlicher Menge (30–50%) in den Samenölen von Balsaminaceen als Acetodiparinin entdeckt.

Neben der im japanischen Sardinenöl vorliegenden Clupanodonsäure ($C_{22}H_{34}O_2$), einer Isolensäure mit 5 Doppelbindungen, wurden in neuerer Zeit weitere hoch ungesättigte Säuren in Wal- und Fischölen gefunden, wie z. B. die Nisinsäure ($C_{24}H_{36}O_2$) im japanischen Sardinenöl.

Verzweigtkettige Fettsäuren

Obgleich praktisch alle Fettsäuren, die in der Natur vorkommen, geradkettige Verbindungen sind (vgl. S. 68), treten in einigen Fetten auch verzweigtkettige Fettsäuren auf. Sie wurden erstmalig im Kapselfett der Tuberkelbazillen und im Wollfett der Schafe entdeckt; aber auch in den synthetischen Fettsäuregemischen aus Fischer-Tropsch-Gatsch-Paraffinen kommen sie in größeren Mengen vor. Die Art und Stellung der Verzweigung ist bestimmend für die toxische Wirkung der verzweigten Fettsäuren. Im Hinblick auf die Toxizität dieser verzweigten Fettsäuren ist deshalb ein etwaiger Einsatz synthetischer Fette aus technischen Fettsäuren (Paraffinoxydation) für Ernährungszwecke ungeeignet.

Eine seit langem bekannte verzweigte Fettsäure ist die im Delphinöl und in der Baldrianwurzel vorliegende Isovaleriansäure. In jüngster Zeit wurden sehr kleine Mengen von verzweigten Fettsäuren auch im Hammeltalg, in Butterfett (Milchfetten) und im Bürzeldrüsenfett der Ente aufgefunden.

In einigen natürlichen Fettsäuren wurden auch Ring-Verzweigungen festgestellt, z. B. ein Cyclo-propan-Ring in der Lactobacillussäure, ein Cyclo-propen-Ring in der Sterculasäure, ein Cyclo-penten-Ring in der Chaulmoogra- und Hydnocarpussäure.

Die Sterculasäure mit ihrem Cyclopropen-Ring kommt in geringen Mengen im Baumwollsaatöl vor. Auf Grund ihrer besonderen chemischen Konstitution besitzt sie ungewöhnliche Eigenschaften, die sie dazu befähigen, schon bei Zimmertemperatur außerordentlich schnell zu polymerisieren und sogar bei 250 °C unter Gelbildung zu reagieren.

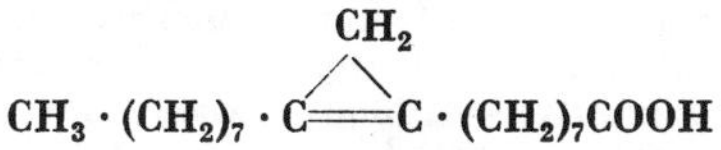

Sterculasäure

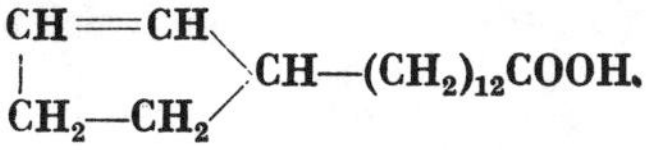

Chaulmoograsäure

Chaulmoograsäure (13-Cyclopent-2-enyl-tridecansäure) gehört zu den natürlich vorkommenden Säuren der Chaulmoogragruppe, die 16—18 Kohlenstoffatome besitzt. Fünf dieser Kohlenstoffatome sind jeweils im Cyclopenten-Ring enthalten. Die allgemeine Formel zeigt, daß hier ein Cyclopenten-Ring mit einer gesättigten oder im Falle der Hydnocarpussäure auch mit einer ungesättigten Seitenkette verknüpft sein kann. Die beiden genannten natürlichen alizyklischen Fettsäuren sind optisch aktiv und wurden schon vor Jahrhunderten zur Behandlung der Lepra und anderer Hautkrankheiten verwendet.

Hydroxy- und Keto-Fettsäuren

Außer Methylgruppen und C-Ringen, wie sie als Substituenten in den verzweigten Fettsäuren vorliegen, wurden in Fettsäuren von Naturfetten als Substituenten auch Hydroxy- und Keto-Gruppen nachgewiesen. So enthält Oiticicaöl eine ketosubstituierte Fettsäure, die Licansäure. Die bekannteste substituierte Fettsäure ist die Ricinolsäure mit einer Hydroxylgruppe (= 12-Hydroxyölsäure). Auch in autoxydierten Fetten können Hydroxy- und Keto-Säuren entstehen (vgl. S. 90).

Ricinolsäure (12-Hydroxy-cis-Δ-9.10-octadecensäure).

Die Gesamtfettsäuren des Ricinusöls bestehen aus 80—88% dieser Säure. Das Ricinusöl besitzt auf Grund seiner pharmakologischen Wirkung keine Bedeutung als Speiseöl, dagegen als Ausgangsprodukt für technische Synthesen. Größere Mengen haben seit langen Zeiten pharmazeutische Verwendung gefunden. Dem Gehalt an Ricinolsäure verdankt das Ricinusöl – im Gegensatz zu den übrigen Fettölen – seine Löslichkeit in Alkohol, die Mischbarkeit mit Eisessig und die Unlöslichkeit in Mineralölen. Der analytische Nachweis von Ricinusöl läßt sich leicht über die Sebacinsäure führen. Letztere entsteht aus Ricinolsäure unter Alkalieinfluß bei etwa 240 °C neben anderen Produkten. Der chemische Vorgang verläuft wie folgt:

$$CH_3(CH_2)_5CHOHCH_2CH{=}CH(CH_2)_7COOH \xrightarrow[\text{Alkalieinfluß}]{240\,°C} CH_3(CH_2)_5CHOHCH_3 + COOH(CH_2)_8COOH \text{ Sebacinsäure}$$

Auch bei der Trockendestillation von Ricinusöl entsteht Sebacinsäure.

Licansäure (4-Keto-Δ-9.10-11.12-13.14-octadecatriensäure).

Licansäure ist die einzige ungesättigte Ketosäure, die aus einem natürlichen Fett isoliert wurde Außer der Ketogruppe enthält sie noch 3 konjugierte Doppelbindungen. Oiticicaöl, das aus dem Samenfett von *Licania rigida* gewonnen wird, besteht zu etwa 70—78% seiner Fettsäuren aus Licansäure. Die Ähnlichkeit von Holzöl und Oiticicaöl in ihren lacktechnischen Eigenschaften wird in weitem Umfange ausgewertet.

Polymerisierte Fettsäuren und Epoxifettsäuren

Werden Fette und Öle über längere Zeit auf höhere Temperaturen erhitzt, wie es häufig beim Braten oder Rösten vorkommen kann, so entstehen durch oxydative oder thermische

Polymerisation je nach Menge des dazutretenden Luftsauerstoffes und der angewendeten Temperaturen aus den mehrfach ungesättigten Fettsäuren polymere Säuren.

Die *thermische Polymerisation* spielt sich nach heutiger Ansicht hauptsächlich zwischen mehrfach ungesättigten Fettsäureresten der Glyceride ab und verläuft (nach wenigstens teilweiser vorheriger Konjuenisierung) partiell im Sinne einer DIELS-ALDER-Synthese. Der Vorgang der thermischen Polymerisation ist jedoch keineswegs einheitlich, denn es entstehen (über Radikalmechanismen) auch dimere und polymere Produkte ohne Ringstruktur.

Bei der thermischen *Oxydation* entstehen polymere Verbindungen, die mehr oder weniger sauerstoffhaltig sind und die neben Äthersauerstoff auch Hydroxylgruppen und Ketogruppen besitzen.

Die bei der thermischen Oxydation von Glyceriden oder Fettsäuren primär entstehenden Hydroperoxide und Epoxide werden jedoch bei Temperaturen oberhalb 180 °C zerstört, und es lassen sich niedermolekulare Zerfallsprodukte wie auch dimere Verbindungen nachweisen, die —C—C—-Bindungen und außerdem Hydroxyl- und Carboxylgruppen enthalten.

In oxydativ-thermisch beeinflußten Fetten und Ölen finden sich neben einer Vielzahl von Reaktionsprodukten auch Epoxifettsäuren. Sie entstehen unter Anlagerung von Sauerstoff an eine Doppelbindung unter Ausbildung eines Oxiranringes:

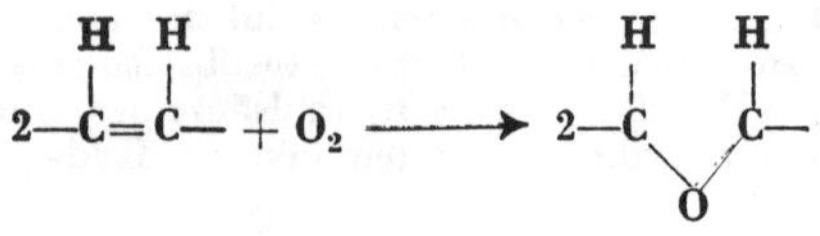

In natürlichen Fetten und Ölen kommen Epoxifettsäuren nur sehr selten vor mit Ausnahme der Vernolsäure, eine 12.13-Epoxi-Δ-9.10-octadecensäure, in der Pflanze *Vernonia anthelminthica*.

Epoxisäuren besitzen heute für die Herstellung von Epoxidharzen, die auf chemischem Weg, vornehmlich durch Oxydation ungesättigter Säuren, hergestellt werden, eine besondere technische Bedeutung. Die Bestimmung dieser Epoxisäuren erfolgt auf Grund ihrer Reaktionsfähigkeit mit Halogenwasserstoff (Epoxidzahlbestimmung).

Herstellung von Fettsäuren

Fettsäuren, die großtechnisch eine wichtige Rolle in der Seifen- und Detergentienindustrie spielen, können sowohl aus natürlichem Material – aus Fetten – als auch auf synthetischem Weg hergestellt werden.

Am einfachsten ist die Gewinnung von Fettsäuren durch die hydrolytische Spaltung der in den Naturfetten vorliegenden Glyceride (vgl. S. 66), wobei zunächst ein Gemisch von Fettsäuren mit verschiedener Kettenlänge und unterschiedlichem Sättigungsgrad anfällt.

Auch bei den synthetischen Verfahren der Paraffinoxydation erhält man nach Aufarbeitung des Rohoxydats (das neben Fettsäuren andere Oxydationsprodukte wie Aldehyde, Dicarbonsäuren u. a. enthält) ein Gemisch von Fettsäuren.

Unter Heranziehung kontinuierlicher Arbeitsmethoden, wie z. B. der fraktionierten Kristallisation, der Hochvakuumfraktionierung, der Chromatographie, der Verwendung von Harnstoff-Einschlußverbindungen, läßt sich die Auftrennung eines komplexen Fettsäuregemisches heute technisch zufriedenstellend durchführen. Dagegen ist die unter Verwendung von mehr oder weniger polaren und unpolaren Lösungsmitteln oder deren Gemischen durch fraktionierte Tieftemperatur-Kristallisation erreichbare Auftrennung in Fraktionen von gesättigten, einfach ungesättigten und mehrfach ungesättigten Fraktionen großtechnisch noch unbefriedigend.

2.2.3. Chemischer Aufbau der Fette

Die in der Natur vorkommenden Fette sind Ester des dreiwertigen Alkohols Glycerin mit 3 Molekülen Fettsäuren, sie stellen also überwiegend Triglyceride dar. Di- und Monoglyceride, in denen nur 2 oder eine OH-Gruppe des Glycerins mit Fettsäuren verestert sind, liegen nur in geringen Mengen (0,1–0,4%) in den Naturfetten vor. Die Mono- und Diglyceride werden jedoch heute in größerem Umfang technisch hergestellt; da auch ihre Verdaulichkeit der der Triglyceride entspricht, werden sie weitgehend in der Lebensmittelindustrie als Emulgatoren eingesetzt.

Triglyceride

Sind im Triglycerid alle 3 OH-Gruppen des Glycerins mit der gleichen Fettsäure verestert, so spricht man von einsäurigen Glyceriden, wie z. B. im Tristearin (vgl. Formelbild S. 65). In der Natur liegen jedoch fast stets gemischt-säurige Glyceride vor, in denen verschiedenartige Fettsäuren in einem Glycerin-Molekül verestert sind. Gemischtsäurige Glyceride können sich dadurch unterscheiden, daß die Fettsäuren an verschiedene Kohlenstoffatome des Glycerins, die man der Reihe nach mit 1, 2, 3 oder α, β und α' bezeichnet, gebunden sind. Dadurch entstehen stellungsisomere Glyceride:

(1) α	CH_2O—$CO \cdot R_1$	CH_2O—$CO \cdot R_2$	CH_2O—$CO \cdot R_1$
(2) β	CHO—$CO \cdot R_2$	CHO—$CO \cdot R_1$	CHO—$CO \cdot R_3$
(3) α'	CH_2O—$CO \cdot R_3$	CH_2O—$CO \cdot R_3$	CH_2O—$CO \cdot R_2$

Das Vorhandensein und die wechselnde Anordnung der zahlreichen, konstitutionell verschiedenartigen natürlichen Fettsäuren in den Triglyceriden bedingen die chemische Vielgestaltigkeit und das unterschiedliche physikalische Verhalten der Naturfette.

Der natürliche Aufbau der Glyceride, der Neutralfette, erfolgt aus *aktivierten Fettsäuren* – wie sie in Form der Acyl-CoA-Derivate bei der Biosynthese entstehen – nach Veresterung mit α-Glycerinphosphat: Das enzymatisch aus zwei Molekülen aktivierter Fettsäuren und Glycerinphosphat entstandene *Diglyceridphosphat*, eine Phosphatidsäure, wird nach vorheriger hydrolytisch-enzymatischer Dephosphorylierung zum *Diglycerid* nunmehr mit einem weiteren Molekül aktivierter Fettsäure zum *Neutralfett* umgesetzt. Die Speicherung erfolgt als Depot- und Organfett.

Obwohl die Art der Verteilung der Fettsäuren in natürlichen Glyceridmischungen noch nicht völlig aufgeklärt ist, so weiß man doch, daß die Verteilung bei den meisten Ölen und Fetten nicht wahllos geschieht und sehr wahrscheinlich durch die zelleigenen Enzymsysteme bestimmt wird. Auch tritt ein Einfluß der Fütterung auf die Zusammensetzung des Fettsäuregemisches der Triglyceride (und auf die Qualität der Produkte) tierischer Fette, z. B. bei Milchfetten oder bei Schweineschmalz, deutlich in Erscheinung. Bei pflanzlichen Fetten macht sich ein gewisser Einfluß des Klimas auf den Gehalt der ungesättigten Fettsäuren bemerkbar. Öle der gleichen Pflanzengattung sind um so ungesättigter, je kälteren Wachstumsbedingungen die Ölpflanze ausgesetzt war.

Auch unterscheiden sich Öle und Fette verschiedenen Ursprungs beträchtlich durch die relative Stellung der gesättigten und ungesättigten Fettsäuren in ihren Triglyceriden. So zeigen bei pflanzlichen Ölen und Fetten die gesättigten Fettsäurereste eine Tendenz, die 1-(α)-Stellung gegenüber der 2-(β)-Stellung zu bevorzugen; bei tierischen Fetten können die Verhältnisse umgekehrt liegen (Schweineschmalz). Talg scheint eine Zwischenstellung einzunehmen, denn hier kommen alle Formen in einer mehr oder weniger wahllosen Verteilung vor. Diese eben genannte Unterschiedlichkeit in der Konfiguration der Glyceride ist von Einfluß sowohl auf ihre Verdaulichkeit als auch auf ihr Schmelzverhalten im Gange der technologischen Verarbeitung.

Der Aufbau von Triglyceriden läßt sich z. B. so ermitteln, daß man mittels Pankreaslipase zunächst die α,α'-ständigen (1,3-ständigen) Fettsäuren abspaltet und abtrennt, sodann das β-(2)-Monoglycerid verseift und die erhaltenen Fettsäuren getrennt gaschromatographisch bestimmt.

Sowohl flüssige Triglyceride als auch Mono- und Diglyceride haben die Eigenschaft, in verschiedenen kristallinen oder *polymorphen* Formen zu kristallisieren (sich zu verfestigen). Man ist heute der Ansicht, daß solche Formen für jedes Glycerid bestehen, man nennt sie α, β und β'-polymorphe Formen. Die β-Form ist die stabilste, die instabilere α- und β'-Form gehen mit der Zeit in die stabile β-Form über. Eine schnelle Abkühlung von flüssigen Glyceriden ergibt die instabilste α-Form, wogegen ein langsamer Kühlungsvorgang die stabile β-Form entstehen läßt. Diese verschiedenen polymorphen Formen haben auch verschiedene Schmelzpunkte, wobei die β-Form den höchsten und die α-Form den niedrigsten Schmelzpunkt zeigt.[1]

Bei S c h m e l z p u n k t b e s t i m m u n g e n von Fetten hat man deshalb darauf zu achten, daß die zu untersuchende Probe auch in der stabilsten Form vorliegt. Man kann dies erreichen durch Lagerung der Fettprobe vor der eigentlichen Schmelzpunktbestimmung für eine Zeit von etwa 24 Stunden oder länger bei niedrigeren Temperaturen.

Von außerordentlicher praktischer Wichtigkeit ist die auftretende Polymorphie der Glyceride bei technischen Prozessen. Sie kann dem Fettprodukt bei der Verarbeitung und in der Strukturierung Geschmeidigkeit verleihen, andererseits aber auch zum Entmischen und Auskristallisieren führen.

Zur Nomenklatur der Glyceride. Die Nomenklatur der Glyceride ist bis heute noch immer uneinheitlich, doch hat man sich seit einigen Jahren bei uns dahin geeinigt, daß für die Bezeichnung von Glyceriden als übergeordnetes Prinzip die Kettenlänge der Fettsäuren dienen soll, und zwar stehen die niedrigeren Fettsäuren vor den höheren Säuren, z. B. Palmitodistearin (nicht Distearo-palmitin).

Haben gesättigte und ungesättigte Fettsäuren die gleiche Kettenlänge, so wird die gesättigte Fettsäure vorangestellt, z. B. Palmito-stearo-olein.

Bei ungesättigten Säuren gleicher Kettenlänge, aber verschiedenen Sättigungsgrades wird die gesättigtere Säure vorangestellt, z. B. Oleo-linolo-linolenin.

[1] Die reinen β-Formen lassen sich bequem durch Kristallisation der betreffenden Glyceride aus bestimmten Lösungsmitteln gewinnen. Die verschiedenen polymorphen Formen können charakterisiert werden durch Röntgenographie sowie durch bestimmte kristallographische und spektroskopische Daten, aus denen man die unterschiedliche Packung der Moleküle im Gitter ableitet.

Bei verzweigten Fettsäuren wird die längste gerade Kette zugrunde gelegt. Bei cis-trans-Isomeren wird die cis-Form vorangestellt, bei optisch-aktiven Säuren steht die L-Form voran. Substituierte Säuren werden nachgestellt; das gleiche trifft für zyklische Säuren zu.

Mono- und Diglyceride

Sind nicht alle OH-Gruppen des Glycerins mit Fettsäuren verestert, sondern nur 1 oder 2, so spricht man von Mono- oder Diglyceriden. In den natürlichen Fetten kommen sie nur in geringen Mengen vor (0,1–0,4%).

Wird Glycerin mit Fettsäuren verestert, so entstehen nicht nur Triglyceride, sondern auch chemisch verschieden konstituierte Mono- und Diglyceride, wie es aus dem Beispiel der Veresterung von Glycerin und Stearinsäure hervorgeht:

Mono-, Di- und Triglyceride der Stearinsäure

$$\begin{array}{l} CH_2OCOC_{17}H_{35} \\ | \\ CHOH \\ | \\ CH_2OH \end{array} \qquad \begin{array}{l} CH_2OH \\ | \\ CHOCOC_{17}H_{35} \\ | \\ CH_2OH \end{array}$$

1(α)-Monostearin, Smp. 82°C — 2(β)-Monostearin, Smp. 84 °C

$$\begin{array}{l} CH_2OCOC_{17}H_{35} \\ | \\ CHOH \\ | \\ CH_2OCOC_{17}H_{35} \end{array} \qquad \begin{array}{l} CH_2OCOC_{17}H_{35} \\ | \\ CHOCOC_{17}H_{35} \\ | \\ CH_2OH \end{array}$$

1.3-Distearin, Smp. 80 °C — 1.2-Distearin, Smp. 69 °C

$$\begin{array}{l} CH_2OCOC_{17}H_{35} \\ | \\ CHOCOC_{17}H_{35} \\ | \\ CH_2OCOC_{17}H_{35} \end{array}$$

Tristearin, Smp. 72°C

Es werden also 2 Monoglyceride, 2 Diglyceride und 1 Triglycerid gebildet. Die im Gemisch vorliegenden 4 unvollständig veresterten Verbindungen sind unter dem Namen *Partialglyceride* bekannt. Bei Verwendung von gesättigten und ungesättigten Ausgangsfettsäuren erhält man synthetische Mono- und Diglyceride wie auch Triglyceride von gesättigter und ungesättigter Natur.

Die Monoglyceride sind oberflächenaktive (kapillaraktive) Verbindungen, da sie sowohl polare (wasserlösliche) als auch unpolare (fettlösliche) Gruppen besitzen. Aus diesem Grund sind die Monoglyceride der höheren Fettsäuren als Emulgatoren für die Lebensmittelindustrie heute von weittragender Bedeutung geworden. Sie eignen sich besonders für die Herstellung von Wasser-in-Öl-Emulsionen. Außerdem sind sie Kristallisationsbeschleuniger, indem beispielsweise ein schlecht kristallisierendes Fett durch Zusatz geringer Mengen an Monoglyceriden schnell ein mikrokristallines Gefüge bildet.

Diese Eigenschaft zeichnet die Monoglyceride besonders aus und ist wichtig zur Verhinderung des Ölausflusses aus fetthaltigem Material, z. B. in der Margarinefabrikation. Die Diglyceride sind weniger polare Verbindungen und in ihren allgemeinen Eigenschaften nicht sehr verschieden von den Triglyceriden.

Industriell gewinnt man heute Mono- und Diglyceride durch gelenkte Veresterung von Fettsäuren mit Glycerin oder durch Umesterung von Fetten mit Glycerin (Glycerolyse) in Gegenwart eines basischen Katalysators.

Die Reaktionsprodukte zwischen Fettsäuren oder Fett mit einem *Überschuß* an Glycerin bestehen in einer Mischung von Monoglyceriden, Di- und Triglyceriden mit noch nicht umgesetztem Glycerin. Der Ausdruck „Monoglycerid" wurde allgemein für dieses Gesamtreaktionsgemisch geprägt. Handelsprodukte von solchen „Monoglyceriden" enthalten 50—60% Monoglyceride, 30—45% Diglyceride und einen geringen Gehalt an Triglyceriden. Zur weiteren Reinigung solcher Handelsprodukte ist heute die Molekulardestillation vorzüglich geeignet, man kann mit dieser Methode die oben gekennzeichnete Reaktionsmischung auftrennen und Konzentrate an Monoglyceriden mit 90—95% Reinheit erhalten.[1]

Bei der Analytik von Fettprodukten, die unter Einsatz oder unter Mitverwendung von Monoglyceridpräparaten des Handels hergestellt sind, ist auf diese Partialglyceride (also Gleichgewichtsmischungen) zwischen Mono- und Diglyceriden besonders zu achten.

Gegenüber den Triglyceriden zeigen die Mono- und Diglyceride eine etwas geringere Löslichkeit in lipophilen Lösungsmitteln, wobei die Löslichkeit der Monoglyceride niedriger liegt als die der Diglyceride. Glycerinmonostearat ist in kaltem Äther und Petroläther schwer löslich, in Wasser fast unlöslich. In den anderen bekannten Fettlösungsmitteln dagegen ist Glycerinmonostearat löslich, wenn auch in geringerer Konzentration als die Triglyceride. Partialglyceride, die auch ungesättigte Fettsäuren verestert enthalten, können als oberflächenaktive Verbindungen wie z. B. als Emulgatoren in ihrer Emulgierwirkung sehr differenziert und in weitem Bereich eingesetzt werden. Die in den Naturfetten vorliegenden geringen Mengen an Mono- und Diglyceriden können bei der Fettraffination zu einer sehr unerwünschten Emulsionsbildung und damit zu Verlusten an Neutralöl führen.

Ernährungsphysiologisch ist noch anzumerken, daß die Verdaulichkeit der Mono- und Diglyceride der der Triglyceride gleichkommt.

2.2.4. Eigenschaften der Fette

Die Esterbindungen sind reaktionsbereite Stellen des Fettmoleküls. Deshalb spielen die hydrolytischen Prozesse in der Fettchemie eine wichtige Rolle.

Die hydrolytische Aufspaltung – in der Seifensiederei seit langem als Verseifung bezeichnet – wird technisch mit Hilfe von Wasser, verdünnten Säuren, Alkalilaugen, fettspaltenden Enzymen (Lipasen) und anderen Zusätzen (z. B. TWITCHELL-Reaktiv)[2]

[1] Zur Gewinnung von Mono- und Diglyceriden in reiner Form stehen besondere Laboratoriumsmethoden zur Verfügung.

[2] Der Vorzug der TWITCHELL-Spaltung besteht in der raschen Verseifung ohne Überdruck, so daß die Reaktionsprodukte nicht zersetzt werden. Das TWITSCHELL-Reaktiv, eine Sulfonsäure, entsteht durch Kondensation von Ricinolsäure oder Ölsäure mit Naphthalin und Schwefelsäure. Dieser Katalysator ist sowohl im Fett als auch im Wasser löslich und kann deshalb die Fette emulgieren, wodurch die Spaltung besonders gut vonstatten geht.

bei gewöhnlichem Druck oder Überdrucken (Autoklavenspaltung) vorgenommen. Neuerdings wird die „reine Wasserspaltung" ohne Katalysatoren in Hochdruck-Autoklaven (20–30 atü, 220–260 °C) technisch in großem Umfange durchgeführt. Die abgespaltenen Fettsäuren werden zu Seifen, Tensiden, Desinfektionsmitteln, Fettsäurederivaten verarbeitet, während das Glycerin durch Destillation gewonnen und in den verschiedensten Industriezweigen (Nahrungsmittelindustrie, Medizin, Kosmetik, Textil-Sprengstoffindustrie u. a.) eingesetzt wird.

Hydrolytische Vorgänge spielen sich auch beim Fettverderben ab, wobei insbesondere Enzyme (Lipasen) die Fette in ihre Komponenten spalten (Sauerwerden, Ranzigwerden, vgl. S. 86).

Die Hydrolyse bzw. Verseifung der Fette wird auch analytisch zur Kennzeichnung der Fette ausgewertet. So gibt die sogenannte Verseifungszahl an, wieviel Alkali (mg KOH) notwendig ist, um 1 g Fett vollständig zu verseifen. Aus der Höhe der Verseifungszahl kann auf die Molekülgröße der Fettsäuren geschlossen werden.

Die Verseifungszahl ist um so größer, je höher der Gehalt des Fettes an niedrigmolekularen Fettsäuren ist; sie ist also ein Maß für das mittlere Molekulargewicht der Fettsäuren.

Sehr reaktionsfähige Stellen der Fettmoleküle sind weiterhin die Doppelbindungen der ungesättigten Fettsäuren. Hier spielen sich Anlagerungs- und Spaltungsreaktionen ab, die teils gelenkt – Hydrierung, Halogenierung, Bereitung von Standölen (Polymerisation) und geblasenen Ölen (Oxydation) – und teils unerwünscht – Autoxydation, Fettverderben — einsetzen.

Beim Erhitzen der Fette auf etwa 300 °C bilden sich unter Zersetzung stechend riechende, zu Tränen reizende Dämpfe von Acrolein (Allylaldehyd, $CH_2{=}CH{-}CHO$); es entsteht durch Wasserabspaltung aus dem Glycerin.

Diese Reaktion kann auch zur Identifizierung von Glycerin bzw. Fetten dienen, indem man die Fette trocknet und mit einem wasserentziehenden Mittel (z. B. $KHSO_4$) erhitzt.

Das physikalische, chemische, physiologische und technische Verhalten eines natürlichen Fettes und Öles wird, abgesehen von den natürlichen Begleitstoffen, durch die am Aufbau beteiligten Fettsäuren bestimmt. Neben ihrer Konstitution, neben dem gesättigten oder ungesättigten Charakter und der Molekülgröße spielt auch die Stelle ihres Einbaus in die Glyceride (Konfiguration) eine wichtige Rolle. Alle praktisch und theoretisch bedeutsamen Fragen der Fettchemie (Verarbeitung, Haltbarkeit, Fettverderben), der Fettechnologie (Fetthärtung, Polymerisation, Standölbereitung, Öltrocknung, Ölblasen, künstliche Konjuenisierung, Faktis- und Lackherstellung), der Physiologie und der physiologischen Chemie der Fette sind ursächlich mit den Fettsäuren als solchen, im Schwerpunkt mit den ungesättigten Fettsäuren und deren Anordnung im Glycerid, verknüpft.

Auch rein äußerliche Unterschiede der Fette (ob fest oder flüssig) werden durch die Art der Fettsäuren bedingt. Im allgemeinen sind die an gesättigten Fettsäuren reichen Fette von festerer Konsistenz (Talg), und zwar um so härter, je langkettiger die gesättigten Säuren (Palmitinsäure und Stearinsäure) sind. Umgekehrt sind die an ungesättigten Fettsäuren (Ölsäure, Linolsäure, Linolensäure) reichen Fette weicher und oft flüssig.

Tabelle 6. Verteilung der wichtigsten Fettsäuren in Nahrungsfetten

	Fettsäuren in %									
	Capron- C_6	Capryl- C_8	Caprin- C_{10}	Laurin- C_{12}	Myristin- C_{14}	Palmitin- C_{16}	Stearin- C_{18}	Öl- C_{18}	Linol- C_{18}	Linolen- C_{18}
Kokosfett	0–2	6–10	5–11	45–51	16–20	4–8	1–5	2–10	1	
Palmkernfett (Samenfett)	0–2	3–5	3–6	50–55	12–16	7–9	1–7	4–16	1	
Babassufett		6	3	46	20	7		18		
Palmöl (Fruchtfleischfett)					1–3	33–45	3–7	40–50	8–11	
Olivenöl					1	7–10	2–4	64–86	4–12	
Erdnußöl[1]						6–11	3–6	42–61	19–33	
Rüböl[2] (Rapsöl)						1–2	2	35	14	2–3
Sesamöl						7–8	4–5	35–46	36–38	
Sojaöl					1	2–7	4–7	26–36	51–57	5–8
Baumwollsaatöl (Cottonöl)					1	20–23	2	24–35	40–45	
Butter[3]	1–2	1–2	2–3	3–6	8–15	20–30	2–11	27–42	3–6	
Rindertalg					2–6	25–30	14–28	38–50	2–5	
Schweineschmalz					1–2	25–32	8–15	50–60	0–10	
Waltran[4]					2–4	12	3	28–36		

[1] Erdnußöl enthält noch 2–5% Arachinsäure
[2] Rüböl enthält noch 50–60% Erucasäure
[3] Butter enthält auch 3–4% Buttersäure
[4] Waltran enthält 10–20% ungesättigte Fettsäuren der C_{20}- und C_{22}-Reihe
} als Glyceride

Die bei Zimmertemperatur flüssigen Fette werden in der Regel als Öle oder, bei Abstammung von Seetieren, als Trane, Fischöle oder Leberöle bezeichnet. Durch den Prozeß der „Fetthärtung“, d. h. Anlagerung von Wasserstoff an die Doppelbindungen der ungesättigten Fettsäuren, können alle flüssigen Fette in feste Form übergeführt werden (vgl. S. 81).

Wie aus Tabelle 6 hervorgeht, treffen wir bei den pflanzlichen Fetten vorzugsweise die gesättigten Säuren der C_{16}- und C_{18}-Reihe und ungesättigte Vertreter aus der C_{18}-Reihe (Ölsäure, Linolsäure) an. In einigen Pflanzenfetten (Kokosfett, Palmkernfett, Babassufett, Muskatbutter, Lorbeerkernöl u. a.) liegen auch Fettsäuren mit kürzeren C-Ketten (von C_6 bis C_{14}) vor. Die Cruciferenöle (z. B. Rüböl) sind durch die höhermolekulare (C_{22}), einfach ungesättigte Erucasäure ausgezeichnet.

Während die in unserem Klima festen pflanzlichen Fette (Kokosfett, Palmkernfett, Palmöl, Kakaobutter) vorwiegend aus gesättigten Fettsäuren aufgebaut sind, herrschen bei den Pflanzenölen die ungesättigten Fettsäuren vor. Die pflanzlichen Öle werden entsprechend ihrem Trocknungsvermögen, das vom Gehalt der mehrfach ungesättigten Fettsäuren bestimmt wird, in folgende Gruppen eingeteilt:

Nichttrocknende Öle, Ölsäure vorherrschend; Jodzahl[1] etwa 75–100: Olivenöl, Erdnußöl.

Schwach- oder halbtrocknende Öle, Ölsäure, und Linolsäure vorherrschend; Jodzahl etwa 100–150: Sesamöl, Sonnenblumenöl, Sojaöl, Rüböl, Baumwollsaatöl (Cottonöl).

Trocknende Öle, Linol- und Linolensäure vorherrschend; Jodzahl 150–190: Leinöl, Hanföl.

Die Körperfette der Landtiere enthalten vor allem Palmitin- und Stearinsäure, Ölsäure und teilweise auch Linolsäure (Schmalz). Bei den Milchfetten der Wiederkäuer liegen zudem lückenlos die geradzahligen, niedrigmolekularen gesättigten Fettsäuren (von C_4 an) vor.

Dagegen müssen wir scharf die Zusammensetzung der Körperfette der Seetiere – die Trane, die Fischöle und die Leberöle – abgrenzen, die durch den Gehalt an stärker ungesättigten Fettsäuren, speziell aus dem Bereich der C_{20}-, C_{22}- und C_{24}-Säuren, auffallen.

Bei den bisher genannten Säuren der natürlich vorkommenden Nahrungsfett-Glyceride treten – mit Ausnahme derjenigen der Seetieröle – als ungesättigte Vertreter die C_{18}-Säuren (Ölsäure, Linol- und Linolensäure) in den Vordergrund, wobei diejenigen mit mehrfacher Lückenbindung (Doppelbindung) Isolensäuren darstellen, vgl. S. 56.

Erst in allerjüngster Zeit gelang es, durch Heranziehung moderner und sehr verfeinerter physikalischer Arbeitsverfahren[2] die Analytik auf dem Fettgebiet so auszubauen, daß nicht nur ältere, unsichere Befunde berichtigt, sondern darüber hinaus bisher nach Art und Konstitution völlig unbekannte Fettsäuren festgestellt wurden.

So fand man in Leberölen von Haifischen – schon seit längerem interessant wegen ihrer charakteristischen Inhaltsstoffe Squalen und Glyceryläther – bisher unbekannte Fettsäuren gesättigter (C_{14} bis C_{22}) und ungesättigter Natur (C_{14} bis C_{26}) mit 1–5 Doppelbindungen.

Die neueren Befunde zeigen auch überraschend, daß Fettsäuren mit konjugierten Lücken- (Doppel-) Bindungen recht allgemein in den natürlichen tierischen und pflanzlichen Glyceriden vertreten sind, wenn auch meist nur in sehr geringen Konzentrationen.[3] Die früher schon in Pflanzen aufgefundene Parinarsäure wurde als eine C_{18}-Säure mit 4 konjugierten Doppelbindungen erkannt. In den Samenölen bei uns heimischer Balsaminaceen liegt sie mit der bisher in Naturfetten niemals angetroffenen Essigsäure (etwa 10%) zusammen als Acetodiparinin vor.

Konjuensäuren bilden sich auch im Verlauf der Autoxydation von Fetten (Konjuenisierung der Isolensäuren).

Die Herstellung von „Konjuensäuren“ im technischen Maßstab aus isoliert ungesättigten Fettsäuren oder durch Dehydratisierung (H_2O-Abspaltung) aus der natürlichen einfach-ungesättigten Hydroxysäure Ricinolsäure im Ricinusöl ist von weittragender Bedeutung für die Technik der Lack- und Anstrichstoffe, da hiermit eine Überführung der von Natur aus nicht oder nur schwach trocknenden Öle in trocknende möglich ist. Aus Ricinusöl erhält man so das dem Holzöl vergleichbare schnell trocknende Ricinenöl (Synourinöl).

[1] *Jodzahl* (als Maß der Ungesättigtheit) = g addiertes Jod pro 100 g Fett.

[2] Tieftemperaturkristallisation, fraktionierte Destillation, Ultraviolett-, Infrarot- und Raman-Spektroskopie, Chromatographie, Radiographie, Polarographie, Verteilungschromatographie, Massenspektrometrie.

[3] Zum Beispiel im Butterfett 2,5% Dien- und 0,7% Triensäuren.

Das fast allgemeine Vorkommen k o n j u g i e r t ungesättigter Säuren in den näher untersuchten Naturfetten wie auch das Vorliegen von Essigsäure (Acetodiparinin) läßt den biochemischen Aufbau der Fette aus Essigsäure vermuten. Tatsächlich beweisen die jüngsten biochemischen Forschungen auf diesem Gebiet, daß die Synthese von Fettsäuren im Organismus das Zweikohlenstoffsystem der Essigsäure, nämlich die energiereiche, sogenannte „aktivierte Essigsäure" zur Grundlage hat. Auch der biochemische Abbau der Kohlenhydrate, der Eiweißkörper und Fette mündet gemeinsam in die Stufe der „aktivierten Essigsäure" ein, von wo aus einerseits Aufbauvorgänge (Synthesen) im Organismus stattfinden, andererseits jedoch auch zur Energiegewinnung der Weg der biologischen Oxydation zu den Endprodukten CO_2 und H_2O über den sogenannten *Citronensäurecyclus* (Citratcyclus) beschritten wird; vgl. auch S. 6.

Aus dem Stoffwechselschema (Abb. 5) ist zu erkennen, daß der Abbau aller drei Hauptnährstoffgruppen, der Fette, der Kohlenhydrate und (nach vorheriger Desaminierung) der Eiweißstoffe über die „aktivierte Essigsäure" (= Acetyl-Coenzym A) verläuft, welche die Synthese der körpereigenen Fettsäuren wie auch anderer komplizierter Verbindungen, z. B. der Sterine im Organismus der Pflanzen und Tiere, ermöglicht. Siehe auch S. 190.

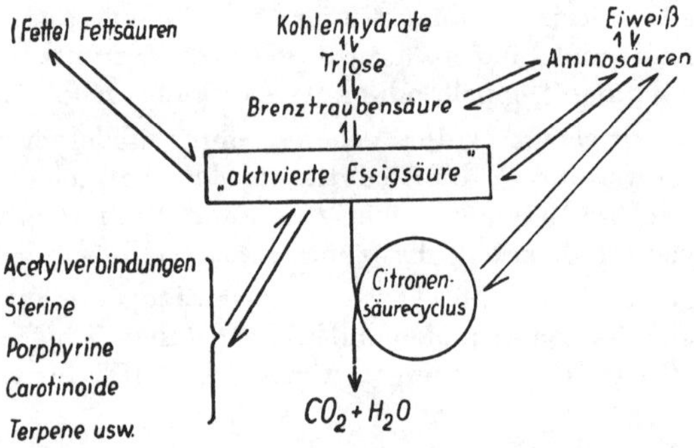

Abb. 5. Stoffwechselschema

2.2.5. Gewinnung der Fette

Gewinnung der Pflanzenfette

Zur technischen Gewinnung der Pflanzenfette bedient man sich unter jeweiliger Anpassung an die Rohstoffe, der P r e ß verfahren und der E x t r a k t i o n s verfahren. Die Verarbeitung der Ölsaaten kann über das ganze Jahr verteilt werden, da die Ölsaaten bei Einhaltung besonderer Maßnahmen längere Zeit lagerfähig sind. Ausnahmen bilden Oliven und die Früchte der Ölpalme; ihr Fruchtfleisch geht leicht in Gärung über.

Vor der Verarbeitung zu Speiseölen – sei es durch Pressung oder Extraktion – muß die Saatreinigung durch Trieure, Siebe, Aspirateure, Elektromagnete zur Entfernung von Schmutz und Staub, von Stein- und Eisenteilchen, von Fremdsaaten, Glas, Textilresten usw. durchgeführt werden. Bei der nachfolgenden Zerkleinerung der Saat in Brechern und Walzenstühlen werden die Zellen geöffnet, das Öl kann austreten.

Preßverfahren. Bei Kaltpressung, z. B. von Oliven (S. 348), erhält man in geringer Ausbeute feine Speiseöle. Durch warmes Auspressen erreicht man bessere Ausbeuten, jedoch können dabei Schleim-, Farb-, Riech- und Geschmacksstoffe und freie Fettsäuren mit ins Öl übergehen. Bei Ölsaaten wird vielfach erwärmt auf 70 °C in Wärmepfannen oder Etagenwärmern vor der eigentlichen Pressung mit Schneckenpressen. Man kombiniert auch die beiden Arbeitsgänge – Erwärmung und Pressung – durch Anwendung von Wärmeschnecken (Fleischwolfprinzip, vgl. Abb. 6). Um die Ölausbeute möglichst ergiebig zu gestalten, wird mehrmals gepreßt, wobei man vor der erneuten Pressung die jeweiligen Preßkuchenrückstände wieder durch Backenbrecher, Riffelstühle oder

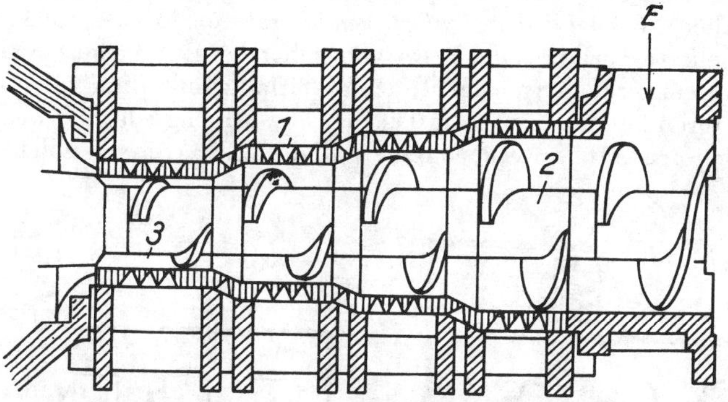

Abb. 6. Stufenförmig aufgebauter Preßraum einer Schneckenpresse (E Saateinlauf, 1 stufenweise sich verjüngender Seiher, 2 Preßschnecke, 3 Austritt des Preßrückstandes)
(aus R. LÜDE, Die Gewinnung von Fetten und fetten Ölen; Steinkopff, Dresden und Leipzig 1948)

Schlagkreuzmühlen zerkleinert und die nach der letzten Pressung (Nachpressung) vorliegenden, relativ ölreichen Preßkuchen (5–10% Öl) zur weiteren Entölung einer Extraktion mit Lösungsmitteln unterwirft. Das extrahierte Gut enthält am Schluß nur noch etwa 1% Öl und wird als wertvolles, eiweißreiches Futtermittel geschätzt. Da die bei der zweiten und weiteren Pressung gewonnenen Öle in der Qualität abfallen, kommt im allgemeinen nur das Öl der ersten Pressung als Speiseöl in Frage.

Bei den Ölsaaten ist darauf zu achten, daß das zur Verarbeitung gelangende Saatgut jeweils einen bestimmten Feuchtigkeitsgehalt besitzt (etwa 14–18% H_2O). Innerhalb dieses Feuchtigkeitsintervalls wird bei einer entsprechenden Erwärmung das Öl beim Preßvorgang leicht aus dem Inneren der Samen verdrängt. Diese Einstellung des ölhaltigen Rohmaterials vor der Pressung auf bestimmte mechanische und physikalisch-chemische Bedingungen (Reinigung, Zerkleinerung, Mahlen, Einstellung auf einen bestimmten Feuchtigkeitsgehalt, Vorwärmung) zum Zwecke einer möglichst hohen Ölausbeute nennt man Konditionierung.

Modernere Verfahren, z. B. das SKIPIN-Verfahren, versuchen direkt durch Verdrängung mit Wasser das in den Samenzellen befindliche Öl zum Austritt zu bringen.

Bei den heute verwendeten Ölpressen hat man grundsätzlich zu unterscheiden zwischen offenen und geschlossenen Pressen mit diskontinuierlicher (unterbrochener) Arbeitsweise (z. B. Packpressen, Etagenpressen, Seiherpressen, Ringpressen) einerseits und kontinuierlich arbeitenden Schnecken-Pressen (z. B. ANDERSON-Expeller, KRUPP-Presse, Miag-Presse) andererseits.

Extraktionsverfahren. Zur Extraktion muß die Ölsaat erst auf einen Feuchtigkeitsgehalt von 10–12% vorgetrocknet werden, da ein höherer Wassergehalt den Zutritt des lipophilen Lösungsmittels zu den Zellen erschwert (auch eine Form der Konditionierung). Bei ölreichen Saaten wird zur Erleichterung der notwendigen Feinzerkleinerung und zur Lösungsmittelersparnis häufig eine Vorpressung vorgeschaltet (kombiniertes Verfahren).

Die Extraktion der zerkleinerten Pflanzensamen erfolgt nach der Diffusions-(= Anreicherungs-)Methode. Bei der *diskontinuierlichen* Extraktion durchläuft das Lösungsmittel nach dem Gegenstromprinzip eine Reihe von stehenden Extraktionsgefäßen (Batterie), die vorher mit dem zerkleinerten ölhaltigen Material gefüllt sind, vgl. Abb. 7. Die einzelnen Extraktoren können im Gesamtleitungsnetz beliebig ein- und ausgeschaltet und bei Erschöpfung neu gefüllt werden, ohne daß die Extraktion als solche unterbrochen wird.

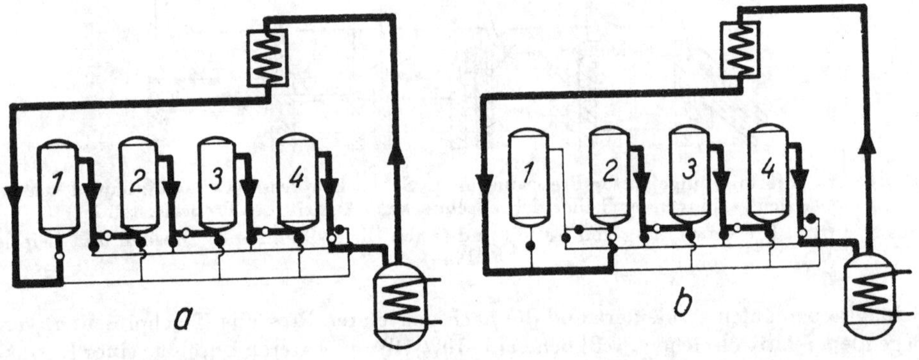

Abb. 7. Batterieschaltung einer Mehrkörper-Extraktionsanlage mit vier stehenden Extraktoren
a) Extraktionsmitteleintritt in den ersten Extraktor
b) Extraktionsmitteleintritt in den zweiten Extraktor bei abgeschaltetem ersten Extraktor (nach VAUCK-MÜLLER)

Heute wird die Extraktion meist in *kontinuierlichen* Verfahren (ebenfalls im Gegenstromprinzip) durchgeführt. In Abbildung 8 und 9 sind zwei kontinuierlich arbeitende Extrakteure wiedergegeben.

Das aus den Extrakteuren ausfließende Öl-Lösungsmittelgemisch, Miscella genannt, wird zur Entfernung von feinen Trubteilchen über geschlossene Filterpressen oder Zentrifugen genommen und in Destillierkolonnen geleitet, wo das Lösungsmittel schonend (Vakuum) abgetrieben wird. Die letzten Lösungsmittelreste werden durch direktes Einblasen von meist schwach überhitztem Wasserdampf entfernt.

Das vom Lösungsmittel befreite Öl wird dann der Raffination (vgl. S. 75) zugeführt.

Das abdestillierte Lösungsmittel wird nach Kondensation und Reinigung wieder in den Extraktionskreislauf zurückgeführt.

Statt der früher häufig verwendeten Lösungsmittel Benzol, „Tetra“ (CCl_4), „Tri“ (Trichloräthylen), Schwefelkohlenstoff, Alkohol, wird heute meistens das billige Benzin (Crackbenzin, Kp. 70–100 °C) benutzt. Es greift eiserne Apparaturen nicht an und besitzt nicht-fettartigen Stoffen (Stärke, Eiweiß) gegenüber ein äußerst geringes Lösungsvermögen. Seiner Brennbarkeit läßt sich mit entsprechenden Sicherheitsmaßnahmen heute gut begegnen. Sojabohnen werden vorteilhaft mit Alkohol extrahiert.

Die Extraktionsöle sind reiner als die gepreßten Öle, da sie weniger Verunreinigungen von Eiweiß, Schleimstoffen u. a. enthalten; geschmacklich stehen sie jedoch hinter jenen zurück. Sie bedürfen stets der Reinigung (Raffination), bevor sie als Speiseöle verwendet werden können. Neutral schmeckende Öle sind heute vor allem in der Margarineindustrie erwünscht (vgl. jedoch „Vollöle" S. 76).

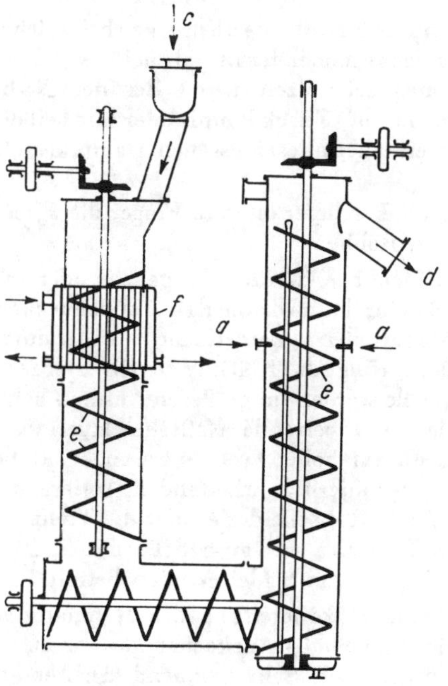

Abb. 8

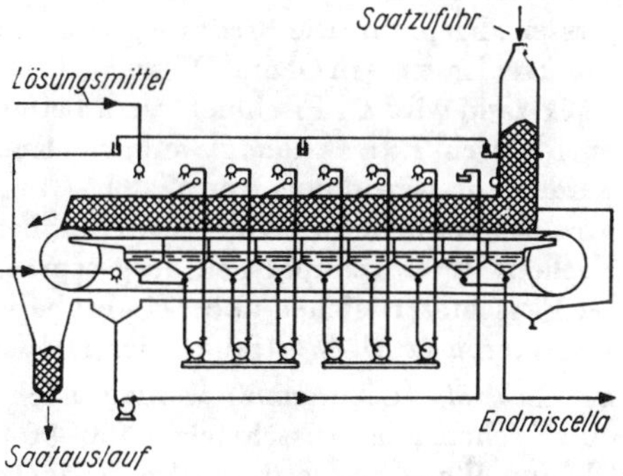

Abb. 9

Abb. 8. Kontinuierlich arbeitender Extraktionsapparat nach HILDEBRANDT: a Lösungsmitteleintritt, b Miscellaaustritt, c Eintritt des ölhaltigen Gutes, d Austritt des entölten Gutes, e umlaufende Förderschnecke, f Stabseiher

(aus ULLMANN, Enzyklopädie der Technischen Chemie, Bd. 1. S. 686; Urban & Schwarzenberg, München 1951)

Abb. 9. DE SMET-Extraktor

(aus ULLMANN, Enzyklopädie der Technischen Chemie, Bd. 7, S. 491: Urban & Schwarzenberg, München 1956)

Gewinnung der Tierfette

Die Gewinnung der Tierfette, insbesondere der Landtierfette, erfolgt im allgemeinen durch Ausschmelzen in Trocken- oder Naßschmelzverfahren. Ein besonderes Kalt-Schmelzverfahren stellt das Impulsschmelzen nach CHAYEN dar. Die Extraktions-

Verfahren mit Lösungsmitteln und die Preßverfahren beschränken sich auf die Gewinnung von Knochenfetten und Fischölen. Besondere Zentrifugations-Verfahren kommen bei der Fettgewinnung aus Milch zur Anwendung (vgl. Butterungsverfahren S. 336).

Bei der Gewinnung der *Landtierfette* erfordern die Fettgewebe der geschlachteten Tiere nach dem Reinigen, Waschen und Auslesen wegen der leichten Verderblichkeit eine rasche Verarbeitung.

Man gewinnt die Fette entweder durch die sogenannte Trockenschmelze, bei welcher das Fett in Fettkochern mit direkter Beheizung oder schonender in (mit heißem Wasser oder mit Dampf beheizten) Mantelkesseln ausgeschmolzen wird. Bei der Naßschmelze wird dagegen das Fett mit direktem Dampf (Frischdampf) oder mit heißem Wasser in offenen oder in (mit etwa 6 atü arbeitenden) geschlossenen Dampfkesseln (Mantelgefäßen) ausgeschmolzen.

Von den *Seetieren* kommen zwei große Gruppen als Fettlieferanten in Frage: die Fische und die im Meere lebenden Säugetiere (Wale und Robben).

Zur Gewinnung der *Fischöle* (Hering, Sardine, Menhade) werden die ganzen oder zerkleinerten Tierkörper zu einer breiigen Masse gekocht, dann wird der Brei in Schneckenpressen abgepreßt. Die Preßflüssigkeit wird heute rationell in Zentrifugen – früher durch Absetzenlassen – in Öl und Wasser getrennt; dann erfolgt die Klärung des Öls. Der feste Rückstand wird zu Fischmehl verarbeitet. Fischöle werden im größeren Ausmaß heute auch durch Extraktion gewonnen. Kontinuierlich arbeitende Naßschmelzverfahren werden zur Gewinnung von Walöl – meist schon auf hoher See – verwendet. Dabei wird der zerkleinerte Walspeck (Blubber) in kontinuierlich arbeitenden, rotierenden Kochern unter Dampfdruck ausgeschmolzen. Im Fettabscheider erfolgt die Trennung der Fleischfaserteilchen und Leimbrühe vom Öl. Letzteres wird anschließend in Spezialseparatoren (z. B. Westfalia- oder DE LAVAL-Typen) von Schleimstoffen befreit.

Die *Leberöle* (Lebertrane) werden nach sorgfältiger Vorbereitung des Rohmaterials durch schonendes Ausschmelzen (50–90 °C) oder schonendes Auskochen gewonnen, die Öl- und Wasserphase durch Spezialzentrifugen getrennt. Sehr schonend arbeitet das kontinuierliche TITAN-Verfahren, bei dem aus den Lebern nach der Zerkleinerung in geeigneten Mischgefäßen durch direkten Dampf von 5 atü das Öl freigesetzt und nach dem Entspannen des Aggregats die Öl-Wasser-Feststoff-Mischung in Schlamm-(Austrags-)Separatoren kontinuierlich getrennt wird.

In England wurde im sogenannten CHAYEN-Kaltschmelzprozeß ein neues Verfahren zur Fettgewinnung entwickelt, bei dem an Stelle von Wärme und Löungsmitteln zur Entfettung des Rohmaterials (Knochen, Ölfrüchte, Fischleber, Heringe u. a.) gewöhnliches kaltes Wasser verwendet wird. Das zerkleinerte Rohmaterial wird mit großen Wassermengen kontinuierlich durch einen Kessel geleitet, in dem mechanische Schwingkörper kräftige Hochfrequenzimpulse durch das Wasser senden, deren Wirkung mit derjenigen von Hochdruckstößen vergleichbar ist. Dadurch werden die Zellwände zerbrochen und der Inhalt augenblicklich herausgewaschen. Das ausgetriebene Fett sammelt sich auf der Oberfläche der wäßrigen Schicht und wird durch Zentrifugieren abgetrennt. Dieses „Impulsschmelzen" arbeitet sehr rasch unter besonderer Schonung des zu gewinnenden Fettmaterials. Knochen (wie auch Ölfrüchte) werden bis zu 98,5% entfettet.

Fettgewinnung durch mikrobiologische Fettsynthesen

Das Prinzip dieser Methoden besteht darin, Kohlenhydrate (Zucker) oder andere C-haltige Nährstoffe (organische Säuren, Säureamide, Kohlenwasserstoffe, CO_2) unter Beigabe anorganischer Nährsalze (vor allem N- und P-Verbindungen) im Gange des Stoffwechsels von Mikroorganismen in Fette umzuwandeln. Versuche, Mikroorganismen für die industrielle Fettgewinnung heranzuziehen, reichen bis in die Zeit des ersten Weltkrieges zurück. Seither wurden umfangreiche Arbeiten durchgeführt mit dem Ergebnis, daß die von verschiedenen Mikroorganismen erzeugten Fette für die Ernährung durchaus wertvoll sind. Sie entsprechen ihrer Zusammensetzung nach den Fetten höherer Pflanzen. Obwohl die im Laboratoriumsmaßstab angestellten Versuche in jüngster Zeit gute Erfolge zeitigten, begegnet die Übertragung in das technische Ausmaß noch immer großen Schwierigkeiten und ist bis heute noch keineswegs zufriedenstellend gelöst.

In neueren Arbeiten wurde festgestellt, daß neben *Endomyces vernalis* (Hyphenpilz) der Schimmelpilz *Oidium lactis* sich für die Fettgewinnung besonders eignet, da er sowohl Hexosen als auch Pentosen und das Disaccharid Lactose als Kohlenhydratquelle verwertet. Dieser Befund erregt die Hoffnung, lactosehaltige Molke und die bei der Holzverzuckerung anfallenden Pentosen nutzbringend zu verwerten. Beide Pilze lassen sich jedoch nur im Oberflächenverfahren züchten, sind also leicht Fremdinfektionen ausgesetzt, wodurch die mikrobiologische Fettsynthese beeinträchtigt und unwirtschaftlich wird.

Im allgemeinen geht deshalb das Ziel aller Versuche dahin, Mikroben zu züchten, die unter submersen Bedingungen schnelles Wachstum und gute Fettbildung zeigen; vom technischen Standpunkt aus bietet die mikrobiologische Fettsynthese allein in der Submerskultur Aussicht auf Erfolg.

Auf der Suche nach geeigneten Mikroorganismen hat sich ergeben, daß sowohl bestimmte Sproßpilze (Hefen) als auch Schimmelpilze (Hyphen- oder Mycelpilze) für die Durchführung der mikrobiologischen Fettsynthese in der Submerskultur geeignet sind.

So konnte die mikrobiologische Fettsynthese auch mit Hilfe von submers gezüchteten *Fusarium*-Arten (Mycelpilze) weitgehend bis zum industriellen Einsatz entwickelt werden. Neben reinen Kohlenhydraten (Zuckern) können dabei auch technische Ablaugen (z. B. Sulfitablaugen) und synthetische Verbindungen (organische Säuren und Säureamide) als Nährsubstrate ausgenützt werden. Ebenso zukunftsreich ist das schon bis zur technischen Reife entwickelte „Waldhof-Verfahren", bei dem Fett- und Eiweißbildung gleichzeitig nebeneinander vor sich gehen. Es handelt sich hier um ein kontinuierliches Belüftungsverfahren, wobei Sproßpilze, gewisse *Torula*-Arten, wie *Torula utilis*, die Biosynthese vollbringen, wichtig zur Proteingewinnung der Zukunft (S. 33).

2.2.6. Raffination der Speisefette

Die der menschlichen Ernährung dienenden festen Landtierfette, wie Schweineschmalz, Speisetalg, Geflügelfette, werden von vornherein durch Auswahl geeigneter Rohfette (Fettgewebe) in passenden Herstellungsverfahren (meist Schmelzverfahren) ohne anschließende Raffination in genießbarem, haltbarem Zustand gewonnen. Auch Butter als

Milchfett ist – ohne Raffination – sofort in der menschlichen Ernährung einsetzbar; ihre Haltbarkeit wird durch Ausschmelzen (Butterschmalz) erhöht.

Die üblicherweise für die menschliche Ernährung verwendeten pflanzlichen Rohöle sind, wenn sie sofort nach der Ernte der Ölfrüchte gewonnen werden, so rein, daß sie unmittelbar dem menschlichen Genuß dienen können, z. B. frisch gepreßtes Olivenöl und frischgepreßte Samenöle.

Bei längeren Transport- und Lagerungzeiten, wie sie heute auf dem Weltmarkt unvermeidbar sind, verändern sich indessen die Rohöle unter dem Einfluß von Luft, Wärme, Feuchtigkeit und Enzymen derart, daß ihr Gehalt an unerwünschten Stoffen zunimmt, die Haltbarkeit der Öle und ihre direkte Verwendbarkeit als Speiseöle – wie auch ihre Weiterverarbeitungsmöglichkeit zu Fettprodukten, wie Margarine, Mayonnaise – erheblich abnimmt. Die pflanzlichen Rohöle *müssen* daher vor der Verwendung als Nahrungsmittel (Speiseöle, Fettprodukte) in den Ölfabriken einem Reinigungsverfahren (Raffination) unterzogen werden, das darin besteht, die im Rohöl enthaltenen ungelösten (suspendierten) und gelösten Verunreinigungen als unerwünschte Ölbestandteile zu eliminieren.

Die suspendierten Stoffe werden auf mechanischem Wege durch Absitzenlassen (Läuterung) und Filtration, die gelösten Stoffe nach verschiedenen chemischen und physikalischen Methoden entfernt.

An *ungelösten* (suspendierten) Bestandteilen, die durch Läuterung und Filtration abgeschieden werden, sind vorwiegend zu nennen: Staub, Preßtuchhaare, Wasser, ausgeschiedene Schleimstoffe sowie mitgerissene Saatteilchen, deren zelleigene Lipasen z. B. die Bildung freier, oft kratzend schmeckender Fettsäuren verursachen.

Lösliche Beimengungen werden bei den verschiedenen Stufen des Gesamtraffinationsganges teilweise oder auch praktisch vollständig aus den Ölen entfernt. Hierzu gehören: Durch Hydrolyse gebildete freie Fettsäuren, geringe Mengen an Mono- und Diglyceriden, natürliche Farbstoffe, wie Carotinoide und Chlorophyll, im Laufe der Lagerung neugebildete Farbstoffe und unangenehme Geruchsstoffe unbekannter Zusammensetzung, Schleimstoffe (z. B. Lipoproteid- und Liposaccharidkomplexe), Schwermetallspuren (Cu, Fe), Sterine, Phosphoglyceride (z. B. Lecithine, Phosphoinoside), Harze, geruchswidrige Amine, Aldehyde, Ketone, Kohlenwasserstoffe, Autoxydations-, Polymerisations- und Spaltprodukte, natürliche Antioxydantien wie Tocopherole, Sesamol und Gossypol, gegebenenfalls durch Mikroben gebildete Mykotoxine,

Wir treffen also normalerweise in den pflanzlichen Rohölen eine ganze Reihe von Stoffen an, die deren Haltbarkeit unerwünscht beeinflussen und herabsetzen, die teilweise sogar toxisch wirken können (Gossypol) und daher durch den Veredlungsprozeß der Raffination entfernt werden müssen. In gewissem Umfang werden dabei jedoch auch ernährungsphysiologisch wertvolle Lipoide entfernt, deren Verlust nicht gleichgültig ist, z. B. Carotinoide, Tocopherole. Durch schonende Durchführung der technischen Raffinationsverfahren gewinnt man jedoch heute pflanzliche Speiseöle mit im wesentlichen unvermindertem Gehalt an natürlichen, ernährungsphysiologisch wichtigen und wertvollen Begleitstoffen (Tocopherole, Phosphatide), nach KAUFMANN treffend „*Vollöle*“ genannt.

Die heute übliche Raffination, die sich der Zusammensetzung der Rohöle und auch deren späterer Verwendung schonend anpaßt, verläuft über die Stufen der

a) Entschleimung

b) Entsäuerung (Neutralisation)

c) Entfärbung

d) Desodorierung (Geruchlosmachung, Dämpfung, Entduftung).

Die Entschleimung, meist mit einer wäßrigen Kochsalz- oder Phosphorsäure-Lösung oder sauren Alkaliphosphaten durchgeführt, bezweckt die Entfernung von Harz- und Schleimkörpern, Proteinen und Phosphatiden aus den Rohfetten. Der sich absetzende Hydratationsschleim, bei phosphatidreichen Ölen (Soja, Raps) auch „Roh-Lecithin" genannt (vgl. S. 382), wird durch Zentrifugieren separiert und kann mit Wasser (oder auch mit Aceton) gereinigt werden. Durch diesen Vorgang wird die Haltbarkeit des Öles erhöht, da Schleimstoffe einen guten Nährboden für die Kleinlebewesen bilden und die Gefahr des mikrobiellen Fettverderbes erhöhen. Die Herausnahme von Phosphatiden und Schleimstoffen ist auch für später erfolgende technologische Fettverarbeitungsverfahren wichtig, da z. B. durch Schleimstoffe und Phosphatide bei Hydrierungsvorgängen der Katalysator (Nickelkontakte) inaktiviert wird. Die gewonnenen Phosphatide dienen als wertvolle natürliche Emulgatoren, z. B. in der Margarineherstellung oder auch bei der Herstellung von Teigwaren.

Die Entsäuerung (Neutralisation), häufig mit der Entschleimung verbunden, erfolgt meist durch Zugabe (Aufsprühen, Einrühren) von schwachen Alkalilaugen und nachfolgender Waschung (Brausung) des Öles. Hierbei werden die Rohöle gleichzeitig weitgehend entfärbt und auch etwa vorhandene Schwermetallspuren (Cu, Fe) als Förderer des autoxydativen Fettverderbs größtenteils entfernt. Die bei der Neutralisation gebildeten Seifen scheiden sich als kompakter, dunkelgefärbter „Soapstock" ab und werden anschließend abgezogen. Ihre Weiterverwendung erfolgt z. B. in der Seifenindustrie.

Eine Entsäuerung kann auch unabhängig vom Säuregrad durch überhitzten Wasserdampf (Wasserdampfdestillation) im Vakuum vorgenommen werden, wobei die freien Fettsäuren mit übergehen. Durch nachgeschaltete Laugenbehandlung werden noch die letzten Säurereste entfernt.

Die Destillationsentsäuerung kann bei rohem Baumwollsaatöl wegen Bildung schwarzer Oxydationsprodukte aus Ölbegleitstoffen (Gossypol) nicht verwendet werden.

Bei uns wird die Entsäuerung (Neutralisation) noch weitgehend im Chargenverfahren, also diskontinuierlich, durchgeführt. In den USA wird dagegen in den großen Mengen an Soja- und Baumwollsaatöl der Soapstock kontinuierlich ausgeflockt, durch hochtourige Zentrifugen abgetrennt, das Öl anschließend in kontinuierliche Vakuumtrockner geleitet und der Bleichung zugeführt. Durch den relativ kurzen Kontakt zwischen Rohöl und Lauge wird das Neutralöl wenig angegriffen; die Bildung von Emulsionen ist gering, der Raffinationsverlust vergleichsweise niedrig, die Ölqualität gleichbleibend und leicht zu kontrollieren. Die kontinuierliche Neutralisation läßt sich ohne besondere technische Schwierigkeiten bis 0,1% und weniger an freien Fettsäuren (berechnet als Ölsäure) führen. (Kontinuierliche Verfahren: DE LAVAL-, SHARPLESS-, CLAYTON-, Short-Mix-Verfahren, Zenitverfahren).

Die Entfärbung (Bleichung) wird mit Adsorptionsmitteln (Bleicherden, wie Bentonit, Floridaerden u. a., sowie Aktivkohlen) durchgeführt und erfaßt Reste von Seifen, Schleimstoffen und Schwermetallspuren, von natürlichen und bei der Lagerung des Öles entstandenen Farbstoffen.

Auch im Öl noch vorhandene Oxydationsprodukte (Hydroperoxide, Peroxide), die die Lagerstabilität der Öle beeinträchtigen können und bei Zerfall und durch weitere oxydative Reaktionen Geschmacksveränderungen der Öle ergeben, werden durch die Bleichung weitgehend entfernt. Die bei der Bleichung manchmal in ganz geringen Mengen entstehenden ungesättigt-konjugierten Diene und Triene (Polymerisations- und Oxydationsneigung) entstammen in klarer Reaktionsfolge den primär gebildeten Hydroperoxiden der Fette. Oxydative Veränderungen des Öls beim Bleichvorgang lassen sich durch Arbeiten unter Vakuum stark einschränken.

Die physikalische Adsorption mit Aktivkohlen und Bleicherden folgt praktisch der FREUNDLICH-Gleichung, eine Erkenntnis, die technologisch erfolgreich verwertet wird.

Die Bleichung kann heute schon kontinuierlich erfolgen (z. B. BAMAG-MAGUIN- und GIRDLER-Verfahren). Die chemische Bleichung, die früher z. B. mit Peroxiden durchgeführt wurde, ist heute nicht mehr zugelassen.

Die letzte, aber zweifellos schwierigste Stufe des gesamten Raffinationsprozesses ist die Desodorierung (Geruchlosmachung, Dämpfung, Entduftung). Hierbei sollen qualitätsmindernde Geschmacks- und Geruchsstoffe entfernt werden, die primär als arteigene Fett-Komponenten vorliegen oder die sich sekundär durch oxydative oder hydrolytische Reaktionen (chemischer, enzymatischer oder mikrobieller Art) im Fett gebildet haben.

So können beispielsweise in Kokosfett und Palmkernöl – mit ihrem hohen Gehalt an Fettsäuren mittlerer Kettenlänge – größere Mengen an bekannten, eigenartig und unangenehm riechenden Methylketonen gebildet werden. Außerdem entstehen bei der Oxydation von ungesättigten Fettsäuren nach dem Zerfall der Hydroperoxide ungesättigte Aldehyde, Hydroxysäuren, Ketosäuren, niedermolekulare Fettsäuren und Alkohole, die dem Öl einen typisch ranzigen Geschmack verleihen. Auch durch Hydrolyse treten häufig freie Fettsäuren auf, von denen besonders die Säuren mit niederem und mittlerem Molekulargewicht unangenehme geruchliche und geschmackliche Eigenschaften besitzen. Auch aminartige Verbindungen, die zum größten Teil den Restphosphatiden des Öles entstammen, müssen wegen ihrer geruchswidrigen Eigenschaften entfernt werden. Die genannten Stoffe sind bereits in äußerst geringen Konzentrationen (1—10 mg/kg) einem Öl geruchlich und geschmacklich abträglich.

Praktisch entspricht die Desodorierung einer Wasserdampfdestillation, bei der die relativ flüchtigen Verbindungen, die einen unerwünschten Geruch und Geschmack des Öles verursachen, von den nicht flüchtigen Glyceriden abgetrennt werden.

Da der Dampfdruck der zu entfernenden Geruchs- und Geschmacksstoffe sehr niedrig ist, müßten zu ihrer Entfernung sehr hohe Temperaturen angewendet werden. Diesem Umstand entgeht man bei der Desodorierung durch Anwendung eines möglichst hohen Vakuums (5–20 Torr). Gleichzeitig wird hierdurch das heiße Öl vor der Oxydation durch den Luftsauerstoff geschützt und eine Hydrolyse von Triglyceriden durch den Wasserdampf weitgehend verhindert.

Die praktische Durchführung der Desodorierung gestaltet sich so, daß man unter Zuhilfenahme von mehrstufigen Dampfstrahlerzeugern ein Vakuum von 5–20 Torr erzeugt und die Öle auf etwa 170–230 °C erhitzt. Dadurch wird ein genügend hoher Partialdruck der abzudestillierenden Stoffe erreicht. Der direkte Dampf, der zur Desodorierung durch das Öl geht, ist entlüftet

(O_2-frei) und trocken. Um den katalytischen Einfluß von Metallspuren (im Zusammenhang mit den bei technischen Anlagen nicht ganz zu vermeidenden Zutritt von Luftsauerstoff) auszuschließen, setzt man kurz vor Beginn jeder Dämpfung sowie kurz vor Abbruch derselben geringe Mengen einer wäßrig konzentrierten Citronensäurelösung zu (5 mg/100 g, berechnet auf das Öl). Dadurch werden die prooxydativ wirkenden Metallspuren komplexartig gebunden.

Nach Beendigung des Desodorierens wird das Öl auf etwa 135 °C abgekühlt; es geht dann, um eine Oxydation durch den Luftsauerstoff auszuschließen, in **Vakuumkühler**, die es erst nach Erreichung einer Temperatur unter 60 °C verläßt.

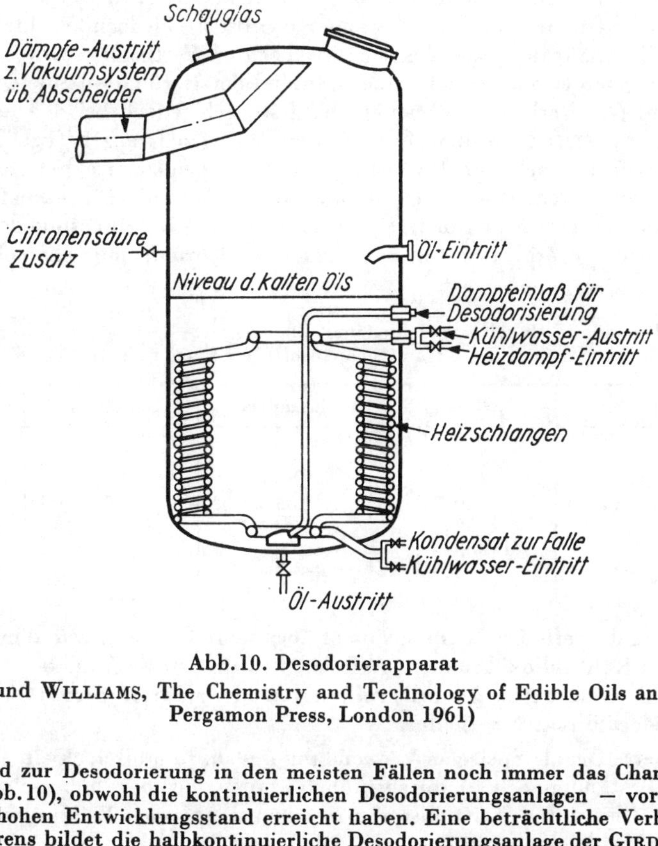

Abb. 10. Desodorierapparat
(aus DEVINE und WILLIAMS, The Chemistry and Technology of Edible Oils and Fats, S. 41; Pergamon Press, London 1961)

In Europa wird zur Desodorierung in den meisten Fällen noch immer das Chargenverfahren angewandt (Abb. 10), obwohl die kontinuierlichen Desodorierungsanlagen – vor allem in den USA – einen hohen Entwicklungsstand erreicht haben. Eine beträchtliche Verbesserung des Chargenverfahrens bildet die halbkontinuierliche Desodorierungsanlage der GIRDLER-Corporation. Nach diesem System wird das Öl zwar stetig, aber partienweise gedämpft.

Aus der Besprechung der Raffinationsstufen geht hervor, daß der gesamte Gang der Raffination als eine Veredelung der Rohöle zu Speisefetten angesprochen werden kann. Es werden eine ganze Reihe von Stoffen entfernt (vgl. Tab. 7) – teilweise natürlichen Herkommens, teilweise während der Rohölgewinnung aus Apparaturen eingeschleppt oder als Oxydationsprodukte des Öles sekundär entstanden –, durch die die meisten

Tabelle 7. Schwermetall-Gehalte von Rohölen und raffinierten Ölen (Angaben in mg/kg)

Fettart	Cu	Fe
Sojaöl roh	0,1—0,5	1—5,6
Sojaöl raff.	0,004—0,045	0,005—2,5
Maisöl roh	0,5	12,7
Maisöl raff.	0,015	0,1

Rohöle vermindert haltbar und technologisch nicht zu haltbaren Fetten und Fettprodukten zu verarbeiten sind. Auf der anderen Seite muß jedoch beachtet werden, daß auch ein Teil ernährungsphysiologisch erwünschter Fettbegleitstoffe, wie beispielsweise die Tocopherole oder Carotinoide, während der Raffination eine gewisse Minderung erfahren. Der Verlust an Tocopherolen hält sich jedoch bei den heute üblichen schonend ausgestalteten Raffinationsverfahren in engen Grenzen (vgl. Tabelle 8), so daß die Speisefette nach der Raffination noch vergleichsweise beträchtliche Tocopherolmengen enthalten. Dies ist im Hinblick auf die Vitamin-Eigenschaften der Tocopherole wie auch wegen ihrer günstigen (antioxydativen) Beeinflussung der Öl-Haltbarkeit von besonderer praktisch-technologischer und ernährungs-physiologischer Bedeutung.

Tabelle 8. Tocopherol-Gehalte verschiedener Pflanzenfette vor und nach der Raffination (Angaben in mg Gesamttocopherol/100 g Fett) n. J. BALTES

Fettart	Roh	Entsäuert	Gebleicht	Desodoriert
Kokosöl	3—5	—	—	3
Maisöl	119	—	—	95
Baumwollsaatöl	110	105	95	95
Erdnußöl	52	—	—	45, 48
Sojaöl	152, 212	—	—	110, 175
Palmöl	50, 52	—	—	35, 40

Die Lagerung der raffinierten Öle soll nicht über Raumtemperatur und möglichst unter Stickstoff und Kohlendioxid in dazu geeigneten oxidfreien Eisentanks erfolgen. Die für die Margarineherstellung bestimmten raffinierten oder halbraffinierten Öle werden nicht gelagert, sondern direkt verarbeitet.

Sollen raffinierte Öle als Speiseöle Verwendung finden, so muß noch eine Winterisierung (Kältebeständigmachen) durchgeführt werden, bei der höherschmelzende Triglyceride des Öles durch Kristallisation in einem langsamen Kühlungsvorgang abgeschieden werden. Während für Sojaöl, Rüböl, und Mohnöl die normalen Lagerungstemperaturen von 15–20 °C zur Klärung des Öles ausreichen, müssen Baumwollsaatöl, Sonnenblumenöl, Sesamöl sowie Maisöl 2–4 Tage auf etwa +5 °C gehalten werden. Anschließend erfolgt die Abtrennung der ausgeschiedenen festen Glyceride; der flüssige Anteil erhält durch eine Polier-(Fein-)Filtration eine besondere optische Brillanz.

Erdnußöl ist auf Grund seines Gehaltes an längerkettigen gesättigten Fettsäuren nicht winterfest zu machen, da es schon bei 8–10 °C gelartig erstarrt.

2.2.7. Fetthärtung

Während man früher allgemein unter Fetthärtung nur die Anlagerung von Wasserstoff (katalytische Hydrierung) an ungesättigte Fette (Glyceride) verstand, faßt man heute sinnvoll unter diesem Begriff alle Verfahren zusammen, die geeignet sind, den Schmelzpunkt eines Glyceridgemisches zu erhöhen. Dazu gehören: 1. Die katalytische Hydrierung (Wasserstoffanlagerung), 2. die Umesterung, 3. das Fraktionieren von Fetten, d. h. das Abtrennen niedriger schmelzender Glyceride.

Fetthärtung durch Hydrierung. Die bessere Verwendbarkeit der bei gewöhnlicher Temperatur festen Fette, z. B. zur Margarineherstellung, veranlaßte NORMANN 1901, flüssige Fette (Öle) in feste überzuführen. Er ging dabei von dem Gedanken aus, die in den Glyceriden vorliegenden ungesättigten Fettsäuren der Ölsäure- oder Linolsäurereihe durch Anlagerung von Wasserstoff (Härtung) in gesättigte Fettsäuren von höherem Schmelzpunkt umzuwandeln.

$$\text{—CH=CH—} \xrightarrow[\text{Katalyt.}]{H_2} \text{—CH}_2\text{—CH}_2\text{—} \quad \text{(exotherme Reaktion)}$$

Die wichtigste Aufgabe bei der Lösung dieses Problems war die Auffindung geeigneter Katalysatoren; erst dann gelang die Ausarbeitung einer Reihe für den Großbetrieb brauchbarer Fetthärtungsverfahren durch Hydrierung.

Die Fetthärtung durch Hydrierung wird heute in größtem Umfange bei flüssigen Pflanzenfetten (Ölen) angewandt, weil diese im Vergleich zu Fetten mit fester Konsistenz in einem natürlichen Überangebot vorliegen. Bei Seetierölen ist die Härtung ein wichtiger Veredlungsprozeß und unumgänglich notwendig; sie können infolge ihrer geringen Haltbarkeit und ihres eigenartigen Geruchs und Geschmacks in der natürlichen Form weder in der Ernährung noch in der Seifenindustrie Verwendung finden.

Ohne auf die technischen Einzelheiten der Hydrierung von Fetten einzugehen, sei hier das Prinzip der zur Zeit angewandten Methoden angeführt: Die vorgereinigten (mindestens entschleimten und entsäuerten), erwärmten tierischen oder pflanzlichen Fette werden mit sehr fein verteiltem Nickel, das aus Nickelformiat oder Nickelcarbonat durch Reduktion mit Wasserstoff erzeugt wird, in Mengen von 0,01–0,2% vermischt und dann bei Temperaturen von 160–220 °C unter Druck (zur Erhöhung der Reaktionsgeschwindigkeit) mit Wasserstoff durch Rühren oder Einblasen in innige Berührung gebracht. Die derzeitigen Hydrierverfahren werden als Chargenverfahren wie auch kontinuierlich betrieben; vgl. Abb. 11.

Unter den Hydrierbedingungen gehen die ungesättigten Fettsäuren z. T. in gesättigte über. Hierbei können auch sterische *cis-trans*-Umlagerungen (Elaidinierungen) der Fettsäuren und Verschiebungen von Doppelbindungen (Positionsisomerie) stattfinden, so daß sogenannte „Isoölsäuren" entstehen, die analytisch oft ein hervorragendes Merkmal für das Vorliegen von gehärteten Fetten (Hartfetten) darstellen, z. B. *trans*-Bande im IR-Bereich 965–990/cm (vgl. auch S. 58).

Neben der Anlagerung von Wasserstoff an ungesättigte Bindungen und der genannten Isomerisierung sind unter den Bedingungen der technischen Hydrierung in sehr geringem Umfang auch eine Konjugierung der ungesättigten Glyceride, Umesterungserscheinungen und eine ganz geringe Hydrogenolyse der Triglyceride möglich.

Durch Variation der Versuchsbedingungen (Katalysatoren, Temperatur, Druck usw.) gelingt es, die Härtung stufenweise so zu leiten, daß nur bestimmte Gruppen, etwa die

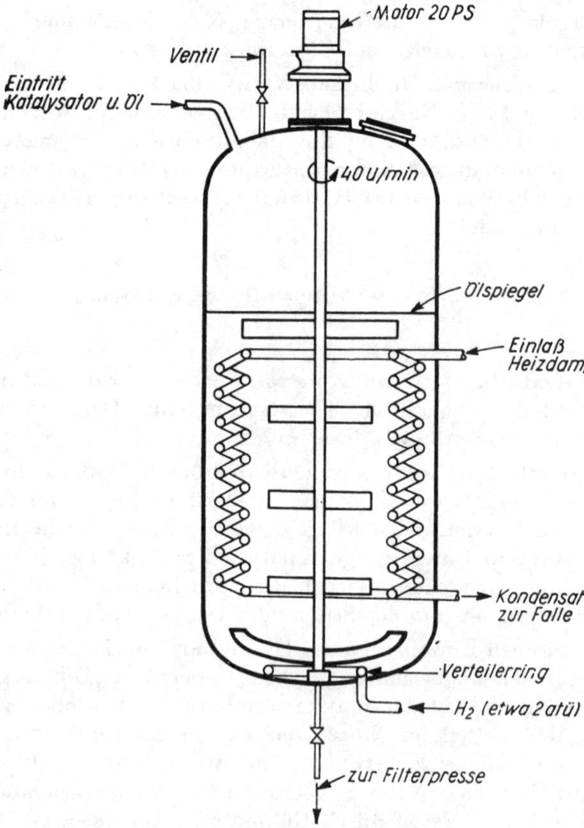

Abb. 11. Hydrierapparatur
(aus DEVINE und WILLIAMS, The Chemistry and Technology of Edible Oils and Fats, S. 44; Pergamon Press, London 1961)

Fettsäuren mit mehreren Doppelbindungen, partiell hydriert werden, die Ölsäure und Linolsäure aber in beträchtlicher Menge erhalten bleiben. So kann die Härtung in einem recht weiten Bereich gelenkt und somit weichere oder härtere Fette von jedem gewünschten Schmelzpunkt und Konsistenzgrad, etwa dem des Schmalzes, des Oleomargarins, des Rinder- oder Hammeltalges, erzielt werden; eine absolute Selektivität der Hydrierung oder eine vollständige Isomerisierung (oder deren Unterdrückung) ist im Gange der Fetthärtung nicht möglich (Gleichgewichtsreaktion!).

Bei Speisefetten beschränkt sich die Härtung immer nur auf die teilweise Absättigung von Doppelbindungen, da eine vollständige Hydrierung – mit wenigen Ausnahmen – zu hochschmelzenden, schwerer resorbierbaren, gesättigten Fetten führt. Im allgemeinen hydriert man Speisefette bis zu Schmelzpunkten von 32–37 °C und erhält feste, geschmeidige Fette von einheitlicher Konsistenz mit dem physiologisch zuträglichsten Schmelzintervall. Die Zusammensetzung des hydrierten Fettes oder Öles ist abhängig von der Art und Zusammensetzung des Ausgangsfettes und den verschiedenen (steuerbaren) Hydrierbedingungen.

Der eigenartige Geschmack der gehärteten Fette (*Härtungsgeschmack*), bedingt durch gebildete Halbacetale und deren Zerfall in Aldehyde und Alkohole, wird durch Raffination (Desodorierung) verbessert.

Der sowohl bei hydrierten als auch bei bestimmten raffinierten Fetten und Ölen beobachtete *Reversionsgeschmack* beruht auf der Bildung von Isolinolsäuren (Positionsisomere!), die durch Lichteinfluß, Metalleinwirkung und Sauerstoffangriff bei der Lagerung zu geruchstragenden, ungesättigten Carbonylverbindungen oxydiert werden. Antioxydantien sind auf diese Reversionserscheinung ohne Einfluß.

Die hydrierten Fette werden zur Entfernung der Nickelkontakte, des Hydriergeschmacks, der freien Fettsäuren, der Verfärbungen u. a. im allgemeinen nachraffiniert. Diese Nachraffination besteht aus milder Nachentsäuerung, Bleichung und Dämpfung (Desodorierung).

Bei extremen Härtungsbedingungen können mit Ausnahme des Vitamins E (Tocopherol) fettlösliche Vitamine und essentielle Fettsäuren als ernährungsphysiologisch wertvolle Fettbegleiter in wesentlichem Umfang zerstört werden. Dieser Verlust an essentiellen Nahrungsfaktoren wie Linolsäure oder Vitamin A bei der Härtung von Nahrungsfetten wird heute – vgl. Margarineherstellung S. 341 – durch Zusatz von hochwertigen Pflanzenölen und Vitamin-A-Zusatz ausgeglichen.

Ein neues, sehr schonendes Hydrierverfahren (KAUFMANN) besteht in der Hydrierung einer 40%igen Miscella (Öl-Lösungsmittel-Gemisch), die kontinuierlich über einen stationären Nickelkatalysator fließt. Das Verfahren arbeitet bei Temperaturen unter 100 °C, so daß nur unbedeutende Mengen an Isoölsäuren entstehen.

Nach dem derzeitigen Stand der Wissenschaft erhalten die Speisefette im Gang der heute allgemein üblichen Fetthärtung mit Wasserstoff und Nickelkontakten keine ernährungsphysiologisch bedenklichen Eigenschaften, auch nicht durch Vorgänge, die bei Verschiebungen von Doppelbindungen oder durch *cis-trans*-Isomerisierung (Elaidinierung) zur Bildung der sogenannten Isoölsäuren führen (vgl. S. 58).

Umesterung. Ein weiteres Verfahren zur Überführung von Ölen in Fette bzw. von niederschmelzenden Fetten in höherschmelzende – hierbei bilden sich keine isomeren Fettsäuren – beruht auf der leichten Austauschbarkeit der im Glyceridmolekül enthaltenen Fettsäurereste. Im Gegensatz zur Alkoholyse und Acidolyse bezeichnet man diese Reaktion als eigentliche Umesterung. Sie ist dadurch charakterisiert, daß die Estergruppen unter Austausch der Fettsäurereste im Glyceridmolekül reagieren.

Die Umesterung kann sowohl *inter*molekular, d. h. also zwischen verschiedenen Glyceridmolekülen, als auch *intra*molekular, d. h. innerhalb eines Glyceridmoleküls, unter Austausch der Säurereste erfolgen, z. B.:

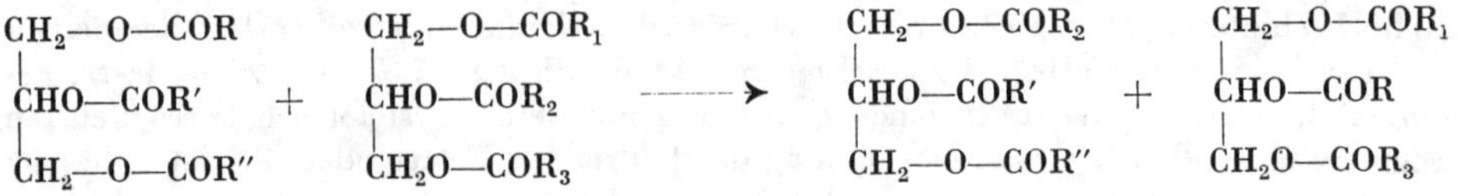

Intermolekulare Umesterung

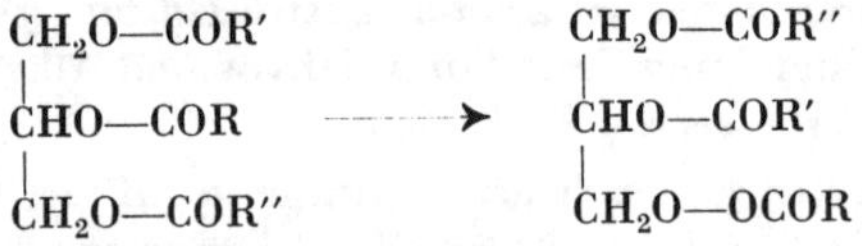

Intramolekulare Umesterung

Diese Umesterung kann einerseits zu homogenen Fetten führen, andererseits lassen sich aber auch inhomogene Fette herstellen, aus denen dann die feste Fettsäuren enthaltenden Glyceride leicht abzutrennen sind. Beide Arten der Umesterung haben schon heute große technische Bedeutung gewonnen, weil man mit Hilfe dieses Verfahrens die Eigenschaften natürlicher Fette weitgehend verändern kann, ohne auf die klassischen Methoden der Fettspaltung und der Wiederveresterung angewiesen zu sein.

Man muß grundsätzlich unterscheiden zwischen der Einphasen-Umesterung (random Interesterification) und der gerichteten oder gelenkten Umesterung (directed Interesterification).

Bei der Einphasen-Umesterung wird die homogene, flüssige Phase bei höheren Temperaturen (70–200 °C) und in Gegenwart von Alkalialkoholaten als Katalysator für die Dauer von etwa 2 Stunden bearbeitet. Dabei verteilen sich die Fettsäuren über die Glyceride nach statistischen Gesetzen.

Für die technische Umesterung im Einphasensystem müssen die verwendeten Öle frei von Wasser, frei von Fettsäuren sowie Hydroperoxiden und anderen Autoxydationsprodukten sein. Man verwendet daher zweckmäßig die nach der Alkalientsäuerung oder Bleichung anfallenden Halbraffinate; als Katalysatoren werden ausschließlich Natriummethylat oder Natriumäthylat in Konzentrationen von 0,5–0,1% (berechnet auf die eingesetzte Fettmenge) verwendet. Nach Einbringen des Katalysators unter Rühren wird in dem dazu erforderlichen Gerät, einem einfachen, geschlossenen Behälter, beispielsweise 1 Stunde unter Vakuum bei 70 °C gearbeitet. Das umgeesterte Gut wird zur Entfernung des Katalysators bzw. von dessen Umsetzungsprodukten mit Wasser gewaschen; eine Bleichung und Desodorierung des umgeesterten Fettes erfolgt in üblicher Weise (vgl. S. 77).

Im allgemeinen ist das Resultat dieser Einphasen-Umesterung eine Erhöhung der Zahl der Glyceridarten und eine breitere Verteilung der Fettsäuren, so daß im Gange der Bildung eutektischer Gemische eine Senkung des Schmelzpunktes und gewöhnlich ein weicheres Produkt erhalten wird. Man hat es also in der Hand, mit Hilfe dieser Umesterung einen weiten Schmelzbereich von Fetten durch ein relativ einfaches technologisches Verfahren und durch einen weiten Auswahlbereich von Rohmaterialien zu erzielen. Auf dem Wege der Einphasenumesterung kann z. B. Baumwollsaatöl mit Kokosfett in ein schmalzartiges Produkt übergeführt werden, während man höherschmelzende Weichfette beispielsweise durch Umesterung dieses Öles mit Talg erhält. Letztgenannte Fette besitzen eine hohe Plastizität und eignen sich ganz besonders für die Herstellung von Back- und Ziehfetten (Shortenings).

Bei der Einphasenumesterung von Ölen mit festen Fetten (Talg, hydrierte Fette) lassen sich auch niedermolekulare Fettsäuren (Kokosfett, Palmkernöl) einestern, und man erhält dabei Produkte, die bei verbesserter Konsistenz relativ wenig temperaturabhängig sind und eine bessere Beständigkeit gegen Autoxydation sowie ein höheres Wasserbindungsvermögen besitzen. Allerdings sind auch diese Produkte bei hoher Luftfeuchtigkeit in ihrer Lagerbeständigkeit begrenzt, da durch Abspaltung niederer Fettsäuren leicht ein seifiger Geschmack auftreten kann (vgl. S. 87).

Im Gegensatz zur Einphasen-Umesterung bezweckt die gelenkte Umesterung eine Umformung der in natürlichen Fetten und Ölen vorhandenen gemischtsäurigen Glyceride in solche, die vorzugsweise feste bzw. flüssige Fettsäuren enthalten, die sich dann leicht aus dem Umesterungsgemisch voneinander abtrennen lassen. Als Katalysatoren dienen flüssige Alkalilegierungen. Die Reaktionsdauer dieser Umesterungsart ist sehr viel kürzer. Die zur gelenkten Umesterung erforderlichen Temperaturen liegen vergleichsweise niedrig und dürfen den Schmelzpunkt der zu erwartenden höherschmelzenden Glyceride nicht wesentlich überschreiten. Durch die Möglichkeit der kontinuierlichen Entfernung einer Komponente aus der Reaktionsphase, z. B. durch Abtrennung fester Anteile durch Kristallisation in einem Kühlvorgang, gelingt die Überführung eines mäßig hochschmelzenden Fettes in Weichfette (Margarine-, Backfettherstellung) und härtere Fette, z. B. als Kakaobutterersatz. Werden am Ende der gelenkten Umesterung die beiden Komponenten nicht getrennt, so erhält man ein Fett, das vollkommen andere rheologische Eigenschaften besitzt als das Ausgangsmaterial. Man ist der Ansicht, daß dabei auch Verwandlungen in stabilere Kristallformen eine Rolle spielen, vgl. S. 64.

Die gelenkte Umesterung wird in weitem Umfang zur Veredelung von Schweineschmalz, vor allem in den USA, eingesetzt.

Leichte Umesterungserscheinungen wurden als Begleiterscheinung bei gewissen technischen Prozessen nachgewiesen: bei der Neutralisation saurer Fette durch Abdestillieren freier Fettsäuren (WECKER-Verfahren), im Gange der Fetthydrierung, bei der Molekulardestillation und der Elaidinierung der Fette.

Eine weitere Form der Umesterung ist die Hydrierumesterung. Bei diesem Prozeß werden Hydrierung und Umesterung in einem Arbeitsgang vereinigt. Da die durch selektive Hydrierung gewonnenen Weichfette infolge ihres Gehaltes an Isolinolsäuren leicht einen Reversionsgeschmack annehmen (vgl. S. 90), hat man versucht, an Stelle dieser Fette Kokosfett mit Erdnußöl während der Härtung umzuestern. Dabei erhält man Weichfette mit guten plastischen Eigenschaften, die im Geschmack nicht umschlagen. Es gelingt auch, außer der schon oben genannten Möglichkeit, niedere Fettsäuren, wie Kokosfettsäuren, einzuestern und dadurch relativ temperaturunabhängige Fette herzustellen. Produkte mit eingeesterter Essigsäure sind als Acetoglyceride oder als Acetinfette im Handel. Sie sind durch eine relativ hohe Temperaturstabilität gekennzeichnet, neigen jedoch relativ leicht zur Abspaltung von Essigsäure. Sie eignen sich in erster Linie als Überzugsmassen für Fleischwaren.

Fraktionierungsverfahren. Eine Härtung durch „Abpressen" niedrigschmelzender Glyceride aus Fetten erfolgt z. B. bei Herstellung von Preßtalg und Oleomargarin, vgl. S. 345. Auch bei der „Winterisierung" (Kältebeständigmachen) der Speiseöle oder der Abtrennung von höherschmelzenden Glyceridfraktionen aus Kokosfett, Palmkernfett und Palmöl lassen sich durch Abpressen oder Abfiltrieren der nach langsamer Kühlung aus diesen Ölen auskristallisierenden gesättigteren Glyceride, d. h. die höherschmelzenden, härteren „Anteile", gewinnen.

Diese Auftrennung eines Öles, z. B. von Leinöl, Sojaöl oder von Fischölen, in feste und flüssige Anteile ist auch in technischem Maßstab aus Lösungsmittel-Öl-Gemischen möglich, wie aus CH_3OH-Öl im *Emersol*-Verfahren oder aus Propan-Öl im *Solexol*-Verfahren.

2.2.8. Verderben der Fette

Bei allen Lagerveränderungen der Fette laufen Vorgänge ab, die man auf Grund sinnesphysiologischer Wahrnehmungen in den chemisch vielgestaltigen Sammelbegriff „Fettverderben" zusammenfaßt. Obwohl in ihrer Gesamtheit außerordentlich verwickelt, kann man bei den zum Verderben und damit zur Genußuntauglichkeit führenden Lagerveränderungen der Nahrungsfette grundsätzlich unterscheiden zwischen:

1. rein chemischen Umsetzungen und

2. biochemischen und mikrobiologischen Umsetzungen.

Beide Reaktionsfolgen laufen oft nebeneinander ab und führen je nach Konstitution des Fettes, je nach Art der Begleitstoffe und äußeren (rein chemischen, enzymatischen, physikalischen) Einflüssen zu folgenden wichtigen Arten des Fettverderbens:

Sauerwerden, Peroxidigwerden, Aldehydigwerden, Ketonigwerden, Talgigwerden.

Auch das *Fischigwerden*, *Öligwerden*, *Tranigwerden* und *Seifigwerden*, sowie die als *Reversion* bezeichneten Geschmacksumschläge sind Verderbensarten, die wiederum in Abhängigkeit von der Zusammensetzung des Fettes, seinen Begleitstoffen und bei speziellen Reaktionsmöglichkeiten auftreten können.

Will man die angeführten Arten des Fettverderbens grundsätzlich verstehen, so muß man eine biologische Ganzheitsbetrachtung des Begriffes „Fett" zugrunde legen: Entsprechend ihrer biologischen Herkunft bestehen die natürlichen Fette als zusammengesetzte Lebensmittel nicht nur aus einem Gemisch von gesättigten und ungesättigten Glyceriden, die beim Fettverderben angegriffen werden. Neben den Glyceriden nehmen – reaktionsfähig und reaktionsbereit – auch natürliche Fettbegleitstoffe, wie Vitamine, Phosphatide, Lipochrome, ungesättigte Kohlenwasserstoffe, an den Verderbensvorgängen und ihren Folgeerscheinungen maßgeblichen Anteil, wobei diese oft die Verderbensrichtung mitbestimmen.

Chemische Veränderungen der Fette

Bei den rein chemisch bedingten Umsetzungen handelt es sich um ***hydrolytische*** und *oxydative* (desmolytische) Vorgänge.

Hauptwege des Fettverderbens (nach K. TÄUFEL)

Fettverderben

- *Rein chemische Prozesse*
  - *Hydrolytische Vorgänge*
    - Erhöhte Säurezahl; Sauerkeit, Seifigkeit
  - *Oxydative Vorgänge*
    - Autoxydation (Peroxidigkeit)
    - Desmolytische Reaktionen; Ranzigkeit, Talgigkeit usw.
    - Autoxy-Polymerisierung; Ranzigkeit, Talgigkeit, Firnigkeit usw.
- *Biologische bzw. enzymatische Prozesse*
  - *Hydrolytische Vorgänge*
    - Erhöhte Säurezahl Sauerkeit, Seifigkeit
  - *Desmolytische Vorgänge*
    - Bildung von Methylketonen; Ketonigkeit; Parfümranzigkeit
    - Lipoxidatische Veränderungen;
    - Abbau bzw. Polymerisierung;
    - Ranzigkeit, Talgigkeit, Firnigkeit usw.

Hydrolytische Prozesse. Die Fette sind auf Grund ihres chemischen Aufbaues als Ester hydrolytischen Vorgängen zugänglich, wobei aus den Glyceriden unter stufenweiser Abspaltung der veresterten Säuren schließlich Glycerin und Fettsäuren entstehen. Diese Vorgänge verlaufen bei der Verdauung und Absorption, bei der Lagerung von Fetten, Fettgeweben und fetthaltigen Lebensmitteln bei normalen und sogar bei relativ tiefen Temperaturen; sie sind also für Verderben und Vorratsschutz von Fetten und fetthaltigen Lebensmitteln von außerordentlicher Bedeutung.

Das Auftreten freier Fettsäuren bedingt das *Sauerwerden* der Fette. Anwesenheit von Wasser ist die Voraussetzung für diese Vorgänge; Wärme, Licht, Katalysatoren begünstigen diese spezielle Verderbensrichtung.

Ob das mehr oder weniger sauer gewordene Fett noch genießbar ist, hängt von der Art des Fettes bzw. der freiwerdenden Fettsäuren ab. Werden aus Glyceriden mit kürzerkettigen Fettsäuren (C_4—C_{10}), z. B. aus Butter, Margarine, Palmkern-, Kokosfett, geringste Mengen (0,1–1 mg/100 g) an Säuren freigesetzt, so tritt organoleptisch bedingte Genußuntauglichkeit (Seifigkeit) ein. Ein Rinderfett mit bis zu 15% fetteigenen freien Fettsäuren dagegen ist noch durchaus genießbar, wie auch ein Olivenöl bester Qualität bis zu 2% an freien Fettsäuren enthalten kann. Wie man sieht, ist je nach der Konstitution des Fettes der Hydrolysegrad sehr verschieden zu bewerten.

Oxydative (desmolytische) Prozesse. Die oxydativen Vorgänge gehen mit einem tiefgreifenden Abbau der Glyceride unter Neubildung einer Vielzahl von chemisch verschiedenen fettfremden, sinnesphysiologisch oft außerordentlich hervortretenden Geruchs- und Geschmacksstoffen einher.

Die Zerstörung wird eingeleitet durch die *Autoxydation*, zu der die Nahrungsfette wegen ihrer ungesättigten Fettsäuren von Natur aus disponiert sind, doch kann die Anfälligkeit der einzelnen Fette wegen ihres unterschiedlichen Gehaltes an ungesättigten Fettsäuren und wegen der wechselnden Anwesenheit von Pro- und Antioxydantien, freien Fettsäuren und des Einflusses von Wärme, Licht, Metallspuren sehr verschieden sein.

Dem erst in den Anfangsstadien geklärten Chemismus der Autoxydation olefinischer Fette und Fettsäuren wird eine durch Wärme, Licht oder andere Katalysatoren (Chlorophyll, Hämine, Blutfarbstoff, Metallspuren, Enzyme) ausgelöste, autokatalytische, d. h. mit steigender Geschwindigkeit verlaufende Radikalketten-Reaktion zugrunde gelegt.

Nach Ablauf einer Induktionsperiode, deren Dauer von der Art des Fettes, seinen Begleitstoffen und äußeren physikalischen Einflüssen (Grad der Ungesättigtheit, Pro- und Antioxydantien, Licht- und Wärmeeinfluß) abhängt, bilden sich vermehrt Fettsäureradikale, deren außerordentliche Reaktionsfreudigkeit mit Sauerstoff Anlaß zu mannigfaltigen Folgereaktionen gibt: Bildung von Fetthydroperoxidradikalen, Fetthydroperoxiden, Fettperoxiden, Molekülvergrößerungen, Molekülabbau.

Am Beispiel der Autoxydation von Methyloleat soll die Vielgestaltigkeit der Bildung und des Zerfalls der primären Autoxydationsprodukte aufgezeigt werden. Der Beginn der Reaktion erfolgt durch Ablösung eines H-Atoms an einer zur Doppelbindung in α-Stellung stehenden (aktivierten) CH_2-Gruppe; der Verlauf der Autoxydation dieses Moleküles ist bis zu einigen nachgewiesenen Folge- und Endprodukten dargestellt:

Methyloleat

$$CH_3(CH_2)_6—CH_2—\underset{10}{CH}=\underset{9}{CH}—CH_2—(CH_2)_6COOCH_3$$

$$\Big\downarrow \text{—H (Kettenstart)}$$

Erste Stufe: Bildung von 4 mesomeren C-Radikalen.

$$—\underset{11}{\overset{*}{C}H}—\underset{10}{CH}=\underset{9}{CH}—\underset{8}{CH_2}— \qquad —\underset{11}{CH_2}—\underset{10}{CH}=\underset{9}{CH}—\underset{8}{\overset{*}{C}H}—$$

$$\downarrow\uparrow \qquad\qquad\qquad \downarrow\uparrow$$

$$—\underset{11}{CH}=\underset{10}{CH}—\underset{9}{\overset{*}{C}H}—\underset{8}{CH_2}— \qquad —\underset{11}{CH_2}—\underset{10}{\overset{*}{C}H}—\underset{9}{CH}=\underset{8}{CH}—$$

Zweite Stufe: Bildung von Peroxidradikalen und Hydroperoxiden unter Entstehung neuer Radikale.

(1)
(2)
(3)

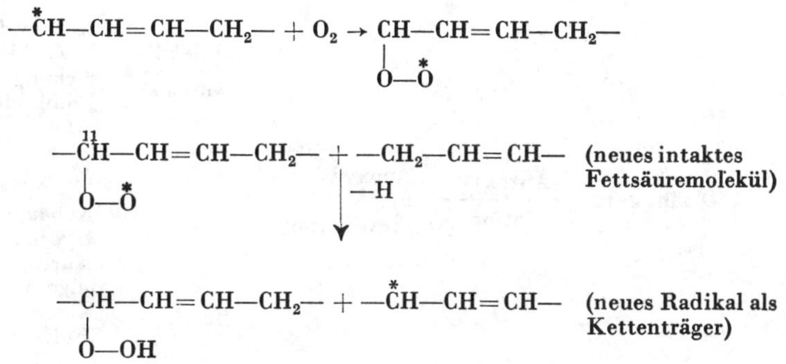

Hierbei können je nach Lage des Radikals 8-, 9-, 10- und 11-ständige Hydroperoxide gebildet werden.

Dritte Stufe: Die Hydroperoxide zersetzen sich zu Carbonylverbindungen Säuren und Alkoholen u. a.

(1)
(2)

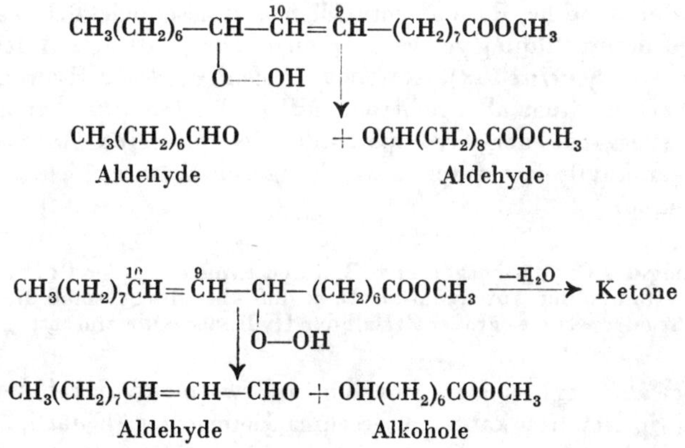

In den natürlichen Fetten sind von Anfang an je nach Art und Zustand des Fettes verschiedene Reaktionswege möglich, bei denen auch sinnesphysiologisch verschiedenartige Zwischen- und Endprodukte auftreten können. Weiterhin schalten sich je nach Art und Menge Fettbegleitstoffe (vgl. Pro- und Antioxydantien, S. 94) in den Verlauf des autoxydativen Fettverderbens ein.

Nach TÄUFEL lassen sich die Hauptphasen der Vorgänge und Auswirkungen der Fettautoxydation in folgendem Schema wiedergegeben:

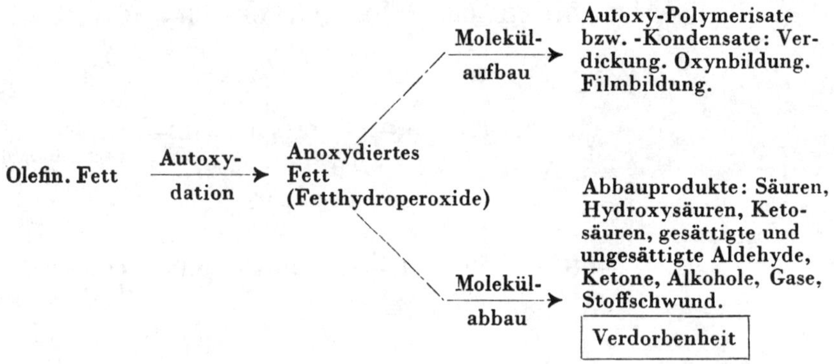

Die autoxydativen Prozesse nehmen also – ausgehend von ungesättigten Glyceriden – eine zentrale Stellung im gesamten Verderben der Nahrungsfette ein. Den Lebensmittelchemiker, den Lebensmitteltechnologen wie auch den Ernährungsphysiologen interessiert zunächst der im Gang der Autoxydation sich vollziehende Molekül*abbau*. Hierbei kommt es im Anschluß an die Bildung der sinnesphysiologisch noch nicht wahrnehmbaren Fetthydroperoxide durch deren Spaltung in der Hauptsache zur Bildung jener niedermolekularen Stoffe, die das geruchlich und geschmacklich wahrnehmbare Verderben herbeiführen: Bildung von gesättigten und ungesättigten Aldehyden (*Aldehydigwerden*), Säuren (*Sauerwerden*), Ketonen (*Ketonigwerden*), Hydroxysäuren (*Talgigkeit*), deren Auftreten man allgemein in dem Begriff „*Ranzigkeit*" zum Ausdruck bringt. Diese Zerfallsvorgänge der Hydroperoxide, der primären Autoxydationsprodukte, werden vielfach katalysiert durch Einwirkung von Wärme, Licht, Wasser, Sauerstoff und Metallspuren.

Die Bestimmung des Oxydationsgrades z. B. durch Ermittlung der Peroxid-Zahl, gibt nur in den Anfangsstadien der Autoxydation Aufschluß über das Ausmaß dieses Vorganges, weil später ein mehr oder weniger großer Zerfall der Hydroperoxide einsetzt.

Bei der Aufbewahrung, besonders schnell beim Erwärmen von raffinierten und hydrierten Ölen und Speisefetten kann ein Geschmacksumschlag (heuartig, strohig, fischähnlich) eintreten, den man als *Reversion* bezeichnet. Das Auftreten des Reversionsgeschmacks ist auf die Anwesenheit von Isolinolsäuren (z. B. Δ-9,10-15,16-Linolsäure) zurückzuführen, die durch Lichteinwirkung, Metallspuren, O_2-Einfluß bei Lagerung zu geruchlich und geschmacklich stark hervortretenden Carbonylverbindungen oxydiert werden. Es wurden z. B. Stoffe wie 2,4-Heptadienal, 1,4-Octadienal, 2-Heptenal, n-Butylaldehyd, Äthylformiat identifiziert. Die Reversion wird bei Lein- und Rapsöl, vor allem aber bei Sojaöl und Fischöl beobachtet. Auch partiell hydriertes Lein-, Soja- und

Fischöl kann der Reversion unterliegen. Es ist auffallend, daß die Reversion auch nach der Desodorierung erneut auftreten kann.

Autoxydationsranziges Fett ist genußuntauglich, bei Tieren vermag es Hautveränderungen und Geschwüre hervorzurufen. Peroxidige Fette gefährden die Vitaminversorgung des Körpers, weil sie im Verdauungstraktus die oxydationsempfindlichen Vitamine A, C, E, B_6 und die Pantothensäure, weiterhin die essentiellen Fettsäuren zerstören. Als charakteristische Begleiterscheinung der Fettautoxydation ist auch die Bildung von „Konjuensäuren" spektroskopisch bei 234 nm nachgewiesen: Wanderung der vorher isoliert angeordneten Lücken-(Doppel-)Bindungen (vgl. S. 56 u. 69).

Auch ohne Einwirkung von Sauerstoff können Fette, gesättigte und ungesättigte Fettsäuren, Glycerin durch Lichteinwirkung und höhere Temperaturen ketonig werden.

Biochemische und mikrobiologische Veränderungen der Fette

Auch hier hat man – wie bei den rein chemischen Verderbensvorgängen – zwischen hydrolytischen und oxydativen (desmolytischen) Prozessen zu unterscheiden, die jedoch durch spezifische Enzymgruppen katalysiert werden.

Biochemische und mikrobielle Fetthydrolysen. Die biochemischen hydrolytischen Veränderungen der Fette gehen auf die Mitwirkung von nativen Enzymen der pflanzlichen und tierischen Fettgewebe, die mikrobiologisch ausgelösten Hydrolysen auf die Tätigkeit von Mikroben bzw. ihrer ausgeschiedenen Enzyme zurück. Da die Anwesenheit von Wasser als Wachstumsgrundlage für Mikroben unbedingte Voraussetzung ist, sind wasserhaltige Fette, wie Butter, Margarine, Mayonnaise, Fettgewebe, die meist noch kleine Mengen an Kohlenhydraten, Eiweiß- und Mineralstoffen als Nährsubstrat für die Kleinlebewesen enthalten, dem Verderben auf mikrobiologischer Grundlage (neben der Autoxydation) bevorzugt ausgesetzt. Unter solchen Bedingungen kann in Anwesenheit von Mikroben (Schimmelpilzen, Hefen, Bakterien) bei Fetten und fetthaltigen Lebensmitteln häufig das mikrobiell bedingte hydrolytische Verderben vorherrschen.

Bei Einwirkung hydrolytischer Enzyme (Lipasewirkung) aus Mikroben (Pilze wie *Penicillium*, *Aspergillus*; Bakterien wie *Serratia marcescens*, *Pseudomonas aeruginosa* u. a.) werden – wie bei der rein chemischen Hydrolyse – die Fette *sauer*. Der unter dem Begriff „*Seifigkeit*" zusammengefaßte Verdorbenheitszustand tritt in Erscheinung, wenn Fette hydrolysiert werden, deren Glyceride auch Fettsäuren mittlerer Molekülgröße (z. B. Capron-, Capryl-, Caprinsäure) enthalten. Aus diesem Grunde schmecken derart verdorbene Kokos- und Palmkernfette sowie die mit diesen Fetten hergestellten Gebäckarten oft „seifig".

Die biochemische und mikrobiologische Fetthydrolyse erfolgt um so schneller, je ungesättigter die Fettsäuren der angegriffenen Triglyceride sind.

Biochemischer und mikrobiell-oxydativer (desmolytischer) Fettabbau. Der enzymatisch-oxydative Fettabbau kann zweifacher Art sein. Er hat auch chemisch verschieden konstituierte Fettsäuren oder deren Glyceride als Ausgangsgrundlage.

Für den oxydativ-enzymatischen Fettsäure-Abbau in höheren Pflanzen (Ölsamen und Getreide) kommen nach bisherigen Kenntnissen vorwiegend Lipoxygenasen (Lipoxydasen) in Betracht; vgl. S. 223.

Lipoxydatische Enzyme wurden isoliert aus Sojabohnen, Gemüsen, Ölsaaten, Getreide, nicht dagegen aus tierischen Geweben. Lipoxydasen sind spezifisch auf mehrfach ungesättigte Fettsäuren eingestellt; Ölsäure und gesättigte Fettsäuren werden nicht angegriffen. Der Angriff erfolgt an den (aktivierten) α-Methylen-(—CH_2—)-Gruppen der Polyensäuren unter Radikalbildung – wie bei der Autoxydation. Es bilden sich jedoch hierbei konjugierte *cis-trans*-Hydroperoxide, wogegen die Autoxydation (unter gleichen Temperaturbedingungen von 0 °C) in beträchtlichem Umfang zu isolierten Hydroperoxiden führt. Der Mechanismus des lipoxydatisch-katalysierten Reaktionsablaufs ist deshalb nicht der gleiche wie bei der Autoxydation. Die phenolischen Antioxydantien hemmen die Lipoxydase-Reaktion. Lipoxydasen sind auch bei niedrigen Temperaturen noch wirksam – eine beachtenswerte Tatsache bei der Lagerung fetthaltiger tiefgefrorener Lebensmittel (vgl. S. 218 und 223).

Ein anderer Weg des oxydativ-enzymatischen Fettabbaus erfolgt durch gewisse Schimmelpilze (*Aspergillus*, *Penicillium*, *Sclerotinia*=*Monilia*), die Fettsäuren bis herauf zu C_{14}-Säuren angreifen. Nach vorheriger hydrolytischer Freisetzung der Fettsäuren aus den betreffenden Glyceriden verläuft der Abbau in den ersten Stufen entsprechend der β-Oxydation, wobei jedoch die gebildete β-Ketosäure in Form der CoA-Verbindung, entgegen dem normalen β-Abbau der Fettsäuren, unter CO_2-Abspaltung zu den entsprechenden Methylketonen umgesetzt wird:

$$R—CH_2—\overset{\beta}{C}H_2—\overset{\alpha}{C}H_2—CO—SCoA \longrightarrow R—CH_2—\overset{\beta}{C}O—\overset{\alpha}{C}H_2—CO—SCoA \xrightarrow{H_2O}$$

$$\underset{\text{Methylketon}}{R—CH_2—CO—CH_3} + CO_2 + CoASH$$

Die Bildung der verschiedenen Methylketone ist bekannt unter dem Verdorbenheitsbegriff „*Parfümranzigkeit*".

In der Käserei wird die Methylketonbildung durch Schimmelpilze bewußt herbeigeführt, wobei insbesondere die C_5-, C_7-, C_9-, C_{11}-Methylketone als erwünschte Aromastoffe in Roquefort, Camembert u. a. Käsesorten entstehen.

Die durchdringend riechenden und schmeckenden Methylketone sind schon in der äußerst geringen Konzentration von weniger als 1 μg/g Fett geruchlich zu erkennen und werden bei 60 μg/g Nahrungsfett als widerwärtig empfunden. Kokosfett, Palmkernfett, Butterfett und Schweineschmalz sowie diese Fette enthaltende Lebensmittel (z. B. Margarine, Gebäcksorten) sind bevorzugt der Methylketonbildung zugänglich. Die Herstellung und Aufbewahrung dieser Lebensmittel hat deshalb unter besonderen Kautelen zu erfolgen, die einen Befall oder das Wachstum von Schimmelpilzen erschweren oder ausschließen: Beachtung von Feuchtigkeit des Lebensmittels, der relativen Luftfeuchtigkeit, der Lagertemperaturen u. a.

2.2.9. Vorratspflege der Nahrungsfette

In mehrfacher Beziehung spielen die Fette bei der menschlichen Ernährung eine wichtige Rolle. Einerseits stellen sie kalorisch besonders hochwertige Nährstoffe zur Energielieferung (1 g Fett = 9,3 kcal) dar, andererseits führen sie dem Körper durch ihren Gehalt an „essentiellen Fettsäuren" (s. S. 59) und fettlöslichen Vitaminen (vgl. S. 172) funktionell lebensnotwendige Nährstoffe zu. Es ist also Aufgabe der Vorratspflege, nicht nur reine Glycerid-(Fett-)Substanz in den Fetten, fetthaltigen Rohstoffen und fetthaltigen Lebensmitteln bei der Lagerung vor dem Verderben zu bewahren, sie muß vielmehr darauf bedacht sein, auch die ernährungsphysiologisch wertvollen Fettbegleitstoffe zu erhalten.

Um diesem Ziel bei der Vorratshaltung der Fette und fetthaltigen Lebensmittel näherzukommen, hat als Schutz vor dem biochemisch-mikrobiellen Verderben die Fernhaltung von Kleinlebewesen durch peinlichste Sauberkeit bei der Herstellung der Lebensmittel Platz zu greifen; wo dies nur ungenügend möglich ist, muß die spätere Unterdrückung oder zumindest starke Hemmung der Kleinlebewesen und ihrer umsatzbereiten Enzyme angestrebt werden.

Dies kann unter Berücksichtigung der stofflichen Eigenschaften des betreffenden Gutes geschehen durch:

1. Anwendung erhöhter Temperatur, z. B. Schmalzbereitung.

2. Trocknen der Fette oder fetthaltigen Lebensmittel im Vakuum bei erhöhter Temperatur (vgl. Desodorierung der Fette S. 78) oder wie bei Schmalz, Butterschmalz, Trockenvollmilch durch Wasserentzug (vgl. S. 329) oder durch Lagerung fetthaltiger Lebensmittel, z. B. Backwaren, bei nicht zu hoher relativer Luftfeuchtigkeit (vgl. S. 260).

3. Anwendung geeigneter keimwidriger Stoffe (Konservierungsstoffe), deren physiologische Unschädlichkeit erwiesen sein muß, z. B. Sorbinsäure, PHB-Ester, Benzoesäure (vgl. S. 276).

4. Lagerung in geeigneter Gasatmosphäre (inerte Gase: N_2, CO_2); vgl. Lagerung von raffinierten Ölen und Trockenvollmilchpulver.

5. Lagerung bei geeigneten tieferen Temperaturen (Kühl- und Gefrierlagerung), wobei zu beachten ist, daß gewisse, in Kleinlebewesen enthaltene Enzyme, z. B. Lipasen, bis hinab zu −30 °C, wenn auch stark vermindert, wirksam bleiben können. Trotzdem stellt die ausgedehnte Verwendung von künstlicher Kälte bei der Lagerung von Fetten und fetthaltigen Produkten (Butter, Margarine, Schweineschmalz, tierisches Fettgewebe) unter Berücksichtigung weiterer Sicherheitsmaßnahmen (s. oben) nicht nur eine sehr wirksame, sondern auch die schonendste Maßnahme gegen das Verderben der Nahrungsfette dar; vgl. Frischhaltung von Lebensmitteln Seite 253.

Die Schutzmaßnahmen vor dem rein chemischen Verderben richten sich in erster Linie gegen Oxydationsvorgänge (Autoxydation) und alle darauf Einfluß nehmenden Faktoren:

1. Ausschluß oder Beschränkung des Luft-(Sauerstoff-)Zutritts. Geeignete Verpackung, Lagerung in dichten Stapeln, im Vakuum oder in inerter (indifferenter) Gasatmosphäre, z. B. Lagerung der Raffinationsöle in Tanks unter CO_2.

2. Ausschluß des Lichtes, im besonderen des chemisch aktiven kurzwelligen Bereiches, da einmal durch Licht in Gang gesetzte Reaktionsketten (vgl. Autoxydation, S. 88) auch im Dunkeln weiterlaufen. Ausschluß des direkten Sonnenlichtes. Anwendung von grünem oder rotem Licht in Lagerräumen, Verwendung von lichtundurchlässigen oder gefärbten (Lichtfilterwirkung) oder besonders imprägnierten Pergamenten, gefärbten, Ultraviolettstrahlen absorbierenden Zellophanen.

3. Anwendung tieferer Temperaturen von −12 bis −20 °C zur Abbremsung aller evtl. schon in Gang gekommenen Oxydationsprozesse und zum weitgehenden Schutz vor schneller neueinsetzender Autoxydation während der Lagerhaltung (vgl. S. 253).

4. Verhinderung des Eindringens katalytisch wirkender, prooxydativer (oxydationsfördernder) Stoffe, wie Metallspuren (Fe, Cu) während der fettechnologischen Prozesse; Eliminierung fetteigener Prooxydantien (Chlorophyll, Hämine [Blutfarbstoff], Lipasen, Metallspuren) durch Raffination unter weitgehender Schonung der anderen wertvollen Fettbegleitstoffe (vgl. S. 76, Vollöle).

5. Anwendung natürlicher oder synthetischer Antioxydantien (Inhibitoren):

Die Wirkung von Antioxydantien wird dahingehend gedeutet, daß sie die gebildeten Fetthydroperoxidradikale abfangen und damit die sich anschließenden Radikal-Kettenreaktionen verhindern. Die Antioxydantien werden im Laufe der Autoxydation verbraucht und gewähren daher nur einen gewissen, zeitlich begrenzten Schutz. Es muß hervorgehoben werden, daß ein bereits anoxydiertes Fett durch Zusatz von Antioxydantien *nicht* wieder in seinen ursprünglichen, frischen Zustand versetzt werden kann. Die Antioxydanszugabe kann auch nicht über eine bestimmte Höhe hinaus gesteigert werden, da sonst ein prooxydativer Effekt (Inversionseffekt) auftritt. Von einem antioxydativ wirkenden Körper müssen folgende Forderungen erfüllt sein:

Das wirksame Fett-Antioxydans muß – sofern überhaupt die Verwendung gesetzlich erlaubt ist – erwiesenermaßen gesundheitsunschädlich sein; es darf geschmacklich, geruchlich und in der Farbe das Fett oder fetthaltige Lebensmittel nicht beeinträchtigen.

Der Inhibitor muß eine gewisse Fettlöslichkeit aufweisen, damit eine genügende Verteilung und damit seine Wirkung sichergestellt ist.

Natürliche Antioxydantien

Fetthaltige Samen enthalten antioxydativ wirkende Stoffe, die nach dem Pressen und Extrahieren zum Teil im Rohöl vorgefunden werden und dieses vor schnellem Verderben zu schützen vermögen. Solche Öle – Soja-, Raps-, Baumwollsamenöl – hat man verschiedentlich in geringen Mengen (1–10%) zur Verlängerung der Haltbarkeit anderen autoxydationsanfälligen Ölen zugesetzt.

Eine sehr gute Inhibitorwirkung ist dem Weizenkeimöl eigen, als dessen wirksame antioxydative Komponente man die Tocopherole (Vitamine E, vgl. S. 177) nachgewiesen hat. α-Tocopherol findet heute industriell als Fettstabilisator eine weite Verwendung, auch in Verbindung mit Synergisten, wie Ascorbylpalmitat und Citronensäure. Die meist gute Haltbarkeit eines schonend gewonnenen Schweineschmalzes beruht hauptsächlich auf der Wirkung von (dem Futter entstammenden) Tocopherol.

Carotin-(Extrakte), ursprünglich zur Färbung bestimmten Fetten (z. B. Margarine) zugesetzt, wirken bei dunkel aufbewahrten Fetten antioxydativ, bei Belichtung des Fettes jedoch umgekehrt, prooxydativ, so daß Carotin je nach den Bedingungen ein Anti- oder Prooxydans sein kann. β-Carotin und β-Carotin-reiche Palmölkonzentrate werden vielfach zur Färbung und Vitaminierung von Margarine verwendet.

Auch geringe Zusätze von Guajakharz und das aus Pflanzen gewonnene ungiftige Brenzcatechinderivat Nordihydroguajaret-Säure (abgekürzt NDGA)

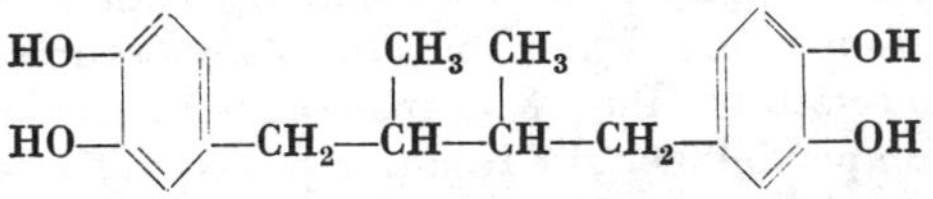

bieten in Konzentrationen von 0,01% ab einen wirksamen Schutz gegen die Fettautoxydation und werden im Ausland vornehmlich bei Schweineschmalz verwendet.

Zu den natürlichen (phenolischen) Antioxydantien gehören auch Inhaltsstoffe fast aller Gewürze (Pfeffer, Nelken, Ingwer, Majoran, Vanilleschote, Waldmeister u. a.), ferner auch die phenolischen Substanzen des Holzrauchs, die vom Fettgewebe des Räuchergutes absorbiert werden und so antioxydativ (in gewissem Ausmaß auch antimikrobiell!) wirken.

Synthetische Antioxydantien

Auf Grund der begrenzten Verwendung der natürlichen Antioxydantien hat man besondere Mühe zur synthetischen Darstellung fettantioxygener Stoffe aufgewendet, wobei in vielen Fällen der Phenolcharakter als das Wirkungsprinzip der natürlich gefundenen Stoffe zugrunde gelegt wurde. Es muß indessen hervorgehoben werden, daß unter den bis jetzt synthetisch dargestellten, wirksamen Antioxydantien aus physiologischen Gründen nur eine sehr kleine Anzahl für den praktischen Einsatz geeignet ist.

Unter den überprüften und in verschiedenen Staaten gesetzlich erlaubten Antioxydantien kommt den Gallaten (= Ester der Gallussäure), vor allem dem Propyl-, Octyl- und Dodecylgallat, die größte Bedeutung zu. Als weitere phenolische Antioxydantien haben sich das (tertiäre) Butyl-hydroxy-anisol (BHA)[1] und das 2,6-Ditertiärbutyl-4-methyl-phenol (Jonol oder auch Ditertiär-butyl-hydroxy-toluol, BHT, ge-

[1] BHA = Butylated Hydroxyanisol = Gemisch aus 2-tert. Butyl-4-hydroxy-anisol und 3-tert. Butyl-4-hydroxy-anisol. Die gebräuchlichste Form ist das 3-Isomere (siehe Formel); vom 2-BHA dürfen laut WHO (World-Health-Organisation) und FAO (Food and Agriculture Organisation) nicht mehr als 12% anwesend sein.

nannt) praktisch durchgesetzt; diese beiden Vertreter haben insbesondere bei fetthaltigen Backwaren ihre Eignung erwiesen (Carry-through-Effekt).

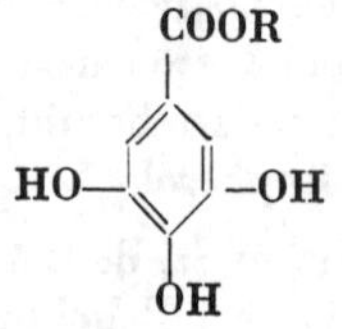

Gallat

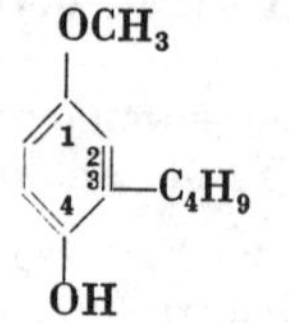

3-Butyl-4-hydroxy-anisol (BHA)

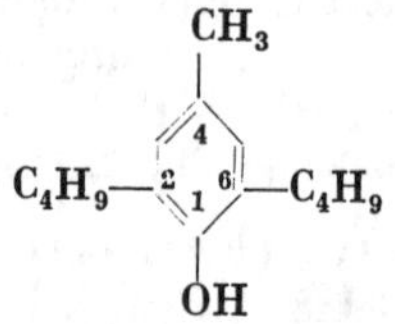

Jonol (BHT)

In geringem Ausmaß werden Thiodipropionsäure und ihr Dodecylester angewendet.

Die Konzentrationen der eingesetzten Antioxydantien werden sehr niedrig gehalten; z. B. werden Gallate in Mengen von 0,005–0,01% verwendet.

Manche phenolische Antioxydantien werden in ihrer Wirkung noch durch sogenannte Synergisten wie Citronensäure, Phosphorsäure, Aminosäuren, Ascorbinsäure, Lecithin u. a. erheblich unterstützt. Ihre Wirkung ist bis heute nur teilweise aufgeklärt. Teils wirken sie als Komplexbildner zur Bindung prooxydativ wirkender Metallspuren (vgl. Citronensäure-Verwendung bei der Desodorierung), teils übernehmen sie die Regenerierung der im Zuge der Autoxydation verbrauchten (dehydrierten) phenolischen Antioxydantien (Wasserstoffpufferwirkung der Synergisten). In der Praxis werden deshalb oft Gemische von Antioxydantien und Synergisten eingesetzt. Ein solches Gemisch kommt in den USA unter dem Namen Tenox I in den Handel und enthält als wirksame Komponenten BHA, Propylgallat, Citronensäure. Teilweise werden im Ausland diese Fettantioxydantien und Synergisten auch zur Stabilisierung von Milch-, Ei-, Fisch- und Getreideprodukten eingesetzt. Bei uns ist derzeit für Schweinefett eine Mischung von Tocopherol, Ascorbylpalmitat und Citronensäure erlaubt.

Abschließend soll noch einmal hervorgehoben werden, daß für den wirkungsvollen Einsatz von Antioxydantien neben ihrer chemischen, physikalischen und physiologischen Eignung insbesondere die Art des zu schützenden Fettes (Tier- oder Pflanzenfett), seine Zusammensetzung (Grad der Ungesättigtheit) und der Zustand (frisch, rein, anoxydiert, Gehalt an freien Fettsäuren) berücksichtigt werden muß und deshalb die Schutzmengen ganz unterschiedlich sind.

Über das Schicksal der verbrauchten Antioxydantien ist noch relativ wenig bekannt.

2.2.10. Fettbegleitstoffe (Lipoide)

Wie schon erwähnt, findet sich in den natürlichen Fetten und Ölen außer den eigentlichen Glyceriden noch eine Reihe lipophiler Begleitstoffe verschiedenster chemischer Konstitution. Hier interessieren Vertreter aus der Gruppe der Phosphatide, der Lipochrome, der fettlöslichen Vitamine, der Sterine und Kohlenwasserstoffe, wobei die ernährungsphysiologische Bedeutung der fettlöslichen Vitamine (Vitamin A, Carotine, Vitamin D und E) hervorzuheben ist. Um diese wichtigen Fettbegleitstoffe für die Ernährung zu erhalten, muß insbesondere der auf dem Gebiet der industriellen Erzeugung von Lebensmitteln, ihrer Verarbeitung und Haltbarmachung verantwortungsbewußt tätige Chemiker und Ingenieur möglichst schonende Verfahren wählen. Es ist dabei zu beachten, daß eine Reihe ernährungsphysiologisch wichtiger Fettbegleitstoffe auf Grund ihres chemischen Aufbaues besondere Reaktionsbereitschaft gegen Luft (Sauerstoff), Feuchtigkeit, erhöhte Temperaturen und eine Empfindlichkeit gegenüber spezifischen Enzymen, Metallen und Chemikalien besitzt.

Phosphatide (Glycero-phosphatide)

Entsprechend ihrer Konstitution als Glycerinester ist unter den Lipoiden diese Stoffgruppe den Fetten am ähnlichsten. Sie enthalten als markante Grundbausteine außer Glycerin, Fettsäuren und Phosphorsäure noch einen stickstoffhaltigen Körper (in Gestalt eines Aminoalkohols) oder den zyklischen Alkohol Inosit. Die Fettsäuren und die Phosphorsäure sind esterartig an das Glycerin gebunden, der Aminoalkohol oder der Inosit sind ihrerseits über eine Esterbindung mit der Phosphorsäure verknüpft. Je nachdem, ob der Aminoalkohol Cholin oder Colamin vorliegt, sprechen wir von Lecithinen oder Kephalinen. Lysolecithine und Lysokephaline enthalten nur einen Fettsäurerest.

$HO—CH_2—CH_2—N(CH_3)_3]^{\oplus}OH^{\ominus}$ = Cholin
$HO—CH_2—CH_2—NH_2$ = Colamin
$HO—CH_2—CH(HN_2)—COOH$ = Serin

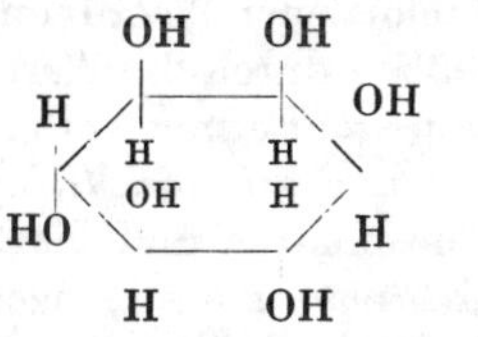

= Inosit (myo-Form)

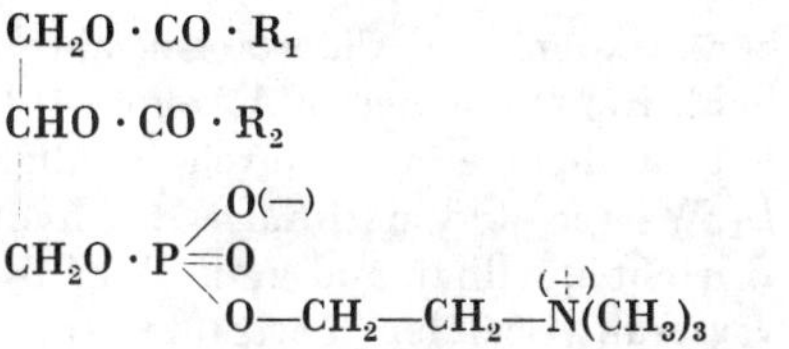

α-Lecithin

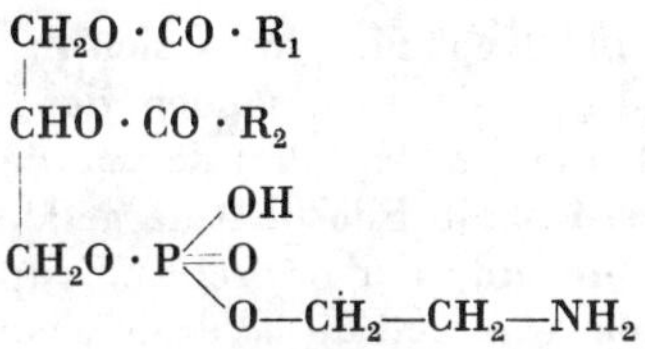

α-Kephalin

Im Lecithin bildet die stark basische methylierte Aminogruppe des Cholins mit der Phosphorsäure (unter H_2O-Austritt) ein inneres Salz. – Kephalin hat schwach saure Eigenschaften.

Die Gruppe der sogenannten Serinkephaline enthält an Stelle des Aminoalkohols Colamin die Aminosäure Serin (vgl. S. 16). Man vermutet, daß sekundär die Kephaline aus ihnen durch Decarboxylierung des Serins entstehen.

Durch vollständige Methylierung des Colamins am Stickstoffatom entsteht das Cholin. So sind zwischen den einzelnen Phosphatiden biogenetische Übergänge möglich; vgl. S. 204. Über das Serin ist auch der Anschluß an das Eiweiß gefunden.

Bei den in Pflanzenölen weitverbreiteten Phosphoinosiden ist der 6wertige Cycloalkohol Inosit mit der Phosphorsäure verestert.[1]

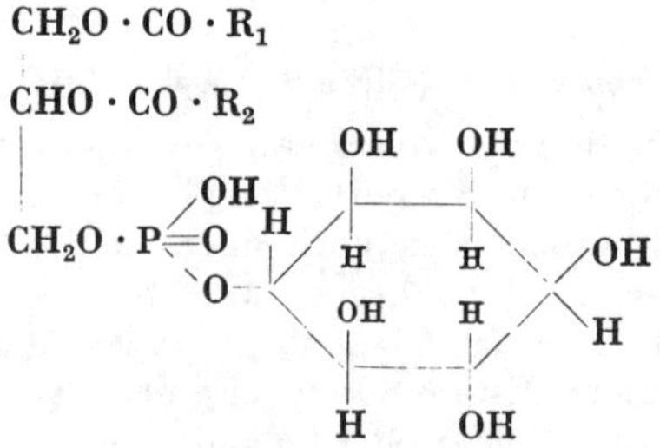

Phosphoinosid

Die häufigsten Vertreter der esterartig an das Glycerin gebundenen Fettsäuren sind Palmitin-, Stearin-, Öl-, Linol-, Linolen- und Arachidonsäure. Kein natürliches Lecithin oder Kephalin enthält ausschließlich gesättigte Fettsäuren, immer ist wenigstens eine der genannten ungesättigten Fettsäuren mit eingebaut. Wenn man berücksichtigt, daß in dem Lecithin- oder Kephalinmolekül die verschiedenartigsten Fettsäurereste vorliegen und daß diese Substituenten in verschiedener Anordnung (α- und β-Formen) vorliegen können (vgl. S. 65) und daß schließlich durch das Auftreten asymmetrischer C-Atome noch optisch stereoisomere (enantiomere) Formen vorhanden sind, so versteht man die äußerst mannigfaltige Zusammensetzung und die Verschiedenheit im chemischen und physikalischen Verhalten der Phosphatide und die Schwierigkeiten ihrer exakten analytischen Trennung. Wie jedes Körperorgan sein eigenes Eiweiß besitzt, so hat jedes Fett sein eigenes Phosphatidgemisch.

Lecithine und Kephaline lösen sich in Äther, Alkohol und Chloroform, aber nicht in Aceton und Eisessig. Insbesondere der Löslichkeitsunterschied in Alkohol wird oftmals ausgenützt, um die Phosphatide von den Fetten abzutrennen. Durch Metallsalze (Cd, Au, Pt) werden die Phosphatide gefällt. In Wasser sind sie infolge der hydrophilen Phosphorsäure und der basischen Gruppen leicht quellbar und zum Teil in kolloider Form löslich, während die hydrophoben (wasserabweisenden) Fettsäurereste im Phosphatidmolekül die lipophilen (fettlöslichen) Eigenschaften bestimmen. Auf Grund dieses eigenartigen Molekülaufbaues besitzen die Phosphatide eine Zwischenstellung zwischen wasser- und fettlöslichen Substanzen; sie sind durch diese Kombination der lipophilen und hydrophilen Gruppen als polare Substanzen (lipophil-hydrophil) gute Emulgatoren bei der Herstellung von Emulsionen.

[1] Der Hexaphosphorsäureester von Inosit ist die Phytinsäure, deren K-Ca-(Mg-) Salz, Phytin genannt, in den Schalen von Cerealien vorliegt, vgl. S. 356.

Emulsionen sind aus zwei nicht mischbaren Komponenten (Tröpfchen in Flüssigkeiten) – meist Wasser und Lipoidsubstanz (Öl, Fett, Wachs, Paraffin) – aufgebaut. Die eine dieser Komponenten ist in der anderen verteilt, dispergiert.[1] Bei Verteilung von Öl in Wasser spricht man von einer „Öl-in-Wasser-Emulsion" (Milch, Sahne, Lebertranemulsion), umgekehrt bei Dispergierung von Wasser in Öl von einer „Wasser-in-Öl-Emulsion" (Butter ist verfestigte Wasser-in-Öl-Emulsion). Schüttelt man zwei miteinander nicht mischbare Flüssigkeiten, so bildet sich ein inhomogenes, trübes Gemisch, das instabil ist und sich nach einer gewissen Zeit entmischt (aufrahmt). Je feiner die disperse Phase verteilt ist, desto größer ist deren Gesamtoberfläche, desto größer sind aber auch die in der Grenzfläche wirkenden Kräfte, die sogenannte Oberflächenspannung. In dem Beispiel der Öl-in-Wasser-Emulsion spricht man von einer Oberflächenspannung des Öls gegen Wasser. Diese Grenzflächenenergie liegt bei allen zweiphasigen Systemen, ob sie nun flüssig-flüssig (Emulsionen), fest-flüssig, fest-gasförmig, fest-fest oder flüssig-gasförmig sind, vor. Die Größe der Oberflächenspannung ist von dem Ausmaß der Oberfläche abhängig. Die Neigung der dispersen Phase zur Entmischung wird also verursacht von dem Bestreben, ihre Oberfläche auf ein Minimum zu verkleinern. Will man den Emulsionszustand längere Zeit fixieren, so verwendet man Emulgatoren, die infolge ihrer physikalisch-chemischen Eigenschaften (polare Natur, adsorptive Anreicherung in der Grenzfläche) die Oberflächenenergie der dispersen Phase gegen das Dispersionsmittel herabsetzen und so die Vereinigung der dispergierten Teilchen zu größeren Aggregaten erschweren. Auf Grund ihrer polaren Natur – sie enthalten im Molekül lipophile Gruppen (z. B. aliphatische und aromatische Kohlenwasserstoffe) *und* hydrophile Gruppen (z. B. COOH-, OH-, NH_2-, SO_3H-Gruppen) – zeigen sie einen bestimmten „Orientierungseffekt", indem sich die lipophile Gruppe nach der Ölphase, die hydrophile nach der Wasserphase ausrichtet, so daß der Emulgator die beiden Phasen verklammert. So reichert sich beispielsweise in einer Öl-in-Wasser-Emulsion der Emulgator, z. B. Lecithin oder ein Monoglycerid (vgl. S. 65), in der Grenzfläche jedes Öltröpfchens derart an, daß die Kohlenwasserstoffreste der Fettsäuren in das Öltröpfchen hineinragen, der Stickstoff-Phosphorsäureanteil des Lecithins bzw. die OH-Gruppen des Monoglycerids sich in das Dispersionsmittel (Wasser) begeben (durch elektrische Dipolkräfte). – Stoffe, wie die Emulgatoren, die die Oberflächenspannung herabsetzen, sind oberflächenaktiv, kapillaraktiv. Die Anreicherung solcher Stoffe an Grenzflächen nennt man Adsorption. Adsorptions- wie auch Austauschvorgänge an Grenzflächen spielen in der Biochemie, technischen Chemie, wie auch in der Lebensmittelchemie eine große Rolle: Chromatographische Adsorption, Papierchromatographie; Ionenaustauscher, vgl. S. 436.

Auf Grund ihres polaren Aufbaues sind die Phosphatide für den gesamten Zellstoffwechsel von größter Bedeutung. Sie sind deshalb weit verbreitet. Man hat allgemein festgestellt, daß der Gehalt eines Organs von Pflanzen und Tieren an Phosphatiden um so größer ist, je lebenswichtiger es ist. Mark (6,3–10,8%), Gehirn (3,7–6,0%), Leber (1,0–4,9%) und Herz (1,2–3,4%) des tierischen Organismus besitzen so einen hohen Gehalt an Phosphatiden; reich daran ist auch das Eigelb (8–10%). Bei Pflanzen finden wir sie vor allem in Samen, Wurzeln und unterirdischen Reservestoffbehältern. Die Leguminosen enthalten einen besonders hohen Phosphatidgehalt (bis 2,2%). Auch in Hefen, Pilzen, Bakterien sind Phosphatide verbreitet. In den rohen Naturfetten und Ölen ist der Gehalt an Phosphatiden sehr verschieden: Rüböl und Sesamöl 0,1%, Weizenöl bis 2%, Gerstenöl 3–4%, Roggenkeimöl 3–4%, Sojaöl bis 3,2%.

Infolge der hohen Oberflächenaktivität kommen die Phosphatide selten frei in der Natur vor. Meistens findet man sie mit Fetten und anderen Lipoiden vergesellschaftet, des-

[1] Diejenige Substanz, die in der zweiten dispergiert ist, nennt man die „disperse", „innere" oder „offene" Phase; die Komponente, die den dispergierten Stoff enthält, wird „Dispersionsmittel", „äußere" oder „geschlossene Phase" genannt.

gleichen liegen sie in Symplexen mit Proteinen (Lecithalbumine) oder Kohlenhydraten in mehr oder weniger fester Bindung vor. Ihre Reindarstellung begegnet darum begreiflicherweise großen Schwierigkeiten.

Die praktische Gewinnung der Phosphatide, z. B. der Lecithine, erfolgt meist aus lecithinreichen Pflanzenfetten (z. B. Sojaöl) durch Extraktion mittels Äthylalkohol und anderen Lösungsmitteln oder aus den Rohölen durch vorherige Behandlung mittels Wasser, Wasserdampf oder bestimmten Salzlösungen (Quellung der Phosphatide) und nachfolgendem Abzentrifugieren und Reinigen im Gange der ersten Raffinationsstufe, der Entschleimung, vgl. S. 77 und 382.

Die Verwendung der Phosphatide als „Bindemittel" in der Lebensmittelindustrie basiert ebenfalls auf ihrem guten Emulgierungsvermögen. So ersetzen die aus pflanzlichem Material hergestellten Phosphatide bei der Teigwarenherstellung die Bindekraft des Eilecithins. In der Schokoladenindustrie spielen sie eine ähnliche Rolle, indem sie der Schokolade durch ihr Bindevermögen den geeigneten Schmelz verleihen. Der Haupteinsatz der Phosphatide erfolgt in der Margarinefabrikation, wo sie zur besseren Wasserbindung der Fette dienen; dadurch wird das gewünschte Schäumen und Bräunen der Margarine beim Braten erzielt und das unerwünschte Spritzen verhindert.

Zur Unterscheidung der verschiedenen Präparate beschränkt man bisweilen die Bezeichnung „Lecithin" schlechthin auf das dem Ei entstammende Phosphatid (Lecithin ex ovo, Ovolecithin) und belegt die anderen mit dem Namen Pflanzenlecithin (Sojalecithin) oder „lecithinähnliche Phosphatide", doch werden in einigen auf Grund des Lebensmittelgesetzes erlassenen Verordnungen (Teigwaren, Kakao) auch die übrigen Phosphatide als „Lecithin" bezeichnet.

Der Reichtum an ungesättigten Fettsäuren wie auch das Vorhandensein von 4 Esterbindungen im Molekül macht die Phosphatide chemisch und biochemisch zu höchst reaktionsfähigen Körpern. Physiologisch sind die Phosphatide auch deshalb wichtig, weil sie im Organismus eine Transportform der Fettsäuren darstellen. Das betrifft nicht nur den Transport der Fettsäuren im Blut, sondern auch den Transport durch die Zellwände, die zwar für Phosphatide, jedoch nicht für reine Fette permeabel sind (Nachweis mittels radioaktivem ^{32}P).

Durch Lösung (Hydrolyse) der Esterbindungen können aus den Phosphatiden verschiedene Produkte entstehen, die man auch vielfach mit ihnen vergesellschaftet findet, z. B. Phosphatidsäuren (nach Abspaltung des Stickstoffanteiles) in Blättern und anderen Pflanzenteilen. In Eierteigwaren hat man spezielle enzymatische Phosphatidspaltungen festgestellt, die für die Bevorratung und Qualitätsbeurteilung dieser Produkte beachtet werden müssen, vgl. S. 228. Über Lysolecithine in Getreidestärken s. S. 97 u. 355.

Derartige Zersetzungsvorgänge spielen direkt in das Verderben der Fette hinein, da man den speziellen Verdorbenheitszustand der Fischigkeit mit der Abspaltung des Stickstoffanteils (Cholin, Colamin) der Phosphatide, die ja stets Fettbegleiter sind, in Zusammenhang bringt (Aminbildung ?). Außer bei Butter und Margarine tritt die Fischigkeit auch bei anderen lecithinhaltigen Produkten, wie Milch, Eidotter u. a. ein.

Als weitere lipophile Fettbegleiter in tierischen und pflanzlichen Fetten sind hier noch zu nennen: die Sphyngolipoide, Saccharolipoide und Lipoproteide, drei Stoffgruppen, die einen komplizierten chemischen Aufbau haben. Auf Grund ihrer polaren

Eigenschaften treten sie untereinander und mit Fetten symplexartig verbunden auf; vgl. auch Kapitel Symplexe S. 43.

Lipochrome und Lipovitamine

Viele im Tier- und Pflanzenreich verbreitete gelbe, rote bis tiefviolette Farbstoffe werden wegen ihrer Löslichkeit in Fetten und Fettlösungsmitteln heute Lipochrome genannt. Sie kommen in freier und veresterter Form als Begleiter der Fette und Lipoide vor, z. B. in der Pflanze als Farbwachse[1] (= Ester eines hydroxylhaltigen Carotinoids mit einer höheren Fettsäure), darüber hinaus in lockerer Bindung an Eiweiß als Chromoproteide (S. 43).

Die Färbung natürlicher Fette steht in engstem Zusammenhang mit den Carotinoiden als der wichtigsten Gruppe der Lipochrome. Auch die Chlorophylle sind weitverbreitete Lipochrome, deren grüne und gelbliche Farbe jedoch oftmals in der Natur durch die roten und gelben Farbtöne der Carotinoide und Xanthophylle überdeckt wird. Die charakteristische Farbe des roten Palmöls (Carotin), des grünroten Kürbiskernöls, des gelben Leinöls, des oft grünlichen Olivenöls (Chlorophyll), der gelblichen tierischen Fette (Milchfette, Rahm, Butter u. a.) stammen von den Lipochromen als Fettbegleiter.

Carotinoide. Die Carotinoide sind formal Isoprenderivate, deren Farbnatur konstitutionell auf ihrer Polyennatur (Doppelbindungen in konjugierter Stellung) beruht. Sie stellen teilweise reine Kohlenwasserstoffe dar, z. B. Carotin (roter Farbstoff der Möhre) und Lycopin (roter Farbstoff der Tomate); teilweise besitzen sie noch OH-Gruppen, wie das Xanthophyll (= Lutein) im Eidotter, Milch, Butter, Zeaxanthin (Mais), Capsanthin (Paprika), Kryptoxanthin (Mais, Paprika, Orangen), oder COOH-Gruppen wie das Crocetin, das im Safranfarbstoff Crocin mit dem Disaccharid Gentiobiose verestert ist.

Als Beispiel der drei in der Natur vorkommenden Carotine, die der ganzen Klasse ihren Namen geben, soll das am häufigsten vorliegende und wichtige β-Carotin wiedergegeben werden.

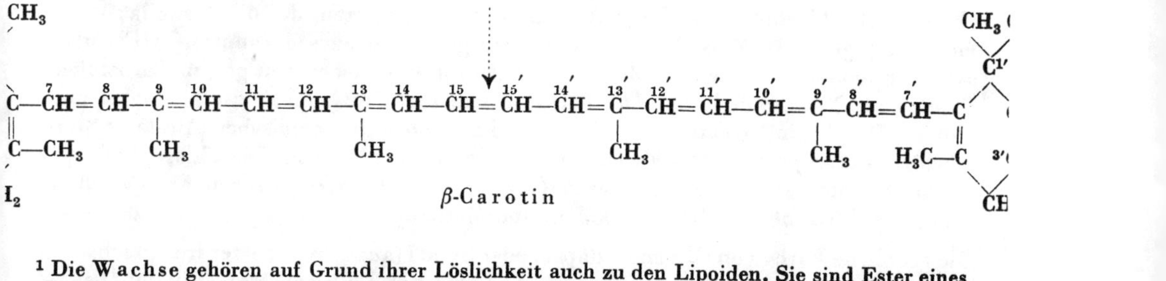

β-Carotin

[1] Die Wachse gehören auf Grund ihrer Löslichkeit auch zu den Lipoiden. Sie sind Ester eines einwertigen, hochmolekularen Alkohols mit einer höhermolekularen Fettsäure. Zum Beispiel ist im Bienenwachs ein Ester aus Myricylalkohol ($C_{31}H_{63}OH$) und Palmitinsäure ($C_{15}H_{31}COOH$) enthalten.

Die beiden anderen Carotine, α- und γ-Carotin, weichen vom β-Carotin im Bau jeweils eines endständigen Ringes ab: im Falle des α-Carotins ist die Doppelbindung im α-Iononring verschoben, während beim γ-Carotin ein Iononring geöffnet ist.

Alle drei Carotine sind Vorstufen des Vitamins A (vgl. S. 172), sogenannte Provitamine; sie liefern bei ihrer Aufspaltung im Organismus Vitamin A; und zwar entstehen aus β-Carotin zwei Moleküle Vitamin A, aus α- und γ-Carotin jeweils nur ein Molekül. Wie man sieht, hängt die biologische Aktivität von der Anwesenheit des β-Iononringes im Molekül ab. (Spaltstelle durch Pfeil angegeben.)

Das 3,3'-Dihydroxyderivat des α-Carotins ist das Xanthophyll (Lutein).

Die verschiedenen Carotinoide kommen in der Natur weit verbreitet, meist nebeneinander vor. Ihre Auftrennung in die Einzelfarbstoffe wird heute zweckmäßig mittels chromatographischer Adsorptionsanalyse durchgeführt.

Die Gewinnung von Carotin kann aus Naturprodukten erfolgen: Extraktion von carotinreichen frischen oder getrockneten Möhren mit Fetten und Ölen. Aus rotem Palmöl (vgl. S. 347) durch Molekulardestillation oder durch Adsorption aus der Extraktions-Miscella bei der Ölgewinnung. Heute wird Carotin in großtechnischem Maßstab durch Synthese gewonnen.

Bixin ist ein Carotinoid (jedoch kein Provitamin A!) aus den Samen des tropischen Annattostrauches. Annatto ist ein öliger oder wässerig-alkalischer Extrakt aus Annatto-Samen und enthält als färbenden Bestandteil das orange-rote Bixin, das zur Färbung von Margarine verwendet werden kann (vgl. S. 342).

Auf Grund der zahlreichen konjugierten Doppelbindungen sind die meisten Carotinoide oder Carotinoidfarbstoffe besonders unter Lichteinwirkung Sauerstoff gegenüber empfindlich und fallen rasch der Autoxydation anheim, wobei der Abbau über Epoxide und furanoide Oxide verläuft. Als lipoide Begleiter der Nahrungsfette wirken sie bei Lichteinfluß oxydationsfördernd (prooxydativ), unter Lichtausschluß dagegen ist für Carotin eine antioxygene Wirkung in Fetten festgestellt (vgl. S. 95). Im Gefolge der Autoxydation tritt Farbverlust der Carotine (Ausbleichen) ein. Carotinoidhaltige Fette und Lebensmittel sollten deshalb vor Sauerstoff und Licht geschützt aufbewahrt werden. In Anwesenheit von Nahrungsfetten, fetthaltigen Lebensmitteln wird die Resorption von Carotin im Verdauungstraktus sehr erhöht.

Chlorophyll. Chlorophyll ist der grüne Farbstoff der Pflanzen, der die Assimilation ermöglicht (vgl. S. 3). Meist liegt er an Protein gebunden als sogenanntes Chloroplastin (Chromoproteid, vgl. S. 43) in den Chloroplasten neben den gelben Farbstoffen Carotin und Xanthophyll vor. Der Farbstoff selbst ist ein Gemisch zweier magnesiumhaltiger Porphyrinderivate, die sich in der Farbe und im chemischen Aufbau unterscheiden. Chlorophyll b ist gelbgrün, a erscheint mehr blaugrün. Die Chlorophylle gehören als Ester zu den Farbwachsen (vgl. S. 101). Die alkoholischen Komponenten sind Phytol (ein höherer Terpenalkohol) und Methanol.

Die grünliche Farbe von Olivenöl, Rapsöl oder Sojaöl (aus unreifen oder frostgeschädigten Bohnen) beruht auf der Anwesenheit von Chlorophyll. Chlorophyll ist in den Ölen – mit Ausnahme von Olivenöl – nicht erwünscht, da es sich bei der Raffination nur schwer entfernen läßt und beim autoxydativen Fettverderb meist prooxydativ wirkt.

Durch schwache Alkalien werden die beiden Chlorophylle unter Erhaltung des komplexgebundenen Magnesiums in die Alkohole (Phytol und Methanol) und in die Alkalisalze der entsprechenden (sauren) Chlorophylline gespalten. Diese sind im Gegensatz zu den fettlöslichen Chlorophyllen wasserlöslich. Schwache Säuren spalten dagegen das Magnesium aus dem Chlorophyllmolekül heraus, es verbleibt das bräunlich-grüne Phaeophytin. Obgleich alle Pflanzenzellen leicht sauer reagieren, findet dort eine Phaeophytinbildung nicht statt, weil offensichtlich das Chlorophyllmolekül in den Pflanzenzellen durch Eiweiß oder Lipoproteide geschützt ist (Symplexbildung).

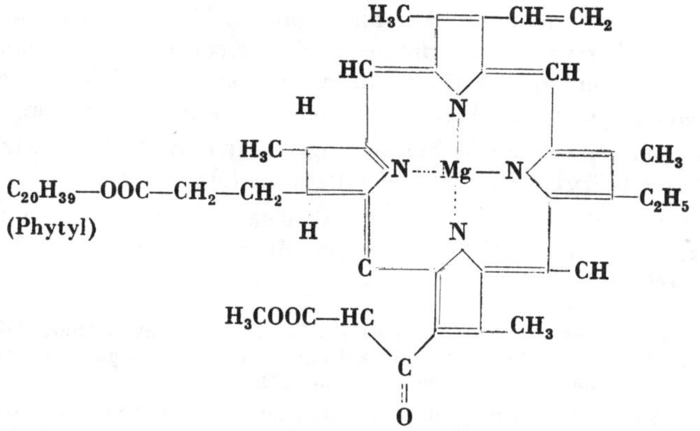

Chlorophyll a[1]

Lipovitamine. Da diese Stoffgruppe im Vitaminkapitel (S. 172) ausführlich behandelt wird, sollen die als wichtige Fettbegleitstoffe vorkommenden Vertreter der fettlöslichen Vitamine hier nur übersichtsweise zusammengestellt sein:

Vitamin A und A_2 sowie Provitamine A (Carotinoide).
Vitamine D (D_2, D_3) sowie deren Provitamine.
Vitamine E (Tocopherole).
Vitamin K ist, obwohl fettlöslich, in Nahrungsfetten praktisch nicht enthalten.

Die früher mit „Vitamin F" bezeichneten Hautschutzfaktoren, gehören nicht zu den Vitaminen, da sie als essentielle Bestandteile der Nahrung nur in größeren Mengen wirksam sind (vgl. S. 200).

Die Lipovitamine zeigen alle eine besondere Empfindlichkeit gegen Sauerstoff. Lichtempfindlich ist praktisch nur das Vitamin A; gegen Wärme sind alle genannten Lipovitamine recht stabil.

Sterine. Eine weitere wichtige Stoffklasse der Lipoide begegnet uns in den Sterinen als den ständigen Begleitern der Phosphatide. Die Sterine sind hydroxylhaltige Derivate des Cyclopentano-perhydrophenanthren (Steran); sie kommen teils frei, teils mit höheren Fettsäuren verestert, allgemein verbreitet in der Natur vor.

Eine ähnliche chemische Struktur haben die Steroide, zu denen die D-Vitamine, Gallensäuren, Sexualhormone, Saponine, die spezifischen Wirkstoffe der Nebennieren-

[1] Im Chlorophyll b liegt statt einer Methylgruppe im äthylsubstituierten Pyrrolring ein Formylrest vor.

rinde u. a. gehören. Sterine können in Steroide übergehen, was am deutlichsten aus der Bildung der D-Vitamine aus bestimmten Sterinen durch Ultraviolettbestrahlung ersichtlich wird (S. 105). Auf dieser Eigenschaft der Sterine als Provitamine beruht ihre besondere physiologische Bedeutung. Sie sind auch am Aufbau der Zellmembranen und an Entgiftungsvorgängen im Organismus beteiligt.

Die Sterine sind in ihren chemischen und physikalischen Eigenschaften sehr ähnlich, in Wasser unlöslich, in lipophilen Lösungsmitteln und Fetten gut löslich. Die Ähnlichkeit im Molekülbau erklärt ihre Neigung, leicht Mischkristalle zu bilden. Als sekundäre Alkohole sind sie befähigt, mit Säuren Ester zu bilden, die sich zu ihrer Kennzeichnung besonders eignen. Nach vorheriger Abtrennung mit Digitonin in Form schwerlöslicher Molekülverbindungen sind besonders die Sterin-Acetate zu ihrer Unterscheidung befähigt.

Entsprechend ihrem Vorkommen werden die Sterine eingeteilt in tierische Sterine (*Zoo*-Sterine), pflanzliche Sterine (*Phyto*-Sterine) und Pilzsterine (*Myco*-Sterine).

Das wichtigste *Zoosterin* ist das *Cholesterin*. Es ist in sämtlichen Tierfetten meist zu 0,1–0,4% enthalten, in Butter 0,18%; in größerer Menge im Lebertran 1%, im Eigelb 1,3% und im Eieröl 5%.

Wie die anderen Lipoide, löst sich das Cholesterin in Äther, Chloroform, Petroläther, Alkohol sowie in Fetten und Ölen. Seine gute Löslichkeit in kaltem Äthylacetat ist geeignet, es von anderen Lipoiden zu trennen. Cholesterin schmilzt scharf bei 148,3 °C.

Cholesterin wird hauptsächlich in der Leber gebildet und mit dem Gallensekret in das Duodenum ausgeschieden, wo es durch Cholesterinase mit freien Fettsäuren verestert wird. Diese Fettsäure-Cholesterin-Ester können die Darmwand passieren und werden dann wieder gespalten, ein wichtiger Vorgang beim Transport von Fettsäuren aus der Nahrung.

Zusammen mit dem Cholesterin findet sich meist noch das Dihydrocholesterin, dessen Isomeres in den Exkrementen der Tiere als Koprosterin enthalten ist. 7-Dehydrocholesterin liegt (als Provitamin D_3) in der Haut der Tiere vor, besonders reichlich in der Schweineschwarte.

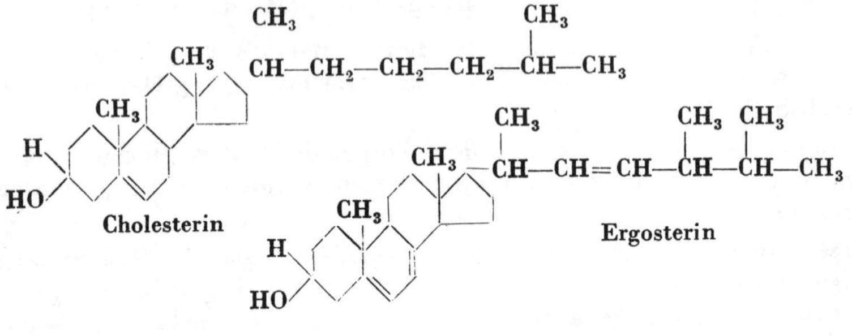

Von den pflanzlichen Sterinen, den *Phytosterinen*, sollen genannt sein das *Stigmasterin* im Rüböl und das *Sitosterin*, das in Weizenkeim-, Mais-, Lein-, Cotton-, Sesam- und Olivenöl sowie in Kakaofett vorliegt. Sie geben die gleichen Farbreaktionen wie Cholesterin. *Ergosterin* (als Mycosterin) wird reichlich in Hefe, Mutterkorn und anderen Pilzen, weiterhin in einigen Samenölen und Wurzeln gefunden.

Bei aller Ähnlichkeit chemischer Reaktionen unterscheiden sich Cholesterin und Phytosterine doch wesentlich durch ihre reine Kristallform wie auch durch den Schmelzpunkt ihrer Ester, worauf A. BÖMER seine klassischen Methoden der *Phytosterinprobe* und der *Phytosterinacetatprobe* begründet hat, die (in Verbindung mit vorheriger Fällung der Sterine durch Digitonin) die Unterscheidung von Pflanzenfett und Tierfett und den Nachweis von Pflanzenfetten in Tierfetten exakt ermöglichen.

Das *Ergosterin* ist das Provitamin des antirachitischen Vitamins D_2, das *7-Dehydrocholesterin* dagegen die Vorstufe (Provitamin) des Vitamins D_3, das als solches im Lebertran vorkommt und auch im menschlichen Organismus (Haut) bei Sonnenbestrahlung entsteht. Beide D-Vitamine entstehen auch durch künstliche Bestrahlung mit Ultraviolettlicht aus ihren Provitaminen:

$$\text{7-Dehydrocholesterin} \xrightarrow[\text{Licht}]{\text{UV-}} \text{Vitamin } D_3$$

$$\text{Ergosterin} \xrightarrow[\text{Licht}]{\text{UV}} \text{Vitamin } D_2$$

Cholesterin ergibt bei Ultraviolettbestrahlung *kein* antirachitisch wirksames Produkt, es muß erst in das 7-Dehydrocholesterin verwandelt werden, was in der Darmschleimhaut durch Einwirkung der Cholesterin-Dehydrogenase geschieht. Der pflanzliche und tierische Organismus vermag die Sterine selbst zu synthetisieren, was mit Hilfe von radioaktiven ^{14}C-Isotopen erwiesen wurde:

Ausgang für die Biosynthese ist die „aktivierte Essigsäure" (= Acetyl-CoA), aus der eine wichtige Schlüsselsubstanz, Mevalonsäure, entsteht, die nach Phosphorylierung und einigen Umwandlungen schließlich zu dem weiteren für viele Biosynthesen bedeutsamen Zwischenprodukt *Isopentenyldiphosphat* (auch „aktives Isopren" genannt) führt. Dieses wird über Farnesyldiphosphat, Squalen und Lanosterin zum Cholesterin umgewandelt.

Das eigentliche physiologische D-Vitamin, das auch praktisch allein als fertiges Vitamin in der Natur angetroffen wird, ist das Vitamin D_3, das man vor allem in den Leberölen der Fische findet.

Kohlenwasserstoffe. Der 6-fach ungesättigte Kohlenwasserstoff *Squalen*, $C_{30}H_{50}$, liegt in größeren Mengen in den Haileberölen (20—85%), im Hefefett (5—16%), aber auch in Pflanzenölen (Olivenöl bis 0,6%, Weizenkeimöl 0,35% u. a.) vor.

Über seine physiologische Bedeutung ist noch nichts Sicheres bekannt. Das Vitamin K_2 (vgl. S. 179) enthält Squalen in der Seitenkette. Chemisch handelt es sich beim Squalen um eine Verbindung, in der 6 teilweise hydrierte Isoprenreste miteinander verknüpft sind. Die Biosynthese geht — wie beim Cholesterin — von der „aktivierten Essigsäure", dem Acetyl-CoA, aus.

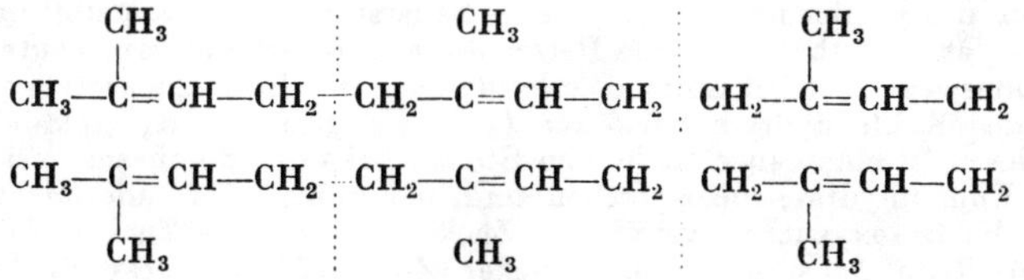

Squalen

Außer Squalen wurden noch weitere Kohlenwasserstoffe aus Fetten isoliert, z. B. Gadusen $C_{18}H_{32}$ aus Weizen-, Reiskeim-, Soja- und Fischölen, Hypogen und Arachiden $C_{19}H_{38}$ aus Erdnußöl sowie eine ganze Reihe, die sogenannten Oleadecene, aus Olivenöl.

Diese Kohlenwasserstoffe sind für den arteigenen Geruch und Geschmack der Fette verantwortlich; ihre Autoxydationsprodukte – vor allem die der ungesättigten Kohlenwasserstoffe – verleihen den Fetten oft einen sehr unangenehmen, z. T. fischigen, ekelerregenden Geruch und Geschmack.

2.3. Kohlenhydrate

Die große Nährstoffgruppe der Kohlenhydrate bildet einen der Grundpfeiler unserer Ernährung. Kohlenhydrate entstehen in der Pflanze im Laufe des Assimilationsprozesses (Photosynthese) und sind als einfache Zucker (Monosaccharide), vor allem aber als zusammengesetzte Zucker (Disaccharide bis Polysaccharide) in der Natur weit verbreitet. Von letzteren sind Stärke als Reservematerial und Cellulose als Baumaterial die weitaus wichtigsten.

Während in der tierischen Zelle die Eiweißstoffe als feste Bestandteile mengenmäßig vorherrschen, bilden die Kohlenhydrate in der pflanzlichen Zelle und damit auch in den pflanzlichen Nahrungsmitteln den Hauptanteil der Trockensubstanz. Im menschlichen und tierischen Organismus werden sie nach der Nahrungsaufnahme nicht in größerem Umfange deponiert, da sie nach erfolgter Verdauung und Resorption teils unmittelbar „verbrannt“ werden und so ihre Funktion als bevorzugte Energiespender übernehmen. teils im Gange des Stoffwechsels nach tiefgreifenden Umformungen in Fette oder gewisse Grundbausteine der Eiweißstoffe umgewandelt werden.

Kohlenhydratreiche Pflanzen und Pflanzenteile bilden die Grundlage für die Fabrikation von Stärke, zur Herstellung von Obsterzeugnissen und die Ausgangsbasis für die Papier- und Faserindustrie. In zahlreichen Gärungsvorgängen und Biosynthesen sind sie die Ausgangsstoffe zur Gewinnung von Äthylalkohol, Butanol, Glycerin, Milchsäure Citronensäure u. a. Auch bei der biologischen Eiweiß- und Fettsynthese (vgl. S. 153) ist im allgemeinen die Anwesenheit von Kohlenhydraten erforderlich.

Kohlenhydrate sind weiterhin die Ausgangssubstanz für die Bildung des Vitamins C in der Pflanze sowie für die technische Vitamin-C-Synthese.

Das Wort „Kohlenhydrate“ sollte ursprünglich zum Ausdruck bringen, daß diese Verbindungen der allgemeinsten Formulierung $C_n(H_2O)_n$ entsprechen, d. h. sie sollten in ihrer Zusammensetzung als Hydrate des Kohlenstoffs die Elemente Sauerstoff und Wasserstoff im gleichen Verhältnis wie das Wasser enthalten. Diese Betrachtungsweise ist indessen heute nur noch eine formale, da keineswegs alle bekannten Verbindungen der Zusammensetzung $C_n(H_2O)_n$ die Eigenschaften der Kohlenhydrate aufweisen (z. B. Essigsäure $C_2H_4O_2$, Milchsäure $C_3H_6O_3$ u. a.). Zum anderen ist eine ganze Reihe von Stoffen bekannt, die ihrem Verhalten nach unzweifelhaft als Kohlenhydrate anzusprechen sind, der obigen Formulierung aber nicht entsprechen, z. B. die Desoxyzucker, verzweigte Zucker, methylierte Zucker, Aminozucker, die Oxydations- und Reduktionsprodukte der Zucker (Zuckersäuren, Zuckeralkohole), viele Glykoside, ferner verschiedene Gruppen von sogenannten Polysacchariden (besser polysaccharidähnlichen Stoffen) wie Pektin, Alginate, Carrageen, Chitin und ähnliche. So ist das Wort „Kohlenhydrate“ nunmehr eine Sammelbezeichnung für eine ganze Stoffklasse geworden.

Unter „Kohlenhydrate“ versteht man allgemein optisch aktive Verbindungen, welche ihrer chemischen Natur nach primäre Oxydationsprodukte mehrwertiger Alkohole sind, d. h. Polyhydroxy-aldehyde oder Polyhydroxy-ketone; allgemein als Saccharide bezeichnet, tragen sie in ihrem Namen die Endung „ose“ (z. B. Glucose, Saccharose). Für die einfacheren Glieder der Kohlenhydratgruppe ist der Name „Zucker“ üblich.

Die Kohlenhydrate werden im allgemeinen in folgende Gruppen eingeteilt:

1. Monosaccharide, auch einfache Zucker genannt, können durch Hydrolyse nicht weiter zerlegt werden. Hierher gehören Traubenzucker, Fructose u. a.

2. Oligosaccharide sind aus einer geringen Anzahl von Monosacchariden zusammengesetzt, die bei der Hydrolyse frei werden. Der Übergang von den Oligo- zu den Polysacchariden ist fließend und eine Grenze nur willkürlich zu ziehen. Sie liegt bei etwa 10 Zuckereinheiten (Decasaccharid). Je nach der Anzahl der als Bausteine vorhandenen Monosaccharide unterscheidet man die Di-, Tri- oder Tetrasaccharide (vgl. S. 135, 143, 144).

3. Polysaccharide sind aus vielen Monosacchariden aufgebaut. Zum Beispiel besteht Stärke (Amylose) aus 100–2000 Monosaccharid-Einheiten (Glucose). Bei der Hydrolyse werden die Monosaccharide als Grundbausteine freigesetzt. Die Polysaccharide unterscheiden sich als makromolekulare Verbindungen in ihren chemischen und physikalischen Eigenschaften weitgehend von denen der Monosaccharide und Oligosaccharide. Die wichtigsten Naturstoffe dieser Art sind Stärke, Glykogen und Cellulose.

2.3.1. Monosaccharide

Konfiguration und Stammbaum der Zucker

Die einzelnen Monosaccharide werden heute nach der Zahl der Kohlenstoffatome als Triosen, Tetrosen, Pentosen, Hexosen, Heptosen usw. bezeichnet.[1] Je nachdem, ob eine Aldehyd- oder eine Ketogruppe im Molekül vorliegt, nennt man die Monosaccharide Aldosen (z. B. Glucose) oder Ketosen (z. B. Fructose). Die Ketosen tragen neben den lange eingeführten Trivialnamen die systematische Endung „ulose“ (z. B. ist die Fructose eine Hexulose). Die Numerierung der C-Atome im Molekül erfolgt so, daß die reduzierende Gruppe immer die möglichst niedrige Zahl trägt, also 1 bei den Aldosen. Da die Zucker optisch aktive Verbindungen sind, ist ein entsprechender Hinweis notwendig. Die einfachsten Zucker sind die Triosen, d. h. der Glycerinaldehyd und das Dihydroxyaceton (vgl. Tafel, S. 108). Beide sind Intermediärprodukte beim biochemischen Aufbau und Abbau der Hexosen (Gärung, Glykolyse, vgl. S. 452). Auch bei der Einwirkung von starkem Alkali auf Zucker wurden sie nachgewiesen. Eine besonders wichtige Rolle spielen die Pentosen und Hexosen, so daß ihnen hier eine ausführlichere Behandlung zukommt.

[1] Die Nomenklatur folgt den I.U.C. Regeln (International Union of Chemistry Rules).

Stammbaum der D-Zucker

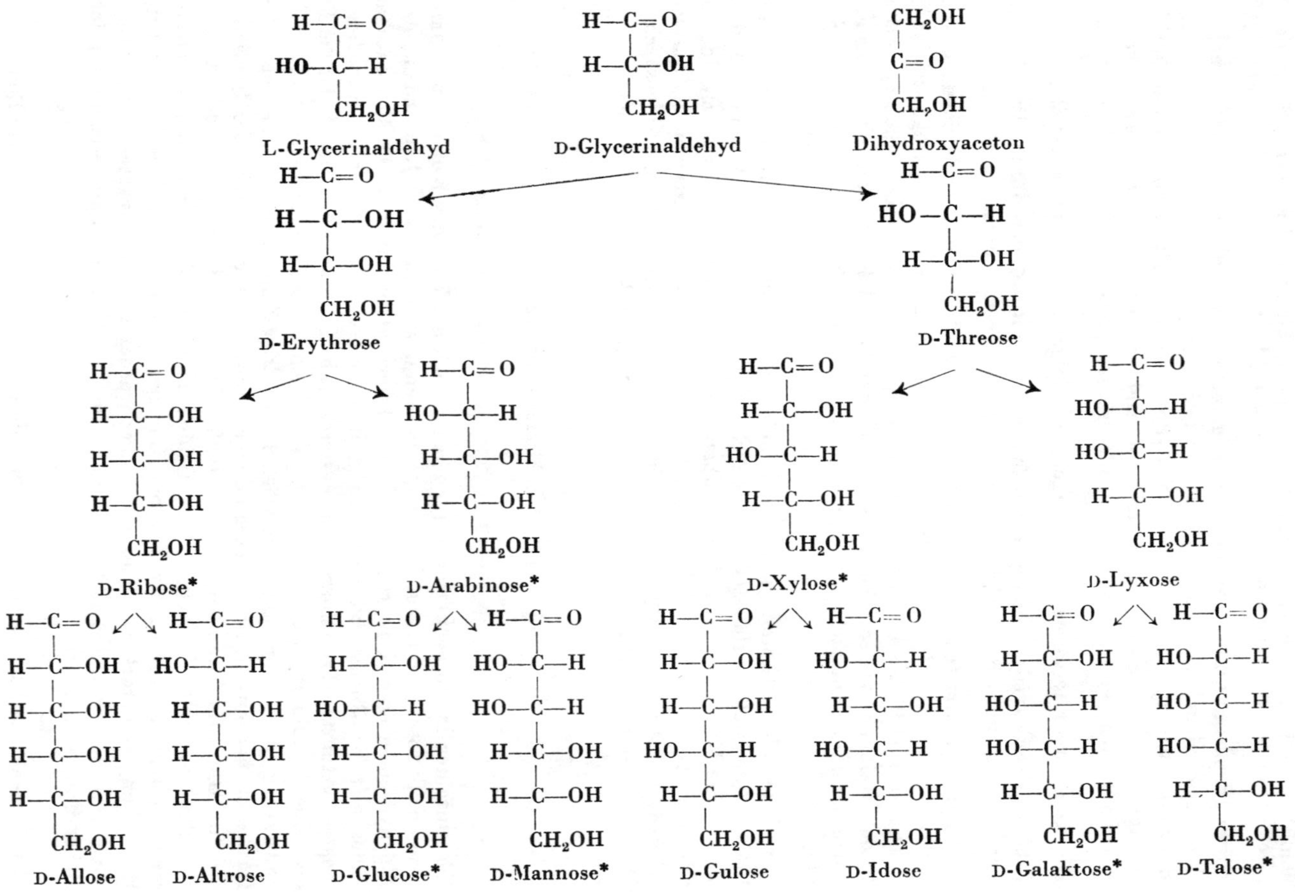

Über die *Stereochemie* der einfachen Zucker soll hier nur gesagt werden, daß sie ebenso viele asymmetrische C-Atome enthalten wie HCOH-Gruppen. Der als Bezugssubstanz dienende *Glycerinaldehyd* besitzt als Anfangsglied der Reihe *ein* asymmetrisches C-Atom (C_2). Das Dihydroxyaceton ist optisch inaktiv. Je nach der Stellung der OH-Gruppe in der Projektionsformel *rechts* oder *links* von der C-Kette werden die beiden Formen des Glycerinaldehyds, die zueinander wie Bild und Spiegelbild stehen, als D- oder L-Glycerinaldehyd bezeichnet.

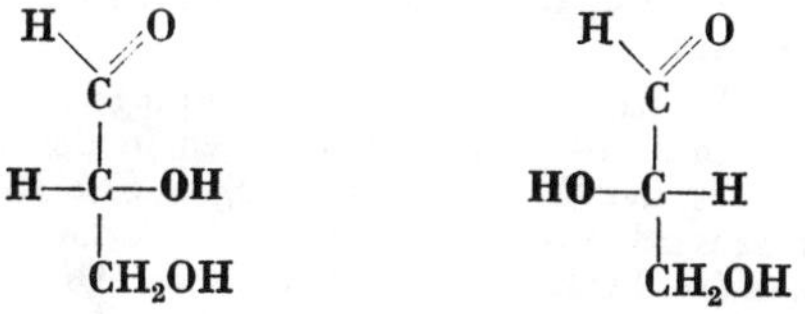

D-Glycerinaldehyd　　L-Glycerinaldehyd

Alle Zucker, die am untersten asymmetrischen C-Atom, d. h. also dem mit der höchsten Numerierung, die gleiche Konfiguration aufweisen wie der D-Glycerinaldehyd am mittleren C-Atom, gehören genetisch zu der D-Reihe, alle anderen zu der L-Reihe.[1] Die Zahl der Stereoisomeren wächst mit der Zahl (n) der asymmetrischen C-Atome. Bei den Hexosen sind $2^n = 2^4 = 16$, bei den Hexulosen (Ketosen) $2^3 = 8$ Stereoisomere möglich. Von diesen Isomeren stehen – analog dem D- und L-Glycerinaldehyd – immer je zwei zueinander wie Bild und Spiegelbild, sind also auf keine Weise miteinander zur Deckung zu bringen. Man pflegt sie auch als *Spiegelbildisomere* oder *Enantiomere* zu bezeichnen. Die oben erwähnten 16 stereoisomeren Hexosen entsprechen folglich 8 spiegelbildisomeren Paaren (Antipodenpaare), von denen immer ein Isomeres in die D-Reihe und das andere in die L-Reihe gehört.

Nebenstehende Tafel gibt eine Übersicht über die Triosen, Tetrosen, Pentosen, Hexosen und Hexulosen der D-Reihe. Die mit * bezeichneten Zucker wurden in der Natur gefunden. Die Schreibweise folgt einem Vorschlag von EMIL FISCHER, wobei die C-Kette, die an sich gewinkelt ist, so *in die Papierebene* gestreckt wird, daß alle H- und OH-Gruppen rechts und links *über* die Papierebene

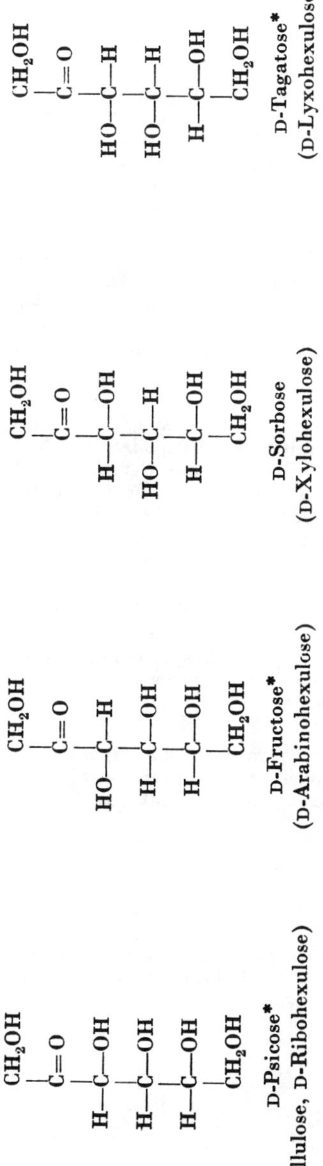

[1] Für die konfigurative Zuordnung anderer Stoffsysteme (z. B. Aminosäuren, Milchsäuren u. a.) zur D- oder L-Reihe ist ebenfalls der Glycerinaldehyd zuständig (vgl. S. 12).

zu liegen kommen. Ein Vertauschen von H- und OH-Gruppen ist damit ohne Änderung der Konfiguration nicht mehr möglich. Lediglich das Drehen der Formel in der Papierebene ist erlaubt.

Optische Aktivität der Zucker

Die chemischen Eigenschaften von Enantiomeren sind völlig gleich, da die Energieinhalte beider Antipoden in Lösung wegen der gleichen Abstände irgendeines Liganden vom Kohlenstoff und den übrigen Liganden in beiden Formen die gleichen sind. Sie lassen sich weder durch chemische Reaktionen noch durch ihre physikalischen Eigenschaften (Schmelzpunkt, Löslichkeit, spez. Gewicht, Brechungsvermögen u. a.) unterscheiden. Lediglich das polarisierte Licht erfährt eine entgegengesetzte, aber gleich große Ablenkung. Deshalb bezeichnet man sie auch als „optische Antipoden".

Die optische Aktivität, d. h. das Vermögen eines Körpers, die Schwingungsebene des polarisierten Lichtes zu drehen, wird auch in der Lebensmittelchemie zur Charakterisierung und Bestimmung der Zucker herangezogen. Die Drehungsrichtung eines Körpers nach *rechts* oder nach *links* wird durch die Vorzeichen ⊕ oder ⊖, seltener noch durch *dextro* (= Rechtsdrehung) und *laevo* (= Linksdrehung) angegeben. Die Drehungs*richtung* ist unabhängig von der (genetischen) Zugehörigkeit zur D- oder L-Reihe. So dreht z. B. die D-Fructose nach links (D-⊖-Fructose) und das Vitamin C, die L-⊕-Ascorbinsäure, nach rechts.

Liegen äquimolare Mengen eines D- und L-Körpers in Kristallmischung oder Lösung (Gemenge, Konglomerat) nebeneinander vor, so bezeichnet man dieses Gemisch der Antipoden (bei dem keinerlei Verbindungsbildung zu erkennen ist) als *racemisches Gemisch*. Solche Gemische sind optisch inaktiv. Oft kristallisieren solche Gemische aus gleichen Teilen D- und L-Form in einer neuen, einheitlichen Kristallform mit anderem Schmelzpunkt oder Kristallwassergehalt aus. Man bezeichnet dann dieses in sich kristallographisch einheitliche Kristallisat aus beiden Antipoden als *Racemat*. Sowohl für das Gemenge als auch für das Racemat wird die Bezeichnung D,L-Form, (±)-Form oder inaktive Form benutzt.

Aber nicht nur die Drehungsrichtung (+) oder (—) allein, sondern auch das Ausmaß der Drehung als einer Stoffkonstanten ist zur Charakterisierung eines Zuckers von praktischer und wissenschaftlicher Bedeutung. Hierzu dient die Kenntnis der „Spezifischen Drehung" eines Zuckers. Man versteht unter der „Spezifischen Drehung" eines Zuckers den Winkel, den eine Zuckerlösung mit einem Gehalt von 1 g aktiver Substanz pro ml und bei einer durchstrahlten Schicht von 1 dm Länge ergibt.

Zur experimentellen Bestimmung verwendet man kleinere Konzentrationen und rechnet um, da die Drehung der Konzentration proportional ist. Ist c die Konzentration einer Lösung (ausgedrückt in Gramm pro 100 ml Lösung), α der im Polarimeter abgelesene Winkel in Graden und l die durchstrahlte Schicht in dm, dann ist

$$[a]_D^{20} = \frac{a \cdot 100}{l \cdot c}.$$

Die Indizes D und 20 bezeichnen die Wellenlänge des zur Beobachtung benutzten Lichtes (meist monochromatisches Licht, das der Wellenlänge der Natrium-D-Linie entspricht) und die Versuchstemperatur (meist 20 °C).

Die spezifische Drehung $[a]$ einiger Zucker ist, z. B. von

D-Glucose	+ 52,5°	Lactose	+ 52,5°
D-Fructose	— 92,3°	Maltose	+ 136,8°
Saccharose	+ 66,5°		

Die oben angegebenen formelmäßigen Beziehungen lassen sich in der lebensmittelchemischen Analytik quantitativ auswerten. Bei Kenntnis des vorliegenden Zuckers (auch in Gemischen mit anderen) läßt sich mit Hilfe der spezifischen Drehung und des im Polarimeter beobachteten Drehwertes durch Auflösung obiger Gleichung nach c die unbekannte Konzentration einer Zuckerlösung berechnen nach[1]:

$$c = \frac{a \cdot 100}{[a] \cdot l}.$$

Bei manchen Zuckern bemerken wir, daß sich der unmittelbar nach dem Auflösen gemessene Drehwert (und damit die spezifische Drehung) langsam ändert. Diese Drehungsänderung bis zu einem konstanten Endwert nennen wir Mutarotation oder Multirotation (vgl. S. 119).

Allgemeine Eigenschaften und Reaktionen der Monosaccharide

Die einfachen Zucker sind farblose, feste, manchmal schwer kristallisierende Verbindungen, die oft sirupöse, übersättigte Lösungen bilden; sie zeigen neutrale Reaktion und lösen sich auf Grund ihrer hydrophilen OH-Gruppen leicht in Wasser, schwerer in Methyl- und Äthylalkohol, Pyridin, Dimethylformamid und Dimethylsulfoxyd; in lipophilen Lösungsmitteln wie Chloroform, Äther, Benzol, Petroläther u. a. sind sie unlöslich. Viele von ihnen schmecken süß (vgl. S. 138), manche sind geschmacklos und sogar bitter. Die leichte Zersetzlichkeit der Zucker beim Erhitzen geht auf ihre große Neigung zur Wasserabspaltung zurück.

Die wichtigsten chemischen Eigenschaften der einfachen Kohlenhydrate (Monosaccharide) beruhen auf der Anwesenheit der Carbonylgruppe (Aldehyd- bzw. Ketogruppe) und der Alkoholnatur der Zucker.[2]

Die verschiedenen Reaktionen werden jeweils auch zur analytischen Kennzeichnung der Zucker herangezogen. Zum besseren Verständnis werden diese Nachweisreaktionen innerhalb der ihnen zugrunde liegenden Reaktionsweise besprochen.

Reaktionen der reduzierenden Gruppe

Die Zucker vermögen an ihre —C=O-Gruppe die typischen Carbonylreagenzien anzulagern: So entstehen durch Anlagerung von Blausäure die entsprechenden Cyanhydrine:

$$\begin{array}{c} \\ \text{H—C=O} \\ | \end{array} + \text{HCN} \longrightarrow \begin{array}{c} \text{C≡N} \\ | \\ \text{H—C—OH} \\ | \end{array}$$

Mit Hydroxylamin bilden die Zucker Oxime:

$$\begin{array}{c} \text{H—C=O} \\ | \end{array} + NH_2OH \longrightarrow \begin{array}{c} \text{H—C=NOH} \\ | \end{array} + H_2O$$

[1] Beispiel: Es sei für eine Rohrzuckerlösung abgelesen worden = + 13,41° bei Rohrlänge = 2 dm. Aus der spezifischen Drehung = + 66,5° ergibt sich als Konzentration c (Gehalt in 100 ml) der Rohrzuckerlösung:

$$c = \frac{13{,}41 \cdot 100}{66{,}5 \cdot 2} = 10{,}08\ \text{g}/100\ \text{ml}$$

[2] Die Carbonylgruppe beeinflußt die benachbarten Hydroxylgruppen: So werden die zur Carbonylgruppe α-ständigen Hydroxylgruppen besonders leicht oxydiert (dehydriert). Daher sind die Ketosen (z. B. Fructose) starke Reduktionsmittel zum Unterschied von den einfachen Ketonen, z. B. Aceton.

Reduzierende Zucker ergeben mit Phenylhydrazin **Hydrazone** und bei längerem Behandeln mit mindestens 3 Molen Phenylhydrazin die noch wichtigeren **Osazone**:

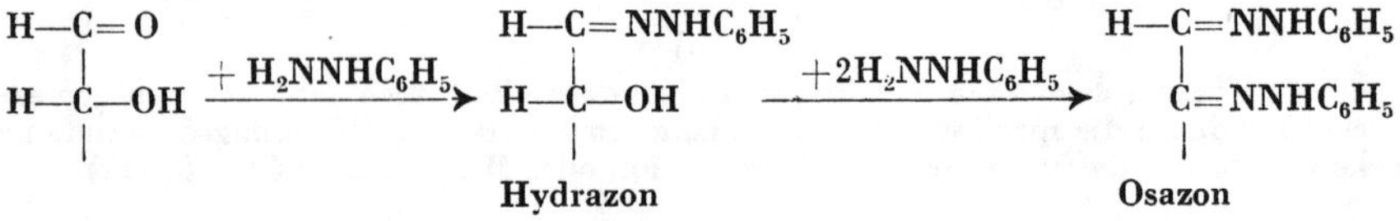

Infolge ihrer unterschiedlichen Löslichkeitseigenschaften, der bedeutenden Kristallisationstendenz, ihrer charakteristischen Kristallformen und Schmelzpunkte stellen die **Osazone** ein wichtiges Hilfsmittel zur Erkennung und Unterscheidung einzelner Zucker wie auch zur Trennung von Zuckergemischen dar. Dabei reagieren die Ketosen häufig leichter als die Aldosen. In der Hand EMIL FISCHERS hatten die Hydrazone und Osazone der Zucker besondere Bedeutung für die Konstitutionsaufklärung der einzelnen Zucker. Es sei noch darauf hingewiesen, daß Glucose, Fructose und Mannose das gleiche Osazon (nicht Hydrazon!) geben, da diejenigen asymmetrischen C-Atome, die an der Osazonbildung nicht beteiligt sind, die gleiche räumliche Anordnung (Konfiguration) besitzen. – Rohrzucker (als nicht reduzierender Zucker) bildet kein Osazon.

Die Oxydation der Osazone mit Kupfersulfat (HUDSON) liefert die sehr stabilen **Osatriazole**, die leichter als die Osazone zu reinigen sind, charakteristische Schmelzpunkte haben und deren Drehungen leichter zu messen sind als die der Osazone, da sie farblos sind.

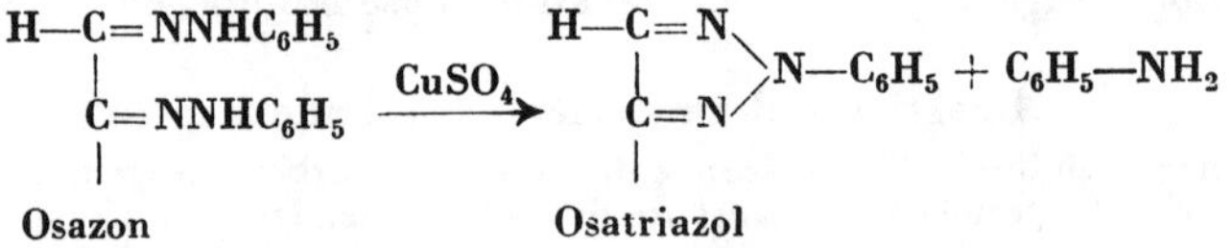

Mit Mercaptanen reagieren Aldosen unter Bildung von **Mercaptalen**. Die Reaktion ist geeignet zur Trennung von Aldosen und Ketosen, da letztere sehr viel schwerer im Sinne der Gleichung reagieren.

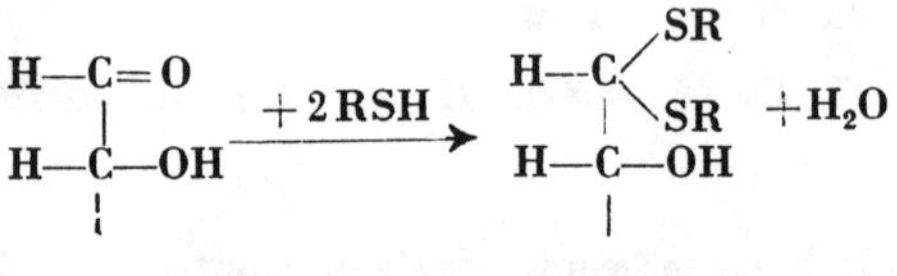

Die Reaktion von Zuckern mit *Aminen* ist für die Lebensmittelchemie und -technologie von großer Bedeutung: Die reduzierende Gruppe reagiert schon unter milden Bedingungen mit einer großen Zahl primärer Amine, mit Aminosäuren, Peptiden, Proteinen, Arylaminen u. a. zu sogenannten **Glykosylaminen**.

Auch mit sekundären Aminen werden unter etwas drastischeren Bedingungen ähnliche Produkte erhalten. Die Glykosylamine lagern sich in schwach saurer Lösung leicht um zu den **1-Amino-Ketosen** (AMADORI-*Umlagerung*). In gleicher Weise reagieren

Ketosen mit Aminen zu Ketosylaminen, die in Gegenwart schwacher Säuren zu den epimeren 2-Amino-Aldosen umgelagert werden (HEYNS-*Umlagerung*).

Diese Verbindungen spielen (neben der Bildung einfacher Schiffscher Basen) im Anfangsverlauf der nichtenzymatischen Bräunung, der sogenannten MAILLARD-Reaktion, eine Rolle, wobei über komplizierte Kondensationen zwischen Carbonyl- und Aminoverbindungen und weitere Umlagerungen höher molekulare, huminsäurehaltige, braungefärbte Produkte (Melanoidine) entstehen. Im allgemeinen bedeutet die MAILLARD-Reaktion eine Wertminderung der Lebensmittel. Es können dabei Zucker-Eiweißverbindungen entstehen, die von den Verdauungsfermenten nicht oder nur sehr langsam gespalten werden. Verschiedene essentielle Aminosäuren (z. B. Lysin) des Eiweißes werden im Gange der Bräunungsreaktion blockiert und können dadurch vom Körper nicht mehr ausgenützt werden. Die Verhinderung der MAILLARD-Reaktion ist oftmals eine dringliche Aufgabe der Lebensmitteltechnologie. Erwünscht und angestrebt wird sie z. B. bei gewissen Backprozessen (Bräunung der Brotkrume, Zwiebackherstellung), bei der Bierbereitung, beim Rösten von Kaffee, Cerealien, Kartoffeln, beim Braten von Fleisch und Fisch, da hierbei die Geschmacks- und Aromabildung Hand in Hand mit der Bräunung verlaufen. Unerwünscht ist sie z. B. bei Pasteurisierungs-, Sterilisierungs- und Trocknungsvorgängen von Milch, Fruchtsäften, Eiprodukten.

Einwirkung von Alkalien

Die Wirkung von verdünntem Alkali auf einfache Zucker läuft zunächst auf eine Isomerisierung hinaus, bei der noch keine Destruktion des Moleküls auftritt. Dabei spielt die Ausbildung von Zucker-Enolformen als Kreuzungs- bzw. Durchgangspunkt eine maßgebliche Rolle. Es handelt sich dabei um den Ortswechsel der OH-Gruppe am C-Atom 2 (= Konfigurationsänderung), ein Vorgang, den man Epimerisierung nennt; dann findet die eigentliche Isomerisierung Aldose $\rightleftarrows$ Ketose statt, im Falle der Glucose also Übergang in Fructose. Nachstehend wird ersichtlich, wie durch Alkalieinwirkung auf die Aldose Glucose deren Epimeres Mannose wie auch eine Ketose (Fructose) entsteht (LOBRY-DE-BRUYN-*Umlagerung*); vgl. S. 114.

Es steht fest, daß ähnliche Umlagerungen auch im pflanzlichen und tierischen Organismus auf enzymatischem Wege stattfinden, wobei die verschiedenen Zucker ineinander übergehen können. Zum Beispiel wird so in der Milchdrüse Glucose des Blutes in Galaktose (zur Milchzuckerbildung) umgewandelt.

Wesentlich tiefgehender sind die Veränderungen, denen das freie Zuckermolekül bei Einwirkung von konzentriertem Alkali ausgesetzt ist, insbesondere bei erhöhter Temperatur. Äußerlich erscheint eine Gelb- bis Braunfärbung. Chemisch entstehen nach der primären Enolisierung und nachfolgenden Spaltung der Zuckerkette über die zwei isomeren Triosen Glycerinaldehyd $\rightleftarrows$ Dioxyaceton (und H_2O-Abspaltung) Methylglyoxal ($CH_3 \cdot CO \cdot CHO$), weiterhin Milchsäure, Ameisensäure, Formaldehyd, Acetoin, Diacetyl u. a. Derartige Abbauvorgänge finden auch bei der zu besprechenden Oxydation der Zucker mit FEHLINGscher Lösung statt (vgl. S. 117). Entstehende Abbauprodukte wirken wie die Zucker selbst reduzierend.

Mit besonderem Nachdruck muß auch auf ein bei der alkalischen Aufspaltung (der Enol-Form) der Hexosen aufgefundenes weiteres wichtiges Spaltprodukt mit hoher

Reduktionskraft hingewiesen werden: das Triose-Redukton, früher einfach Redukton genannt. Auf Grund seiner En-diol-Struktur besitzt es in chemischer Hinsicht große Ähnlichkeit mit der Ascorbinsäure (Vitamin C, siehe S. 194), doch ist es antiskorbutisch

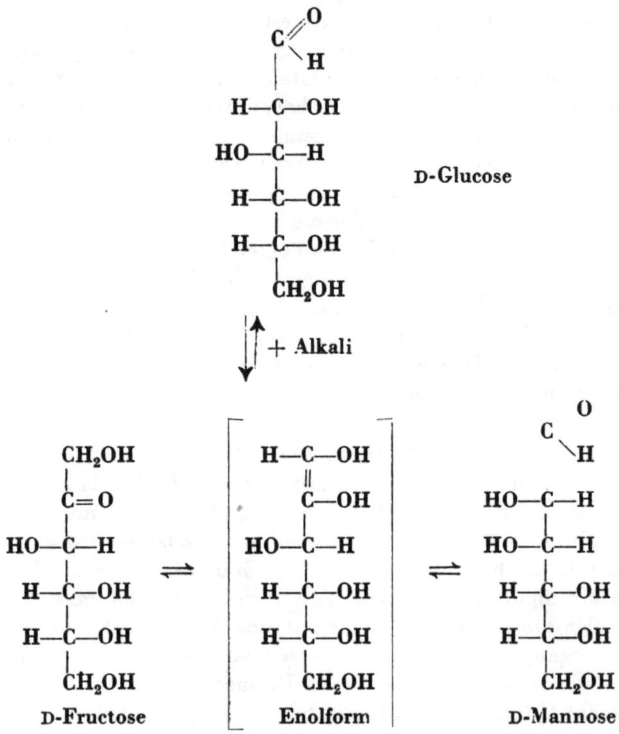

unwirksam. Es reduziert wie diese FEHLINGsche Lösung, Jodlösung, Silbernitratlösung, TILLMANs Reagens, Methylenblau u. a. und gibt in der lebensmittelchemischen Analytik bei der titrimetrischen Erfassung des Vitamins C, z. B. in manchen Fruchtsäften, Marmeladen und Süßwaren, oftmals Anlaß zu Störungen und Täuschungen, da das Redoxpotential des Triose-Reduktons mit dem der L-Ascorbinsäure nahezu übereinstimmt. Die Formel des Triose-Reduktons als (Enol-Tartron-aldehyd) läßt seine Fähigkeit als Reduktans erkennen:

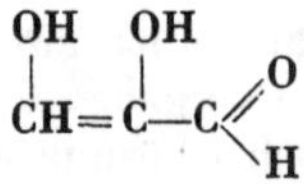
Triose-Redukton

In Lösung steht das Triose-Redukton im Tautomerie-Gleichgewicht mit einem anderen sehr reaktionsfähigen Körper, dem α-Hydroxy-Malondialdehyd. Beide wandeln sich leicht ineinander um, da hier ein zur Tautomerie befähigtes, konjugationsstabilisiertes System vorliegt.

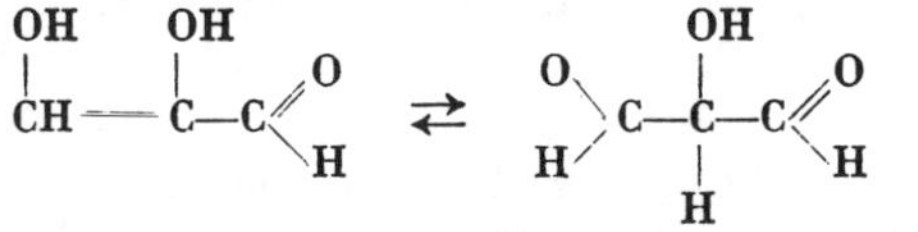

Triose-Redukton α-Hydroxymalondialdehyd

Zu den Reduktonen gehört eine Anzahl weiterer, einfach und auch kompliziert aufgebauter organischer Substanzen aliphatischer, aromatischer und heterozyklischer Natur, die alle durch ihre chemische Reaktionsfähigkeit auffallen.

In dem Vorgang der nichtenzymatischen Bräunung (MAILLARD-Reaktion) und der Aromabildung bei der Zubereitung vieler Lebensmittel (vgl. S. 250) sind, wie man heute weiß, aus Kohlenhydraten stammende, intermediär auftretende Reduktone beteiligt, die sich dann mit Aminoverbindungen oder ihren thermischen Abbauprodukten zu stark gefärbten Verbindungen (Huminkörper, Melanoidine) umsetzen.

Einwirkung von Säuren

Während in der Kälte verdünnte Säuren die Monosaccharide nicht oder nur wenig verändern und konzentrierte Mineralsäuren die Zuckermoleküle gewöhnlich nur langsam angreifen, setzt in der Wärme mit beiden eine schnelle Reaktion ein; diese ist deutlich abgestuft, je nachdem es sich um Pentosen oder Hexosen, Aldosen oder Ketosen handelt. So entstehen mit HCl oder H_2SO_4 durch *inter*molekulare Wasserabspaltung Disaccharide und höhere Saccharide (*Reversion*), durch *intra*molekulare Wasserabspaltung aus Pentosen Furfural, aus Methylpentosen (z. B. Rhamnose) Methylfurfural, aus Hexosen Hydroxymethylfurfural (HMF), siehe auch S. 136 und Stärkeverzuckerung S. 439:

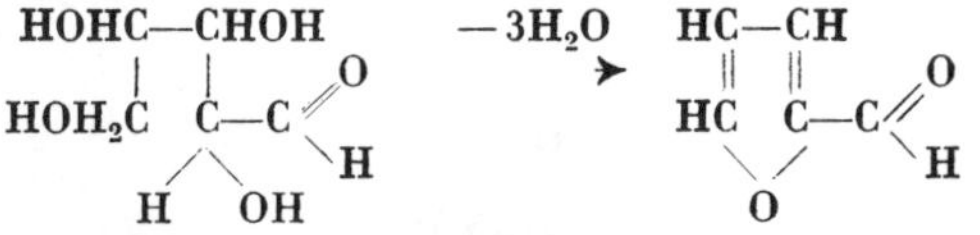

Pentose Furfural

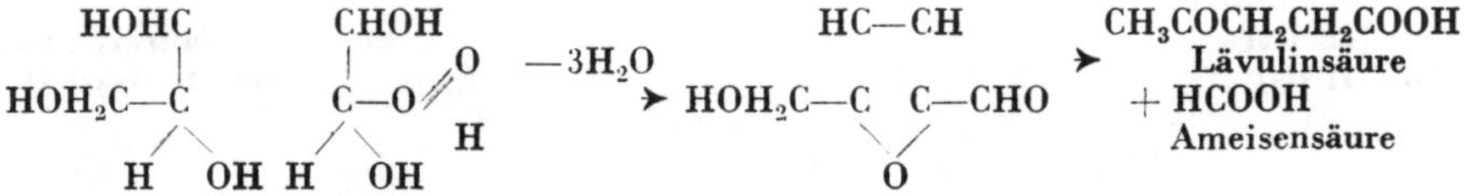

Hexose Hydroxy-methylfurfural

Diese Verbindungen geben mit bestimmten Reagenzien, z. B. Phenolderivaten, typische Farbreaktionen, über die man Zucker identifizieren kann.

Die allgemeine Nachweisreaktion für Kohlenhydrate nach MOLISCH spricht bei allen Zuckern und Polysacchariden (Stärke, Cellulose) positiv an. Aus den Kohlenhydraten entsteht so unter Einwirkung von konz. H_2SO_4 Furfural oder Hydroxymethylfurfural, das sich mit α-Naphthol zu einem violetten Farbstoff kondensiert. Die MOLISCH-Reaktion ist keine Eiweißreaktion, wie oftmals im Schrifttum fälschlich behauptet wird. Falls sie dort z. B. bei Mucinen positiv ist, so beruht dies auf der Anwesenheit von Kohlenhydraten in manchen Proteiden bzw. an Eiweiß hartnäckig anhängenden Kohlenhydraten (vgl. Symplexe S. 43).

Bei der Reaktion nach SELIWANOFF wird die Bildung einer charakteristischen Kirschrotfärbung des aus Hexosen mit Salzsäure gebildeten Hydroxymethylfurfurals mit Resorcin ausgewertet. Mit Ketosen, z. B. Fructose, tritt die Färbung sehr viel schneller ein als mit Aldosen, daher eignet sich diese Reaktion gut zur Unterscheidung von Aldosen und Ketosen.

Auf dieser Reaktion beruht die qualitative Prüfung auf künstlichen Invertzucker in Honig und auf das gesetzlich vorgeschriebene Erkennungsmittel Hydroxymethylfurfural im Kunsthonig (FIEHEsche Reaktion). Das Hydroxymethylfurfural des Kunsthonigs entsteht aus dem Invertzucker bei der Inversion der Saccharose mit Säuren in der Hitze. Bei Durchführung der Inversion auf anderem Weg, z. B. enzymatisch, muß Hydroxymethylfurfural als Erkennungsmittel zugesetzt werden (vgl. S. 433).

Die Beständigkeit des Hydroxymethylfurfurals unter Einfluß von Mineralsäuren ist jedoch relativ gering, so daß leicht unter Abspaltung von Ameisensäure in komplizierter Reaktion Lävulinsäure entsteht (vgl. S. 115).

Pentosen können auf Grund einer Farbstoffbildung (Kondensation des abdestillierten Furfurals mit Anilin) quantitativ kolorimetrisch bestimmt werden.

Oxydation der Monosaccharide

Je nach der Stärke des Oxydationsmittels entstehen verschiedenartige Oxydationsprodukte. Es lassen sich sowohl die Aldehydgruppe als auch die endständige CH_2OH-Gruppe zu Carboxylgruppen oxydieren, so daß aus einer Hexose folgende Oxydationsprodukte entstehen:

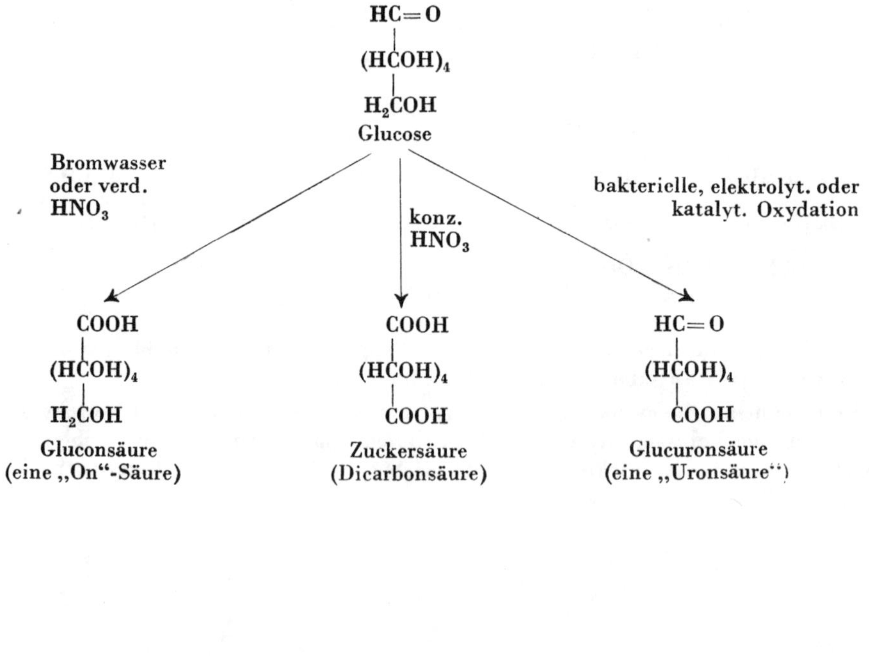

Aus Galaktose entsteht so die zum analytischen Nachweis der Galaktose und Lactose (Milchzucker) wichtige Schleimsäure; vgl. S. 126 und 142.

Die Oxydation der Aldosen zu Uronsäuren vermag der lebende höhere und niedere Organismus (Bakterien) enzymatisch zu vollziehen; die Uronsäuren sind wichtig als „Paarling" für Entgiftungsreaktionen im Körper.

Die biochemischen Oxydationsmethoden sind zum Teil von erheblicher technischer Bedeutung: So gelingt es, den durch katalytische Reduktion von Glucose erhältlichen sechswertigen Alkohol D-Sorbit oxydativ mit Hilfe des Sorbosebakteriums (*Acetobacter xylinum*) zu L-Sorbose (ein Stereomeres der Fructose) überzuführen. Dieser Weg ist bedeutsam, weil auf diese Weise (ausgehend von Traubenzucker) Sorbose als Ausgangsprodukt zur technischen Vitamin-C-Gewinnung dargestellt wird, vgl. S. 194.

Bei Anwendung starker Oxydationsmittel kommt es unter Zerfall der C-Kette der Zucker zur Bildung verschiedenartiger Oxydationsprodukte.

Auf einer Oxydation der Zucker beruhen die meisten einfachen Reaktionen zu ihrem Nachweis und zur Bestimmung. Die angewandten Oxydationsmittel werden dabei reduziert, so daß man allgemein von den Reduktionsproben der Zucker spricht. Oftmals sind diese Reduktionsproben mit Farbänderungen verbunden, so daß (visuell, kolorimetrisch) qualitative Nachweisreaktionen und quantitative Bestimmungsmethoden darauf gegründet sind.

Bei diesen Verfahren kommen als Oxydationsmittel vornehmlich die Oxide der Schwermetalle Kupfer, Wismut, Quecksilber und Silber in alkalischer Lösung zur Anwendung. Als wichtigste qualitative Zuckerproben seien angeführt:

Die ältere Probe nach TROMMER und die verbesserte Zuckerprobe nach FEHLING. Bei diesen Nachweisreaktionen ist $Cu(OH)_2$ das wirksame Oxydationsmittel; Anwesenheit von Zucker wird am entstehenden ziegelroten Kupfer(I)-oxid, Cu_2O, erkannt. Bei der TOLLENSschen Probe wird der Zucker mit Silberoxid, das in Form einer ammoniakalischen Silbernitratlösung vorliegt, oxydiert („Silberspiegelprobe").

Bei der NYLANDERschen Probe ist die Anwesenheit von Zucker an der Abscheidung von schwarzem, metallischem Wismut aus basischem Wismutnitrat zu erkennen.

Von diesen qualitativen Zuckertesten wurde besonders die FEHLING-Probe auch zur quantitativen Bestimmung von Zuckern ausgewertet; sie spielt in den mannigfachsten Modifikationen in der lebensmittelchemischen Analytik eine bevorzugte Rolle. Die Menge des gebildeten Kupfer(I)-oxids wird bei den verschiedenen Methoden entweder durch Wägung, Titration (ALLIHN, BERTRAND, SCHOORL-REGENBOGEN, BRUHNS, LUFF-SCHOORL, POTTERAT-ESCHMANN) oder kolorimetrisch (FOLIN-WU) bestimmt.

Bei Anwendung der Schwermetalloxide in alkalischer Lösung sind nicht nur die Zucker allein reduzierend wirksam, es entstehen vielmehr sekundär bei der Einwirkung von starkem Alkali stark reduzierende Spaltprodukte der Zucker (Ameisensäure, Glykolsäure, Methylglyoxal, Reduktone usw., vgl. S. 113). Deshalb verlaufen diese Reaktionen nicht nach einer stöchiometrischen Gleichung, z. B. bei Anwendung der FEHLINGschen Lösung als Oxydationsmittel. Die erhaltene Cu_2O-Menge wird unter Berücksichtigung der Zuckerart sowie der Zucker- und Reagenzienkonzentration, der Geschwindigkeit und Dauer der Erhitzung nach empirisch ermittelten Tabellen auf die vorhandene Zuckermenge umgerechnet. Störende Stoffe, z. B. Eiweiß, müssen vorher wie bei der Lactosebestimmung in Milch ausgeschaltet werden.

Außer den Schwermetalloxiden kommt bei der quantitativen Zuckerbestimmung auch alkalische Jodlösung (Hypojodit) als Oxydationsmittel zur Anwendung. Dabei werden *nur* Aldosen in einer nach stöchiometrischen Gesetzen verlaufenden Reaktion zu Aldonsäuren oxydiert, während Ketosen sowie nichtreduzierende Disaccharide (z. B. Saccharose) nicht angegriffen werden (Methode nach WILLSTÄTTER-SCHUDEL). Auf diesem Weg lassen sich in eleganter Weise Aldosen neben Ketosen bestimmen.

Zur Glucosebestimmung in physiologischen Flüssigkeiten (z. B. Blut) benützt man oft Kaliumhexacyanoferrat (III) als Oxydationsmittel (Mikroverfahren nach HAGEDORN-JENSEN).

Reduktion der Monosaccharide

Durch Natriumborhydrid, Na-Amalgam, elektrolytisch oder katalytisch angeregten Wasserstoff wird die Carbonylgruppe (—CHO; $>$ C=O) zur entsprechenden Carbinolgruppe reduziert, wobei die zum Teil süß schmeckenden Zuckeralkohole entstehen: aus Pentosen die Pentite, aus Hexosen die Hexite, z. B. aus Glucose der D-Sorbit. Aus Ketosen entstehen zwei epimere Alkohole, da an Stelle der Carbonylgruppe ein neues Asymmetriezentrum auftritt; z. B. aus der D-Fructose der D-Sorbit und der D-Mannit.

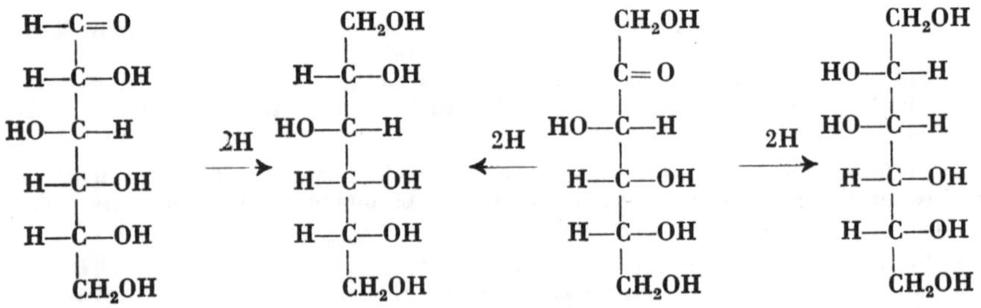

D-Glucose D-Sorbit D-Fructose D-Mannit

Reaktionen der Hydroxylgruppen

Als *Polyhydroxy*verbindungen reagieren die Zucker mit Perjodsäure oder $NaJO_4$, einem Nachweisreagenz für Glykolgruppierungen (MALAPRADE-Reaktion): Eine Aldose wird quantitativ zu Ameisensäure und Formaldehyd abgebaut.

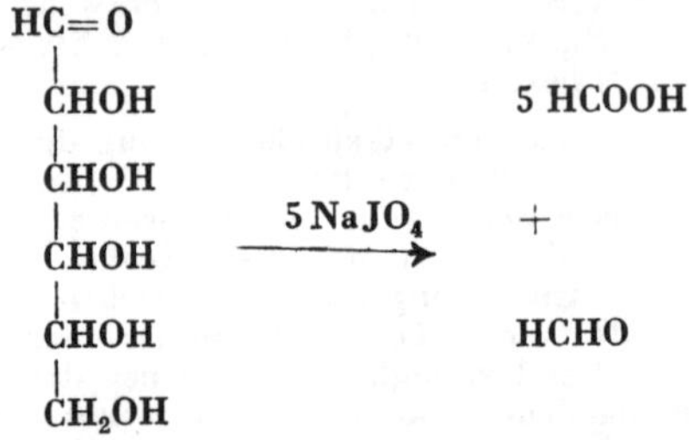

Mit Säureanhydriden oder Säurechloriden werden die OH-Gruppen verestert. Die Ester sind meist schwer löslich in Wasser, relativ beständig gegenüber verdünnten Säuren, aber sehr labil gegen Alkali. Glucose-Fettsäureester sind Emulgatoren (Speiseeis, Fettemulsionen u. a.).

Mit Aldehyden oder Ketonen, wie Acetaldehyd, Formaldehyd, Benzaldehyd und Aceton, bilden sich unter Wasserabspaltung und Katalyse von verdünnten Säuren zyklische Vollacetale. Diese werden von wäßrigen Säuren leicht gespalten, sind aber gegenüber Alkali sehr beständig. Der aus 2-Chlorbenzaldehyd und Sorbit entstehende Tri-(2-chlorbenzal)-sorbit dient z. B. zum Nachweis von Apfelwein in Wein; vgl. S. 129.

Eine Verätherung der OH-Gruppen kann inter- oder intramolekular erfolgen. *Intra*molekular gelangt man zu Zuckeranhydriden (Sorbitane und Sorbide, S. 130). Bei der *inter*molekularen Verätherung spielen neben Benzyl- und Triphenylmethyläthern die Methyläther bei der Strukturaufklärung von Glykosiden, Oligo- und Polysacchariden eine wichtige Rolle.

Mutarotation und Konformation

Im Vorangehenden wurde bei den verschiedensten Reaktionen der Monosaccharide gezeigt, daß freie Carbonylgruppen (Aldehyd- oder Ketogruppen) im Zuckermolekül anwesend sein müssen. Und doch erweisen andererseits Erfahrungen und eine Reihe von Eigenschaften, daß die freie Carbonylgruppe der Zucker (z. B. der Glucose) im festen Zustand überhaupt nicht als solche vorliegt und daß sie in Lösung nur in sehr kleiner Menge (unter 0,1%) im Gleichgewicht mit anderen strukturisomeren Formen (α- und β-Formen) vorkommt.[1] Der beste Beweis liegt in der Tatsache, daß man wirklich 2 D-Glucosen isolieren kann – eine α- und eine β-D-Glucose[2] –, die sich in ihren physikalischen Eigenschaften (Schmelzpunkt, Löslichkeit, optische Drehung) unterscheiden; in wäßriger Lösung sind sie in einem dynamischen Tautomerie-Gleichgewicht nebeneinander vorhanden. Die nähere Untersuchung zeigte, daß die Carbonylgruppe (intramolekular) mit einer OH-Gruppe im gleichen Molekül reagieren kann, wobei unter Ringbildung ein Zucker-Halbacetal (= Cycloacetal- oder Lactolform) entsteht.[3] Dabei wird am ursprünglichen Carbonyl-C-Atom (bei Aldosen am C_1, bei Ketosen am C_2) eine neue OH-Gruppe geschaffen: das acetalische oder glykosidische Hydroxyl, das im Gegensatz zu den anderen Zuckerhydroxylgruppen starke reduzierende Wirkung und eine besondere Reaktionsfähigkeit besitzt. Das C-Atom selbst wird durch das Entstehen der Halbacetalform asymmetrisch, so daß zwei diastereomere Formen, die sog. Anomere (α- und β-Formen), mit verschiedenem Drehwert entstehen.[4] Im kristallisierten Zustand liegt jeweils nur eine der beiden Formen vor. In Lösung wandeln sich die ringförmigen Halbacetalformen (Lactolformen) über die offene Carbonylform wechselseitig ineinander um:

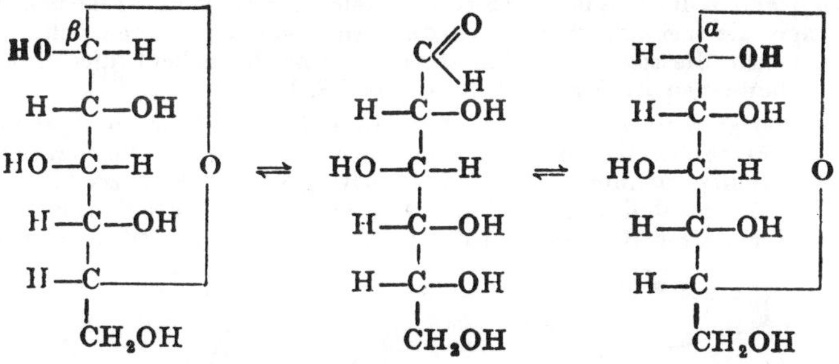

β-D-Glucose — offene Carbonylform (Oxoform) — α-D-Glucose

[1] So tritt mit dem typischen Reagens auf Aldehyde, der Fuchsinschwefligen Säure (= SCHIFFS-Reagens), keine Rotfärbung ein; mit Hydrogensulfit entsteht keine Additionsverbindung mehr, FEHLINGsche Lösung reagiert nur noch in der Wärme.

[2] α-D-Glucose kristallisiert aus Wasser, β-D-Glucose aus Pyridin. α- und β-Form, sog. Anomerenpaar, bilden als Diastereomere keine Mischkristalle, kristallisieren aus Lösungsmitteln entweder nur als α- oder als β-Form aus.

[3] Bei Pentosen und Hexosen erfolgt diese Ausbildung des Tautomerie-Gleichgewichts spontan und freiwillig; als Partner tritt die Hydroxylgruppe 5 in Funktion (bei Ketosen 2,5- und 2,6-Ringbildung; siehe S. 127).

[4] α- und β-Form sind nur am C_1 spiegelbildisomer, im übrigen Teil des Moleküls decken sie sich. Sie sind daher keine optischen Antipoden, sondern Diastereomere.

Löst man einen reduzierenden Zucker, z. B. Glucose, in Wasser auf, so findet teilweise Umlagerung bis zur Einstellung des Gleichgewichtszustandes statt; dabei ändert sich auch der anfängliche optische Drehwert bis zu einem konstanten Endwert. So zeigt eine reine Lösung aus Wasser umkristallisierter Glucose (α-Form) eine spezifische Drehung von + 112,2°, die auf + 52,5° zurückgeht. Das aus Pyridin umkristallisierte Produkt (β-Form) hat dagegen nach dem Auflösen in Wasser anfangs eine spezifische Drehung von + 18,7°, die dann auf + 52,5° ansteigt. Diese Erscheinung heißt Mutarotation. Die Einstellung des Endwertes geht oft nur langsam vor sich; jedoch kann man die Einstellung des Gleichgewichts durch Aufkochen, durch Zusatz von Säuren oder Basen katalysieren, so daß sich z. B. mit einigen Tropfen NH_4OH der Gleichgewichtswert sofort einstellt. Die Mutarotation zeigt sich bei allen reduzierenden Zuckern.

Die HAWORTHsche Ringformel läßt die Konfiguration besser hervortreten. Vgl. hier die α- und β-Stellung der glykosidischen Hydroxyle am C-Atom 1:

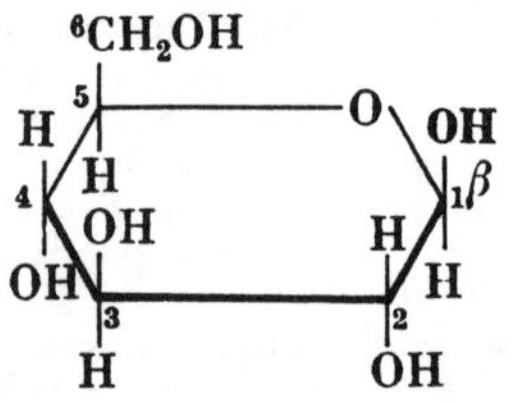

β-D-Glucose

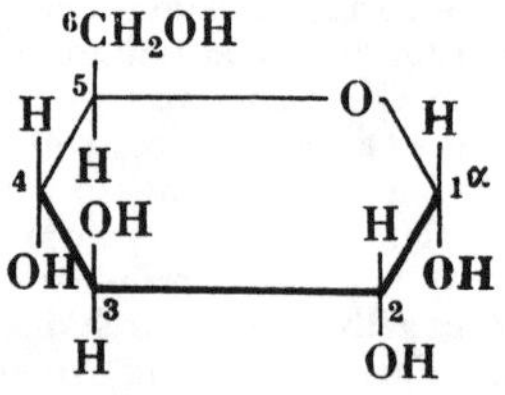

α-D-Glucose

pyranoide Form (HAWORTHsche Ringformel)

Im allgemeinen liegen in den ringförmigen Halbacetalen der Zucker die relativ spannungsfreien, stabileren 6-Ringe, die sogenannte pyranoide Form[1], vor. Es können sich aber auch Ringe mit 5 Gliedern bilden, die sogenannte furanoide Form[1] [h-Zucker]; diese Form findet man häufig bei den gebundenen Ketosen (vgl. Saccharose S. 136).

Während jedoch der gespannte 5-Ring der Furanose-Form nahezu eben gebaut ist, muß für die Pyranose-Form ein gewinkelter Bau angenommen werden, da der Valenzwinkel des Kohlenstoffs von 109° 28′ keinen spannungsfreien ebenen 6-Ring erlaubt. Es herrschen daher im Pyranosering eines Zuckermoleküls ähnliche Verhältnisse wie beim Cyclohexan, das in zwei konformen Formen, der starren Sessel- und der flexiblen Boot- oder Wannenform, vorliegen kann.

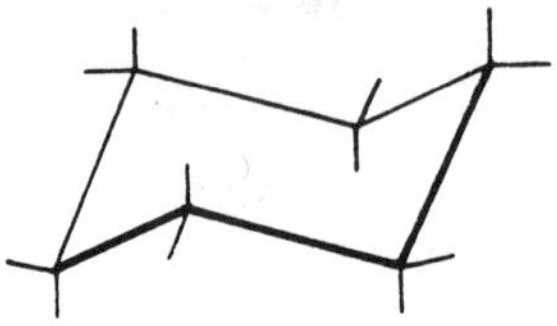

Sesselform

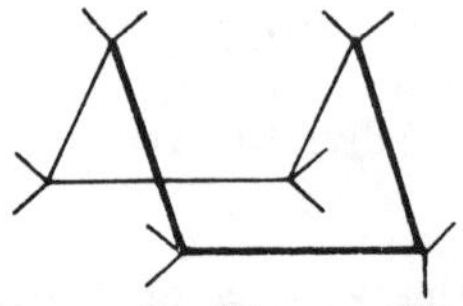

Boot-oder Wannenform

Durch den Ringsauerstoff der Pyranose-Form des Zuckermoleküls wird die Geometrie des 6-Ringes nur geringfügig verändert, jedoch bewirkt die durch den Sauerstoff erzeugte Asymmetrie, daß hier *zwei* Sesselformen (C1 und 1C von „chair“) und 6 Boot- oder Wannenformen (B1/1B, B2/2B und B3/3B) möglich sind. In Lösungen liegen die Pyranosen meist in Sesselform vor, da diese energetisch günstiger ist als die Wannenform (beim Cyclohexan ist die Wannenform um 6 kcal energiereicher und damit instabiler als die Sesselform).

[1] Abgeleitet von den heterozyklischen Ringsystemen Pyran und Furan.

Legt man durch die Mitte des 6-Ringes eine Achse, so liegen 5 Valenzen der 5-Ring-C-Atome parallel zur Achse, d. h. sie sind *axial* (a), die anderen 5 hingegen senkrecht dazu, d. h. *äquatorial* (e). Die zwei möglichen Sesselformen C1 und 1C lassen sich am Modell leicht ineinander überführen, indem man die C-Atome 1 und 4 im Ring hinauf- bzw. herunterklappt. Hierbei wird eine der Wannenformen B1 oder 1B durchlaufen.

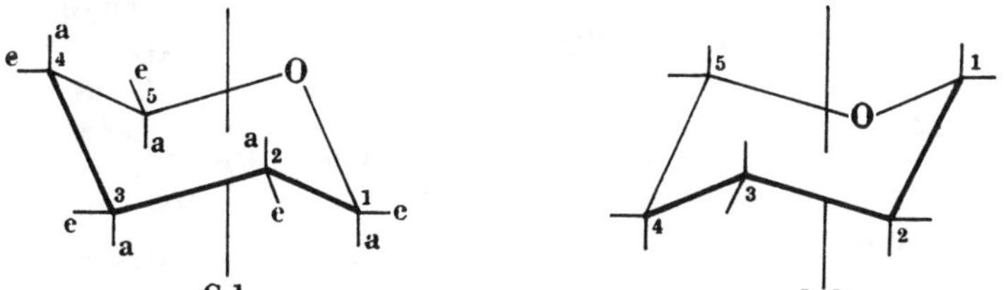

C 1   1 C

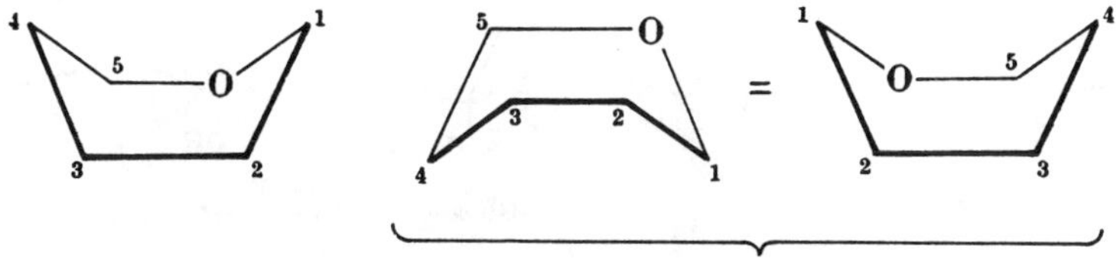

B 1   1 B

Liganden, die in der C 1-Konformation eine äquatoriale Lage einnehmen, stehen nach Umwandlung der Konformation zu 1 C axial und umgekehrt. Die für ein Monosaccharid energetisch günstigste, d. h. stabilere Konformation wird also immer darnach streben, daß die Liganden mit der größten Raumerfüllung und mit sich gegenseitig abstoßenden Ladungen am weitesten auseinander, d. h. äquatorial zu liegen kommen. Für die D-Glucose, D-Galaktose und D-Mannose ist deshalb die C 1-Konformation die stabilste (zuweilen können jedoch auch bei bestimmten Zuckern die C 1- und 1 C-Formen im Gleichgewicht vorliegen).

Die Konformationsformeln der Zucker sind auch von heuristischer Bedeutung, da sie die räumliche Anordnung der Substituenten am Ring genauer wiedergeben und damit den Feinheiten des Molekülbaues, den Eigenschaften und der Reaktionsfähigkeit der Stoffe eher gerecht werden als alle anderen (bisherigen) Projektionsformeln. So wird z. B. auf Grund der Konformationsformeln (vgl. S. 122) auch deutlich, warum in Lösungen der D-Glucose die β-Form im Gleichgewicht (63%) überwiegt: In der C1-Konformation der β-D-Glucopyranose stehen alle OH-Gruppen (und damit auch die am C-Atom 1 und 2 benachbarten) *äquatorial*, bei der α-Form hingegen die glykosidische (acetalische) OH-Gruppe *axial*, also räumlich-energetisch ungünstig zur OH-Gruppe am zweiten C-Atom. Ein solches Molekül strebt also von Natur aus die stabilere, äquatoriale Lage der OH-Gruppe am C-Atom 1 an.

Durch die Konformationsformeln ist ein besseres Verständnis für die chemischen und biochemischen Reaktionen der Zucker in der Lebensmittelchemie und Lebensmitteltechnologie gegeben. Auch Fragen der Enzym-Substrat-Bindung, Substratspezifität, der kompetitiven Enzymhemmung und enzym-technologische Probleme erfahren hierdurch eine subtilere Klärung.

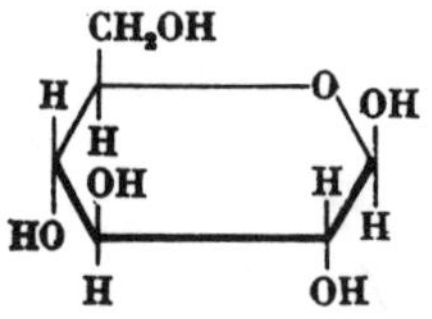

β-D-Glucose (Ringformel)

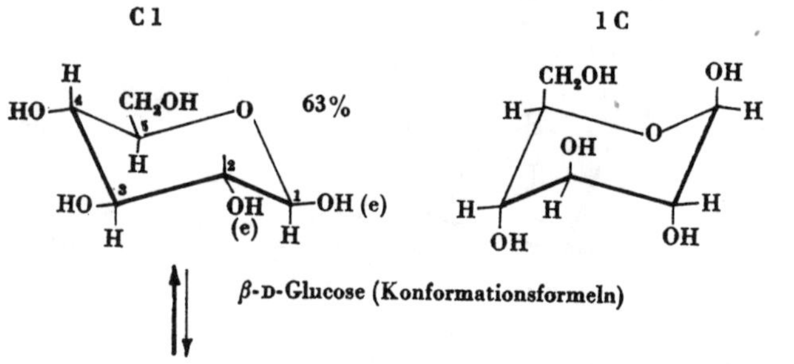

β-D-Glucose (Konformationsformeln)

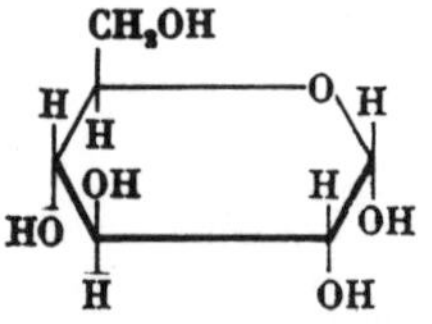

α-D-Glucose (Ringformel)

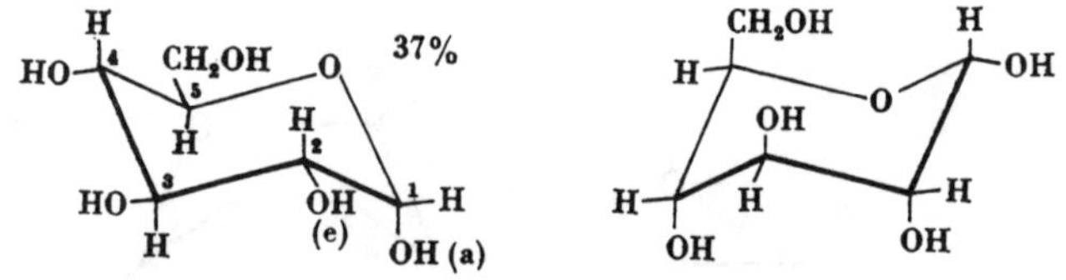

α-D-Glucose (Konformationsformeln)

Einzelne Monosaccharide

Pentosen

Von den 4 Aldopentosen[1] seien hier die für uns wichtigeren Vertreter D-Xylose, L-Arabinose und D-Ribose genannt. Bisher fand man sie kaum frei in der Natur vor, dagegen sind sie im Pflanzenreich meist als Polysaccharide, sogenannte Pentosane, anzutreffen und werden als solche mit der pflanzlichen Nahrung reichlich aufgenommen.

D-Xylose ($[\alpha]_D^{20} = + 19°$), der Holzzucker, wird durch Säurehydrolyse aus dem in Pflanzen als Stützgewebe fungierenden Polysaccharid Xylan (= Holzgummi) aus Haferstroh, Maisspindeln, Holz gewonnen. Der Geschmack der Xylose ist süß (vgl. S. 138). Durch katalytische Reduktion entsteht Xylit, heute ein großtechnisches Verfahren (vgl. S. 129 und 131).

Die L-Arabinose ($[\alpha]_D^{20} = + 174°$) liegt gebunden in dem natürlichen Polysaccharid Araban des Kirschgummis und im Holundermark vor, aus denen es durch Säurehydrolyse freigesetzt wird. Auch in den Pektinstoffen ist die Arabinose (in Pentosanen) als natürlicher Begleiter der Pektine reichlich anzutreffen.

Als Bausteine der in der Natur weit verbreiteten, schon besprochenen Nucleinsäuren, Nucleotiden und Nucleosiden treffen wir die D-Ribose als N-Glykosid (S. 40) von Purin- und Pyrimidinbasen.

[1] Insgesamt sind 8 Formen möglich: 4 L-Formen und 4 D-Formen.

In den Nucleotiden findet man außer Ribose auch 2-Desoxyribose, einen Desoxyzucker; die OH-Gruppe am C_2 der Ribose ist durch ein H-Atom ersetzt, vgl. S. 128. Im Lactoflavin liegt Ribit, das Reduktionsprodukt von Ribose, vor.

In Glykosiden zahlreicher Pflanzenfarbstoffe (besonders Flavonfarbstoffe) begegnet uns die **Rhamnose** als bekanntester Vertreter der **Methylpentosen**; Rhamnose ist formal eine Desoxyhexose, vgl. S. 128.

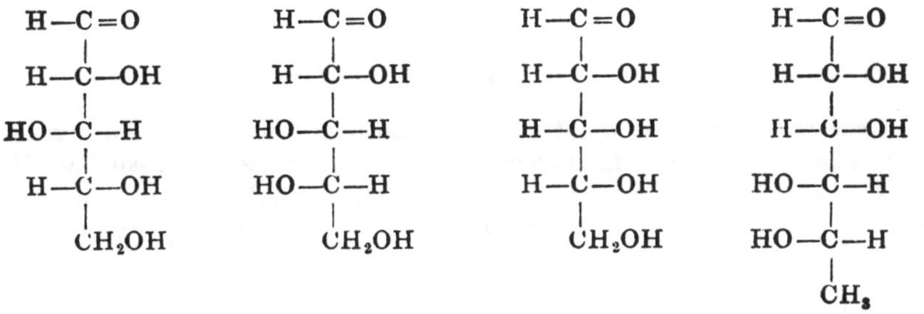

D(+)-Xylose[1] L(+)-Arabinose D(—)-Ribose L(+)-Rhamnose

Aus den angeführten Formeln wird ersichtlich, daß die Pentosen als Hydroxyaldehyde die typischen Eigenschaften und Reaktionen der einfachen Zucker zeigen, z. B. optische Aktivität, Reduktionswirkung, Hydrazon- und Osazonbildung usw.

Die leichte Bildung von Furfural und Methylfurfural aus Pentosen bzw. Methylpentosen durch Destillation mit verdünnten Säuren (HCl, H_2SO_4) dient zu ihrem Nachweis und zur Unterscheidung von den Hexosen[2], indem man durch geeignete Reagenzien (z. B. Orcin, Phloroglucin, Anilin, Resorcin u. a.) den jeweils charakteristischen Farbstoff bildet. Die Färbungen sind durch besondere Absorptionsspektren ausgezeichnet, die für die Beurteilung von außerordentlichem Wert sind. Außerdem kann der Nachweis noch über die betreffenden Hydrazone geführt werden. Mit bestem Erfolg wird neuerdings die Papierchromatographie zur Trennung von Zuckergemischen herangezogen.

Pentosen werden durch gewöhnliche Hefen nicht vergoren[3], man kann jedoch gewisse Stämme an die Vergärung der Pentosen gewöhnen (Adaption). Bei der sogenannten Holzverzuckerung (BERGIUS-, HÄGGLUND-, SCHOLLER-TORNESCH-Verfahren, vgl. S. 154) sowie bei der Zellstoffgewinnung aus Buchenholz nach dem Calciumhydrogensulfitverfahren fallen u. a. große Mengen Pentosen an. Unter Zusatz von geeigneten anorganischen Nährstoffen, z. B. Salzen des Kaliums, Magnesiums, Stickstoffs und Phosphors und bei starker Belüftung (Atmungssteigerung) vermag die Wildhefe *Torula utilis* Pentosen

[1] D-Xylose wird in der älteren Literatur meist als L-Xylose bezeichnet.

[2] Hexosen spalten im Vergleich dazu Hydroxymethylfurfural ab, das andere Farbstoffe liefert, wodurch eine Unterscheidung möglich ist; vgl. S. 115.

[3] Da Pentosen durch gewöhnliche Hefen nicht vergoren werden, kann man sie dadurch von Hexosen unterscheiden und letztere durch Vergärung abtrennen (Analytik!).

unter eigener Vermehrung (Nährhefebildung) rasch zu verarbeiten: Biologische Eiweißsynthese. Hierbei baut die genannte Hefe die Zucker erst zu einfachen C-Verbindungen wie Essigsäure ab, um dann die Polysaccharide der Hefezellwand und die Aminosäuren für das Eiweiß aufzubauen; vgl. auch S. 33.

Mit Mycelpilzen (*Endomyces vernalis*) und Fusarienarten lassen sich heute Pentosen auch zur biologischen Fettsynthese verwerten (vgl. S. 75).

Die energieverbrauchende (endergonische) Eiweiß- und Fettsynthese wird durch die enorm gesteigerte Veratmung des Zuckers (exergonische Reaktion) gedeckt.

Hexosen

Zu den Hexosen gehören die wichtigsten und am besten bekannten Zuckerarten. Die meisten in Pflanze und Tier aufgefundenen Oligo- und Polysaccharide sind aus Hexosen aufgebaut, auch viele Glykoside enthalten als Zuckeranteil Hexosen. In freier Form kommen die Hexosen in der Natur reichlich vor, wie Glucose und Fructose in süßen Früchten.

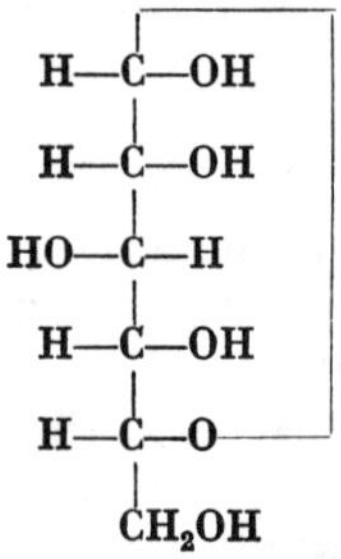

α-D-(+)-Glucose

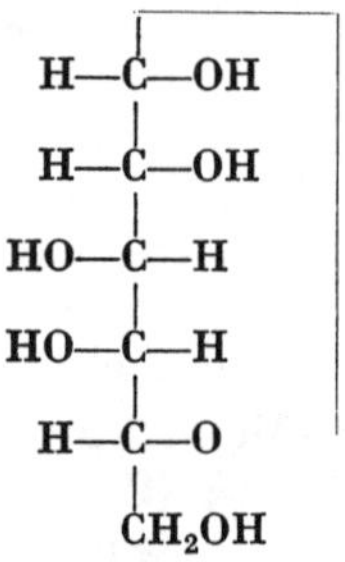

α-D-(+)-Galaktose

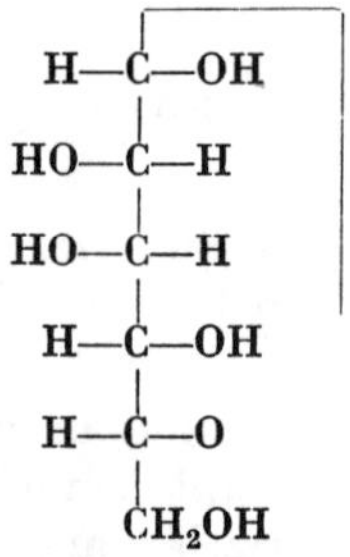

α-D-(+)-Mannose

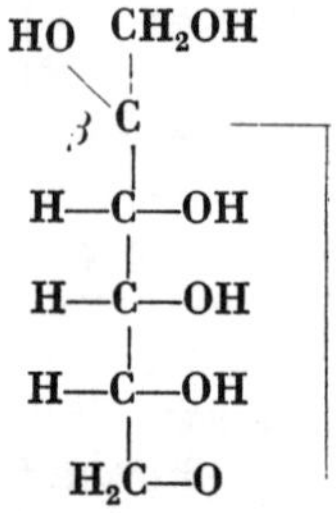

β-D-(—)-Fructose

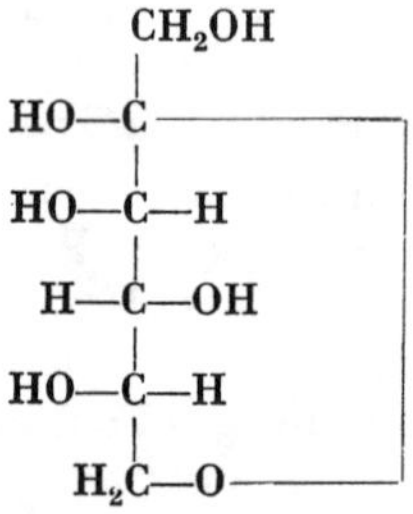

L-Sorbose

Als die typischen Vertreter der Monosaccharide zeigen die Hexosen die in der allgemeinen Besprechung eingehend behandelten Eigenschaften und Reaktionen der Zucker: Gute Löslichkeit in Wasser, optische Aktivität, Mutarotation; Reduktion der FEHLINGschen Lösung, Bildung von Hydroxymethylfurfural, Hydrazon- und Osazonbildung.

Als äußerst schwache Säuren (mittl. $K = 10^{-13}$) bilden die Hexosen wie auch die aus ihnen aufgebauten Saccharide (Saccharose, Raffinose u. a.) mit Basen der Erdkaligruppe (z. B. Calcium- oder Strontiumhydroxid) Saccharate. Die Saccharate werden als Salze der äußerst schwachsauren Zuckerhydroxyle schon durch CO_2 zersetzt. (Wichtig in der Technologie der Zuckergewinnung; Saturation, S. 435).

Die Zerstörung der Hexosen, wie der reduzierenden Mono-, Di- und Oligosaccharide ganz allgemein, durch Alkali- und Erdkalihydroxide unter bestimmten Bedingungen wird analytisch zur Bestimmung der Saccharose im Gemisch mit anderen Zuckern ausgenutzt; hierbei bleibt das Disaccharid Saccharose allein unversehrt (Kalkverfahren; Analytik, vgl. S. 139).

Trockenes Erhitzen der Hexosen allein oder mit etwas Soda oder Ammoniumcarbonat ergibt unter Karamelbildung die u. a. in der Spirituosenindustrie als Färbemittel angewendete Zuckercouleur.

Unter den Aldosen sind Glucose, Galaktose und Mannose von praktischem Interesse, von den Ketosen die beiden Vertreter Fructose und Sorbose.

Glucose. Wegen ihres Vorkommens in vielen süßen Früchten, z. B. in Trauben, wird Glucose auch Traubenzucker genannt. Sie bildet mit Fructose zusammen den Hauptbestandteil des Honigs (siehe S. 432). In geringer Menge (0,1%) findet sich die Glucose im Blut. Mengenmäßig viel bedeutender als das freie Vorkommen der Glucose – sie ist der wichtigste Nährstoff unter den Kohlenhydraten[1] – ist ihr Vorkommen als Baustein von Oligo- bzw. Polysacchariden, wie Rohrzucker, Milchzucker, Malzzucker, Stärke, Glykogen, Cellulose.

Die technische Gewinnung von Glucose erfolgt durch saure oder enzymatische hydrolytische Spaltung von Kartoffelstärke, Maisstärke wie auch durch Säurehydrolyse der Cellulose („Holzverzuckerung", vgl. S. 154). Der handelsübliche Name von Glucose (Traubenzucker) ist Dextrose (S. 444).

Glucose besitzt eine geringere Süßkraft als Rohrzucker, siehe S. 138. In umfangreichem Ausmaß wird Glucose auch in der Diätetik und Medizin verwendet.

Die gewöhnliche kristallisierte D-Glucose ist α-D-Glucose-monohydrat (Smp. 80 bis 86 °C). Aus Alkohol kristallisiert die wasserfreie Glucose (Schmp. 146,5 °C).[2] Wegen der Rechtsdrehung nennt man Glucose auch Dextrose: Die spezifische Drehung beträgt $[\alpha]_D^{20} = +52{,}5°$. Die Erscheinung der Mutarotation, d. h. die Drehungsänderung bis zur Einstellung des Gleichgewichts, muß bei Traubenzuckerbestimmungen stets beachtet werden; vgl. S. 119.

Glucose ist den verschiedensten Gärungen[3] zugänglich; wichtig sind hier als anaerobe Gärungen die alkoholische Gärung; die Milchsäuregärung in Milch, Sauerkraut, bei der

[1] Alle anderen Kohlenhydrate (Saccharose, Lactose, Stärke, Glykogen) sind erst sekundär Nährstoffe, sie müssen zuerst von den Verdauungssäften gespalten werden.

[2] Im Schrifttum findet man die wasserfreien Zucker oft (inkorrekterweise) als Anhydride bezeichnet. Man sollte schreiben: wasserfrei.

[3] Unter Gärung im eigentlichen engeren Sinne ist die anaerobe (= anoxydative) Spaltung der Kohlenhydrate zu verstehen, doch spricht man im erweiterten Sinne auch von sogenannten aeroben (= oxydativen) Gärungen (vgl. S. 452).

Silage (= Einsäuerung von Grünfutter), bei der Käsereifung (Kefir, Yoghurt, Kumys); die Propionsäuregärung im Schweizer Käse (Lochbildung); große technische Bedeutung hat die Butanol-Aceton-Gärung. Als Endprodukte treten also stets Spaltstücke der Glucose auf.

Von den mannigfachen oxydativen (aeroben) Gärungen der Bakterien und Schimmelpilze seien hier wegen der Bedeutung für die Lebensmittelchemie nur die Essigsäuregärung (S. 491), die Fumarsäuregärung und die Citronensäuregärung erwähnt (S. 494).

D-Galaktose (Formel S. 108). Diese Hexose kommt vor allem als Baustein von Oligosacchariden (Lactose, Raffinose) und Polysacchariden (Gummiarabikum) vor. Darstellung erfolgt am besten aus Milchzucker (Lactose), bei dessen Hydrolyse die Galaktose wegen ihrer geringen Wasserlöslichkeit und ihres guten Kristallisationsvermögens von der gleichzeitig entstehenden Glucose bequem zu trennen ist. Die wasserfreie Form (aus Alkohol) schmilzt bei 165 °C (= α-Form). Aus Wasser kristallisiert das Monohydrat. Galaktose schmeckt viel weniger süß als Saccharose, siehe S. 138. $[\alpha]_D^{20} = +80{,}5°$ (Mutarotation beachten). Der Nachweis der Galaktose erfolgt am besten als Schleimsäure (Smp. 214 °C, vgl. S. 142) und weiterhin nach deren Umwandlung mit NH_3 in Pyrrol mit der Fichtenspanreaktion als Pyrrolrot. Von Oberhefen wird Galaktose nicht vergoren, so daß man sie damit von den drei anderen Hexosen – Glucose, Fructose und Mannose – unterscheiden kann.

D-Mannose (Formel S. 108). D-Mannose kommt in der Natur als Baustein von hochpolymeren Polysacchariden, den Mannanen, im Holz der Nadelbäume[1] vor. Reich an Mannan sind auch die Steinnüsse, Dattelkerne, Johannisbrot. In Hefe liegen Mannane in Form von Hefegummi vor.[2]

D-Fructose (Formel S. 127). Der Fruchtzucker wird gelegentlich noch als Lävulose bezeichnet.[3] In freier Form kommt er, stets von Glucose und Saccharose begleitet, reichlich in süßen Früchten vor. Invertzucker als Gemisch gleicher Teile Fruchtzucker und Traubenzucker entsteht durch Hydrolyse (Säure, Enzyme der Saccharose, vgl. die Kapitel Honig und Kunsthonig, S. 432). Man nennt diesen Vorgang Inversion, weil der Invertzucker gegenüber der ursprünglichen Saccharose entgegengesetzt (links!) dreht. In gebundener Form ist Fructose Bestandteil mehrerer Oligosaccharide (Saccharose, Raffinose, Gentianose, Melezitose, Stachyose) und der Grundbaustein von Polysacchariden, den sogenannten Fructosanen (vgl. S. 156), dessen bekanntester Vertreter, das Inulin, als Reservekohlenhydrat in manchen Pflanzenknollen wie Topinambur, Dahlienknollen sowie in Zichorienwurzel vorliegt. Die Gewinnung von Fructose erfolgt durch schonende Säurehydrolyse von Fructosanen, vor allem aus Inulin.

Fructose als solche liegt in kristalliner Form in der stabileren Pyranosestruktur (2,6-Ring) vor; in gebundener Form, z. B. in Saccharose, besitzt sie jedoch stets die Fura-

[1] Im Gegensatz dazu herrschen bei den Laubbäumen die Pentosane vor.
[2] Die Bestimmung des Hefegummis dient zum Nachweis und zur Bestimmung von Nährhefen und verarbeiteten Hefeerzeugnissen.
[3] Der Name Lävulose wurde von der Linksdrehung der Fructose (lat. laevus = links) hergeleitet, konfigurativ gehört Fructose jedoch zur D-Reihe (vgl. S. 109).

nose-(2,5-Ring-)Form. Fructose zeigt wie die Glucose beim Auflösen Mutarotation, doch ist dieses Phänomen im Fall der Fructose komplizierter, da es sich hierbei um Gleichgewichte zwischen pyranoider und furanoider Form handelt, die jeweils noch α- und β-Formen über die offene Carbonylform (Oxoform) ausbilden können:

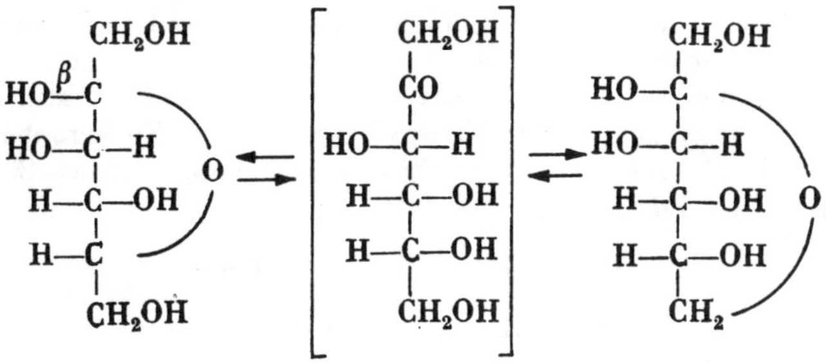

β-D-Fructofuranose — Oxo-Form D-Fructose — β-D-Fructopyranose

$[\alpha]_D^{20}$ −21° — $[\alpha]_D^{20}$ −133° (ber.)

Gleichgewicht $[\alpha]_D^{20}$ −92°

Fructose

Fructose kristallisiert sehr schwer; daher ist bei teilweiser Kristallisation des Bienenhonigs der flüssige Anteil stets überwiegend Fructose. Aus wäßrigen Lösungen scheidet sich Fructose mit ½ oder 1 Mol Kristallwasser aus. Schmelzpunkt 102–104 °C. Fructose ist hygroskopisch. Sie gärt mit Hefe und schmeckt süßer als alle anderen Zuckerarten, siehe S. 138.

Bei der Reduktion von D-Fructose entstehen gleiche Teile der beiden sechswertigen Zuckeralkahole D-Sorbit und D-Mannit, weil die CO-Gruppe am C_2-Atom Anlaß zur Bildung eines neuen asymmetrischen C-Atoms ist (vgl. 129). Die Osazone der drei Monosaccharide Glucose, Fructose und Mannose sind gleich, ihr Schmelzpunkt ist 208 °C. Zum Nachweis der Fructose und zur Unterscheidung von Aldosen eignet sich die Reaktion nach SELIWANOFF (vgl. S. 116).

L-Sorbose (Strukturformel S. 109). Diese Ketohexose – in der älteren Literatur D-Sorbose genannt – ist bisher nur in bestimmten Pflanzensäften (z. B. Vogelbeeren) gefunden worden. Es ist sehr wahrscheinlich, daß in diesen Fällen die L-Sorbose durch bakterielle Oxydation des D-Sorbits entstanden war. Sie entsteht in Nährböden durch oxydative Einwirkung des Sorbosebakteriums (*Acetobacter xylinum*) oder durch das Bacterium *Acetobacter suboxydans* auf den sechswertigen Alkohol Sorbit (vgl. S. 129). Umgekehrt kann die Sorbose chemisch durch Reduktion in Sorbit übergeführt werden. In neuerer

Zeit ist die früher als ziemlich unwichtig betrachtete Sorbose technisch bedeutsam geworden, da, ausgehend von D-Glucose über D-Sorbit und dessen Oxydation zu L-Sorbose, ein großtechnischer Weg zur L-Ascorbinsäure, dem Vitamin C, führt (vgl. S. 194).

Derivate der Monosaccharide

Desoxyzucker. Werden im Zuckermolekül eine oder mehrere OH-Gruppen durch Wasserstoff ersetzt, so spricht man von Desoxyzuckern. Die dem Namen vorangestellten Zahlen bezeichnen die Stellungen der CH_2-Gruppen. Die in der Natur am häufigsten vorkommenden Desoxyzucker sind: 2-Desoxy-D-ribose, der Zuckeranteil der Desoxyribonucleinsäuren, die L-Rhamnose (6-Desoxy-L-mannose, Formel S. 123) und die L-Fucose (6-Desoxy-L-galaktose).

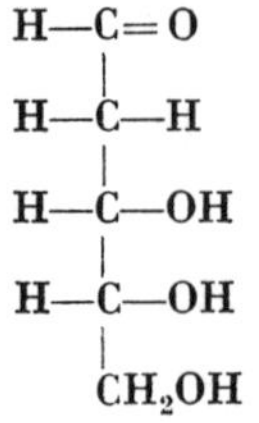

2-Desoxy-D-ribose

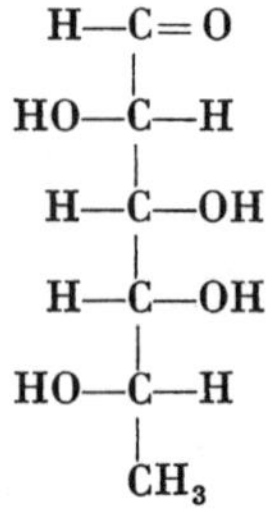

L-Fucose

Die L-Rhamnose wurde in Glykosiden und Polysacchariden vieler Pflanzen und Grünalgen gefunden. Die L-Fucose ist ein Bestandteil der Oligosaccharide der Frauenmilch, der Blutgruppensubstanzen und vieler Glykoproteine. Das Braunalgen-Polysaccharid Fucoidin ist nur aus L-Fucose-Einheiten aufgebaut. Didesoxyhexosen wurden als Bestandteile von Lipopolysacchariden (Pyrogene, d. h. fiebererzeugende Stoffe) aus Zellwänden von Salmonellen sowie auch in pflanzlichen Glykosiden (*Digitalis*), gefunden.

Verzweigte Zucker. In neuerer Zeit wurde aus den verschiedensten Naturstoffen, wie Tanninen, Antibiotika und Pflanzenglykosiden, eine Reihe seltener, verzweigter Zucker isoliert. Als Beispiel sei hier nur die L-Streptose (aus Streptomycin), eine 5-Desoxy-3-C-formyl-L-lyxose, genannt.

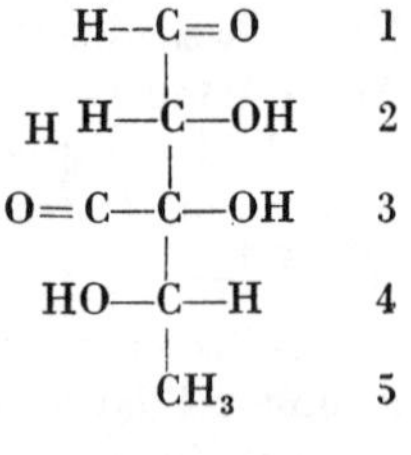

L-Streptose

Aminozucker. Als Aminozucker bezeichnet man Monosaccharide, bei denen eine oder mehrere Hydroxyle durch die Aminogruppe ersetzt sind. Die Stellung der Aminogruppen im Molekül wird durch eine Zahl am Anfang des Namens gekennzeichnet. Die beiden wichtigsten Vertreter sind das D-Glucosamin (Chitosamin, 2-Amino-2-desoxy-D-glucose) und das D-Galaktosamin (Chondrosamin, 2-Amino-2-desoxy-D-galaktose). Beide Verbindungen kommen in Mucopolysacchariden, Blutgruppensubstanzen, Knorpel und Glykoproteiden vor. In der Natur liegen die Aminozucker meist als N-Acetyl- oder seltener als N-Sulfurylderivate vor. Bei der Hydrolyse aminozuckerhaltiger Verbindungen mit Salzsäure werden die Hydrochloride der Aminozucker erhalten. Für den Nachweis von Aminozuckern sind die Reaktionen nach MORGAN-ELSON von Bedeutung.

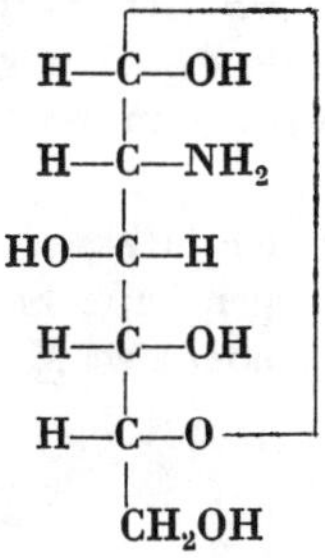

α-D-Glucosamin (Chitosamin)

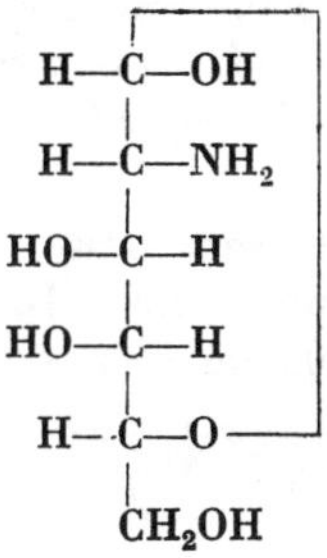

α-D-Galaktosamin (Chondrosamin)

Zuckeralkohole sind Polyalkohole; sie stellen Reduktionsprodukte der Zucker dar. Hier sind für die Lebensmittelchemie von Bedeutung; die drei Hexite D-Sorbit, D-Mannit, Dulcit und der Pentit Xylit.

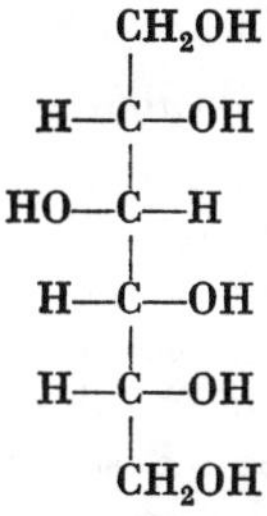

D-Sorbit

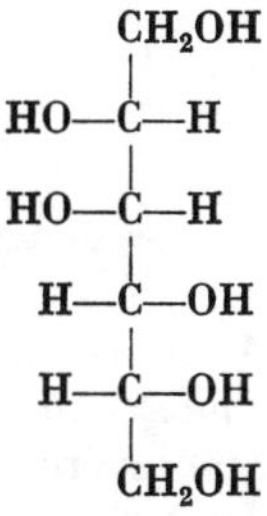

D-Mannit

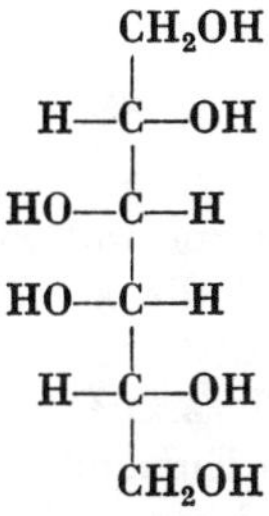

Dulcit

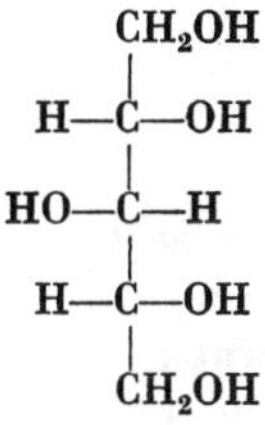

Xylit

D-Sorbit. Von allen natürlich vorkommenden Polyalkoholen ist der D-Sorbit am weitesten verbreitet. Die frischen Früchte enthalten oft 5–10% Sorbit. Auch Algen, Galläpfel und Tabakblätter enthalten erhebliche Mengen, ebenso viele Früchte und Beeren von Pflanzen aus der Familie der Rosaceen, wie Birnen, Äpfel, Kirschen, Pflaumen, Pfirsiche und Aprikosen. Weintrauben dagegen enthalten nur sehr wenig (praktisch keinen) Sorbit. Auf Grund dieser Tatsache ist es möglich, z. B. Verfälschungen von Wein mit Apfelwein oder anderen Obstweinen analytisch nachzuweisen. Das natürliche Vorkommen von Sorbit reicht jedoch für den Bedarf nicht aus; aus diesem Grunde ist die technische Gewinnung von besonderer Bedeutung.

Sorbit kann durch Reduktion der natürlich vorkommenden konfigurativ verwandten Hexosen, der D-Glucose (Dextrose), der D-Fructose und der L-Sorbose erhalten werden. Heute erzeugt man große Mengen von Sorbit durch katalytische Hydrierung von Dextrose, meist unter Verwendung von Nickelkatalysatoren bei hohem Druck (100–150 atü) und hoher Temperatur (etwa 150 °C). Neben der katalytischen Hydrierung kommt lediglich der elektrolytischen Reduktion für technische Zwecke noch gewisse Bedeutung zu.

In der Kälte ist Sorbit gegen verdünnte Säuren und Alkalien sowie gegen Luftsauerstoff beständig. Da er keine Aldehydgruppe wie die Zucker enthält, reduziert er FEHLINGsche Lösung nicht. Ebensowenig wird Sorbit durch Hefe vergoren; im Gegenteil, er weist große Widerstandsfähigkeit gegen bakterielle Zersetzungen auf, ist daher praktisch unbegrenzt lagerfähig und nimmt – wie Xylit – an MAILLARD-Reaktionen nicht teil.

Wird Sorbit in Gegenwart saurer Katalysatoren erhitzt, so entstehen leicht unter Wasserabspaltung innere Äther. Diese Verbindungen bezeichnet man als Sorbitane oder Sorbide, je nachdem, ob aus dem Sorbit ein oder zwei Moleküle Wasser abgespalten werden:

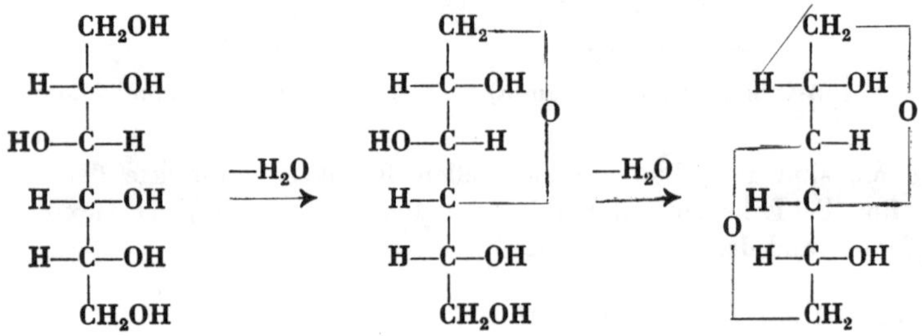

D-Sorbit 1,4-Sorbitan[1] 1,4—3,6-Sorbid

Einfache Ester der Sorbitane mit Fettsäuren, insbesondere mit Stearin-, Palmitin-, Laurin- und Ölsäure, sind die sogenannten *SPAN*-Erzeugnisse. Nach teilweiser Veresterung mit Fettsäuren und Umsetzung mit Aethylenoxid erhält man aus den Sorbitanen die sogenannten *TWEEN*-Produkte. Sie haben in den letzten 10 Jahren eine besondere Bedeutung als Emulgatoren und Lösungsvermittler erlangt. Besonders für die Fett- und Süßwarenindustrie spielen in den USA diese Produkte eine große Rolle.

Unter dem Namen *TWEEN 20* ist ein *Polyäthylenglykol-Sorbitan-Laurat* Emulgator im Gebrauch. Das entsprechende Palmitat ist *TWEEN 40*, das Stearat *TWEEN 60*, das Oleat *TWEEN 80*.

Es muß noch darauf hingewiesen werden, daß der Sorbit (damit die Dextrose!) als Ausgangsstoff für großtechnische Synthesen der L-Ascorbinsäure (Vitamin C) dient (vgl. S. 194).

Reiner Sorbit bildet geruchlose, weiße Kristalle von süßem, angenehm kühlendem Geschmack, wobei die kühlende Wirkung auf der Zunge durch die negative Lösungswärme hervorgerufen wird. Je nach der Kristallform liegt der Schmelzpunkt des Sorbits bei 92,7 oder 97,2 °C. Die optische Aktivität ist gering: Die spezifische Drehung beträgt — 1,98° (in Wasser).

In Wasser ist Sorbit sehr leicht löslich; in Methanol, Äthanol, Essigsäure dagegen nur mäßig. Wäßrige Sorbitlösungen sind aber in jedem Verhältnis mit Methanol, Äthanol und Glycerin mischbar. Sorbit ist weder flüchtig noch wasserdampfflüchtig, so daß beim Backen und Kochen von Süßwaren, die mit Sorbit hergestellt werden können, keine Verluste eintreten.

[1] Es können ebenso die Isomeren 1,5- sowie 2,5-Sorbitan und 3,6-Sorbitan entstehen.

Ähnlich wie die zwei- und dreiwertigen Polyalkohole, die Glykole und das Glycerin, besitzt auch der Sorbit die Eigenschaft, Feuchtigkeit anzuziehen und festzuhalten, ist also hygroskopisch. Hierauf beruht seine Eignung als Weichhaltungsmittel bzw. Weichmacher für Süßwaren.

In ernährungsphysiologischer Hinsicht ist Sorbit für den Gesunden als völlig unbedenklich zu bezeichnen. Er besitzt nahezu den gleichen kalorischen Wert wie Dextrose und wird vom Organismus völlig verwertet. Süßkraft vgl. S. 138.

Abgesehen von der Verwendung als Frischhaltemittel und Weichmacher für Süßwaren ist Sorbit bereits seit vielen Jahren als Süßmittel (Sionon) für Diabetiker bekannt. Im menschlichen Stoffwechsel wird der Sorbit durch enzymatische Oxydationen zunächst in Fructose umgewandelt. Fructose ist erfahrungsgemäß für den Diabetiker zuträglicher als die Dextrose (Traubenzucker) oder Saccharose; aus diesem Grunde ist auch Sorbit sehr viel verträglicher als Dextrose oder Saccharose. Trotz der guten Verträglichkeit des Sorbits dürfen dem Diabetiker jedoch keineswegs unbedenklich unkontrollierte Mengen an Sorbit verabreicht werden, ohne den Insulinhaushalt zu gefährden.

D-Mannit stellt den Hauptbestandteil des Manna-Eschen-Saftes (Manna) dar. Er ist im Pflanzenreich in Knospen, Blüten, Zweigen, Früchten und Wurzeln der Oleaceen, in Pilzen und Algen weit verbreitet. Die technische Darstellung erfolgt durch Reduktion von D-Mannose. Durch Reduktion der Fructose entsteht neben Mannit noch Sorbit. Für Diabetiker dient er als Zuckerersatz. Bei der titrimetrischen Bestimmung der Borsäure wird Mannit als Komplexbildner verwendet.

Dulcit oder Melampyrit kommt in Saft und Rinden verschiedener Pflanzen vor.

Infolge seiner symmetrischen Konstitution ist Dulcit optisch inaktiv. Die technische Darstellung erfolgt durch Reduktion von Galaktose sowie aus der Dulcit-Manna.

Xylit, ein optisch inaktiver Pentit vom Süßigkeitsgrad des Rohrzuckers, wird heute großtechnisch durch katalytische Hydrierung der billigen Xylose (S. 122) gewonnen.

Xylit wird wie Sorbit, als Zuckeraustauschstoff für Diabetiker zunehmend verwendet und ist ebenso gut verträglich, kalorisch gleichwertig, leicht kristallin zu erhalten. Durch direkte Überführung in den Pentosezyklus des Stoffwechsels ist Xylit – wie Sorbit – in kontrollierten Mengen insulin-unabhängig, vom Organismus völlig verwertbar und physiologisch völlig unbedenklich. Xylit und Sorbit nehmen an der MAILLARD-Reaktion nicht teil. Diese Tatsache ist wichtig für die Herstellung von Diabetikerwaren, da von seiten des Xylits (und Sorbits) somit Nährstoffverluste, z. B. durch Blockierung essentieller Aminosäuren, bei Sterilisations-, Pasteurisations- und Trocknungsvorgängen nicht eintreten können.

Uronsäuren. Die Uronsäuren lassen sich von den entsprechenden Aldosen dadurch ableiten, daß die terminale CH_2OH-Gruppe zur COOH-Gruppe oxydiert wird. Die Uronsäuren kommen in der Natur nicht frei vor, spielen aber als Bestandteile von Glykosiden und Polysacchariden wie Pektinen, Alginsäuren, Pflanzenschleimen und Mucopolysacchariden eine wichtige Rolle. In der Natur werden häufig gefunden die D-Glucuronsäure, D-Galakturonsäure und D-Mannuronsäure, seltener die L-Iduronsäure und die L-Guluronsäure (Formeln S. 132).

Uronsäuren besitzen viele Eigenschaften wie die zugehörigen Zucker. Sie können α,β-Pyranose- und -Furanoseformen bilden und reduzieren FEHLINGsche Lösung. Die Carboxylgruppe neigt dazu, mit den OH-Gruppen intramolekulare Ester (Lactone) zu bilden. Bevorzugt sind die

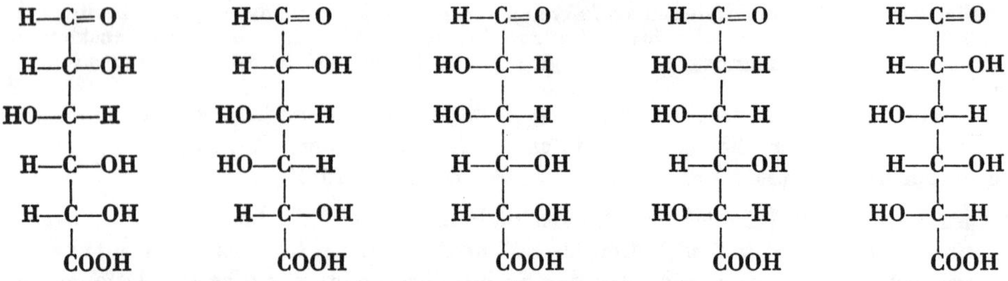

D-Glucuronsäure D-Galakturonsäure D-Mannuronsäure L-Guluronsäure L-Iduronsäure

γ-Lactone. Aus Polysacchariden erhält man die Uronsäuren nach Hydrolyse meist in Form ihrer Lactone. Die D-Glucuronsäure und die D-Mannuronsäure werden als die furanosiden γ-Lactone erhalten. Das furanoside γ-Lacton der Glucuronsäure wird D-Glucuron genannt.

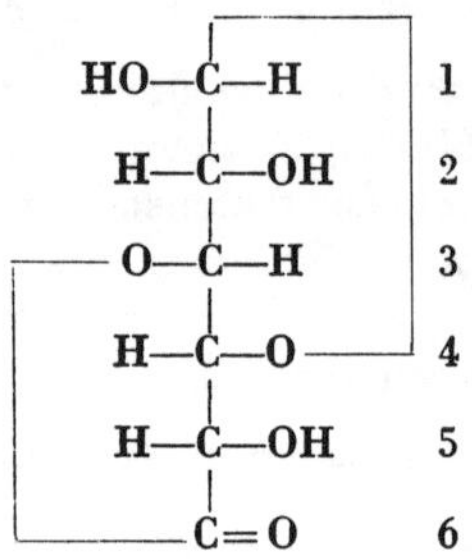

D-Glucuron

Für die quantitative Bestimmung der Uronsäuren eignet sich eine Reihe von Methoden: Mit 12–19% HCl wird in der Siedehitze ein Mol CO_2 abgespalten. Der Mechanismus der Reaktion ist noch nicht vollständig geklärt. Neben CO_2 entsteht noch Furfural. In Gegenwart starker Mineralsäuren und Naphthoresorcin bilden sich spezifische Farbstoffe, die kolorimetrisch bestimmt werden können. Überführung der Carboxylgruppe zur Hydroxamsäure erlaubt die Bestimmung mit Fe^{3+}-Salzen, sofern keine anderen Säuren anwesend sind.

Glykoside. Die verschiedenen Hydroxylgruppen eines Zuckers sind in ihrer Reaktionsfähigkeit nicht gleichwertig. Durch Ausbildung der zyklischen Halbacetalform der Zucker entsteht durch Lactolisierung der Aldehyd- oder Ketogruppe eine neue Hydroxylgruppe, die durch besondere Reaktionsfähigkeit ausgezeichnet ist. Man nennt sie die acetalische oder auch glykosidische OH-Gruppe. Mit alkoholischen oder phenolischen OH-Gruppen anderer Moleküle kann sie unter H_2O-Austritt zu ätherartigen Verbindungen (Vollacetale, Lactolide), sogenannten Glykosiden, zusammentreten. Den in den Glykosiden mit dem Zucker verknüpften (verätherten) Paarling nennt man das Aglykon (Genin). Ist dieser Paarling selber ein Zucker, so spricht man nicht mehr von Glykosiden, sondern von Disacchariden (vgl. S. 135); durch Fortsetzung dieser Zuckerverknüpfung gelangt man zu den Oligo- und Polysacchariden. Glykoside können nach ihrer Ringgröße als Furanoside oder Pyranoside vorliegen, diese selbst wieder als α- oder β-Glykoside. Je nach der Natur des Zuckers spricht man bei den Glykosiden von Glucosiden (bei Abkömmlingen der Glucose), von Fructosiden, Arabinosiden, Galaktosiden, Rutinosiden (S. 201) usf.

Als Beispiel eines Glykosids sei das Methyl-D-glucosid in der α- und β-Form dargestellt:

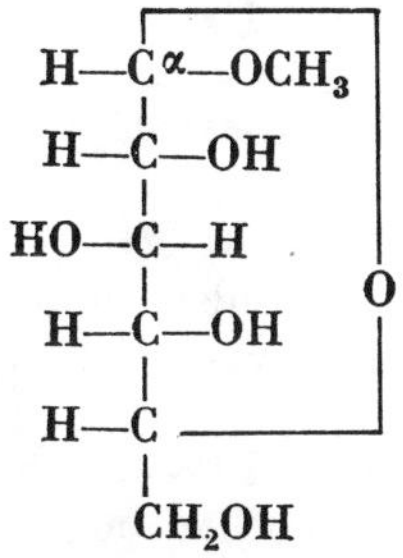

Methyl-α-D-glucosid
(übliche Schreibweise)

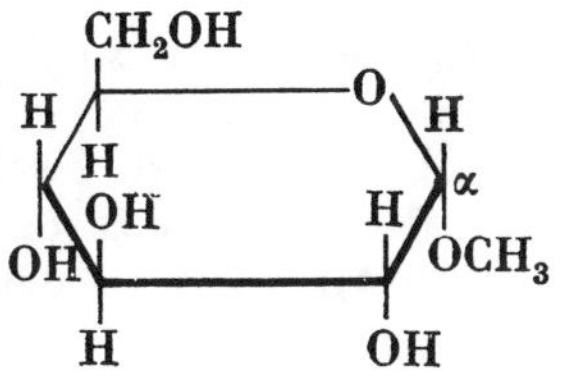

(nach HAWORTH)

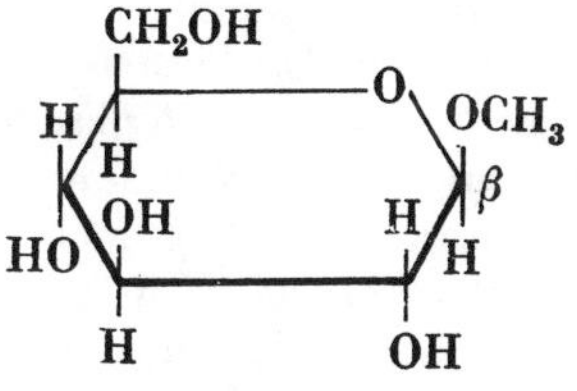

Methyl-β-D-glucosid

In den Glykosiden ist die Konfiguration am glykosidischen Hydroxyl stabil; daher tritt keine Mutarotation auf, FEHLINGsche Lösung wird nicht reduziert. Die Glykoside sind beständige, häufig gut wasserlösliche Verbindungen. Als Vollacetale sind die Glykoside gegenüber Alkalien beständig. Durch Mineralsäuren und Enzyme (Glykosidhydrolasen, siehe S. 229) werden sie gespalten; die enzymatische Spaltung ist abhängig von der Natur des Zuckers und vor allem sehr spezifisch von der Konfiguration (α- oder β-Form) der glykosidischen Verknüpfung.

Für die Lebensmittelchemie ist besonders zu erwähnen, daß wesentliche Inhaltsstoffe von Pflanzen, die zum Teil später als Gewürze und Anregungsmittel dienen, primär als Glykoside vorliegen, aber erst bei der Verarbeitung (z. B. Trocknung der Vanillefrucht, Fermentation des Tees, Senfbereitung) in den kennzeichnenden wertgebenden Körper aufgespalten werden:

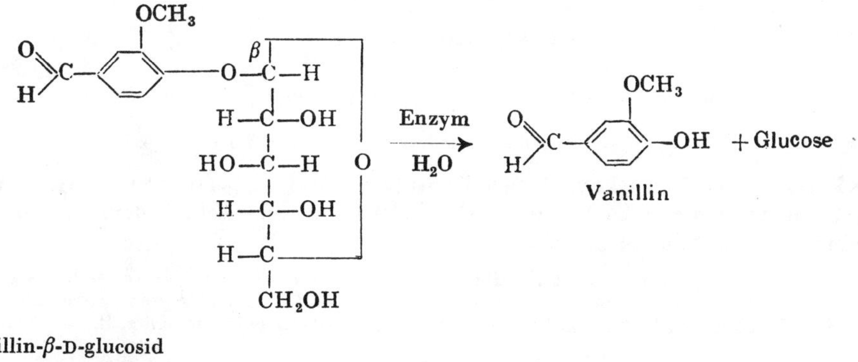

Vanillin-β-D-glucosid

In der Vanillefrucht („Schote") ist vor dem Trocknen das Vanillin als Glykosid (Glucovanillin) gebunden.

Der angenehme Aromastoff des schwarzen Tees, ein ätherisches Öl – in den grünen Teeblättern als nichtriechendes Glykosid enthalten – wird erst bei der Fermentation durch eine β-Glucosidase freigelegt.

Die Einteilung der natürlichen Glykoside erfolgt nach dem Aglykon (Genin) in die folgenden 5 Gruppen:

Alkoholglykoside, *Phenol-* und *Enol-Glykoside*, *Stickstoff-* oder *N-Glykoside*, *Senfölglykoside*, *Blausäure liefernde Glykoside*.

Während *Alkoholglykoside* einfacher Alkohole, z. B. Methylglykosid, in der Natur nicht vorkommen, begegnen wir in den Digitalis- und Strophantusglykosiden wie auch in den Saponinen, wichtigen natürlichen Alkoholglykosiden, deren Aglykone sämtlich der Gruppe der Steroide angehören.

Zu den *Phenolglykosiden* gehören Arbutin (Hydrochinonglucosid) in Bärentraubenblättern, Vanillin (Formel siehe S. 133), Coniferin, die Anthocyane und Flavonolglykoside; zu den naheverwandten *Enolglykosiden* zählen z. B. das Gentiopikrin, der Bitterstoff der Enzianwurzel.

Als *N-Glykoside* bezeichnet man Verbindungen, die man sich aus Zuckern und primären oder sekundären Aminen entstanden denken kann. Zu ihnen gehören die im Pflanzen- und Tierreich gleich wichtigen Nucleoside, Nucleotide und Nucleinsäuren (vgl. S. 40).

Die häufigste Zuckerkomponente ist hier die D-Ribose und die 2-Desoxy-D-ribose. Als Beispiel sei hier die Uridin-5'-diphosphat-glucose (UDPG) genannt, die im Energietransport und bei der Umwandlung der einzelnen Zucker ineinander wichtig ist (Uridin = Uracil + D-Ribose). Die in UDPG aktivierte Glucose kann auf andere Moleküle mit OH-Gruppen übertragen werden. So werden Glykoside und Disaccharide synthetisiert.

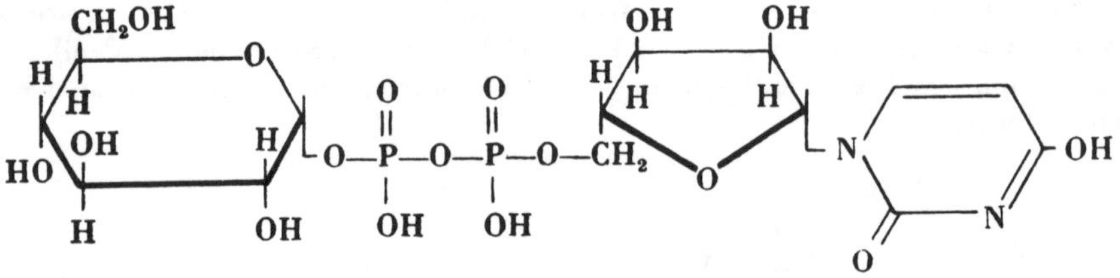

α-Glucose D-Ribose Uracil

Uridin-5'-diphosphat-glucose (UDPG)

Als Derivate von Thiozuckern können die *Senfölglykoside* aufgefaßt werden. Hier ist der Zucker nicht über einen Äthersauerstoff, sondern über Schwefel mit dem Aglykon verknüpft, z. B. im Sinigrin.

Im weißen Senf liegt das Glykosid Sinalbin vor, in schwarzem Senf und Meerrettich das Glykosid Sinigrin; beide werden enzymatisch durch Myrosinase (S. 231) gespalten, wobei über eine LOSSEN-Umlagerung hydrolytisch die scharf riechenden Senföle entstehen, z. B.

$$H_2C{=}CH{-}CH_2{-}C\begin{cases}S{-}\beta{-}\text{D}{-}\text{Glucosyl}\\ N{-}O{-}SO_3K\end{cases}\xrightarrow[H_2O]{\text{Myrosinase}} CH_2{=}CH{-}CH_2{-}N{=}C{=}S + C_6H_{12}O_6 + KHSO_4$$

Sinigrin (myronsaures Kalium) Allylsenföl D-Glucose

Amygdalin, ein *Blausäure lieferndes Glykosid*, findet sich in bitteren Mandeln. Durch das im gleichen Samen vorhandene Enzym Emulsin (β-Glucosidase) wird Amygdalin in Gegenwart von Wasser in Benzaldehydcyanhydrin (= Mandelsäurenitril) und Gen-

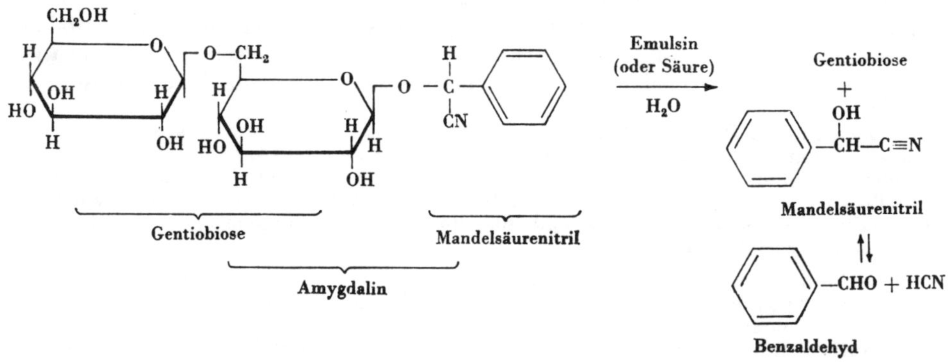

tiobiose gespalten. Bei der Gewinnung des Bittermandelwassers durch Wasserdampfdestillation des entölten Bittermandelbreies wird das Mandelsäurenitril teilweise in HCN und Benzaldehyd gespalten (0,1% HCN in Bittermandelwasser).

2.3.2. Oligosaccharide

Disaccharide

Disaccharide nennt man Verbindungen, in denen zwei Monosaccharidmoleküle unter Austritt eines Moleküls Wasser miteinander verknüpft sind. Die natürlich vorkommenden Disaccharide enthalten als Komponenten fast ausnahmslos Hexosen. Übereinkunftsgemäß gehören die Disaccharide zur Gruppe der Oligosaccharide, die ja aus mehreren Monosacchariden (2–10) zusammengesetzt sind. Durch Säuren und Enzyme werden sie hydrolytisch in ihre Bestandteile zerlegt.

Von den Disacchariden sind zwei verschiedene Typen bekannt: 1. Der Saccharose- oder Trehalosetyp (Formeln vgl. Saccharose S. 138), bei dem beide Monosaccharide an den reduzierenden Gruppen, den glykosidischen (acetalischen) OH-Gruppen, ätherartig miteinander verknüpft sind.[1] Diese Disaccharide haben keine Reduktionswirkung gegenüber FEHLINGscher Lösung, Osazon- und Oximbildung ist nicht möglich, Blausäure wird nicht addiert; Mutarotation ist nicht vorhanden, da diese Konstitution keine Umwandlung einer α-Form in eine β-Form und umgekehrt zuläßt. Es liegt also ein Disaccharid vor, in dem die reduzierenden Gruppen blockiert sind. Wichtigster Vertreter dieser Klasse ist die Saccharose, der Rohrzucker (vgl. S. 137).

[1] Beide Zucker liegen als Vollacetale (vgl. S. 132) vor, daher Beständigkeit gegen Alkali und Erdalkali. Beachte die analytische Bestimmung des Rohrzuckers in Gemischen mit reduzierenden Zuckern nach Zerstörung der letzteren durch Kochen mit CaO (S. 139).

2. Der Maltosetyp (Formel vgl. Maltose S. 140). Hierbei ist die reduzierende, acetalische OH-Gruppe des einen Moleküls mit einem (nichtreduzierenden) alkoholischen Hydroxyl des zweiten Zuckermoleküls ätherartig verbunden. Aus diesem Grunde bleibt die reduzierende Gruppe des einen Zuckermoleküls frei: FEHLINGsche Lösung wird reduziert,[1] Osazon- und Oximbildung ist möglich. Vertreter dieser Gruppe zeigen Mutarotation, da ja durch Anwesenheit einer freien, lactolisierten Aldehydgruppe die Bildung von α- und β-Formen und deren Gleichgewichtseinstellung erfolgen kann. Zu den Disacchariden dieses Typs gehören z. B. die Maltose, die Lactose und die Cellobiose.

Schließlich können Disaccharide noch in Gestalt sogenannter Reversionsprodukte[2] entstehen, wenn man Monosaccharide längere Zeit mit Säuren erhitzt (Anhydridbildung zwischen den Monosacchariden). Aus Fructose hat man solche wenig reduzierenden Anhydride auch im kristallisierten Zustand gewinnen können. Bei der sauren Hydrolyse von Stärke entstehen stets geringe Mengen an Gentiobiose und Isomaltose, die man in diesem Falle auch als Reversionsprodukte auffaßt; vgl. S. 440.

Bei lebensmitteltechnologischen Verarbeitungsgängen z. B. von Stärke oder Saccharose (Herstellung von Kunsthonig durch saure Hydrolyse, Marmelade- und Fruchtsirupbereitung) entstehen bei der sauren Hydrolyse neben Spaltungs- und Zersetzungsprodukten auch durch Resynthese (Aufbau) Reversionsprodukte aus gleichartigen oder auch verschiedenartigen Monomeren (Oligosaccharide, Poly-Glucosen und Poly-Fructosen), die sich bei der üblichen analytischen Behandlung nach der *Zellinversion* der Bestimmung entziehen und damit zu einem scheinbaren Zuckerdefizit führen. So kann aus reinem Zucker hergestellter Kunsthonig bis zu 6% solcher Reversionsprodukte enthalten. Zu den enzymatischen Reversionsprodukten zählt auch Laevan (vgl. S. 139 u. 156).

Mit den Umsetzungen, die aus den verschiedensten Monosacchariden zum Wiederaufbau (Reversion) führen, hat man sich in den letzten Jahren vielfach beschäftigt; insbesondere wurde das Verhalten des Traubenzuckers studiert, weil der Hydrolyse von Glucosepolymeren (Stärke, Cellulose) technologisch große Bedeutung zukommt; vgl. S. 440.

Die Reversion stellt eine durch Wasserstoffionen katalysierte Reaktion dar, die sich auf alle Monosaccharide, seien es Aldosen oder Ketosen, erstreckt. Die Bedingungen aber, unter denen sie stattfindet, sind für die einzelnen Aldosen und Ketosen verschieden. Den Ausgangspunkt der aufbauenden Vorgänge bilden nach den bisherigen Erfahrungen die monomeren Zucker, wobei – je nach den Bedingungen – eine ganze Reihe von verschiedenartigen polymeren Sacchariden gebildet werden kann. Analoge Prozesse finden bei der sauren Hydrolyse von Oligo- und Polysacchariden statt, wobei die „Reversion" sekundär dann einsetzt, wenn mit fortschreitender Aufspaltung eine ausreichend hohe Konzentration an Monosacchariden erreicht ist.

Schematisch lassen sich nach TÄUFEL die nacheinander, nebeneinander und miteinander verlaufenden Vorgänge der Hydrolyse und Reversion folgendermaßen darstellen:

$$\text{Polysaccharid} \xrightarrow{\text{I}} \text{Monosaccharid} \underset{\text{III}}{\overset{\text{II}}{\rightleftarrows}} \text{Reversionssaccharide}$$

(Intermediärprodukte) ↓ IV

Desmolytischer Abbau (Furanderivate, Lävulinsäure, HCOOH, Bräunungen)

[1] Auf die Gewichtseinheit bezogen reduzieren diese Disaccharide nur etwa halb so stark wie Monosaccharide.

[2] Reversion soll nach WOHL den der Inversion entgegengesetzten Vorgang, also Wiederaufbau, bezeichnen.

Untersucht man die bei der Einwirkung von Säuren auf Mono- und Polysaccharide Einfluß nehmenden Faktoren (Temperatur, Einwirkungszeit, Säure-[pH] und Zuckerkonzentration), so ergibt sich, daß unter sonst gleichen Bedingungen die Reaktion I bevorzugt bei niedriger Zuckerkonzentration vor sich geht, ohne daß es praktisch zu Reaktion II führt. Letztere manifestiert sich neben I erst bei höherer Konzentration des Saccharids. Daneben vollzieht sich in Abhängigkeit von den Milieubedingungen im unterschiedlichen Ausmaß der desmolytische Abbau nach Reaktionsfolge IV, der zu Spaltprodukten, Karamelisierungen, Bräunungen usw. führt. Der rückläufige Vorgang, nämlich die Aufspaltung der Reversionsprodukte, kann durch entsprechende Versuchsbedingungen, insbesondere durch Verdünnungen, herbeigeführt werden.

Es ist für den Analytiker wichtig, daß die Reversion und damit ein das analytische Ergebnis verfälschendes Arbeiten praktisch ausgeschlossen werden kann, wenn die saure Hydrolyse der Oligo- bzw. Polysaccharide in einer Lösung vollzogen wird, deren Gehalt an Sacchariden bei 1% und darunter liegt.

Von den Disacchariden kommen Saccharose, Trehalose und Lactose frei in der Natur vor. Die anderen sind meist gebunden in Glykosiden (z. B. Gentiobiose im Amygdalin) und als Bausteine hochpolymerer Kohlenhydrate (wie Maltose in Stärke, Cellobiose in Cellulose) anzutreffen, woraus sie bei der Hydrolyse freigesetzt werden.

Nichtreduzierende Disaccharide

Saccharose, der Rohr- oder Rübenzucker wurde 1747 von MARGGRAF in den Wurzeln der Runkelrübe aufgefunden und später mit dem Zucker des Zuckerrohres identifiziert. Saccharose ist in Früchten und im Safte vieler Pflanzen weit verbreitet, ganz besonders im Zuckerrohr und in der Zuckerrübe. Der Saft des Zuckerrohres besteht zu 14–26% aus Rohrzucker; rationell kultivierte Zuckerrüben enthalten 16–20% ihres Gewichtes an Rohrzucker. Andere Pflanzen bzw. Pflanzenteile, die durch ihren Zuckerreichtum (Saccharose) auffallen, sind insbesondere die Stengel gewisser Gramineen: Mais (8–12%) Zuckerhirse (10–18%), ferner der Saft von Palmen (3–6%), Birken (2–4%), Zuckerahorn (3%), von Wurzeln und Knollen, die Mohrrübe (3%) und Batate (0,5–2,5%).

Saccharose spielt als Nährstoff und hochwertiger Energielieferant eine außerordentlich bevorzugte Rolle: 1 g Saccharose liefert 4,1 kcal.

Saccharose, ein Disaccharid vom Trehalose-Typus, ist ein 1(α)-Glucosido-(1→5)-2β-fructosid-(2→5) oder α-D-Glucopyranosyl-β-D-fructofuranosid.

Am Aufbau des Saccharose-Moleküls sind unter H_2O-Austritt (Verätherung, Glykosidbildung) je ein Molekül Glucose und Fructose beteiligt: Glucose und Fructose = Saccharose + H_2O oder $2\,C_6H_{12}O_6 = C_{12}H_{22}O_{11} + H_2O$. Die vorher freien, reduzierenden (acetalischen, glykosidischen) OH-Gruppen, bzw. die reaktionsfähigen Oxogruppen der Glucose und Fructose sind nicht mehr vorhanden. Aus diesem Grunde zeigt der Rohrzucker keine Mutarotation, kein Reduktionsvermögen gegenüber FEHLINGscher Lösung, ist als Vollacetal gegen verdünnte Alkalien und Erdalkalien (vgl. Kalkverfahren S. 139) beständig und zur Osazonbildung nicht befähigt.

Rohrzucker bildet flächenreiche, monokline Kristalle, bei langsamer Kristallisation große Prismen (Kandiszucker). Schmelzpunkt bei vorsichtigem Erhitzen 160 °C, nach vorheriger Umkristallisation aus Alkohol 170–180 °C. Er löst sich bei 15 °C in einem Drittel seines Gewichtes Wasser zu einem klaren und farblosen Sirup. In Äthylalkohol ist er sehr wenig löslich. Saccharose ist direkt nicht vergärbar, sondern erst nach Spaltung in ihre Komponenten durch das Hefeenzym Invertase (β-D-Fructofuranosid-fructohydrolase vgl. S. 230).

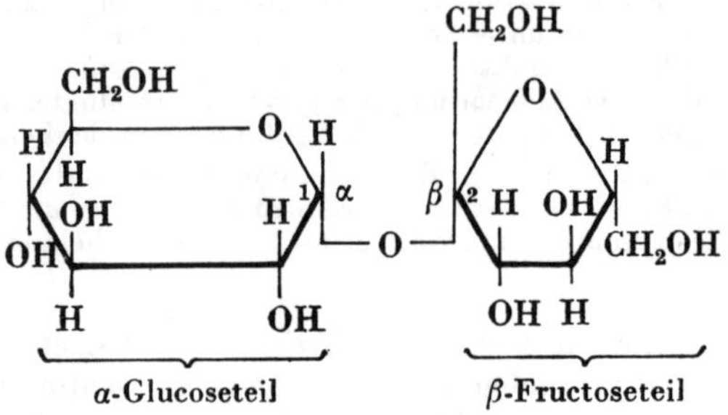

Saccharose (Ringformel)

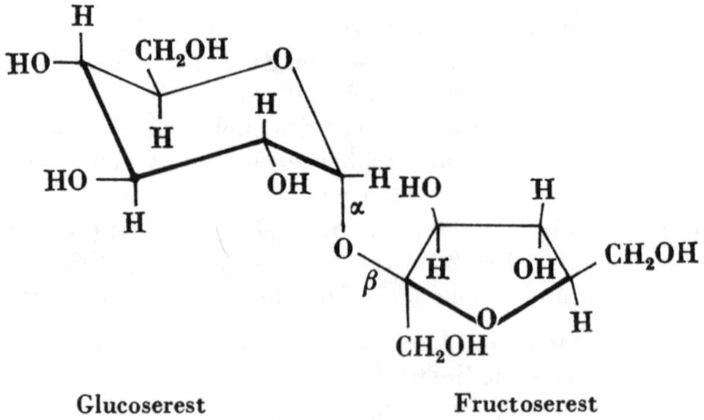

Saccharose (Konformationsformel)

Saccharose hat einen reinen, süßen Geschmack. Zum Vergleich sei die relative Süßigkeit verschiedener Zucker angegeben. Die Bezugssubstanz ist Saccharose mit 100:

Fructose	115	Maltose	46
Invertzucker	65	Galaktose	63
Saccharose	100	α-Lactose	39
Glucose	69	(Sorbit)	54
Xylose	67	(Xylit)	100

Saccharose ist eine schwache Säure ($K \sim 10^{-13}$) und bildet wegen ihrer Alkalistabilität mit Alkali- und Erdalkalihydroxiden Additionsverbindungen, Saccharate, von denen nur die Alkalisaccharate leicht löslich sind; die Erdalkalisaccharate hingegen sind in

Wasser schwerer löslich. Saccharate werden durch CO_2 leicht in Zucker und Carbonate zerlegt. Dieser Vorgang besitzt Bedeutung für die Zuckergewinnung (Saturation, S. 435) und für die Entzuckerung von Melasse mit Calciumhydroxid (Steffen-Verfahren).

Wie die meisten Stoffe glykosidischer Natur wird Saccharose von verdünnten Säuren (schon in der Kälte) gespalten; bei dieser Säurehydrolyse – dasselbe geschieht durch Einwirkung von Enzymen, z. B. durch Invertase der Hefe – wird die ursprünglich rechtsdrehende Saccharose ($[\alpha]_D^{20} = +66,5°$) in ein linksdrehendes Gemisch ($[\alpha]_D^{20} = -20,5°$) aus gleichen Teilen D-Glucose und D-Fructose zerlegt: $C_{12}H_{22}O_{11} + H_2O = 2\,C_6H_{12}O_6$. Hierbei ist die Linksdrehung der Fructose größer als die Rechtsdrehung der D-Glucose, so daß das Endprodukt, der sogenannte Invertzucker, eine Linksdrehung aufweist. Wegen dieser Änderung des Drehungssinnes wird die Hydrolyse der Saccharose als Inversion bezeichnet.

Die überaus leichte Hydrolyse durch verdünnte Säuren (H^+-Katalyse) ist bedingt durch den furanosidischen Aufbau der Saccharose im Fructoseteil. Sämtliche Furanoside zeigen eine außergewöhnliche *Säureempfindlichkeit*, im Gegensatz zu den viel unempfindlicheren Pyranosiden Lactose und Maltose. Während Pyranoside im allgemeinen zur Hydrolyse mit verdünnten Säuren etwa 2 Stunden Kochzeit benötigen, hydrolysieren Furanoside, wie Rohrzucker, etwa 100mal schneller: Lebensmitteltechnologisch wichtig z. B. bei der Stärkeverzuckerung, Lactosegewinnung, Kunsthonigherstellung.

Die Bestimmung der Saccharose kann nach physikalischen (Polarimetrie, Refraktion, Papierchromatographie), nach chemischen und biochemischen Verfahren erfolgen:

So ist Rohrzucker auf Grund seines optischen Verhaltens (Drehung) vor und nach der Inversion leicht quantitativ zu ermitteln. Nach der durch Säuren oder Enzyme erfolgten Hydrolyse ist Saccharose auch chemisch (reduktometrisch z. B. mit FEHLINGscher Lösung) erfaßbar. Die große Stabilität des Rohrzuckers gegenüber Erdalkalihydroxiden wird im Kalkverfahren in Gemischen mit anderen reduzierenden Zuckern oft herangezogen; dabei werden alle Zucker, ausgenommen Saccharose, durch CaO zerstört. Ein neues elegantes Verfahren, Saccharose in komplizierten Gemischen zu bestimmen, beruht auf der chromatographischen Auftrennung des Zuckergemisches und nachfolgendem chemischem Nachweis der Saccharose wie auch anderer Begleit-Zucker. Mit diesen genannten physikalischen und chemischen Methoden können auch noch Verfahren auf biochemischer Grundlage (Vergärung mit verschiedenen Hefen) kombiniert werden.

In trockenem Zustand ist Rohrzucker sehr gut haltbar, in feuchtem Zustand kann der auf allen Stufen der technischen Zuckergewinnung anwesende Kartoffelbazillus (*Bacillus subtilis*) Saccharoselösung zu Glucose und Fructose zersetzen; aus Fructose bildet sich dann sekundär Laevan, ein Fructosan. Laevan wird heute als enzymatisches Reversionsprodukt aufgefaßt. Auch Schimmelpilze (Penicillium- und Aspergillusarten) zersetzen Rohrzucker unter Invertzuckerbildung. In höherer Konzentration wirken Zuckerlösungen wachstumshemmend auf Mikroben.[1] Zucker wird deshalb als Konservierungsmittel (vgl. S. 271) zur Herstellung von Fruchtkonserven in größtem Maßstab verwendet. Saccharose-Fettsäureester sind Emulgatoren in der Lebensmittelindustrie.

Trehalose (Mykose). Das aus zwei Molekülen Glucose aufgebaute Disaccharid ist vornehmlich in zahlreichen Pilzarten (Steinpilz, Aspergillus, Fliegenpilz, Mutterkorn), daneben reichlich in

[1] Bestimmte osmotolerante Hefen zersetzen allerdings auch hochkonzentrierte Zuckerlösungen und Fruchtsaftkonzentrate.

der Trehala-Manna anzutreffen. Die beiden α-glykosidischen OH-Gruppen der Glucosemoleküle sind miteinander ätherartig verbunden, so daß Trehalose FEHLINGsche Lösung nicht reduziert. Aus diesem Grunde ist auch die Bildung eines Osazons unmöglich.

Von der Trehalose sind drei Diastereomere möglich, je nach der Art der glykosidischen Verknüpfung der beiden reduzierenden Gruppen *α,α*-, *α, β*- und *β,β*-Bindung. Alle drei Formen sind bekannt.

Reduzierende Disaccharide

Maltose oder Malzzucker[1]. Dieser Zucker $C_{12}H_{22}O_{11}$ findet sich in der Natur zuweilen in freier Form an Stellen lebhaften enzymatischen Stärkeabbaues (Malz, Kartoffelkeime, Blätter). Technisch wird Maltose in großem Umfang durch enzymatische (Pilz-, Bakterien-, Malzamylasen) Verzuckerung von Stärke gewonnen. Die süßen Maischen sind Ausgangsprodukte für die Spiritusfabrikation, Bier- und Branntweinherstellung. Obwohl Maltose durch Hefe direkt vergärbar ist, wird doch ein Teil durch die im Malz anwesende Maltase zu Glucose gespalten, die ihrerseits der Vergärung durch Zymase (Gesamthefeenzym) unterliegt:

$$\underset{\text{Stärke}}{(C_6H_{10}O_5)n} \xrightarrow[]{\substack{\text{(Diastase)}\\ \text{Amylase}}} \underset{\text{Maltose}}{C_{12}H_{22}O_{11}} \xrightarrow{\text{Maltase}} \underset{\text{Glucose}}{C_6H_{12}O_6}$$

Maltose besitzt alle Eigenschaften eines reduzierenden Zuckers, die wäßrige Lösung zeigt Mutarotation. Auch verdünnte Säuren spalten das Disaccharid; dabei wird ausschließlich Glucose gebildet. Mit Phenylhydrazin ist Hydrazon- und Osazonbildung leicht durchführbar; Schmelzpunkt des Osazons 206 °C. Spezifische Drehung beträgt $[\alpha]_D^{20} = +130°$ (Endwert; Mutatoration beachten!). Maltose, eine 4-(*α*-D-Glucopyranosido)-*α*-D-glucopyranose, ist in folgender Formel wiedergegeben

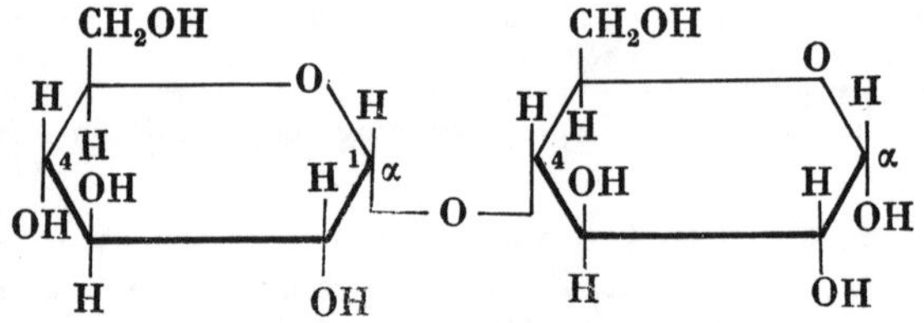

Maltose

Die Maltose kann als reduzierendes Disaccharid sowohl in der α- als auch in der *β*-Konfiguration kristallisieren. Aus Wasser wird im allgemeinen die *β*-Form der Maltose als Monohydrat (*β*-Maltose) erhalten, Schmelzpunkt 102–103 °C.

Isomaltose, Cellobiose und Gentiobiose, Die Isomaltose, ein Isomeres der Maltose, 6-(α-D-Glucopyranosid)-α-D-glucopyranose, wurde aus Partialhydrolysaten von Dextranen (vgl. S. 155) und aus Maisstärke nach Hydrolyse und enzymatischem Abbau isoliert; vgl. S. 440).

[1] Die Verbindung hat ihren Namen davon, daß sie durch das diastatische Enzym des Malzes aus Stärke entsteht.

Durch schonenden Säureabbau der Cellulose entsteht eine stereoisomere Form der Maltose, die Cellobiose. Sie reduziert FEHLINGsche Lösung wie das Disaccharid Maltose. Zum Unterschied treffen wir hier aber die β-glykosidische Verknüpfung der Grundbausteine an. Cellobiose wird deshalb spezifisch von β-Glucosidasen (Cellobiasen), z. B. dem Emulsin, hydrolytisch zu Glucose aufgespalten.

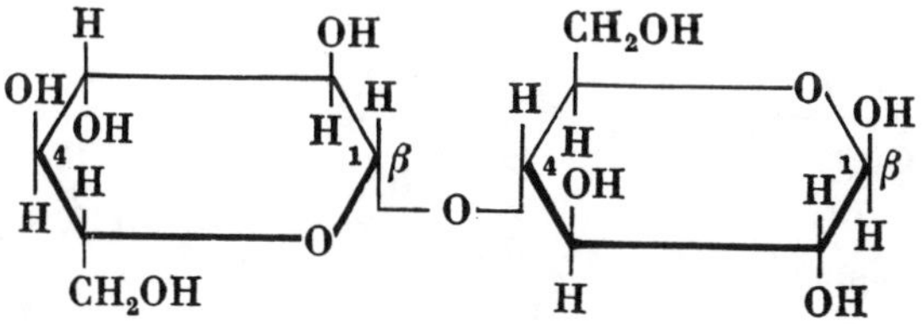

Cellobiose

Die Cellobiose stellt ein weißes Pulver ohne Zuckergeschmack dar; sie ist in Wasser löslich, die spezifische Drehung beträgt $[\alpha]_D^{20} = +35{,}2\,°$, der Schmelzpunkt 225 °C.

Auch das bitterschmeckende Disaccharid Gentiobiose besteht aus zwei Molekülen Glucose, wobei das glykosidische Hydroxyl des einen mit der primären OH-Gruppe am C_6 des anderen Glucose-Moleküls verknüpft ist. Smp. 190–193 °C; $[\alpha]_D^{20} = +9{,}8°$. Gentiobiose wird durch Hefe nicht vergoren. Sie kommt fast nur in gebundener Form in Glykosiden, z. B. im Amygdalin und Gentiopikrin, in der Natur vor. Hieraus ist sie auch am besten darzustellen. Weiterhin finden wir Gentiobiose im Trisaccharid Gentianose (1 Molekül Fructose, 2 Moleküle Glucose; siehe S. 144). Gentiobiose liegt auch unter den Hydrolysenprodukten von Getreidestärke vor. Im gelben Safranfarbstoff Crocin ist Gentiobiose mit Crocetin verestert (siehe S. 101). Da sie in kleinen Mengen auch bei der Einwirkung von Salzsäure auf Glucose entsteht, ist es naheliegend, die Gentiobiose diesfalls als Reversionsprodukt (S. 115; 136; 440) zu betrachten.

Lactose (Milchzucker, Sandzucker). Lactose findet sich frei in der Milch von Säugetieren und in Frauenmilch (Kuhmilch 4,5–5,5%, Frauenmilch 5,5–8,0%). Neuerdings wurde Lactose als Glykosid erstmalig im Pflanzenreich entdeckt. Technisch wird Lactose aus den bei der Käseherstellung anfallenden Molken gewonnen, wobei vorzugsweise Labmolke (6–7% Trockenmasse: davon 4,5–5% Milchzucker und 0,8–1% N-Substanz) als Ausgangsprodukt verwendet wird, da sie um 0,7% mehr Lactose als Sauermolke enthält (vgl. Technologie der Milchzuckergewinnung S. 446 unter Milchzucker). Milchzucker besteht aus Glucose und Galaktose, die auch bei der Hydrolyse mit Mineralsäuren zu erhalten sind.

Als „Maltosetyp" (vgl. S. 136) reduziert Lactose FEHLINGsche Lösung, bildet ein Osazon und zeigt Mutarotation. Bei der Darstellung kristallisiert die Lactose unterhalb 93,5 °C als α-Lactose-Monohydrat aus; sie ist die allgemeine Handelslactose und schmeckt wenig süß (vgl. S. 138), die Löslichkeit in Wasser ist im Vergleich zu anderen Zuckern gering (1:6). Deshalb erscheint der Milchzucker auf der Zunge oft sandig (Sandzucker). In reinem, ja selbst in 50%igem Alkohol, ist Lactose fast unlöslich; das Löslichkeitsverhalten in 50%igem Alkohol wird zur Abtrennung von Lactose aus Nährmitteln analytisch ausgenutzt. Lactose ist eine 1(β)-Galaktosido-(1→5)-4-glucose-(1→5) oder 4-(β-Galaktosido)-glucose.

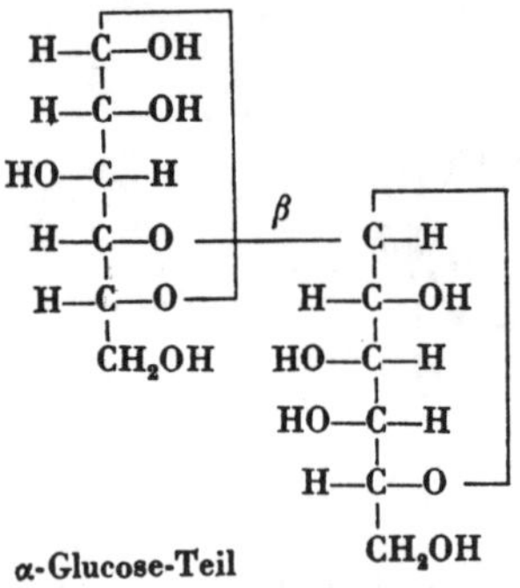

α-Glucose-Teil β-Galaktosid-Teil

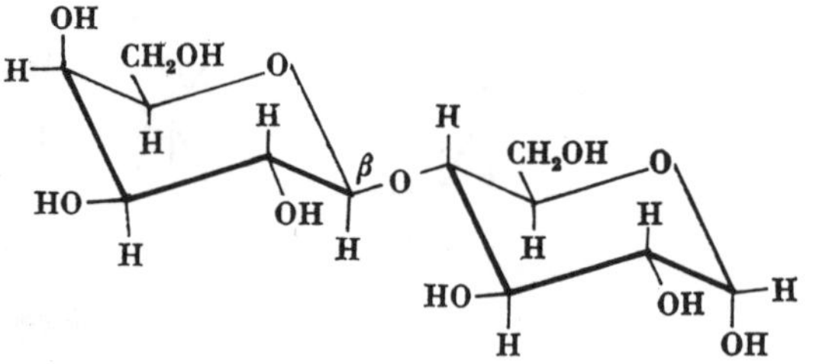

β-Galaktosid-Teil α-Glucose-Teil

α-Lactose

Wird die Kristallisation aus Wasser über 93,5 °C durchgeführt, so erhält man wasserfreie β-Lactose, die in Wasser besser löslich ist und süßer schmeckt als die α-Form. Der Gleichgewichtswert der spezifischen Drehung beträgt $[\alpha]_D^{20} = +55{,}3°$. Schmelzpunkt von $C_{12}H_{22}O_{11} \cdot H_2O$ beträgt bei raschem Erhitzen 203 °C.

Von gewöhnlicher Hefe wird Lactose nicht vergoren (analytisch wichtig), jedoch vermögen Spezialhefen wie auch Kefir- und Kumysenzym eine alkoholische Gärung durchzuführen. Von dieser Möglichkeit macht man bei der Bereitung von Kefir und Kumys Gebrauch. Milchsäure-Bakterien vergären Lactose zu Milchsäure (Sauerwerden der Milch). Lactose fördert die Bifidusflora des Säuglings.

Abgesehen von den üblichen quantitativen Bestimmungen auf polarimetrischem und reduktometrischem Weg erfolgt der qualitative Nachweis des Milchzuckers durch die Schleimsäurereaktion; hierbei wird der Galaktoseteil des Disaccharids Lactose mittels konz. HNO_3 in Schleimsäure $COOH \cdot (CHOH)_4 \cdot COOH$ übergeführt,[1] die an ihrer charakteristischen Kristallform, ihrem Schmelzpunkt von 214 °C (unter Zersetzung) und schließlich nach dem Eindampfen mit NH_3 an der Pyrrolrotreaktion (Fichtenspanreaktion) leicht erkannt wird. Da viele Pflanzenschleime u. a. Galaktose als Baustein aufweisen, geben auch diese eine positive Schleimsäurereaktion.

Melibiose. Dieses Disaccharid ist in Pflanzenexsudaten enthalten. Außerdem ist es Bestandteil der Raffinose. Seine Bausteine Glucose und Galaktose werden bei Hydrolyse freigesetzt. Die Eigenschaften der Melibiose stimmen, abgesehen von der größeren Rechtsdrehung, mit der ihr isomeren Lactose überein. $[\alpha]_D^{20} = +126{,}5°$; Schmelzpunkt 85 °C (Dihydrat); FEHLINGsche Lösung wird reduziert.

[1] Schleimsäure (Löslichkeit in kaltem Wasser 1:3000) ist infolge ihres symmetrischen Baues optisch inaktiv.

Trisaccharide

Unter den natürlichen Trisacchariden sind für uns drei Vertreter von Bedeutung: Raffinose, Gentianose und Melezitose. Bisher wurde auch das Trifructosan, Trifructoseanhydrid genannt, zu den Trisacchariden gerechnet. Neuere Forschungen jedoch haben seine Natur als Polysaccharid aus 10 Molekülen Fructose klargestellt (vgl. S. 156). Die Trisaccharide enthalten jeweils drei Moleküle Monosaccharide, die entweder gleichartiger oder verschiedenartiger Natur sein können. Durch Säuren und gewisse Enzyme werden sie in die drei Monosaccharide, zuweilen auch in 1 Monosaccharid und 1 Disaccharid, zerlegt (vgl. Gentiobiosebildung aus Gentianose, S. 144).

Raffinose[1]. Das in vielen Pflanzen, z. B. in Soja, Baumwollsamen (8%), verbreitete und gutbekannte Trisaccharid, die Raffinose, kommt als solches auch in der Zuckerrübe (nicht im Zuckerrohr!) vor, sammelt sich in der Melasse an (1,4–4,0%) und tritt als unerwünschte, häufig auftretende Verunreinigung der handelsüblichen Saccharose auf.

Das Trisaccharid zerfällt nach vollständiger Hydrolyse durch Säuren oder untergärige Hefen in Galaktose, Glucose und Fructose. Die Verknüpfungsstellen sind die drei glykosidischen Hydroxylgruppen (Trehalosetyp!). Aus diesem Grunde kann die Raffinose weder FEHLINGsche Lösung reduzieren, noch ein Osazon bilden.

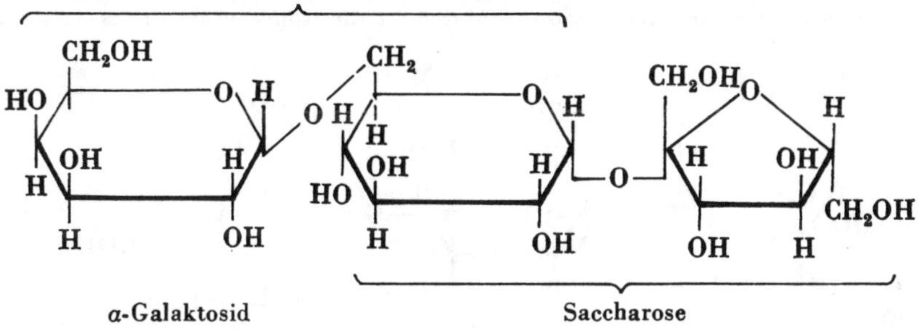

Raffinose

Da der Polarisationswert der Raffinose bedeutend größer ist als derjenige der Saccharose, wird bei Anwesenheit von Raffinose in Rohrzucker ein höherer Rohrzuckergehalt vorgetäuscht; daher wird in der Industrie die Raffinose als „Pluszucker“ bezeichnet. Raffinose schmeckt nicht süß.

Die mit 5 Mol Kristallwasser kristallisierende Raffinose ($C_{18}H_{32}O_{16} \cdot 5\,H_2O$) hat die spezifische Drehung $[\alpha]_D^{20} = +150°$ (unabhängig von Temperatur, Konzentration und Alkoholgehalt, wird jedoch durch Bleiessig stark erniedrigt).

Melezitose. Das in verschiedenen Manna-Sorten, im „Honigtau“ der Linden (bis zu 40%), auf Kiefern, Lärchen, Tannen und daher sehr häufig (vor allem in trockenen Jahren mit ungenügen-

[1] Auch noch zuweilen (aber fälschlich!) Raffinotriose genannt.

der Nektarbildung) im Tannenhonig gefundene Trisaccharid ($C_{18}H_{32}O_{16}$) zerfällt bei leichter Hydrolyse in Glucose und Turanose (ein Isomeres der Saccharose). Hieraus ergibt sich der einfache Aufbau aus:

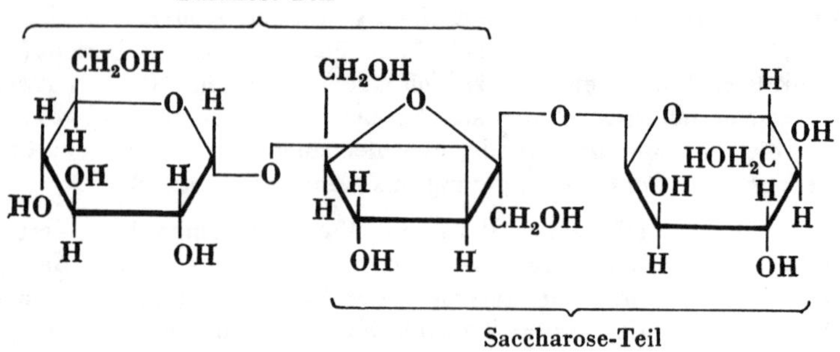

Melezitose

Das Trisaccharid Melezitose reduziert nicht; es existiert als Mono- und Dihydrat, letzteres ist die beständige Form. $[\alpha]_D^{20} = +88{,}5°$, was einer Drehung von $+91{,}7°$ für die wasserfreie Form entspricht. Schmelzpunkt = 155 °C (Dihydrat).

Gentianose kommt in den Wurzeln von Enziangewächsen vor und wird durch völlige Hydrolyse in 2 Moleküle Glucose und 1 Molekül Fructose, durch verdünnte Säuren jedoch nur partiell[1] zu Fructose und Gentiobiose (vgl. S. 141) gespalten. Emulsin und Enzymauszüge aus *Aspergillus niger* spalten in Glucose und Saccharose. Dadurch ist die Konstitution dieses Trisaccharids geklärt:

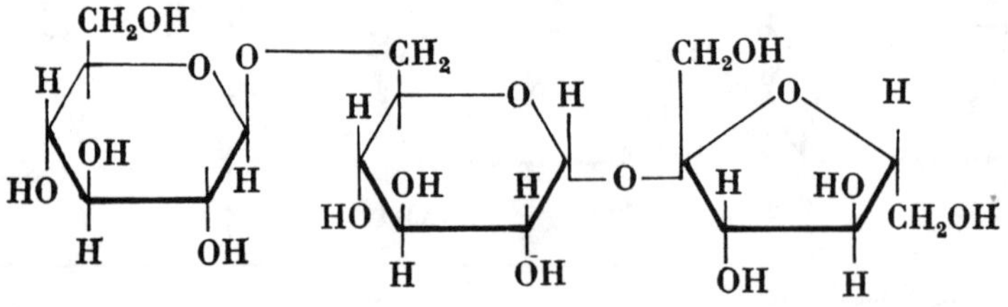

Gentianose

Gentianose schmeckt kaum süß und wird durch FEHLINGsche Lösung nicht verändert (Fehlen der reduzierenden Gruppen!). Schmelzpunkt = 209 °C; $[\alpha]_D^{20} = +33{,}4°$.

Höhere Oligosaccharide

Nicht reduzierende Oligosaccharide. Außer diesen Trisacchariden wurden noch einige Tetra-, Penta-, Hexa- und höhere Saccharide in Pflanzensäften gefunden, die sich ebenfalls von der Saccharose ableiten und FEHLINGsche Lösung nicht reduzieren. Dazu gehören die Tetrasaccharide Stachyose, Lychnose und Isolychnose, die hierbei als Grundkörper homologer Serien angesehen werden können. Durch Addition von einem oder mehreren Galaktosemolekülen

[1] Die glykosidische Ätherbindung zwischen Fructose und Glucose hydrolysiert leichter als die glykosidische Bindung zwischen den beiden Glucoseresten, vgl. Furanosid- und Pyranosidspaltung S. 139.

entstehen dann je nach Art der Bindung die Homologen Penta-, Hexasaccharide, wie z. B. das Pentasaccharid Verbascose, das sich von der Stachyose ableitet.

Von den reduzierenden Oligosacchariden des Pflanzenreiches wurden die meisten durch Partialhydrolyse von Polysacchariden und nachfolgender chromatographischer Trennung der Spaltprodukte gewonnen. So konnten aus Partialhydrolysaten von Stärke, Cellulose, Xylanen und Dextranen Oligosaccharide mit 6 und mehr Zuckereinheiten getrennt und isoliert werden.

Oligosaccharide der Milch. Die Milch der Säuger, insbesondere die Frauenmilch, enthält neben dem hauptsächlichen Disaccharid Lactose noch eine Reihe anderer reduzierender Oligosaccharide, von denen einige rein dargestellt und in ihrer Struktur aufgeklärt werden konnten. Die bisher aus der Frauenmilch isolierten Tri-, Tetra-, Penta-, Hexasaccharide leiten sich alle von der Lactose ab. Reduzierendes Ende ist immer die Glucose. Neben Glucose und Galaktose enthalten sie noch L-Fucose, N-Actetyl-D-glucosamin und N-Actyl-neuraminsäure. Als Beispiel eines aus Frauenmilch isolierten Saccharids folgt nachstehend die Formel der Lacto-N-tetraose:

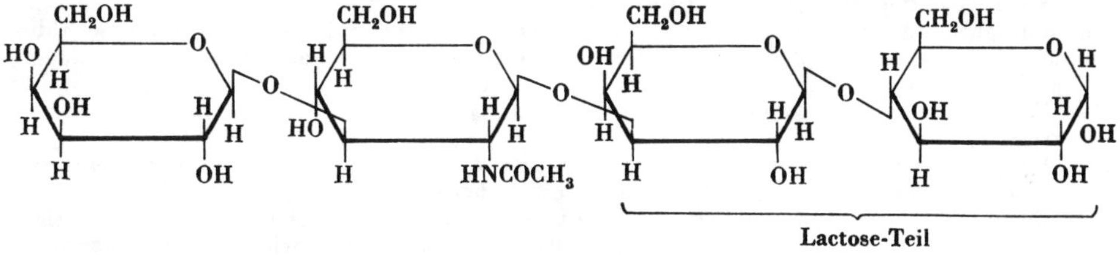

Lacto-N-tetraose

Einige dieser Oligosaccharide zeigen Blutgruppenaktivität. Darüber hinaus sind sie auch Wuchsstoffe für bestimmte Stämme von *Bifidobacterium bifidum.* So fand man in Kuh-Colostrum und in Frauenmilch ein Trisaccharid Neuraminosyl-lactose (N-Acetyl-lactaminsäure-lactose).

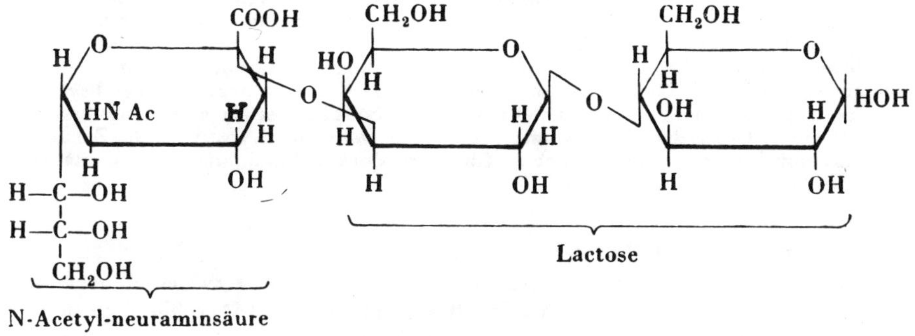

N-Acetyl-neuraminosyl-lactose

Die hier an Lactose gebundene N-Acetyl-neuraminsäure (Sialinsäure, Lactaminsäure) ist in der Natur weit verbreitet und kommt sowohl frei als auch gebunden in vielen Glykoproteiden des Blutes, Speichels usw. vor. Neben den allgemeinen Reaktionen auf Zucker gibt die N-Acetylneuraminsäure mit einigen Reagentien wie EHRLICHs Reagens (p-Dimethylaminobenzaldehyd/HCl), BIALs Reagens (Orcin/HCl) u. a. charakteristische Farbreaktionen, die zur quantitativen Bestimmung verwendet werden können.

Neben diesen sind noch eine Reihe anderer z. T. auch höherer Oligosaccharide bisher noch nicht bekannter Struktur gefunden worden. Die Gesamtmenge aller neutralen Oligosaccharide der Frauenmilch ohne Lactose beträgt ungefähr 3 g/l.

Trennungsmethoden in der Zuckerchemie

Neben den in den einzelnen Abschnitten besprochenen Nachweisreaktionen, die meist eine ganze Gruppe von Zuckern erfassen, haben vor allem die *chromatographischen Methoden* für die Zuckerchemie einen unschätzbaren Wert. Sie gestatten es, auch aus komplexen Gemischen verschiedenster Mono- und Oligosaccharide, Aminosäuren, Eiweiß u. a. einzelne Zucker selbst in Spuren zu identifizieren und zu isolieren.
Für die Analytik haben sich hier die *Papierchromatographie* und die *Dünnschichtchromatographie* auf Kieselgel, Kieselgur, Cellulosepulver, Magnesiumsilicat u. a. bewährt. In neuerer Zeit gewinnt auch die *gaschromatographische* Bestimmung von Zuckern in Form von flüchtigen Derivaten wie Trimethylsilyläthern, Acetyl- oder Methylverbindungen zunehmende Bedeutung.
Der Nachweis der Zucker auf den Chromatogrammen erfolgt durch Besprühen der fertigen Chromatogramme mit einem geeigneten Reagens wie Anilinphthalat, Perjodat/Benzidin, ammoniakal. $AgNO_3$, Triphenyltetrazoliumchlorid usw., wobei je nach Reagens verschiedenfarbige Flecken entstehen, die die Lage der einzelnen Zucker im Chromatogramm anzeigen. Für den Nachweis von radioaktiv markierten Verbindungen bedient man sich der Autoradiochromatographie.
Für die präparative Gewinnung und Trennung von Zuckern steht eine Vielzahl von *säulenchromatographischen* und *elektrophoretischen* Methoden zur Verfügung. Als Trägermaterialien dienen Cellulosepulver, Kieselgur (Celite), Kieselgel, Ionenaustauscher, Molekularsiebe u. a., als Elutionsmittel Gemische verschiedenster Lösungsmittel, wie Wasser, Äthanol, n-Propanol, n-Butanol, Pyridin, Essigester, Eisessig, Ameisensäure usw., die in ihrer Zusammensetzung dem jeweiligen Trennproblem angepaßt werden müssen.
Quantitative Bestimmungen von Zuckern sind ebenfalls auf chromatographischem Wege möglich. Man verfährt dabei so, daß man im fertigen Chromatogramm die erhaltenen Farbflecke eluiert und die Farbtiefe photometrisch bestimmt. Die genaue Menge läßt sich dann an Hand einer Eichkurve, die durch Chromatographie bekannter Mengen aufgestellt wurde, errechnen. Es empfiehlt sich dabei, die Eichsubstanzen im gleichen Chromatogramm mit dem Testgemisch zu entwickeln, um möglichst unter identischen Bedingungen zu arbeiten. Ähnlich bedient man sich bei der Gaschromatographie eines „*inneren Standards*“, der der Probe in bekannter Menge zugesetzt wird.
Abschließend sei noch bemerkt, daß bei der Auswertung von Chromatogrammen immer zu beachten ist, inwieweit die Ergebnisse durch Einflüsse der Temperatur, der begleitenden Verunreinigungen usw. verfälscht werden können. So sollte der Nachweis eines bestimmten Zuckers in einem Gemisch nie auf chromatographische Daten allein gestützt sein. Zum sicheren Nachweis empfiehlt sich es immer, auch die für diesen Zucker charakteristischen kristallisierten Derivate darzustellen.

2.3.3. Polysaccharide

Durch häufige Wiederholung der glykosidischen Verknüpfung zweier Monosaccharidmoleküle gelangt man über die Stufen der Oligosaccharide (S. 144) schließlich zu Stoffen von erheblicher Molekülgröße. Wegen dieses Aufbaues aus sehr vielen Monosacchariden werden sie als „Polysaccharide“ bezeichnet. Die systematische Bezeichnung für die Verbindungen wird durch Ersetzen der Endung „-ose“ durch die Endung „-an“ am Namen des Monosaccharids gebildet, aus dem das Polysaccharid aufgebaut ist; z. B. ist Glucan die Bezeichnung für Polysaccharide, die aus D- oder L-Glucose aufgebaut sind; Pentosane sind solche, die nur aus Pentosen bestehen; ganz allgemein verwendet man die Bezeichnung Glykane für alle Polysaccharide (von Glykose, der allgemeinen Bezeichnung für Zucker).

Die Polysaccharide unterscheiden sich sehr wesentlich von den Grundbausteinen, aus denen sie aufgebaut sind. Sie sind makroskopisch und mikroskopisch scheinbar amorph und haben sich erst durch Strukturuntersuchung mittels Röntgenstrahlen zum Teil als mikrokristallin erwiesen. Sie schmecken nicht süß, sind in Wasser vielfach schwer- oder unlöslich. Sofern sie löslich sind, bilden sie nur kolloide, schwer diffundierende Flüssigkeiten: Die Lösungsmittelmoleküle können beim Lösungsvorgang die molekularen Anziehungskräfte (van der Waalsschen Kräfte, Dipolkräfte, Nebenvalenzkräfte, Molkohäsion, Restvalenzen), die den zwischenmolekularen Zusammenhalt der verzweigten und unverzweigten Ketten der Makromoleküle bedingen, nicht mehr (wie bei kleineren Molekülen) überwinden, da mit zunehmender Länge der Kette eine Zunahme der zwischenmolekularen Bindekräfte erfolgt.

Die kolloiden Lösungen der Polysaccharide (z. B. Stärke) sind optisch aktiv, reduzieren jedoch FEHLINGsche Lösung *nicht* und bilden weder mit Phenylhydrazin Osazone, noch mit Metalloxiden Saccharate. Durch Hefe werden Polysaccharide nicht vergoren.

Durch Hydrolyse mit Säuren oder Enzymen werden die Polysaccharide über die Stufen der Oligosaccharide in die Grundbausteine aufgespalten; daneben können Polysaccharide auch durch Einwirkung von Oxydationsmitteln sowie durch Alkali abgebaut werden. Die hierbei ablaufenden Reaktionen sind meist komplexer Natur und führen nicht zu den Monosaccharidbausteinen, sondern zu Derivaten oder Abbauprodukten verschiedenster Art.

Tabelle 9. Zusammenstellung von Polysacchariden nach ihren Funktionen

(Die Buchstaben a, b, c, d, e in Klammern geben die Zuordnung zur chemischen Klassifizierung)

Herkunft	Gerüststoffe	Reservesubstanzen	Andere Funktionen
Pflanzenreich			
Höhere Pflanzen und Mikroorganismen	Cellulose (a_1) Hemicellulosen (b) Pektine (d) Alginsäuren (d) Carrageen (a_1) Agar-Agar (a_1) Mannane (a_1)	Stärke (a) Amylose (a_1) Amylopektin (a_2) Inulin (a_1) Getreide-Fruktane (a_2) Laevane (a_2) Mannane (a_1) Guaran (b) Laminaran (a_2) Glykogen (a_2)	Pflanzengummi (c) und Pflanzenschleim (c) Tragant Gummi arabicum Carubin (b)
Tierreich			
Vertebraten	Chondroitinsulfate (e)	Glykogen (a_2)	Heparin (e) Hyaluronsäure (e) Blutgruppensubstanzen (e) Galaktane (a)
Invertebraten	Chitin (a_1) Cellulose (a_1)	Glykogen (a_2) Galaktane (a)	Galaktane (a)

Klassifizierung der Polysaccharide

Die Polysaccharide können auf verschiedene Weise klassifiziert werden: einmal nach Herkunft und Funktion (vgl. Tabelle 9), zum anderen nach ihrem chemischen Aufbau. Nach letzterem Schema unterscheidet man:

a) Homoglykane, d. h. Polysaccharide, die aus lauter gleichen Zuckerbausteinen aufgebaut sind. Hier werden noch zwei Untergruppen unterschieden, die geradkettigen (a_1) und die verzweigten (a_2); Vertreter von a_1 ist Amylose; Amylopektin gehört zu a_2.

b) Heteroglykane, die aus zwei oder mehr neutralen Monosaccharidarten aufgebaut sind;

c) Heteroglykane, die neben anderen Zuckern auch Uronsäuren enthalten;

d) Homoglykane, die nur aus Uronsäuren bestehen, d. h. die Glykuronane (Polyuronide);

e) Heteroglykane, die neben Uronsäuren auch Aminozucker enthalten (Mucopolysaccharide).

Wie jede Schematisierung, die die Vielfalt der Natur in ein System fassen will, ist auch diese Aufzählung nicht vollständig, zumal die Struktur vieler Polysaccharide noch nicht genau bekannt ist.

Homoglykane aus Zuckern (a)

Glucane: Unter lebensmittelchemischer und ernährungsphysiologischer Sicht werden hier folgende Gruppen an Homoglykanen aus Zuckern(a) behandelt: die aus Glucose aufgebauten *Glucane*, die aus Fructose bestehenden *Fructane* (Fructosane) und einige weitere Polysaccharide, wie die *Mannane*, *Galactane* und *Chitin*.

Glucane enthalten als alleinigen Grundbaustein Glucose. Zu ihnen gehören die lebensmittelchemisch wichtigen Polysaccharide Stärke, Glykogen und Cellulose.

Stärke ist das wichtigste Assimilationsprodukt der Photosynthese und demzufolge in allen Pflanzen – mit Ausnahme einiger niederer Ordnungen – als hochmolekulares, osmotisch unwirksames Reservematerial weit verbreitet. Im Gegensatz zu Cellulose (S. 153) kann die in Gestalt von Stärke deponierte Glucose jederzeit unter Mithilfe diastatischer Enzyme (Amylasen) wieder in den Haushalt der Zelle zurückgeführt werden und so der Energiegewinnung (während der Dissimilation) wie auch dem Aufbau anderer Stoffgruppen (z. B. Fette) dienen.

Auf- und Abbau der Stärke wie auch des Glykogens erfolgen durch Phosphorylasen, indem anorganisches Phosphat in „energiereiches", organisch gebundes Phosphat übergeführt wird, das bei Spaltung (Energiefreisetzung!) wieder Synthesen ermöglicht.

Besonders reich an Stärke sind Getreidekörner, wie Weizen 60–70%, Reis 70–80%, Mais 65–75%; Kartoffeln 17–24%, Rhizome und Knollen tropischer Pflanzen (z. B. Tapiokastärke) und das Mark der Sagopalmenstämme (Sago).[1]

Die Stärkekörner in den Pflanzen sind in Größe (0,002–0,15 mm) und Form (kugelig, oval usw.) sehr verschieden und meist aus zahlreichen, um einen Kern gruppierten Schichten aufgebaut. Dadurch lassen sich die verschiedenen Stärkearten mikroskopisch voneinander unterscheiden.

Die Gewinnung der Stärke und ihre Verarbeitung wird in den Abschnitten Getreide S. 365, Kartoffeln S. 399 und Bataten S. 402 besprochen.

[1] In der DDR und BRD wird Sago zumeist aus Kartoffelstärke hergestellt.

Stärke ist optisch aktiv, die spezifische Drehung beträgt etwa + 190°.

Stärke, ein ausschließlich aus Glucose aufgebautes Polysaccharid, enthält als eine Komponente die in heißem Wasser lösliche Amylose (vgl. Formelbild), die aus verschiedenen langen, unverzweigten Ketten besteht, in denen 100–2000 Glucosemoleküle durch α-1,4-Bindungen miteinander verknüpft sind. Die zweite Komponente ist das in heißem Wasser nur quellende, verzweigtkettige Amylopektin (vgl. Formelbild). In ihm sind der Hauptkette (= α-1,4-Verknüpfung der Grundmoleküle) noch verschieden lange Seitenketten (mit etwa 10–20 Glucoseresten) über α-1,6-Bindungen angegliedert. Das Mischungsverhältnis der beiden Polysaccharide Amylose und Amylopektin ist je nach Herkunft der Stärke verschieden.

Die linearen Ketten (Linearkolloid) bilden, wie heute meist angenommen wird, die Spiralform, während das Vorhandensein von Verzweigungen zu einem kugelförmigen und sehr dichten Molekül führt (Sphärokolloid). Man spricht von einem Kugelmolekül oder Sphärokolloid, wenn die Makromoleküle stark verzweigt oder raumvernetzt sind (Stärke, Glykogen, Albumin, Globulin, Hämoglobin).

Stärke besitzt Kristallstruktur. Über die Rekristallisation (Retrogradation) vgl. S. 375.

Die beiden Polysaccharidarten der Stärke (Amylose und Amylopektin) können, z. B. auf Grund ihres verschiedenen Verhaltens gegenüber Wasser bei 70–80 °C (Herauslösen der Amylose), voneinander getrennt werden. Ihre qualitative Unterscheidung erfolgt auch über ihr unterschiedliches Verhalten Jod gegenüber. Die in ihrer Sekundärstruktur spiralförmig vorliegende Amylose wird durch Jod intensiv blau gefärbt, hervorgerufen durch eine Einschlußverbindung, wobei sich die Jodatome zu einem linearen Kettenmolekül vereinigen und dann in die spiralig-kanalartigen Hohlräume des Stärkemoleküls einlagern. Amylopektin zeigt blaue, violette bis rote Farbstufungen mit geringerer Farbintensität. Gewöhnliche Stärkelösungen zeigen deshalb mit Jod einen blauen bis violetten Farbton.

In gewissen Salzlösungen, in verdünnter Lauge wie in einigen organischen Medien (Formamid, Ameisensäure) löst sich Stärke vollkommen auf.
Auf die Löslichkeit der Stärke in verd. Alkalilauge gründet sich die quantitative Stärkebestimmung nach Mayrhofer.

Die exakte Bestimmung des Molekulargewichtes der Stärke begegnet großen Schwierigkeiten, weil die Lösungen sehr leicht Abbau- und Alterungsvorgängen unterliegen. Es bestehen auch beträchtliche Unterschiede zwischen den nach physikalischen und chemischen Methoden (z. B. der Endgruppenbestimmung) erhaltenen Molekulargewichten. Bei der chemischen Bestimmung findet man stets niedrigere Werte, da die Seitenketten mit ihren Endgruppen miterfaßt werden. Maisamylose z. B. besitzt ein Molekulargewicht zwischen 40000 und 340000, das entspricht Polymerisationsgraden, d. h. Anzahl der Grundkörper im Makromolekül, zwischen 250 und 2100. Stärke und andere polymere Kohlenhydrate sind stark polydispers, d. h. Mischungen von Teilchen verschiedenen Molekulargewichts. Das Amylopektin in der Maisstärke hat ein Durchschnittsmolekulargewicht von 45000.

Von kaltem Wasser wird native Stärke nicht merklich angequollen,[1] dagegen tritt beim Erwärmen (von etwa 50 °C an) eine starke Quellung unter „Kleisterbildung“ ein. Der

[1] Die *Quellstärke* (Backhilfsmittel, vgl. S. 371) ist auch in kaltem Wasser quellbar; Herstellung: Anrühren der Stärke zu Brei, Verkleisterung durch Aufbringen auf heiße Zylinder, Trocknen und Vermahlen.

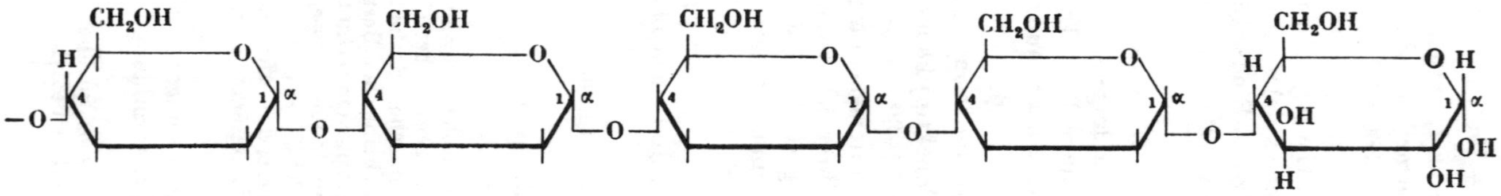

Amylose: Lineare Kette (1,4-α-glykosidische Bindungen).

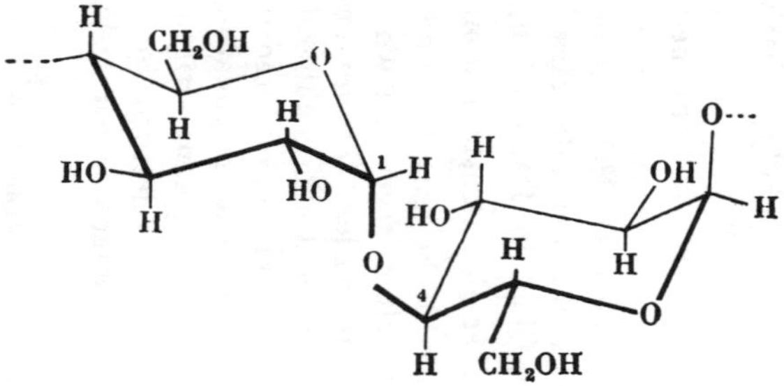

Amylose (Konformationsformel)

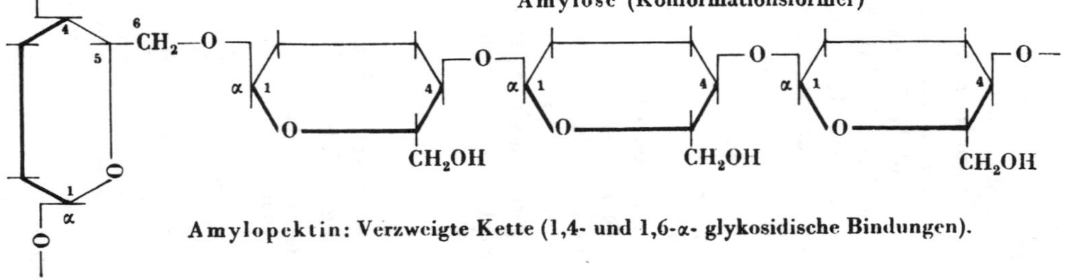

Amylopektin: Verzweigte Kette (1,4- und 1,6-α- glykosidische Bindungen).

entstandene Kleister besitzt schon bei niedriger Konzentration (1–4%) eine hohe Viskosität, die jedoch stark abhängig ist von dem Elektrolytgehalt der verwendeten Stärke. Beim Erkalten resultiert aus dem Kleister eine steife Gallerte. Für die Kleisterbildung ist Amylopektin verantwortlich. Über Stärkekleister- bzw. -gelbildung beim Backen vgl. S. 372.

Die native Stärke wird stets von verschiedenen, nicht kohlenhydratartigen Bestandteilen begleitet. Der Gehalt an Phosphorsäure ist in Kartoffelstärke bei weitem am höchsten, dann folgen Weizenstärke und die übrigen Getreidestärken. Es muß betont werden, daß die Phosphorsäure in verschiedenartiger Form und Bindung in der Stärke vorliegen kann.

Die Phosphorsäure der Kartoffelstärke soll überwiegend esterartig an das Amylopektin gebunden sein. Weiterhin kann Phosphorsäure in Form von Phosphatiden vorliegen, die an die Stärke adsorbiert sind und von ihr durch Extraktion entfernt werden können.

Bei einigen Stärkearten, wie der Kartoffelstärke, werden die nicht esterifizierten OH-Gruppen der Phosphorsäure z. T. durch Kationen abgesättigt (Ca^{2+}, Mg^{2+}, K^{+}, Na^{+}), deren relativer Anteil für gewisse Eigenschaften der Stärke, wie Geschmack, Quellbarkeit, Löslichkeit, Viskosität des Kleisters, elektrische Leitfähigkeit, pH, Reaktionsvermögen mit Laugen usw. bebestimmend ist. So kann man das in der natürlichen Kartoffelstärke vorliegende Kation Kalium beim Fabrikationsprozeß durch einen permutitartigen Austausch durch Calcium ersetzen Kaliumstärke gibt im Gegensatz zu Calciumstärke einen hochviskosen Kleister.

Man hat auch, insbesondere bei Maisstärken, Fettsäuren abgespalten (Palmitinsäure, Ölsäure, Linol- und Linolensäure), die nach heutiger Auffassung mit dem Polysaccharid Stärke esterartig verbunden sind. Synthetische Stärkeester sind heute auf dem Lebensmittelsektor bedeutsam; vgl. S. 366.

Kieselsäure ist in geringen Mengen vorhanden. Es steht außer Zweifel, daß diese nichtkohlenhydratartigen Körper integrierende Bestandteile des Stärkemoleküls darstellen; darauf beruht im weitesten Sinne gerade die Verschiedenheit der chemischen und physikalischen Eigenschaften, die die Stärkearten verschiedener Herkunft auszeichnen. Die Stärkekörner enthalten so allgemein neben der Amylose und dem Amylopektin: H_2O 12–20%; Stickstoff 0,004–0,08%; Fettsäuren 0,04–0,83% (als Fett); Phosphorsäure 0,005–0,3% als P_2O_5; weiterhin geringe Mengen an Kieselsäure; Aschegehalt je nach Stärkeart 0,2–1%.

Durch Kochen mit verdünnten Säuren werden Amylose und Amylopektin, in Summa also Stärke, zu D-Glucose (Traubenzucker) aufgespalten (Hydrolyse):

$$n\,(C_6H_{10}O_5) + n\,(H_2O) = n\,(C_6H_{12}O_6).$$

Diese Stärke-Hydrolyse wird technisch bei der Gewinnung der Stärkeverzuckerungserzeugnisse – Stärkesirup, Stärkezucker und Dextrose – durchgeführt (vgl. S. 439).

Stärke wird auch durch hydrolysierende Enzyme bis zur Maltose und Glucose abgebaut. Solche Enzyme finden sich im Verdauungstraktus, im Speichel, Pankreas usw. Besondere technische Bedeutung haben die sogenannten Amylasen (Diastasen) bei der Stärkeverzuckerung (S. 440), bei der Spritherstellung, in der Bäckerei, im Braugewerbe (vgl. auch Enzyme S. 229). Man unterscheidet α- und β-Amylasen, welche Stärke über verschiedenartige Zwischenprodukte abbauen und deren Angriff auf das Stärkemolekül ganz verschieden ist.

Die α-Amylase spaltet Bindungen im Innern des Stärkemoleküls auf, weit von den Kettenenden entfernt. Es wird dabei überwiegend bis zur Maltose (und wenig Glucose) gespalten. β-Amylase greift die Stärke vom nicht reduzierenden Ketten-Ende her an und spaltet Maltose um Maltose ab. Amylose wird hierbei vollständig in Maltose zerlegt, während bei Amylopektin (infolge der Molekülverzweigungen!) etwa 40% als „Grenzdextrin" zurückbleiben.

Bei der Bereitung von Bier und Branntwein führt man Getreidestärke durch Malzdiastase (Amylase) in löslichen Zucker (Maltose) über, der jedoch (vgl. S. 468) nicht unmittelbar, sondern erst nach Aufspaltung zu Glucose durch Hefe vergoren, d. h. in Alkohol und CO_2 verwandelt wird.

Abbauprodukte der Stärke (Dextrine):

Bei der Aufschließung der Polysaccharide, sei es durch trockene Röstung, durch Erhitzen mit Wasser unter Druck oder mit verdünnten Säuren oder auch durch Behandlung mit Enzymen (Malzaufguß, Diastase), entstehen Stoffe, die zwar noch der empirischen Formel $(C_6H_{10}O_5)_n$ entsprechen, aber niedrigeres Molekulargewicht (zwischen demjenigen der Mono- oder Disaccharide und der Stärke) aufweisen. Beim Backprozeß entstehen aus der Stärke des Mehles, vor allem in der Rindenschicht des Brotes, ebenfalls derartige Abbauprodukte, die für den Wohlgeschmack des Brotes wichtig sind.

Diese meist unter dem Namen Dextrin zusammengefaßten Stärke-Abbauprodukte bilden eine fortlaufende Reihe von Verbindungen (zwischen Stärke und den Oligosacchariden) mit abnehmender Molekülgröße, die zwar alle zum Unterschied von der Stärke in Wasser löslich sind, im übrigen aber, je nach dem Grade der Aufschließung, abweichendes Verhalten, besonders gegen Jodlösung, zeigen.

Eine eigenartige Gruppe von kristallisierenden Dextrinen sind die bei Einwirkung von *Bacillus macerans* auf Stärke entstehenden SCHARDINGER-Dextrine, wegen ihrer zyklischen Struktur auch Zyklodextrine genannt. Sie enthalten in ringförmiger Anordnung 6 bis 8 α-1,4-verknüpfte Glucoseeinheiten, sind also Zuckeranhydride, Glucosane. Die drei bisher bekannten ringhomologen Vertreter dieser Gruppe nennt man auch noch α-, β- und γ-Dextrin. Sie reduzieren FEHLINGsche Lösung nicht, werden aber von Säure quantitativ zu Glucose aufgespalten. Zyklodextrine bilden sogenannte Einschlußverbindungen, z. B. mit Jod.

Lösliche Stärke des Handels (Amylodextrin) stellt man her, indem man Stärke durch langdauerndes Vermahlen (= teilweiser mechanischer Abbau der Stärke) oder durch Behandeln mit verdünnter Salzsäure (= teilweiser chemischer Abbau der Stärkeketten, vor allem beim Amylopektin) in ein Produkt überführt, das in Wasser viel leichter dispergiert und sich durch Verlust der Kleisterbildung so in klare, dünnflüssige Lösungen überführen läßt. Lösliche Stärke färbt sich mit Jod blau und verhält sich auch sonst, abgesehen von der Wasserlöslichkeit, ganz wie Stärke.

Erythrodextrin gibt mit Jodlösung Rotfärbung und zeigt infolge weiterer Spaltung schon beginnendes Reduktionsvermögen gegen FEHLINGsche Lösung.
Achrodextrin oder Maltodextrin wird durch Jod nicht mehr gefärbt. Sein Reduktionsvermögen übertrifft dasjenige des Erythrodextrins, bleibt aber hinter demjenigen der Endprodukte Maltose und Glucose zurück.

Gemeinsam ist allen Dextrinen, daß sie durch Hefe nicht vergoren werden, in Alkohol unlöslich (analytisch wichtig!) und stark rechtsdrehend sind.

Das im täglichen Leben als Dextrin bezeichnete Erzeugnis, das für zahlreiche technische Zwecke im Großbetrieb hergestellt wird, ist keine einheitliche Verbindung, sondern in der Hauptsache ein Gemisch von Achrodextrin mit etwas Erythrodextrin, enthält auch je nach der Art der Aufschließung oft noch Glucose und Maltose. Zur Umwandlung der meist als Ausgangsmaterial dienenden Kartoffelstärke röstet man diese entweder einfach bei 200 °C (Röstgummi, Röststärke, Stärkegummi), oder man behandelt sie mit Malzaufguß bei 65–70 °C („Gommeline") oder mit verdünnten Säuren (z. B. Oxalsäure) bis zum Ausbleiben der Jodreaktion. Die überschüssige Säure wird mit $CaCO_3$, beseitigt, die wäßrige Lösung mit Alkohol gefällt und der Niederschlag mit Alkohol getrocknet. Die einzelnen Dextrinarten zeigen verschiedene Rechtsdrehung. Für Handelsdextrin werden in der Regel Werte von $[\alpha]_D^{20} = 135°$, unabhängig von der Temperatur, angegeben.

Glykogen. Das Reservekohlenhydrat des tierischen Organismus, das vor allem in der Leber (wenig im Muskel) gespeichert wird, ist das Glykogen, auch Leberstärke oder tierische Stärke genannt. Man begegnet ihm ferner in Pilzen, Hefen und Bakterien, vereinzelt auch in höheren Pflanzen. Glykogen bildet die Reserve, in die der tierische Organismus einen Teil seiner Nahrungskohlenhydrate umformt, speichert und bei Bedarf (nach dem Abbau zu Glucose) zur Energielieferung heranzieht.

Fleisch enthält meist nur Spuren von 0,15 bis 0,18%; eine Ausnahme bildet Pferdefleisch, dessen höherer Glykogengehalt (0,9%) früher zum chemischen Nachweis dieser Fleischart herangezogen wurde. Noch höhere Mengen von 2,88–8,14% sind in der Leber vorhanden.

Der morphologische und chemische Bau des Glykogens ist dem der Stärke ähnlich, doch besitzt es stärker verzweigte Ketten. Grundbaustein ist die Glucose. Auch die chemischen Eigenschaften entsprechen z. T. denjenigen der Stärke. Es ist wie diese ein weißes, geruch- und geschmackloses Pulver, löst sich aber ziemlich leicht in Wasser ohne Kleisterbildung. Jod gibt eine rote Färbung. FEHLINGsche Lösung wird leicht reduziert. Die spezifische Drehung beträgt etwa + 190 bis 200°. Bei der Hydrolyse mit verdünnten Säuren wird es zu Dextrin, Maltose und Glucose abgebaut. Enzymatisch wird Glykogen wie die Stärke in Maltose (und Glucose) gespalten.

Cellulose, wie die Stärke ein Polysaccharid $(C_6H_{10}O_5)_n$, ist durch ihre physikalischen Eigenschaften und den chemischen Aufbau aber von dieser wesentlich verschieden. Sie bildet als Gerüstsubstanz den Hauptbestandteil der pflanzlichen Zellwandungen, in denen sie auch mit anderen Kohlenhydraten, wie Hemicellulosen, Pektinstoffen, Lignin u. a. vergesellschaftet ist. Fast reine Cellulose liegt vor in der Baumwolle und im Holundermark. Dagegen weist das Holz der Nadel- und Laubbäume, aus dem die Cellulose in nicht ganz reiner Form als sogenannter Zellstoff technisch gewonnen wird, nur einen Gehalt von 40–60% Cellulose auf.

Bei der Gewinnung des Zellstoffes werden die beiden Begleiter der Cellulose, die Hemicellulosen (Polysaccharide vgl. S. 158) und das Lignin durch heiße Lösungen von sauren schwefligsauren Salzen (letzteres bildet lösliche Ligninsulfonate) in Lösung gebracht und als Sulfitablauge entfernt; zurück bleibt die unlösliche Cellulose als Zellstoff. Je Tonne Zellstoff fallen 8–10 m^3 Sulfitablaugen an, sie enthalten 50% vom Gewicht der verarbeiteten Holzsubstanz. Die riesigen Mengen Sulfitablaugen, eine schwere Belastung unserer Flüsse (Abwässer), werden günstig dadurch verwertet, daß man die darin enthaltenen 2–4% vergärbaren Zucker nach Entfernung der schwefligen Säure im Gärverfahren auf Alkohol (Sulfitsprit) verarbeitet. Die Sulfitablauge kann auch durch Hefevermehrung auf Eiweiß (biologische Eiweißsynthese) als Nährhefe und Futterhefe (z. B. nach dem WALDHOF-Verfahren, dem J. G. SCHOLLER-Verfahren oder dem Biosynverfahren) oder auf Fett (biologische Fettsynthese) verarbeitet werden. Aus dem Lignin der Sulfitablaugen wird durch Oxydation mit Nitrobenzol auch großtechnisch Vanillin gewonnen (vgl. S. 488).

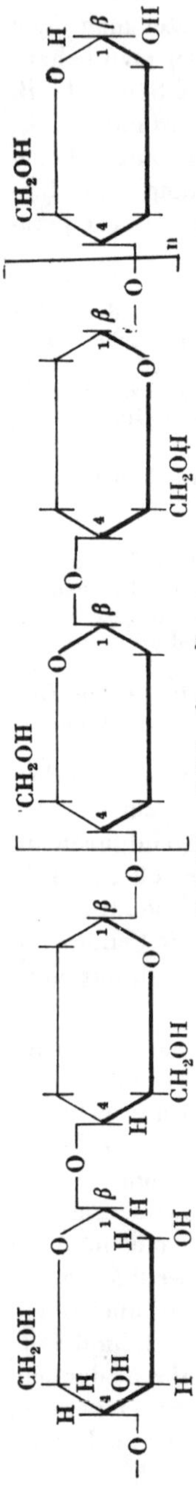

Celluloseteil (Ringformel)

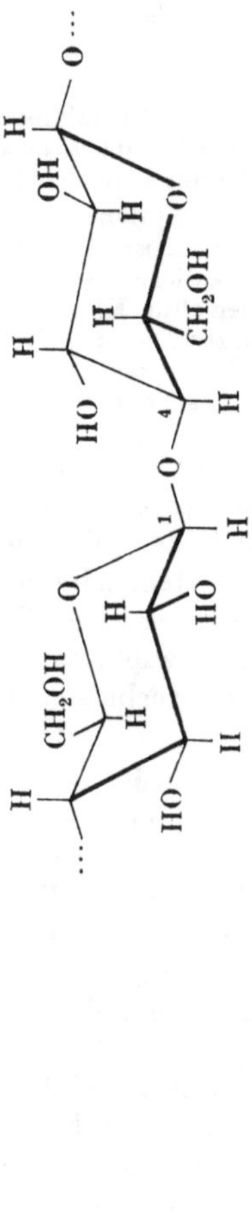

Cellulose (Konformationsformel)

Der chemische Aufbau der Cellulose ist durch röntgenographische Untersuchungen weitgehend geklärt, wobei die parallele Zusammenlagerung langer Molekülketten (Mizellen) zu Fasern mit die Erklärung für die mechanischen Eigenschaften, vor allem für die außerordentliche Reißfestigkeit der Cellulose, abgibt. Die Besonderheit der Faserstruktur, wie auch die Resistenz der Cellulose den menschlichen Verdauungsenzymen gegenüber, wird dem charakteristischen Aufbau der Cellulose als einer unverzweigten, fortlaufenden Kette β-glykosidisch verknüpfter Glucosereste zugeschrieben. (Zum Unterschied von Stärke, welche α-glykosidische Bindungen, verzweigte und unverzweigte Ketten besitzt!)

In Wasser ist Cellulose völlig unlöslich, gegen verdünnte Säuren und Alkalien praktisch beständig; FEHLINGsche Lösung wird nicht nennenswert reduziert.

Von den Verdauungssäften des Menschen wird Cellulose nicht angegriffen.

Erst bei Behandlung mit konzentrierten Säuren (60–70%iger H_2SO_4 oder starker und höchstkonzentrierter, 41%iger HCl) oder mit verdünnten Säuren bei höherer Temperatur erfolgt ein Abbau des Makromoleküls Cellulose über das Disaccharid Cellobiose vollständig bis zur Glucose. Auf Grund dieser vorgenannten Reaktion wird Glucose neuerdings direkt aus Holz gewonnen – Holzverzuckerung –, indem man die Hydrolyse der Cellulose hauptsächlich nach zwei Verfahren durchführt: 1. Mit konz. HCl, drucklos bei gewöhnlicher Temperatur (20 °C), nach BERGIUS-HÄGGLUND. 2. Mit verdünnter H_2SO_4 (0,2–0,6%) in der Wärme (170 °C) und unter Druck (8 atü) durch Auslaugung in Diffusionsbatterien, nach SCHOLLER-TORNESCH. Hierbei entstehen aber aus den die Cellulose begleitenden Polysacchariden (Hemicellulosen, Pentosanen) noch weitere Zucker, so daß man die anfallenden zuckerhaltigen Hydrolysate auf Trockenzucker (Futterzwecke) oder auf Alkohol (durch Gärung) oder auf Trockenhefe („Nährhefe"; vgl. Biologische Eiweißsynthese S. 124) verarbeiten kann.

Da Nadelhölzer bei der Holzverzuckerung mehr Hexosen, Laubhölzer dagegen mehr Pentosen ergeben, dienen erstere bevorzugt als Ausgangsprodukte für Verspritung, letztere besser zur Verhefung (siehe S. 123).

Bei Behandlung von Cellulose (in Gestalt von Filtrierpapierbogen) mit starker Schwefelsäure entsteht nach Auswaschen der Säure und Wiedertrocknung das hornartige Pergamentpapier (sogenanntes vegetabilisches Pergament oder Amyloid).

Cellulose stellt einen der grundlegendsten industriellen Rohstoffe für die verschiedensten Industriezweige dar:

Papier- und Verpackungsindustrie, Textil-, Kunststoff-, Sprengstoffindustrie, Filmindustrie (Acetatfilme); pharmazeutische und Lebensmittelindustrien (Verpackung), Gärungsindustrie (C_2H_5OH), Futtermittelherstellung (Eiweiß- und Fetthefen), Holzverkokung (Verkohlung, Holzvergasung, Treibgase, Chemikalien), Lackindustrie, Adsorptions- und Klärmittel.

Bei den in der Cellulose gebundenen Glucoseresten bleibt naturgemäß immer eine Anzahl alkoholischer Hydroxylgruppen frei, die dann auch die verschiedensten, charakteristischen Reaktionen der alkoholischen Hydroxylgruppen geben: So bildet Cellulose mit Säuren Ester: Salpetersäureester (Nitratcellulosen) werden zu Filtern, Fäden, Folien, Schießbaumwolle, Kollodium, Zelluloid u. a. verarbeitet. Auch Essigsäureester der Cellulose, Acetylcellulosen, werden in bedeutenden Mengen technisch hergestellt. Mit bestimmten Weichmachern[1] liefern sie das weiche, schwer brennbare „Zellon". Die Essigsäureester der Cellulose spielen eine große Rolle als Acetatseide. Weitere Ester der Cellulose sind die Cellulose-Xanthogenate, die sogenannte „Viskose". Durch Säuren wird daraus die Cellulose regeneriert, ein Vorgang, der sich bei der Herstellung der Viskoseseide und des Cellophans (Zellglas, Transparit) abspielt. Vorgenannte und weitere Cellulosederivate werden heute als Verpackungsmaterialien (Verpackungsfolien), als Schutzüberzüge und Lacke (Metallüberzüge, Flaschenverschlüsse) in der Lebensmittelindustrie eingesetzt.

Die freien Hydroxylgruppen der Cellulose können auch veräthert werden, z. B. zu Methylcellulosen, die als Tylosen im Handel sind. In der Methylcellulose (= Tylose S) ist etwa die Hälfte der Hydroxylgruppen veräthert, wodurch die vielfach erwünschte Eigenschaft der Wasserlöslichkeit bzw. Quellbarkeit hervortritt. Im Gegensatz dazu sind vollmethylierte Tylosen wasserunlöslich. Die Anwendung der Cellulosemethyläther ($R—O—CH_3$) und Celluloseglykolsäureäther [$R—O—CH_2COOH(Na)$][2], der Celluloseäthyläther (= Äthylcellulose), der Benzylcellulose (= Cellulosebenzyläther), gewinnen je nach Aufbau als wasserlösliche bzw. quellbare Bindemittel, Emulgiermittel, Verdickungsmittel, Schutzkolloide oder Klebemittel ständig an Bedeutung. Sie sind nicht gärfähig, daher sehr haltbar, zudem beständig gegen Licht, Luftsauerstoff und Alkalien.

Weitere Glucane. Das Polysaccharid Dextran tritt in der Zuckerindustrie häufig als unerwünschtes Nebenprodukt auf und stört den technischen Ablauf der Rohrzuckergewinnung. Dextran ist ein stark verzweigtes Polysaccharid aus α-D-Glucose mit $1 \to 4$- und $1 \to 6$-Verknüpfungen. Heute wird es biotechnisch mit Hilfe von Mikroorganismen aus Rohrzuckerlösungen gewonnen und als Blutersatzflüssigkeit und in der Kosmetik verwendet.

Laminaran. Aus braunen Seealgen wurde Laminaran isoliert. Es ist ein verzweigtes Glucan mit β-D-($1 \to 3$)-Bindungen in der Kette und β-D-($1 \to 6$)-Bindungen an den Verzweigungen.

[1] Weichmacher, z. B. Acetylhexylcitrat, Phthalsäureester, Glycerinlaktate, bewirken, daß die Makromoleküle nicht mehr miteinander verzahnt, sondern lose vernetzt und dadurch geschmeidig und biegsam werden. Hierdurch sind auch die Kunststoffeigenschaften, wie Härte, Haftfestigkeit, Geschmeidigkeit, Glanz zu beeinflussen.

[2] R = Cellulosrest; der Körper ist chemisch eine Carboxymethylcellulose und wird als wasserlösliches Na-Salz unter der Bezeichnung Tylose HBR geführt.

Eine Reihe von anderen Glucanen wurden darüber hinaus aus vielen Rotalgen, Hefen usw. isoliert. Sie sind bisher für die Ernährung ohne Bedeutung.

Fructane (Fructosane):

Fructane sind aus Fructose aufgebaut. Die lebensmittelchemisch interessierenden sind die Inuline, Getreide-Fructane und Laevane.

Inulin-Gruppe

Inulin kommt als Reservekohlenhydrat in den Wurzeln vieler Pflanzen vor, insbesondere in den Kompositen (Topinambur, Dahlien, Zichorie). Aus diesen wird es auch hergestellt und kommt als Diabetikernahrung zur Verwendung. Inulin, ein weißes Pulver, löst sich in heißem Wasser ohne Kleisterbildung, Jod gibt keine Färbung. Die Hydrolyse des aus etwa 35 Fructoseeinheiten zusammengesetzten Moleküls, in dem die Fructofuranosereste über β-D-(2→1)-Bindungen verknüpft sind, liefert auch geringe Mengen D-Glucose. Man nimmt daher an, daß eine Glucose das reduzierende Ende der Kette in gleicher Weise wie bei der Saccharose abschließt. Damit ist auch erklärt, daß die Inuline keine Reduktionswirkung zeigen. Inulin wird auch durch das pflanzliche Enzym Inulase (Inulin-1-fructoanhydrolase) zu Fructose abgebaut.

Getreide-Fructane

Fructane (je nach Getreideart im Aufbau verschieden) liegen in Getreidekörnern vor, z. B. das Graminin im Roggen. Die früher häufig anzutreffende Bezeichnung „Trifructosan" (Trifructoseanhydrid) kann als überholt gelten, da nach neueren Arbeiten das angebliche „Trifructosan" aus 10 Fructoseresten besteht, also ein Dekafructosan ist. Dieses Dekafructosan des Roggens ist das Graminin. Auf Grund der Verschiedenheit der einzelnen Getreidefructosane ist über die Identifizierung des Roggenfructosans der Nachweis von Roggenmehl in Weizenmehl möglich.

Laevane

Unter den anderen aus Fructose aufgebauten Polysacchariden sind hier noch die Laevane zu nennen, die durch Bakterien aus solchen Oligosacchariden entstehen, die endständig eine Fructose enthalten (Raffinose, Saccharose). So kann bei der Zuckergewinnung, z. B. durch *Bacillus subtilis*, Laevan gebildet werden. Die Laevane verschiedenster Bakterien enthalten ebenso wie die Inuline geringe Mengen Glucose. Man glaubt daher, daß sie durch Übertragung von β-Fructofuranoseresten auf z. B. ein Saccharosemolekül unter Kettenverlängerung in β-D-(2→6)-Bindung und Verzweigung in β-D-(2→1)-Bindung entstehen. Wegen ihres Gehaltes an Glucose gehören die Laevane und Inuline streng genommen nicht mehr zur Gruppe der Homoglykane.

Andere Homoglykane:

Die weiteren hier wichtigen Homoglykane enthalten als Grundbausteine Mannose in den Mannanen, Galaktose bzw. Galaktosesulfat in den Galaktanen, Acetylglucosamin in Chitin.

Chitin

Chitin kommt als Gerüstsubstanz bei vielen niederen Tieren (Invertebraten, besonders Arthropoden) vor. Es wird auch in niederen Pflanzen (Hefen. Pilzen) gefunden. Aus dem Chitin der Hummerschalen wurde erstmals von LEDDERHOSE 1876 das D-Glucosamin isoliert. Chitin ist ein Polysaccharid, das nur aus N-Acetyl-D-glucosamineinheiten in β-D-(1→4)-Bindungen aufgebaut ist.

Mannane

Mannane wurden in vielen Pflanzen gefunden. Erwähnenswert ist ein Mannan aus der Rotalge *Porphyra umbilicalis*, die in Ostasien als Nahrungsmittel dient (Nori). Die Mannosereste sind hier über β-D-(1→4)-Bindungen verknüpft. Auch Hefegummi enthält Mannane.

Zu der Gruppe der Galaktomannane gehört auch das in der Lebensmittelindustrie verwendete Guarmehl, auch Guaran, Guar oder Guargummi genannt. Das Polysaccharid ist aus Galaktose und Mannose aufgebaut, wobei die Hauptkette aus 1.4-β-glykosidisch verbundenen Mannosegliedern besteht, während die Galaktose der Seitenäste 1.6-α-glykosidisch gebunden ist. Guarmehl wird aus dem Endosperm des Samens der Guarbohne gewonnen.

Hemicellulosen

Polysaccharide, die D-Xylose enthalten, kommen praktisch in allen Landpflanzen vor, besonders häufig in solchen Pflanzenteilen, die nachträglich verholzt sind. Rohe Hemicellulosen werden aus den Sulfitablaugen der Celluloseherstellung gewonnen. Nach entsprechender Vorbehandlung (Hydrolyse) werden sie auf biologischem Wege zu Eiweiß (Nährhefen) oder Fett (vor allem für Futtermittel) verarbeitet. Die rohen Hemicellulosen lassen sich in eine neutrale (Hemicellulose A) und eine saure Fraktion (Hemicellulose B) auftrennen. Hemicellulose B kommt besonders in Harthölzern vor. Beide Hemicellulosen besitzen als Grundskelett eine Xylan-Kette mit β-D-(1$\rightarrow$4)-Bindungen. Bei der Hemicellulose A ist diese Kette gespickt mit kurzen Seitenketten aus Arabinoseresten. Daneben kommen auch noch D-Glucose, D-Galaktose und D-Mannose vor. Die Arabinoxylane aus Weizen-, Gerste- und Roggenmehl sind typische Vertreter dieser Klasse.

Bei den Hemicellulosen B kommen an Stelle der Arabinose vorwiegend 4-O-Methyl-D-glucuronsäurereste vor, die den sauren Charakter dieser Polysaccharide bedingen.

Homo- und Heteroglykane, die Uronsäuren enthalten (c, d, e)

Diese Gruppe umfaßt das wohl komplizierteste Gebiet der Kohlenhydratchemie, da hier die Natur die größte Variationsbreite sowohl in der Art der Bindungen und Verzweigungen als auch in der Zahl der in einem Molekül vereinten verschiedenen Kohlenhydratbausteine erreicht. Hier werden in lebensmittelchemischer Sicht Vertreter folgender Gruppen besprochen: *Heteroglykane (c)*, die neben Zucker nauch Uronsäuren enthalten: Pflanzengummi und Pflanzenschleime; *Homoglykane (d)*, die nur aus Uronsäuren bestehen: Pektine und Alginate; *Heteroglykane (e)*, die neben Uronsäuren auch Aminozucker enthalten: Mucopolysaccharide.

Pflanzengummi und Pflanzenschleime werden von Kräutern und Bäumen nach Verletzung der Rinde abgesondert und sind von schleimiger oder gummiartiger Konsistenz. Sie enthalten meist eine Uronsäure, D-Glucuronsäure oder D-Galakturonsäure, und drei oder mehr neutrale Monosaccharide wie D-Galaktose, D-Mannose, L-Arabinose, D-Xylose, L-Rhamnose, D-Glucose, L-Galaktose, D-Fructose, L-Fucose. Am bekanntesten ist das Gummiarabicum aus *Acacia senegal*, das D-Glucuronsäure, L-Arabinose, L-Rhamnose und D-Galaktose (1:3:1:3) enthält, die auf eine komplizierte doppelt verzweigte Weise miteinander verknüpft sind. Auch Tragant als Exsudat des Stammes von Astragalus-Arten zählt zu diesen Heteropolysacchariden. Er enthält als Bausteine L-Arabinose, D-Xylose, L-Fucose, D-Galaktose und D-Galakturonsäure, teilweise mit Methanol verestert. Diese Gummiarten werden als Klebe- und Verdickungsmittel verwendet, ebenso dienen sie als Dickungsmittel für Lebensmittel (Fruchtgelees und Salatsoßen), als Stabilisatoren für Süßwaren und als Bindemittel für Speiseeis.

Pektine. Das für die Lebensmittelchemie und -technologie bzw. -industrie wichtige Gebiet der Pektine wurde in diesem Jahrhundert von F. EHRLICH (Auffinden der Galakturonsäure als Grundbaustein des Pektins), insbesondere von F. A. HENGLEIN und Mitarbeitern (Nachweis der makromolekularen Natur des Pektins), von PALLMANN und DEUEL, KERTESZ u. a. intensiv bearbeitet und aufgeklärt. Die Pektine (pektos = das Erstarrte) bestehen nach heutiger Ansicht aus polymerhomologen Reihen von Galakturonsäuren, deren Carboxylgruppen teilweise mit Methylalkohol verestert sind. Von den Pektinen sind die Pektinstoffe zu unterscheiden. Pektinstoffe sind Gemische von Pektinen mit Begleitstoffen, wie Polyosen, z. B. Araban und Galaktan.

Pektine bilden als stetige Begleiter der Cellulose einen wesentlichen Teil des Zellgerüstes und der Stützsubstanz der Pflanzen. Zwischen den Zellwänden treten sie als selbständige Wandschicht in der sogenannten Mittellamelle auf. Die morphologische und physiologische Bedeutung der Pektine in den Pflanzen liegt einmal darin, daß sie als inkrustie-

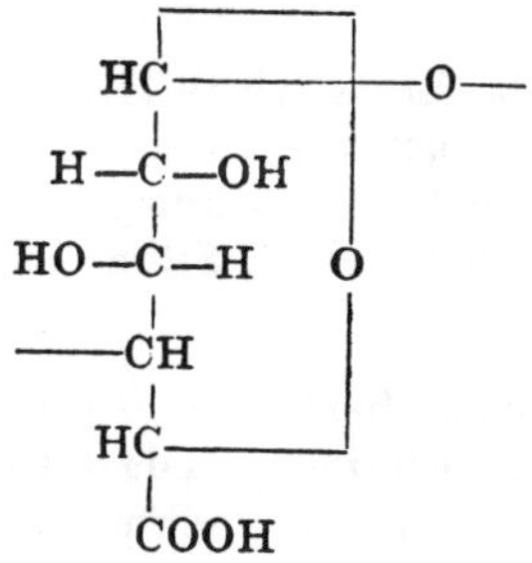

α-Galakturonsäurerest des Pektins
und der Pektinsäure

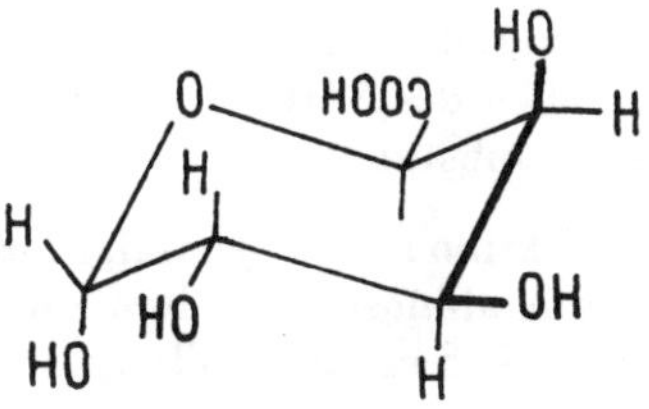

HC_1-Konformation

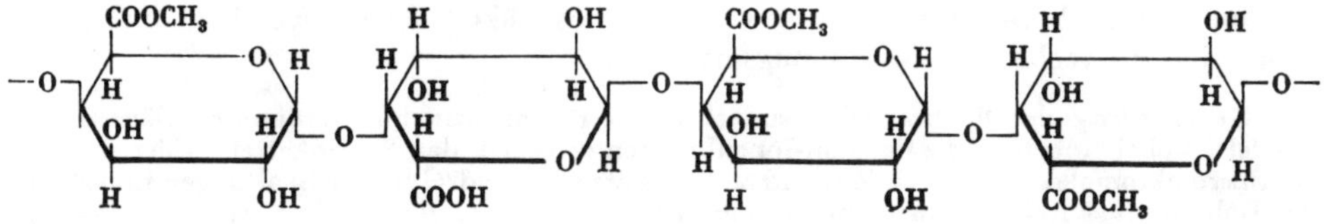

Pektin

rende Kittsubstanz Bau-, Stütz- und Verfestigungsfunktionen für das Zellgewebe übernehmen, darüber hinaus aber durch ihre starke Quellfähigkeit und Kolloidnatur in den Wasserhaushalt der Pflanze regelnd eingreifen. Dank der Anwesenheit hydrophiler Gruppen (-OH und -COOH) besitzen die Pektine als Polyelektrolyte ein besonders hohes Vermögen zur Wasserbindung (physikalisch-chemische Bindung des Wassers, Hydratisierung). Alle vorgenannten Eigenschaften sichern den Pektinen eine umfassende Verbreitung in der Pflanzenwelt. In der Hauptsache treffen wir sie in den fleischigen Früchten und Wurzeln, in den Blättern sowie in den grünen Stengelteilen; in den verholzten Pflanzenteilen treten sie mengenmäßig vergleichsweise zurück. So enthält das Fleisch vieler Obstfrüchte und die grüne Blattsubstanz 10–15% Pektine in der Trockensubstanz. Besonders wichtig für die industrielle Gewinnung des Pektins sind bei uns neben Zuckerrübenschnitzeln (mit etwa 20% Pektin) getrocknete Apfeltrester (als Abfallprodukte der Süßmost- und Apfelweinbereitung), im Ausland die Orangen- und Zitronenabfälle bzw. entsaftete Früchte dieser Art.

Das in den Pektinstoffen der Pflanzen vorliegende native oder genuine Pektin heißt Protopektin. Seine Struktur ist noch immer nicht sicher geklärt. Man hat über seinen Aufbau derzeit folgendes Bild: Die freien COOH-Gruppen der Pektinmoleküle, weiterhin die von COOH-haltiger Cellulose, von COOH-haltigen Polyosen (z. B. Araban,

Xylan) und von Eiweißstoffen sind durch Brücken von mehrwertigen Metall-(Ca^{++})-Ionen untereinander vernetzt. Auch Phosphorsäure kann esterartig die Verbindung zwischen Pektin-Makromolekülen oder auch zwischen Pektinmolekülen und Cellulose oder Zuckern herstellen. Saure, alkalische oder enzymatische Hydrolyse des Protopektins ergibt wasserlösliches Pektin.

Das Protopektin der Zitronenschalen enthält z. B. viele Methoxyl(-OCH_3)-Gruppen und wenig Calcium, es ist daher sehr stark hydrophil und quellend (Turgorregulierung im Gewebe); das Rüben- und Flachs-Protopektin mit seinem hohen Calciumgehalt dient vornehmlich der Verfestigung des pflanzlichen Gewebes (Kitt-, Bau-, Stütz- und Verfestigungssubstanz).

Da die Pektine neben der Galakturonsäure immer noch andere Begleitstoffe, wie Galaktose und Arabinose, enthalten, die nur sehr schwer zu entfernen sind, und da das Pektin leicht durch Säurebehandlung aus dem unlöslichen Protopektin zu gewinnen ist, muß auch eine kovalente Verankerung des Pektins (z. B. über Glykosidbindungen) an anderen Zellwandbestandteilen in Betracht gezogen werden. Das Verhältnis des Methoxyl- und Ca-Gehaltes der Protopektine ist entsprechend ihrer natürlichen Aufgabe im Pflanzenkörper verschieden hoch und beeinflußt weitgehend die Eigenschaften der Protopektine z. B. in ihrem Verhalten gegen Säuren (Löslichkeit, Lösungsgeschwindigkeiten) und damit die technische Gewinnungsmethode.

Zur Gewinnung der Pektine wird zunächst das Protopektin mit verdünnten Säuren behandelt, wobei einerseits die Calcium-Ionenbrücken zwischen den Pektinketten gelöst werden (= *inter*makromolekulare Reaktion) und andererseits auch hydrolytische Spaltungen innerhalb der Galakturonsäurekette eintreten (= *intra*makromolekulare Reaktion, Kettenverkürzung). Die Extraktion muß so geführt werden, daß bei der unterschiedlichen Art des getrockneten Rohmaterials (Apfeltrester, Rübenschnitzel, Zitrusfrüchteabfälle) durch geeignete Säuren — HCl, H_2SO_4, Milchsäure, SO_2-Lösungen (Bleicheffekt) — bestimmter Konzentration und bei schonenden Temperatur- und zeitlichen Auslaugbedingungen lösliche Pektine mit hoher Gelierkraft gewonnen werden. Je höher die Säurekonzentration — üblich sind 1—3%ige HCl, 0,2—0,6%ige Milchsäure oder Citronensäure — desto kürzer muß die Zeit der Extraktion bemessen werden, damit die unvermeidbare Aufspaltung der Ketten (Pektolyse) in erträglichen Grenzen bleibt. Technologisch werden derzeit meist Gegenstromextrakteure wie auch kontinuierlich arbeitende Schnecken-Extrakteure — ähnlich der modernen Ölextraktion — verwendet. Der anfallende Extrakt enthält sowohl Pektine wie auch genetisch zum Pektin in Beziehung stehende Begleitstoffe (Trübstoffe) „Polyosen" (Araban), Stärke weiterhin Eiweiß, dessen Spaltprodukte und mitgerissene Zellfragmente. Die Reinigung des Extraktes erfolgt durch Filtration in Verbindung mit kontinuierlich arbeitenden Zentrifugen, nachfolgende Anwendung von Bleicherden (Adsorptionswirkung) oder von besonderen Enzymen zur Entfernung der trübenden Stärke und der Eiweißstoffe. Der filtrierte Dünnsaft wird mit Dünnschichtverdampfern oder durch mehrstufige Vakuumverdampfung auf einen gewünschten Gehalt an Trockensubstanz (meist 8—10%) eingedickt (zum Pektinextrakt des Handels) oder durch ein Zerstäubungsverfahren mit oder ohne Zusatz von Zucker zu Pektinpulver getrocknet.[1] Pektine laufen im Handel unter den Bezeichnungen wie Opekta, Fruttapekt,Lattopekt, Pomosin, Pektina. Pektine aus Rübenschnitzeln sind nicht gelierend, da sie Acetylgruppen enthalten.

[1] Zur Reinigung werden die Pektine mit Aluminiumsalzen ausgefällt. Zur Senkung des Aschengehaltes kann das Pulver noch mit angesäuertem Alkohol extrahiert werden. Auch werden neuerdings, vor allem in den USA, zur schonenden Gewinnung und Reinigung der Zitruspektine Ionenaustauscher (Harzaustauscher) zur Entfernung der Ca^{++}- und Mg^{++}-Ionen eingesetzt.

Tabelle 10. Übersicht über die Nomenklatur der Pektinchemie

Bezeichnung	Chemische Charakterisierung
Pektinsäure	fast ganz entesterte Pektine, d. h. Kette von Galakturonsäureresten; in saurer Form wasserunlöslich; nach partieller Neutralisation wasserlöslich; dann auch Gelbildung mit Ca.
Pektate	sind neutrale oder saure Salze von Polygalakturonsäuren (Pektinsäure); enthalten nur noch ganz wenig Methoxylgruppen.
Pektin	ist teilweise oder voll methylierte Polygalakturonsäure. Es gibt daher je nach Methoxylgehalt und Polymerisationsgrad verschiedene Pektine.
Pektinate	Salze von hoch- oder niederveresterten Pektinen, also noch methoxylhaltig.
Pektinstoffe	Gemische von Pektinen mit Begleitstoffen, wie Polyosen, z. B. Araban, Galaktan, Stärke, Eiweiß.
Protopektin	Wasserunlösliches, natives Pektin in der Pflanze; im wesentlichen eine Vernetzung von Pektinketten durch Metallionen (Ca, Mg) über die nichtveresterten COOH-Gruppen, in geringer Zahl auch Esterbrücken über H_3PO_4.
Pektinderivate	Pektine mit hauptvalenzmäßig gebundenen Sondergruppen, z. B. Acetylpektin in Zuckerrüben, Birnen.
Pektase (Pektinesterase)	bewirkt Verseifung der Methylester des Pektins.
Pektinase (Polygalakturonid-glykanohydrolase)	bewirkt Spaltung der α-1,4-glykosidischen Bindungen der Pektinkette.

Die Qualitätsbeurteilung der Pektine – für die Praxis eine wesentliche Frage – wird heute verschiedenartig vorgenommen. Chemische Pektinbestimmungen über die Ermittlung des Galakturonsäure- oder des Methoxylgehaltes sind hierbei unzureichend. Man arbeitet neuerdings mit physikalischen Methoden: Ermittlung der Viskosität, Elastizität und Zerreißfestigkeit von Zuckergelees mit Hilfe von Pektinometern und ähnlichen Apparaten. Wie die näheren Untersuchungen mit diesen Verfahren ergaben, hängt die Gelierfähigkeit weitgehend von der Molekülgröße und dem Veresterungsgrad der Pektine ab, doch muß deutlich hervorgehoben werden, daß eine Qualitätsbeurteilung der Pektine für ihre Verwendung als Geliermittel in der Praxis nur allein durch Gelierversuche (Kochversuch) unter vorgeschriebenen Bedingungen gegeben ist.

Gelierungsvorgänge

Der Gelierungsvorgang und die Gelierungsbedingungen sind bei den Pektinen, je nachdem ob es sich um hochveresterte (9–12% Methoxyl; Veresterung 55–75%) oder niederveresterte (bis 7% Methoxyl, Veresterung 15 bis 44%), niedrig- oder hochmolekulare Pektine handelt, sehr verschieden. Mit aus diesem Grunde gehen auch die derzeitigen Anschauungen über die Theorie der Gelierung noch auseinander. Das Molekulargewicht der Pektine schwankt von einigen tausend bis zu mehreren hunderttausend.

Bei den hochveresterten Pektinen spielen der Veresterungsgrad des Pektins, die Größe seines Molekulargewichtes, die Menge des verwendeten Zuckers und der pH-Wert der Lösung eine bedeutsame Rolle. Feste Gele resultieren bei Verwendung von 1 bis 5 g Pektin pro Kilogramm, wobei der Zuckergehalt über 50% betragen muß. Der günstigste Gelierbereich für rasch gelierende Pektine liegt bei pH 3,0 bis 3,4, für langsam gelierende bei pH 2,8 bis 3,2. Anwesenheit von Ca^{2+}-Ionen führt bei hochveresterten Pektinen nicht direkt zur Gelbildung (im Gegensatz zu den niederveresterten Pektinen!), sie beeinflußt jedoch die Art der Ausbildung des Säure-Zucker-Gels. Säure-Zucker-Gele der hochveresterten Pektine sind als *Nebenvalenzgele* aufzufassen, d. h. die Gelbildung, der Zusammenhalt der einzelnen Pektinketten-Moleküle, kann als durch Nebenvalenzen (van der Waalssche Kräfte, Dipol-Effekte) verursachte Ausbildung von *Wasserstoffbrücken* aufgefaßt werden. Der hohe Zuckergehalt bewirkt hierbei einen starken Wasserentzug, d. h. starke Bindung und Orientierung des „freien" Was-

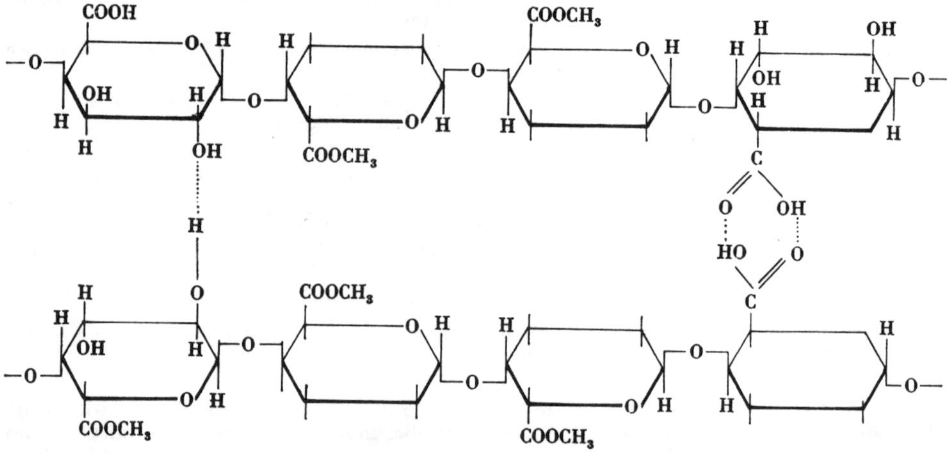

Nebenvalenz-Gel des Pektins

sers der Lösung und der Hydrat-Hüllen der Pektine an die Zuckermoleküle (Hydratationseffekt), der Säurezusatz eine Zurückdrängung der Dissoziation der noch freien Carboxylgruppen des Pektinmoleküls. Hierdurch wird die ursprüngliche Lösung instabil, die Pektinmoleküle können unter Ausbildung eines (thermoreversiblen) Gelgerüstes durch Mitwirkung von H-Brücken vernetzen.

Pektingele aus niederveresterten Pektinen bilden sich sowohl mit Zucker + Säure als auch schon allein mit Ca-Ionen oder in Anwesenheit anderer polyvalenter Kationen, z. B. Al-Ionen. Zur Ausbildung letzterer ist Zucker *nicht* erforderlich, das pH darf *nicht* so niedrig liegen wie bei den Nebenvalenzgallerten, da es hierbei in erster Linie auf die Salzbildung und nicht auf die Zurückdrängung der Dissoziation des Pektinmoleküls ankommt. Eine Gallertbildung ist hier sogar erst bei pH 6,5 möglich. Durch die Bildung der Calciumpektate entstehen sogenannte heteropolare, thermo-irreversible *Ionen-(Haupt)valenzgele*.[1] Hierbei bilden die Metallionen (Ca^{2+}) durch hetero-

[1] Auch Ausbildung von homöopolaren Hauptvalenzgelen ist möglich, in denen die Makromoleküle durch homöopolare Bindungen vernetzt sind. — H. DEUEL stellte durch Reaktion der sekundären OH-Gruppen des Pektins mit Formaldehyd solche Gele dar, die u. a. brauchbare Kationenaustauscher sind.

Galaktane

In großindustriellem Maßstab werden heute aus verschiedenen Rotalgen- und Braunalgenarten makromolekulare Stoffe, sogenannte Algenkolloide, gewonnen, die als Carrageen und Agar-Agar vielseitige Verwendung finden. (Zu den Algenkolloiden gehören auch die Alginate als Polyuronide, vgl. S. 164.)

Carrageen oder Irisch-Moosextrakt wird aus getrockneten Rotalgen durch Heißwasserextraktion gewonnen. Der Heißwasserextrakt wird von celluloseartigen Begleitstoffen, Pigmenten u. a. durch Filtration über Kieselgur befreit. Aus dem im Vakuum konzentrierten Filtrat wird durch Alkohol das Kolloid ausgefällt und getrocknet. Chemisch unterscheidet man zwei Arten, das $\varkappa$- und das λ-Carrageen. Das $\varkappa$-Carrageen enthält D-Galaktose-4-sulfat alternierend mit 3,6-Anhydro-D-galaktose in gerader Kette mit α-D-$(1\rightarrow3)$- und β-D-$(1\rightarrow4)$-Bindungen. Das λ-Carrageen ist ebenfalls linear gebaut und besteht aus lauter Galaktose-4-sulfateinheiten, die über α-D-$(1\rightarrow3)$-Bindungen verknüpft sind. Im natürlichen Verband liegen die Carrageene als gemischte Calcium-, Magnesium-, Kalium- oder Natriumsalze vor.

In dieser Form werden sie – wie oben beschrieben – durch Heißwasserextraktion (ohne chemische Umwandlung) aus den Rotalgen gewonnen und als Carrageenate bezeichnet. Die Carrageenate sind ölunlöslich; in kaltem Wasser entsteht ein Gel, in heißem Wasser bilden sich Schleime, die beim Abkühlen gallertartig erstarren. Der Wassergehalt solcher Gele kann sehr hoch (über 90%) sein. Carrageenate sind als Schutzkolloide für Dispersionen, für Emulsionen als Gelbildner und Verdickungsmittel geeignet. Man verwendet sie – vor allem im Ausland – für Eiscremes, Kakao-Milchgetränke, Süßwaren, als Verdickungsmittel, Emulgatoren; auch werden sie in der Pharmazie und Kosmetik eingesetzt. Physiologisch sind Algenkolloide – wie die Pektine – als Naturprodukte unbedenklich.

Aus bestimmten Rotalgenarten gewinnt man schon von alters her ein weiteres Algenkolloid: Agar-Agar. Die Gewinnung erfolgt analog der Carrageenate-Herstellung: Heißwasserextraktion, Reinigung, Ausflockung, Trocknung. Agar-Agar ist ein Gemisch von zwei Galaktanen, der Agarose und dem Agaropektin. Die Agarose ist ein linear gebautes Galaktan aus alternierenden D-Galaktose- und 3,6-Anhydro-L-galaktosebausteinen, die über β-D-$(1\rightarrow4)$- und α-L-$(1\rightarrow3)$-Bindungen aneinandergereiht sind. Ein Teil der D-Galaktosereste ist in 6-Stellung mit Schwefelsäure verestert. Das Agaropektin ist in seiner Struktur ähnlich der Agarose gebaut, trägt aber die Hauptmenge der Sulfatgruppen des nativen Polysaccharids. Chemisch besonders interessant ist das Vorkommen von D- und L-Galaktose nebeneinander in einem Molekül. Die Umwandlung der D- zur L-Galaktose ist wegen des symmetrischen Aufbaus dieses Zuckers besonders einfach, da nur die reduzierende Gruppe von C_1 nach C_6 verlegt werden muß. Agar-Agar ist löslich in heißem, unlöslich in kaltem Wasser. Agar-Agar besitzt – wie die Carrageenate – besondere Fähigkeit zur Gelbildung; schon 1%ige wäßrige Agar-Agar-Lösungen bilden feste Gele. Als Ersatz von Gelatine wird es – vor allem im Ausland – als Gelier- und Verdickungsmittel, für Konfitüren, Milch, Eiscremes und Soßen industriell und im Haushalt verwendet.

Heteroglykane aus Zuckern (b)

In den letzten Jahren ist im Pflanzenreich eine große Anzahl von Heteropolysacchariden gefunden worden, besonders in Gräsern, Hölzern und Getreidekörnern, die zum Teil auch für die Lebensmittelchemie und die Technik von Bedeutung sind.

Glucomannoglykane

Polysaccharide, die aus Glucose und Mannose aufgebaut sind, wurden aus den verschiedensten Pflanzen isoliert. Erwähnt sei hier ein Glucomannan aus den Knollen von *Conophallus konjaku* (Araceae), das in Ostasien als Nahrungsmittel dient. Es enthält D-Glucose und D-Mannose im Verhältnis 2:3 mit $(1\rightarrow4)$-Bindungen in der Kette und $(1\rightarrow3)$-Bindungen an den Verzweigungen. Andere Amorphophallusarten enthalten ähnliche Glucomannane.

Galaktomannoglykane

Aus den Fruchtkernen des Johannisbrotbaumes wird ein Galaktomannoglykan (Carubin) in technischem Maßstab gewonnen. Es findet Verwendung in der Papier- und Textilherstellung und in manchen Ländern als Verdickungsmittel für Nahrungsmittel.

polare Hauptvalenzbindungen (Ionenbindungen) die vernetzenden Brücken zwischen den Pektinketten, wobei es zur Ausbildung des dreidimensionalen Gelgerüstes kommt.

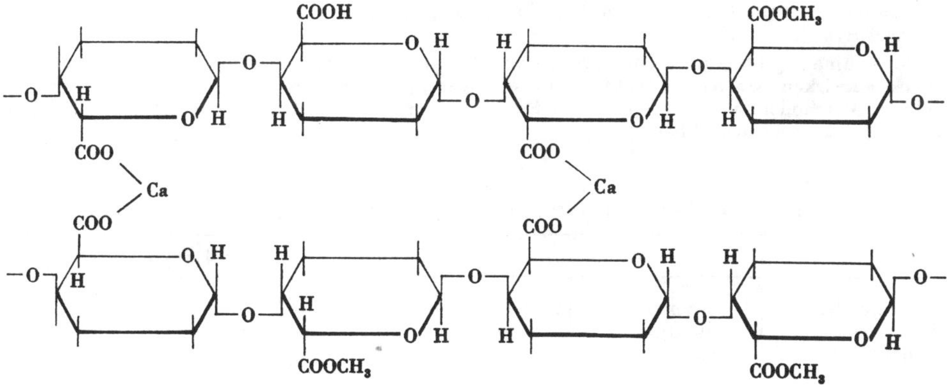

Hauptvalenzgel des Pektins

Die Verwendung der Pektine als Geliermittel, Emulgatoren und Stabilisatoren in Lebensmitteln ist physiologisch unbedenklich.
Hochveresterte Pektine dienen vor allem zur Herstellung von Obstkonfitüren, Marmeladen und Gelees (S. 419, 422), ferner von Emulsionen, Gußmassen, Schaummassen, Speiseeis, Fruchtpasten, Fischkonserven, Soßen, Mayonnaisen, Käsecremes, Kakaogetränken. Sie werden auch zur Trubstabilisierung von Fruchtsäften, für Geleeüberzüge auf Obsttorten und als feuchthaltende Zusätze zu Dauerbackwaren herangezogen.
Niederveresterte Pektine und *Pektinsäure* werden verwendet zur Herstellung zuckerarmer oder zuckerfreier Gele, z. B. von Gemüsegelees, Pastetenfüllungen, weiterhin für Milchpuddings, Fischwaren in Gelee, Fleischwaren in Aspik oder als Überzugsmittel für kandierte Früche.

Die Pektine unterscheiden sich chemisch infolge ihres Aufbaues aus linearen Ketten α-1,4-verknüpfter Galakturonsäuren sehr stark von den neutralen Polysacchariden. So sind z. B. die glykosidischen Bindungen in der Kette gegenüber Säuren außerordentlich stabil.

Im Gegensatz dazu werden die neutralen Begleitpolysaccharide schon durch verdünnte Säuren gespalten und können auf diese Weise eliminiert werden.

Bei der Behandlung mit Alkali zeigen die nichtveresterten Pektinsäuren ein ähnliches Verhalten wie die neutralen Polysaccharide:

Nach Umlagerung der Aldehydgruppe am reduzierenden Ende zu einer 2-Ketogruppe (LOBRY DE BRUYN) wird die glykosidische Bindung an C_4 durch *β-Elimination* gespalten, wodurch es zu einem schrittweisen Abbau vom reduzierenden Ende her kommt. Die endständige Galakturonsäure wird vorwiegend in Form einer Saccharinsäure abgespalten.

Ganz anders verhalten sich die Pektine, bei denen die glykosidischen Bindungen (offenbar durch die benachbarten Estergruppen) derart labilisiert werden, daß auch innerhalb der Kette *β-Elimination* auftritt. Pektine sind daher gegen Laugen sehr labil, dagegen am stabilsten bei schwach saurem pH (3–4).

Der enzymatische Abbau der Pektine erfolgt durch *Pektinasen* (Polygalakturonid-glykanohydrolasen), die in Mikroorganismen weit verbreitet sind, in Pflanzen jedoch nur selten und in geringer Menge gefunden wurden. Sie lassen sich in zwei Gruppen einteilen, solche, die vorwiegend auf Pektinsäuren und solche, die auf Pektine einwirken. Diese zwei Gruppen lassen sieh weiter unterteilen in Enzyme, die die Polysaccharidkette vom reduzierenden oder nichtreduzierenden Ende her angreifen (*exo-Enzyme*) und solche, die innerhalb der Kette spalten (*endo-Enzyme*).

Darüber hinaus gibt es auch eine Gruppe von Enzymen, die auf das Polysacharid in ähnlicher Weise einwirken wie Alkali (Pektin-trans-eliminasen) und zu ungesättigten Abbauprodukten führen. Aus Bodenbakterien konnte ein Enzym isoliert werden, das Pektine bis zur 4-Desoxy-5-keto-galakturonsäure abbaut.

Tabelle 11. Pektin- und Pektinsäure spaltende Enzyme (nach NEUKOM)

	Endo-Enzyme		Exo-Enzyme	
Enzyme, die Pektine spalten	1. Polymethyl-galakturonasen; Endo-PMG	2. Pektin-trans-eliminasen; Endo-PTE	3. Exo-PMG	4. Exo-PTE
Enzyme, die Pektinsäuren spalten	5. Polygalakturonasen; Endo-PG	6. Pektinsäure-trans-eliminasen; Endo-PSTE	7. Exo-PG	8. Exo-PSTE

PMG = Polymethyl-galakturonasen
PG = Polygalakturonasen
PTE = Pektin-trans-eliminasen
PSTE = Pektinsäure-transeliminasen

Der enzymatische und der nichtenzymatische Abbau der Pektine ist für die Lebensmitteltechnologie von Bedeutung: Die Klärung von Fruchtsäften durch Zusatz pektolytischer Enzyme erleichtert die Filtration und erhöht die Saftausbeute. Andererseits ist es oft wichtig, pektinspaltende Enzyme rechtzeitig zu inaktivieren wie z. B. bei der technologischen Herstellung sog. „naturtrüber" Citrus-Säfte, Tomatensaft, Tomatenpürees oder bei eingemachten Früchten und Gemüsen, um ein Absitzen des Trubes bzw. ein Weichwerden und Zerfallen der Früchte zu verhindern.

Alginate. Alginsäure, ähnlich wie Pektin ein Polyuronid, ist kettenförmig aus L-Guluronsäure und D-Mannuronsäure als Grundbausteinen aufgebaut, die 1,4-β-glykosidisch miteinander verknüpft sind. Das Molekulargewicht ist sehr unterschiedlich (12000 bis 200000). Die Salze der Alginsäure sind die Alginate. Alginate gewinnt man in löslicher Form in großen Mengen aus Seealgen (Braunalgen) durch Extraktion mit Sodalösung oder anderen Alkalien. Diese Alginatlösungen werden von Eiweißstoffen, Pigmenten, durch Filtration befreit, chemisch gebleicht und zur Gewinnung von Alginsäure mit Salzsäure versetzt. Die wasserunlösliche Alginsäure, die aber große Mengen an Wasser unter Quellung absorbieren kann, wird meist mit Soda in das wasserlösliche Alginat übergeführt, das getrocknet ein weißes Pulver bildet. Die wasserlöslichen Alkali-, Ammonium- und Mg-Alginate bilden (im Gegensatz zu Agar-Agar, Gelatine und Pektin) keine schnittfesten Gallerten, sondern Pasten. Gallerten aus Alginaten lassen sich nur durch Ausfällung mit Säuren oder durch Zugabe von Calciumsalzen herstellen. Alginat-

gele sind hitzestabil. Der Anwendungsbereich der säureempfindlichen Alginate liegt zwischen pH 4 und 10.
In der Lebensmittelindustrie werden Alginsäure und ihre Derivate als Dickungsmittel und Emulgatoren für Kakaogetränke, Speiseeis, Cremes, Soßen und Mayonnaisen verwendet. Als Gelatinierungsmittel dienen sie zur Herstellung von Gelees, Marmeladen und Puddings, für Überzüge zur Haltbarmachung von Fleischwaren, Käsen, gefrorenen Fischen. Sie werden auch zu Trub-Stabilisierung von Fruchtsäften (Verhinderung des Absetzens), als Klär- und Schönungsmittel für Weine und Zuckersäfte, zur Verbesserung der Schaumfähigkeit von Bier eingesetzt.

Die Verwendung der Alginsäure, ihrer Na- und Ca-Salze ist in der Lebensmittelindustrie der Bundesrepublik zugelassen entsprechend Fremdstoff-VO und VO über diätetische Lebensmittel. Dagegen ist das säurestabile Propylenglykolalginat, in dem bis zu 85% der COOH-Gruppen der Alginsäure mit Propylenglykol verestert sind, lebensmittelgesetzlich nicht zugelassen (in den USA gestattet).

Mucopolysaccharide. Diese Gruppe umfaßt Polysaccharide aus tierischem Bindegewebe, die alle ohne merklichen Abbau frei von Proteinen isolierbar sind. Allen gemeinsam ist die Anwesenheit einer Uronsäure, die in der Kette des Polysaccharids mit einem Aminozucker alterniert, In einigen Fällen wird die Azidität des Polysaccharids durch Sulfatgruppen noch erhöht.

Hyaluronsäure

Die Hyaluronsäure wurde in den verschiedensten Geweben, Gelenkflüssigkeiten, sowie in der Haut und in Nabelschnüren gefunden. Sie ist ein amorphes weißes Pulver, löslich in Wasser, $[\alpha]_D^{20} = -70°$ bis $-80°$. Wäßrige Lösungen zeigen eine sehr hohe Viskosität, die wie bei Pektinen und Alginaten vom pH und der Ionenstärke abhängig ist. Molgewichte wurden je nach Darstellungsmethode und Herkunft des Materials von $5 \cdot 10^4$ bis $8 \cdot 10^6$ gefunden. Hyaluronsäure besteht aus D-Glucuronsäure und N-Acetyl-D-glucosamin, die abwechselnd in die Kette eingebaut sind, wobei das Glucosamin durch β-D-(1→4)-Bindung und die Glucuronsäure über β-D-(1→3)-Bindung am nächsten Zucker hängen.

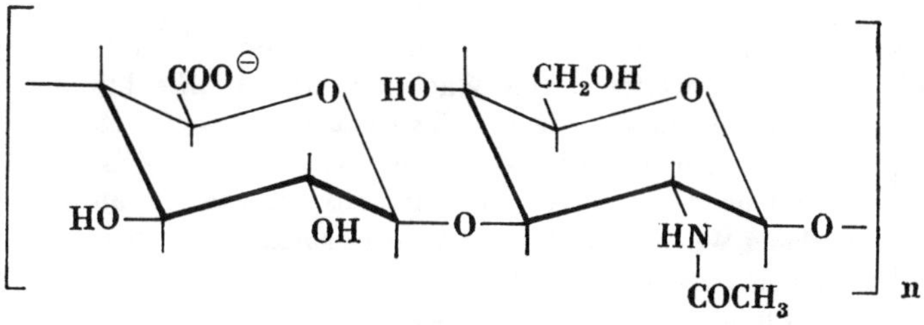

Hyaluronsäure

Chondroitinschwefelsäuren

Chondroitin-4-sulfat ist ein Bestandteil des Knorpels, es kann bis zu 40% des Trockengewichtes ausmachen. Es ist löslich in Wasser und zeigt als Neutralsalz eine Drehung von $[\alpha]_D^{20} = -28°$ bis $-33°$. Das Molgewicht liegt bei 40000 bis 50000. Das Chondroitin-4-sulfat ist wie die Hyaluronsäure ein Polyelektrolyt, wandert aber wegen seiner zusätzlichen Sulfatgruppe schneller als diese im elektrischen Feld. Dadurch kann es durch Elektrophorese gut abgetrennt werden. Die Totalhydrolyse liefert zu gleichen Mengen Essigsäure, Schwefelsäure und D-

Galaktosamin. Die Glucuronsäure wird unter den Bedingungen der Hydrolyse total zerstört (vgl. S. 132), kann jedoch auf anderem Weg nachgewiesen werden. – In Knorpel und Sehnen ist auch Chondroitin-6-sulfat gefunden worden.

Dermatansulfat

Das Dermatansulfat wurde neben anderen Mucopolysacchariden im Bindegewebe gefunden, und zwar mit steigender Menge im Alter. In jungen Tieren ist es in sehr geringer Menge vorhanden. Die Trennung von den anderen Mucopolysacchariden ist schwierig, da es sich in seinen Eigenschaften kaum von diesen unterscheidet. Es ist analog dem Chondroitin-4-sulfat gebaut, jedoch ist hier die D-Glucuronsäure ersetzt durch die sehr seltene L-Iduronsäure (S. 132).

Heparin

Heparin, eine blutgerinnungshemmende Substanz, wird in der Leber, Lunge, Muskel, in geringerer Menge in Herz, Niere, Thymus, Milz nnd Blut gefunden. Es besteht in gleichen Teilen aus D-Glucuronsäure und D-Glucosamin, die über α-D-(1→4)-Bindungen verknüpft sind. Das Polysaccharid ist stark sulfatiert.

2.4. Mineralstoffe und Spurenelemente

Neben Kohlenhydraten, Eiweißstoffen, Fetten, Wirkstoffen und Wasser bedarf der tierische und pflanzliche Organismus noch der Mineralstoffe als integrierende Bestandteile des lebenden Protoplasmas. Wie die rein organischen Stoffe sind sie maßgeblich am Ablauf der Lebensvorgänge beteiligt, indem sie mithelfen, die physikalisch-chemischen Voraussetzungen für die Funktion der Zelle und Gewebe zu schaffen: Regulation des osmotischen Drucks und des Quellungsgrades der Eiweißstoffe, Ausbildung elektrischer Potentiale an Grenzflächen, Aktivierung oder Hemmung von Enzymsystemen, Funktion in Puffersystemen.

Die Mineralstoffe bewirken weiterhin die schwach alkalische Reaktion des Blutes und der Gewebsflüssigkeit, sie greifen in das Wachstum und die Blutbildung ein und sind mannigfaltig mit der Funktion und dem Aufbau von Hormonen, Vitaminen und Enzymen verknüpft. Sie sind vor allem als Bausteine der Knochen, Zähne und besonderer Gewebe von Wichtigkeit. Hieraus geht hervor, daß sie, wie alle anderen Körperbausteine, einem ständigen Wechsel und Verlust unterworfen sind, den der Körper durch dauernde Neuzufuhr ausgleichen muß.

Natrium- und Chloridionen sind in der Nahrung größtenteils als Kochsalz vorhanden. Sie machen die Nahrung schmackhaft und regulieren den osmotischen Druck der Körperflüssigkeiten, dienen zur Säurebildung in der Magenschleimhaut (Aktivierung des Pepsins und anderer Enzyme der Speichel- und Bauchspeicheldrüse) und normalisieren so die Verdauungsfunktion. In ähnlicher Weise greift auch das Kalium ein.

Mit Nachdruck muß das Calcium erwähnt werden, das nur in wenigen Nahrungsmitteln in ausreichender Menge vorkommt. Daher ist Calciummangel die häufigste Form der Mineralunterernährung, wobei Ca-Ionen und Phosphorsäure in Verbindung mit dem Vitamin D bei der Knochenbildung harmonisch aufeinander abgestimmt sein müssen.

Nicht alles Calcium der Nahrung wird resorbiert, z. B. aus der vermindert resorbierbaren Form des Ca-Phosphats der Cerealien.[1] Daher ist die Art seiner Bindung wichtig. Auch ist die Resorption stark vom Proteingehalt der Nahrung abhängig. Leichtlösliche Ca-Salze, wie das Chlorid, Lactat, Gluconat, werden praktisch genau so gut resorbiert (vom Darm aus aufgenommen) wie schwerlösliches Ca-Sulfat, Ca-Phosphat, Ca-Carbonat. Eine normale Ernährung muß deshalb besonders der ausreichenden Calciumzufuhr Rechnung tragen, weshalb man heute in manchen Staaten gewisse Nahrungsmittel (Brot, Mehl) mit Calcium in Gestalt von Calciumcarbonat anreichert.

Der Stoffwechsel und Bedarf von Phosphorsäure ist nicht nur (mit Calcium-Ionen und Vitamin D) zur Knochenbildung von Bedeutung. Phosphate und Polyphosphate sind lebenswichtig im intermediären Stoffwechsel zur Erzeugung, Speicherung und Verwertung von Energie in allen lebenden Zellen, vgl. z. B. ATP S. 41.

Man nimmt heute folgende Durchschnittswerte für den täglichen Bedarf eines normalen Erwachsenen an Mineralstoffen an:

Natrium	5 g	Calcium	0,8–1,5 g	Phosphorsäure	4 g
Kalium	4 g	Magnesium	0,4 g	Eisen	15 mg

Auch die sogenannten Spurenelemente, die der Körper nur in äußerst geringen Mengen enthält, haben lebenswichtige Aufgaben zu erfüllen, so daß ihre Zufuhr mit der Nahrung gesichert sein muß. Mangel ruft schwere Ausfallerscheinungen hervor. So sind Eisen und Kupfer Bestandteile wichtigster Enzymsysteme: Fe in Katalase, Peroxydase, in den Cytochromen und Cytochromoxydase der Atmungskette, Cu in der Tyrosinase, Polyphenolasen, Ascorbinase, Uricase. Jod ist am Aufbau des Hormons Thyroxin in der Schilddrüse beteiligt. Mangan ist Coenzym der Arginase und alkalischen Phosphatase, Zink Bestandteil des Pankreashormons Insulin und bestimmter Fermente der Hefe wie Carboanhydrase, Carboxypolypeptidase, Alkoholdehydrase. Das Vitamin B_{12} enthält zur Bildung der roten Blutkörperchen Kobalt. Molybdän ist Bestandteil der Xanthinoxydase, außerdem für die Fixierung des Luftstickstoffs durch die Bodenbakterien (*Azotobacter* u. a.), also für das gesamte Leben unentbehrlich. *Aspergillus niger* braucht zu seiner Entwicklung Gallium. Beim Fehlen von Bor beobachten wir bei höheren Pflanzen schwere Entwicklungsstörungen, z. B. Herzfäule der Zuckerrübe. Das bisher für toxisch gehaltene Selen scheint physiologisch bedeutsam zu sein.

Spurenelemente von noch fraglicher Bedeutung sind Aluminium, Nickel, Chrom, Titan, Uran und Zinn. Die Rolle des Elements Fluor ist noch unbekannt; vermutlich spielt es nur die Rolle eines Schutzstoffes für die Zähne. Fluor wirkt karieshemmend, doch ist Karies keine Fluormangelkrankheit.

Toxische Elemente sind Blei und Quecksilber, Arsen, Antimon, Thallium, seltene Erden.

[1] Die Hauptmenge des Phytins (= Ca-Mg-Salz des Inosit-Hexaphosphorsäureesters, vgl. S. 198) findet sich nach dem Mahlen von Getreidekorn nahezu ausschließlich in den Kleiebestandteilen. Deshalb nimmt der Phytingehalt des Brotes mit steigendem Ausmahlungsgrad des Getreides zu, wodurch die Calciumresorption durch Bildung von unlöslichem, daher undissoziiertem Ca-Phosphat herabgesetzt wird.

2.5. Vitamine

Die Vitamine gehören, wie die Enzyme und Hormone zur großen Gruppe der „Wirkstoffe“. Als „Biokatalysatoren“ haben alle entscheidenden Anteil am geregelten Reaktionsablauf der Lebensvorgänge. Dazu kommt heute mehr und mehr die Erkenntnis, daß Enzyme, Vitamine und Hormone auch untereinander im Organismus stofflich und funktionell insofern in engem Zusammenhang stehen, als viele Vitamine Bestandteile von Enzymen sind (Co-Enzyme oder Teile von Co-Enzymen).

Im Vergleich zu den Hauptnährstoffen (Eiweiß, Fett und Kohlenhydraten) werden die Vitamine vom Körper nur in geringsten Mengen benötigt; auch ihr energetischer Effekt ist im Vergleich zu den normalen Energieträgern vernachlässigbar klein.

Tabelle 12. Biochemische Wirkungen der Vitamine

(Nach K. LANG)

Fettlösliche Vitamine:	
Vitamin A	Synthese von Mucopolysacchariden und Corticoiden
Vitamin A – Aldehyd (Retinin)	Perzeption des Lichtes als Baustein der Sehpigmente der Retina
Vitamin D	Resorption von Ca^{2+} aus dem Darm. Hemmung der Nebenschilddrüse
Tocopherole	Antioxydative Wirkungen. Elektronentransport in der Atmungskette?
Vitamin K	Biosynthese von Prothrombin. Elektronentransport in der Atmungskette.
Wasserlösliche Vitamine:	
Thiamin (Vitamin B_1)	In Form von Thiaminpyrophosphat prosthetische Gruppe von beim Abbau von α-Ketosäuren beteiligten Enzymen (z. B. der Carboxylase) und der Transketolase.
Riboflavin (Vitamin B_2)	In Form von Flavinmononukleotid (FMN) und Flavin-Adenindinukleotid (FAD) prosthetische Gruppe der Flavinenzyme.
Niacin	In Form von Diphosphopyridinnukleotid (DPN, NAD) oder Triphosphopyridinnukleotid (TPN, NADP) prosthetische Gruppe der Dehydrogenasen (Pyridinenzyme).
B_6-Gruppe	In Form von Pyridoxal-5-phosphat prosthetische Gruppe am Aminosäurestoffwechsel beteiligterEnzyme (Transaminasen).
Pantothensäure	In Form von Coenzym A beteiligt bei Transacylierungen.
Biotin	In Form von $CO_2\sim$ Biotin-Enzymverbindungen beteiligt bei Carboxylierungsreaktionen.
Folsäure (Pteroylglutaminsäure)	In Form von Tetrahydrofolsäure-Derivaten Coenzym beim Transfer von C_1-Resten.
Vitamin B_{12}	In Form der Cobamid-Coenzyme beteiligt bei verschiedenen Stoffwechselreaktionen.
Ascorbinsäure	Cofaktor bei dem Homogentisinsäure-Oxydase-System, Hydroxylierungsreaktionen, insbesondere bei der Bildung der Nebennierenrinden-Hormone.

Während der Organismus seine Enzyme und Hormone selber bilden kann, ist er zur Synthese der Vitamine nicht (oder nur ungenügend) befähigt. Die Zufuhr *muß* daher mit der Nahrung erfolgen und zwar entweder durch die in den Lebensmitteln enthaltenen freien oder gebundenen Vitamine oder, wie z. B. bei den Vitaminen A und D, in Form der in den Lebensmitteln enthaltenen Vorstufen, Provitamine genannt; letztere können vom Organismus leicht in die eigentlichen Vitamine umgewandelt werden. Man kennt zur Zeit etwa 20 verschiedene, chemisch gut charakterisierte Vitamine, von denen jedes einzelne spezifische Aufgaben im intermediären Stoffwechsel zu erfüllen hat und in dieser Funktion nicht durch ein anderes ersetzt werden kann. Trotzdem stehen hier einzelne Vitamine nicht beziehungslos nebeneinander, sondern sind häufig im Stoffwechsel und damit auch in der Wirkung miteinander verknüpft. Zum Beispiel verleiht das Vitamin E (Tocopherol) mit seinen antioxydativen Eigenschaften dem Vitamin A auch im lebenden Organismus einen Oxydationsschutz, die Speicherung von Vitamin A in der Leber hat eine ausreichende Versorgung des Körpers mit Vitamin E zur Voraussetzung.

Die Bedeutung der Vitamine in Steuer- und Reglersystemen des Stoffwechsels, als Funktionsstoffe mit spezifischen katalytischen Aufgaben, wird sofort sinnfällig, wenn eines von ihnen in der Nahrung fehlt oder nur in unzureichender Menge darin enthalten ist. Es treten dann wegen des mehr oder minder vollständigen Ausfalls konkreter Reaktionen im intermediären Stoffwechsel typische Krankheitserscheinungen (Mangelsymptome im Sinne von Avitaminosen und Hypovitaminosen) auf, die durch die Zufuhr ausreichender Mengen des betreffenden natürlichen oder auch synthetischen Vitamins behoben werden können. (Bei medizinischer Verabreichung von Vitaminen in höheren Dosen resultiert ein pharmakodynamischer Effekt.)

Die genaue Kenntnis der in den Lebensmitteln enthaltenen Vitamine und ihrer chemischen und physikalischen Eigenschaften – Empfindlichkeit gegen Luft (Sauerstoff), Säuren, Alkalien, Metallspuren, Temperaturempfindlichkeit, Lichtempfindlichkeit, Empfindlichkeit gegen ionisierende Strahlen, Löslichkeit in Wasser oder Lipoiden – und ihres Verhaltens (Verlust) bei Gewinnung, Verarbeitung und Haltbarmachung der vitaminhaltigen Lebensmittel geben dem Lebensmittelchemiker und -technologen die Voraussetzungen, ihre bestmöglichste Schonung und Erhaltung anzustreben.

2.5.1. Einteilung und Nomenklatur der Vitamine

Im allgemeinen pflegt man die Vitamine in die Gruppe der fettlöslichen und der wasserlöslichen Vitamine einzuteilen:

Fettlösliche Vitamine	*Wasserlösliche Vitamine*
Vitamine A	B-Vitamin-Gruppe
Vitamine D	Ascorbinsäure
Vitamine E	
Vitamine K	

Diese Einteilung ist im Hinblick auf die chemische Zusammensetzung der Vitamine willkürlich und hat nur die Löslichkeit als markantes Kennzeichen aufzuweisen. Trotzdem ist diese Gruppierung – in Ermangelung besserer Kennzeichnungen – von Nutzen, da schon allein durch die Fettlöslichkeit oder Wasserlöslichkeit einer Substanz gewisse wichtige biologische und analytische Eigenschaften festgehalten sind, wie z. B. das Vorkommen in den verschiedenen Lebensmitteln, die Speicherungsfähigkeit im Organismus, mögliche Wege der Ausscheidung, Art der Gewinnung aus Naturprodukten und Prinzipien der analytischen Trennung.

In der Tabelle 13 ist die Nomenklatur der Vitamine zusammengestellt:

Tabelle 13. Nomenklatur der Vitamine

Nomenklatur der internationalen Union für reine und angewandte Chemie (IUPAC)	Gegenwärtig noch übliche Nomenklatur	Veraltete Namen
Noch keine Beschlüsse	Vitamin A Axerophthol	Antiinfektiöses Vitamin
Ergocalciferol	Vitamin D_2	Antirachitisches Vitamin
Cholecalciferol	Vitamin D_3	
Tocopherole	Vitamin E	Antisterilitätsvitamin
Noch keine Beschlüsse	Vitamin K	Antihämorrhagisches Vitamin Koagulationsvitamin Prothrombinfaktor
Thiamin	Vitamin B_1 Aneurin	Antineuritisches Vitamin Antiberiberi-Vitamin
Riboflavin	Vitamin B_2 Lactoflavin	
Nicotinamid	Niacin Nicotinsäure Nicotinsäureamid	PP-Vitamin PP-Faktor
Noch keine Beschlüsse	Pyridoxin	Vitamin B_6
Pantothensäure	Pantothensäure	
Biotin	Biotin	Vitamin H
Noch keine Beschlüsse	Folsäure Pteroylglutaminsäure	
Cobalamine	Cobalamine Vitamin B_{12}	
Ascorbinsäure	Vitamin C	Antiskorbutisches Vitamin

2.5.2. Analytik der Vitamine

Hinweise zur Analytik der einzelnen Vitamine finden sich jeweils am Schluß der speziellen Kapitel. Hier soll jedoch schon übersichtsweise in die Problematik dieses Gebietes eingeführt werden.

Der Nachweis und die Bestimmung der Vitamine kann erfolgen:

1. auf chemischem Wege durch Heranziehung mehr oder weniger spezifischer Reaktionen,

2. auf physikalischem Wege durch Bestimmung chemischer Konstanten, z. B. Messung der Extinktion bei den Maxima der Absorptionsspektren,

3. auf biologischem Wege.

Da die chemischen Bestimmungsverfahren oft auf andere, chemisch nahe verwandte, aber biologisch inaktive Substanzen ansprechen, ist ihre Anwendung naturgemäß beschränkt, wenngleich auch – gegenüber früher – heute durch Heranziehung chromatographischer Adsorptionsverfahren die saubere Abtrennung vieler störender Stoffe möglich ist. Aus den gleichen Gründen verlangen auch die Vitaminbestimmungen auf physikalischem Weg, z. B. durch Messung der Lichtabsorption eine vorherige Reinigung der Untersuchungsprobe.

Bei den chemischen und physikalisch-chemischen Vitaminbestimmungen bedient man sich vielfach auch der sogenannten Zusatzversuche, d. h. Parallelbestimmungen, bei welchen dem Untersuchungsmaterial eine bekannte Menge (Standardsubstanz) des zu bestimmenden Vitamins zugesetzt wird, die mengenmäßig etwa dem zu erwartenden Vitamingehalt entspricht. Haupt- und Zusatzversuch müssen jeweils für sich zu gleicher Zeit und unter den gleichen Bedingungen durchgeführt werden. Auf diese Weise werden konzentrationsbedingte Störungen und unkontrollierbare Einflüsse des Untersuchungsmaterials (Lebensmittel) bei der Bestimmung ausgeschaltet. Darüber hinaus gestattet der Zusatzversuch eine Kontrolle der während der Analyse unter Umständen eingetretenen Vitamin-Verluste.

Die biologische Vitaminbestimmung – entweder als prophylaktischer oder auch im Sinne des kurativen Testes im Tierversuch als Wachstumstest, Rachitistest, Skorbuttest, Prothrombintest durchführbar – ist noch immer Grundlage und Entscheidung über Art und Menge eines Vitamins. Auf Grund der Langwierigkeit, der großen Fehlerbreite (± 30%) und der Aufwendigkeit an Material beim biologischen Test, d. h. beim Tierversuch, greift man deshalb heute – insbesondere bei den B-Vitaminen – auf mikrobiologische Testbestimmungen zurück. Sie beruhen auf der Tatsache, daß es Mikroorganismen (Bakterien, Hefen, Schimmelpilze) gibt, die bei ihrem Wachstum auf die Zufuhr von bestimmten Vitaminen angewiesen sind und daher nur gedeihen können, wenn das betreffende (zu untersuchende) Vitamin ihrem Nährboden zugesetzt wird. Hierbei ist in einem gewissen Bereich die zugesetzte Vitaminmenge proportional der Zellvermehrung (Wachstum).

Die mikrobiologischen Testmethoden sind ihrer Natur nach sehr viel spezifischer als die chemisch-physikalischen Methoden, rationeller in Zeit, Material und Hilfskräften. Allerdings lassen sich die biologischen und mikrobiologischen Vitaminbestimmungen nur in dafür eingerichteten Speziallaboratorien durchführen, wogegen die chemischen und physikalisch-chemischen Methoden in allen gut eingerichteten Laboratorien für Lebensmitteluntersuchungen durchgeführt werden können. In vielen Fällen bedarf es der Kombination von chemischen mit mikrobiologischen oder mit biologischen Methoden.

Solange die genaue chemische Konstitution der Vitamine noch nicht bekannt war, erfolgten die quantitativen Angaben der ermittelten Vitaminmengen in Internationalen

Einheiten (I. E.), ermittelt auf biologischem Weg (Tierversuche) unter exakt festgelegten Standardbedingungen. Nach Aufklärung der Konstitution und Darstellung der Vitamine in reiner kristallisierter Form ist es nunmehr möglich, die der Internationalen Einheit äquivalente Menge der Vitamin-Substanz anzugeben. Deshalb wird bei der Dosierung von Vitaminen heute fast ausschließlich auf Gewichtseinheit bezogen, bzw. eine bestimmte Menge (g) des reinen Stoffes als Standard verwendet. (Von der Weltgesundheitsorganisation – WHO – werden Standard-Präparate von bestimmten Vitaminen, z. B. D_3, B_{12}, zur Verfügung gestellt, wobei der Gehalt dieser Standard-Substanzen entweder in Gewichtseinheiten oder in USP-Einheiten angegeben ist; (USP-Einheiten entsprechen den Internationalen Einheiten, I. E.).

2.5.3. Fettlösliche Vitamine

Vitamine A

Die bekannteste natürliche Verbindung mit Vitamin-A-Wirkung ist der sogenannte Vitamin-A_1-Alkohol. Es handelt sich hierbei um den Alkohol eines ungesättigten Kohlenwasserstoffes von Isoprenstruktur.

Die Seitenkette enthält 4 konjugierte Doppelbindungen, die wiederum in Konjugation zu einer Doppelbindung im β-Ionon-Ring stehen.

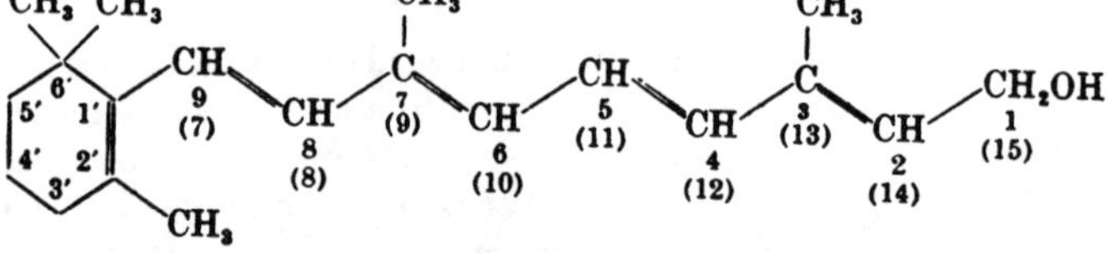

Vitamin-A_1-Alkohol (Vitamin A)

In der Natur kommt meist die all-*trans*-Form vor. Auch bei den synthetischen Handelsprodukten handelt es sich im allgemeinen um die all-*trans*-Form. Als Alkohole können alle Formen Esterverbindungen bilden; die häufigsten natürlichen Vitamin-A-Ester sind diejenigen mit höheren Fettsäuren. Die Esterverbindungen zeigen eine größere Stabilität gegen chemische und physikalische Einflüsse (z. B. gegen Luftsauerstoff, Erhitzen, Licht, Katalysatoren), weshalb auch die synthetischen Produkte bevorzugt als Acetat oder Palmitat hergestellt werden.

Verbindungen der A_2-Reihe enthalten eine zweite Doppelbindung im Ring und kommen z. B. in Leberölen von Süßwasserfischen vor.

Wird die alkoholische Gruppe des Vitamins A oxydiert, so erhält man den Vitamin-A-Aldehyd oder die Vitamin-A-Säure, beides Moleküle, die eine gewisse biologische Vitamin-A-Wirkung zeigen, weil der β-Iononring – die biologische Vorbedingung für eine Vitamin-A-Wirkung – noch vorhanden ist.

Vitamin-A_1-Alkohol ($C_{20}H_{30}O$), das eigentliche Vitamin A, hat einen Schmelzpunkt von 62–64 °C. Vitamin-A-Alkohol ist unlöslich in Wasser, kann aber mit Hilfe von Lösungsvermittlern (z. B. Tweens) in kolloide Lösung gebracht werden. Leicht löslich ist Vitamin-A-Alkohol in fetten Ölen, Petroläther, Äther, Benzol, Methanol, Aceton, Chloroform und anderen lipophilen Lösungsmitteln.

Das Vitamin A zeigt im ultravioletten Bereich eine spezifische Lichtabsorption mit einem Maximum bei etwa 328 nm. Die Lage des Maximums variiert etwas mit der Verschiedenheit der oben angegebenen Lösungsmittel für das Vitamin A.

Vitamin-A_1-Acetat: $C_{22}H_{32}O_2$, Schmelzpunkt 57–60 °C, Löslichkeit ähnlich wie diejenige von Vitamin-A_1-Alkohol. Die Absorption im UV-Bereich ist ganz ähnlich der des Vitamin-A_1-Alkohols.

Vitamin-A-Palmitat: $C_{36}H_{60}O_2$, Schmelzpunkt 28–29 °C, Löslichkeit ähnlich der des Alkohols und des Acetats.

Bestimmte Carotinoide sind *Provitamine* des Vitamins A. Aus diesen Provitaminen, die mit der Nahrung aufgenommen werden, entsteht im menschlichen und tierischen Organismus das Vitamin A. Die wichtigsten Provitamine sind α-Carotin, β-Carotin, γ-Carotin und Kryptoxanthin (vgl. S. 101). Die in der Natur vorkommenden Provitamine A liegen als all-*trans*-Form vor.

Beim Übergang von β-Carotin in Vitamin A im tierischen oder menschlichen Organismus wird das Molekül genau in der Mitte gespalten entsprechend der Summenformel:

$$C_{40}H_{56} + 2\,H_2O \rightarrow 2\,C_{20}H_{29}OH$$

Einzelheiten des Reaktionsmechanismus sind gegenwärtig nicht bekannt, doch ist man sicher, daß diese Umwandlung sich in der Darmschleimhaut vollzieht.

Von praktischer lebensmittelchemischer Bedeutung ist das Vorkommen von Vitamin A in der Leber von Fischen und Säugetieren, in der Milch und in Milchprodukten, im Eidotter, ferner das Vorkommen von β-Carotin als Provitamin in grünen Pflanzen und Gemüsen.

Die technische Gewinnung von Vitamin A in Form von Vitamin-A-Konzentraten kann durch Molekulardestillation aus natürlichen Rohstoffquellen, insbesondere aus Fischleberölen, erfolgen. Durch Übertragung der chemischen Synthese des komplizierten Vitamin-A-Moleküls in den technischen Maßstab ist es gelungen, den Mangel an Vitamin A in unserer Ernährung für die Zukunft zu beheben. Insbesondere stehen durch die chemische Gewinnung des Vitamins A die zur Vitaminierung der Margarine benötigten Mengen auf dem Weltmarkt zur Verfügung.

Bei der Autoxydation von Nahrungsfetten wird anwesendes Vitamin A auf Grund der O_2-Empfindlichkeit seiner Doppelbindungen schnell zerstört. Auch bei der Fetthärtung, d. h. bei der Hydrierung der Walöle und Fischöle, geht das Vitamin A vollständig verloren. Beim Trocknen von pflanzlichen Lebensmitteln muß direkte Sonnenbestrahlung vermieden werden, bei künstlicher Trocknung soll nach Möglichkeit der Sauerstoff ferngehalten werden, da die Carotinabnahme bei O_2-Zutritt und erhöhten Temperaturen beträchtlich sein kann. Die mit der Zerstörung des Vitamins A oder der Provitamine A (Carotinoide) oft gekoppelte enzymatische Fett-Oxydation (unter indirekter Mitbeteiligung pflanzlicher Lipoxydasen) spielt bei der Trocknung pflanzlicher Lebensmittel eine bedeutende Rolle, wenn die Enzyme durch die Hitzeanwendung nicht schnell genug denaturiert (inaktiviert) werden. In Obst und Gemüse wird durch die haushaltübliche Kochbehandlung wie auch durch das Einwecken und die Büchsenkonservierung der Vitamin-A- bzw. Carotingehalt auf Grund umfassender Versuche von SCHEUNERT nicht entscheidend beeinflußt.

Die **Ausnutzung** von Vitamin A und den Carotinen im Organismus hängt stark vom Verteilungsgrad und dem Fettgehalt der Nahrung ab. Bei gleichzeitiger Gabe von viel Fett ist der Umfang der Resorption größer als ohne Fettgaben, wobei der Einfluß des Nahrungsfettes bei den Carotinen stärker ausgeprägt ist als beim Vitamin A selber. Aus rohen Gemüsen ist die Resorption oft schlecht; beispielsweise werden aus Mohrrüben, die einen sehr hohen Gehalt an Carotin besitzen, 98% dieses Körpers wieder ausgeschieden. In Gegenwart von Lecithin und anderen Emulgatoren werden infolge der guten Verteilung sowohl Vitamin A als auch die Provitamine A besser vom Körper resorbiert und ausgenützt. Verabreichung von Paraffinölen verschlechtert die Ausnutzung von Carotin und Vitamin A beträchtlich, da Paraffinöle gute Lösungsmittel für Carotinoide darstellen, vom Darm jedoch praktisch nicht resorbiert werden. Infolgedessen entziehen sie dem Organismus die im Darm vorhandenen fettlöslichen Vitamine. Die Resorption von Carotin wird ferner durch die Anwesenheit von Gallenflüssigkeit und durch das Eiweiß der Nahrung gefördert. Resorbiertes Vitamin A wird, wie die anderen fettlöslichen Substanzen, auf dem Lymphwege abtransportiert und vorzugsweise in der Leber deponiert.

Aufnahme von anoxydierten Nahrungsfetten verschlechtert die Vitamin-A-Bilanz infolge Zerstörung des Vitamins. Tocopherol (Vitamin E) verhindert als **Antioxydans** die enzymatische wie auch die nicht-enzymatische Oxydation des Vitamins A im Körper.

Vitamin A hat bei sehr vielen Stoffwechselvorgängen eine zentrale **Bedeutung**; so ist es z. B. wichtig für gewisse Sterinumwandlungen. Ferner ist bei Vitamin-A-Mangel die Cholesterinsynthese im Organismus gehemmt. Die gegenwärtig in ihren biochemischen Zusammenhängen am besten bekannte Funktion des Vitamins A ist seine Beteiligung am Sehprozeß. Die Symptome eines Vitamin-A-Mangels wie Haut- und Schleimhauterkrankungen, Wachstumsverzögerung, Veränderungen an Knochen und Nerven lassen vermuten, daß das Vitamin noch weitere Stoffwechselwirkungen entfaltet. Die Beteiligung des Vitamins A beim Eiweißstoffwechsel hängt mit seinem Wachstumseffekt eng zusammen.

Für den täglichen **Bedarf** des erwachsenen Menschen werden auf Grund langfristiger Versuche 5000 Internationale Einheiten empfohlen. Besondere Belastungen des Organismus, wie schwere körperliche Arbeit, Hitze, Kälte, Gravidität und Krankheiten, steigern den Bedarf an Vitamin A, vgl. auch Tab. 17, S. 205.

Die Mengen an Vitamin A und Carotin werden noch häufig mit Internationalen Einheiten (IE) angegeben. Eine IE Vitamin A entspricht 0,3 μg Vitamin-A-Alkohol und wird auf 0,344 μg eines Standardpräparates von kristallisiertem Vitamin-A-Acetat bezogen.

Eine IE Carotin entspricht 0,6 μg eines Standardpräparates von all-trans-β-Carotin.

Analytik:

Die Vitamin-A-Wirksamkeit kann im Gange einer biologischen Testung von Vitamin A-wirksamen Substanzen nachgewiesen werden. Als wichtigste Methode tritt uns hier der Rattenwachstumstest entgegen.

Soll die Vitamin-A-Wirksamkeit **chemisch** erfaßt werden, so müssen die einzelnen Vertreter der Vitamin-A-Gruppe isoliert und mit Hilfe physikalisch-chemischer oder chemischer Methoden bestimmt werden. Vitamin-A-Ester werden in der Regel alkalisch verseift und der entstandene Vitamin-A-Alkohol nach chromatographischer Reinigung nach einer der nachfolgend genannten Methode bestimmt: a) UV-spektrophotometrisch (auch unter Erfassung der für das Vitamin A spezifischen Absorptionsmaxima), b) nach Reaktion mit Antimontrichlorid (CARR-PRICE-Reaktion), c) nach Reaktion mit α-Dichlorhydrin, d) durch Überführung in Anhydrovitamin A nach BUDOWSKI und BONDI).

Carotine werden chromatographisch getrennt und dann durch ihr Spektrum charakterisiert und mit Hilfe der beim Absorptionsmaximum gemessenen Extinktion quantitativ bestimmt.

Bei der Aufarbeitung Vitamin-A-haltiger Lebensmittel ist vor allem auf Ausschluß von Sauerstoff, sei es durch Zugabe von Antioxydantien oder durch Arbeiten in inerter Gasatmosphäre, zu achten. Da das Vitamin A säureempfindlich ist, sollen nach Möglichkeit alkalische Aufschlußverfahren beim Behandeln der Lebensmittel vor der Vitamin-A-Bestimmung gewählt werden, außerdem sollen die Analysen nicht im direkten Tageslicht erfolgen.

D-Vitamine

Die beiden wichtigsten Vertreter der Vitamin D-Gruppe sind das Vitamin D_2 oder Ergocalciferol und das Vitamin D_3 oder Cholecalciferol.

Die beiden Verbindungen lassen sich durch dosierte UV-Bestrahlung von Sterinen herstellen: Aus 7-Dehydrocholesterin entsteht so das Vitamin D_3, während durch UV-Bestrahlung des Ergosterins das Ergocalciferol oder Vitamin D_2 gebildet wird. Bei fortgesetzter Bestrahlung entstehen neben den aufgeführten Verbindungen auch solche von teilweise unbekannter Struktur: die sogenannten Suprasterine und das Toxisterin. Nachstehende Formeln zeigen die Umwandlung der Provitamine D, nämlich des 7-Dehydrocholesterins und des Ergosterins, durch UV-Bestrahlung in die Vitamine D_3 und D_2:

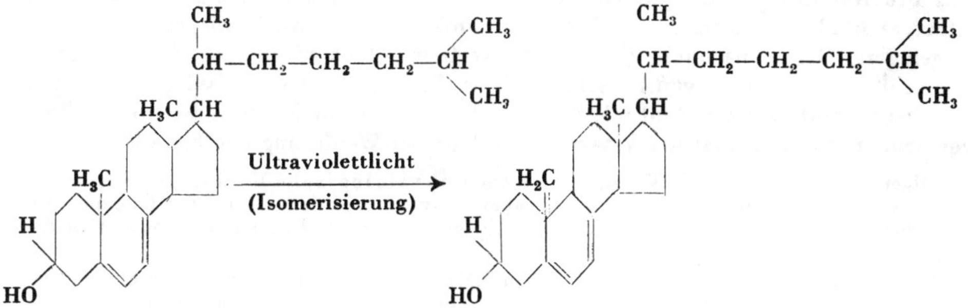

7-Dehydrocholesterin

Vitamin D_3

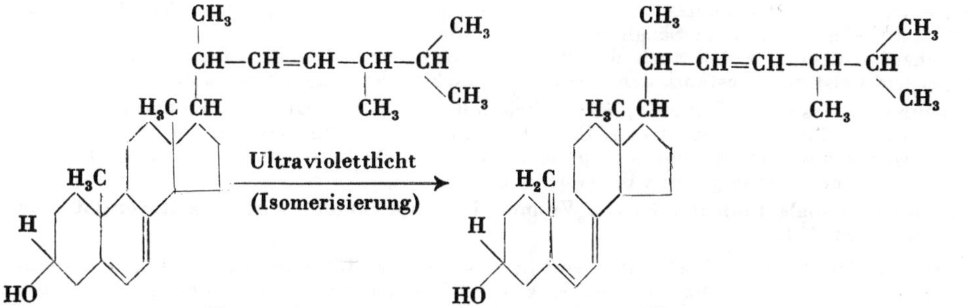

Ergosterin

Vitamin D_2

Die D-Vitamine sind farb- und geruchlose Substanzen, die in öliger Lösung sehr beständig gegenüber Sauerstoff sind, selbst bei 100 °C (im Gegensatz zum Vitamin A). Auch sind die D-Vitamine unempfindlich gegen Alkali, dagegen sehr lichtempfindlich.

Das Vitamin D_2 ist unlöslich in Wasser, etwas löslich in Fetten und Ölen, gut löslich in organischen Lösungsmitteln. Die Verbindung zeigt optische Aktivität, deren Ausmaß von den verwendeten Lösungsmitteln abhängig ist. Die Lösung von Vitamin D_2 in organischen Lösungsmitteln hat ein charakteristisches Absorptionsspektrum mit einem Absorptionsmaximum bei 265 nm und einem zugehörigen Extinktionswert (1%ige Lösung und 1 cm-Schichtdicke) von 475, gemessen in Alkohol. Das Vitamin D_3 hat ähnliche Löslichkeitseigenschaften wie das Vitamin D_2. Das charakteristische UV-Absorptionsspektrum besitzt ein Maximum bei 265 nm (alkoholische Lösung).

Vorkommen: Das Vitamin D konnte nirgends in der Natur in größeren Mengen angetroffen werden. Von allen Lebensmitteln scheinen Fischleberöle den höchsten Vitamin-D-Gehalt aufzuweisen. Für die menschliche Ernährung sind Milch und Milchprodukte, Eier sowie Rinder- und Schweineleber von Bedeutung. Soweit jetzt bekannt ist, kommt das eigentliche Vitamin (Vitamin D_3) nur in Fischleberölen vor.

Eine Reihe von Lebensmitteln enthalten wesentliche Mengen der Provitamine D: Vor allem Milch und Milchprodukte, Eier, Pilze. Die Provitamine D werden hauptsächlich in der Haut abgelagert; sehr reich daran ist die Schweineschwarte.

Das Provitamin D_3 (7-Dehydrocholesterin) wird vom Organismus aus Cholesterin gebildet, stellt also ein normales Stoffwechselprodukt dar und wird vorwiegend in der Haut eingelagert. Der menschliche Organismus verfügt jedoch nicht über Enzymsysteme, welche die Umwandlung von Provitamin D_3 in Vitamin D_3 zu katalysieren vermögen. Erst bei Bestrahlung der Haut mit Sonnenlicht oder UV-Licht geht diese Umwandlung vor sich. In Kuhmilch ist der Vitamin-D-Gehalt bei Weidegang der Tiere höher.

Im allgemeinen werden den D-Vitaminen folgende physiologische Wirkungen zugeschrieben: Beeinflussung der Calcium- und Phosphatresorption aus dem Darm, der Calcium- und Phosphatausscheidung durch die Niere, der Ablagerung von Calcium und Phosphat in den Knochen.

Da Vitamin D normalerweise im menschlichen Körper unter der Einwirkung von Sonnenlicht gebildet wird, kann der absolute D-Bedarf schwer abgeschätzt werden. Beim Säugling wird der tägliche Bedarf auf etwa 400—500 IE veranschlagt. Eine entsprechende Menge muß bei Abwesenheit von Sonnenlicht dem Körper zugeführt werden, andernfalls kommt es zu den Erscheinungen eines Vitamin-D-Mangels, zur sogenannten Rachitis oder Englischen Krankheit. Die Rachitis äußert sich beim Säugling in erster Linie durch eine Veränderung des normalen Knochenwachstums, wobei auch die Verknöcherung der Schädelknochen verzögert wird. Außerdem weist der Brustkorb den sogenannten rachitischen Rosenkranz auf.

Vitamin D ist das einzige Vitamin, bei welchem mit ernsthaften Dauerschäden bei einem Überangebot zu rechnen ist, indem es z. B. zu Kalkeinlagerungen in Geweben, in Nieren, Lunge und Magen kommt. Die Vitaminierung von diätetischen Produkten und Lebensmitteln bedarf daher stets einer sehr sorgsamen Überwachung.

Eine internationale Einheit (IE) von Vitamin D entspricht der Wirksamkeit von 0,025 μg kristallisiertem Vitamin D_3.

Analytik: Die Vitamin-D-Aktivität wird in verschiedenen biologischen Standard-Verfahren unter Heranziehung von Ratten oder Küken als Testtiere ermittelt. Sehr bekannt ist der Röntgentest, der auch in das Deutsche Arzneibuch aufgenommen wurde.

Ein ganz neues Testverfahren zur Bestimmung der Vitamin-D-Aktivität bedient sich des Einbaus von radioaktivem Phosphat oder radioaktivem Calcium in das Knochenskelett von Versuchstieren. Diese beiden Methoden sind recht exakt und vor allem schneller durchzuführen als die klassischen Verfahren.

Die chemische Bestimmung von Vitamin D in Lebensmitteln ist relativ schwierig, da die D-Vitamine darin nur in außerordentlich geringer Konzentration vorkommen und auch mit einer

Reihe chemisch sehr ähnlich reagierender Substanzen vergesellschaftet sind. Aus diesem Grunde gibt es keine allgemeine Arbeitsvorschrift zur Bestimmung der D-Vitamine. Die meisten Bestimmungsmethoden benutzen eine Reaktion zwischen Vitamin D und Antimontrichlorid in Gegenwart von Acetylchlorid, bei welcher eine gelbe Färbung entsteht. Die Reaktion wird durch größere Mengen von Vitamin A gestört; aus diesem Grunde wird bei der Vitamin-D-Bestimmung in konzentrierten A- und D-Präparaten eine vorherige dünnschichtchromatographische Abtrennung des Vitamins A durchgeführt.

E-Vitamine (Tocopherole)

In der Natur sind verschiedene Substanzen mit Vitamin-E-Wirkung aufgefunden worden. Man bezeichnet sie als α-Tocopherol, β-Tocopherol, γ-Tocopherol usw. Sie sind Derivate des Chromans und leiten sich von der Grundsubstanz Tocol ab:

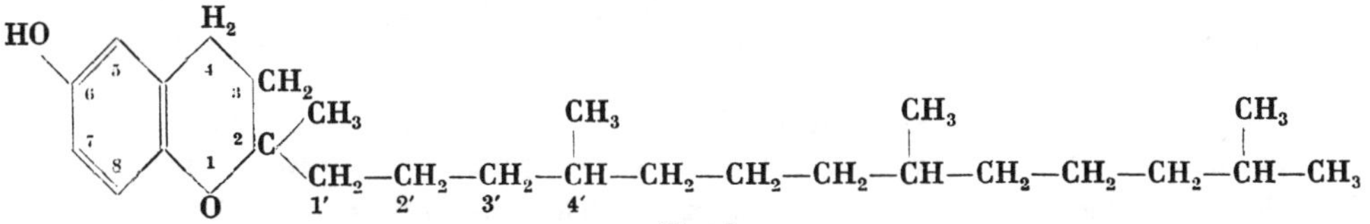

Tocol
(2-Methyl-2-[4′, 8′, 12′-trimethyldecyl]-6-oxychroman)

Die einzelnen Tocopherole unterscheiden sich durch die verschiedenartige Substitution im Benzolring: α-Tocopherol = 5,7,8-Trimethyltocol, β-Tocopherol = 5,8-Dimethyltocol, γ-Tocopherol = 7,8-Dimethyltocol, δ-Tocopherol = 8-Methyltocol, ε-Tocopherol = 5-Methyltocol.

α-Tocopherol, $C_{29}H_{50}O_2$, läßt sich im Vakuum unzersetzt destillieren ($\text{Sdp.}_{0,003}$ = 140–170 °C). Bei Zimmertemperatur stellt das α-Tocopherol ein zähflüssiges, gelbes Öl dar. Seine Löslichkeit in Fettlösungsmitteln und Ölen ist relativ gut; in Wasser ist α-Tocopherol unlöslich.

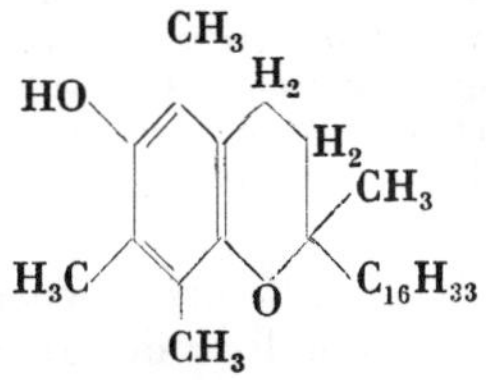

α-Tocopherol

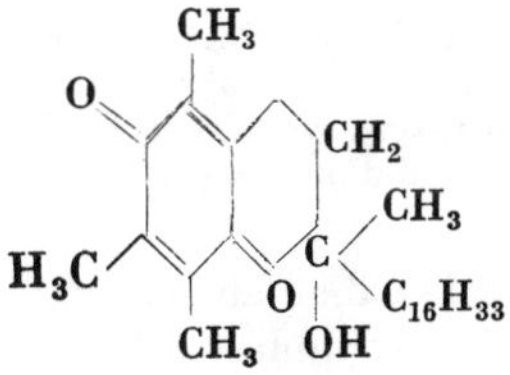

α-Tocopherylchinon

α-Tocopherylacetat, der Essigsäureester des α-Tocopherols, hat ähnliche Löslichkeitseigenschaften wie das α-Tocopherol. Tocopherolester sind biologisch wirksamer als die freien Tocopherole. Vermutlich ist die Ursache dafür die größere Beständigkeit der Ester gegenüber oxydativen Angriffen.

Vorkommen: Soweit bis heute bekannt ist, kommen die Tocopherole im Pflanzenreich nur in freier Form vor. Die als Ester dem Organismus zugeführten Tocopherole gehen im menschlichen und tierischen Organismus ebenfalls in die freie Form über. Die nachfolgende Tabelle gibt eine Übersicht über die Verteilung der Tocopherole in verschiedenen Naturprodukten:

Tabelle 14. Verteilung der Tocopherole in Naturprodukten (nach H. KUBIN und H. FINK 1961)

Untersuchungsmaterial	Gesamttocopherol mg/100 g Trockensubstanz	α %	β u. γ %	δ %	ζ_2 %
Alge (Scened. obliquus)	8,0	37	52		11
Erbse (gelbe Viktoria)	7,1		100		
Hecht (Muskelfleisch)	0,96	74	26		
Eigelb	6,1	64	20		16
Zuchtchampignon	0,91	28	30		42
Steinpilz	5,50	7	18	10	65

Für die menschliche Ernährung ist das Vorkommen von Tocopherol in Blattgemüsen, Milch, Butter, Eigelb und in einer Reihe von pflanzlichen Ölen von Bedeutung.

Als besonders tocopherolreich haben sich unter den tierischen Organen die Leber, die Nebennieren und das Herz erwiesen. Bedeutende Mengen von Tocopherol werden auch im Körperfett gespeichert und bieten später bei der Aufbewahrung dieser Fette je nach ihrem Gehalt an Tocopherol einen mehr oder weniger guten Schutz gegen das autoxydative Verderben.

Im Organismus wird das Tocopherol zu Tocopherylchinon (Formel siehe Seite 177) oxydiert. Diese Oxydation findet in den Organen statt und ist eng mit den antioxydativen Eigenschaften des Vitamins E verknüpft. Das Tocopherylchinon wird im Organismus jedoch nicht abgelagert, sondern nach vorheriger Umwandlung (SIMON-Metabolit) an Glucuronsäure gebunden und dann als wasserlösliche Verbindung ausgeschieden.

Über die biochemische Wirkung des Vitamins E weiß man heute noch relativ wenig. Sicher ist, daß es an gewissen Oxydationsprozessen in der lebenden Zelle beteiligt ist: wie man heute vermutet, auch in einer gewissen Verbindung mit dem Spurenelement Selen. Es bestehen auch zwischen den im Körper vorhandenen ungesättigten Fettsäuren und Vitamin E bestimmte Wechselbeziehungen, die auf die antioxydativen Eigenschaften von α-Tocopherol zurückgeführt werden müssen, wobei die Bildung von Fettperoxiden unterdrückt wird. Unter diesem Gesichtspunkt muß das Tocopherol als spezifisches physiologisches Antioxydans angesprochen werden.

Alle Tocopherole haben als natürliche Antioxydantien auch eine lebensmittelchemische Bedeutung: Sie verhindern oder verzögern die Peroxidbildung der ungesättigten Fette und Fettsäuren bei der Verarbeitung und Aufbewahrung.

Auf Grund dieser antioxydativen Wechselbeziehungen zwischen Vitamin E und den ungesättigten Glyceriden bzw. Fettsäuren unserer Nahrung sollte auch ein ausreichendes Angebot an Vitamin E für den Organismus vorliegen. Auf 1 g verabreichte Linolsäure in der Nahrung sollte etwa 1 mg an Tocopherol kommen. Im Hinblick darauf, daß der Verzehr von anoxydierten und erhitzten Fetten den Tocopherolbedarf steigert, muß der ausreichenden Zufuhr von Tocopherol mit der Nahrung besondere Beachtung geschenkt werden.

Die Internationale Einheit (IE) von Vitamin E entspricht der Wirkung von 1 mg synthetischem (racemischem) α-Tocopherolacetat. Tagesbedarf etwa 30 IE.

Analytik: Der biologische Nachweis des Vitamins E wird über den Resorptionssterilitätstest geführt, der darauf beruht, daß Vitamin-E-Mangel-Ratten nicht in der Lage sind, ihre Jungen auszutragen, sondern die Föten nach kurzer Zeit wieder resorbieren. Der Hämolysetest, der eine präzise Messung der Vitamin-E-Aktivität gestattet, gründet sich auf die vergrößerte Hämolysebereitschaft von Erythrozyten bei Vitamin-E-Mangeltieren.

Für die chemische Analyse der Tocopherole stehen spezifische Reaktionen nicht zur Verfügung. Es ist daher notwendig, die in Lebensmitteln enthaltenen Gesamt-Tocopherole durch sorgfältige Trennoperationen von störenden Begleitstoffen zu befreien und die einzelnen Tocopherole zu isolieren. Die Trennung kann heute auf Grund chromatographischer Verfahren einwandfrei durchgeführt werden. Die Bestimmung der Tocopherole geschieht dann meist nach EMMERIE und ENGEL, wobei das dreiwertige Eisen in Gegenwart von Tocopherolen (Reduktionsmittel) zu zweiwertigem Eisen reduziert wird, welches anschließend mit α,α'-Dipyridyl zu einem intensiv rot gefärbten Komplex reagiert, dessen Extinktion photometrisch gemessen und an Hand einer Eichkurve (aufgestellt mit reinem Tocopherol) umgerechnet werden kann.

An physikalischen Bestimmungsmethoden haben sich die fluorometrische und neuerdings die elegantere polarographische Methode besonders bewährt.

K-Vitamine

Die K-Vitamine sind Derivate des Naphthochinons; Vitamin K_1 und K_2 unterscheiden sich nur durch die isoprenoiden Seitenketten. Die Seitenkette des Vitamins $K_{2(30)}$ ist der Squalenrest, diejenige von K_1 ein Phytylrest.

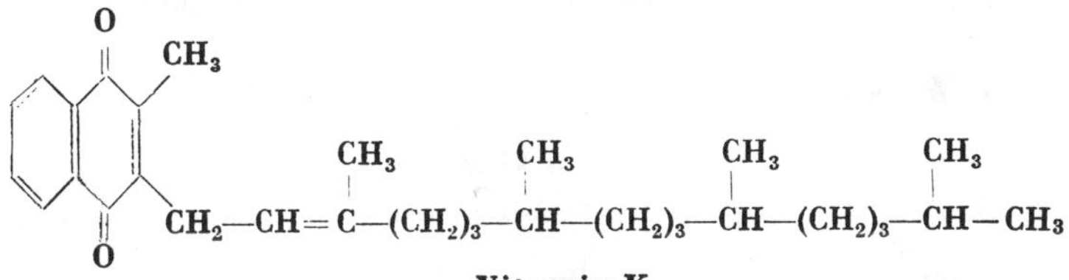

Vitamin K_1
(2-Methyl-3-phytyl-1,4-naphthochinon, α-Phyllochinon)

Vitamin K_1 ist ein gelbes viskoses Öl, gut löslich in fetten Ölen, unlöslich in Wasser. Es ist lichtempfindlich und unbeständig gegen Alkali, starke Säuren und Oxydationsmittel.

Neben seinem Vorkommen in Leberfett (Schwein, Kücken) findet sich Vitamin K_1 hauptsächlich in grünen Pflanzen, wie Spinat, Kohl, Luzerne u. a. Vitamin K_2 wird auch von Bakterien gebildet.

Vitamin K ist für die Erhaltung der normalen Koagulationsfähigkeit des Blutes verantwortlich, weshalb man es auch Koagulations- oder antihämorrhagisches Vitamin nennt. Nach neuesten Untersuchungen ist es auch als H-Überträger in die Atmungskette eingeschaltet.

Die Bestimmung erfolgt meist biologisch (Kontrolle des Prothrombinspiegels, Blut-Gerinnungstest). Die chemische Bestimmung ist wegen der Anwesenheit noch weiterer Chinonkörper in biologischem Material unspezifisch.

In den letzten Jahren wurde aus Mitochondrien, Pflanzen und Mikroorganismen eine neue Stoffklasse isoliert, die (wie die K-Vitamine) Chinonstruktur aufweist. Wegen ihrer weiten Verbreitung, z. B. in Hefen, Herzmuskel, belegte man sie mit dem Namen Ubichinone (oder Coenzym Q). Chemisch sind es tetrasubstituierte Benzochinonderivate mit einer langen isoprenoiden Seitenkette. (Entsprechend der Nomenklatur der K-Vitamine wird auch bei den Ubichinonen die Länge der Seitenkette mit einem Index versehen, der die Anzahl der C-Atome der Seitenkette wiedergibt.)

Das erste Ubichinon wurde aus dem Herzmuskel isoliert. Seine Seitenkette umfaßt 50 C-Atome (10 Isoprenreste) und erhielt daher den Namen Ubichinon (50) bzw. Coenzym Q_{10}:

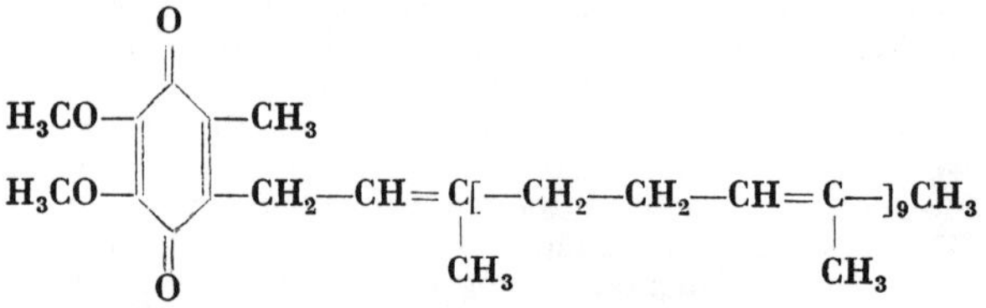

Ubichinon 50 (Coenzym Q_{10})

Biochemisch sind die Ubichinone wahrscheinlich als Redoxsysteme beim Elektronentransport in der Atmungskette beteiligt. Die gleiche Aufgabe vermutet man bei den strukturell sehr ähnlichen Chinonkörpern, dem Vitamin E-Chinon (Tocochinon) und dem Vitamin K_2. Man rechnet die Ubichinone deshalb zu den vitaminähnlichen Wirkstoffen.

„Vitamine F"

Als Vitamin F wurden früher die ungesättigten Fettsäuren Linol-, Linolen- und Arachidonsäure zusammengefaßt (vgl. S. 58). Normalerweise enthält der Organismus (Körperfett) diese Fettsäuren in recht beträchtlichen Mengen, so daß man sie heute nicht mehr zu den eigentlichen Vitaminen rechnet, sondern in die Gruppe der essentiellen Nahrungsfaktoren eingliedert; siehe S. 200. Bei Mangel an diesen Fettsäuren treten Hauterkrankungen auf.

2.5.4. Wasserlösliche Vitamine

Gruppe der B-Vitamine

Die in der historischen Entwicklung der Vitaminforschung erfolgte Zusammenfassung einzelner Vitamine in der Vitamin-B-Gruppe (früher Vitamin-B-Komplex) ist nur im Hinblick auf ihr meist vergesellschaftetes Vorkommen, ihre Wasserlöslichkeit und ihre jeweilige Coenzym-Wirkung gerechtfertigt. In ihrem chemischen Aufbau sind die einzelnen B-Vitamine jedoch ganz verschieden, so daß jedes B-Vitamin spezifische physiologische Wirkungen besitzt. Ausfall eines Vitamins führt zu bestimmten Avitaminosen. Es ist deshalb zweckmäßig, sich an die jeweilige Benennung der einzelnen B-Vitamine zu gewöhnen.

In Tabelle 15 sind die einzelnen B-Vitamine mit ihren Benennungen aufgeführt; die jeweiligen Wirkformen und Funktionen im Stoffwechsel deuten bereits ihre Unterschiedlichkeit und Spezifität an.

Vitamin B_1 (Aneurin, Thiamin). Aneurin ist aus einem substituierten Pyrimidinring und einem substituierten Thiazolring aufgebaut; beide Ringe sind durch eine CH_2-Gruppe verbunden. Salzbildung erfolgt an der Aminogruppe des Pyrimidinringes und am N-Atom des Thiazolringes:

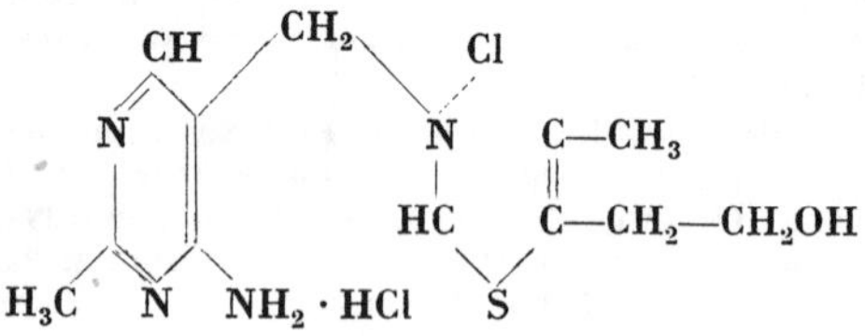

Vitamin-B_1-Hydrochlorid

Tabelle 15. Wirkformen und Funktionen der B-Vitamine

Vitamin	Wirkform	Funktion im Stoffwechsel
B_1 (Thiamin, Aneurin)	Cocarboxylase	Stoffwechsel von α-Ketosäuren
B_2 (Riboflavin, Lactoflavin)	Isoalloxazin-nucleotide	Wasserstoff- bzw. Elektronentransport
Nicotinamid (Niacin, PP-Faktor)	Diphosphopyridinnucleotid (DPN, NAD) Triphosphopyridinnucleotid (TPN, NADP)	Dehydrierung von Substraten
B_6 (Pyridoxin)	Pyridoxal-5-phosphat	Decarboxylierung von Aminosäuren, Transaminierungen, Tryptophanstoffwechsel
Pantothensäure	Coenzym A	Transacetylierungen, Aktivierung von Fettsäuren, Bildung von Citronensäure und damit Einleitung der Endoxydation von Nährstoffen
Biotin	„Aktiviertes CO_2"	Carboxylierungen
Folsäure (Pteroylglutaminsäure)	N^{10}-Formyltetrahydrofolsäure	Einbau von C_1-Verbindungen bei der Biosynthese komplizierterer Substanzen, z. B. von Purinen
Vitamin B_{12} (Cobalamine)	Cobamid-Coenzyme	Biosynthese labiler Methylgruppen, Nucleosidbildung

Die weißen, eigenartig (schwach nach Hefe) riechenden Kristalle sind leicht löslich in Wasser, schwerer in Alkohol, unlöslich in Äther, Benzol und fetten Ölen. Die Lösungen zersetzen sich rasch bei neutraler und alkalischer Reaktion, besonders bei Luftzutritt. In saurem Milieu ist das Vitamin ausgezeichnet haltbar. Internationaler Standard: 1 IE = 3 μg Aneurin.

Das Aneurin ist im Pflanzen- und Tierreich weit verbreitet: Reis, Getreide, Gemüse, Kartoffeln, Hefe, Fleisch, Milch u. a. Es wurde im Zusammenhang mit der im fernen Osten häufig auftretenden Ernährungskrankheit Beriberi, einer multiplen, nicht nur auf B_1-Mangel allein beruhenden Avitaminose, entdeckt. Das Vitamin kommt teils frei, teils als Diphosphat (z. B. in der Hefe) vor. Seine Totalsynthese scheint den grünen Pflanzen vorbehalten zu sein, während der Tierkörper zum Teil die Synthese aus den beiden Komponenten (Thiazolrest und Pyrimidinring) durchzuführen vermag.

Das Vitamin wird seit seiner Totalsynthese (durch die beiden deutschen Chemiker Andersag und Westphal, 1936) synthetisch dargestellt und steht seither in jeder Menge zur Verfügung.

Im Organismus gelangt das Thiamin in Form des Thiaminpyrophosphats (Cocarboxylase) zur Wirkung. Es entsteht in den Zellen aus Thiamin und ATP:

$$\text{Thiamin} + \text{ATP} \xrightarrow{\text{Thiaminkinase}} \text{Thiamindiphosphat} + \text{AMP}$$

Seine physiologischen Funktionen betreffen vor allem die Mitwirkung beim enzymatischen Kohlenhydratstoffwechsel: Thiamindiphosphat ist ein Coenzym der bei der Decarboxylierung von α-Ketosäuren beteiligten Enzyme. Für den menschlichen und tierischen Organismus ist die wichtigste Reaktion hierbei die oxydative Decarboxylierung der Brenztraubensäure, die im Hauptweg des oxydativen Kohlenhydratstoffwechsels liegt:

$$\text{Pyruvat} \rightarrow \text{Acetyl-CoA} + CO_2 \; (+ \; 2\,H^+ + 2\,e^-)$$

Für bestimmte Hefen ist das Vitamin B_1 ein notwendiger Wuchsstoff, sie eignen sich deshalb auch zum mikrobiologischen Nachweis. Besondere Bedeutung hat die Carboxylase im Hefestoffwechsel der alkoholischen Gärung.

Der Tagesbedarf an Vitamin B_1 hängt von der Zusammensetzung der Nahrung ab: Kohlenhydrate erhöhen, Fette erniedrigen ihn. Bei ausgeglichener Ernährung beträgt er bei Erwachsenen 1–2 mg; vgl. auch Tab. 17, S. 205.

Beim sachgemäßen Kochen und Konservieren (Dosenkonserven) von Gemüsen und Fleisch ist Vitamin B_1 recht beständig, doch muß berücksichtigt werden, daß durch seine gute Wasserlöslichkeit unter Umständen größere Verluste auftreten können. Dies ist vor allem beim Kochen und Blanchieren (S. 250) von Gemüse zu beachten. Beim Kochen der Milch ist die Erhaltung abhängig von der Kochzeit und vor allem von der Luftanwesenheit.

Obwohl Vitamin B_1 in der Natur weit verbreitet ist, gehört es dennoch zu den Vitaminen, für welche die optimale Zufuhr – auch in Ländern mit ausreichender Nahrungsversorgung – nicht gewährleistet ist. (In der BRD betrug 1960 die Versorgung mit B_1 nur 80–85% der zu fordernden optimalen Zufuhr im Mittel pro Kopf der Bevölkerung). Der Grund dafür liegt nicht in einem unzureichenden Angebot hochwertiger B_1-haltiger Lebensmittel, sondern in der sich gegenwärtig abspielenden Verschiebung der Gesamternährung zugunsten anderer (thiaminärmerer) Lebensmittel: Durch Rückgang schwerer körperlicher Arbeit Abnahme des Nahrungsvolumens und damit zwangsläufig Abnahme der Gesamtvitaminzufuhr, falsche Nahrungsauswahl, erhöhter Verbrauch an Weißbrot und aus hellen Mehlen hergestellten Erzeugnissen an Stelle von Vollkornbrot und Schwarzbrot, Verringerung des gesamten Cerealienverbrauchs, vermehrter Austausch von Schweinefleisch gegen Rindfleisch, Steigerung des Zuckerkonsums. Da Vitamin B_1 im Organismus nicht gespeichert wird, kann es aus diesen Gründen zu einem latenten B_1-Mangel kommen.

Analytik: Die Bestimmung des Thiamins erfolgt auf chemischem bzw. physikalisch-chemischem Weg, z. B. durch Messung der Ultraviolettfluoreszenz des Thiochroms (Oxydationsprodukt des Aneurins) oder durch Azofarbstoffreaktionen. Weiterhin kann Vitamin B_1 mikrobiologisch bestimmt werden wegen der Wuchsstoffwirkung des Vitamins auf *Phykomyces*. (Phykomycestest = Gewichtszunahme des Pilztrockengewichts durch entsprechende Vitamin-B_1-Menge, doch besitzt diese Methode nur mangelhafte Spezifität.) Auch tierexperimentelle Methoden werden herangezogen, z. B. der Beriberi-Taubentest.

Vitamin B_2 (Lactoflavin, Riboflavin). Das Vitamin B_2, das heute auch technisch hergestellt werden kann, gehört zur Gruppe der Flavine (Farbstoffe mit drei kondensierten Ringen, Abkömmlinge des Isoalloxazins):

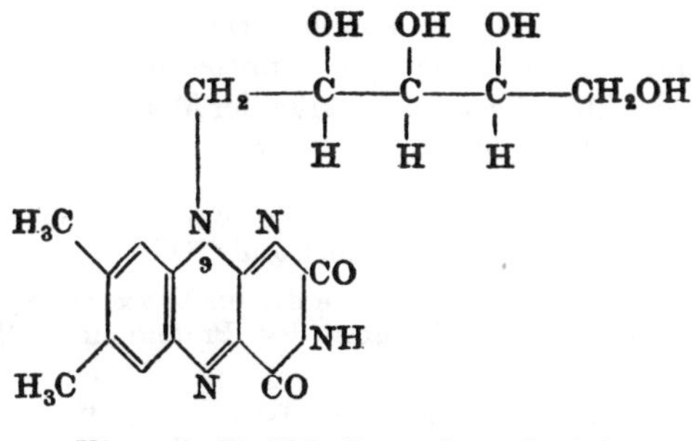

Vitamin B_2 (Riboflavin, Lactoflavin)

Der in Stellung 9 befindliche Stickstoff trägt den Rest eines Zuckeralkohols, des Ribits.[1] Das Vitamin B_2 ist in Wasser relativ schwerlöslich, die Lösung fluoresziert gelbgrün. Die Löslichkeit läßt sich durch Zusatz von vielen Stoffen, wie Harnstoff, p-Aminobenzoesäure, erhöhen. Vitamin B_2 ist amphoter, bildet also mit Säuren und Basen Salze, deshalb auch bessere Löslichkeit in verdünnten Säuren und Basen. Lactoflavin ist hitzebeständig und ziemlich widerstandsfähig gegen Luftsauerstoff, im Licht findet Zersetzung statt: durch Belichtung in alkalischer Lösung erfolgt Umwandlung in

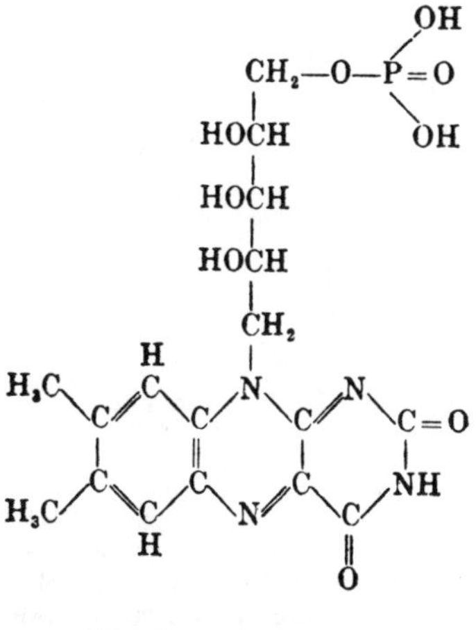

Riboflavin-5'-phosphat
Flavin-mononucleotid (FMN)

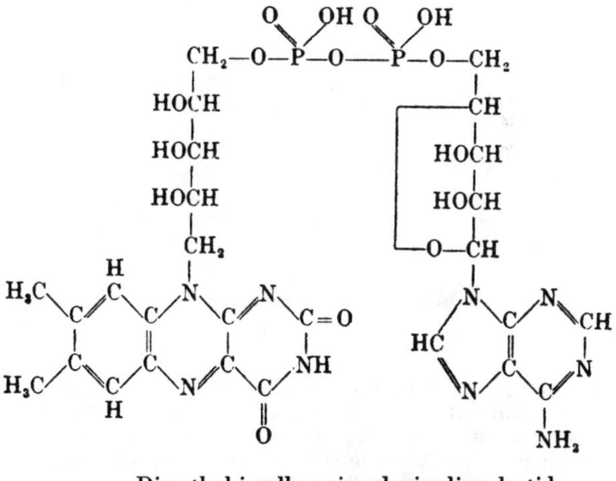

Dimethyl-isoalloxazin-adenin-dinucleotid
Flavin-adenin-dinucleotid(FAD)

[1] Ribit ist der der Ribose entsprechende Pentit (vgl. S. 123).

Lumiflavin[1], wogegen die Belichtung in saurer Lösung zum Lumichrom[1] führt. Saure Lösungen des Riboflavins sind unter Lichtausschluß stabil.

Von Bedeutung für die menschliche Ernährung ist der Vitamin B_2-Gehalt in Milch und Käse, in Muskelfleisch, Leber und Niere von Warmblütern, im Hühnerei, in Hefe und bestimmten Gemüsearten. Riboflavin kommt praktisch in jeder lebenden Zelle vor, entweder als Phosphorsäureester oder als Dinucleotid an Eiweiß gebunden. Freies Riboflavin soll nur in der Milch (gelbliche Farbe der Molke!), im Harn und in den Netzhäuten von Fischen in größeren Mengen vorliegen.

Riboflavin wirkt im Organismus in Form von Coenzymen: Riboflavin-5'-phosphat (Flavinmononucleotid, FMN) und Flavin-Adenin-Dinucleotid (FAD; S. 183).

Die mit diesen Gruppen arbeitenden Enzyme werden als Flavinenzyme oder häufig auch als „gelbe Fermente" bezeichnet, da der Flavinrest dem Protein eine gelbe, mitunter auch grünliche bis bräunliche Farbe verleiht.

Die Flavinenzyme dienen im intermediären Stoffwechsel als Wasserstoffüberträger bei verschiedenen Redox-Reaktionen. Neuerdings werden auch semichinoide Formen diskutiert, welche bei sogenannten Einelektronenschritten beteiligt sind. Diese Redoxreaktionen erfolgen am Riboflavinteil des Enzyms. Die oxydierte und reduzierte Form des Flavinenzyms kann etwa in folgenden Formeln wiedergegeben werden:

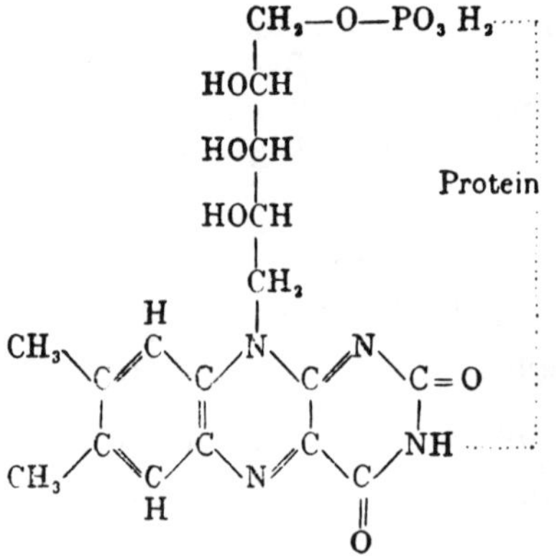

oxydierte Form eines Flavinenzyms

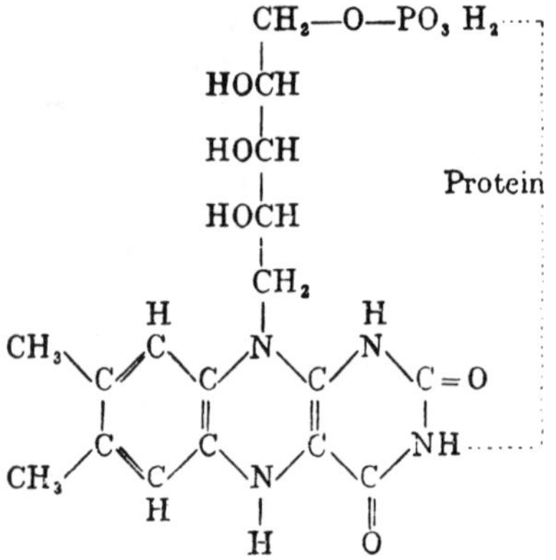

reduzierte oder Leuko-Form eines Flavinenzyms

Die physiologisch wichtigsten Enzyme, die Riboflavin im Coenzym enthalten, sind: DPNH-Cytochrom-c-Reduktasen, TPNH-Cytochrom-c-Reduktasen, Bernsteinsäure-Dehydrogenase, D-Aminosäure-Oxydase, L-Aminosäure-Oxydase, Xanthin-Oxydase, Acetyl-Coenzym A-Dehydrogenasen. Die Xanthin-Oxydase spielt auch lebensmittelanalytisch eine Rolle (vgl. SCHARDINGER-Reaktion S. 223).

[1] Lumiflavin enthält in 9-Stellung statt des Ribitrestes eine Methylgruppe. Lumichrom entsteht aus Riboflavin durch Abspaltung des Ribitrestes.

Die vielfältigen Stoffwechselprozesse, in welche die Flavine bzw. die Flavinenzyme eingreifen, vor allem ihre Beteiligung bei der Atmungskette, machen es verständlich, daß Riboflavin eine elementare Bedeutung für Ernährung und Stoffwechsel besitzt.

Das mit der Nahrung aufgenommene Riboflavin wird im Dünndarm resorbiert und wahrscheinlich in der Mucosa zu Riboflavin-5'-phosphat phosphoryliert. Die Verbindung gelangt dann über die Blutbahn in die Leber und wird dort in Riboflavin-adenin-dinucleotid (FAD) umgewandelt.

Riboflavinmangel äußert sich in einer Reihe von unspezifischen Symptomen: allgemeine Müdigkeit und Arbeitsunlust, Veränderung der Lippen- und Mundschleimhaut (Mundwinkelfissuren) sowie der Zunge, Dystrophie (Brüchigwerden) der Fingernägel und schließlich Gesamtveränderungen der Körperhaut. Auch die verminderte Resistenz gegen Infektionen (Typhus, Pneumonien) ist oft ein Zeichen von Vitamin-B_2-Mangel. Während schwere B_2-Avitaminosen unter unseren Lebensbedingungen nicht vorkommen, sind jedoch latente Vitamin-B_2-Mangelzustände auch in Mitteleuropa häufig; infolge unzweckmäßiger Nahrungszusammenstellung (nicht Nahrungsmangel!) über längere Zeit erhält der Organismus nur gegen 60% des eigentlichen Riboflavinbedarfs. Ursache des leichten Vitamin-B_2-Mangels kann auch eine ungenügende Resorption des Vitamins sein, z. B. bei schweren Verdauungsstörungen und Leberkrankheiten.

Als tägliche Optimaldosen werden von der Deutschen Gesellschaft für Ernährung empfohlen: 1,8 mg für Frauen und Männer jeden Alters und Betätigungsgrades, 2,0 mg für werdende Mütter, 2,5 mg für stillende Mütter, 0.8 mg für Kleinkinder, 1,8 mg für Kinder über 10 Jahren; vgl. auch Tab. 17, S. 205.

Vitamin B_2 wird im Organismus nicht gespeichert, ein mit der Nahrung oder als Medikament zugeführter Überschuß wird (wie beim Vitamin C) leicht wieder ausgeschieden.

Analytik: Riboflavin kann sowohl mikrobiologisch als auch physikalisch-chemisch bestimmt werden. Sofern die Riboflavinkonzentration genügend hoch ist, wird man einer physikalisch-chemischen Methode den Vorzug geben. Unter den physikalisch-chemischen Methoden hat die sogenannte Lumiflavinmethode weitaus die größte Verbreitung gefunden. Sie beruht darauf, daß Riboflavin in alkalischem Milieu durch Belichtung in Lumiflavin übergeführt wird. Anschließend kann die Fluoreszenzintensität im UV-Licht erfaßt werden. Die polarographische Bestimmung eignet sich besonders wegen ihrer Spezifität und Einfachheit in der Durchführung. Soll der Gesamtgehalt an Vitamin B_2 in Lebensmitteln bestimmt werden, so muß das als Phosphorsäureester oder als Dinucleotid vorliegende oder an Eiweiß gebundene Vitamin zuerst freigesetzt werden, z. B. unter Zuhilfenahme phosphatesterspaltender Enzyme, wie Clarase; erst dann erfolgt die Bestimmung als eigentliches Riboflavin auf physikalisch-chemischem oder mikrobiologischem Weg.

Niacin (Nicotinsäure, Nicotinsäureamid, Vitamin PP[1]). Niacin ist ein Sammelbegriff für Nicotinsäure und Nicotinsäureamid. Beide Substanzen sind in gleicher Weise als Vitamin wirksam, da sie der Organismus wechselseitig ineinander zu überführen vermag. Im menschlichen Organismus kann die Aminosäure Tryptophan (vgl. S. 19) in Nicotinsäure umgewandelt werden. Diese Aminosäure muß dementsprechend als Provitamin PP angesprochen werden.

Nicotinsäure: Schmelzpunkt bei 234—237 °C (Sublimation); in Wasser und Alkohol löslich, in Äther praktisch unlöslich. Entsprechend ihrem amphoteren Charakter ist die Verbindung in Säuren und Alkalien besser löslich als in reinem Wasser. Die wäßrige Lösung reagiert sauer. Sowohl die sauren als auch die alkalischen und neutralen Lösungen von Nicotinsäure sind sehr beständig.

[1] PP-Faktor = Pellagra-Preventive Factor.

Nicotinsäureamid schmilzt bei 128–131 °C; es ist im Wasser beträchtlich löslich, ebenso in 95%igem Alkohol und in Glycerin. Nicotinsäure und Nicotinsäureamid besitzen ein charakteristisches Absorptionsspektrum im UV mit einem Maximum bei etwa 260 nm.

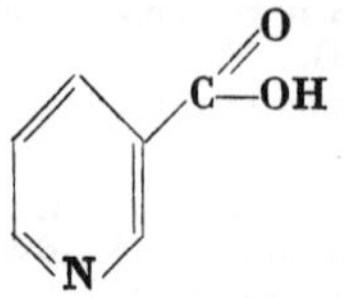

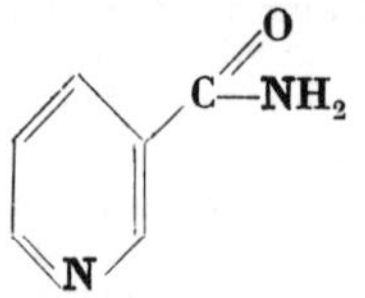

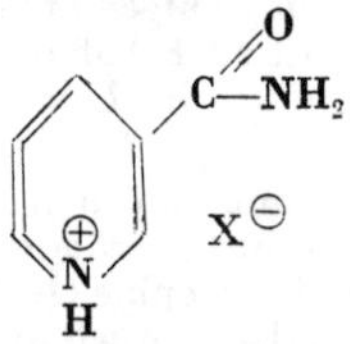

Nicotinsäure — Nicotinsäureamid — **Niacin**

Nicotinsäureamid-Pyridiniumsalz

Das in tierischen und pflanzlichen Nahrungsmitteln weit verbreitete Niacin entfaltet im menschlichen Organismus seine biochemischen Wirkungen in Form der beiden Coenzyme: Nicotinamid-adenin-dinucleotid (NAD) und Nicotinamid-adenin-dinucleotid-phosphat (NADP). Beide Verbindungen sind Coenzyme von Dehydrogenasen (vgl. S. 225) und somit Überträger (Transportmetabolite) von Wasserstoff von bestimmten dehydrierbaren Substraten auf bestimmte Wasserstoffakzeptoren, vor allem auf die Flavinenzyme (vgl. S. 184 und 209).

In den Coenzymen ist der Pyridinring (vgl. Formel) nach Art eines N-Glykosids mit Ribose verknüpft. Eine derartige Bindung ist nur mit dem Pyridinium-Kation, das ein H-Atom am Stickstoff trägt, möglich. Über eine Pyrophosphorsäure ist das Nicotinsäureamid-ribosid mit Adenosin verbunden, so daß sich für das Dinucleotid (= NAD) folgende Formel ergibt:

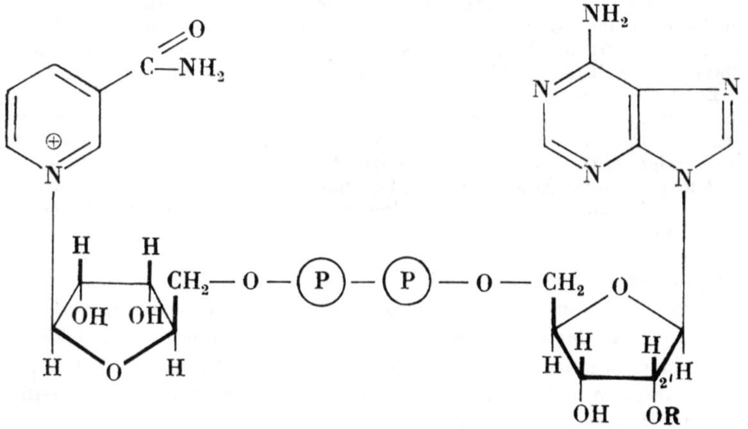

Nicotinamid — Ribose — Phosphorsäure — Adenosin

Nicotinamid-adenin-dinucleotid (= Diphospho-pyridin-nucleotid, DPN)
NAD

R = H in NAD; R = PO_3H_2 in NADP

Die früher gebrauchte Bezeichnung „Diphospho-pyridin-nucleotid" (DPN oder Codehydrase I) ist inkorrekt und irreführend. Es handelt sich ja nicht um ein Nucleotid des Diphosphopyridins, sondern um ein Dinucleotid, dessen eine Base ein Pyridin*derivat* ist. Die Internationale Nomenklaturkommission (IUPAC) hat deshalb den Namen *Nicotinamid-adenin-dinucleotid*, abgekürzt *NAD*, vorgeschlagen. Das bisher als „Triphospho-pyridin-nucleotid" (TPN oder Codehydrase II) bezeichnete Coenzym, in welchem die OH-Gruppe in 2'-Stellung des Adenosinringes mit Phosphorsäure verestert ist, wird nun *Nicotinamid-adenin-dinucleotid-phosphat* (abgekürzt *NADP*) genannt. In diesem Buch wird die neue, international vereinbarte Nomenklatur benutzt.

Um anzudeuten, daß es sich beim NAD und NADP um Pyridiniumsalze handelt, werden für die beiden Verbindungen korrekterweise die Abkürzungen $NAD^{\oplus}$ und $NADP^{\oplus}$, für die reduzierten Formen NADH und NADPH verwendet.

Die Bedeutung des Vitamins Nicotinsäureamid geht aus dem formulierten Mechanismus der Hydrierung der Coenzyme bzw. der Abgabe von Wasserstoff durch die hydrierten Formen der Coenzyme hervor:

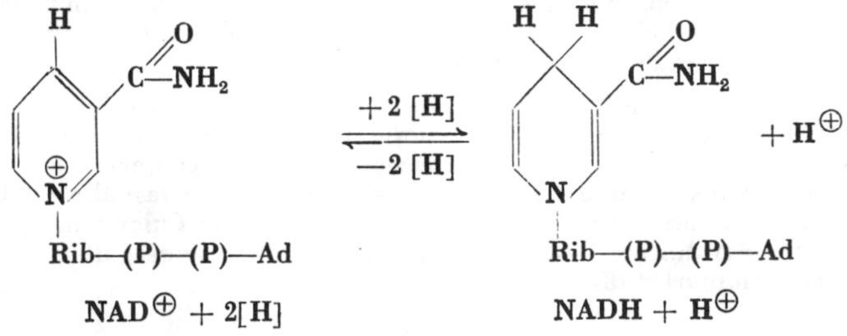

Dieser Vorgang am Nicotinsäureamid spielt sich bei vielen Substrathydrierungen ab; die jeweilige Spezifität der Dehydrase — ob Eiweiß, Fette, Kohlenhydrate, Aminosäuren o. a. dehydriert werden — bestimmt das Enzym*protein* (Apodehydrogenase).

Niacin verhütet die menschliche Pellagra, eine komplexe Avitaminose, an deren Entstehen auch ein Mangel an anderen B-Vitaminen beteiligt ist. Die Krankheit äußert sich im wesentlichen in krankhaften Erscheinungen der Haut, des Verdauungstraktes und des Nervensystems. Nicotinsäure wird beim Menschen therapeutisch häufig als „Leberschutzstoff" angewendet. Der Effekt ist vermutlich auf eine Steigerung des Coenzymgehaltes (NAD und NADP) der Leberzellen zurückzuführen.

Man schätzt, daß eine tägliche Zufuhr von 4,7 mg Nicotinsäure pro 1000 Kalorien Nahrungsaufnahme genügt, um die Erscheinungen von Nicotinsäuremangel zu verhüten. Im Minimum sollten jedoch auf alle Fälle 8,8 mg Nicotinsäure aufgenommen werden. Einen Teil des benötigten Niacins kann der menschliche Organismus aus Tryptophan (vgl. S. 19) selbst herstellen (60 mg L-Tryptophan liefern durchschnittlich 1 mg Niacin). Bei normalem Eiweißangebot ist deshalb der Niacin-Bedarf gedeckt.

Gebundene Nicotinsäure, sogenanntes *Niacinogen*, kommt in Cerealien, vor allem in Mais vor; es ist für die menschliche Ernährung wertlos, sofern nicht spezielle Aufschlußmethoden angewandt werden. Niacinogen, eine Verbindung zwischen Niacin und einem Polypeptid, ist säurestabil, aber alkalilabil; es wird von den Enzymen des menschlichen Verdauungstraktus nicht gespalten und ist deshalb unverwertbar.

Die durch Nicotinsäuremangel hervorgerufene Pellagra ist heute noch in weiten Gegenden der Welt ein schwerwiegendes Ernährungsproblem, vor allem in Kleinasien,

Iran, Indien, China, Ägypten, Sudan, Lateinamerika und Puertorico. In den meisten Fällen besteht die Nahrung in den Gebieten, in denen Pellagra epidemisch auftritt, vorwiegend aus Mais. Tierisches Eiweiß und Leguminosen sind dort relativ wenig vorhanden. Mais enthält Vitamin PP nicht nur in der nicht ausnutzbaren Form des Niacinogens, sondern ist zudem arm an Tryptophan (dem Provitamin von Niacin!). Nur in Mexiko, wo der Mais durch Behandlung mit Alkali aufgeschlossen und dann als sogenannte „Tortillas" konsumiert wird, kommt es weniger zu Pellagra.

Niacin-Mangel ist auch im Zusammenhang mit der *Aminosäure-Imbalance* von Bedeutung:

Werden die essentiellen Aminosäuren (vgl. S. 23) in der Nahrung nicht in bestimmten optimalen gegenseitigen Mengenverhältnissen zugeführt, so entsteht das Bild der „Aminosäureimbalance", die man in der Wachstumsverzögerung von jungen Ratten nachweisen kann. Bei der Aminosäureimbalance pflegt der Bedarf an Niacin erheblich anzusteigen. Mais ruft mit seinem niedrigen Tryptophan- und Lysin-Gehalt und seinem ungewöhnlich hohen Leucingehalt eine solche Aminosäureimbalance im Organismus hervor und führt gleichzeitig – wegen des Tryptophanmangels – zur Pellagraerkrankung.

Niacin läßt sich biologisch im Tierversuch wie auch mikrobiologisch bestimmen. Die beiden Verbindungen (Nicotinsäure und Nicotinsäureamid) müssen aber als solche vorliegen und vorher (sauer oder alkalisch) aus ihren Derivaten freigesetzt werden. Die chemischen Methoden zur Bestimmung der Nicotinsäure und des Nicotinsäureamids beruhen fast alle auf der KÖNIGschen Reaktion des Pyridins und seiner Derivate mit Bromcyan oder Chlorcyan und einem aromatischen Amin. Der Pyridinring der Nicotinsäure wird dabei aufgespalten, und es entstehen meist gelbe Polymethinfarbstoffe.

Vitamin-B_6-Gruppe (Pyridoxin). Pyridoxin ist nach der neuen internationalen Nomenklatur die Bezeichnung für eine Gruppe von 3 Substanzen, die nahe miteinander verwandt sind und im intermediären Stoffwechsel leicht ineinander übergehen: Pyridoxol Pyridoxal und Pyridoxamin. Im Pflanzenreich kommen zumeist Pyridoxol, Pyridoxal und Pyridoxamin nebeneinander vor. Im tierischen Organismus werden praktisch nur Pyridoxal und Pyridoxamin angetroffen. Vitamin-B_6-haltige Lebensmittel sind vor allem Milch, Eigelb, Innereien, Hefe, Körnerfrüchte, grüne Gemüse.

Die eigentliche physiologische Wirkform ist das *Pyridoxal-5-phosphat* als Coenzym von Enzymen, die ganz verschiedene Reaktionen zu katalysieren vermögen (Ökonomieprinzip der Zelle!).

Die gegenseitigen Beziehungen und Umwandlungen der Substanzen im Organismus gehen aus dem nebenstehenden Schema hervor.

Die Phosphorylierung des Pyridoxals in den Zellen erfolgt durch die Pyridoxalkinase: Pyridoxal + ATP → Pyridoxal-5-phosphat + ADP. Das Coenzym Pyridoxalphosphat findet sich vor allem in Enzymen, welche in den Aminosäurestoffwechsel eingreifen, z. B. in Aminosäuredecarboxylasen, Amino-Transferasen, Aminosäureracemasen. Auch bei der Umwandlung von Linolsäure in Arachidonsäure wird Pyridoxal-5-phosphat benötigt. Die Tatsache, daß ein und dasselbe Coenzym ganz verschiedene Reaktionen zu katalysieren vermag, legt die Annahme eines allen diesen Reaktionen gemeinsamen Zwischen-(Kondensations-)produktes nahe. Man nimmt derzeit eine Schiffsche Base an, welche dann je nach Partner und Reaktionsbedingungen unterschiedliche Reaktionswege zu den verschiedenen Endprodukten einschlagen kann, wobei das *Apoenzym* die Auswahl der katalysierten Reaktion trifft (vgl. S. 214).

Pyridoxinmangel führt rasch zu schweren Ausfallerscheinungen im Organismus, die von der Störung des Aminosäurestoffwechsels herrühren. Bei wachsenden Tieren bedingt Vitamin-B_6-

Mangel eine schwere Wachstumsstörung, Keimdrüsenatrophie und Nierenveränderungen. Das auffallendste Symptom, das auch zu der Entdeckung des Vitamins Anlaß gegeben hat, ist eine besondere Art der Hautentzündung. Die Störung des Eiweißstoffwechsels im B_6-Mangel gibt sich weiterhin in einer Thymusdrüsenatrophie, einer Muskeldystrophie und einer Störung der Fähigkeit zur Bildung von Antikörpern zu erkennen.

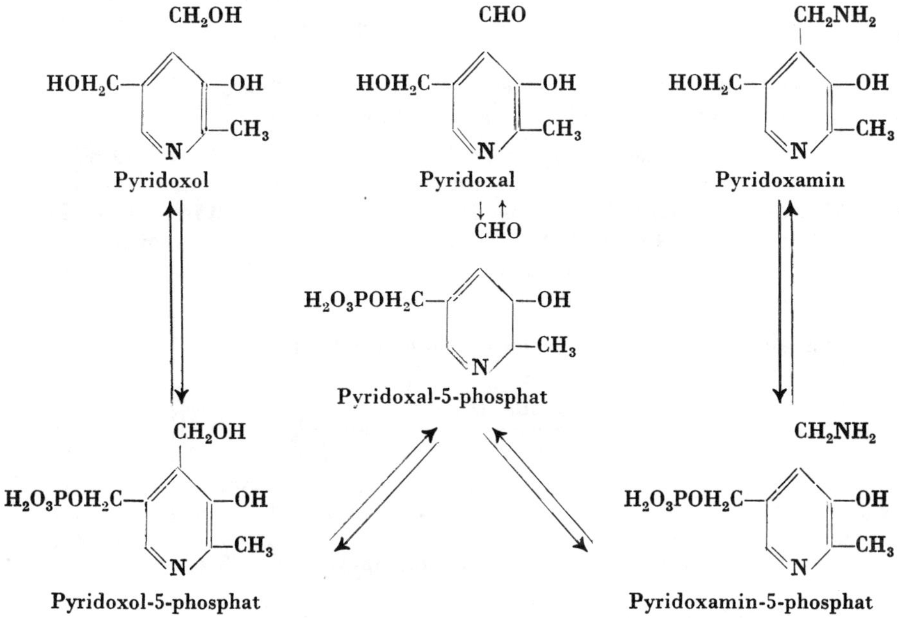

Bei normaler, vollwertiger Ernährung kommt bei Menschen ein Pyridoxinmangel nicht vor. Jedoch läßt sich durch Entzug von Pyridoxin aus der Nahrung oder durch bestimmte Antivitamine beim Menschen eine experimentelle B_6-Avitaminose mit bestimmten Symptomen erzeugen.

Der Bedarf des Menschen an Pyridoxin wird auf 2–3 mg im Tag geschätzt. Bei der üblichen Ernährung ist eine Pyridoxinzufuhr in dieser Größe sichergestellt. Bei körperlicher Belastung, Krankheit oder Vergrößerung des Stoffwechsels nimmt jedoch der Vitamin-B_6-Bedarf zu, insbesondere führt eine Vermehrung der Proteinzufuhr zu einem erhöhten Pyridoxinbedarf.

Chemische und mikrobiologische Vitamin-B_6-Bestimmungsmethoden sind relativ schwierig; letztere insbesondere deshalb, weil die verschiedenen Mikroorganismen bei der mikrobiologischen Bestimmungsmethode auf Pyridoxol, Pyridoxal und Pyridoxamin nicht gleichmäßig ansprechen.

Pantothensäure wurde zuerst als Wuchsstoff für Hefen entdeckt. Erst später erfolgte die Feststellung, daß diese Substanz für den menschlichen Organismus Vitamincharakter besitzt. Nur die (+)-Pantothensäure ist als Vitamin wirksam.

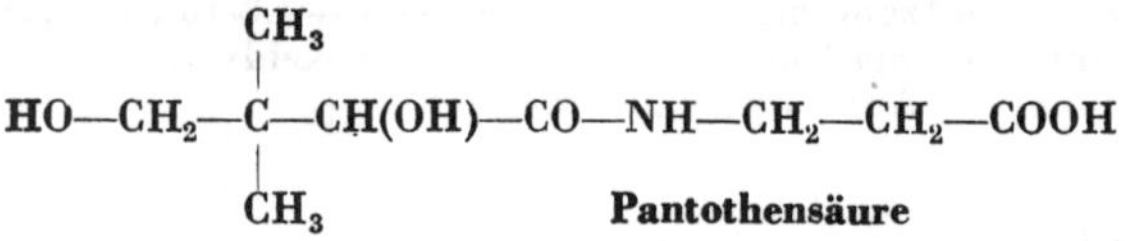

Pantothensäure

[D(+)-α,γ-Dihydroxy-β,β-dimethylbutyryl-β-alanin]

Auch der der Pantothensäure entsprechende Alkohol, das Pantothenol, wirkt als Vitamin (hat aber keine Wuchsstoffwirkung bei Mikroorganismen).

Pantothensäure ist ein viskoses Öl, das sich leicht in Wasser, Aceton und absolutem Alkohol löst. Es kristallisiert besonders gut als Calciumsalz, das zumeist auch in Vitaminpräparaten praktische Verwendung findet. Pantothensäure ist in neutraler Lösung gut beständig gegen Licht und Luftsauerstoff, sie ist empfindlich gegenüber Hitze; in saurer oder alkalischer Lösung wird sie, vor allem in der Wärme, hydrolytisch in β-Alanin und das Lacton der Pantoinsäure gespalten.

Die Wirkform der Pantothensäure im Organismus ist das Coenzym A:

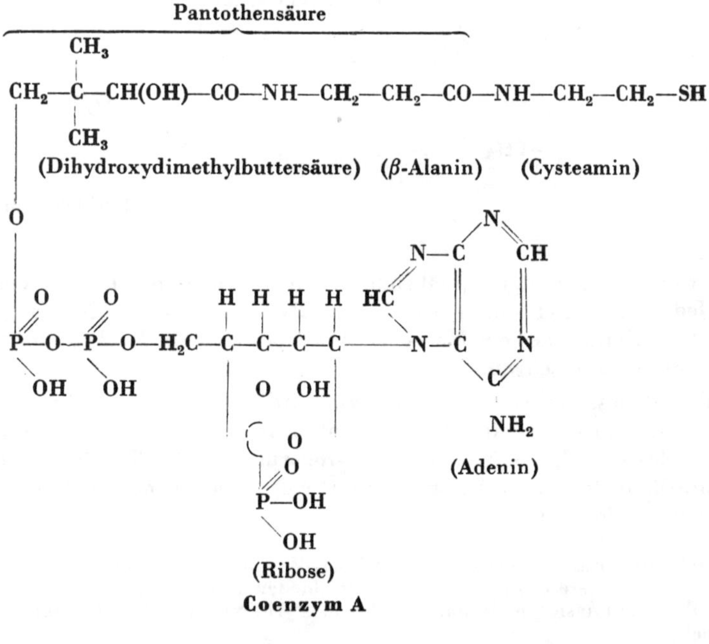

Coenzym A

Das Coenzym A nimmt beim Abbau der Kohlenhydrate, der Aminosäuren und Neutralfette, beim Aufbau von Neutralfetten, Phosphatiden, Sterinen (z. B. Cholesterin) und bei Acylierungsvorgängen im Zellstoffwechsel eine Schlüsselstellung ein; vgl. Ligasen S. 233. So ist die reaktionsfähige Essigsäure, die sog. „aktivierte Essigsäure", ein acetyliertes Coenzym A; über seine Wirkung siehe S. 70.

Pantothensäure ist infolge der in der ganzen belebten Natur so überaus wichtigen Funktion des Coenzyms A in allen Naturprodukten in kleinen Mengen verbreitet, vor allem in Hefe, grünen Pflanzen, Früchten, Körnerfrüchten, in tierischen Organen (Leber, Nieren, Muskel), Eigelb, Milch. Die Aufnahme des Vitamins mit der Nahrung ist daher weitgehend gesichert, so daß das Problem eines Pantothensäuremangels bei unseren Ernährungsbedingungen und -formen praktisch nicht von Bedeutung ist. Aus diesen Gründen lassen sich auch bindende Aussagen über den Pantothensäurebedarf des Menschen gegenwärtig nicht machen.

Die Bestimmung der Pantothensäure erfolgt mikrobiologisch und im Tierexperiment.

Folsäuregruppe. Moleküle mit Folsäurewirkung leiten sich von der Folsäure oder Pteroylglutaminsäure ab.

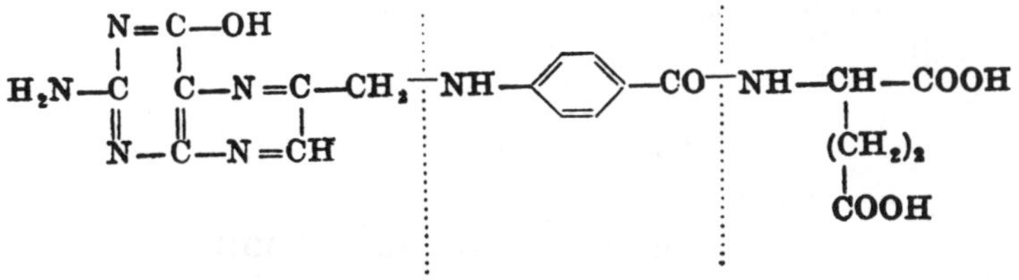

Pteridin p-Aminobenzoesäure Glutaminsäure

Folsäure

Die Folsäure setzt sich zusammen aus dem heterozyklischen Ringsystem des 2-Amino-4-hydroxy-6-methylpteridins, der p-Aminobenzoesäure und der Glutaminsäure.

Verbindungen der Folsäuregruppe kommen fast in jeder lebenden, tierischen und pflanzlichen Zelle vor, jedoch in außerordentlich kleinen Konzentrationen. Ein relativ hoher Gehalt (50–100 μg/100 g) an Folsäure findet sich in tiefgrünen Blattgemüsen, in frischen grünen Gemüsen, in der Leber und Niere von Nutztieren; geringere Gehalte treten auf in Rindfleisch, in Cerealien, in Wurzeln, Gemüsen, Tomaten, Käse und Milch.

Folsäure ist in kaltem Wasser und Alkohol sehr wenig, in heißem Wasser etwas besser löslich. Infolge Salzbildung der NH_2-gruppe ist Folsäure gut löslich in Säuren. Sie ist hitzestabil in neutralem und alkalischem Milieu, hitzeinstabil in sauren Lösungen. Durch Licht wird Folsäure zerstört.

Nach der Resorption wird die Folsäure über eine Reihe von Zwischenstufen in sogenannte „aktivierte Ameisensäure" und „aktivierten Formaldehyd" übergeführt. Diese beiden Coenzymformen der Folsäure sind bei einer Reihe von enzymatischen Reaktionen im Organismus beteiligt, bei denen Methylgruppen, Hydroxymethylgruppen oder Formylgruppen übertragen werden (vgl. Transferasen S. 226). Insbesondere betrifft dies Reaktionen, die beim Eiweißstoffwechsel, bei der Biosynthese von Purinen und damit der Nucleinsäuren, der Bildung des Porphyrinringes und des Blutfarbstoffes erforderlich sind.

Folsäuremangel äußert sich vor allem durch eine Veränderung des normalen Blutbildes (spezielle Anämieerscheinungen).

Bei normaler Ernährung treten Folsäuremangelerscheinungen nicht auf, doch ist es möglich, daß bei unrichtiger Zusammensetzung (z. B. infolge falscher Nahrungsauswahl) oder durch unzweckmäßige Zubereitung von Nahrungskombinationen Folsäuremangel eintritt. Bei Erkrankungen des Intestinaltraktes oder infolge eines operativen Eingriffes am Magen (Gastrektomie) kommt es vor, daß die Folsäure aus der Nahrung schlecht freigesetzt und ungenügend resorbiert wird.

Zur analytischen Erfassung der Folsäure können vorteilhaft mikrobiologische Methoden verwendet werden. Da Folsäure in natürlichem Material nur in verschwindend kleiner Konzentration vorliegt, kommen chemische Methoden nicht zur Anwendung.

Biotin war schon lange als Wuchsstoff für Pflanzen bekannt. Es wurde als Vitamin H aus Leberextrakten und als einer der Biosfaktoren (Hefewachstumsfaktoren) aus Eigelb isoliert.

Chemisch gesehen ist Biotin ein zyklisches Harnstoffderivat, das außerdem einen Thiophanring enthält.

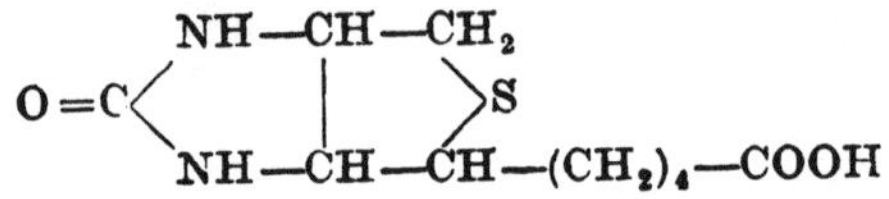

Biotin

Die wichtigsten Biotinquellen für die Ernährung sind Leber, Milch, Muskelfleisch und Gemüse.

Biotin ist hitzestabil, dagegen empfindlich gegenüber Luftsauerstoff und Licht (UV-Licht).

Biotin ist an einer Reihe von wichtigen biochemischen Prozessen beteiligt, bei denen Kohlendioxid auf organische Moleküle übertragen oder bei denen Kohlendioxid abgespalten wird. Das innerhalb eines Enzyms an Biotin gebundene CO_2 nennt man „aktiviertes CO_2" (aktivierte Kohlensäure).

Zu den bekanntesten derartigen Reaktionen gehören: die Carboxylierung von Pyruvat zu Oxalessigsäure (WOOD-WERKMAN-Reaktion). Biotin ist auch bei der Kondensation (Carboxylierung) von Acetyl-Coenzym A mit CO_2 unter Bildung von Malonyl-Coenzym A beteiligt; diese Reaktion stellt die Schlüsselreaktion für den biochemischen Aufbau langkettiger Fettsäuren aus kleineren Bruchstücken dar.

Da Biotin somit bei wesentlichen biochemischen Reaktionen, z. B. im Eiweißstoffwechsel, Fettsäurestoffwechsel und im Purinsäurestoffwechsel von entscheidender Bedeutung ist, muß sich ein Biotinmangel in schwerwiegenden Stoffwechselstörungen bemerkbar machen.

Neben dem Nahrungsbiotin ist vor allem das durch die Darmflora synthetisierte Biotin für die Gesunderhaltung des Menschen wichtig, doch ist die Biotinsynthese durch die Darmbakterien naturgemäß auch von der Nahrungszusammensetzung abhängig.

Wird mit der Nahrung viel rohes Hühnereiweiß aufgenommen, so verbindet sich eine Komponente dieses Eiweißes, das sogenannte Avidin, mit Biotin und den übrigen Biotinproteinen zu einem Komplex, welcher von den Enzymen des Magen-Darm-Traktes nicht mehr angegriffen werden kann. (Daher ist die Biosynthese von Fettsäuren auch durch Avidin hemmbar).

Der Biotinbedarf des Menschen wird auf 150–300 μg geschätzt. Diese Dosis wird normalerweise durch die Synthese der Darmbakterien gedeckt, so daß die Biotinzufuhr dann weitgehend nahrungsunabhängig ist. Bei gestörter Darmflora oder anderen Intestinaltrakterkrankungen greift jedoch der Organismus auf das Nahrungsbiotin zurück.

Der Nachweis und die Bestimmung des Biotins erfolgen auf mikrobiologischem und tierexperimentellem Wege.

Die Vitamin-B_{12}-Gruppe (Cobalamine). Die wichtigste Verbindung aus dieser Reihe ist das Vitamin B_{12} oder Cyanocobalamin. Das kompliziert aufgebaute Molekül, das eine ähnliche Struktur wie der Porphyrinring, der Grundkörper des roten Blutfarbstoffes, aufweist, enthält als Zentralatom dreiwertiges Kobalt komplex gebunden.

Für den Menschen stellen die inneren Organe, wie Leber und Nieren von Nutztieren, die wichtigste Vitamin-B_{12}-Quelle dar. Bei der industriellen Herstellung des Vitamins B_{12} wird von seiner Bildung durch zahlreiche Mikroorganismen Gebrauch gemacht. Das Vitamin fällt bei vielen Gärprozessen als Haupt- oder Nebenprodukt an und wird als Rohkonzentrat oder in gereinigtem Zustand für die menschliche und tierische Ernährung sowie für pharmazeutisch-medizinische Zwecke verwendet.

Oral, d. h. mit der Nahrung aufgenommenes Vitamin B_{12} verbindet sich im Magen-Darm-Traktus des Menschen mit einem Stoff, der von der Magenschleimhaut abgegeben wird, dem sogenannten „Intrinsic-Faktor". Die Bildung dieses Komplexes ist von ausschlaggebender Bedeutung für die Resorption des Vitamins B_{12}. Menschen, welche keinen Intrinsic-Faktor zu bilden vermögen, sind nicht fähig, Vitamin B_{12} in genügendem Ausmaß zu resorbieren.

Vitamin B_{12} ist an zahlreichen biochemischen Prozessen im höheren Organismus beteiligt. Besonders wichtig ist seine Mitwirkung an der Biosynthese labiler Methylgruppen, die im Stoffwechsel ihrerseits bei der Biosynthese wichtiger Körpersubstanzen, z. B. des Purin- und Pyrimidinringes, der Nucleinsäuren, des Methionins, des Cholins und des Kreatins (einer Substanz, die im Energiestoffwechsel des Körpers eingreift) beteiligt sind. Neueren Anschauungen gemäß greift das Vitamin B_{12} auch noch direkt in eine Reihe anderer wichtiger Stoffwechselvorgänge ein, z. B. in den Kohlenhydratstoffwechsel und in den Aminosäure- und Eiweißstoffwechsel.

Vitamin-B_{12}-Mangelzustände kommen bei normaler Ernährung beim Menschen praktisch nicht vor. Nur bei extremen Vegetariern kommt es zu Krankheitsbildern, die einem beginnenden Vitamin-B_{12}-Mangel entsprechen. Wird Vitamin B_{12} wegen Fehlens des sogenannten Intrinsic-Faktors oder wegen Gastrektomie vom Intestinaltrakt nicht resorbiert, so kann es zum Krankheitsbild der perniziösen Anämie kommen, eine der vor der Entdeckung des Vitamins B_{12} gefürchtetsten Krankheiten.

Der Bedarf an Vitamin B_{12} wird für den gesunden Menschen auf etwa 5 μg pro Tag geschätzt.

Analytik: Zur Bestimmung des Vitamins B_{12} werden meist kombiniert biologische und chemische Bestimmungsmethoden herangezogen. In vielen Fällen gelingt die chemische Bestimmung nur nach entsprechender Anreicherung und nach Abtrennung von Störsubstanzen. Bei neueren chemischen Bestimmungsmethoden unter Zusatz von radioaktiv markiertem Vitamin B_{12} als innerem Standard wird aus dem Aktivitätsverlust bei der Aufarbeitung auf den Gesamtverlust bei der Erfassung des Vitamins B_{12} aus der Nahrung oder anderem pflanzlichen oder tierischen Material geschlossen. Mikrobiologische Methoden sind im allgemeinen so empfindlich, daß auch ohne spezielle Anreicherungsverfahren analysiert werden kann.

Vitamin C [L (+) Ascorbinsäure]

Ascorbinsäure (die auch im Tierkörper vorhanden ist) liegt besonders reichlich in Hagebutten, Sanddornbeeren, Zitronen, schwarzen Johannisbeeren vor. Für die Volksernährung spielt die Kartoffel als Haupt-Vitamin-C-Träger die bedeutendste Rolle (6–35 mg/100 g).

Schon rein äußerlich entnehmen wir dem Formelbild der L-Ascorbinsäure als dem Lacton einer Hexonsäure eine auffallende Ähnlichkeit mit Vertretern aus der Gruppe der Kohlenhydrate, den Hexosen.

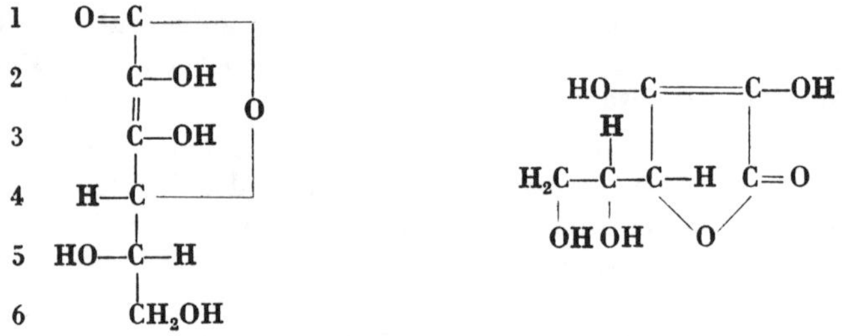

L(+)-Ascorbinsäure

Smp. 192 °C; spezifische Drehung $[\alpha]_D^{20} = +23°$ (in Wasser)

Das gemeinsame Vorkommen von Hexosen und dem Vitamin C in allen grünen Pflanzenzellen weist uns deshalb auf die genetischen Zusammenhänge zur Bildung des Vitamins C aus Kohlenhydraten hin. In der Tat zeigen auch experimentelle Ergebnisse, daß in der Biogenese die Muttersubstanz für das Vitamin C die Glucose ist, wobei – wie bei manchen chemischen Synthesen – die 2-Ketogulonsäure (= α-Ketogulonsäure) die Durchgangsstufe darstellt. In der α-Ketogulonsäure (vgl. Formel) ist jedoch noch keine Endiolgruppierung wie im Vitamin C vorhanden; es liegt in wäßriger Lösung auch noch kein Gleichgewicht zwischen Keto-, Alkohol- und Endiolform vor; auch ist der in der Ascorbinsäure vorhandene Lactonring noch geöffnet, so daß die Carboxylgruppe verestert werden kann: Mit Hilfe von Mineralsäuren kann die 2-Ketogulonsäure leicht in Ascorbinsäure durch Enolisierung übergeführt werden.

Die technische Synthese von Vitamin C aus D-Glucose verläuft über D-Sorbit → L-Sorbose → 2-Keto-L-Gulonsäure direkt zur Ascorbinsäure, wobei durch katalytische Hydrierung die D-Glucose in D-Sorbit übergeführt wird. Dieser Hexit liefert bei der biochemischen Dehydrierung mittels *Acetobacter*[1] die L-Sorbose, deren C-Atom 5 bereits

[1] Das Sorbosebacterium oxydiert spezifisch nur diejenige OH-Gruppe, die einer zweiten, konfigurativ gleichartig angeordneten benachbart ist. Dies trifft bei den C-Atomen 4 und 5 des Sorbits zu. Diese Spezifität ist so groß, daß man sie zur Konstitutionsermittlung in der Zuckerchemie herangezogen hat.

die Konfiguration der natürlichen Ascorbinsäure besitzt. Die weitere Oxydation zur 2-Keto-L-gulonsäure erfolgt entweder direkt mit Sauerstoff am Platinkontakt oder über die Diacetonverbindung mit Kaliumpermanganat. Anschließend werden die Acetonreste durch saure Hydrolyse wieder abgespalten. Beim Erhitzen der 2-Keto-L-gulonsäure mit Mineralsäuren erfolgt Enolisierung und Lactonisierung zum Vitamin C.

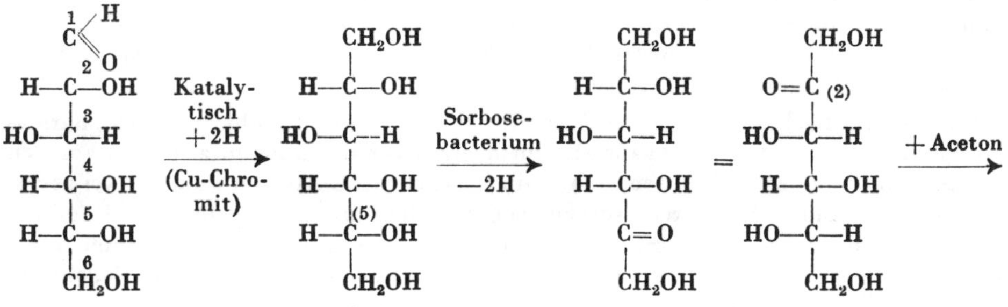

D-Glucose D-Sorbit L-Sorbose

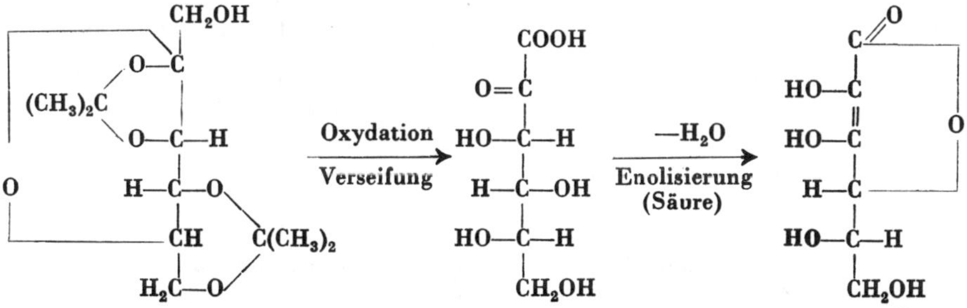

Diaceton-L-sorbose 2-Keto-L-gulonsäure L-**Ascorbinsäure**

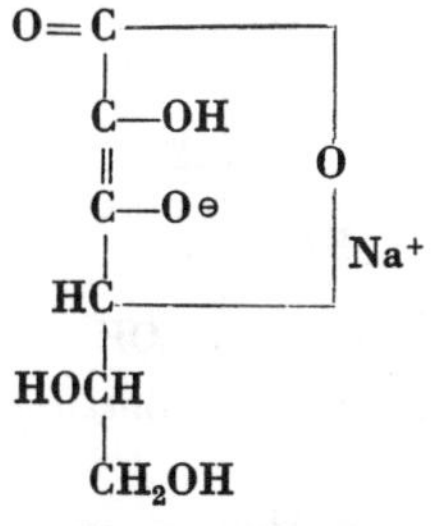

Natriumascorbat

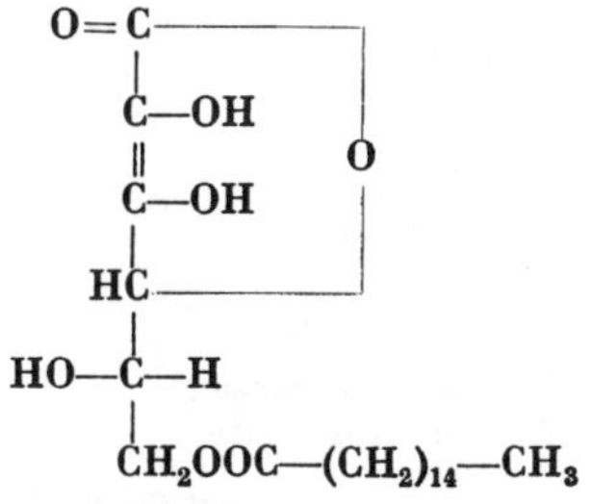

Ascorbylpalmitat

Die alkoholischen OH-Gruppen der Ascorbinsäure lassen sich mit Fettsäuren verestern, wobei im Falle des Ascorbylpalmitats (vgl. Formel) dieser Körper fettlöslich wird

und in lipoidem Milieu als Antioxydans und Synergist eingesetzt werden kann, z. B. in der Lebensmittelindustrie.

Die physiologische Wirkung im menschlichen Organismus ist vielseitig und erstreckt sich vor allem auf die Verhinderung des Skorbuts, auf die Abwehr von Infektionen aller Arten durch Anregung der Eigenabwehrkräfte, auf seine Funktion als Redoxsystem in der Wasserstoffübertragung im Zellstoffwechsel und auf seine neuerdings festgestellte Funktion bei der Biosynthese von Corticoiden. Der Tagesbedarf an Vitamin C (50 bis 75 mg) zur Verhinderung skorbutischer und vor allem präskorbutischer Erscheinungen (Frühjahrsmüdigkeit) ist industriell durch Synthese gedeckt. 1 IE = 0,05 mg krist. Vitamin C. Vgl. auch Tab. 17, S. 205.

Die antiskorbutische Wirkung des Vitamins C hängt, wie die physiologisch-pharmakologische Wirkung der Stoffe ganz allgemein, stark von der Konfiguration ab: Von den 4 optisch aktiven Ascorbinsäuren – Vitamin C hat in den C-Atomen 4 und 5 zwei asymmetrische C-Atome – ist die rechtsdrehende L-Ascorbinsäure, das eigentliche Vitamin C, die biologisch wirksame Form. Als wasserlösliches Antioxydans besitzt unter den 4 stereoisomeren Formen der AS noch die D-Isoascorbinsäure eine gewisse Bedeutung (vgl. Formel).

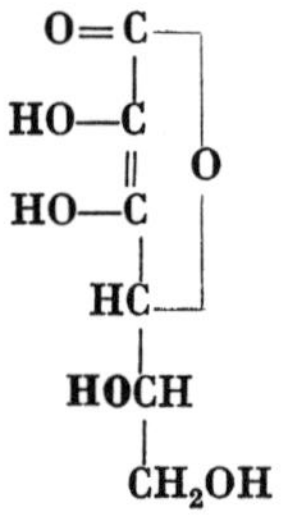

L-Ascorbinsäure

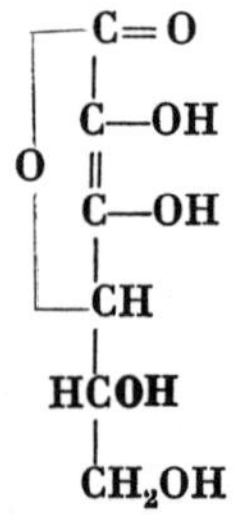

D-Ascorbinsäure

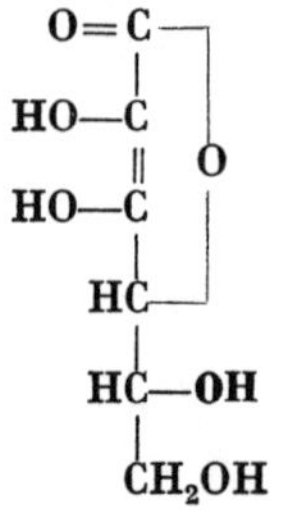

D-Araboascorbinsäure
D-Isoascorbinsäure

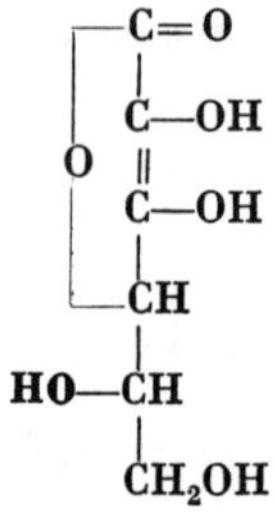

L-Araboascorbinsäure

Stereoisomere Formen der Ascorbinsäure

Vitamin C bildet farblose Kristalle, die in Substanz unter Lichtschutz stabil sind. Sie lösen sich sehr leicht in Wasser mit stark saurer Reaktion. Ascorbinsäure ist eine relativ starke Säure, wobei die Säureeigenschaft auf das saure Enol-Hydroxyl am C_3 zurückzuführen ist, dessen Acidität durch das benachbarte Lactoncarbonyl über die eines gewöhnlichen Enols hinaus verstärkt wird (vgl. Formelbild Na-Ascorbat). So weist z. B. eine 2%ige wäßrige Ascorbinsäurelösung ein pH von 2,8 auf. Der Dissoziationsgrad der Ascorbinsäure in Abhängigkeit vom pH geht aus Abbildung 12 hervor.

Die Eigenschaften einer wäßrigen Ascorbinsäure-Lösung (z. B. die Empfindlichkeit gegenüber Sauerstoff, Autoxydationsneigung, enzymatische Oxydationsbereitschaft) hängen vom jeweiligen pH der Lösung und damit von den jeweils vorliegenden Ionenformen bei der herrschenden Wasserstoffionenkonzentration ab.

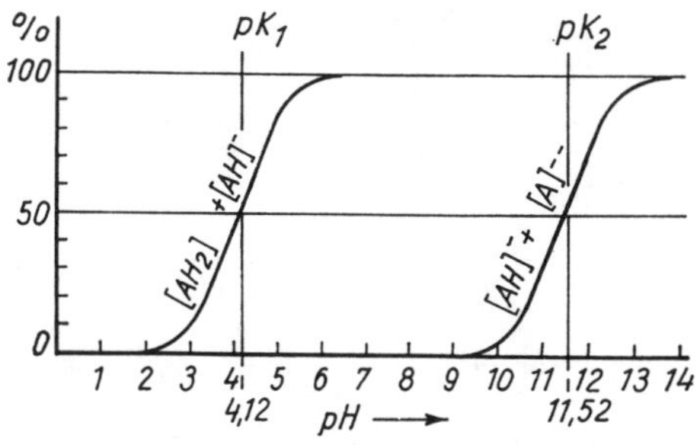

Abb. 12

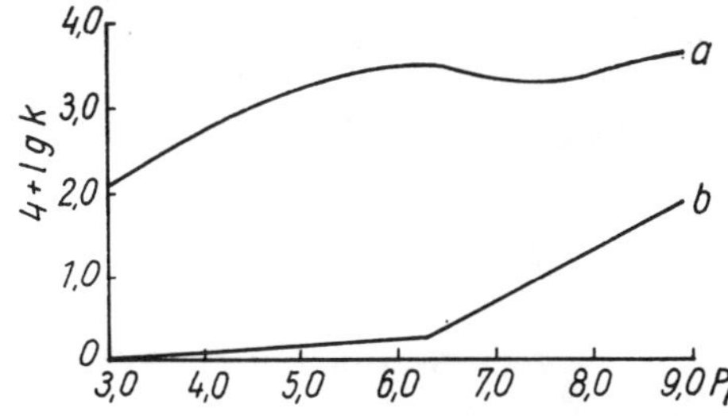

Abb. 13

Abb. 12. Dissoziation der Ascorbinsäure in Abhängigkeit vom pH (in %). Dissoziationskonstanten in Wasser: $pK_1 = 4{,}1$, $pK_2 = 11{,}5$

Abb. 13. Änderung der Reaktionsgeschwindigkeit der Oxydation der L-Ascorbinsäure in Abhängigkeit von der Wasserstoffionenkonzentration in Gegenwart (a) und bei Abwesenheit (b) von Kupferionen (nach SCHULTE und SCHILLINGER)

In stark saurer Lösung ist Vitamin C bei Sauerstoffausschluß sehr beständig, ja selbst in Gegenwart von O_2 (Luft) sind reine Lösungen von Vitamin C in saurem Milieu überraschend stabil und wenig oxydationsempfindlich, wogegen neutrales und alkalisches Milieu oder geringste Spuren von Schwermetallen (besonders Cu und Fe) die Zersetzung durch Sauerstoff ganz erheblich beschleunigen.[1] Ganz allgemein steigt die Geschwindigkeit der Autoxydation und der Cu-katalysierten Oxydation der Ascorbinsäure mit zunehmender Dissoziation (vgl. Abb. 13).

In Lebensmitteln müssen außer der (reinen) Autoxydation und der schwermetallkatalysierten Oxydation besonders die durch Enzyme gesteuerten Oxydationsvorgänge der Ascorbinsäure beachtet werden. Sowohl bei der Ernte, bei unsachgemäßem Transport, ungünstiger Lagerung Vitamin-C-haltiger pflanzlicher Lebensmittel (Spinat, Erbsen, Bohnen u. a.) als auch bei der haushaltsmäßigen und der industriellen Verarbeitung können auf diesem Wege erhebliche Vitamin-C-Verluste auftreten (vgl. Tabellen S. 206).

[1] Noch in Konzentrationen bis 10^{-9} sind Cu^{2+}-Ionen wirksam. Die Oxydation der Ascorbinsäure beruht hierbei auf dem Übergang von $Cu^{2+} \rightarrow Cu^{+}$ und Reoxydation des autoxydablen Cu^{+} durch Sauerstoff.

Bei den Ascorbinsäure-oxydierenden Enzymen handelt es sich um eine Reihe von Oxydasen, die als Co-Enzyme Kupfer (Ascorbinsäure-Oxydase, Phenolasen) oder Eisen (Peroxydase, Cytochromoxydase) enthalten. Nur die Ascorbinsäure-Oxydase vermag Vitamin C *direkt* aerob zu oxydieren, die anderen Enzyme (z. B. Phenolasen, Peroxydasen) greifen Ascorbinsäure *indirekt* an, d. h. es werden z. B. Polyphenole, wie Catechine, Quercetin, Chlorogensäure, als Vermittler oder Elektronenüberträger zwischen Oxydase (Enzym) und Vitamin C eingeschaltet:

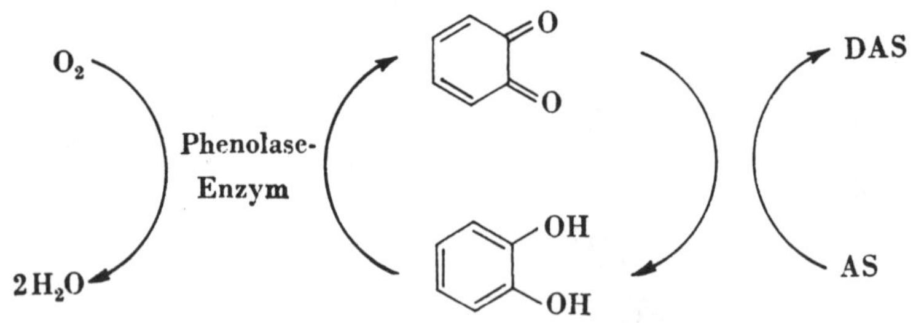

Reaktionskette: O_2-Phenolase-Polyphenol-Ascorbinsäure (AS)

Dieser Kreisprozeß läuft bei *intakten* Enzymsystemen in pflanzlichen Lebensmitteln solange ab, als noch unveränderte Ascorbinsäure verhanden ist. Da der tierische Organismus nicht über Polyphenoloxydase verfügt, spielt diese Reaktionskette dort keine Rolle. In ähnlicher Weise ist auch mit Peroxydase ein Ascorbinsäure zerstörendes System möglich.

Die leichte Oxydierbarkeit bzw. das starke Reduktionsvermögen ist wohl die auffälligste Eigenschaft des Vitamins C, die auch als Grundlage für verschiedene Bestimmungsmethoden (mit TILLMANs Reagens, Jodlösung u. a.) dient. Sie ist an die Endiol-Gruppierung im Ascorbinsäure-Molekül gebunden[1]. Bei der Oxydation geht das Vitamin zunächst unter Verlust von 2 H-Atomen in die oxydierte Form, die noch antiskorbutisch wirksame Dehydroascorbinsäure (DAS) über. Diese kann leicht, vorab durch die Instabilität des Lactonrings in neutralem und alkalischem Milieu, zu antiskorbutisch unwirksamen Produkten weiteroxydiert werden: über die Stufe der 2,3-Diketogulonsäure (und deren Endiolformen) nach Decarboxylierung schließlich zu Oxalsäure und L-Threonsäure. Auch in saurem Milieu wird DAS zerstört. Beim Kochen entstehen daraus reduktonartige Körper, die sich ähnlich wie Ascorbinsäure verhalten.

Die Oxydation zur Dehydroascorbinsäure kann durch Anlagerung von Wasserstoff in vivo und in vitro reversibel verlaufen. Von dieser Möglichkeit wird analytisch zur Erfassung des Gesamt-Vitamins C (Ascorbinsäure + Dehydroascorbinsäure) in der Lebensmittelchemie Gebrauch gemacht. Die leichte Abgabe und Aufnahme von Wasserstoff befähigen die Ascorbinsäure und Dehydroascorbinsäure (beide Formen sind im Gewebe auch vorhanden) im Organismus zur Ausbildung eines Redoxsystems (Übertragung von Wasserstoff), das biologisch bei Stoffwechselvorgängen von Bedeutung ist.

[1] Weitere lebensmittelchemisch interessierende Endiol-Verbindungen, die auch das starke Reduktionsvermögen aufweisen, sind die Reduktone (vgl. S. 114) und die Reduktinsäure.

Der Schutz des Vitamins C vor der Oxydation erfordert, im Hinblick auf seine ernährungsphysiologische Wichtigkeit, bei der Lagerung und Verarbeitung von Lebensmitteln besondere Berücksichtigung. Grundsätzlich ist immer die O_2-Entfernung anzustreben, z. B. durch Lagern im Vakuum oder Arbeiten in inerter Gasatmosphäre. Der

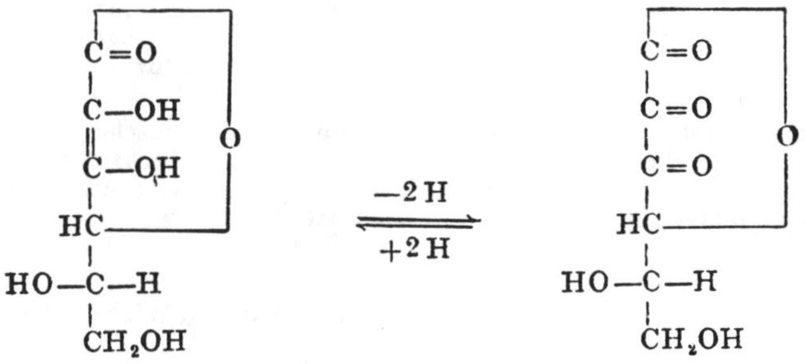

Ascorbinsäure Dehydroascorbinsäure

Transport Vitamin-C-haltiger pflanzlicher Lebensmittel vor der Verarbeitung erfolgt zweckmäßig bei gesenkten Temperaturen, z. B. Verwendung von zerkleinertem Eis sofort nach der Ernte bis zur Verarbeitung (Spinat, Bohnen, Erbsen). Die schwermetallkatalysierte Zerstörung der AS in Lebensmitteln wird durch verschiedene natürliche Lebensmittelinhaltsstoffe gehemmt:

Aminosäuren:	Glykokoll, Kreatin, Kreatinin, Asparaginsäure, Glutaminsäure, Cystein
Eiweißstoffe	
Hydroxysäuren:	Citronensäure, Weinsäure
Dicarbonsäuren:	Oxalsäure
Mono- und Polysaccharide	
Pektine	
Flavonoide, Gerbstoffe u. ä.:	Quercetin, Anthocyane, Catechine

Es darf hierbei nicht übersehen werden, daß Eiweiß-, Saccharid- und Pektinlösungen auch auf rein physikalischem Wege eine Stabilisierung begünstigen, nämlich durch Herabsetzung der Sauerstoffdiffusionsgeschwindigkeit einerseits und andererseits durch Ausbildung von Wasserstoffbrücken zwischen dem Vitamin-C-Molekül bei sterisch günstig liegenden OH-, >NH-, >CO- und -COOH-Gruppen der Eiweiß-, Zucker- oder Pektinmoleküle.

Die Verhinderung der enzymatischen Zerstörung von Vitamin C in Lebensmitteln erfolgt am zweckmäßigsten durch die verschiedenen technologischen Maßnahmen einer Hitzeinaktivierung der beteiligten Oxydationsenzyme, z. B. durch Blanchieren, vgl. S. 217 und 254.

Analytik: Fast allen chemischen Bestimmungsmethoden liegt die starke Reduktionswirkung des Vitamins C zugrunde. Daher läßt es sich prinzipiell durch den Verbrauch eines

Oxydationsmittels, wie Jodlösung, Methylenblaulösung, 2,6-Dichlorphenol-indophenollösung (TILLMANs Reagens), bestimmen. Von diesen Oxydationsmitteln verdient TILLMANs Reagens besondere Beachtung, da man seine Anwendung weitgehend spezifisch für Ascorbinsäure gestalten konnte. Es handelt sich um einen Farbstoff, der in saurer Lösung rot, in neutraler und alkalischer Lösung blau und in seiner reduzierten Form farblos ist.[1] Wegen der Sauerstoffempfindlichkeit des Vitamins C muß bei der Extraktion aus natürlichem Material in saurem Milieu, meist unter Verwendung der stabilisierenden Metaphosphorsäure oder Oxalsäure gearbeitet werden. Gegebenenfalls müssen vorher bei diesem Verfahren störende und reduzierende Substanzen (Gerbstoffe, Farbstoffe, Reduktone, Glutathion u. a.) abgetrennt werden, am besten papierchromatographisch. Auch die Polarographie läßt sich für die Vitamin-C-Bestimmung vorteilhaft heranziehen.

Eine recht spezifische Bestimmung des Vitamins C auf enzymchemischer Basis bedient sich der Ascorbinsäure-Oxydase aus Kürbis oder Gurken. Die spezifischste, wenn auch zeitlich langwierigste quantitative Bestimmungsmethode ist die biologische Prüfung im Tierversuch in Gestalt des prophylaktischen und kurativen Skorbuttestes.

2.5.5. Abgrenzung der Vitamine gegenüber anderen Wirkstoffen der Nahrung

Neben den besprochenen Vitaminen gibt es noch weitere organische Wirkstoffe, welche dem Körper regelmäßig mit der Nahrung zugeführt werden und vom Körper nicht oder nur ungenügend synthetisiert werden können. Diese Stoffe unterscheiden sich von den Vitaminen entweder dadurch, daß die täglich benötigte Menge größer als bei den Vitaminen ist oder daß sie nur unter besonderen Umständen essentiell, d. h. lebensnotwendig, sind.

Es wurde schon erwähnt, daß zu den essentiellen Nahrungsfaktoren, welche in größerer Menge benötigt werden als die Vitamine, die

essentiellen Aminosäuren (vgl. S. 23) und die

essentiellen Fettsäuren (früher als „Vitamin F" bezeichnet, vgl. S. 180) gehören.

Es gibt aber auch gewisse Stoffe, welche bei normaler Ernährung des Organismus selbst aus den allgemeinen Nahrungsbestandteilen synthetisiert, welche aber unter Umständen bei Zufuhr von außen die Funktionstüchtigkeit des Organismus verbessern können. Man kann diesen Effekt dahin deuten, daß der Körper dann nicht mehr in der Lage ist, diese Stoffe zur Aufrechterhaltung seiner normalen Funktionen in genügender Menge selbst zu synthetisieren. Aus Tierfütterungsversuchen läßt sich folgern, daß zu diesen Stoffen folgende Vertreter gehören: *Lipon-* oder *Thioctansäure* (zuweilen der Vitamin B-Gruppe zugerechnet); *Orotsäure* (Uracil-4-carbonsäure); *Myo-Inosit* (früher Meso-Inosit genannt); *Ubichinon* oder *Coenzym Q* (ein dem Vitamin K ähnliches Chinon, vgl. S. 180); eine organische *Selenverbindung*; der sogenannte *Glucosetoleranzfactor*, eine Verbindung,

[1]

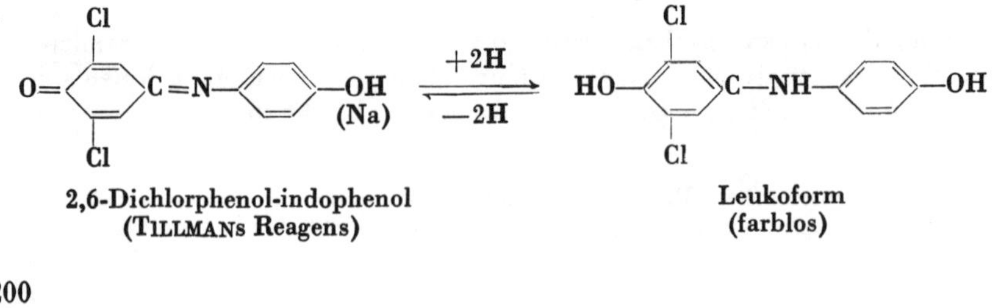

2,6-Dichlorphenol-indophenol (TILLMANs Reagens)

Leukoform (farblos)

die komplexgebundenes Chrom enthält; der *Bifidusfaktor* (vgl. S. 319); *Rutin* oder *Vitamin P*; *Cholin.*

Diese kurze Übersicht läßt bereits Zusammenhänge dieser Stoffe mit den Vitaminen und Enzymen einerseits und den Spurenelementen andererseits erkennen. Von lebensmittelchemischem Interesse sind vor allem Myo-Inosit, Rutin (Vitamin P) und Cholin.

Myo-Inosit. Inosit ist chemisch ein Hexahydroxycyclohexan. Von den 9 möglichen stereoisomeren Formen ist nur der optisch inaktive Myo-Inosit (früher Meso-Inosit) als Wirkstoff aktiv.

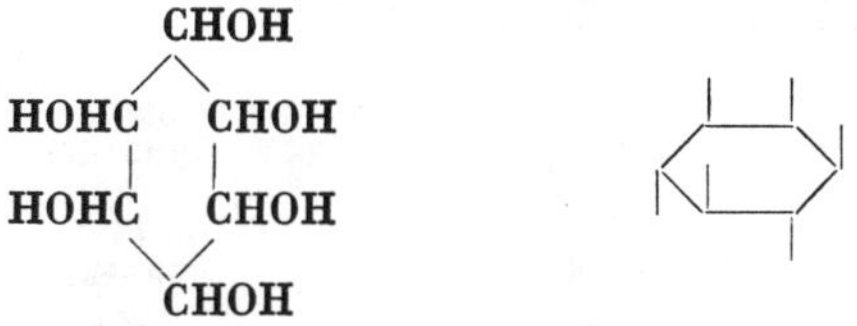

Myo-Inosit
(die Striche geben die Stellung der OH-Gruppen an)

Inosit kommt in gebundener Form im Pflanzenreich weit verbreitet vor. Im tierischen Organismus wie auch in Pflanzen liegt er in den Inosit-Phosphatiden als Diphosphorsäure- oder Monophosphorsäure-Ester vor.
Die ernährungsphysiologisch wichtigste Verbindung ist der Hexaphosphorsäure-Ester des Inosits, die Phytinsäure, oft auch nur *Phytin* genannt. Rund 80% des gesamten Phosphorsäurebestandes der Cerealien, z. B. in den Weizen- oder Roggenkörnern, entfallen auf Phytin. Die Getreidekörner enthalten 0,2–0,27% Phytinphosphor. Wegen seiner die Resorption von Calcium hemmenden Wirkung muß Phytin ernährungsphysiologisch beachtet werden. Von besonderer Bedeutung ist die Ausnutzung des Phytinphosphors als Phosphatquelle (vgl. S. 167). Phytin als solches ist vom menschlichen Darm nicht resorbierbar. Es ist auch nicht bekannt, in welchem Ausmaß es im Darm enzymatisch durch Phytasen, eine Gruppe von wenig spezifischen Monoesterasen, gespalten wird. Der Monophosphorsäureester wird rascher resorbiert als der freie Inosit.
Man weiß gegenwärtig noch nicht, ob der Mensch seinen Inositbedarf aus exogenen Quellen (aus der Nahrung) decken muß, oder ob die umfangreiche körpereigene Synthese genügt.

„Vitamin P“. Bei den früher als Vitamin P (Permeabilitätsfaktoren) bezeichneten Verbindungen handelt es sich um eine Reihe von Bioflavonoiden, die vielfach als Glykoside zusammen, z. B. in Citrussäften, vorkommen. Unter ihnen sind besonders die Rutinoside zu nennen: *Rutin* (Aglykon Quercetin), *Hesperidin* (Aglykon Hesperetin), *Naringin* (Aglykon Naringenin).

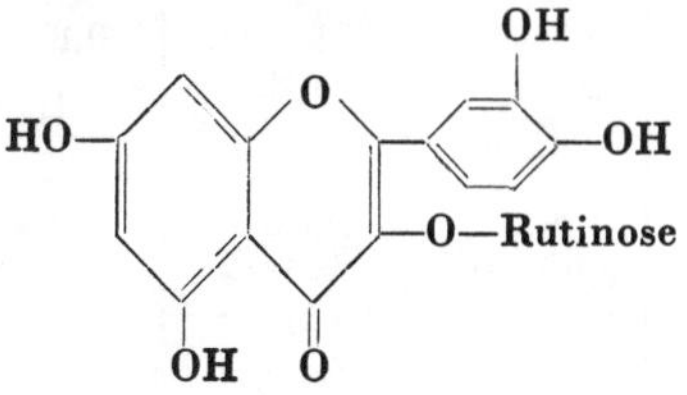

Rutin (Flavonolglykosid)

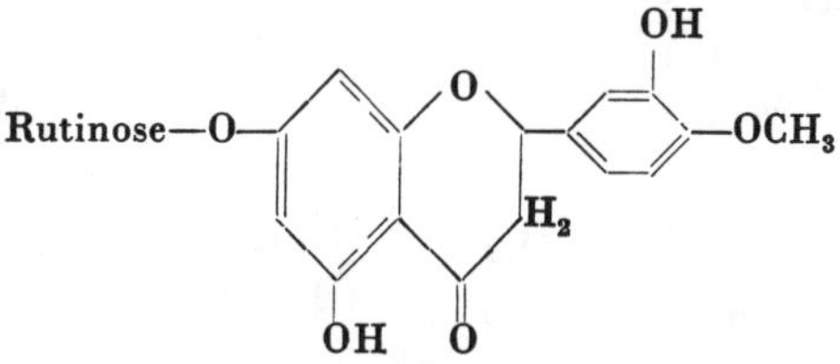

Hesperidin (Flavanonglykosid)

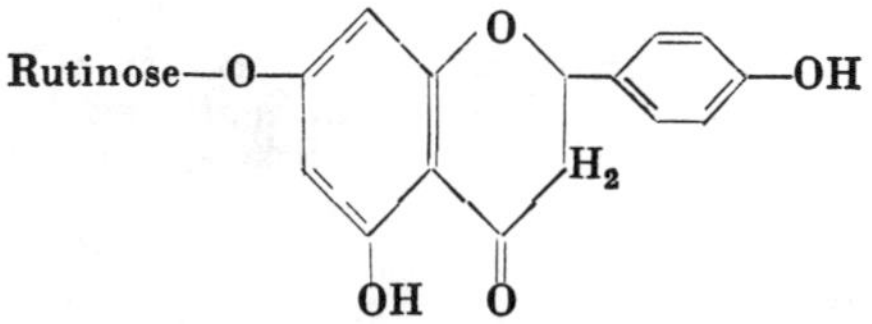

Naringin (Flavanonglykosid)

Rutinose = Disaccharid aus Glucose und Rhamnose

2.5.6. Vitamingehalt einiger Lebensmittel

Tabelle 16. Vitamingehalte

Die Werte beziehen sich auf den eßbaren

	Vitamin A IE	β-Carotin mg	Vitamin B_1 mg	Vitamin B_2 mg	Vitamin PP mg	Vitamin B_6 mg
Fleisch (Rind, Kalb, Schwein)	0 0—600	0 0—50	3 0,5—8	2 1—3	50 30—60	3
Leber (Rind, Kalb, Schwein)	200 000 6000—400 000		3 2—4	25 15—40	150 80—250	9 3—25
Hühnereier	580 000 530 000—660 000	0 0	0,9 0,6—1,3	2,7 2,5—5,8	0,7 0,4—0,9	1 0,8—1,6
Kuhmilch	400—900 150—1000	0,09—0,23 0,05—0,25	0,36 0,3—0,4	1,8 1,0—2,0	0,9 0,7—1,1	0,5 0,06—0,7
Butter	200 000 90 000—450 000	5,4 3,5—8,5	0,07 0,06—0,08	0,19 0,10—0,41	0,1—1,0	+[3]
Emmentaler Käse	10 000 4000—17 000	1,0 0,5—1,5	0,5 0,2—0,5	3 2—5	1 0,8—1,5	1 0,6—1,2
Olivenöl	0	0	0	0	0	0
Schweineschmalz	+[1]		+[1]	+[1]	+[1]	
Hartfett	0	0	0	0	0	0
Weizenmehl Typ 812	0	0	2,6 2,1—2,9	0,6 0,5—0,7	31 20—42	
Weißbrot	0	0	0,9 0,4—1,4	0,6 0,2—1,2	8,5 5,0—15	1,4 1,3—2,0
Kartoffeln	0 0	0,2 0,02—0,5	0,9 0,4—1,5	0,4 0,3—0,9	10 7,5—20	1,5 0,8—2
grüne Bohnen	0 0	3 1—6	0,7 0,5—1,3	1,3 0,6—2,3	4,7 1,8—10	1,3 0,5—1,7
Äpfel	0 0	0,6 0,4—0,9	0,25 0,07—0,4	0,3 0,03—0,5	1,3 0,6—2	0,4 0,4—0,6
Kristallzucker	0	0	0	0	0	0

* Die Zahlenangaben sind, wo nichts anderes vermerkt, dem Tabellenwerk von S. W. Souci, des betreffenden Vitamins vorliegen, + zeigt an, daß das Vitamin in Spuren regelmäßig an-
Schwankungsbreite, mit

[1] Deutsche Gesellschaft für Ernährung (1962).

[2] Gesamttocopherole H. Schmid und R. G. Haber (1960).

einiger Lebensmittel*

Anteil von 1000 g käuflicher Rohware.

Panto-thensäure mg	Biotin μg	Folsäure μg	Vitamin B_{12} μg	Vitamin C mg	Vitamin D μg	α-Toco-pherol mg	Vitamin K mg
4—6[3]	30—40[3]	10—100	0—30			5—8[3]	
80 70—100	800—1000[3]	1000	600 350—400	300 200—700	2—5	8—16	1—2
14 9—17	250[3]	40 39—46	7—29	0 0	44	9 4—14	0,017
3,51 2,8—4,2		18 4—21	5,4 3,6—7,6	15 2—25	0,9 0,08—2,0	0,7	0,004—0,17
+[3]					2,0—40	26 20—34	0,6
4,4[4] 1,8—17	9[4] 4—23	64[4] 30—150		5	12—47	3	
0	0	0	0	0	0	30—300[2]	0
0	0	0	0	+[1] 0	0	0	0
			0	0	0		
			0	0	0		
3,7 1,8—5,9	1[2]	60[3]	0	120 20—250	0	1[3]	
1[3]	12[3]		0	180 90—300	0		
0,9 0,6—1,3	3[3]	8	0	110 35—176		7[3]	
0	0	0	0	0	0	0	0

W. FACHMANN und H. KRAUT (1962) entnommen. 0 bedeutet, daß keine nennenswerten Mengen getroffen wird. Die obere Linie bedeutet die zu erwartende Vitaminmenge, die untere die der zu rechnen ist.

[3] R. A. McCANCE u. Mitarb. (1960).
[4] K. M. SHAHANI u. Mitarb. (1962).

Diese (früher als Vitamin P benannten) polyphenolischen Flavonoide sind jedoch weder Vitamine noch essentielle Nahrungsstoffe, deren Mangel Ausfallserscheinungen im Sinne einer Ernährungskrankheit verursachen. Wohl haben sie eine deutliche pharmakologische Wirkung; nach medizinischen Beobachtungen schreibt man ihnen günstige Einflüsse auf die Herabsetzung der Permeabilität der Gefäße – insbesondere bei gleichzeitiger Verabreichung mit Vitamin C – zu. Im normalen Betrieb des Organismus haben sie keine physiologischen Aufgaben.

Cholin. Dem chemischen Aufbau nach ist Cholin ein trimethyliertes Äthanolamin (vgl. S. 96). Der tierische Organismus kann Cholin durch Methylierung von Äthanolamin bilden, wobei in der Norm Methionin (aktiviertes Methionin) der wichtigste Methyldonator ist. Äthanolamin (Colamin) seinerseits entsteht im Organismus durch Decarboxylierung der Aminosäure Serin und wird im Organismus praktisch nur zur Bildung von Cholin oder als Base für den Aufbau von Phosphatiden, z. B. für die Kephaline, benützt.

Cholin hat im Stoffwechsel mehrere Aufgaben zu erfüllen. Die 3 wichtigsten sind: Lieferung des Grundbausteines für die Synthese von Lecithin, weiterhin Lieferung von Methylgruppen für Transmethylierungen und Bildung von Acetylcholin. Voraussetzung für die Biosynthese von Lecithin im Organismus ist, daß genügend Cholin zur Verfügung steht. Der größte Teil des mit der Nahrung aufgenommenen und des im Stoffwechsel durch Transmethylierung gebildeten Cholins wird in der Norm zur Bildung von Lecithin verwendet.

Symptome des Cholinmangels bei Tieren sind Wachstumsverzögerungen und, wie beim Menschen, Leberverfettungen, die häufig in Lebercirrhosen übergehen. Die Leberverfettung läßt sich durch Gaben von „lipotropen" Substanzen verhindern; die am stärksten lipotrop wirkende Substanz ist das Cholin. Diese lipotrope Wirkung des Cholins beruht in seiner Eigenschaft als Baustein für die Lecithinsynthese. Die in der Leber ständig durch Biosynthese entstehenden Fettsäuren werden normalerweise in Form von Lecithin (also von Phosphatiden) in das Blut abgegeben. Bei Mangel an Cholin ist der Abtransport der Fettsäuren aus der Leber gestört. Die Fettsäuren werden dann in Form von Triglyceriden in der Leber abgelagert (Leberverfettung).

2.5.7. Vitaminbedarf

Verglichen mit der vom Menschen benötigten Menge an kalorischen Nährstoffen und an Aufbaustoffen (Kohlenhydrate, Fett, Eiweiß) ist die erforderliche Menge an Vitaminen sehr klein. Die wünschenswerte tägliche Zufuhr, bei der erfahrungsgemäß volle Gesundheit und Leistungsfähigkeit beobachtet werden, wurde von verschiedenen Gremien in Empfehlungen zusammengestellt, wie sie Tabelle 17 (nach K. LANG) wiedergibt.

Es muß ausdrücklich hervorgehoben werden, daß der Vitaminbedarf keine feststehende Größe darstellt, sondern je nach äußeren Einflüssen variiert. Ganz allgemein steigt der Bedarf bei körperlicher Belastung an, z. B. bei schwerer körperlicher Arbeit, bei Hitze, Kälte, während einer Krankheit, während der Gravidität und Stillzeit. Im speziellen Falle des Thiamins (Vitamin B_1) ist der Bedarf von der Höhe der Kohlenhydratzufuhr abhängig (vgl. Cocarboxylase und Kohlenhydratstoffwechsel, S. 182); ganz analog hängt der Vitamin-B_6-Bedarf von der Höhe des Eiweißverzehrs ab, vgl. S. 189.

Die uns in den verfügbaren Lebensmitteln angebotenen Vitamine sind in Tabelle 16 zusammengestellt. Maßgeblich für die Vitaminversorgung ist jedoch nicht der „native" Gehalt eines Lebensmittels an Vitaminen, sondern die Vitaminmenge, die noch in der fertig zubereiteten Kost enthalten ist, besser, die effektiv zur Resorption kommende Menge.

Tabelle 17. a) Empfehlungen der Deutschen Gesellschaft für Ernährung (BRD), b) Empfehlungen des Food and Nutrition Board des National Research Council der USA (Revision von 1968)

	Vitamin A IE		Thiamin mg		Riboflavin mg		Ascorbinsäure mg	
	a	b	a	b	a	b	a	b
Mann, 25 Jahre	5000	5000	1,7	1,4	1,8	1,7	75	60
45 Jahre	5000	5000	1,5	1,3	1,8	1,7	75	60
65 Jahre	5000	5000	1,7	1,2	1,8	1,7	75	60
Frau, 25 Jahre	5000	5000	1,5	1,0	1,8	1,5	75	55
45 Jahre	5000	5000	1,5	1,0	1,8	1,5	75	55
65 Jahre	5000	5000	1,5	1,0	1,8	1,5	75	55
Gravidität ab 6. Monat	6000	6000	2,1	1,1	2,0	1,8	100	60
Lactation	8000	8000	2,3	1,5	2,5	2,0	120	60
Kinder, 0–3 Monate	[1]	1500	0,3	0,2	[1]	0,4	30	35
4–6 Monate	[1]	1500	0,4	0,4	[1]	0,5	30	35
7–9 Monate	2000	1500	0,4	0,5	0,7	0,6	35	35
10–12 Monate	2000	1500	0,5	0,5	0,7	0,6	35	35
Kinder, 1–3 Jahre	2000	2000	0,7	0,6	0,8	0,6	40	40
4–6 Jahre	2500	2500	1,0	0,8	0,8	0,9	50	40
7–9 Jahre	3500	3500	1,3	1,0	0,9	1,2	60	40
Knaben, 10–12 J.	4500	4500	1,7	1,3	1,8	1,3	75	40
13–18 J.	5000	5000	2,0	1,5	1,8	1,5	75	55
Mädchen, 10–12 J.	4500	4500	1,4	1,2	1,8	1,3	75	40
13–18 J.	5000	5000	1,7	1,2	1,8	1,5	75	50

[1] Säuglinge bis zu 6 Monaten haben über die natürliche Brustnahrung hinaus keinen zusätzlichen Bedarf an Vitamin A und an Riboflavin.

2.5.8. Einfluß der Lagerung und Zubereitung auf den Vitamingehalt der Nahrung

Bei der Lagerung, Zubereitung und Konservierung der Lebensmittel entstehen Vitaminverluste, die bei unsachgemäßem Vorgehen beträchtlich werden können. Dieser Verlust hängt ab von der Empfindlichkeit mancher Vitamine gegenüber Lichteinwirkung, z. B. bei Vitamin A, B_2, B_6, E und K. Andere Vitamine sind thermolabil, wie Vitamin B_1, Folsäure und Pantothensäure. Auch durch Anwesenheit von Sauerstoff, insbesondere in Gegenwart von Oxydationsenzymen und Schwermetallspuren, können oxydationsempfindliche Vitamine, wie Vitamin A, D, E und C, starke Einbußen erleiden oder völlig der Zerstörung anheimfallen. Wie Tabelle 18 zeigt, sind einige Vitamine auch durch ionisierende Strahlen zerstörbar.

Bereits nach der Ernte ist bei Transport und Lagerung von Obst und Gemüse die temperaturabhängige Abnahme des Vitamingehalts zu beachten, wenn nicht besondere Schutzsysteme (Stabilisatoren) in der Pflanzenzelle, wie z. B. in Citrusfrüchten, vorhanden sind und auf diese Weise z. B. die Zerstörung des Vitamins C inhibiert wird. Bei Zimmertemperatur gelagerter Spinat, grüne Bohnen und Spargel verlieren nach

24 Stunden 50% ihres Vitamin-C-Gehaltes; bei Kaltlagerung sind die Verluste geringer. Junges Blattgemüse ist besonders gefährdet; in Frühjahrsspinat sind die Vitamin-C-Verluste etwa dreimal so hoch wie im Winterspinat. Derartige Wertminderungen zwingen zu schnellem Transport und schonender Lagerung bis zur Aufarbeitung, z. B. zu Kaltlagerung, evtl. unter Schutzgas.

Tabelle 18. Zerstörbarkeit von Vitaminen (nach K. LANG)

Vitamin	Hitzelabil	Oxydabel	Licht-empfindlich	Empfindlich gegen ionisierende Strahlen
A		+	+	+
D		+		
E		+		
K			+	+
B_1 (Thiamin)	+			+
B_2 (Riboflavin)			+	+
B_6 (Pyridoxin)			+	
Pantothensäure	+			
Pteroylglutaminsäure (Folsäure)	+			
C		+		+

Auch bei den ausgesprochenen „Lagerwaren" wie Kartoffeln oder Dauergemüse ist die Abnahme der empfindlichen Vitamine bemerkenswert. Kartoffeln enthalten im Frühjahr nur noch die Hälfte oder noch weniger der bei der Ernte vorhandenen Vitamin-C-Menge. Eine wesentlich bessere Erhaltung von Vitaminen, z. B. von Vitamin B_2 und C, wird bei Mais und Trockenbohnen durch Kaltlagerung erreicht.

Als reaktionsfähige, in geringer Konzentration vorliegende Verbindungen sind die Vitamine in den komplexen Substanzgemischen der Lebensmittel, vor allem bei deren Verarbeitung, vielfältigen Einflüssen ausgesetzt. Somit dürfen einzelne Befunde über die Abnahme der Vitamine nicht verallgemeinert werden. Auch die Angaben in Tabelle 19 können nur als Anhaltspunkte dienen. Sie zeigen aber deutlich die möglichen Verluste

Tabelle 19. Durchschnittliche Vitaminverluste bei der haushaltsüblichen Zubereitung der Speisen; (nach K. LANG; im Einzelfall können die Abweichungen jedoch beträchtlich sein)

Thiamin	30%
Riboflavin	15%
Niacin	20%
Ascorbinsäure	35%
Pantothensäure	35%
Folsäure	40—50%

an Vitaminen bei der haushaltsmäßigen Lebensmittelzubereitung. Allgemein wirken sich langsames Erhitzen, langes Kochen, Zutritt von Sauerstoff (Luft), langsames Abkühlen ungünstig auf die Vitamin-Erhaltung aus. Die Zubereitung im Dampftopf unter erhöhtem Druck ist schonender als das konventionelle Kochen. Auch auf das

Metall-Material der Kochgefäße ist zu achten: Schwermetalle (Cu- und Messinggefäße) zerstören während des Kochens in kurzer Zeit das gesamte Vitamin C der Speisen. Durch Verwerfen des Koch- und Blanchierwassers ergeben sich mitunter große Verluste an wasserlöslichen Vitaminen, vor allem an Vitamin C, B_1, B_2 und Pantothensäure. Die moderne Lebensmittelindustrie ist bemüht, diesen Erkenntnissen durch schnelle, schonende Verarbeitungsverfahren, z. B. bei der Herstellung von Gemüse- und Obstkonserven, Rechnung zu tragen.

Nach der Zubereitung der Lebensmittel ist ebenfalls die Abnahme der Vitamine zu berücksichtigen, die sich insbesondere bei längerem „Warmhalten" der Speisen bemerkbar macht. Kühllagerung fertiger Gerichte ist für eine bessere Vitaminerhaltung notwendig. Auch bei den gefrorenen und sterilisierten Konserven kann während der Lagerung ein weiterer Vitaminverlust einsetzen, der sowohl von der Vorbehandlung, z. B. von ungenügender Inaktivierung der Oxydationsenzyme beim Blanchieren, als auch von der Lagerungstemperatur abhängig ist.

2.6. Enzyme

Der Stoffwechsel eines lebenden Organismus ist eine komplizierte Folge ineinander greifender chemischer Reaktionen. Beinahe ausnahmslos werden alle diese biochemischen Auf- und Abbaureaktionen durch Enzyme – früher Fermente genannt[1] –, von denen jede lebende Zelle eine Vielzahl enthält, katalysiert und gesteuert. Stoffe, die unter Mithilfe der Enzyme umgesetzt werden, bezeichnet man als *Substrate*. Für den Lebensmittelchemiker und -technologen besitzen die Enzyme von verschiedenen Gesichtspunkten aus eine zentrale Bedeutung.

In erster Linie sind die *Eigenenzyme* von Lebensmitteln zu beachten. Da unsere Lebensmittel meist lebenden tierischen und pflanzlichen Organismen entstammen, laufen in ihnen zunächst viele enzymatisch gesteuerte Reaktionen – sowohl die Enzymreaktionen des Lebens als auch solche des beginnenden postmortalen Zustandes – weiter. Diese biochemischen Vorgänge sind teilweise wertsteigernd und daher erwünscht, wie die Reifung der Früchte oder die Reifung (Mürbewerden) des Fleisches. In der Mehrzahl sind jedoch die durch die Eigenenzyme katalysierten Prozesse wertmindernd, sowohl durch den Abbau der Nährstoffe als auch durch die Veränderung von Aroma, Geschmack, Struktur und Farbe. Schließlich führen diese enzymatischen Prozesse zum Verderben des Lebensmittels. Man versucht deshalb, die Aktivität der Eigenenzyme durch geeignete Konservierungsmethoden, wie Kühlen, Gefrieren, Trocknen, Sterilisieren, Pasteurisieren, zurückzudrängen oder auszuschalten.

Von umfassender Wichtigkeit sind jedoch die vielfältigen Prozesse der Lebensmittelbearbeitung und -herstellung, die nicht mit Hilfe der zelleigenen, sondern mit *zusätzlichen* Enzymen vor sich gehen. Schon von alters her wurden solche enzymatischen Vorgänge aus Erfahrung verwendet: zur Gewinnung alkoholischer Getränke, zur Herstel-

[1] In der englischen Literatur wird der Ausdruck „fermentation" nur für mikrobielle Gärungen verwendet.

lung von Gärungsessig, bei der Bereitung von Gärungsgemüse, bei der Gewinnung von Molkereiprodukten, wie Joghurt und Käse, bei den Backprozessen mit Sauerteig und Hefe. Hierbei liegen die wirksamen Enzyme in Mikroorganismen vor. Heute nehmen diese Verfahren, systematisch gelenkt, einen breiten Raum in der industriellen Praxis ein. Darüber hinaus gewinnen die Enzyme durch den Einsatz industriell erzeugter Enzympräparate eine wachsende Bedeutung innerhalb der Lebensmittelindustrie, beispielsweise in der Bäckereipraxis, in der Fruchtsaftindustrie und bei der Süßwarenherstellung. Vgl. S. 235.

Unter dem Aspekt der „Fremdenzyme" muß auch das mikrobielle Verderben der Lebensmittel betrachtet werden. Durch Mikrobenenzyme werden Abbaureaktionen der Nährstoffe katalysiert, wobei oftmals widerliche, unverträgliche, zum Teil giftige Produkte entstehen, die die Genießbarkeit der Lebensmittel herabsetzen oder gänzlich aufheben. So hat der Mensch seit langem Maßnahmen getroffen, wie Trocknen, Räuchern, Pasteurisierung und Sterilisierung, Säuern, Zuckern, chemische Konservierung, die das mikrobiell-enzymatische Lebensmittelverderben aufhalten.

In der Lebensmittelanalytik bekommen die Enzyme immer größere Bedeutung (S. 237). Sie dienen einerseits als *Indikatoren*, wobei ihre An- oder Abwesenheit in Lebensmitteln Rückschlüsse auf deren normale Beschaffenheit oder auf Befall mit Mikroorganismen gestattet. Enzyme unterliegen weiterhin chemischen oder physikalischen Einflüssen (z. B. durch O_2, CO_2, Konservierungsmittel, Schädlingsbekämpfungsmittel, Temperatur, Feuchtigkeit) bei der Herstellung, Verarbeitung und Lagerung des Lebensmittels; sie spiegeln damit auch als Indikatoren der technischen Behandlung – Sterilisation, Pasteurisation, Blanchierung – den Zustand und den Gütegrad vieler Lebensmittel wider. Andererseits werden Enzyme zur qualitativen und quantitativen Bestimmung von kennzeichnenden Lebensmittel-Inhaltsstoffen herangezogen, z. B. von Zucker, Alkohol, Glycerin, Milchsäure, Sorbit, Citronensäure.

2.6.1. Chemische und katalytische Natur der Enzyme

Man kann die Enzyme als katalytisch wirkende Proteine definieren. Ihre chemischen und physikalischen Eigenschaften gleich denen der Eiweiße, sie werden beispielsweise phyikalisch durch Hitze und chemisch durch bestimmte Reagenzien denaturiert. Ihr Molgewicht kann in weiten Grenzen von 10^3 bis 10^6 variieren. Die enzymatische Aktivität ist jedoch nicht über das ganze Molekül verteilt, sondern in bestimmten, eng umgrenzten Bereichen des Gesamtmoleküls, den sogenannten „aktiven Zentren" lokalisiert. Die Aktivität wird in Enzymeinheiten ausgedrückt. Eine Enzymeinheit ist die Menge eines Enzyms, die pro Minute ein Mikromol Substrat unter optimalen Bedingungen umsetzt. Zur Reinheitsangabe eines Enzyms ist die sog. spezifische Aktivität gebräuchlich. Sie wird ausgedrückt als Anzahl der Enzymeinheiten pro Milligramm Eiweiß.

Auf Grund ihres Aufbaus nimmt man im allgemeinen folgende Einteilung vor:

1. Enzyme mit *Protein*-Natur. Hierzu gehören z. B. Amylasen, Pepsin, Trypsin, Urease.
2. Enzyme mit *Proteid*-Natur. Hier handelt es sich um Enzyme mit einem Protein-

Tabelle 20. Bekannte Coenzyme

Coenzym	Häufig benutzte Abkürzung	Übertragene Gruppe	Vitamin
1. Coenzyme der Transferasen			
S-Adenosylmethionin[1]		$—CH_3$	
Pyridoxal-5-phosphat	PAL	$—CH_2OH$ $—NH_2$	Pyridoxin (Adermin)
Biotin		CO_2	Biotin
Tetrahydrofolsäure[1]	CoF	HCOO— (Formylrest)	Folsäure
Coenzym A[1]	CoA	Acetyl (CH_3CO—)	Pantothensäure
Thiamin-Pyrophosphat	TPP	Aldehyd- oder Ketogruppen	Thiamin (Aneurin)
Cytidindiphosphat	CDD	Phosphorylcholin u. a.	
Adenosintriphosphat	ATP	H_3PO_4 und AMP[2]	
Phosphoadenylsäure-sulfat	PAPS	H_2SO_4	
Uridindiphosphat[1]	UDP	Zucker	
2. Coenzyme der Oxydoreduktasen			
Nicotinamid-adenin-dinucleotid	NAD (DPN, CoI)	H_2	Niacinamid
Nicotinamid-adenin-dinucleotidphosphat	NADP (TPN, CoII)	H_2	Niacinamid
Nicotinamid-mononucleotid	NMN	H_2	Niacinamid
Flavin-mononucleotid	FMN	H_2	Riboflavin
Flavin-adenin-dinucleotid	FAD	H_2	Riboflavin
Häme der Cytochrome		Elektronen	

[1] Adenosylmethionin = „aktives Methyl" im Stoffwechsel (vgl. S. 22, 41 und 204).
Formyl-Tetrahydrofolsäure = „aktives C_1-Fragment" im Stoffwechsel.
Acetyl-CoA = „aktivierte Essigsäure" = aktives C_2-Fragment des Stoffwechsels.
Glucose-Uridindiphosphat = „aktivierte Glucose" im Stoffwechsel (z. B. zu Synthese von Glucosiden, Disacchariden u. a.); vgl. S. 134

[2] AMP = Adenosinmonophosphat; ADP = Adenosindiphosphat.

Tabelle 20 (Fortsetzung)

Coenzym	Häufig benutzte Abkürzung	Übertragene Gruppe	Vitamin
3. Coenzyme der Isomerasen			
Uridindiphosphat	UDP	Zuckerisomerisierung	
Pyridoxalphosphat	PAL	Racemisierung von α-Aminosäuren	Pyridoxin
Nicotinamid-adenin-dinucleotid	NAD (DPN, CoI)	Zuckerisomerisierung	Niacinamid
B_{12}-Coenzym		Carboxyl-verschiebung	Cobalamin
4. Coenzyme der Lyasen			
Pyridoxalphosphat		Decarboxylierung,	Pyridoxin
Thiaminpyrophosphat		Decarboxylierung	Thiamin
Guanyltriphosphat	GTP	Decarboxylierung	
Adenosintriphosphat	ATP	Decarboxylierung	

Anteil, dem sogenannten Apoenzym (Apoferment), und um einen meist niedermolekularen Körper, die prosthetische (wirksame) Gruppe. Ist die prosthetische Gruppe abtrennbar, wird sie Coenzym genannt. Den Enzymkomplex Protein + Coenzym als Funktionseinheit nennt man (Holo-)Enzym oder Holoferment.

Entsprechend der chemischen Natur der prosthetischen Gruppe unterteilt man die Proteid-Enzyme in

a) Enzyme, deren prosthetische Gruppen Metalle, z. B. Cu, Fe, Mg, enthalten. Unter ihnen sind lebensmittelchemisch von Bedeutung Peroxydase, Katalase, Cytochromoxydase, Phenoloxydase, Ascorbinsäureoxydase, Phosphatase.

b) Enzyme, deren Coenzyme organische, meist metallfreie Verbindungen darstellen, die vielfach Abkömmlinge von Vitaminen sind, z. B. NAD, NADP, FAD.

Diese Coenzyme greifen chemisch in den katalysierten Vorgang ein, indem sie als Donatoren oder Akzeptoren von Elektronen bestimmter Molekülgruppen dienen. Sie werden in der Reaktion selbst auch verändert und müssen in nachgeschalteter enzymatischer Reaktion in den Ausgangszustand zurückgeführt werden. Sie sind also im strengen Sinne keine Katalysatoren. Man sollte sie besser als *Co-Substrate* bezeichnen.

Tabelle 20 gibt eine Übersicht über bekannte Coenzyme, die von ihnen übertragenen Gruppen und ihre Beziehungen zu den Vitaminen.

2.6.2. Chemische Energetik, Enzyme als Katalysatoren

Die meisten chemischen Reaktionen sind reversibel und streben einem Gleichgewicht zu, wobei neben den Endprodukten auch noch die Ausgangsprodukte in meßbarer Menge vorliegen, wie z. B. die Bildung eines Esters aus Säure und Alkohol:

$$\text{Säure} + \text{Alkohol} \rightleftharpoons \text{Ester} + H_2O$$

Der Zustand dieses dynamischen Gleichgewichtes wird hier durch die Konstante K des Massenwirkungsgesetzes beschrieben. In einfacher Form lautet dieses für die Reaktion

$$A + B \underset{k_{-1}}{\overset{k+1}{\rightleftharpoons}} C + D$$

(1) $$K = \frac{k_{+1}}{k_{-1}} = \frac{[C] \cdot [D]}{[A] \cdot [B]},$$

wobei k_{+1} und k_{-1} die Geschwindigkeitskonstanten der Hin- und der Rückreaktion sind. Die Einstellung des Gleichgewichtes, z. B. bei der Reaktion Säure + Alkohol $\rightleftharpoons$ Ester + H_2O, kann sehr lange dauern. Durch Zufügen eines Katalysators, z. B. H^+, oder einer Esterase (Carboxylester-Hydrolase) kann die Einstellung des Gleichgewichtes beschleunigt werden. Die *Lage des Gleichgewichtes, d. h. die Größe der Konstanten K, wird dabei nicht verändert*. Diese ist nur abhängig von den in der Lösung vorhandenen Konzentrationen der Komponenten [A], [B], [C] und [D]. Liegt das Gleichgewicht weit auf der Seite von C und D, dann wird K groß sein. Ist die Rückreaktion unmeßbar klein, d. h. lim [A] oder [B] $\rightarrow$ 0, dann wird lim K $\rightarrow \infty$.

Gibt man zu dem System

$$\text{Säure} + \text{Alkohol} \rightleftharpoons \text{Ester} + H_2O$$

sehr viel Wasser zu, so wird das Gleichgewicht weit auf der Seite Säure + Alkohol liegen. Ist der Alkohol in großem Überschuß vorhanden, wird viel Ester gebildet.

Die Gleichgewichtskonstante K ist mit der Größe $\Delta G°$, der „Änderung der freien Energie des Systems", durch folgende Beziehung verknüpft:

(2) $$\Delta G° = -RT \ln K \quad \text{oder} \quad \Delta G° = -2{,}3 \cdot RT \log K$$

Hier bedeutet $\Delta G°$ die maximale Nutz-Arbeit einer Reaktion unter Standardbedingungen, d. h. bei einer Konzentration der Reaktionspartner von 1 Mol/l

Wird nicht unter Standardbedingungen gearbeitet, was meistens der Fall ist, dann gilt (vgl. auch Fußnote 1)

(3) $$\Delta G = \Delta G° + 2{,}3 \cdot RT \log \frac{[C] \cdot [D]}{[A] \cdot [B]}$$

Für den Zustand des Gleichgewichtes wird $\Delta G = 0$, wie durch Einsetzen von Gleichungen (1) und (2) in Gleichung (3) leicht zu ersehen ist. Eine exergonische Reaktion kann nur Energie liefern, so lange sie sich *nicht* im Zustand des Gleichgewichts befindet oder sie wird nur freiwillig ablaufen, solange noch Energie freigesetzt werden kann, d. h. $\Delta G < 0$ (konventionell

[1] Die Größe ΔG ist eine zusammengesetzte Größe. Nach dem zweiten Hauptsatz der Wärmelehre gilt für reversible isotherme Prozesse

$$\Delta G = \Delta H - T\Delta S,$$

wobei ΔH die Änderung der Enthalpie der Reaktion bedeutet und ΔS die Entropie als Maß für die Änderung des Ordnungszustandes. während der Reaktion ist.

wird die *abgegebene* Energie mit negativem Vorzeichen versehen). Für endergonische Prozesse, zu deren Aufrechterhaltung dauernd Energie zugeführt werden muß, ist $\Delta G > 0$.

Trotz eines mehr oder weniger großen Energiegewinnes laufen die meisten exergonischen Reaktionen nicht spontan ab. H_2 und O_2 z. B. können in Abwesenheit von Katalysatoren lange Zeit als Gemisch aufbewahrt werden, ohne daß eine Reaktion erfolgt. In gleicher Weise liegt für die meisten organischen Verbindungen in Gegenwart von Sauerstoff das Gleichgewicht thermodynamisch weit auf der Seite von CO_2 und H_2O. Um die Reaktion zu starten, müssen die Reaktionspartner erst durch Zufuhr von Energie (z. B. Wärme) in einen angeregten (aktivierten) Zustand gebracht werden, aus dem heraus dann die Reaktion ablaufen kann. Unter normalen Bedingungen befinden sich solche Stoffgemische in einem sog. metastabilen Zustand.[1] Die zum Start einer exergonischen Reaktion benötigte Energie nennt man Aktivierungsenergie (E_a). Kennt man die Geschwindigkeitskonstanten k_1 und k_2 einer Reaktion bei den Temperaturen T_1 und T_2, dann kann die Aktivierungsenergie nach einer Gleichung von ARRHENIUS berechnet werden:

(4) $$E_a = 2{,}303 \cdot R \cdot \frac{T_1 \cdot T_2}{T_2 - T_1} \lg \frac{k_2}{k_1},$$

wobei R die allgemeine Gaskonstante (1,98 cal/Mol/Grad) bedeutet.

Soll eine Reaktion von dem Zustand A nach dem Zustand C verlaufen (vgl. Abb. 14), so muß durch Energiezufuhr erst der aktivierte Zustand B erreicht werden, damit die Reaktion weiter nach C verlaufen kann. Fügt man nun einen Katalysator oder ein Enzym zu, so muß durch Energiezufuhr nur noch B' erreicht werden, damit die Reaktion abläuft, d. h. die Aktivierungsenergie für diese Reaktion wird verringert und ein neuer Reaktionsweg nach einem anderen Reaktionsmechanismus zum gleichen Endprodukt eröffnet.

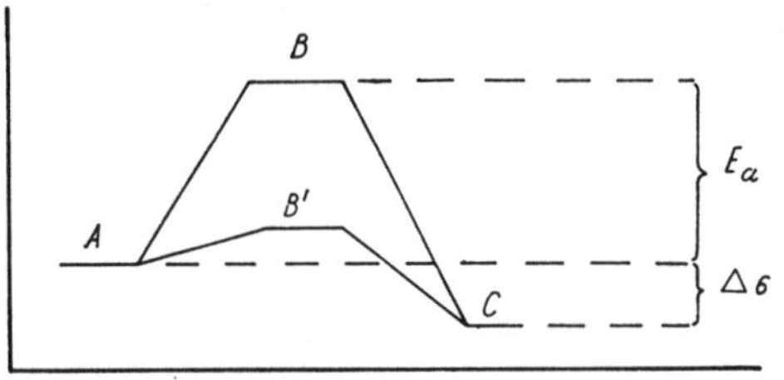

Abb. 14. Herabsetzung der Aktivierungsenergie durch einen Katalysator (Enzym)

Viele chemische Reaktionen, z. B. Ionenreaktionen benötigen praktisch keine Aktivierungsenergie. Sie verlaufen daher spontan und sehr schnell. Dies gilt sowohl für die Rückreaktion d. h. sowohl k_1 als auch k_2 gehen gegen ∞; somit geht $\frac{k_1}{k_2}$ gegen 1, $\lg \frac{k_1}{k_2}$ gegen 0. Damit wird also auch die Aktivierungsenergie E_a praktisch 0.

Als Beispiel einer Reaktion, in die ein Coenzym (ATP) eingreift, sei die Phosphorylierung der Glucose zu Glucose-6-phosphat angeführt. Diese Reaktion hat lebensmittelanalytische Bedeutung als Grundlage für die enzymatische Bestimmung von Glucose. Es soll damit gleichzeitig gezeigt werden, wie es die Natur ermöglicht, auch endergonische Reaktionen ablaufen zu lassen. Die Reaktion (Veresterung)

$$\text{D-Glucose} + H_3PO_4 \rightleftharpoons H_2O + \text{Glucose-6-phosphat} \; (\Delta G^\circ = +3 \text{ kcal/Mol})$$

ist endergonisch. Das Gleichgewicht liegt praktisch vollständig auf der linken Seite. Um die Reaktion trotzdem ablaufen zu lassen, wird sie mit einer stark exergonischen Reaktion gekoppelt, nämlich der Spaltung von Adenosintriphosphat (ATP; siehe S. 41) zu Adenosindiphosphat (ADP) und H_3PO_4

$$\text{ATP} \longrightarrow \text{ADP} + H_3PO_4 \; (\Delta G^\circ = -7 \text{ kcal/Mol})$$

[1] Würden alle exergonischen Reaktionen wie die oben erwähnten spontan ablaufen, dann befänden sich alle Stoffe schnell im Zustand des Gleichgewichts. Es gäbe keine Energiedifferenzen mehr, Leben wäre nicht mehr möglich.

Die Bindung der Phosphorsäure im ATP bezeichnet man als „energiereiche Bindung“ (oft durch das Symbol ~ angedeutet). Man versteht darunter Bindungen, bei deren hydrolytischer Spaltung mehr als etwa 5 kcal/Mol freigesetzt werden. Die durch solche energiereichen Bindungen verknüpften Gruppen sind sehr reaktionsfähig (aktiviert) und setzen sich leicht mit anderen Molekülen in exergonischen Reaktionen um.

Läßt man so die Phosphorylierung der Glucose enzymatisch mit dem Enzym Hexokinase und dem energiereichen ATP als deren Co-Substrat ablaufen, so erhält man

$$\text{ATP} + \text{D-Glucose} \underset{\longleftarrow}{\xrightarrow{\text{Hexokinase}}} \text{ADP} + \text{D-Glucose-6-phosphat} \; (\Delta G^\circ = -4 \text{ kcal/Mol})$$

in exergonischer Reaktion. Das in dieser Reaktion entstehende Adenosindisphosphat (ADP) wird durch eine weitere gekoppelte exergonische Reaktion, nämlich die enzymatische Oxydation von 3-Phosphoglyceraldehyd zu der 3-Phosphoglycerinsäure (oxydative Phosphorylierung), zum ATP zurückgeführt; hierbei liefert die Dehydrierung bzw. oxydative Phosphorylierung des 3-Phosphoglycerinaldehyds die nötige Energie:

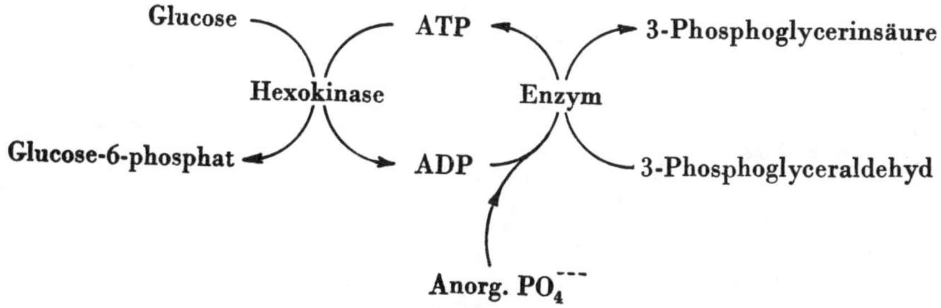

In diesem Beispiel wird deutlich, wie die Natur, die in chemischen Prozessen freiwerdende Energie wieder chemisch speichert, nämlich in Form „energiereicher Bindungen“. Letztere können dann für die verschiedensten endergonischen Reaktionen (Biosynthesen) wiederverwendet werden.

Ebenso kann, wie es oft geschieht, die Zahl der in solchen Prozessen gebildeten oder verbrauchten Mole ATP direkt als Maß für ΔG benutzt werden.

Neben dem von der Natur am häufigsten verwendeten ATP sind noch eine Anzahl anderer Verbindungen bekannt, die *energiereiche* Bindungen enthalten, wie z. B. das Acetyl-Coenzym A (CoA, vgl. S. 190), die aktivierte Kohlensäure (S. 192), Phosphoenolbrenztraubensäure, Kreatinphosphat, Adenosylmethionin, Uridindiphosphat (vgl. S. 134), siehe auch S. 209, Fußnote 1. Die in der Literatur angegebenen Werte für die freie Energie dieser Bindungen sind *Standardwerte*, wie schon aus der Definition von ΔG° hervorgeht. Wieviel Energie der Zelle tatsächlich zur Verfügung steht (ΔG), ist, wie aus Gleichung (3) hervorgeht, wesentlich abhängig vom *Verhältnis der Konzentrationen* der Reaktionspartner.

2.6.3. Spezifität der Enzyme

Die Enzyme wirken als Katalysatoren weitgehend spezifisch, und zwar unterscheidet man zwischen *Substrat*spezifität und *Wirkungs*spezifität. Das Phänomen der Spezifität läßt sich so deuten, daß das Substrat in Lösung mit dem Enzym in einem ersten Reaktionsschritt einen *Komplex* bildet: Das Substrat lagert sich an bestimmte Gruppierungen auf der Oberfläche des Enzymmoleküls an. Man kann die Enzymspezifität mit dem Bild von Schloß und Schlüssel veranschaulichen: Das Substrat als Schlüssel muß genau in das Schloß, das aktive Zentrum des Enzyms, passen, damit die Reaktion in Gang kommen kann.

Während man früher dem Proteinanteil des Enzyms nur die Rolle eines unspezifischen kolloidalen Trägers der eigentlich wirksamen „aktiven Gruppe", des Coenzyms, zuwies, muß heute die Bedeutung des *Apoenzyms* für Wirkungs- und Substratspezifität betont werden. Es wird häufig gefunden, daß das gleiche Coenzym in verschiedenen Enzymen vorkommt und verschiedene Reaktionen katalysiert. Hier entscheidet also das Apoenzym, welche Substrate ausgewählt und umgesetzt werden sollen; das Coenzym bestimmt, welche der möglichen Reaktionen am Substrat — ob Oxydation, Dehydrierung, Decarboxylierung o. a. — ablaufen sollen.

Die **Wirkungs-** oder **Reaktionsspezifität** ist die Eigenschaft eines Enzyms, nur **eine** von mehreren thermodynamisch möglichen Reaktionen eines Substrates zu katalysieren. Zum Beispiel benötigt eine α-Aminosäure für die verschiedenen Reaktionen jeweils ein spezifisches Enzym:

a) zur oxydativen Desaminierung unter Bildung einer α-Oxosäure, b) zu Reaktionen mit einer anderen Oxosäure unter Austausch der C=O- und C—NH_2-gruppe (Umaminierung, Transaminierung), c) zur Decarboxylierung unter Bildung eines primären Amins und CO_2:

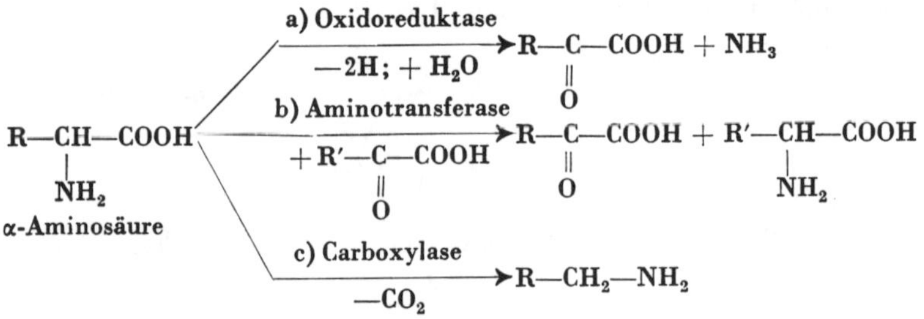

Auf Grund ihrer **Substratspezifität** können die Enzyme in 3 Gruppen unterteilt werden:

1. Enzyme mit geringerer (relativer) Spezifität. Bei diesen ist nur die Art der Bindung zwischen zwei Komponenten entscheidend. Zum Beispiel spalten manche Carboxylesterhydrolasen Esterbindungen unabhängig von der Natur der Carbonsäure und des Alkohols.

2. Enzyme mit Gruppenspezifität, die spezifisch auf die Art der Bindung und die Struktur einer der Komponenten eingestellt sind, z. B. viele Glykosidhydrolasen mit ihrer Spezifität für die Art der glykosidischen Bindung (α oder β) und für den Zuckerrest. (Die Art des Aglykons ist ohne entscheidenden Einfluß auf diese enzymatische Reaktion).

3. Enzyme mit absoluter Spezifität setzen nur ein bestimmtes Substrat um, z. B. bei optischen Antipoden nur die D- oder die L-Form, bei Verbindungen mit —C=C-Bindungen nur die mit cis- oder die mit trans-Konfiguration. Vgl. Lipoxydasen S. 223; Urease z. B. spaltet nur Harnstoff.

Isoenzyme katalysieren die gleiche Reaktion, sind aber in ihrer Aktivität infolge ihrer nicht identischen Eiweißstruktur, z. B. durch unterschiedliches Molekulargewicht, verschieden, vgl. S. 32. Sie lassen sich elektrophoretisch trennen.

2.6.4. Enzymkinetik

Aktivitätsbeeinflussende Faktoren

Die Geschwindigkeit einer enzymatischen Reaktion, d. h. die Enzymaktivität, wird durch verschiedene Faktoren beeinflußt:

Substratkonzentration – *Enzymkonzentration* – *Temperatur* – pH – *Ionenstärke* – *Redoxpotential* – *Aktivatoren* – *Inhibitoren.*

Einfluß der Substratkonzentration

Setzt man zu einer *gegebenen* (*konstanten*) *Menge Enzym* immer mehr Substrat zu, dann steigt die Reaktionsgeschwindigkeit so lange, bis eine Reaktions-Grenzgeschwindigkeit (v_{max}) erreicht wird (Abb. 15):

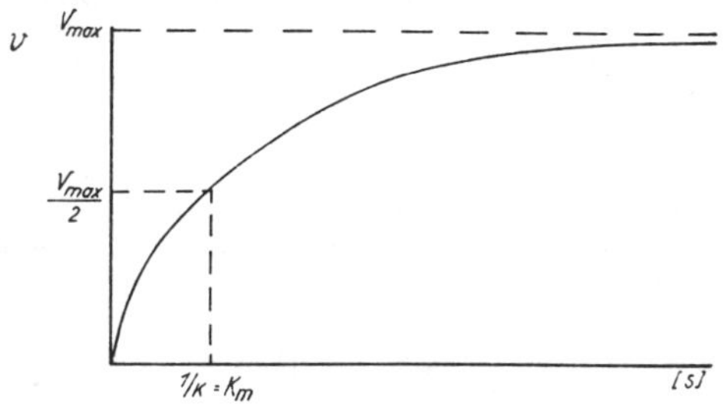

Abb. 15. Abhängigkeit der Geschwindigkeit (v) der enzymatischen Reaktion von der Substratkonzentration [s]. Bestimmung von $1/K = K_m$

Michaelis und Menten stellten bereits 1913 eine kinetische Theorie der Enzymwirkung auf, die sich in der Folge für die gesamte Enzymchemie als sehr fruchtbar erwies:

Enzym und Substrat bilden in Lösung eine (aktivierte) Zwischenverbindung, den „*Enzym-Substrat-Komplex*". Innerhalb dieses Komplexes verläuft die eigentliche enzymatische Reaktion, die Reaktionsprodukte spalten sich dann ab, und das freiwerdende Enzym kann wieder von neuem reagieren:

$$\text{(5)}\quad \text{Enzym (E)} + \text{Substrat (S)} \underset{k_{-1}}{\overset{k_{+1}}{\rightleftharpoons}} \text{Enzym-Substrat-Komplex (ES)} \underset{k_{-2}}{\overset{k_{+2}}{\rightleftharpoons}} \text{Endprodukte (P)} + \text{Enzym (E)}.$$

k_{+1}, k_{+2} und k_{-1}, k_{-2} sind die Geschwindigkeitskonstanten der Hin- und Rückreaktionen. Für die Konzentrationen der Reaktionspartner gilt wie üblich das Massenwirkungsgesetz

$$\text{(6)}\qquad \text{Gleichgewichtskonstante } K = \frac{k_{+1}}{k_{-1}} = \frac{[ES]}{[E]\cdot[S]}$$

Weiterhin gilt, wenn $[E_g]$ die Enzym-Gesamtkonzentration bedeutet:

$$\text{(7)}\qquad [E] = [E_g] - [ES]$$

Aus Gleichungen (6) und (7) ergibt sich

$$\text{(8)}\qquad K = \frac{[ES]}{([E_g] - [ES])\cdot[S]} \text{ oder umgeformt } [ES] = \frac{[E_g]\,[S]}{1/K + [S]}$$

Nach der Theorie von Michaelis verläuft nun innerhalb dieses Enzym-Substrat-Komplexes die eigentliche enzymatische Reaktion, und die Reaktionsprodukte (P) dissoziieren ab.

$$\text{(9)}\qquad ES \underset{k_{-2}}{\overset{k_{+2}}{\rightleftharpoons}} E + P$$

Das freiwerdende Enzym tritt wieder in das Gleichgewicht (5) ein. Setzt man voraus, – was bei den meisten enzymatischen Vorgängen offenbar zutrifft –, daß die Geschwindigkeit der Komplexbildung deutlich größer ist als die Umsetzungsgeschwindigkeit innerhalb des Komplexes, dann wird dieser langsamere monomolekulare Schritt (9) geschwindigkeitsbestimmend. Die aus dem Massenwirkungsgesetz folgende Komplexkonzentration [ES] (Gleichung 8) wird während der Reaktion dauernd aufrechterhalten, und die Reaktionsgeschwindigkeit v (Zunahme der gebildeten Reaktionsprodukte P pro Zeiteinheit) ist proportional [ES]

(10) $$v = \frac{\Delta[P]}{\Delta t} = k_{+2}[ES] = k_{+2}[E_g] \cdot \frac{[S]}{1/K + [S]}$$

Die Abhängigkeit der Reaktionsgeschwindigkeit v von der Substratkonzentration [S] bei *konstanter Enzymkonzentration* ist in Abbildung 15 dargestellt. Bei der Reaktionsgeschwindigkeit (v_{max}) liegt das gesamte Enzym als Enzym-Substrat-Komplex vor: $[ES] = [E_g]$. Damit gilt

(11) $$v_{max} = k_{+2}[E_g]$$

Ist diese Reaktionsgeschwindigkeit v_{max} einmal ermittelt, dann läßt sich die Größe K (Assoziationskonstante des Enzym-Substrat-Komplexes) oder $1/K = K_m$ (*Michaeliskonstante*, Dissoziationskonstante des Enzym-Substrat-Komplexes) leicht bestimmen. Aus Gleichung (10) und (11) erhält man

(12) $$\frac{v}{v_{max}} = \frac{[S]}{1/K + [S]} = \frac{[S]}{K_m + [S]}$$

Setzt man nur so viel Substrat zu, daß die halbmaximale Reaktionsgeschwindigkeit erreicht wird $\left(\frac{v}{v_{max}} = \frac{1}{2}\right)$, dann ergibt sich aus Gleichung (12): $\frac{1}{K} = K_m = [S]$,

d. h. *diejenige Substratkonzentration, die gerade die halbmaximale Reaktionsgeschwindigkeit bewirkt, ist gleich der Michaeliskonstanten des Enzym-Substrat-Komplexes.*

Zur Bestimmung von K_m kann man also so vorgehen, daß man für das Enzym mit einer Reihe steigender Substratkonzentrationen die Reaktionsgeschwindigkeiten bestimmt und aus der analog Abbildung 15 erhaltenen Kurve K_m graphisch ermittelt. Hierbei wird meist für die Konzentration an *freiem Substrat* [S] die *Substratgesamtkonzentration* gesetzt, da die an das Enzym gebundene Substratmenge so gering ist, daß sie vernachlässigt werden kann. Ein sehr elegantes Verfahren zur Bestimmung von K_m ist die Methode nach LINEWEAVER-BURK.

Die Michaeliskonstante ist eine charakteristische Größe für ein Enzym-Substrat Paar. Hat sie einen hohen Wert, dann muß viel Substrat zugegeben werden, um eine Halbsättigung des Enzyms zu erreichen: Das Enzym hat eine geringe Affinität zum Substrat. Vergleicht man 2 Enzyme, die auf das gleiche Substrat einwirken, dann wird das Enzym mit der kleineren Michaelis-Konstanten das Substrat schneller umsetzen. Die Michaelis-Konstanten der meisten Enzyme bewegen sich zwischen 10^{-2} bis 10^{-5} [Mol/l]. Die Bestimmung der Michaelis-Konstanten wird auch in der Lebensmittelforschung zur Kennzeichnung von bestimmten Enzymen und Substraten herangezogen.

Einfluß der Enzymkonzentration

Variiert man bei *gleichbleibender Substratkonzentration* und konstanten übrigen Bedingungen die Enzymkonzentration, so ergibt sich experimentell, wie aus Abbildung 16

hervorgeht, eine *Proportionalität zwischen Reaktionsgeschwindigkeit v und der Enzymkonzentration* [E] (unter der Voraussetzung, daß die Enzymkonzentration gegenüber der Substratkonzentration *klein* bleibt).
Diese Relationen gelten *nur* für die *Anfangs*geschwindigkeiten der Reaktionen, da sich die Geschwindigkeit einer enzymatischen Reaktion während der Reaktion meist ändert (im allgemeinen abnimmt). Als Ursachen kommen z. B. Substratverarmung, Aktivitätsverlust des Enzyms während der Reaktion, Inhibierung des Enzyms durch die Reaktionsprodukte wie die allosterische Feedback Inhibition (control) in Frage.

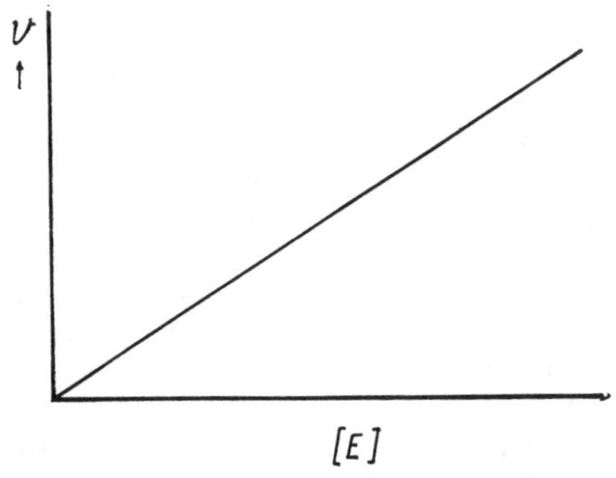

Abb. 16. Abhängigkeit der Reaktionsgeschwindigkeit (v) von der Enzymkonzentration [E]

Einfluß der Temperatur

Die Enzyme sind in ihrer Wirkung stark temperaturabhängig. So besitzt jedes Enzym ein Temperaturoptimum, das im allgemeinen zwischen 30 und 50 °C liegt, wie aus Abbildung 17 ersichtlich ist. Nur wenige Enzyme, besonders solche aus thermophilen Bakterien, haben ein Aktivitätsoptimum über 50 °C.
Oberhalb 60 °C werden die Enzyme mehr oder weniger schnell inaktiviert (Denaturierung des Enzymeiweißes). Somit kann man unerwünschte Enzyme in Lebensmitteln durch Hitze unschädlich machen. Diese Möglichkeit der *Hitzeinaktivierung* der Enzyme wird bei der Lebensmittelverarbeitung weitgehend ausgenützt: Blanchieren von Gemüse, Hochfrequenzerwärmung, Pasteurisierung, Sterilisierung, Trocknen unter Hitzeanwendung.

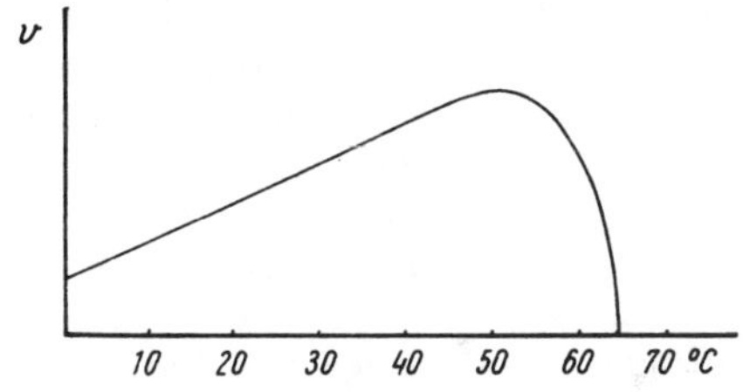

Abb. 17. Abhängigkeit der Enzymaktivität von der Temperatur

Die Hitzeinaktivierung der Enzyme ist besonders vom Wassergehalt und vom pH des Lebensmittels wie auch von der Anwesenheit von Begleitstoffen (Salze, Zucker, Säuren u. a.) abhängig. So erweist sich ein Enzym im Zellverband, d. h. in seinem natürlichen Milieu, oft hitzestabiler als in gereinigtem Zustand. Der Lebensmitteltechnologe muß vor allem berücksichtigen, daß das Ausmaß und die Geschwindigkeit der Inaktivierung entscheidend vom *Feuchtigkeitsgehalt* des Milieus bestimmt wird. So sind gewisse Esterasen in schonend getrockneten Mehlen (0% H_2O) bis zu Temperaturen von 105 °C beständig, während diese Enzyme bei 25% Feuchtigkeit des Mehles bereits oberhalb 50 °C inaktiviert werden. Die bisherigen Erfahrungen zeigen, daß der Quellungszustand des Lebensmittels (Substrates) die Thermoresistenz und Aktivität des Enzyms entscheidend beeinflußt und somit die wirksamste Enzyminaktivierung in Lebensmitteln

wie auch in Mikroben (Mikrobenabtötung!) im allgemeinen in feuchter Hitze erfolgt.
Ein besonderes Problem nach der Hitzeinaktivierung von Enzymen in Lebensmitteln ist ihre Regenerierung (Reaktivierung), wie sie bei der Phosphatase der Milch und bei der Peroxydase, z. B. in Dosenerbsen, Gefriergemüse manchmal in Erscheinung tritt. Während unmittelbar nach der Hitzebehandlung keine Enzymaktivität mehr feststellbar ist, kann sie später oftmals wieder deutlich nachgewiesen werden. Es wird angenommen, daß die Tertiärstruktur (vgl. S. 30) des Enzymproteins, die während der Hitzebehandlung zerstört wurde, sich zumindest teilweise wieder ausbildet unter gleichzeitiger Regeneration der enzymatischen Aktivität.
Unterhalb 50 °C hat für die Enzymreaktionen die VANT HOFFsche Regel Gültigkeit (RGT-Regel), nach der bei Erhöhung der Temperatur um 10 °C die Reaktionsgeschwindigkeit um das zwei- bis dreifache gesteigert (Q_{10} °C = 2–3) wird. Mit fallender Temperatur nimmt umgekehrt die Geschwindigkeit der Enzymreaktionen dieser Regel entsprechend ab. Dies macht man sich in der praktischen Lebensmittelkonservierung zunutze (S. 253), indem man bei der *Kalt-* und *Gefrierlagerung* durch Senkung der Temperatur sowohl die Aktivität der Eigenenzyme der Lebensmittel als auch die Lebenstätigkeit der Mikroorganismen, d. h. die Aktivität ihrer Stoffwechselenzyme herabsetzt. Es ist indessen zu beachten, daß Enzyme bei tieferen Temperaturen, sogar bis –30 °C, in ihrer Wirksamkeit wohl stark zurückgedrängt, aber oft nicht vollkommen ausgeschaltet werden. Hierbei spielt auch das Ausmaß der Eisbildung in den Zellen eine Rolle, weil dadurch den Enzymen für ihre Wirksamkeit das mobile Wasser in einem gewissen Ausmaß – ganz in Analogie zur Trocknung von Lebensmitteln – entzogen wird (vgl. Trocknung); selbst bei –20 °C sind bei den meisten Lebensmitteln nur 70–90% des Wassers ausgefroren. Die Enzymtätigkeit, wenn auch mit äußerst geringer Geschwindigkeit weiterlaufend, führt so während längerer Lagerzeiten bei den wirtschaftlich tragbaren Gefrierlagerungstemperaturen (etwa –20 °C) manchmal zu unerwünschten Beeinträchtigungen des Lagergutes: Verfärbung, Bildung eines heuartigen, tranigen Geruchs und Geschmacks durch Anreicherung von Stoffwechselprodukten[1], hydrolytische und oxydative Fettspaltungen, Ausbleichen und Braunwerden grüner Gemüse durch Chlorophyll-Zerstörung (Phäophytinbildung) und Carotin-Veränderungen, spezielle enzymatische Oxydationen, z. B. von Vitamin C. Deshalb werden, wo es angängig ist, *vor dem Einfrieren* der pflanzlichen Lebensmittel die Enzyme durch möglichst kurzzeitiges, aber ausreichendes Erhitzen (*Blanchieren*) inaktiviert (S. 254).

Bei Lebensmitteln, die normalerweise roh gegessen werden, z. B. gewisse Obstsorten (Aprikosen, Erdbeeren, Pfirsichen, Tomaten), kann das Blanchierverfahren zur Ausschaltung der Enzyme *nicht* angewandt werden. Man versucht deshalb, den Sauerstoff der Luft auszuschließen – er bildet für die Wirksamkeit der Oxydationsenzyme (Oxydasen) unbedingte Voraussetzung –, indem man manche Lebensmittel im Vakuum oder unter inerten Gasen z. B. Stickstoff, CO_2, einfriert und lagert. Auch durch Zugabe von Zuckerlösungen oder festem, sich vor dem Gefrieren teilweise auflösendem Zucker wird der Sauerstoff aus den Zellzwischenräumen verdrängt, wobei gleichzeitig die Enzyme (als Eiweißstoffe) osmotisch beeinflußt werden und durch den Wasserverlust (Dehydratisierungswirkung des Zuckers auf das Enzymeiweiß) eine Hemmung ihrer Tätigkeit erfahren, z. B. bei Aprikosen, Pfirsichen, Erdbeeren, Kirschen.

[1] Bei Blumenkohl, Erbsen, Bohnen, Pfirsichen, Mirabellen beobachtet; manche Erdbeersorten bekommen einen „metallischen“ oder Gefriergeschmack.

Einfluß des pH

Die Enzyme sind wie alle Proteine Ampholyte. Der pH-Wert der Lösung ist daher von großem Einfluß auf die Enzymaktivität. Meist liegt das pH-Optimum eines Enzyms in der Nähe seines isoelektrischen Punktes, angepaßt den Bedingungen seines natürlichen Milieus. Pepsin z. B. besitzt sein Optimum zwischen pH 1,5–3, Trypsin bei pH 7–9. Die pH-Optima von Pflanzenenzymen liegen meist zwischen pH 4–6,5, die von Gewebsenzymen höherer Tiere zwischen pH 6,5–8 (vgl. auch S. 292).

Spezifische Enzym-Aktivatoren

Enzyme, die zur Gruppe der Metalloproteine gehören, benötigen die Anwesenheit bestimmter Metallionen. Da man sie meist leicht aus dem Enzymverband entfernen kann und das Enzym bei erneuter Zugabe reaktiviert wird, bezeichnet man sie als Aktivatoren. Die Takaamylase z. B. benötigt zur Entfaltung ihrer enzymatischen Aktivität ein Kobaltion pro Enzymmolekül, die Arginase Kobalt-, Mangan- oder Eisenionen. Andere wieder benötigen z. B. Magnesium-, Kupfer-, Calciumionen. Die Wirkung dieser Ionen weist auf die Bedeutung der Spurenelemente bei der menschlichen Ernährung, bei der Tierfütterung und Pflanzendüngung hin, da bei ihrem Fehlen bestimmte enzymatische Reaktionen nicht ablaufen können.

Viele Enzyme werden von der lebenden Zelle in Form einer inaktiven Vorstufe als sog. Proenzym, gebildet. Dies ist als eine Schutzmaßnahme der Zelle vor Autolyse anzusehen. Solche Proenzyme werden erst unter bestimmten Bedingungen durch spezifische Aktivatoren, die zum Teil selbst Enzyme sind, aktiviert. So wird das Pepsinogen im Magen durch H^+-Ionen oder durch schon vorhandenes Pepsin aktiviert und entfaltet erst dann seine proteolytische Aktivität. Das von der Pankreasdrüse gelieferte Proenzym Trypsinogen wird im Darm durch die Enterokinase (Enteropeptidase) oder Trypsin selbst in das aktive Trypsin umgewandelt.

Enzym-Inhibitoren

In der Enzymchemie unterscheidet man die kompetitive, die nichtkompetitive und die allosterische Hemmung.

Kompetitive Inhibitoren sind Substanzen, die sich *reversibel* mit einem Enzym verbinden können und dadurch das eigentliche Substrat verdrängen. Sie können sich auf Grund struktureller Ähnlichkeit mit dem Substrat zwar an das Enzymmolekül anlagern, werden aber von diesem nicht mehr umgesetzt. Dadurch wird die Enzymwirkung auf das eigentliche Substrat je nach vorhandener Konzentration des Inhibitors mehr oder weniger gehemmt: der Schlüssel paßt zwar noch in das Schloß, kann aber nicht mehr gedreht werden. Zum Beispiel wird die mit der Atmungskette eng verknüpfte Bernsteinsäuredehydrogenase von Substanzen kompetitiv gehemmt, die der Bernsteinsäure strukturell ähnlich gebaut sind, wie Malonsäure, Glutarsäure, Oxalessigsäure, Oxalsäure u. a.

Nicht-kompetitive Hemmstoffe vereinigen sich *irreversibel* mit dem Enzym, die Enzymaktivität nimmt mit steigender Konzentration des Inhibitors ab. Diese Inaktivierung kann durch Steigerung der Substratkonzentration nicht mehr rückgängig gemacht werden (analog der Vergiftung eines Katalysators). So lassen sich Enzyme, die Schwermetalle als Wirkgruppen besitzen, dadurch inaktivieren, daß man Schwermetallkomplexbildner, z. B. Citrat, zugibt. Lebensmitteltechnologisch berücksichtigt werden muß der Trypsin-Inhibitor bei vielen Leguminosensamen. Dieses Protein, das das Verdauungsenzym Trypsin inhibiert, wird durch Hitze, durch Keimung der Bohnen oder Einwirkung von Mikroorganismen (Schimmelpilzkulturen) unschädlich gemacht. Auch in Eiklar und Milch sind Trypsin-Inhibitoren aufgefunden worden. Bei der *allosterischen* Hemmung wird durch (reversible) Bindung eines Inhibitors die Konformation des Enzymproteins geändert und dadurch die Substratbindung sterisch erschwert oder verhindert.

2.6.5. Klassifizierung und Nomenklatur der Enzyme

Die Benennung der über 700 heute bekannten und beschriebenen Enzyme wurde bisher mangels einer verbindlichen Einteilung nach sehr unterschiedlichen Gesichtspunkten gehandhabt: nach

Herkunft, Substrat, nach der katalysierten Reaktion usw. Entsprechend einem Vorschlag der International Union of Biochemistry[1] soll für die systematische Bezeichnung eines Enzyms die vom Enzym katalysierte *Gesamtreaktion*, wie sie in der Grundgleichung zum Ausdruck kommt, als Grundlage für die Nomenklatur dienen. Die Endung *-ase* darf nur für einzelne Enzyme und nicht für Enzymsysteme benutzt werden. Die Nomenklatur der Substrate erfolgt nach den IUPAC-Regeln. Lange bekannte Trivialnamen wie Pepsin, Trypsin usw. werden beibehalten.

Gleichzeitig wurde ein System ausgearbeitet, das es ermöglicht, jedes Enzym durch 4 Zahlen zu klassifizieren. Die erste Zahl gibt die Zuordnung zu einer der *6 Hauptgruppen*, in die sämtliche Enzyme eingeteilt werden:

1. Oxydoreduktasen	4. Lyasen
2. Transferasen	5. Isomerasen
3. Hydrolasen	6. Ligasen.

Lyasen sind die abbauenden Enzyme, die Gruppen unter Bildung von Doppelbindungen abspalten oder Gruppen an Doppelbindungen anlagern; Ligasen sind Enzyme, die die Vereinigung zweier Moleküle unter gleichzeitiger Spaltung energiereicher Phosphatbindungen katalysieren (gekoppelte Reaktion, Synthese vgl. S. 213).

Jede Hauptgruppe ist unterteilt in mehrere *Untergruppen*. Diese Unterscheidung erfolgt nach der chemischen Natur der Bindungen oder Gruppierung des Substrates, die vom Enzym angegriffen wird. Sie wird gekennzeichnet durch die 2. Zahl.

Beispiele: Hydrolasen, die Estergruppen spalten, erhalten die Bezifferung 3.1.

Oxydoreduktasen, die auf CH—OH-Gruppen einwirken 1.1. Diese Untergruppen werden weiter unterteilt in *Unter-Untergruppen*, gekennzeichnet durch die 3. Zahl. Auch diese Einteilung erfolgt nach chemischen Gesichtspunkten: z. B.

Oxydoreduktasen, die Carbinolgruppen angreifen, mit NAD oder NADP als Wasserstoffakzeptor: 1.1.1.
mit Cytochrom als Akzeptor: 1.1.2.
mit Sauerstoff als Akzeptor: 1.1.3.

Esterasen, die Carboxylester spalten: 3.1.1.
Esterasen, die Thiolester spalten: 3.1.2.
usw.

In der *Unter-Untergruppe* werden alle bekannten Enzyme der Reihe nach durchnumeriert.

Beispiel: Acetyl-CoA-hydrolase (eine Thiolesterhydrolase) 3.1.2.1.

Der Begriff „*Desmolasen*“, der früher die Gesamtheit der nicht-hydrolytisch wirkenden Enzyme bezeichnete, ist aufgegeben worden. Die abbauenden Enzyme wurden als *Lyasen* klassifiziert; liegt das Gleichgewicht ganz auf der Seite der Synthese, dann kann man das betreffende Enzym auch „Synthase“ nennen. Dagegen sind *Synthetasen* solche Enzyme, die eine Verknüpfung von zwei Molekülen durch Vermittlung von ATP oder ähnlichen Nucleosidtriphosphaten, d. h. unter Spaltung einer energiereichen Phosphatbindung, katalysieren. Der systematische Name für diese Hauptgruppe ist *Ligasen*, um eine Verwechslung mit den oben genannten Synthasen zu vermeiden.

2.6.6. Die einzelnen Enzyme

Im Rahmen der lebensmittelchemischen und lebensmitteltechnologischen Betrachtungen werden hier nur die für dieses Gebiet wichtigen Enzyme besprochen.

[1] Enzyme Nomenclature. Recommendations (1964) of the International Union of Biochemistry on the Nomenclature and Classification of Enzymes.

Oxydoreduktasen

Eine große Anzahl von Enzymen katalysiert Oxydations- und Reduktionsprozesse: Oxydoreduktasen. Der Grundvorgang bei Redox-Reaktionen ist immer ein Transfer von Elektronen. Ein oxydierbares Molekül, ein Elektronendonator, gibt ein oder mehrere Elektronen ab an einen Elektronenakzeptor, der dabei reduziert wird (eine Oxydation ist immer mit einer Reduktion gekoppelt). Die mehr oder weniger große Tendenz einer Substanz, Elektronen aufzunehmen oder abzugeben, wird durch das *Redoxpotential* charakterisiert, gemessen in mV (Millivolt). Je nach der Reduktions- oder Oxydationswirkung der Substanz, verglichen mit der Wasserstoffnormalelektrode, wird das Redoxpotential positiv oder negativ sein.

Liegen zwei Redoxsysteme mit verschiedenem Redoxpotential nebeneinander vor, dann kann die thermodynamisch mögliche Reaktion oftmals gehemmt sein, d. h. die Reaktionsgeschwindigkeit ist sehr klein oder praktisch gleich Null. Ascorbinsäure kann z. B. in reinstem Wasser lange Zeit trotz Anwesenheit von O_2 unzersetzt aufbewahrt werden.

Die Reaktion läßt sich jedoch beschleunigen, wenn ein reversibles Redoxsystem eingeschaltet wird, dessen Redoxpotential *zwischen* dem der beiden Systeme liegt und dessen Komponenten (oxydierte und reduzierte Form) mit den beiden anderen Systemen leichter reagieren. Im obigen Beispiel kann die Oxydation der Ascorbinsäure erheblich beschleunigt werden durch Zugabe von Spuren bestimmter Schwermetallionen (Cu^{2+} oder Fe^{3+}) oder von Ascorbinsäureoxydase (vgl. S. 222).

Oxydoreduktasen sind in diesem Sinne zu definieren als *Redoxkatalysatoren*, die zwei Redoxsysteme (A, B) gleichsam reaktionsvermittelnd zusammenkoppeln, indem sie vom Elektronen- oder Wasserstoffdonator reduziert und vom Elektronen- oder Wasserstoffakzeptor wieder oxydiert werden (vgl. S, 184):

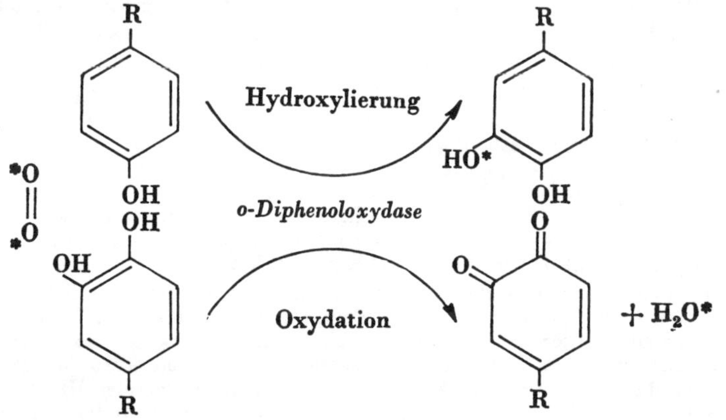

Als Elektronen- (oder Wasserstoff-)akzeptoren dienen in der Natur eine Vielzahl von Coenzymen und anderen Verbindungen wie z. B. NAD (Cozymase, Coenzym I, DPN), NADP (Coenzym II, Phosphocozymase, TPN), Cytochrome, Chinone, Disulfide, Sauerstoff, H_2O_2. Eine Reihe von Oxydoreduktasen zeigen hinsichtlich des Wasserstoffakzeptors keine oder nur geringe Spezifität. Bei diesen können auch synthetische Akzeptoren eingesetzt werden, die durch charakteristische Farbänderungen den Nachweis und das Studium enzymatischer Reaktionen in vitro erleichtern, wie z. B. Methylenblau, Resazurin (für die „Reduktaseprobe" der Milch), Janusgrün, Kresylblau, Pyocyanin, m-Dinitrobenzol, Tetrazoliumverbindungen.

Phenoloxydasen

Viele der Oxydoreduktasen sind für die Lebensmittelchemie von Bedeutung: Weit verbreitet in Pflanzen, Früchten und Pilzen sind die *Diphenol-Oxydoreduktasen* (1.10.3.), die eine Vielzahl von Verbindungen angreifen. Ihrer chemischen Natur nach sind es Kupferproteide. Sie können nach ihren Substraten eingeteilt werden in die *o-Diphenol: Sauerstoff-Oxydoreduktasen* (*Polyphenolasen*) und die *p-Diphenol: Sauerstoff-Oxydoreduktasen* (*Laccase*). Als Wasserstoffakzeptor dient in beiden Reaktionsketten der Sauerstoff der Luft unter *Wasser*bildung. Reaktionskette: O_2—Enzym—Substrat.

Die *o-Diphenol: Sauerstoff-Oxydoreduktase* (Brenzcatechinoxydase, Polyphenolase) oxydieren nur o-Diphenole. *Gleichzeitig* kann in diesem System eine Hydroxylierung von Monophenolen auftreten (mischfunktionelles Enzymsystem!).

Als natürliche, lebensmittelchemisch und lebensmitteltechnologisch bedeutsame Substrate können Catechine, Anthocyanidine, Chlorogen- und Kaffeesäure, Flavonole usw. dienen. Die bei der Oxydation auftretenden o-Chinone sind sehr instabil und polymerisieren in noch unübersichtlicher Reaktion weiter zu braunen und schwarzen Pigmenten. Das *Braunwerden* frischer Schnittflächen bei Äpfeln, Kartoffeln, Sellerie, Spargeln, von frisch gepreßten Obstsäften, wie Apfelmost, Traubenmost u. a., ist darauf zurückzuführen. Die gefärbten Reaktionsprodukte werden unter dem Begriff Phlobaphene zusammengefaßt. Auf ähnliche Weise ist auch die Bildung von Melanin (Kopffüßer, Polypen) zu verstehen: 3,4-Dihydroxyphenylalanin (Dopa) entsteht primär aus Tyrosin durch Hydroxylierung, wird dann oxydiert, und das entstehende o-Chinon polymerisiert weiter zu dunkelgefärbten Pigmenten. Auch bei der Fermentierung von Tabak, Kaffee, Tee und Kakao spielen diese Enzyme und Reaktionsverläufe eine Rolle, die man im Ergebnis als „*enzymatische Bräunung*" bezeichnet.

Für den Ablauf der enzymatischen Bräunung ist das Zusammenspiel der 3 Komponenten erforderlich: Sauerstoff – intaktes Enzym – Substrat. Fehlt einer dieser drei Faktoren, so unterbleibt die enzymatische Bräunung. Technologisch wichtig zur Verhinderung der enzymatischen Bräunung: Ausschluß von Sauerstoff (Vakuum, Inertgas) oder Inaktivierung des Enzyms durch Hitze oder chemische Inhibierung des Enzyms durch Sulfit (Trockenobst, Wein) oder Hemmung des Enzyms durch pH-Senkung (Einlegen von geschälten Kartoffeln in Essigwasser, von Früchten in 0,5%ige Citronensäurelösung): die Enzyme können nicht mehr im optimalen pH-Bereich arbeiten, die Reaktionsgeschwindigkeit wird herabgesetzt (vgl. S. 219).

Interessant für den Lebensmittelchemiker und -technologen ist die Rolle der Ascorbinsäure in diesem System. Durch die enzymatisch aus Polyphenolen gebildeten Chinone wird sie in nachgeschalteter, rein chemischer Oxydation zur Dehydroascorbinsäure oxydiert, wobei gleichzeitig die Chinone wieder zu den Phenolen reduziert werden und erneut als Substrat für die Phenoloxydasen dienen. Bei Anwesenheit von Sauerstoff (als terminalem H-Akzeptor) kann so in diesem System Ascorbinsäure laufend oxydiert (zerstört) werden. Andererseits kann bei Ausschluß von Sauerstoff oder einem Überschuß von Ascorbinsäure die Bildung von Chinonen und damit auch die nachgeschaltete enzymatische Bräunungsreaktion verhindert werden.

Ascorbinsäure-Oxydase

Ein den Diphenoloxydasen sehr ähnliches Enzym ist die *Ascorbinsäure-Oxydase* (L-Ascorbat: Sauerstoff-Oxydoreduktase), die in enzymatischer Reaktion die Ascorbinsäure zur Dehydroform oxydiert. Das Enzym ist, wie die Diphenoloxydasen, ein Kupferproteid. Die Oxydation der Ascorbinsäure ist meist irreversibel, da die Dehydroform sehr instabil ist und leicht zu anderen Produkten weiter oxydiert wird. Bräunungsreaktionen in Säften von Citrusfrüchten, besonders in Zitronen- und Grapefruitsaft-Konzentraten lassen sich darauf zurückführen, daß die Dehydroascorbinsäure unter Öffnung des Lactonringes in die offenkettige 2,3-Diketo-L-gulonsäure übergeht. Diese bildet unter Abspaltung von CO_2 und Wasser verschiedene Abbauprodukte, die leicht zu braunen Harzen polymerisieren.

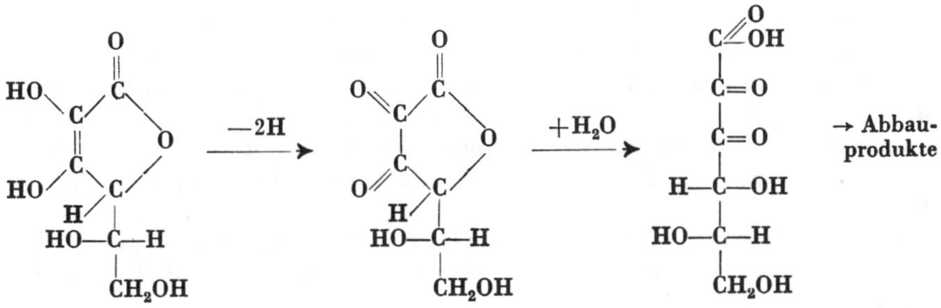

L-Ascorbinsäure Dehydroascorbinsäure 2.3-Diketo-L-gulonsäure

Aldehyd-Dehydrase

Eine lebensmittelchemisch-analytisch ebenfalls wichtige Oxydoreduktase ist die Xanthin:Sauerstoff-Oxydoreduktase, auch *Xanthin-* oder *Aldehyd-dehydrase*, *Schardinger-Enzym*, genannt, die vor allem in der Leber und Milz und in der Milch vorkommt und die Reaktion Xanthin + O_2 + H_2O → Harnsäure + H_2O_2 katalysiert. Vorwiegend werden Purinderivate oxydiert. Seiner chemischen Natur nach ist das Enzym ein Flavoprotein, das Molybdän enthält. Der Nachweis in der Milch erfolgt durch Zugabe von Formaldehyd als Substrat und Methylenblau als H-Akzeptor (daneben können auch Janusgrün, Tetrazoliumverbindungen, Resazurin, Neutralrot usw. verwendet werden), das bei der Reaktion entfärbt wird (Schardinger-Reaktion). Daher ist diese Probe zur Feststellung von roher bzw. gekochter Milch geeignet.

Lipoxygenasen (Lipoxydasen)

Lipoxygenasen (Linoleat:Sauerstoff-Oxydoreduktase) sind Enzyme, die sich in vielen Pflanzen, vor allem in der Sojabohne finden. Sie katalysieren die direkte Addition von Sauerstoff an das cis,cis-1,4-pentadien-System —CH=CH—CH_2—CH=CH—, also an isolierte Doppelbindungen von mehrfach ungesättigten Fettsäuren wie Linol-, Linolen- oder Arachidonsäure zu Fett-Hydroperoxiden, wobei in gekoppelter Reaktion auch Carotinoide angegriffen (entfärbt) werden.[1] Solche Oxydationsprozesse spielen beim Ranzigwerden von Fetten, dem Abbau von Carotin, Geschmacksveränderungen bei gefrorenen Erbsen u. a. eine Rolle. Die enzymatische Oxydation verläuft dabei ähnlich der Fettautoxydation als Radikal-Kettenreaktion.

[1] Ölsäure bleibt unangegriffen!

Glucoseoxydase

Die *Glucoseoxydase* (β-D-Glucose:Sauerstoff-Oxydoreduktase) ist ein Flavoprotein, das die Reaktion

$$\beta\text{-D-Glucose} + O_2 \xrightleftharpoons{\text{Enzym}} \text{D-Glucono-}\delta\text{-lacton} + H_2O_2$$

katalysiert. Das Enzym findet Verwendung in der Lebensmitteltechnologie, allein und in Kombination mit der Katalase, die das entstehende H_2O_2 abbaut:

Lebensmittel, die sowohl Protein als auch Zucker enthalten, neigen bei der Verarbeitung (z. B. beim Trocknen) und beim Lagern oft zu unerwünschten Bräunungen (*Maillard-Reaktion*). In proteinreichen Lebensmitteln (z. B. Fleisch, Eier), die nur wenig Glucose enthalten, läßt sich dies vermeiden, indem die Glucose durch Einsatz von Glucoseoxydase entfernt wird. (Das entstehende Gluconsäure-δ-lacton gibt keine *Maillard-Reaktion*!)

Das System Glucoseoxydase + Katalase kann auch benutzt werden, um den Sauerstoffgehalt im Luftraum von in Flaschen abgefüllten Produkten z. B. Bier zu verringern (S. 236).

Von den Oxydoreduktasen, die H_2O_2 als Akzeptor verwenden, seien die Katalase (Wasserstoffperoxid:Wasserstoffperoxid-Oxydoreduktase) und die Peroxydase (Donor: Wasserstoffperoxid-Oxydoreduktase) genannt.

Peroxydase

Die *Peroxydase*, ein Hämoproteid, findet sich sehr weit verbreitet in pflanzlichem und tierischem Material wie z. B. in Früchten, Mikroorganismen und Milch. Peroxydase macht aus H_2O_2 und auch gewissen organischen Peroxiden Sauerstoff frei und überträgt diesen direkt auf organische Substrate (AH_2) wie Mono- und Diphenole, aromatische Amine u. a.

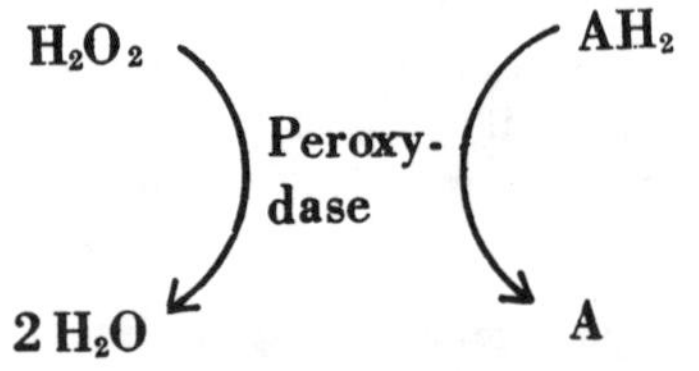

Aus den oxydierten Verbindungen, z. B. aus Chinonen (A), entstehen in weiteren Reaktionen Polymerisationsprodukte, die in Lebensmitteln als Verfärbungen und Geschmacksänderungen konstatiert werden. Deshalb ist eine Hitzeinaktivierung des Enzyms vor der Lagerung und Verarbeitung peroxydasehaltiger Lebensmittel notwendig, wobei auf eine mögliche Regenerierung dieses Enzyms zu achten ist (S. 218). Es muß vor allem hervorgehoben werden, daß Peroxydase im Vergleich zu anderen Enzymen auffallend hitzeresistent ist. Diese Eigenschaft wird im *Peroxydasetest* als Kontrolle einer ausreichenden Enzyminaktivierung beim Blanchieren von Gemüse vor dem Gefrieren oder Trocknen benutzt.

Ist durch ausreichendes Erhitzen während der technologischen Wärmebehandlung (Blanchieren, Sterilisieren, Trocknen) die Peroxydase ausgeschaltet, also der angestellte

Peroxydasetest negativ, so sind auch andere unerwünschte Eigenenzyme (Polyphenoloxydasen, Katalase, Lipoxygenase, Ascorbinase, Lipasen), die bei der Weiterverarbeitung oder bei längerer Lagerdauer des Lebensmittels den Genußwert durch Farb-, Geruchs- und Geschmacksveränderungen herabsetzen, inaktiviert. Der Nachweis des Enzyms gelingt in Anwesenheit von H_2O_2 leicht im Peroxydasetest.

Katalase

Katalase kommt praktisch in allen lebenden Zellen vor. Die von ihr katalysierte Reaktion

$$2\,H_2O_2 \rightarrow 2\,H_2O + O_2$$

geht mit einer außerordentlich hohen Geschwindigkeit vor sich. Ein Mol Enzym spaltet bei 0 °C $4{,}2 \cdot 10^4$ Mol H_2O_2/sec. Die Katalase ist wie die Peroxydase ein Hämoproteid. Von der Peroxydase unterscheidet sie sich durch eine größere Substratspezifität. Andere Wasserstoffdonatoren als H_2O_2 werden nur sehr viel langsamer angegriffen.

Heute werden Katalase-Präparate aus tierischen Organen, Bakterien und Pilzen (meist in Verbindung mit Glucoseoxydase) zur O_2- und H_2O_2-Entfernung lebensmitteltechnologisch verwendet (S. 224 und 236).

Dehydrogenasen

Unter den Oxydoreduktasen, die NAD (Nicotinamid-adenin-dinucleotid)[1] oder NADP (Nicotinamid-adenin-dinucleotidphosphat)[2] als Wasserstoffakzeptor benutzen, sind folgende Enzyme lebensmittelchemisch von Bedeutung:

Die *Alkoholdehydrogenase* (Alkohol:NAD-Oxydoreduktase, ADH) katalysiert die Reaktion

$$\text{Alkohol} + \text{NAD} \underset{}{\overset{\text{ADH}}{\rightleftharpoons}} \text{Aldehyd (oder Keton)} + \text{reduziertes NAD.}$$

Als Substrate können primäre und sekundäre Alkohole sowie Halbacetale dienen. Das NAD wird in dieser Reaktion als Wasserstoffakzeptor reduziert zu NADH. Das Enzym findet heute weite Verwendung bei der Blutalkoholbestimmung (ADH-Methode!), bei der Bestimmung von Alkohol in Spirituosen, Fruchtsäften u. a. Der bei der Dehydrierung von Äthanol entstehende Acetaldehyd wird mit Semicarbazid abgefangen und damit die stöchiometrische Reaktion

$$C_2H_5OH + \text{NAD} \longrightarrow CH_3CHO + \text{reduziertes NAD}$$

ganz nach rechts verlagert. Das dabei entstehende reduzierte NAD kann leicht spektrophotometrisch bei 340 nm als direktes Maß für die umgesetzte Menge Alkohol bestimmt werden (vgl. optischer Test nach WARBURG S. 238).

Die *Glucose-6-phosphatdehydrogenase* (D-Glucose-6-phosphat:NADP-Oxydoreduktase, G-6-P-OH, katalysiert die folgende Reaktion:

$$\text{Glucose-6-phosphat} + \text{NADP} \overset{\text{G-6-P-OH}}{\rightleftharpoons} \text{D-Glucono-}\delta\text{-lacton-6-phosphat} + \text{reduziertes NADP.}$$

[1] Früher Diphosphopyridinnucleotid (DPN) oder Coenzym I (CoI) genannt.
[2] Früher Triphophopyridinnucleotid (TPN) oder Coenzym II (CoII) genannt.

Diese stöchiometrisch verlaufende Reaktion wird analytisch zur quantitativen Bestimmung der Glucose herangezogen: Glucose wird zuerst mit Hexokinase (ATP: D-Hexose-6-phosphotransferase) und ATP phosphoryliert zum Glucose-6-phosphat und dieses mittels Glucose-6-phosphat-dehydrogenase und NADP als Coenzym dehydrogeniert. Die entstehende Menge reduziertes NADP (früher TPNH) wird wieder im optischen Test spektrophotometrisch bestimmt und dient als Maß für die Menge der umgesetzten Glucose.

Transferasen

Die Transferasen die die Überführung eines Restes R von einem Molekül auf ein anderes nach der allgemeinen Formel

$$AR + B \underset{}{\overset{\text{Enzym}}{\rightleftharpoons}} BR + A$$

katalysieren, besitzen lebensmittelchemisch und -technologisch bei Gärungen, Fuselölbildung, Aromabildung, Obstreifung, Fleischreifung und für viele biologische Systeme fundamentale Bedeutung. Die folgende Tabelle soll einen gewissen Einblick geben,

Tabelle 21. Übersicht über wichtige Transferasen-Systeme

Enzyme	Beispiel	Katalysierte Reaktion
2.1. die C_1-Körper übertragen: Methyl-, Hydroxymethyl- Formyl-, Carboxyl-	Serin-hydroxymethyl-transferase	L-Serin + Tetrahydrofolat = Glycin + 5.10-Methylen-tetrahydrofolat
2.3. die Acylreste übertragen	Cholinacetyltransferase	Acetyl-CoA + Cholin = CoA + O-Acetylcholin
	Acyl-CoA: Acetyl-CoA-Acyltransferase	Acyl-CoA + Acetyl-CoA = + 3-Oxoacyl-CoA + CoA
2.4. die Glucosylreste übertragen	UDP-Glucose: D-Fructose-2-glucosyltransferase	UDP-Glucose + D-Fructose = UDP + Saccharose
2.6. die Stickstoff-(NH_2-) gruppen übertragen	L-Alanin: 2-Oxosäure-Aminotransferase	L-Alanin + 2-Oxosäure = Brenztraubensäure + L-Aminosäure
2.7. die Phosphorsäure-gruppen übertragen	Hexokinase	ATP + D-Hexose = ADP + D-Hexose-6-phosphat a) ATP + D-Glucose = ADP + D-Glucose-6-phosphat b) ATP + D-Fructose = ADP + D-Fructose-6-phosphat
	Adenosinkinase	ATP + Adenosin = ADP + AMP (Adenosinmonophosphat)
	Pyruvatkinase	ATP + Brenztraubensäure = ADP + Phosphoenol-Brenztraubensäure
	Glycerokinase	ATP + Glycerin = ADP + Glycerin-1-phosphat

zumal neuerdings gewisse Transferasen mit besonderem Erfolg in die lebensmittelchemische Analytik eingeführt werden, z. B. Phosphotransferasen zur Bestimmung von Glucose, Fructose, Glycerin mittels der jeweiligen spezifischen Enzyme Hexokinase und Glycerokinase.

Die *Phosphotransferasen* (2.7), allgemein auch noch als Kinasen bezeichnet, nehmen im Stoffwechsel des Organismus bei Auf- und Abbau lebenswichtiger Verbindungen eine zentrale Stellung ein. Sie steuern die Bildung energiereicher Phosphatbindungen vieler Coenzyme, der Zuckerphosphate usw.

Die *Acyltransferasen* (2.3.) sind z. B. am Citronensäurezyklus beteiligt, am biologischen Auf- und Abbau von Fettsäuren (vgl. S. 70), der Bildung von Acetylcholin usw.

Aminotransferasen (2.6. Transaminasen) sind wichtig für das gesamte biologische Zellgeschehen, auch in Bakterien, die z. B. bei der Käsereifung und in Hefen, die bei der Fuselölbildung im Gange der alkoholischen Gärung (vgl. S. 20) mitwirken.

Phosphorylasen gehören zu den Glucosyltransferasen. Sie übertragen z. B. bei der Phosphorolyse des Glykogens Glucosereste auf Phosphorsäure unter Bildung von Glucose-1-phosphat.

Hydrolasen

Lebensmittelchemisch und lebensmitteltechnologisch von großer Bedeutung sind die Hydrolasen, die die hydrolytische Spaltung von bestimmten Molekül-Bindungen katalysieren. Sie werden unterteilt nach den Bindungstypen, die sie angreifen.

3.1. Esterbindungen
3.2. Glykosidbindungen
3.3. Ätherbindungen
3.4. Peptidbindungen
3.5. Nicht peptidische C—N-Bindungen
3.6. Säureanhydridbindungen
3.7. C—C-Bindungen
3.8. Halidbindungen
3.9. P—N-Bindungen.

Esterhydrolasen. Hier sind vor allem die Carboxylesterasen zu nennen, zu denen Lipasen, Pektinesterasen, Chlorophyllasen und Tannasen zu rechnen sind. Chlorophyllase, die aus Chlorophyll den Alkohol Phytol abspaltet, ist beim Reifen des Obstes an der Gelbfärbung beteiligt. Gerbstoffspaltende Enzyme sind die Tannasen, die z. B. Gallussäureester spalten.

Auch Phorphorsäureesterhydrolasen besitzen lebensmittelchemische Bedeutung, S.228.

Lipasen

Lipasen des Pankreas, der Leber, des Darmes und anderer tierischer Organe hydrolysieren Glycerinester (Fette). In allen pflanzlichen Zellen, besonders in Samenkörnern (Ricinus) oder im Fruchtfleisch ölliefernder Pflanzen (Olive) werden Lipasen reichlich gefunden. Im Dünndarm (Pankreaslipase) steuern sie die Verdauung von Fetten. Die früher industriell bei der Herstellung von Fettsäuren und Seifen verwendete Ricinuslipase ist heute ohne Bedeutung. Arteigene oder mikrobielle Lipasen sind Ursache für das Sauerwerden von Fetten oder Fettzubereitungen. Das Sauerwerden des

Mehles (Alterung) ist mit auf die Wirkung von Lipasen zurückzuführen. Lipasen wirken oft noch bei sehr tiefen Temperaturen bis zu $-30\,°C$, z. B. während der Gefrierlagerung von Fettgeweben (Tierkörpern) oder in nicht ausreichend blanchiertem Gefriergemüse.

Pektinesterasen (Pektase)

Die Pektinesterasen führen Pektine in Pektinsäuren über durch Spaltung (Entmethylierung) der dort veresterten COOH-Gruppen. Pektinesterasen finden Anwendung bei der Herstellung niederveresterter Pektine (vgl. Gelierung S. 161) und bei der Fruchtsaftklärung S. 420 und 424.

Phosphorsäureesterhydrolasen (Phosphatasen)

finden sich in allen tierischen Geweben, in Milch, Eiern, Sauermilch, Käse, in Hefen, Bakterien sowie in vielen Pflanzen (Kartoffeln, Getreide), wo sie sich an der Bildung und Spaltung von Phosphorsäureestern beteiligen. Sie werden eingeteilt in Monoesterhydrolasen (3.1.3.), Diesterhydrolasen (3.1.4.) und Triphosphorsäureesterhydrolasen (3.1.5.). Die Phosphorsäureesterhydrolasen unterscheiden sich in ihrer Wirkung je nach Herkunft weitgehend in ihrem pH-Optimum; man spricht daher oft von sauren, neutralen und basischen „Phosphatasen". Phosphorsäuremonoesterhydrolasen der Hefe und der Gerste sind bei der alkoholischen Gärung beteiligt. Der Nachweis der Milcherhitzung über die milcheigenen Phosphorsäureesterhydrolasen ist analytisch von Bedeutung. Diese Enzyme werden normalerweise beim Pasteurisieren inaktiviert. Es ist jedoch zu beachten, daß unter gewissen Umständen, wie bei der Peroxydase, eine Regeneration auftreten kann. Auch beim Sauerwerden des Mehles (Alterung) können Phosphorsäureesterhydrolasen beteiligt sein.

Die Phytin spaltende Phosphatase wird Phytase genannt. Sie hydrolysiert die Inosit-Phosphorsäure-Esterbindungen. Phytase liegt in Cerealien vor; reich an Phytase sind Reis- und Weizenkleie, Grün- und Darrmalz.

Nicht zu dieser Gruppe der Phosphorsäureesterasen gehören die früher ebenfalls als „Phosphatasen" bezeichneten Enzyme, die Phosphorsäureanhydridbindungen, z. B. in Pyrophosphat, Trimetaphosphat, Polymetaphosphat, hydrolisieren. Sie gehören zur Gruppe der Säureanhydridbindungen angreifenden Enzyme und finden sich ebenfalls weit verbreitet in tierischen und pflanzlichen Geweben sowie in Pilzen und Hefen. Auf solche Enzyme ist beim Nachweis von kondensierten Phosphaten zu achten, da letztere bei Anwesenheit solcher Enzyme leicht hydrolysiert und damit dem Nachweis entzogen werden können.

Phospholipasen

Die phosphatid-spaltenden Enzyme werden unter dem Begriff Phospholipasen zusammengefaßt. Phospholipasen A und B sind Esterhydrolasen; sie spalten in den Phosphatiden jeweils einen Fettsäurerest ab (Lyso-Phosphatide). Die Phospholipasen C und D sind Phosphatasen; sie lösen die Esterbindungen zwischen Phosphorsäure und dem Glycerinteil (C) bzw. zwischen Phosphorsäure und dem Aminoalkohol (D).

Im Formelbild-Beispiel des Lecithins wird der jeweilige Angriff der verschiedenen Phospholipasen veranschaulicht:

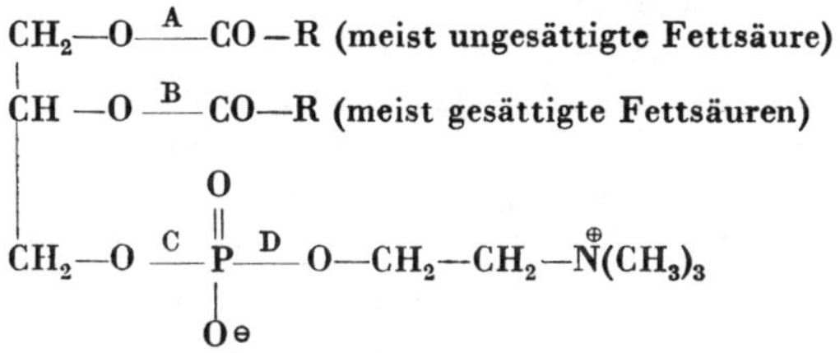

Lebensmittelchemisch sind die Phospholipasen in höheren Pflanzen und Schimmelpilzen zu beachten. Spaltungen durch Phospholipasen können in Eierteigwaren auftreten, vgl. S. 378.

Glykosidhydrolasen (Glykosidasen). Sie zeigen meist nur Gruppenspezifität. Entscheidend für den Angriff des Enzyms ist nur eine der Komponenten, die in glykosidischer Bindung verknüpft sind.

Amylasen

Die α-1,4-Glucan-4-glucohydrolase (*Endo- oder α-Amylase*) spaltet α-1,4-glucosidische Bindungen *im Inneren* des Stärkemoleküls, in Glykogen und anderen Glucanen, die 3 oder mehr α-1,4-Glucosidbindungen hintereinander enthalten. Die α-1,4-Glucanmaltohydrolase (*Exo- oder β-Amylase*) spaltet aus α-1,4-Glucanen vom nicht-reduzierenden Ende her β-Maltose ab. Die α-1,4- und α-1,6-Glucan-glucohydrolase spalten aus diesen Poly- und Oligosacchariden ebenfalls vom nicht-reduzierenden Ende her nur und vollständig Glucoseeinheiten ab (*Glucoamylase, Amyloglucosidase* oder γ-Amylase = Pilz und/oder Bakterien-Exo-Amylase).

Die früher als *Diastase* bezeichneten Enzympräparate stellen meist Gemische der α- und β-Amylase dar. Beide kommen fast immer gemeinsam im Tier- und Pflanzenreich vor, wo Stärke und Glykogen auf- oder abgebaut werden. Im Tierreich überwiegt die α-Amylase, z. B. im Speichel, Pankreas und Darm, ebenso auch bei Mikroorganismen. Lebensmitteltechnologisch sind die Amylasen der Kartoffel und der keimenden Samen, vor allem der Gerste, von Bedeutung. So bewirken die Amylasen des Malzes (Grün- und Darrmalz) das Verzuckern der stärkehaltigen Maische bzw. der Stärke bei der Herstellung alkoholischer Getränke (Bier, Branntwein), bei der Gewinnung von Äthylalkohol, Milchsäure, Buttersäure, Malzextrakt, Stärkezucker, Dextrose.

Amylasen aus Mikroorganismen (*Aspergillus oryzae* u. a.) bewirken die Verzuckerung der Reisstärke bei der Herstellung des japanischen Reisweins. In unseren Brennereibetrieben kommen zur Verzuckerung der Maischen auch Amylasen aus Schimmelpilzen zur Verwendung (Amylo-Verfahren, S. 471). In der Bäckerei dienen Amylasen in Form von Backmitteln zur Förderung der Teiggärung. Auch zur Herstellung von Nährzucker sowie als Bestandteil von Nährpräparaten für diätetische Zwecke finden Amylasen Verwendung. Weiterhin greifen Amylasen kohlenhydratabbauend neben anderen Enzymen in den verwickelten Vorgang der Tabakfermentierung ein. Die Amylaseprobe wird zur Prüfung auf ausreichend erhitzte Milch herangezogen.

Cellulase

Das Enzym β-1,4-Glucan-4-glucanohydrolase (Cellulase) vermag das Polysaccharid Cellulose bis zum Disaccharid Cellobiose abzubauen. So werden z. B. in Gemüsen während der Lagerung Strukturveränderungen durch Abbau der Cellulose verursacht. Wirbeltiere, auch der Mensch, können Cellulose im Verdauungsgang nicht abbauen. Die Spaltung der Cellulose im Pansen der Wiederkäuer erfolgt durch Cellulasen der dort anwesenden Mikroorganismen. Cellulasepräparate z. B. „Luizym" aus Pilzen (*Aspergillus oryzae*) werden therapeutisch bei Verdauungsstörungen eingesetzt.

Pektinase

Poly-α-1,4-galakturonid-glycanohydrolase (Polygalakturonase). Die makromolekularen Pektine werden durch besondere Glykosidhydrolasen (früher Carbohydrasen genannt), die Polygalakturonasen, zu kürzeren Gliedern, zum Teil bis zu den Grundbausteinen (Galakturonsäuren) abgebaut. Hierbei erfolgt Abnahme der Viskosität des Pektins und im allgemeinen Verminderung des Geliervermögens, das abhängig von der Molekülgröße des Pektins ist. Ein solcher enzymatischer Pektinabbau wird z. B. beobachtet beim Weichwerden von Gemüse und Früchten, beim Fermentieren von Tabak und Kaffee und bei der Röste von Flachs und Hanf. Die Polygalakturonasen von Bakterien greifen auch im Verdauungstraktus (Dickdarm) in den Abbau der mit Nahrung aufgenommenen Pektine ein.

Polygalakturonasen werden heute im technischen Maßstab aus Kulturen von *Aspergillus*- und *Penicillium*-Stämmen auf pektinhaltigen Nährböden gewonnen und sind als Filtragol, Pectinex, Pektinol, Vinibon u. a. im Handel. Sie dienen zur Klärung der Preßsäfte in der Fruchtsaftindustrie wie auch zum teilweisen Molekülabbau in der Pektinindustrie (S. 164).

Oligo- und einfache Saccharide spaltende Glykosidhydrolasen

Neben den auf Polysaccharide einwirkenden Glykosidhydrolasen gibt es auch Enzyme, die nur Oligosaccharide und einfache Glykoside angreifen. Die α-D-*Glucosidglucohydrolase* Maltase (α-Glucosidase) aus Hefen, Schimmelpilzen, Bakterien, Malzwürze, spaltet α-D-glucosidische Bindungen, z. B. in Maltose, Saccharose, Melizitose.

Die β-D-*Glucosid-glucohydrolase* (β-Glucosidase) greift β-D-glucosidische Bindungen an. Eine β-Glucosidase ist in dem von LIEBIG und WÖHLER in bitteren Mandeln entdeckteu *Emulsin* enthalten. Die β-Glucosidasen sind bei der Bildung von Aromastoffen wie Vanillin und Mandelsäurenitril (in bitteren Mandeln) aus den nativen β-Glucosiden der Früchte beteiligt. Auch im Enzianbranntwein liegen Bitterstoffe vor, die durch β-Glucosidasen aus Glykosiden entstehen. Vgl. Glykosid-Abschnitt S. 132.

Die β-Fructofuranosidase (β-D-Fructofuranosid-fructohydrolase) ist auf Verbindungen eingestellt, in denen Fructose (furanoside Form) in β-glykosidischer Bindung vorliegt, z. B. im Rohrzucker. Dieses Enzym (auch Saccharase, Invertase genannt) findet sich in der Hefe und wird industriell in Hefepräparaten (Invertin u. a.) eingesetzt, so vor allem bei der Herstellung von Kunsthonig, wobei Saccharose enzymatisch in Invertzucker (Gemisch von Glucose und Fructose) aufgespalten wird. In der Süßwarenindustrie wird das Enzym zum Weichhalten von Marzipan und Fondants verwendet.

Eine β-Thioglucosidase (Thioglucosid-glucohydrolase, Myrosinase) ist bei der Senfherstellung wirksam. Während des Zermahlens und Vermaischens des Senfsamens spaltet sie das Senföl aus dem Senfglykosid ab; vgl. S. 134.

Peptidhydrolasen (Proteasen, Peptidasen). Sie katalysieren die hydrolytische Spaltung von Peptidbindungen (—CO—NH—) in Proteinen und Peptiden:

Ihrer Funktion nach wird diese ganze Gruppe in *Exopeptidasen* und *Endopeptidasen* unterteilt.

Exopeptidasen spalten nur vom Ende der Peptidkette her die jeweils endständige Aminosäure ab, wobei die *Carboxy*peptidasen vom Carboxylende her, die *Amino*peptidasen die kettenendständige Aminosäure mit freier NH_2-Gruppe abspalten.

Die *Endopeptidasen* spalten nur an bestimmten Stellen in der Mitte der Peptidkette, also Proteine und höhere Polypeptide. Sie heißen auch noch *Proteinasen.* Zu ihnen zählen die bekannten Verdauungsenzyme *Pepsin*, *Rennin (Labferment) Trypsin*, *Chymotrypsin*, *Enterokinase*, *Kathepsin C*, weiterhin die pflanzlichen Peptidasen *Papain*, *Bromelin* und *Ficin*. Die Endopeptidasen besitzen meist nur *Gruppenspezifität.* Entscheidend für den Angriff ist in vielen Fällen nur die Struktur von einer der zwei Aminosäuren, die über eine Peptidbindung verknüpft sind. So spaltet Pepsin bevorzugt Peptidbindungen benachbart zu aromatischen oder Dicarboxy-L-aminosäuren, und Trypsin solche, bei denen die Carboxylgruppe von L-Lysin oder von L-Arginin beteiligt ist.

Pepsin ist das eiweißspaltende (proteolytische) Enzym des Magens, das alle genuinen Eiweißkörper abzubauen vermag. Es liegt in den Drüsenzellen des Magens als Pepsinogen vor, und erst durch den sauren Magensaft (H^+-Ionen) oder Pepsin wird daraus das wirksame Pepsin gebildet (S. 219).

Kathepsine (Organproteasen) der Magenschleimhaut und des Magensekretes wirken bei pH 4–5 optimal. Als Gewebsproteasen spielen sie auch bei dem autolytischen Zerfall der Gewebe eine Rolle (Fleischfäulnis).

Trypsin und Chymotrypsin aus dem Pankreassaft sind die Hauptenzyme der Eiweißspaltung im Dünndarm (pH 7).

Das Rennin (Labferment) des Kälbermagens wird zu den proteolytischen Enzymen gerechnet, obwohl die eigentliche proteolytische Wirkung des Enzyms hinter seiner gerinnungsfördernden Tätigkeit zurücktritt. Es bringt den typischen Eiweißkörper der Milch, das Casein, mit seinem charakteristischen Gehalt an Serinphosphorsäure als Ca-Salz zur Gerinnung. Technisch spielt das Labferment (aus Kälbermagen) bei der Käseherstellung eine maßgebliche Rolle (S. 331 und 332).

Papain ist die wichtigste Protease der niederen und höheren Pflanzen: im Milchsaft und Früchten verschiedener Pflanzen, z. B. *Carica papaya*, in Bakterien und Hefen. Es spaltet Eiweißstoffe und Peptide im isoelektrischen Zustand. Verschiedene Handelsprodukte aus *Carica papaya* finden Anwendung als sogenannte „Tenderizer" zum Zartmachen von zu altem oder auch ungenügend abgehängtem Fleisch vor der Bereitung. Aus Ananassäften wird Bromelin, aus Feigensäften Ficin gewonnen.

Die peptidspaltenden Enzyme haben in verschiedener Hinsicht lebensmittelchemisches Interesse: Beim Mälzen und Maischen bewirkt eine Papainase den Abbau des Eiweißes. Wesentliche Eigenschaften des Bieres, wie sein Schaumvermögen, die Schaumhaltigkeit und die Vollmundigkeit, sind größtenteils von den proteolytischen Abbauprodukten abhängig.

Auch bei der Teigbereitung macht sich der Einfluß von Peptidhydrolasen in der Beschaffenheit des Mehleiweißes, des Klebers, bemerkbar. So kann ein an sich weicher Kleber, wie ihn meist deutsche Mehle haben, durch Peptidhydrolasen so weit abgebaut werden, daß die Quellfähigkeit der Mehle stark beeinträchtigt wird und der Teig keine Standfestigkeit mehr besitzt; ein harter Kleber, wie er oftmals in amerikanischen Mehlen anzutreffen ist, erfordert dagegen geradezu einen teilweisen Abbau durch Peptidhydrolasen. Je nach dem Abbaugrad des Klebers verfügt der Teig über eine entsprechende Standfestigkeit.

Das Abhängen (Mürbewerden) des Fleisches beruht ebenfalls auf der Mitwirkung von Peptidhydrolasen, wobei die in der Totenstarre durch Milchsäure gequollenen harten Muskelproteine durch einen gewissen Abbau erst zu genießbarem Fleisch verändert werden (S. 45 und 292).

Bei der Tabakfermentierung ist die Tätigkeit von Peptidhydrolasen zum Eiweißabbau besonders erwünscht.

Die Peptidhydrolasen der Hefen sind auch für den Eiweißaufbau, d. h. für die Vermehrung der Hefezellen wichtig. Sie sind deshalb bei der Herstellung von Preßhefe und bei der biologischen Eiweißsynthese die wirksamsten Aufbaufermente.

Lyasen

Unter den Lyasen sind die Carboxylasen (4.1.1.) besonders zu erwähnen. Es sind dies meist Enzyme von hoher Spezifität, die die Decarboxylierung von Carbon- und Aminocarbonsäuren katalysieren. Sie sind im tierischen Gewebe und in Mikroorganismen weit verbreitet. Speziell die aus Mikroorganismen gewonnenen hochspezifischen Carboxylasen werden für die enzymatische Bestimmung verschiedener Aminosäuren herangezogen.

Die 2-Oxosäure-carboxylyase (Pyruvatdecarboxylase) katalysiert eine wichtige Teilreaktion beim Abbau von Kohlenhydraten (z. B. bei der alkoholischen Gärung). Als Cofaktoren dienen hier Thiaminpyrophosphat (Vitamin B_1-pyrophosphat, Cocarboxylase) und Mg^{++}-Ionen:

$$CH_3{-}\underset{\underset{O}{\|}}{C}{-}COOH \xrightarrow[\text{lase}]{\text{Carboxy-}} CH_3CHO + CO_2$$

Eine weitere, bei der alkoholischen Gärung beteiligte Lyase ist die Aldolase, die anaerob Fructofuranose-1,6-diphosphat in Glycerinaldehydphosphorsäure (Phosphoglycerinaldehyd) und Dihydroxyacetonphosphat (Phosphodihydroxyaceton) spaltet.

Isomerasen

Isomerasen sind Enzyme, die *intra*molekulare Umlagerungen wie Racemisierungen und Epimerisierungen, Cis-trans-Umlagerungen, intramolekulare Redoxreaktionen, intramolekulare Transfer-Reaktionen und intramolekulare Ringspaltungen katalysieren.

Eine beim enzymatischen Abbau von Zuckern wichtige Isomerase ist die D-Glycerinaldehyd-3-phosphat-ketoisomerase (Phosphotriose-isomerase, Triosephosphat-isomerase); vgl. alkoholische Gärung S. 453.

Das Enzym besitzt eine außerordentlich hohe Umsatzzahl ($> 10^5$ Mol./min). Dies ist deshalb von Bedeutung, da in dem Gleichgewicht Glycerinaldehydphosphat/Dihydroxy-acetonphosphat das Glycerinaldehydphosphat nur zu 4% vorhanden ist. Wird das Glycerinaldehydphosphat in einer Folgereaktion verbraucht, dann kann in kurzer Zeit sehr viel nachgeliefert werden.

Racemasen finden sich häufig in Bakterien. Sie katalysieren z. B. die Racemisierung natürlicher L-Aminosäuren. Auch in *Lactobacillus*arten wurden solche Racemasen nachgewiesen. Sie sind die Ursache für das Auftreten von D-Aminosäuren (D-Alanin, D-Glutaminsäure) in reifendem Käse. Einige der Racemasen enthalten als Coenzym Pyridoxalphosphat (vgl. S. 189).

Ligasen

Diese Klasse von Enzymen, die physiologisch bei allen endergonischen Stoffwechselvorgängen im Pflanzen- und Tierreich eine wichtige Rolle spielen, katalysiert die Verknüpfung zweier Moleküle A und B, wobei dieser Vorgang gekoppelt mit der Spaltung einer Pyrophosphatbindung in ATP (Adenosin-triphosphat) usw. ist. ATP ist bei den Enzymen dieser Klasse der weit überwiegende Energielieferant. Je nach dem Enzym wird ATP zu Adenosinmonophosphat (AMP) + Pyrophosphat oder zu Adenosindiphosphat (ADP) und Orthophosphat gespalten; vgl. S. 41. Die Reaktionen verlaufen nach folgendem Schema:

$$A + B + ATP \rightarrow A{-}B + ADP + \text{Orthophosphat oder}$$
$$A + B + ATP \rightarrow A{-}B + AMP + \text{Pyrophosphat.}$$

In diese Klasse gehören Acyl-CoA-Synthetasen, Peptidsynthetasen, Amidsynthetasen usw.

2.6.7. Enzyme in der Lebensmitteltechnologie

Die vielfältigen enzymatischen Prozesse in der Lebensmitteltechnologie, wie z. B. die Gewinnung von Molkereiprodukten, wurden vorstehend jeweils bei der Besprechung der Enzyme genannt und werden bei den einzelnen Lebensmitteln näher behandelt. Dieser Abschnitt befaßt sich speziell mit dem Einsatz von *Enzympräparaten* bei lebensmitteltechnologischen Verfahren – ein Gebiet, das wachsende Bedeutung auf dem Lebensmittelsektor erlangt, da die Anwendung von Enzymen folgende Vorteile bietet: Enzyme sind als Eiweißstoffe physiologisch unbedenklich, sie sind bei milden Temperaturen und nahezu neutralen pH-Bedingungen wirksam, sie wirken spezifisch und schnell in relativ geringen Konzentrationen und lassen sich leicht inaktivieren.

Zur Herstellung der lebensmitteltechnologisch verwendeten Enzyme dienen pflanzliche Gewebe, vor allem Samen, tierische Organe und in steigendem Ausmaß besonders gezüchtete Mikroorganismen (Pilze, Bakterien, Hefen). Die Freilegung bzw. Isolierung der Enzyme erfolgt meist aus den wäßrigen Extrakten; je nach Bedarf schließt sich eine Auftrennung in Einzelenzyme an, da in den Extrakten mehrere Enzyme vorliegen. Oft werden aber auch diese Gesamtenzymextrakte verwertet. Im Anschluß an die Reinigung (durch Zentrifugieren oder Filtrieren) und schonende Konzentrierung im Vakuum kann durch Fällung und Vakuumtrocknung das Enzympräparat in fester Form erhalten werden. Solche Trockenprodukte kommen, vielfach bereits wirkungsmäßig standardisiert (durch Verdünnen mit Salz, Zucker, Mehl u. a.), in den Handel. Sie sind haltbarer als die ebenfalls erhältlichen flüssigen Enzympräparate.

Während bisher von den Oxydoreduktasen nur Katalase und Glucoseoxydase industriell eingesetzt wurden, finden jetzt mehrere Hydrolase-Präparate lebensmitteltechnologische Verwendung: Esterhydrolasen (Lipasen, Pektasen), Glykosidhydrolasen (Amylasen, Pektinase, Maltase, Saccharase, Lactase, Naringinase) und Peptidhydrolasen (Rennin, Pankreatin, Papain, Bromelin, Ficin).

Enzympräparate aus Pflanzen

Industriell verwendete pflanzliche Enzympräparate sind vor allem *Malz-Amylasen*, wobei im allgemeinen ein enzym-angereicherter Malzextrakt zum Einsatz kommt, der auch andere Glykosidhydrolasen sowie Phosphatasen und Proteasen enthält. Die Malzamylasen spielen in der Bäckerei, z. B. als Backmittel zur Ergänzung der mehleigenen Enzyme eine Rolle; auch bei der Bierbereitung und Branntweinherstellung sowie zur Gewinnung von Malzsirup und dextrinhaltigen Trockenprodukten (Kindernährmitteln) werden sie herangezogen.

Pflanzliche *Proteasen-Präparate* (Peptidhydrolasen) sind das *Papain* aus dem Latex der unreifen Papayamelone, das *Bromelin* aus Ananaspreßsäften und das *Ficin* aus Feigensaft. Pflanzliche Peptidhydrolasen finden auch in den USA in Brauereien Verwendung, um Biere kältefest zu machen (chill proofing), d. h. die bei Kälte durch einen Protein-Tannin-Komplex auftretende Trübung zu verhindern. Sie werden dort auch bei der Klärung und Reifung von Malzgetränken sowie als Tenderizers (Fleischmürbesalz) zum Weichmachen von Fleisch eingesetzt.

Industriell von größerer Bedeutung sind die aus Luzerne, Tomaten oder Citrusfrüchten zu gewinnenden *Pektinesterase*-Präparate, die bei der Wein- und Saftgewinnung eingesetzt werden können.

Lipase-Präparate aus Rizinussamen, die früher eine bedeutende Rolle bei der Fettspaltung spielten, dienen in geringem Ausmaß als Aromaverbesserer (Fettsäurebildung) bei Verwendung lipasearmer Milch zur Herstellung bestimmter Käsesorten und von Süßwarenüberzügen.

Ein neues Gebiet für den Einsatz pflanzlicher Enzympräparate eröffnet sich lebensmitteltechnologisch bei der Aroma-Gewinnung bzw. bei der Aroma-Restaurierung in bearbeiteten Lebensmitteln. Die Aromastoffe in Obst und Gemüse werden durch Enzyme aus den sogenannten Aroma-Vorstufen (Precursors) freigesetzt. Während der Wärmebehandlung (Sterilisierung) werden diese Enzyme zerstört, ebenso geht ein Teil der flüchtigen Aromastoffe verloren; ein Teil der übrigen Aromastoffe wird verändert. Die Precursors und deren Vorstufen, die sogenannten Pre-Precursors bleiben dagegen weitgehend erhalten, so daß aus ihnen durch Zusatz von Enzymen (aus frischem Pflanzenmaterial) Aromastoffe erneut gebildet werden können.

In der Lebensmittelindustrie verwendete Enzympräparate

Enzyme	Wirkungsweise	Verwendung
Lipoxydase (Lipoxygenase)	Katalysiert die Oxydation mehrfach ungesättigter Fettsäuren. Durch Peroxidbildung kann in Sekundärreaktion Carotin oxydiert (gebleicht) werden	Bleichen des Brotmehles (Weizen)
Glucoseoxydase (in gekoppelter Reaktion mit Katalase)	Oxydiert spezifisch β-D-Glucose in Anwesenheit von Sauerstoff zu Gluconsäure	Glucose-Entfernung, z. B. Stabilisierung von Trockenei. Sauerstoffentfernung in Kleinpackungen, Dosen und Flaschen zur Aromastabilisierung
Katalase	Zerlegt Wasserstoffperoxid in Wasser und Sauerstoff	in der Lebensmittelkonservierung, besonders Kaltsterilisation der Milch
Lipasen	Hydrolysieren Fette	Aromaverbesserung in der Käse- und Schokoladeherstellung; Qualitätsverbesserung von Trockeneipulver
Pektase und Pektinase	Hydrolysieren Pektine: Abspaltung von Methylgruppen und Zerlegung von Polygalakturonsäure	Fruchtsaft- und Weinbereitung; Entfernung der gelatinösen Haut auf Kaffeebohnen
Amylasen allgemein	Hydrolysieren Stärke zu Dextrin und Zuckern in unterschiedlichem Ausmaß	Brauerei; Bäckerei (als Backhilfsmittel); Brennerei, Zuckerwaren-, Fruchtsaft-, Getränkeindustrie, Schokoladen- und Kakaoindustrie. Herstellung von diätetischen Lebensmitteln
Amyloglucosidase	Hydrolysiert Stärke zu Glucose	Stärke (hauptsächlich Maisstärke) verarbeitende Industrie
Cellulase	Hydrolysiert Cellulose	Brauerei; Fruchtsaft- und Getränkeindustrie als Klärungs- und Extraktionshilfsmittel. Weichmachen und Geschmacksverbesserung von Gemüse
Hemicellulasen	Bauen verschiedene natürliche gummiartige Stoffe ab	Verhinderung der Gelatinierung von Kaffeekonzentraten
Maltase, Lactase, Invertase	Hydrolysieren Diglucoside zu den entsprechenden Hexosen	Kunsthonig-, Süßwarenindustrie; Kristallisationsverhinderung in Melasse, Eiskrem usw.
Proteasen (Peptidhydrolasen)	Hydrolysieren Proteine	Bäckerei (Änderung der Backeigenschaften des Weizenklebers). Milchindustrie (z. B. Verhinderung des Oxydationsgeschmacks). Käseherstellung (mit Labferment). Würzeherstellung, spezielle Diäten. Kältestabilisierung von Bier. Weichmachen von Fleisch (Tenderizers)

Enzympräparate aus tierischen Organen

Aus tierischem Gewebe werden industriell Pankreasenzyme, Pepsin und Rennin gewonnen. Besonders die Pankreasdrüse des Schweines dient als Quelle für Enzyme, wie Trypsin und Chymotrypsin. *Pankreatin* als Enzymkomplex wird bei der Herstellung von Gelatine, Proteinhydrolysaten und Peptonen verwendet sowie für pharmazeutische Produkte. *Rennin*, das *Labferment*, das aus den Labmägen von Saugkälbern hergestellt wird, ist lebensmitteltechnologisch besonders wichtig durch seine weitgehende Verwendung bei der Käsebereitung.

Katalase-Präparate können aus Leber oder Erythrozyten gewonnen werden. Sie sind im Zusammenwirken mit Glucoseoxydase von Bedeutung zur Entfernung von O_2 und H_2O_2 (S. 225 und unten).

Enzympräparate aus Mikroorganismen

Die für die industrielle Gewinnung von Enzymen ergiebigste Quelle sind die Mikroorganismen, besonders Schimmelpilze, Bakterien und Hefen. Sie werden großtechnisch unter sorgfältig studierten Bedingungen gezüchtet, um möglichst hohe Enzymausbeuten zu erhalten.

Aus Pilzkulturen (Oberflächen- und Submerskulturen), vor allem aus Stämmen von *Aspergillus oryzae* und *Aspergillus niger* lassen sich Amylasepräparate gewinnen, die weitgehende Anwendung finden: in der Bäckerei, Brauerei, bei Stärkehydrolysierungsverfahren zur Sirup- und Dextringewinnung, in der Süßwarenindustrie, z. B. für Schokoladesirup, Liköre, Bonbons. Aus diesen Pilzen werden auch Proteasepräparate gewonnen, die als Backmittel, bei Bier und Säften (in den USA) als „chill proofing agents" (vgl. S. 234) sowie in Verdauungsenzympräparaten eingesetzt werden.

Bei der Herstellung von Obstsäften und bei der Weinbereitung verwendet man in großem Umfang die sogenannten „*Filtrationsenzyme*" aus *Aspergillus*-, *Penicillium*- und *Rhizopus*-Arten; diese Präparate enthalten in der Hauptsache pektinabbauende Enzyme (Pektinasen und Pektasen). Man erzielt durch ihre Verwendung neben einer höheren Saftausbeute auch eine Klärung des Saftes. Pektolytische Enzympräparate werden bei der Herstellung von Fruchtsaftkonzentraten und Obstgelees eingesetzt. Auch bei der Kaffeefermentierung werden neuerdings solche Enzympräparate zur Entfernung des Überzugs der Kaffeebohnen vorgeschlagen.

Hemicellulasen aus Pilzen verhindern eine Gelatinierung in Kaffeekonzentraten durch Abbau von gummiartigen Polysacchariden.

In Kulturen von *Aspergillus niger* und *Penicillium notatum* kann auch die *Glucoseoxydase* angereichert werden. Dieses Enzympräparat kann einerseits zur Glucoseentfernung und andererseits zur Sauerstoffbindung in verpackten Lebensmitteln verwendet werden, wobei das gebildete H_2O_2 durch Mitverwendung von Katalase beseitigt wird (vgl. S. 224 und 225).

Durch eine solche Glucose-Oxydation können bei der Herstellung von Eipulver Verfärbungen infolge der MAILLARD-Reaktion vermieden werden. Die Entfernung von *Sauerstoff* wird auf diese Weise in den USA bereits in Fruchtsaftgetränken, Bier, Mayonnaise sowie in bestimmten Trockenpackungen durchgeführt, wodurch nährwertmindernde Oxydationsreaktionen vermieden werden.

Zur Entbitterung von Grapefruitsaft kann die aus *Aspergillus niger* gewonnene *Naringinase* verwendet werden, die als *Glykosidhydrolase* den Bitterstoff Naringin 7-Rutinosidoglykosid des Naringenins, vgl. S. 201, hydrolysiert. Auch überschüssige Anthocyanfarbstoffe in Fruchtweinen und Gelees lassen sich durch Glykosidasen aus Pilzenzymen spalten.

Aus Bakterienkulturen, meist aus *Bacillus subtilis*, lassen sich *Amylasen* und *Proteasen*-Präparate gewinnen.

Aus Hefen werden für den lebensmitteltechnologischen Einsatz insbesondere Saccharase- und Lactase-Präparate hergestellt. *Saccharase* (*Invertase*) dient zur Herstellung von Invertzucker und Kunsthonig. Die Süßwarenindustrie macht sich Saccharase-Präparate zunutze, um z. B. Pralinenfüllungen halbweich zu erhalten (Invertzucker ist löslicher als Saccharose). *Lactase* kann in Kondensmilch und Eispulver das Auskristallisieren des Milchzuckers (Sandzucker!) durch dessen Spaltung in Glucose und Galaktose verhindern.

2.6.8. Enzyme in der Lebensmittelanalytik

Enzyme finden auch in der Lebensmittelanalytik eine immer größere Beachtung, da die enzymatisch-analytischen Verfahren sich durch hohe Spezifität, einfache Durchführung und kurze Analysenzeiten auszeichnen.

In der modernen enzymatischen Analytik spielen – auch auf dem lebensmittelchemischen Sektor – die besonders einfach (in Küvetten) durchzuführenden Methoden der Lichtabsorptionsmessung eine wichtige Rolle, die bereits WARBURG als „optischen Test" in die Biochemie eingeführt hat. Diese Verfahren basieren auf der Mitwirkung von spezifischen Dehydrogenasen, z. B. Glucose-6-phosphat-dehydrogenase, Lactat-dehydrogenase, Alkohol-dehydrogenase (ADH) u. a., wobei eine leicht meßbare, stöchiometrisch verlaufende Änderung im Auftreten oder Verschwinden der für NADH (DPNH) spezifischen Lichtabsorption bei 340 nm erfolgt.

Generell kann man in der enzymatischen Analytik zwei Gruppen von Methoden unterscheiden:

Bestimmung von Enzymaktivitäten

Die Prüfung auf charakteristische Enzyme wird in der Lebensmittelanalytik schon seit langem benutzt. Hierbei wird die Enzym*konzentration* über die Reaktionsgeschwindigkeit des betreffenden Enzyms mit dem geeigneten Substrat (Substratüberschuß!) bestimmt. Enzyme dienen hier als Indikatoren für den *Zustand* der Lebensmittel: ihre Vorbehandlung (Sterilisieren, Pasteurisieren, Blanchieren), ihren Frischezustand, Befall durch Mikroorganismen (Verderb). Darüber hinaus werden Enzymsysteme, ebenso wie andere Bestandteile eines Nahrungsmittels, durch Faktoren der Umwelt bei der Entstehung des Nahrungsmittels beeinflußt. Zu diesen Faktoren gehören Inhibitoren, Konservierungsmittel, Antibiotika, Pflanzenschutzmittel, Pestizide, Jahreszeit und Standort.

Der Nachweis geringster Konzentrationen an spezifischen Enzymhemmstoffen in Lebensmitteln läßt sich unter Verwendung bestimmter Enzyme als Indikatorreaktion im Gange einer Effektoranalyse erbringen. *Effektoranalysen* sind Verfahren, bei denen enzymatische Reaktionen durch hemmende oder aktivierende Stoffe (Effektoren) beeinflußt werden. Das Ausmaß der Hemmung bzw. der Aktivierung läßt unter Verwendung einer Eichkurve Rückschlüsse auf die Konzentration dieser Stoffe zu. Die Effektoranalyse eignet sich zum Nachweis bestimmter Schädlingsbekämpfungs- und Vorratsschutzmittel. So hemmen z. B. insektizid wirkende organische Phosphorsäureester (z. B. Systox oder Parathion) oder entsprechende, zur Analyse präparierte Umwandlungsprodukte die Cholinesterase außerordentlich stark. DDT läßt sich quantitativ bestimmen über die Hemmung der Carboanhydrase. Eine Fluoridbestimmung in Wasser, Milch usw. basiert auf der äußerst empfindlichen Hemmung von Esterasen durch dieses Halogen-Ion. Hier eine Übersicht über einige angewandte Enzymaktivitäts-Bestimmungen:

Enzymaktivitäts-Bestimmungen

Enzym	*Nahrungsmittel*
Diphenoloxydasen	Getreide, Mehl, Milch, Gemüse
Xanthin-Sauerstoff-Oxydoreduktase	Milch
Lipoxygenasen (Lipoxydasen)	Sojabohnen, Mehl
Peroxydasen	Getreide, Mehl, Milch, Gemüse
Katalase	Milch und Milchprodukte
Lipasen	Milch, Milchprodukte, Mehl, Getreide
Phosphorsäureesterasen	Milch und Milchprodukte
Amylasen	Honig, Mehl, Malz, Milch, Brot, Stärke
Urease	Sojamehl und Produkte
Creatinase	Fleischextrakte, Suppen

Enzymatische Bestimmung einzelner Verbindungen

Die lebensmittelanalytisch interessierenden, mit den bisher ausgearbeiteten enzymanalytischen Verfahren bestimmbaren Substrate sind in folgender Tabelle angegeben.

Hierbei müssen die spezifischen Enzyme – im Falle der optischen Methode auch die entsprechenden Überträgersubstanzen (Coenzyme, ATP, NAD, NADP) – im Überschuß vorgegeben werden.

Tabelle 22. Einige enzymatisch bestimmbare Verbindungen

Gruppe	Einzelvertreter
Alkohole	Äthanol, Glycerin
Aldehyde	Acetaldehyd, Glykolaldehyd
Säuren bzw. Salze	Acetat, Lactat, Formiat, Malat, Succinat, Citrat, Isocitrat, Pyruvat
Monosaccharide u. ä. Verbindungen	Glucose, Fructose; Galaktose, Pentosen, Sorbit, Inosit
Di- und Oligosaccharide	Saccharose, Lactose, Raffinose, Maltose
Polysaccharide	Stärke, Cellulose, Hemicellulosen
L-Aminosäuren	Glutaminsäure, Asparaginsäure
Lipide	Cholesterol

Mit dem genannten einfachen Lichtabsorptionsverfahren (optischer Test) lassen sich so in Fruchtsäften, Most und Wein, oft ohne jegliche Vorbereitung der Proben, Verbindungen wie Äthylalkohol, Acetaldehyd, Lactat, Malat, Glutamat u. a. elegant bestimmen.

3. Nährstoffbedarf

Die moderne Ernährungsphysiologie brachte uns die wesentliche Erkenntnis, daß sich eine zweckmäßige Kost für den Menschen aus den verschiedensten Nahrungsmitteln zusammensetzen kann, daß sie aber die darin enthaltenen Nährstoffe (vgl. S. 5) in richtiger (ausnutzbarer) Form und kalorisch ausreichender Menge enthalten muß. Man kennt heute etwa 50 verschiedene Stoffe, auf deren regelmäßige Zufuhr der Mensch unbedingt angewiesen ist. Dazu gehören essentielle Aminosäuren, essentielle Fettsäuren, Mineralstoffe, Vitamine und Wasser. Da außer der Muttermilch kein Nahrungsmittel von der Natur nur zu dem Zweck geschaffen wurde, dem Menschen als Nahrung zu dienen, ist es nicht verwunderlich, daß auch kein Nahrungsmittel allein ohne Einschränkung alle stofflichen Bedürfnisse des Menschen befriedigt. Daraus ergibt sich die Forderung der modernen Ernährungsphysiologie: Die Ernährung muß so vielseitig gestaltet werden, daß die einzelnen Nahrungsmittel sich zu einer harmonischen Nährstoffkombination, dem Nährstoffbedarf des Organismus entsprechend, ergänzen.

Nachdem festgestellt worden ist, welche Stoffe und Stoffgruppen die Nahrung enthalten muß, erhebt sich nunmehr die Frage, wieviel der Mensch von den einzelnen Nährstoffen benötigt. Die allgemeinste Antwort hierauf könnte etwa lauten: Der Mensch muß von jedem der genannten Stoffe so viel zu sich nehmen, daß sein Körper im normalen Zustand des Wohlbefindens bleibt.

Der Nährstoffbedarf ist kein feststehender Wert. Er hängt ab von Lebensalter, Körpergewicht, Geschlecht und Arbeitsleistung. Auch die Umweltbedingungen, z. B. das Leben in unterschiedlichen Klimazonen, wie auch die Zusammensetzung der Kost beeinflussen die Höhe des Nährstoffbedarfs. Weitreichende Untersuchungen über den Nahrungs- und Nährstoffbedarf wurden in den letzten Jahrzehnten in den USA (Food and Nutrition Board) durchgeführt und die für eine optimale Ernährung entscheidenden Gesichtspunkte zusammengefaßt, die inzwischen in vielen Staaten als Norm empfohlen wurden. Auch die „Deutsche Gesellschaft für Ernährung (BRD)“ hat sich den genannten Empfehlungen angeschlossen und Einzelheiten darüber bekanntgegeben, welche Mengen an Eiweiß, Kohlenhydraten, Fetten, Mineralstoffen, Spurenelementen und Vitaminen als lebensnotwendige Bestandteile (neben ausreichender Kalorienmenge) in den Lebensmitteln für die Ernährung und für die Gesunderhaltung der Bevölkerung gelten können. Sie beziehen sich auf gesunde Personen verschiedenen Alters und Geschlechts. In nachfolgender Tabelle ist beispielsweise die tägliche wünschenswerte Eiweiß- und Kalorienzufuhr zusammen mit Körpergewicht und Körpergröße gemäß den Empfehlungen des Food and Nutrition Board (USA) dargestellt. Vgl. auch Literaturhinweise S. 591.

Tabelle 23. Der Tagesbedarf an Kalorien und Eiweiß. Empfehlungen des „Food and Nutrition Board, National Research Council“ der USA (1958)

Alter und Geschlecht	Körper-gewicht kg	Körper-größe cm	Kalorien[1]	Eiweiß g
Männer				
25 Jahre	70	175	3200	70
45 Jahre	70	175	3000	70
65 Jahre	70	175	2550	70
Frauen				
25 Jahre	58	163	2300	58
45 Jahre	58	163	2200	58
65 Jahre	58	163	1800	58
Schwangerschaft (letzte 3 Monate)			+ 300	+20
Stillzeit (bis 850 ml Brustmilch tägl.)			+1000	+40
Säuglinge				
7–12 Monate	9	70	100/kg	[2]
Kinder				
4–6 Jahre	18	109	1700	50
10–12 Jahre	36	144	2500	70
Knaben				
16–19 Jahre	63	175	3600	100
Mädchen				
16–19 Jahre	54	162	2400	75

[1] Die Kalorienangaben gelten für mäßige körperliche Arbeit.
[2] Auf Empfehlungen für den Eiweißbedarf des Säuglings wurde verzichtet.

3.1.1. Energiebedarf des Menschen und kalorischer Nutzwert der Nahrung

Schon im letzten Jahrhundert wurde von M. RUBNER gezeigt, daß sich die Hauptnährstoffe Kohlenhydrate, Fette und Eiweißstoffe nach Maßgabe ihrer physiologischen Verbrennungswärme gegenseitig im Organismus vertreten können (Gesetz der Isodynamie). Für den Baustoffwechsel und Erhaltungsstoffwechsel jedoch kann das Eiweiß durch Fette und Kohlenhydrate nicht vertreten werden, weil sie keine Stickstoffverbindungen sind.

Wenn man daher die Nahrung nach ihrer Bedeutung als Betriebsstoff (und nicht als Baustoff) einschätzen will, so drückt man ihren Wert als Energieträger in Kalorien aus. Bei den Hauptnährstoffen rechnet man mit folgenden abgerundeten Werten für die physiologische Verbrennungswärme

Kohlenhydrat	4,1 kcal/g
Protein	4,1 kcal/g
Fett	9,3 kcal/g

Durch diese Beziehungen der Äquivalenz zwischen Nährstoff und Energieinhalt läßt sich die für jede Arbeitsleistung (Muskel, Organe) benötigte Energie in kcal ausdrücken. Der Gesamt-Kalorienbedarf eines erwachsenen Menschen liegt pro Tag bei mäßiger körperlicher Betätigung bei etwa 2400 kcal. Bei höheren Arbeitsleistungen steigt der Kalorienbedarf, den der Organismus mit den sogenannten Hauptnährstoffen (Eiweiß, Fett und Kohlenhydrat) deckt.

In dem eben genannten Beispiel des Energieumsatzes (Energieverbrauch) von 2400 kcal sind summarisch der sogenannte Grundumsatz und der Arbeitsumsatz enthalten. Unter Grundumsatz verstehen wir den Energieverbrauch bei völliger Ruhe im Liegen, 12 Stunden nach der letzten Nahrungsaufnahme und ohne jede körperliche Arbeit. Der Grundumsatz variiert je nach Geschlecht, Größe, Gewicht und Alter des Menschen. Er liegt im Mittel bei 1500 kcal/Tag. Somit ist der Gesamtumsatz die Summe von Grundumsatz und Arbeitsumsatz.

3.1.2. Eiweißbedarf

Wie schon früher ausgeführt (vgl. S. 8), besitzt das Eiweiß für den Menschen den höchsten Nährwert, da es die von ihm benötigten essentiellen Aminosäuren in der notwendigen Menge und im richtigen Verhältnis aufweist. Im allgemeinen trifft dies bei tierischem Eiweiß in höherem Maße zu als bei pflanzlichem, weshalb auch das tierische Eiweiß eine höhere biologische Wertigkeit (vgl. S. 24) aufweist. Daher soll tierisches Eiweiß stets in reichlicher Menge in der Nahrung vorhanden sein.

Der tägliche Eiweißbedarf liegt für den Erwachsenen bei 1 g/kg Körpergewicht, also bei etwa 70 g pro Tag. Ein Drittel bis zur Hälfte des täglich zugeführten Eiweißes sollte dabei tierischer Herkunft sein. Bei körperlich schwer arbeitenden Menschen ist die Zufuhr höherer Eiweißmengen empfehlenswert. Auch bei vorwiegend geistiger Betätigung ist der Genuß nicht zu knapper Mengen an tierischem Eiweiß wichtig. Ebenso ist bei Kranken, Genesenden, aktiven Sportlern, Jugendlichen und stillenden Müttern der Eiweißbedarf erhöht.

Die Quellen für tierisches Eiweiß sind Fisch, Fleisch, Milch, Käse und Eier. Von pflanzlichem Eiweiß ist das der Sojabohne besonders wertvoll.

Unter dem Begriff „physiologisches Eiweißminimum" oder Bilanzminimum versteht man die geringste Menge an Nahrungseiweiß, mit der im Organismus gerade Stickstoffgleichgewicht zwischen eiweißhaltiger Nahrungsaufnahme und Ausscheidung von Stickstoff in den Abbauprodukten (als Harnstoff im Harn) erreicht wird. Es ist auf Grund von Erfahrungen bei Massenverpflegung in Notzeiten und aus Tierversuchen bekannt, daß selbst bei sonst ausreichender Kalorienzufuhr eine Eiweißzufuhr in Höhe des Bilanzminimums oder in dessen nächster Nähe auf die Dauer mit voller Leistungsfähigkeit, Gesundheit und Abwehrkraft unvereinbar ist. Schon relativ geringe Arbeitsbelastungen oder banale Infektionen können unter diesen Bedingungen zum körperlichen Zusammenbruch führen. Diesen Zustand des Eiweißmangels bzw. der Eiweißunterernährung beobachten wir in einigen Teilen der Welt, z. B. in Indien, Südamerika und im tropischen Afrika. Das dort auf Grund des Eiweißmangels auftretende Krankheitssyndrom nennt man *Kwashiorkor*. Es zeigt sich in Hautschäden, Gliederschwellungen infolge von Ansammlung seröser Flüssigkeit und oftmals in schweren Lebererkrankungen. wie Fettleber und Leberzirrhose (Schrumpfleber). Die Sterblichkeit im

Verlauf dieser Eiweißmangelerkrankung ist außergewöhnlich hoch. Es ist bemerkenswert, daß die Schäden der Kwashiorkorerkrankungen bei richtiger Eiweißernährung, z. B. durch Zufuhr von Milchpulver, in wenigen Wochen ausgeheilt werden können.

Im Gegensatz zu einer durch zu reichliche Kalorienzufuhr begünstigten Fettsucht ist die Erhöhung der Eiweißzufuhr über die normalen Mengen hinaus ohne gesundheitliche Nachteile und ohne psychische und physische Beeinträchtigung der Leistungsfähigkeit des Menschen.

3.1.3. Bedeutung der Fette

In der Ernährung hat das Fett verschiedene Aufgaben zu erfüllen. Es ist Ausgangsmaterial für Biosynthesen (vgl. aktivierte Essigsäure S. 70), Spender hochwertiger Kalorien und Träger von essentiellen Fettsäuren und fettlöslichen Vitaminen. Eine zu fettarme Ernährung ist praktisch immer mit einem Mangel an fettlöslichen Vitaminen verknüpft, weshalb schon aus diesem Grunde für die ausreichende Zufuhr an hochwertigen Fetten mit der Nahrung gesorgt werden muß. Für die menschliche Ernährung ist aber das Fett noch aus anderen Gründen wichtig und unersetzlich: Es besitzt einen hohen Sättigungswert und hat den größeren Energiegehalt pro Gewichtseinheit im Vergleich zu den beiden anderen Hauptnährstoffen Kohlenhydrat und Eiweiß (vgl. S. 240).

Für den geistigen Arbeiter ist eine tägliche Fettmenge von etwa 75 g, d. h. also 1 g Fett/kg Körpergewicht empfehlenswert. In dieser Menge ist sowohl das Streich- und Kochfett, sogenanntes „sichtbares Fett“, als auch das in vielen Lebensmitteln, z. B. in Fleisch, Milch, Käse usw. enthaltene „verborgene Fett“ eingerechnet. Für den Schwerstarbeiter darf die Fettzufuhr etwa doppelt so hoch sein. In eingehenden, über lange Zeiträume hinweg geführten Untersuchungen wurde von Forschern aus der ganzen Welt gefunden, daß ein Unterschied im Nährwert der üblichen Speisefette, wie Butter, Margarine, Olivenöl, Sojaöl, Erdnußöl u. a., nicht besteht. Es besteht auch nach den bisherigen umfangreichen ernährungsphysiologischen Versuchen kein Grund zu der Annahme, daß tierische Fette den pflanzlichen bei gleicher Zufuhr von Vitaminen und essentiellen Fettsäuren als Nahrungsfette überlegen oder unterlegen seien. Auch die in den vergangenen Jahrzehnten oftmals vorgebrachte Meinung, tierische Fette seien an der Entstehung von Arteriosklerose beteiligt, hat sich nach umfangreichen wissenschaftlichen Untersuchungen für die normale menschliche Ernährung nicht bestätigt.

Hinsichtlich der wünschenswerten Höhe der Fettzufuhr vertritt man heute die Auffassung, daß in einer gut ausbalancierten Kost etwa 25% des gesamten Energiebedarfs durch Fett gedeckt werden sollten, was etwa 65–80 g Fett pro Tag entspricht.

3.1.4. Bedeutung der Kohlenhydrate

Die Kohlenhydrate in unserer Nahrung decken den Hauptteil des Energiebedarfs. Die Stärke ist das wichtigste Kohlenhydrat, an zweiter Stelle folgt der Rohrzucker. Mit den Früchten nehmen wir noch weitere Kohlenhydrate auf, z. B. Fruchtzucker und Traubenzucker. Lactose (Milchzucker) ist für den Säugling das einzige Nahrungskohlenhydrat; vom Erwachsenen wird sie, obwohl für die Resorption des Calciums sehr wesentlich, in größeren Mengen nicht verwertet.

Der Organismus kann im intermediären Stoffwechsel leicht Kohlenhydrate aus Fett und Eiweiß bilden (maximal können 58% des aufgenommenen Eiweißes in Kohlenhydrate übergehen). Mindestens 10% der vom Körper benötigten Energie sollten aus physiologischen Gründen von Kohlenhydraten gedeckt werden, was bei normaler Kost immer erreicht wird. Die geregelte Funktion der Leber hat einen ausreichenden Glykogengehalt und damit auch eine ausreichende Kohlenhydratzufuhr zur Voraussetzung. Die Nachteile einer zu kohlenhydratreichen Nahrung bestehen im wesentlichen in dem geringen Sättigungswert der Nahrung (für Schwerarbeiter wichtig!) und infolge Überbelastung des Darmes in unerwünschten Gärungserscheinungen. Außerdem erfährt der Vitamin-B_1-Haushalt durch übermäßiges Angebot von Kohlenhydraten eine starke Belastung. Bei zu reichlicher Zufuhr von Zuckern (und bei aufgefüllten Glykogendepots) wird ein Teil von ihnen in Fett umgewandelt und als Körperfett abgelagert. Dieses ist nicht so leicht für körperliche Arbeit mobilisierbar wie Glykogen. Im Mittel rechnet man mit einer Zufuhr von rund 400 g verwertbarer Kohlenhydrate pro Tag, das ergibt rund 1600 kcal.

Die unverdaulichen oder schwerverdaulichen Kohlenhydrate (wie Cellulose, Hemicellulosen, Pektine) sind meist sehr quellfähig und gleitfähig. Sie bewirken Darmfüllung und haben dadurch eine fördernde Wirkung auf Peristaltik (Darmbewegung) und Stuhlentleerung. Sie werden unter dem Namen Ballaststoffe zusammengefaßt. Wird eine zu ballastarme Nahrung über längere Zeit gegessen, so treten Darmträgheit und Stuhlverstopfung ein.

4. Nährstoffgehalt der Lebensmittel

Wenn man vom Wasser, der Luft und dem Kochsalz absieht, so entnimmt der Mensch seine Nahrung dem Tier- und Pflanzenreich. Die als Nahrung oder Nahrungsmittel geeigneten Naturprodukte sind in vielgestaltiger Weise aus den einzelnen Nährstoffen zusammengesetzt, repräsentieren also Nährstoffgemische. Nur in vergleichsweise geringem Ausmaß werden reine Nährstoffe, wie Fett, Zucker, Stärke, Casein, Gelatine, Albumin, in isoliertem Zustand zur Ernährung verwendet. Der (qualitative) Nachweis und die (quantitative) Bestimmung der einzelnen Nährstoffe Eiweiß, Fett, Kohlenhydrate, Mineralstoffe, Vitamine und Wasser lassen sich auf chemisch- und physikalisch-analytischem Weg exakt durchführen.

Die genaue Kenntnis des Nährstoffgehaltes in den tierischen und pflanzlichen Lebensmitteln ist die Voraussetzung für eine günstige Nahrungsmittelauswahl und für Vorschläge einer ernährungsphysiologisch wünschenswerten Zufuhr von Nährstoffen durch die verschiedensten Nahrungsmittel*kombinationen* in den vielgestaltigen Kostformen und Geschmacksrichtungen des gesunden und des kranken Menschen aller Länder und Klimazonen.

Als grundsätzlicher Unterschied zwischen den Naturprodukten tierischen und pflanzlichen Ursprungs ist noch anzuführen, daß letztere fast immer Cellulose enthalten und daß in ihnen oft die Kohlenhydrate vorwiegen, während in den tierischen Lebensmitteln als den hauptsächlichen Trägern von Eiweiß und Fett die Kohlenhydrate (Glykogen im Fleisch, Lactose in Milch) stark zurücktreten. Für den Nährwert ist auch die Kenntnis des Wassergehaltes von Bedeutung, der in Fleisch und Eiern 74–78%, in Milch etwa 87% beträgt, in frischem Gemüse und Obst bis 90% und darüber ansteigt, in Samen von Getreide und Hülsenfrüchten aber nur 12–13% ausmacht.

Eine Orientierung über den Nährstoffgehalt in den verschiedensten pflanzlichen und tierischen Lebensmitteln vermittelt nachfolgende Zusammenstellung, deren Werte aus Tabellen der Deutschen Gesellschaft für Ernährung entnommen sind. Die Zahlenangaben sind wegen der großen Schwankungen in der Zusammensetzung der Nahrungsmittel – bedingt durch Verwendung unterschiedlicher Sorten, durch Boden-, Klima- und Düngungseinflüsse, Erntezeit usw. – nur „Annäherungswerte" und deshalb abgerundet. Die Tabelle zeigt, daß die Stoffe des Tierreichs (Fleisch, Eier, Milch, Käse) vorwiegend Träger der Proteine und Fette sind und daß ihnen in dieser Hinsicht von den vegetabilischen Lebensmitteln nur die Hülsenfrüchte und Nüsse nahestehen. Konzentrierte Nahrungsmittel sind wegen ihres niedrigen Wassergehaltes die Getreidemehle, die neben mengenmäßig vorherrschenden Kohlenhydraten auch Protein und etwas Fett enthalten, sowie die zuckerreichen Marmeladen, Honig und Kunsthonig, während Gemüse und Obstfrüchte nur geringen kalorischen Nährstoffgehalt aufweisen. Letztere übernehmen aber als Träger von Vitaminen und Mineralstoffen sowie mit den die Verdauungsfunktion fördernden Geruchs-, Geschmacks- und Ballaststoffen auch eine wichtige diätetische Aufgabe.

Zur Entscheidung des Nährwertes reicht die Kenntnis der chemischen Zusammensetzung nicht aus; wenn auch ohne weiteres klar ist, daß ein Lebensmittel mit geringem Nähr-

Tabelle 24. Nährstoff- und Vitamingehalte von Lebensmitteln

Nahrungsmittel	Der genießbare Teil von 100 g käuflicher Rohware enthält:								
	Eiweiß (g)	Fett (g)	Energiegehalt (kcal)	Calcium (mg)	Eisen (mg)	Thiamin (mg)	Riboflavin (mg)	Ascorbinsäure (mg)	Axerophthol (IE)
Schweinefleisch	18	21	270	8	2,0	0,70	0,15	?	—
Rindfleisch	22	6	145	11	3,0	0,10	0,15	?	—
Kalbfleisch	19	9	160	9	5,0	0,15	0,35	?	—
Leber (Rind)	20	4	130	7	6,5	0,25	3,35	31,0	43900
Speck, durchwachsen	14	51	530	25	3,5	0,50	0,30	—	—
Hühnerfleisch	17	4	110	14	1,5	0,10	0,15	Spuren	—
Hering	13	13	175	12	0,5	0,05	0,15	—	1300
Kabeljau	8	—	35	15	1,0	0,05	0,25	2,0	20
Hühnerei	12	11	155	54	2,5	0,10	0,30	—	1140
Vollmilch	3,4	3	60	118	0,1	0,05	0,15	1,0	130
Buttermilch	4	1	42	118	0,1	0,05	0,20	1,0	—
Butter	1	80	750	20	0,2	—	0,02	—	2500
Hartkäse, 45% Fett i. Tr.	32	30	415	950	1,0	0,05	0,25	—	1400
Magerkäse, 10% Fett i. Tr.	37	3	190	1200	1,0	0,05	0,05	1,0	100
Quark	17	1	95	96	0,5	0,02	0,30	—	20
Margarine, vitam.	1	78	730	?	—	—	—	—	2000
Haferflocken	14	7	395	90	4,0	0,40	0,12	—	—
Vollkornroggenbrot	9	1	284	35	2,5	0,15	0,15	?	—
Weizenbrot, Brötchen	7	1	245	15	0,5	0,05	0,05	—	—
Mischbrot	7	1	245	72	1,5	0,15	0,10	—	—
Kartoffeln, ohne Schalen	2	—	90	15	1,0	0,10	0,05	17,0	20
Blumenkohl	2	—	20	22	1,0	0,10	0,10	70,0	90
Grüne Bohnen	3	—	37	65	1,0	0,10	0,10	19,0	630
Grünkohl	2	—	32	225	2,0	0,10	0,25	115,0	7540
Kopfsalat	1	—	10	22	0,5	0,05	0,10	8,0	540
reife Erbsen	23,0	1,4	370	45	5,2	0,70	0,20	1,0	180
Spinat	2	—	15	81	3,0	0,10	0,20	59,0	9420
Tomaten	1	—	19	11	0,5	0,05	0,05	23,0	1100
Äpfel	0,4	1	57	6	0,5	0,05	0,05	5,0	90
Walnüsse	15,0	63,0	705	70	2,1	0,36	0,12	15,0	80
Apfelsinen	0,6	1	42	33	0,5	0,10	0,05	49,0	190

stoffgehalt nur geringen kalorischen Wert besitzt, so gilt doch nicht die Schlußfolgerung, daß umgekehrt jede nährstoffreiche Mischung auch wirklich von hohem kalorischen Nährwert sei. Vielmehr hängt letzterer in hohem Grade von der Ausnutzung im Organismus ab. Es kommt nicht allein darauf an, welche Stoffe dem Körper zugeführt, sondern wieviel von ihnen resorbiert werden. Die Bestandteile der Nahrung müssen, um mit dem Blutstrom an die Organe zu gelangen, durchgreifende Veränderungen durchmachen, sie müssen in flüssige Form übergeführt, verdaut werden. Nur insoweit können die dargereichten Nährstoffe ernährungsphysiologisch Berücksichtigung finden, als sie verdaulich und resorbierbar sind.

5. Verdauung der Nahrung

Die Nährstoffe müssen, bevor sie resorbiert werden können, aus den Nahrungsmitteln herausgelöst und in wasserlösliche Form gebracht werden. Dies erfolgt einerseits durch mechanische, andererseits durch chemische Vorgänge im Verdauungsapparat. Beide Vorgänge sind wichtig und stets miteinander gekoppelt, denn die chemische Zerlegung, z. B. der Makromoleküle Eiweiß oder Stärke, ist nur möglich, wenn durch die mechanischen Vorgänge der Bewegung und des Transports alle Speiseteilchen mit den sezernierenden und resorbierenden Schleimhäuten des Verdauungstraktus ausreichend in Berührung kommen.

Unter Verdauung versteht man die Umwandlung der zugeführten Nahrungsstoffe in eine zur Aufnahme (Resorption) in die Körpersäfte geeignete Form: Die unlöslichen und schwerlöslichen, makromolekularen organischen Nährstoffe werden durch die Verdauungssäfte in wasserlösliche Verbindungen mit niederem Molekulargewicht umgewandelt; Wasser, Vitamine und die meisten Salze werden ohne Veränderung vom Körper aufgenommen, d. h. von der Darmwand resorbiert.

Bei den Eiweißstoffen wird durch die Spaltung bis zu den Aminosäuren auch noch die spezifische Struktur (vgl. S. 28) zerstört, weil andernfalls beim Übertritt körperfremder Eiweißstoffe in die Blutbahn schwere Schockreaktionen (anaphylaktischer Schock) auftreten.

Die Verdauung wird durch Verdauungsenzyme, die in den Verdauungssäften gelöst sind, bewirkt. Sie werden in besonderen Organen (z. B. in Speicheldrüsen, Magenschleimhaut, Dünndarmschleimhaut und Bauchspeicheldrüse) synthetisiert und in den Verdauungsapparat abgegeben, wo sie die makromolekularen Nährstoffe Eiweiß, Fett, Kohlenhydrate bis zu den niedermolekularen, löslichen Substanzen abbauen.

Die aufgenommene Nahrung wird in der Mundhöhle im Gange der Zerkleinerung mit Speichelamylase (früher Ptyalin genannt) durchsetzt, doch wird die Stärke im Mund nur zu einem kleinen Teil zu Malzzucker gespalten. Durch die im Speichel enthaltenen Mucine bekommt der Speisebrei eine gleitfähige Form, gelangt nach dem Schluckakt in den Magen und wird hier durch den von der Magenschleimhaut abgegebenen Magensaft mit Magensäure, die etwa 0,5% Salzsäure enthält, angesäuert. Dadurch wird der Speisebrei durch Magenenzyme angreifbar: Pepsin, das Hauptenzym des Magensaftes, spaltet Eiweiß in kleinere Bruchstücke, die sogenannten Polypeptide. Als zweites eiweißspaltendes Enzym kommt im Magen noch das Magenkathepsin vor, außerdem eine nur schwach wirkende Magenlipase. Letztere vermag nur in geringem Umfang fein emulgiertes Fett, wie das Milchfett und das Fett des Eidotters, nicht aber Fette in kompakter Form anzugreifen. Durch das saure Milieu des Magens wird die Wirkung der Amylase und damit der Abbau der Stärke unterbrochen.

Normale gemischte Kost bleibt etwa 3 Stunden im Magen, fettreiche Nahrung länger. Der Magenausgang wird vom Pylorus (Pförtner) verschlossen, der die Öffnung immer wieder nur für kurze Zeit freigibt. Damit wird gewährleistet, daß der Darm gleichmäßig über einen längeren Zeitraum gefüllt bleibt. Gleichzeitig wird auch dafür gesorgt, daß erst dann neuer Mageninhalt in den Darm kommen kann, wenn die Säure der vorhergehenden Portion neutralisiert und durch Hinzutreten von Natriumhydrogencarbonat aus dem Pankreassaft auf etwa pH 8 eingestellt ist.

Im Zwölffingerdarm, in den der Magenbrei portionsweise befördert wird, liegen die Einmündung des Gallenganges und der Ausführungsgang der Bauchspeicheldrüse. Das Sekret der Bauchspeicheldrüse (Pankreas) enthält neben dem schon genannten Natriumhydrogencarbonat das in inaktiver Form vorliegende Trypsinogen, welches im Zwölffingerdarm aktiviert und in das eiweißspaltende Enzym Trypsin umgewandelt wird.

Durch das Trypsin der Bauchspeicheldrüse wird im Verein mit dem Erepsin des Darmsaftes die im Magen begonnene Spaltung des Eiweißes bis zu den Grundbausteinen, den Aminosäuren, durchgeführt. Die Lipase der Bauchspeicheldrüse und des Darmsaftes spaltet die Fette zu einem Gemisch von Fettsäuren, Mono- und Diglyceriden und Glycerin auf. Diese Spaltung wird durch eine vorhergehende Emulgierung der Fette durch die entstandenen, stark oberflächenaktiv wirkenden Monoglyceride und durch die Gallensäuren der Galle stark beschleunigt. Schließlich wird auch die Aufspaltung der Stärke, die im Mund und Magensaft begonnen hatte, durch die Pankreasamylase fortgesetzt. Auch Disaccharide z. B. Rohrzucker werden im Dünndarm gespalten.

Nach Abschluß der Verdauung liegen die makromolekularen Nahrungsbestandteile als Spaltstücke vor: Eiweiße als Aminosäuren; Fette (neben Triglyceriden) als ein Gemisch von Mono- und Diglyceriden, Fettsäuren, Glycerin; Stärke als Glucose. Damit sind wichtige Nährstoffe in eine Form gebracht worden, die ihren Durchtritt in das Körperinnere durch die Darmwand hindurch erlaubt. Diesen Vorgang nennen wir Resorption. Die Resorption der völlig aufgespaltenen Nährstoffe aus dem Speisebrei geschieht durch die Wand des Dünndarmes (Jejunum). Aminosäuren, Monosaccharide und kürzerkettige Fettsäuren (bis C_{10}) gelangen in die feinen Blutgefäße der Darmwand. Diese Darmvenen vereinigen sich zur Pfortader und durchströmen dann die Leber, das chemische Laboratorium des Organismus. Ein anderer Teil, nämlich die von den Darmzotten des Dünndarmes aufgenommenen Fettbausteine, wird noch in den Darmzellen mit Glycerin und Fettsäuren zu Fett (Triglyceride) resynthetisiert. Das resynthetisierte Fett wird von hier mit dem Lymphstrom als trübe Flüssigkeit (Chylus) in die Schlüsselbeinvene geführt und gelangt so unter Umgehung der Leber ins Blut.

Die sogenannte Darmperistaltik, fortschreitende Zusammenziehungen, die als Wellenbewegungen über den Darm verlaufen und dabei den Darminhalt durchmischen und Deiterschieben, entsteht durch das Zusammenwirken der Ring- und Längsmuskeln des warmes. Diese unwillkürlichen Bewegungen finden, unterstützt durch die sogenannten Ballaststoffe (unverdauliche, gleitfähige Substanzen), nur bei einer gewissen Füllung des Darmes statt.

Im unteren Teil des Dünndarmes (Ileum) und im Dickdarm (Colon) wird fast nur noch Wasser resorbiert und der Speisebrei dadurch eingedickt. Nach der Einmündung des Speisebreies in den Dickdarm tritt starke bakterielle Zersetzung des Darmbreies durch die Bakterienflora des Dickdarmes ein (der Inhalt des Dünndarmes ist praktisch noch bakterienfrei).

Die Bakterien zersetzen die Stoffe, die den Dünndarm ohne Resorption verlassen haben. So können z. B. die Verdauungsenzyme als makromolekulare Stoffe die Darmwand nicht passieren, doch werden ihre Abbauprodukte von der Dickdarmwand teilweise aufgenommen. Zum anderen Teil bauen die Bakterien ihre eigene Körpersubstanz daraus auf. Der Stuhl enthält außer Wasser unverdauliche Speisereste und Zersetzungsprodukte von Nahrungsbestandteilen, wie z. B. das aus Aminosäuren stammende, übelriechende Indol oder Skatol. Im Mastdarm (Rectum) werden die Kotmengen gesammelt und dann ausgeschieden.

6. Verhalten der Nahrungsmittel bei der Vor- und Zubereitung

Wie schon einleitend (vgl. S. 4) ausführlich dargelegt wurde, muß die Nahrung im ernährungsphysiologischen Sinne vollwertig sein, d. h. sie soll alle notwendigen Nährstoffe in optimaler Menge, im richtigen Verhältnis und in ausnutzbarer Form aufweisen. Diese Forderung ist aber nicht immer leicht erfüllbar, weil die aus überwiegend organischen Substanzen zusammengesetzten Nahrungsmittel allgemein einem mehr oder weniger schnellen Verderb ausgesetzt sind. Dies beruht auf verschiedenen Ursachen: Bei frischen Naturprodukten, wie Obst und Gemüse, laufen, je nach den äußeren Bedingungen, Stoffwechselvorgänge weiter und führen dadurch zwangsläufig zu einem mehr oder minder großen Abbau von Nährstoffen; zudem verursacht ein Befall von Mikroorganismen oder Schädlingen einen mehr oder weniger schnellen Verderb. Weitere, den Nährwert beeinflussende Vorgänge und Veränderungen spielen sich ab in der Zeit der Vorbereitung (Säubern, Waschen, Putzen, Zerkleinern) und Zubereitung für die Herstellung von Lebensmitteln und im Verlauf der Vorratshaltung.

Ein besonderes Augenmerk muß darauf gerichtet werden, die Gefahr von Nährstoffverlusten bei der Vorbereitung und Zubereitung der Speisen in der Küche zu vermindern. Diese Verluste betreffen entweder wasserlösliche Nährstoffe, die bei der küchenmäßigen Vorbereitung der Lebensmittel oder bei deren Aufbewahrung unter Wasser ganz oder teilweise ausgelaugt werden; oder aber sie beziehen sich auf den Verlust luft-, licht- und hitzeempfindlicher Nährstoffe bei unsachgemäßer Behandlung oder Lagerung.

Die Einschränkung dieser Nährstoffverluste bei den eben genannten Vorgängen auf ein Mindestmaß ist aber nur möglich, wenn man weiß, welche Nährstoffe sehr empfindlich sind und welche Maßnahmen gegen ihre schnelle Zerstörung ergriffen werden können. Im nachfolgenden soll deshalb aufgezeigt werden, wo hitze-, licht- und luftempfindliche Nährstoffe durch Maßnahmen der Zubereitung eine Beeinträchtigung erfahren können:

Schon beim unsachgemäßen Reinigen und Wässern können z. T. erhebliche Vitamin- und Mineralstoffverluste auftreten, die vorzugsweise das wasserlösliche Vitamin C, aus der Gruppe der B-Vitamine besonders das Vitamin B_1 und aus der Gruppe der Mineralstoffe beispielsweise das Natrium, Kalium und Calcium betreffen. Die Höhe des Verlustes an diesen Nährstoffen ist jedoch recht unterschiedlich und von der Art und Verarbeitung des betreffenden Nahrungsmittels abhängig. Beispielsweise beträgt der Vitamin-C-Verlust bei geschälten, ganzen Kartoffeln unter Wasser im Verlauf von 24 Stunden etwa 9%, während geteilte Kartoffeln während einer 24stündigen Wässerung etwa das Doppelte des eben genannten Vitamin-C-Verlustes erleiden. Ebenso ungünstig wirkt sich das zu lange Wässern in der Küche auf den Mineralstoffverlust von Kartoffeln und zerschnittenem Gemüse aus.

Schon die mehr oder minder intensive Zerkleinerung vieler Lebensmittel bei der Vorbereitung in der Küche zieht einen gewissen Verlust an sauerstoffempfindlichen Vitaminen, insbesondere an Vitamin C, nach sich. Die Zerkleinerung soll daher erst unmittelbar zu dem Zeitpunkt durchgeführt werden, an dem das betreffende Nahrungsmittel in der Küche weiterverarbeitet werden muß.

Garungsprozesse

Dem Reinigungs- und Zerkleinerungsvorgang unserer Lebensmittel in der Küche schließt sich in den meisten Fällen der Garungsvorgang an, der in einer Erhitzung der Nahrungsmittel besteht. Für die Aufschließung mancher Nährstoffe in den Nahrungsmitteln ist der Erhitzungsvorgang unumgänglich notwendig. So wird durch die Hitzeeinwirkung die Struktur vieler Nahrungsmittel in günstiger Weise aufgelockert und dadurch die Verdaulichkeit und Ausnutzung der Nährstoffe verbessert. Weiterhin werden durch Erhitzung bestimmte, die Verdaulichkeit und Ausnutzung beeinträchtigende Stoffe, z. B. in Leguminosen, zerstört. Geschmack und Genußwert der Nahrungsmittel werden durch den Kochvorgang erhöht; manche Nährstoffe, z. B. die Stärke in den Kartoffeln, sind überhaupt erst nach der Erhitzung (Kochen, Braten) verdaulich und genießbar. Auch aus hygienischen Gründen ist bei vielen Lebensmitteln die Hitzebehandlung unerläßlich. Besondere Bedeutung haben die sich bildenden Aromastoffe z. B. Röststoffe.

Folgende Arten der Hitzeeinwirkung auf die Lebensmittel müssen auch im Hinblick auf Nährstoffverluste unterschieden werden:

1. Kochen in Wasser (Erhitzen in Wasser, 100 °C)
2. Dämpfen (Erhitzen in Wasserdampf, 100 °C)
3. Dünsten (Erhitzen im eigenen Saft, 100 °C)
4. Schmoren (Erhitzen von angebratenen Fleischstücken in Flüssigkeit, 100 °C)
5. Braten in Fett (Erhitzen in heißem Fett, 180–200 °C)
6. Backen in Luft (strahlende Hitze, 100–250 °C)
7. Grillen und Rösten (strahlende Hitze, 300–350 °C).

Vor jeder Hitzebehandlung von Nahrungsmitteln sollte die Frage nach der geeignetsten Art des Garens gestellt werden, denn jedes Nahrungsmittel hat seine spezifische Garzeit. Während dieser Garzeit laufen verschiedene Vorgänge ab, die von der Wärme und vom Wasser beeinflußt werden. Das Eiweiß gerinnt, und die Stärke verkleistert. Die Zellen nehmen Wasser auf oder geben es ab, sie können durch Überdruck platzen oder zusammenschrumpfen. Die verschiedensten Inhaltsstoffe der Nahrungsmittel werden z. T. herausgelöst und gehen in das Kochwasser über. Dabei lösen größere Flüssigkeitsmengen mehr Nähr- und Geschmacksstoffe aus den Nahrungsmitteln heraus als kleinere, weil zwischen Kochgut und Kochwasser das Bestreben zum Ausgleich der unterschiedlichen Konzentrationen besteht. Daher ist es auch verständlich, daß die Auslaugung bei verschiedenen Zubereitungsarten, z. B. beim Dämpfen, Dünsten oder Schmoren, verschieden ist und günstig im Sinne einer geringeren Auslaugung bei der Zubereitung vieler Lebensmittel reguliert werden kann. Dabei sollte, wo es angängig ist, nicht dem Kochen, sondern dem Dämpfen und Dünsten der Vorzug gegeben werden, weil dabei nur relativ geringe Flüssigkeitsmengen Verwendung finden, eine Auslaugung von Inhaltsstoffen also begrenzt werden kann. Eine logische Folge dieser Erkenntnisse zwingt auch dazu, die zum Garen erforderlichen Flüssigkeiten nicht ungenutzt zu lassen, sondern in der Speise selbst oder zu Suppen und Tunken zu verarbeiten.

Gegenüber dem früher üblichen Kochen von Lebensmitteln in offenen Gefäßen, also bei einer maximalen Temperatur von 100 °C unter Atmosphärendruck, wird heute vielfach dem Garen im Dampfdrucktopf der Vorzug gegeben. Hierbei werden infolge höheren Druckes auch höhere Temperaturen erreicht, wobei 1 atü einer Temperatur von 120 °C entpricht. Durch die höheren Temperaturen ist die Garzeit herabgesetzt, jedoch tritt bei den üblichen Überdrucken von 0,5–1 atü kein größerer Verlust an hitzeempfindlichen Vitaminen (z. B. Vitamin C) ein als beim haushaltsüblichen Garen in offenen Gefäßen.

Die Garungsvorgänge des Bratens, Backens, Grillens und Röstens sind Zubereitungsarten für typische Lebensmittelgruppen bei verschiedenen Temperaturbereichen:

Beim Braten des Fleisches beispielsweise über offenem Feuer oder in der Pfanne wird die Hitze durch das Fett übertragen, wobei sich bei einer Temperatur von 180–200 °C eine Kruste bildet, die das Austreten des Saftes verhindert. Die Temperatur im Innern des Kochgutes übersteigt deshalb nicht 100 °C. Bei „englisch“ gebratenem Fleisch übersteigt die Innentemperatur nicht 65 °C.

Das Backen ist die Zubereitung von Teigwaren durch Hitze bei Zusatz von Triebmitteln (Hefe, Sauerteig, Backpulver). Die eingeschlossenen erhitzten Gase lockern dabei gleichzeitig das Gebäck. Die Wärme wird im Backofen durch Strahlung übertragen. Die Außenteile der Backwaren werden dabei unter Ausbildung einer bräunlichen Kruste bis auf etwa 180 °C erhitzt, die Innenteile der Backwaren werden dagegen nur bis auf etwa 100 °C erwärmt.

Die Zubereitungsarten des Grillens und Röstens erfolgen meist bei Fleisch ohne Wasserzusatz. Auch Fisch, Mehlgerichte oder Brot können gegrillt oder geröstet werden. Die Wärmeübertragung erfolgt durch Strahlung; hierbei werden Temperaturen bis zu 350 °C in der Kruste erreicht. Gleichzeitig färbt sich das Nahrungsmittel dunkel unter Ausbildung erwünschter, die Sekretion und Verdauungsdrüsen anregender Röst- und Aromastoffe. Auch der Kaffee erhält sein Aroma durch einen Röstvorgang.

Beim Warmhalten gargekochter Speisen treten oft größere Verluste an Vitaminen auf als beim eigentlichen Garen. Das Warmhalten gargekochter Speisen läßt sich jedoch in Großküchen und in Gaststättenbetrieben oftmals nicht umgehen. Beim haushaltsüblichen Kochen dagegen können die Verluste durch Warmhalten auf ein Minimum beschränkt werden. Weniger ungünstig als das Warmhalten der Speisen wirkt sich das Wiedererwärmen erkalteter Speisen auf den Vitaminverlust aus.

Im Hinblick auf den Verlust der sauerstoffempfindlichen Vitamine und die Beeinträchtigung sauerstoffempfindlicher Fette ist es nicht gleichgültig, aus welchem Material die Koch- und Bratgefäße bestehen, da kleine Spuren gewisser Schwermetalle als Katalysatoren der Oxydation bestimmter Vitamine und ungesättigter Fettsäuren wirken. Der gefährlichste Oxydationskatalysator unter den Metallen ist das Kupfer; deshalb sollten Kupfergefäße und Gefäße aus Kupferlegierungen für die Zubereitung von Speisen nicht verwendet werden.

7. Haltbarmachung der Lebensmittel

Die dem Tier- und Pflanzenreich entstammenden Lebensmittel setzen ihre Lebenstätigkeit fort, obwohl sie aus dem organischen Verband herausgelöst sind. Wenn auch während der Lagerung erwünschte Stoffe entstehen, die den Genuß- und Geschmackswert erhöhen, wie z. B. Aromastoffe in Früchten und Gemüsen, Zucker aus Stärke u. a., so werden doch während der üblichen Aufbewahrung in frischem Zustand schon wesentliche Teile der Inhaltsstoffe verbraucht. Nach und nach setzen – insbesondere, wenn die Zelle tot ist – tiefergreifende Veränderungen ein, die in der Regel eine Wertminderung bedeuten. Hierher gehören Verschlechterung der Farbe, Verlust des Geschmackes, bei fortschreitender Zersetzung völlige Unbrauchbarkeit. Ursachen dieser Erscheinungen sind Einwirkung von Wasser, Luft, Licht und Wärme, enzymatische Umsetzungen und anorganische Katalysatoren (wie z. B. Metallspuren), vor allem aber Kleinlebewesen, also physikalische, chemische, biochemische und mikrobielle Veränderungen, die in enger Wechselwirkung miteinander stehen.

Physikalische Vorgänge:	Kolloidchemische Veränderungen, Quellung, Austrocknung Geschmacksverschlechterung durch Aromaverlust.
Chemische Reaktionen:	Oxydationserscheinungen an Fetten, Vitamin C. Aromastoffen. Pigmenten u. a.
Biochemische Veränderungen:	Tätigkeit der Eigenenzyme der Lebensmittel, z. B. Fettspaltungen durch Lipasen, Eiweißveränderungen, durch Proteasen. Kohlenhydratspaltungen durch Carbohydrasen, enzymatische Oxydationen, durch Phenolasen, Lipoxydasen, Peroxydasen.
Mikrobiologische Vorgänge:	Gärungen, Schimmeln, Fäulnis durch Mikroorganismen, Mykotoxinbildung, z. B. Aflatoxine, S. 379. Lebensmittelinfektionen (Salmonellen) und Lebensmittelintoxikationen (durch Clostridium botulinum und Staphylococcus aureus) S. 299.

Dem einfachsten Mittel zur Ausschaltung dieses Übelstandes, dem sofortigen Verbrauch der Lebensmittel in frischem Zustande, steht die Tatsache entgegen, daß die meisten Lebensmittel zu gewissen periodisch wiederkehrenden Zeiten in übergroßen Mengen anfallen (Fischfang, Erntezeit von Gemüse, Obst, Cerealien). Man hat daher schon frühzeitig versucht, den Überfluß der Erntezeiten haltbar zu machen. Mit fortschreitender Industrialisierung traten neue Versorgungsprobleme auf, die sich aus der Konzentrierung großer Menschenmassen in den Städten ergaben. Dies macht den Transport großer Lebensmittelmengen über weite Strecken, eine planvolle Vorratshaltung und die Herstellung von Konserven erforderlich. Es gilt den Verlust an wertvoller Substanz zu verhindern oder doch auf das denkbar kleinste Maß zu beschränken.

Alle zur Konservierung von Lebensmitteln angewandten Verfahren, von den anfänglich rein empirisch gefundenen bis zu den neuesten, auf wissenschaftlicher Erkenntnis beruhenden Methoden der Lebensmittelindustrie, verfolgen daher den Zweck, die Haltbar-

Zur Erreichung längerer Haltbarkeitszeiten wird bei vielen leicht verderblichen Lebensmitteln die Gefrierkonservierung angewandt:

Im Gegensatz zur Kühllagerung wird bei der Gefrierkonservierung die Temperatur so weit gesenkt, daß der größte Teil der tierischen und pflanzlichen Zellflüssigkeit gefriert und die Zelle dadurch abgetötet wird. Durch das Gefrieren des Zellinhaltes steigt die Haltbarkeit in noch höherem Maße, als die Temperaturerniedrigung nach der R-G-T-Regel allein erwarten läßt, weil dann den Enzymen praktisch kein wässerig-flüssiges Milieu für die Umsetzungen mehr zur Verfügung steht, vgl. S. 218.

Wenn auch hierbei, d. h. nach dem Kältetod der Zellen, die anwesenden *Enzyme* noch wirksam bleiben und erst bei –40 °C die enzymatischen Vorgänge in der Zelle praktisch aufhören, so werden sie bei den wirtschaftlich tragbaren Lagertemperaturen (bei etwa –20 °C) dennoch so stark verzögert, daß die aus einwandfreier Rohware hergestellten Produkte den naturfrischen Lebensmitteln in ihren individuellen Eigenschaften und spezifischen Geschmacksfeinheiten, in Farbe, Aroma, Konsistenz und Wirkstoffwert, besonders nahekommen. Zur Ausschaltung jeglicher Enzymtätigkeit wird bei vielen pflanzlichen Lebensmitteln dem Gefriervorgang das „Blanchieren" vorgeschaltet, indem durch kurze Erhitzung in heißem Wasser (mit oder ohne Zusätze) oder in strömendem Dampf die Enzyme inaktiviert werden (vgl. auch S. 218 und 392). Dieser Weg des Vorbrühens kann allerdings mit Rücksicht auf die möglichst unversehrte Erhaltung des Frischwertes nicht bei solchen Lebensmitteln eingeschlagen werden, die normalerweise roh gegessen werden; bei allen Obstarten (mit Ausnahme einiger Kernobstarten, die sich beim Auftauen stark verfärben) sowie bei Tomaten, Gurken und Zwiebeln. Beim Gemüse hingegen, das gewöhnlich doch gekocht wird, sind durch zweckmäßige Anwendung der Hitze-Inaktivierung (Blanchieren) vor dem Gefrieren so gut wie alle nachteiligen, enzymatisch bedingten Veränderungen des Nähr- und Genußwertes während der Lagerung zu verhindern. Enzymausschaltung bei Obst siehe S. 218. In neuester Zeit werden zum Blanchieren Hochfrequenzströme (s. S. 268) herangezogen, doch sind die Betriebskosten noch relativ hoch.

Auch die *Mikroben* werden durch die Kälte beeinträchtigt. Allgemein entwickeln sich unterhalb von –12 °C keine Bakterien und Pilze mehr. Die vegetativen Keime werden jedoch beim Gefriervorgang nur zum Teil abgetötet; die Sporen der Bakterien und Pilze wie auch die Viren sind gegen die Kälte sehr widerstandsfähig. Die Gefrierprodukte sind daher nach dem Auftauen keineswegs steril. Die speziellen lebensmittelvergiftenden Bakterien können sich bereits unterhalb +3 °C nicht mehr entwickeln; ihr Wachstum und die Toxinbildung bleiben daher auf die Zeit vor dem Gefrieren und nach dem Auftauen der Gefrierware beschränkt, z. B. bei Clostridium botulinum. Evtl. vor dem Gefrieren gebildete Toxine werden jedoch durch den Gefriervorgang nicht zerstört. Diese Tatsache erfordert sowohl sorgfältige Hygienemaßnahmen bei der Gewinnung und Zurichtung der Lebensmittel *vor* dem Gefrieren (Personal, Betrieb, Wasser) als auch den schnellen Verbrauch der Gefrierware nach dem Auftauen. Eine sachgemäße, hygienische Verarbeitung läßt sich bakteriologisch durch Bestimmung von Keimzahlen und Keimarten zuverlässig überwachen.

Das Gefrieren und die Gefrierkonservierung von Lebensmitteln ist in Deutschland insbesondere von R. PLANK und Mitarbeitern in bahnbrechenden, umfassenden Arbeiten wissenschaftlich und verfahrensmäßig entwickelt worden. Das Gefrieren erfolgt heute nach verschiedenen Gefrierverfahren:

1. In Luft: *Langsames* Gefrieren von verpackten und unverpackten Lebensmitteln in ruhender, kalter Luft oder durch *schnelles* Gefrieren in äußerst rasch bewegter tiefgekühlter Luft von relativ hoher Luftfeuchtigkeit, z. B. in Tunnelapparaten (HECKERMANN, MURPHY); nach dem letztgenannten Verfahren werden neuerdings auch Lebensmittel in Form von losem Schüttgut nach dem Wirbelschicht- oder Fließbettverfahren in festen Trögen mit perforierten Böden gefroren; vgl. S. 264.

2. In Flüssigkeiten: Als Tauchverfahren oder Überflutungsverfahren durch *unmittelbare* Be-

rührung der Lebensmittel mit kalter Salzsole, deren Temperatur bei dem Gefrierpunkt der Salzlösung liegt (OTTESEN-Verfahren, z. B. für ganze Fische). Verwendet werden auch Zuckerlösungen (z. B. bei Obst) oder Glycerin-Alkohol-Wasser-Mischungen (BLAND-Verfahren). Beim *indirekten* Gefrieren werden Lebensmittel in Metalldosen oder Kanistern oder nach dem Cryovac-Verfahren in dünnen, fest anliegenden Umhüllungen (teilweise nach Evakuierung) in Durchlauf-Gefrierapparaten in die Gefrierflüssigkeit, z. B. Propylenglykol-Bäder von –32 °C, Alkohol-Solemischungen von –30 °C getaucht. Es wird dadurch eine hohe Gefriergeschwindigkeit durch den schnellen Wärmeübergang erzielt. Die Umhüllungen bestehen aus Kautschuk-Hydrochlorid-Folien (Pliofilm) oder aus praktischen Polyvinylidenchlorid-Schrumpf-Folien (Saran).

3. Gefrieren verpackter Lebensmittel in Schnellgefrierapparaten (System BIRDSEYE): Hierbei wird kochfertige oder auch eßfertig hergerichtete Ware (Früchte zum Teil mit Zucker bestreut oder mit Zuckerlösungen übergossen) in wasserdampfdichten, rechteckigen, bis 7 cm dicken Packungen ($\frac{1}{4}$ bis 3 kg) durch Auflagen und leichtes Anpressen zwischen 2 Kaltluft- oder solegekühlten oder durch verdampfendes Kühlmittel (z. B. NH_3) gekühlten Metallplatten gefroren (Kontaktverfahren).

4. Gefrieren durch unmittelbare Berührung mit verdampfenden Kältemitteln, d. h. mit verflüssigten Gasen von extrem niedrigen Siedepunkten, sogenannten kryogenen Flüssigkeiten, wie flüssiges Kohlendioxid, flüssiger Dimethyläther, flüssiger Stickstoff, Methylchlorid, Dichlordifluormethan (Freon 12, Sdpt. –30 °C). Bei diesem Verfahren, das man auch „Immersion-Freezing" nennt, wird zur Kälteerzeugzng der JOULE-THOMSON-Effekt ausgenutzt.

Besondere Beachtung muß der Gefriergeschwindigkeit während des Einfrierens geschenkt werden. Beim schnellen Gefrieren (> 5 cm/h) entstehen – vorwiegend innerhalb der Zelle – nur kleine Eiskristalle. Durch dieses feinkristalline Gefüge der Gefrierware werden die Zellstrukturen viel weniger zerstört als durch große Eiskristalle, die sich bei langsamem Gefrieren in den Zellzwischenräumen und dem Zellinnern ausbilden, die Zellwände verletzen und so beim späteren Auftauvorgang bei vielen Produkten einen höheren Saftverlust bedingen. Außerdem sind die chemischen (z. B. Vitamin-C-Verlust) und biochemischen (enzymatischen) Veränderungen in den Zellen während des schnellen Einfrierens um so geringer, je rascher die Temperatur gesenkt wird, d. h. je größer die Gefriergeschwindigkeit ist. Bei hoher Gefriergeschwindigkeit wird auch das Temperaturintervall, bei dem noch Verderb durch Bakterien und Schimmelpilze möglich ist, schnell und somit ohne Nachteile für das Gefriergut durchschritten.

Als Bewertungsmaßstab des Gefrierens (und damit auch der Leistung von Gefriereinrichtungen) wurde der Begriff der mittleren linearen Gefriergeschwindigkeit (W) vorgeschlagen. Sie wird definiert als das Verhältnis des insgesamt von der Gefrierfront zurückgelegten Weges (d_0) zur Gefrierzeit (Z_0) und wird üblicherweise in cm/h angegeben:

$$W = \frac{d_0}{Z_0} = \frac{\text{cm}}{\text{h}}$$

Nach dem gegenwärtigen Stand der Kenntnisse über den Einfluß der Gefriergeschwindigkeit auf Lebensmittel und der in der Praxis üblichen Gefrierverfahren teilt man ein in:

Bezeichnung des Gefrierens	sehr schnell	schnell	langsam
Mittlere lineare Gefriergeschwindigkeit cm/h	über 5	1 bis 5	0,2 bis 1

In der Gefrierindustrie wendet man heute unter Berücksichtigung der Qualität geforener Lebensmittel und der Wirtschaftlichkeit der Verfahren allgemein das *schnelle Gefrieren* (1 bis 5 cm/h) an. Es hat den Vorteil genügend schneller Durchlaufzeiten (Gefrierzeiten) bei tragbaren Kosten der Kälteerzeugung. In den Gemeinschaftsgefrieranlagen wird in der Regel mit einer Geschwindigkeit von etwa 1 cm/h gefroren. Das schnelle Gefrieren reicht praktisch – mit Ausnahme von Geflügel, das anfangs zur besseren Farberhaltung der Oberfläche sehr schnell gefroren wird – aus, um die bestmögliche Qualitätserhaltung zu erzielen. In den Lagerfächern von Gemeinschafts- und

Haushaltsgefriereinrichtungen kommt man bei den dort üblichen, nicht zu langen Lagerzeiten der gefrorenen Lebensmittel sogar mit einer *langsamen* Gefriergeschwindigkeit von 0,2 bis 0,5 cm/h aus.

Größte Bedeutung nach dem Einfrieren hat die Beibehaltung einer genügend tiefen Lagertemperatur, die –18 °C nicht überschreiten sollte, und eine für das zu lagernde Gut geeignete wasserdampf- und aromadichte Verpackung. Gefrorene Lebensmittel bedürfen keiner Durchlüftung, sie müssen luftdicht verpackt und gestapelt werden, da eine ungehinderte Einwirkung von Luftsauerstoff und die Verdampfung von Eis aus der Gefrierware zu schweren Qualitäts- und Gewichtsminderungen führt (Austrocknung, Verfärbung, Aromaverlust, Gefrierbrand). Größere Fleischstücke und ganze Tierkörper werden nach dem Gefrieren in Lagerräumen bei –18 bis –23 °C und einer relativen Luftfeuchtigkeit von 90% aufbewahrt, siehe auch S. 294.

Der Verpackungsstoff muß auch beständig (neutral) sein gegenüber hydrophilen und lipophilen Lebensmittelbestandteilen, gegen innere und äußere Kondensatbildung; er muß wasserdicht sein gegenüber austretender Flüssigkeit beim Auftauen der Gefrierware. Er muß schließlich (auch bei tieferer Temperatur) ausreichende mechanische Festigkeit bei Lagerung und Transport, beim Füllen, Gefrieren, beim Versiegeln und Bedrucken aufweisen. Diesen Forderungen werden heute vielfach Einzelfolien, mehr jedoch die Verbundfolien wie Zellglas-Polyäthylen, Hostaphan-Polyäthylen, aluminiumkaschierte Polyäthylen-Pergamentpapiere gerecht. Als Einfach-Folien haben sich in der Praxis bewährt Kautschuk-Hydrochlorid-Folien (Pliofilm), Schrumpffolien aus Polyvinyl- und Polyvinylidenchlorid (Saran), aus Polyestern (z. B. aus Terephthalsäure und Äthylenglykol) sowie die Einfachfolien aus Polypropylen. Für die Verpackung und den Transport von gefrorenen Fertiggerichten (vgl. S. 255) hat die gepreßte oder gezogene Aluminiumfolie besonderen Anklang gefunden.

Beim Transport sollte die „Kältekette", d. h. eine lückenlose Reihe von Maßnahmen, die das An- und Auftauen des Gefriergutes verhindern, niemals unterbrochen werden. Tiefgefrorene Lebensmittel dürfen von der Herstellung bis zum Verkauf die Temperatur von –18 °C nicht überschreiten; lediglich beim Transport und bei Entnahme aus den Lagerräumen darf die Temperatur kurzfristig um 3 °C, d. h. also bis auf –15 °C ansteigen[1].

Das Auftauen des Gefriergutes spielt für die Qualität des Endproduktes eine weitere wesentliche Rolle:

Gefrorenes Obst, das normalerweise roh gegessen wird, wie auch Gemüse in Salzlösung werden in der verschlossenen Packung langsam aufgetaut. Am gleichmäßigsten geschieht dies im Kühlschrank oder (bei wasserdichter Verpackung!) unter Leitungswasser oder in einem Behälter mit lauwarmem (nie warmem oder heißem) Wasser. Gefrorenes Obst und Gemüse, das gekocht werden soll, wird am zweckmäßigsten in wenig kochendes Wasser gebracht oder gedämpft und dann gargekocht, so daß Auftauen und Kochen unmittelbar aufeinander folgen. Die Kochzeit bis zum Garwerden ist bei Gefriergemüse kürzer als bei Frischgemüse, da beim Blanchiervorgang und durch das Gefrieren bereits eine Auflockerung des Zellverbandes erfolgt ist.

Bei größeren Fleischstücken sollte das Auftauen nicht bei Zimmertemperatur oder höheren Temperaturen erfolgen, sondern bei Temperaturen unter +5 °C. Der Grund liegt darin, daß sich bei längeren Auftauzeiten und höheren Temperaturen möglicherweise vorhandene pathogene Bakterien, wie z. B. Salmonellen oder Staphylokokken (S. 299), stark vermehren könnten.

---

[1]) In der BRD ist für Geflügel neben dem Angebotszustand tiefgefroren außerdem noch der Zustand gefroren zugelassen. Gefrorenes Geflügel kann zwischen Gefrierpunkt (etwa –2 °C und –18 °C gelagert werden – eine eigenartige Zulassung, die allen Erfahrungen der Praxis und Wissenschaft für die Qualitätserhaltung eines Gefrierprodukts widerspricht!

Das rascheste und gleichmäßigste Auftauen kann mit Hilfe der Hochfrequenzerwärmung erfolgen. Dieses Verfahren wird in den USA bereits praktisch durchgeführt (vgl. S. 268).

Das Gefrieren ist die natürlichste und idealste Methode zur Frischerhaltung vieler Lebensmittel tierischer und pflanzlicher Herkunft. Die Nährstoffe und vor allem die Wirkstoffe, z. B. das oxydationsempfindliche Vitamin C, und auch die spezifischen, den Genußwert mitbestimmenden Eigenschaften des betreffenden Lebensmittels, wie Geschmack, Geruch und Farbe, können durch die Gefrierverfahren im Gegensatz zu anderen Konservierungsverfahren weitgehend erhalten werden.

Die Errichtung einer umfangreichen Industrie zur Herstellung von Gefrierkonserven ist auch in den beiden deutschen Staaten in stetigem Fortschritt begriffen, insbesondere zur großindustriellen Herstellung von praktisch verzehrfertigen Teil- und Vollgerichten. Solche vorgefertigten Fertiggerichte (convenience foods) erleichtern insbesondere die Versorgung großer Gemeinschafts-Verpflegungsstätten wie Krankenhäuser, Großkantinen u. a.

Die Bedeutung der Gefrierkonservierung für Fische und Fischerzeugnisse nimmt einen besonderen Platz ein, da Fische als schnellverderbliche Lebensmittel unmittelbar nach dem Fang konserviert werden müssen (vgl. S. 306).

Es ist indessen einschränkend zu sagen, daß sich nicht alle Obst- und Gemüsearten gleich gut für das Gefrierverfahren eignen, so daß man in manchen Fällen der Dosenkonserve (Naßkonserve) oder der Trockenkonserve den Vorrang geben wird.

Auch zur Herstellung von Obstsaftkonzentraten bedient man sich z. B. im KRAUSE-LINDE-Verfahren, der Kälte. Bei langsamem Gefrieren von enzymatisch (mit Pektinenzymen) geklärtem Obstsaft gefriert zuerst reines Wasser aus; das noch flüssig gebliebene Saftkonzentrat wird durch Schleudern oder Pressen abgetrennt. Durch mehrfache Wiederholung dieses Vorganges kann ein konzentrierter Saft gewonnen werden, der meist nach zusätzlicher Vakuumkonzentrierung und nach Zusatz von etwas Frischsaft (zur Aromaergänzung) gefroren bei etwa –18 °C aufbewahrt wird. Das bei dieser Temperatur halbfeste Saftkonzentrat ergibt nach dem Verdünnen mit Wasser ein dem natürlichen Saft weitgehend ähnliches und geschätztes Getränk. Über Obstsaftkonzentrate siehe auch S. 426.

Ein weiteres modernes Anwendungsgebiet für Kälte ist die Gefriertrocknung (vgl. S. 265).

Sterilisieren und Pasteurisieren (Hitzekonservierung)

Durch ausreichende Erhitzung auf höhere Temperaturen (100 °C und höher) werden Kleinlebewesen abgetötet und damit Lebensmittel, wenn man den Zutritt neuer Keime verhindert, vor dem mikrobiellen Verderb geschützt. Bei dem hierfür in Frage kommenden Temperaturen werden auch die Verderben verursachenden Eigenenzyme (Lipasen, Proteasen und Oxydasen u. a.) der Lebensmittel meist völlig inaktiviert. Die Hitzekonservierung ist noch heute das bedeutendste Verfahren, Lebensmittel längere Zeit haltbar zu machen.

Bei der Sterilisation werden Temperaturen zwischen 100 °C und 130 °C angewandt. Industriell benutzt man meist Sterilisationstemperaturen von 115–123 °C, wobei vielfach in Kombination mit der eigentlichen Sterilisation vorher die Luft aus den Dosen, sei es durch Vorerhitzung der noch nicht verschlossenen Dosen („Exhaustierung“), sei es durch Auspumpen („Evakuierung“), entfernt wird; S. 415. Bei Temperaturen um

100 °C werden die Sporen, die Dauerformen der Bakterien, vielfach nicht abgetötet, so daß man in diesem Fall die Erhitzung einige Tage später nach Auskeimen der Sporen wiederholen muß: Fraktionierte Sterilisation oder Tyndallisieren. Die Temperatur-Zeit-Relation für eine ausreichende Sterilisation wird im sog. F-Wert ausgedrückt, vgl. S. 312!

Zur Aufnahme der zu sterilisierenden Lebensmittel verwendet man im Haushalt meist Gläser mit Deckel und Gummidichtung, in der Industrie Dosen aus sparverzinntem Weißblech und für die meisten Obstarten „vernierte" (mit Lack überzogene) Schwarzblechdosen, in denen das Metall gegen die Einwirkung des Doseninhalts wie auch umgekehrt der Inhalt gegen metallische Einflüsse geschützt ist. Die Schwarzblechdosen, während der Zinnknappheit entwickelt, haben heute einen hohen Qualitätsstand und gute Gebrauchsfähigkeit erreicht (z. B. All-Sila-Dose). Derzeit werden in DDR und BRD zunehmend Aluminiumdosen verwendet. Das Aluminium wird durch eine im Eloxalverfahren (elektrolytische Oxydation) erzeugte Oberflächenschicht von Al_2O_3 widerstandsfähig gemacht und lackiert.

Das Erhitzen wird entweder bei gewöhnlichem Atmosphärendruck im offenen, kochenden Wasserbad oder im strömenden Dampf oder im Autoklaven (geschlossene Druckkessel) mit Dampf oder Wasser vorgenommen. Bei längerer Erhitzung sind nachteilige Veränderungen der Inhaltsstoffe durch chemische Wechselwirkung nicht ganz zu vermeiden. Schonender arbeiten die neueren Sterilisationsverfahren: die Hochtemperatur-Kurzzeiterhitzung (HTST) und die Rotationssterilisation in Rotationsautoklaven.

Bei letzterem Verfahren rotieren die Konservendosen End-über-Kopf während der Erhitzung derart um eine gemeinsame Achse, daß der Doseninhalt ständig bewegt wird. Auf diese Weise verhindert man eine Überhitzung des Gutes an den Dosenwänden; gleichzeitig wird ein schnellerer Wärmeaustausch und damit eine wesentliche Verkürzung der zur Sterilisierung erforderlichen Erhitzungszeit erreicht. Die Verluste an Vitaminen und anderen Nährstoffen werden dadurch verringert, und Geschmack, Geruch und Farbe des Füllgutes werden geschont. Gegenüber der bisher geübten Standkochung resultieren qualitativ hochwertigere und haltbarere Konserven.

Eine geringere Zeit-Temperaturbelastung während der Sterilisation kann bei schwach sauer bis neutral (pH 4,5–7,0) reagierenden Lebensmitteln erreicht werden durch Einsatz der Sterilisationshilfsmittel Nisin und Subtilin. Diese polypeptidartigen Stoffe werden aus Mikroben (*Strept. lactis* und *Bac. subtilis*) oder deren Stoffwechselprodukten isoliert und setzen die Hitzeresistenz der Sporen von lebensmittelverderbenden Bacillus- und Clostridiumarten herab.

Die Sterilisation eignet sich besonders für alle diejenigen Lebensmittel, deren Gefüge und Konsistenz durch die höhere Temperatur nicht sehr verändert wird, insbesondere für Fleisch, Gemüse und Obst, Prüfung auf Keimfreiheit durch differenzierte Bebrütung über Tage oder Wochen. Auch zur Haltbarmachung von Marmeladen und Konfitüren wird die Erhitzung zur Ausschaltung der Mikroben herangezogen. Hierbei kommen meist kombinierte Verfahren zur Anwendung, z. B. Erhitzen unter gleichzeitiger Zuckerung. Auch chemische Konservierungsstoffe werden mitverwendet.

Für empfindliche Nahrungsmittel, wie z. B. Milch, Fische, deren Inhaltsstoffe (Eiweiß, Kohlenhydrate, Vitamine) durch die hohen Sterilisationstemperaturen Schaden leiden, wendet man unterhalb 100 °C das Verfahren der Pasteurisierung an, wodurch allerdings nur eine Schwächung bzw. begrenzte Behinderung der Bakterientätigkeit erreicht wird; dadurch wird das Verderben nur für eine beschränkte Zeit verhindert. Die Pasteurisierung kommt besonders für Milch, Obstsäfte, Süßmoste, Fischpräserven in Betracht.

Die so gewonnenen sterilisierten oder pasteurisierten Produkte verhalten sich im großen und ganzen wie die in Haushaltungen aus frischen Produkten zubereiteten Lebensmittel.

Trocknung der Lebensmittel

Durch Trocknung soll Lebensmitteln das Wasser soweit entzogen werden, daß rein chemische und enzymatische Reaktionen gehemmt, insbesondere aber den Mikroorganismen die Möglichkeiten zur Fortentwicklung genommen sind. Die Mikrorganismen benötigen zum Wachtum ihre Nährstoffe in gelöster (diffundierbarer) Form und somit eine bestimmte Feuchtigkeit des Lebensmittels. Die vor der Trocknung vorhandenen Kleinlebewesen werden im Trocknungsvorgang keineswegs immer abgetötet, sondern liegen zum Teil noch lebensfähig, wenn auch in einem inaktiven Zustand (Sporen) vor. Bei Aufnahme von Feuchtigkeit wird daher erneutes Wachstum der Mikroben einsetzen. Der Entzug von Wasser bei der natürlichen und künstlichen Trocknung ist also ein wirksamer Schutz des Lebensmittels vor dem mikrobiellen Verderben; doch können während des Trocknungsverlaufes und später in getrockneten (wasserarmen) Lebensmitteln bei der Lagerung Reaktionen besonderer Art stattfinden, die zwar mit verminderter Geschwindigkeit ablaufen, aber bei länger lagernden Lebensmitteln deren Haltbarkeit begrenzen.
Dies hängt ursächlich damit zusammen, daß bei dem Wasserentzug während des Trocknens im Gesamtgefüge des Lebensmittels Strukturveränderungen eintreten können: zahlreiche, chemisch vielgestaltige Inhaltsstoffe der Lebensmittel treten beim Trocknungsvorgang unter sich und mit dem wegzuführenden Wasser in chemisch und physikalisch-chemisch weitreichende und abgestufte Wechselbeziehungen.
Dazu kommt noch das Phänomen der ganz verschiedenen „Bindungsformen“ des Wassers in den Lebensmitteln: Abtropfwasser, Oberflächen-Haftwasser, Kapillarwasser (in den engsten Zellzwischenräumen, sehr langsame Diffusion), adsorptiv fest gebundenes Wasser (= Langmuir-Wasser); letzteres erfüllt z. B. die inter- und intramolekularen Zwischenräume bei Fleisch, Obst und Gemüse. Es ist von entscheidender Bedeutung für die Trocknung der Lebensmittel. Das Kristallwasser als chemisch gebundenes Wasser ist für den Trocknungsvorgang von nebensächlicher Bedeutung. Besondere Beachtung verdient die Sorption desjenigen Wassers in dem Gefüge der Lebensmittel, das Salze (Ionen), Kohlenhydrate, Eiweiße, Säuren u. a. gelöst enthält, weil beim Trocknungsvorgang infolge Konzentrationserhöhungen dieser gelösten Stoffe neue, nach Richtung und Geschwindigkeit verschiedenartige, chemische und enzymatisch gesteuerte Umsetzungen auftreten können: Hydrolysen, Bräunungen und Umlagerungen, Proteindenaturierungen, evtl. enzymatische Umsetzungen. Jede dieser Reaktionen kann – falls nicht besondere Maßnahmen in der Vorbehandlung und Trocknungsführung beachtet werden – langsamer oder schneller zur Qualitätsminderung, Genußuntauglichkeit und schließlich zum Verderb getrockneter (wasserarmer) Lebensmittel führen. Es ist daher einleuchtend, daß die Trocknungsvorgänge bei den verschiedensten Lebensmittelgruppen niemals technologisch uniform geführt werden können, sondern verfahrenstechnisch dem jeweiligen Lebensmittel anzupassen sind.
Die charakteristischen Veränderungen in trockenen (wasserarmen) Lebensmitteln können in mehrfacher Weise ausgelöst werden durch:

keit, die Genußtauglichkeit und Qualität der verwendeten tierischen und pflanzlichen Naturprodukte zu verlängern.

Im Sinne der neueren Ernährungsphysiologie soll aber die Konservierung – mit welchen Mitteln sie auch immer durchgeführt wird – nicht nur eine Vorratspflege zur Erhaltung der „Substanz" allein darstellen. Sie soll auch, wo es verfahrensmäßig durchführbar ist, darauf ausgerichtet sein, die Lebensmittel in einem Zustand zu erhalten, der von dem ursprünglichen, biologisch unveränderten „frischen" Zustand nicht nur in bezug auf den Nährwert, sondern auch im Hinblick auf den Genußwert (Geschmack, Geruch, Farbe) möglichst wenig abweicht. Darüber hinaus wird die Erhaltung des Nähreffektes, d. h. die physiologische Verwertbarkeit nach der Resorption der Lebensmittel angestrebt (vgl. dazu Abschnitt Kühl- und Gefrierverfahren, Trocknung).

Die Konservierung bedient sich zahlreicher Maßnahmen, die man zweckmäßig in physikalische und chemische Verfahren unterteilt. In manchen Fällen sind auch beide Richtungen kombiniert:

1. Physikalische Verfahren

Kühlverfahren, Gefrierverfahren, Sterilisieren, Pasteurisieren, Trocknen, Filtrieren, verschiedene neuere Verfahren (z. B. Bestrahlung).

2. Chemische Verfahren

Salzen und Pökeln, Räuchern, Einspriten, Zuckern, Einsäuern, chemische Konservierung.

7.1. Physikalische Verfahren

Kühl- und Gefrierverfahren

Die Konservierung durch Kälte unter Anwendung der Kühl- und Gefrierverfahren beruht darauf, daß mit sinkender Temperatur die normalerweise in Lebensmitteln auftretenden Veränderungen, die den Genußwert beeinträchtigen und schließlich zum Verderben führen, beträchtlich verlangsamt werden (R-G-T-Regel, vgl. S. 218).

Kühl- und Gefrierverfahren unterscheiden sich grundsätzlich voneinander durch den für die Haltbarmachung verwendeten Temperaturbereich. Die Anwendung von Kälte bis herab zu dem Gefrierpunkt des Zellsaftes (bei unseren gebräuchlichen Obst- und Gemüsearten innerhalb des Temperaturintervalles von +4 bis —2 °C) bezeichnet man als Kühl- oder Kaltlagerung; vgl. auch S. 389 und 411. Viele pflanzliche und tierische Lebensmittel setzen während der Kühllagerung, wenn auch sehr verlangsamt, ihre Lebenstätigkeit (Atmung, Stoffwechsel) fort; der Konservierung durch Kühlung ist deshalb von Natur aus eine Grenze gesetzt. Sie kann wegen der allen Lebensvorgängen zugrunde liegenden biochemischen Umsetzungen nicht beliebig lang ausgedehnt werden. Durch zusätzliche Anwendung inerter, d. h. indifferenter, Schutzgase kann die Kühllagerung nicht unbeträchtlich verlängert werden:

Bei der Obstlagerung werden – zur Verzögerung der Reifung durch Verlangsamung der Atmungsvorgänge – Kohlendioxid, Stickstoff, Kohlendioxid-Sauerstoffgemische (S. 412), bei Eiern z. B. Kohlendioxid-Stickstoffgemisch (S. 315) benutzt. Auch bei Fleisch bewährt sich eine Beimischung von CO_2 (bis 12%) zur Kühlraumluft, z. B. für lange Seetransporte. Keimfreiheit der Kaltluft ist bei der Fleischlagerung anzustreben, was durch Bakterienfilter für die angesaugte Umwälzluft, durch Dauerbestrahlung mit UV-Licht oder weniger günstig – wegen des oxydativen Einflusses auf das Fleischfett – durch Ozon erreicht werden kann. Bei Gemüse ist die Vakuumkühlung vorteilhaft (S. 390).

wachsende Mikroben (Bakterien, Hefen, Schimmelpilze) und deren Enzyme, lebensmitteleigene Enzyme (z. B. Esterasen, Oxydasen), nichtenzymatische Reaktionen (rein chemische Vorgänge), physikalisch-chemische Ursachen.

Auf alle diese Umsetzungen nehmen noch weitere Faktoren Einfluß: Feuchtigkeit (relative Luftfeuchtigkeit, Kondenswasserbildung), Temperatur, Luftsauerstoff, Zusammensetzung der Lebensmittel, Anordnung und Verteilungsgrad der Einzelkomponenten (Gefüge, Teilchengröße).

Mikrobielle Einflüsse:

Kleinlebewesen benötigen, um Nährstoffe aus den von ihnen befallenen Lebensmitteln (gelöst) aufzunehmen, ausreichende Mengen an Wasser. Dabei ist für die Entwicklung von Mikroorganismen in einem wasserarmen Lebensmittel weniger der absolute Wassergehalt entscheidend als vielmehr die relative Luftfeuchtigkeit, mit der das Lebensmittel im Gleichgewicht steht. Wasserarme Lebensmittel sind fast durchweg hygroskopische Güter, d. h. sie stellen ihren Wassergehalt in Abhängigkeit von der relativen Luftfeuchtigkeit der Umgebung ein (Gleichgewichtswassergehalt).

Bei den meisten Mikroorganismen liegt die für ihr Wachstum optimale relative Luftfeuchtigkeit (R. L.) zwischen 90 und 100%, doch bestehen bei den einzelnen Mikroorganismen ganz erhebliche Unterschiede; *Schimmelpilze* entwickeln sich oberhalb von 75% R. L.; zwischen 70 und 75% R. L. ist zwar noch ein gewisses Wachstum möglich, allerdings so stark verzögert, daß es meist erst nach Wochen wahrgenommen werden kann. Nur ganz wenige Schimmelpilzarten vermögen noch in der Nähe von 65% R. L. zu gedeihen. Bei den *Hefen* werden einige osmotolerante Arten gefunden, die sogar in stark zuckerhaltigen Konzentraten, wie Malzextrakt, Sirupen oder Trockenobst, lebensfähig sind und sich noch bei relativen Feuchtigkeiten $< 60\%$ vermehren können. Auf festen Lebensmitteln können sie sich allerdings erst bei Gleichgewichtsfeuchtigkeiten oberhalb von 75% vermehren. Die Mehrzahl der *Bakterien* wächst erst oberhalb von 95% relativer Feuchtigkeit; bei Lebensmitteln, deren Wassergehalt einer niedrigeren R. L. entspricht, ist die Mikroben-Anpassungsfähigkeit und ihre Nährstoffaufnahme nicht mehr möglich.

Der Gleichgewichts-Wassergehalt von Lebensmitteln, der einer R.L. von 75% entspricht, ist unterschiedlich hoch, bedingt durch die jeweilige Struktur (Gefüge, Aufbau, Kapillarstruktur) und Zusammensetzung (Anteil an löslichen Stoffen, der Quellfähigkeit, dem pH-Wert, der Säuremenge u. a.).

Nachstehende Tabelle zeigt bei einigen wichtigen Lebensmitteln die Grenzwerte des Wassergehaltes für das Mikrobenwachstum.

Der Gleichgewichts-Feuchtegehalt gibt den Wassergehalt des Gutes (in %) an, wenn es sich im hygroskopischen Gleichgewicht mit der umgebenden wasserdampfhaltigen Luft befindet, sich also in seinem Wassergehalt an den Wasserdampfpartialdruck der umgebenden Atmosphäre angeglichen hat.

Grenzwassergehalt einiger getrockneter Lebensmittel
(als Gleichgewichtswassergehalt bei 70% R. L. und 20 °C)

Lebensmittel	Wassergehalt in %
Trockenobst	18—25
Stärke	18
Trockengemüse (je nach Art)	14—20
Milchpulver (fettfrei)	15
Weizenmehl	13—15
Volleipulver	10—11
Vollmilchpulver	etwa 8

Sind Lebensmittel so weit getrocknet und unter sachgemäßen Bedingungen gelagert, daß ihr Wassergehalt unter dem jeweiligen, für sie charakteristischen Gleichgewichts-Feuchtigkeitswert (Grenzfeuchtigkeit, kritischer Grenzwassergehalt) bleibt, so ist ein Mikrobenwachstum *nicht* mehr zu befürchten.

Enzymatische Reaktionen:

Dagegen laufen die *enzymatischen* Reaktionen durch lebensmitteleigene oder von (abgestorbenen) Mikroben stammende Enzyme – zwar meist mit geringer Geschwindigkeit – schon bei Wassergehalten unterhalb der Wachstumsgrenzen der Schimmelpilze ab. Sie verringern somit auch die Lagerfähigkeit solcher auf längere Lagerzeit berechneten Güter, die im allgemeinen leicht Feuchtigkeit aus der sie umgebenden Luft aufnahmen. Eine Ausnahme machen die lipolytischen Vorgänge, wenn das Substrat im flüssigen Aggregatzustand vorliegt. Denn in diesem Falle vermag das Substrat von sich aus zum Enzym zu diffundieren, ist als nicht auf die Mithilfe der wäßrigen Phase angewiesen. Vg. S. 263. Doch ist keineswegs ein linearer Zusammenhang vorhanden. Vielmehr gibt es für jedes getrocknete Lebensmittel eine bisher empirisch ermittelte unterschiedliche Grenze seines Wassergehaltes, unterhalb der Enzyme nicht oder kaum in Erscheinung treten.

Bei manchen Getreideerzeugnissen sind insbesondere die am Fett angreifenden Enzyme aus der Gruppe der Esterasen (Lipasen), sodann die am Bitterwerden des Hafers mitbeteiligten Lipoxydasen, die unter Zuhilfenahme von Luftsauerstoff oxydative Veränderungen der freigesetzten Fettsäuren einleiten, in Betracht zu ziehen. Auch der Rückgang des Lecithins in Eierteigwaren ist ein enzymatischer, durch unterschiedlich angreifende Phospholipasen (vgl. S. 228) bedingter Vorgang, der mit zunehmendem Wassergehalt der Trockenprodukte ansteigt. Bei Trockenobst und Trockengemüse z. B. machen sich während der Lagerung vorzugsweise eigene Oxydasen bemerkbar, die die Bildung heuartiger Geruchs- und Geschmacksstoffe bewirken, wenn diese Enzyme nicht vor der Verarbeitung durch ausreichendes Blanchieren inaktiviert werden (vgl. S. 217 und 254, weiterhin Trockenobst S. 415, Trockengemüse S. 392). Bei Getreide und seinen Mahlprodukten ist aber eine Hitzebehandlung durch Blanchieren zur Enzyminaktivierung wegen der damit verbundenen Hitzeschäden überhaupt nicht oder nur begrenzt durchführbar; auch ist mit einer Reaktivierung von Enzymen zu rechnen. Aus diesen Gründen interessiert besonders bei diesen Lebensmittelgruppen der Einfluß des Wassergehaltes auf den Ablauf enzymatischer Reaktionen.

Chemische Veränderungen:

Neben den kurz skizzierten enzymatischen Umsetzungen spielen vielfach die rein chemischen Veränderungen bei Verderbensvorgängen in trockenen (wasserarmen) Lebensmitteln eine entscheidende Rolle. So können praktisch in allen Lebensmitteln die nicht-enzymatischen Bräunungsreaktionen (vgl. MAILLARD-Reaktion S. 113) auftreten, wenn die dafür notwendigen stofflichen Voraussetzungen erfüllt sind: Anwesenheit reduzierender Zucker und NH_2-Gruppen enthaltender Verbindungen (wie Aminosäuren, Eiweißstoffe, Kephaline) z. B. in Milchpulver, Eipulver, Trockenkartoffeln, Tomatenpulver, Trockenobst. Bei dieser nichtenzymatischen Bräunung ist der Feuchtigkeitsgehalt des trockenen Lebensmittels von direktem Einfluß, da diese Umsetzungen schon bei vergleichsweise niedrigeren Wassergehalten (etwa ab 3%) einsetzen als die enzymatischen Reaktionen. Die Geschwindigkeit dieser Reaktion nimmt mit steigendem Wassergehalt anfänglich zu, erreicht bei einem bestimmten Wassergehalt ein Maximum und nimmt bei weiter ansteigendem Wassergehalt wieder ab. Die MAILLARD-Reaktion ist pH-abhängig, jedoch O_2-*un*abhängig.

Andererseits werden die in fett- und lipoidhaltigen Trockenerzeugnissen, z. B. in Milchpulver, Getreidemehl, Mahlprodukten ablaufenden Reaktionen der oxydativen „Ranzigkeit" bei auffallend niedrigen Wassergehalten ($\lesssim 2\%$) begünstigt und vielfach bei weiterer Erniedrigung des Wassergehaltes noch erhöht. Hierfür wird ein fehlender Wasserschutzfilm an den reaktionsfähigen Stellen verantwortlich gemacht, z. B. bei Eipulver.

Bedeutung der Sorptionsisotherme:

Die noch bis vor wenigen Jahren ungeklärten Zusammenhänge zwischen dem Wassergehalt von Trockenprodukten und darin möglichen Reaktionen bei der Vorratshaltung lassen nach neueren Untersuchungen erkennen, daß nicht der absolute Wassergehalt allein, sondern vielmehr die vom Gefüge (Struktur, Aufbau) abhängige Art der Wasserbindung im Lebensmittel (welche in direkter Beziehung zur umgebenden R. L. steht) für die Möglichkeiten des Eintritts und für den quantitativen Verlauf enzymatischer und nicht-enzymatischer (chemischer) Vorgänge verantwortlich ist.

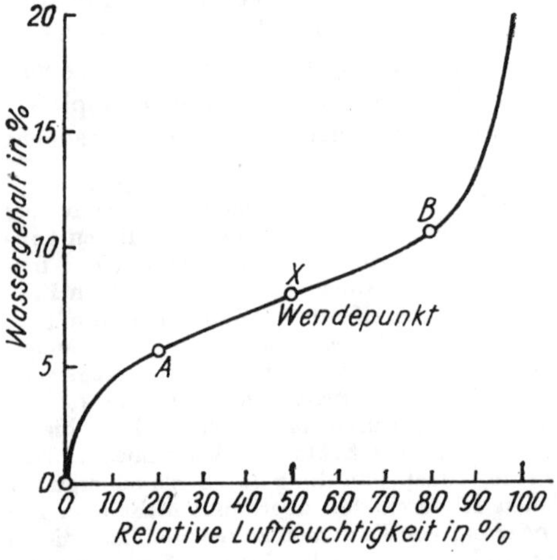

Abb. 18. Sorptionsisotherme

Der funktionelle Zusammenhang zwischen dem (Gleichgewichts-) Wassergehalt eines Lebensmittels und dem Wasserdampfteildruck, d. h. der relativen Luftfeuchtigkeit der Umgebung ist durch die sogenannte *Sorptionsisotherme* gegeben, die man meist in Gestalt einer S-förmigen Kurve erhält, wenn man den Wassergehalt des Trockenproduktes gegen die jeweils mit ihm im Gleichgewicht stehende relative Luftfeuchtigkeit aufträgt (vgl. Abb. 18).

Die erste Schleife der Kurve (bis Punkt A) entspricht weitgehend der LANGMUIRschen Adsorptionsisotherme; das in diesem Bereich gebundene Wasser wird daher als in monomolekularer Schicht adsorptiv sehr fest gebundenes Wasser aufgefaßt, das bei der Trocknung nur schwierig und langsam zu entfernen ist. Die zweite Schleife (oberhalb Punkt B, meist ausgezeichnet durch einen steilen Anstieg bei höherer R. L.) wird auf die Erscheinung der Kapillarkondensation zurückgeführt. In einem hygroskopischen und kapillarreichen Material (trockene Lebensmittel) folgt der Wasserdampfdruckerniedrigung eine Kondensation, so daß mit steigender R. L. zuerst die kleinen, dann die größeren Kapillaren mit (beweglichem) Wasser erfüllt werden. Im geraden Teil der Sorptionsisotherme (etwa zwischen A und B) wird meist eine mehrschichtige Wasserauflagerung angenommen. Somit gibt die Sorptionsisotherme, deren Verlauf von der Zusammensetzung, vom Verteilungsgrad der Komponenten, der inneren und äußeren Oberflächenbeschaffenheit eines getrockneten Lebensmittels weitgehend abhängig ist, Aufschluß über die Art der Wasserbindung und Wasserverteilung, d. h. ob fest oder weniger fest adsorptiv gebundenes, oder leicht bewegliches und für bestimmte Reaktionen verfügbares Wasser vorliegt.

Die heute überschaubaren Zusammenhänge zwischen dem Wassergehalt eines trockenen Lebensmittels und der R. L., die sich sowohl in der sogenannten Gleichgewichtsfeuchtigkeit als auch in dem charakteristischen Verlauf der Sorptionsisotherme darstellen, lassen erkennen, daß zu enzymatischen Verderbensvorgängen nur das außerhalb der ersten Schleife der Sorptionsisotherme entsprechende Wasser beiträgt, so daß Lebensmittel, deren Wassergehalt im Bereich der ersten Schleife (monomolekular adsorbiert) liegt, weitgehend vor enzymatischen Verderben geschützt sind.

Enzymatische Veränderungen setzen in nennenswertem Umfange im allgemeinen erst bei Wassergehalten ein, die oberhalb des Punktes A der Sorptionsisotherme liegen. Eine Ausnahme machen die lipolytischen Vorgänge, wenn das Substrat im flüssigen Aggregatzustand vorliegt (S. 261).

Nichtenzymatische Reaktionen wie die *Maillard-Reaktion* können schon im Bereich der rein adsorptiven Bindung einsetzen und nehmen dann mit steigendem Wassergehalt an Geschwindigkeit zu. Die Autoxydation der Fette dagegen hat ihre höchste Geschwindigkeit im wasserfreien Zustand und nimmt mit steigendem Wassergehalt allmählich ab.

Trocknungsverfahren

Die Vermeidung der vielfältigen unerwünschten Veränderungen bei Trocknungsvorgängen und bei der Vorratshaltung von Trockenprodukten stellt der modernen Trocknungsindustrie schwerwiegende Probleme. Ein getrocknetes Lebensmittel sollte, den heutigen ernährungsphysiologischen Forderungen entsprechend, nach Möglichkeit noch weitgehend alle anwesenden Nährstoffe in einem vollwertigen, vom Körper ausnutzbaren Zustand enthalten. Diese Forderung kann nur durch Anwendung schonender Verfahren bei der Herstellung und Einhaltung von Sicherheitsmaßnahmen erfüllt werden; sehr wichtig ist bei getrockneten Lebensmitteln eine licht-, luft- und wasserdichte Verpackung, evtl. unter Inertgas, und eine kühle Lagerung bei längeren Lagerzeiten.

Eine besondere Variante in der Skala der getrockneten Lebensmittel stellen die sogenannten Instant-Erzeugnisse dar: Es sind Extrakte in Trockenpulverform, die leicht benetzbar und schnell und vollständig mit Wasser rekonstruierbar sind. Bei den hygroskopischen Erzeugnissen dieser Art, wie Milch, Kaffee, Fruchtsaftpulver, muß durch eine sehr sorgfältige Verpackung oder durch Überzug der kleinsten Trockenteilchen mit anderen Stoffen ein Zusammenbacken verhindert werden.

Bei flüssigen und breiartigen Lebensmitteln, z. B. bei Obstsäften, Milch, begnügt man sich vielfach mit einer *Teiltrocknung*, wobei die sog. *Konzentrate* gewonnen werden:

Die moderne Verfahrenstechnik hat hierfür ganz verschiedene Apparaturen entwickelt, die unter sehr schonenden Arbeitsbedingungen – mit und ohne Vakuum, kurzzeitige Hitzebelastung, relativ niedrige Temperaturbereiche beim Konzentrieren, regelbare Konzentrierungsgrade – bei den verschiedenartigsten Ausgangsprodukten im Einsatz sind. Es finden vor allem Verwendung: die Dünnschichtverdampfer als Steigfilm- oder Kletterfilmverdampfer, Fallfilm- oder Fallstromverdampfer, Rotorverdampfer, Zentrifugalverdampfer (z. B. Zentrithermverdampfer) und spezielle Plattenverdampfer, z. B. bei der Herstellung von Konzentraten aus Zitrus-, Kernobst- und Traubensäften, zur Gewinnung von kondensierter Milch, von Pektinkonzentraten und Aromakonzentraten aus Fruchtsäften.

Die Entwässerung von Lebensmitteln bis zum Trockenprodukt erfolgt als Verdunstungs- oder als Verdampfungstrocknung, wobei die Feuchtigkeit durch Wärmezufuhr in den gasförmigen Zustand übergeführt und als Dampf- oder Gasgemisch abgeleitet wird. Geschieht die Trocknung bei kleinen Wasserdampfdrücken und niedrigen Temperaturen, so handelt es sich um *Verdunstungstrocknung.* Entsprechen die Temperaturen und Dampfdrücke nahezu den Siededaten des Wassers, so spricht man von *Verdampfungstrocknung*; Verdampfungstrocknung im Vakuum nennt man allgemein Vakuumtrocknung.

Für die Verdungstungstrocknung werden verfahrenstechnisch je nach Art des zu trocknenden Lebensmittels angewendet: Horden- oder Kammertrockner, Kanaltrockner, Bandtrockner, Teller- oder Etagentrockner, Rieseltrockner, Trommeltrockner, Zerstäubungstrockner, Stromtrockner. – Für die Verdampfungstrocknung stehen Ein- und Zweiwalzentrockner (Dünnschichtapparate), Schaufeltrockner, Trockenschnecken, Röhrentrockner zur Verfügung. Die Vakuum-Ausdampfung kann in Trockenschränken, in vakuumdichten Walzen- oder Schaufeltrocknern durchgeführt werden.

Die Zufuhr und Übertragung der Wärme zum Trocknungsgut erfolgt auf verschiedene Weise:

durch Heißluft *(Konvektionstrocknung)*, durch Wärmeleitung *(Kontakttrocknung)*, durch Strahlung *(Strahlungstrocknung)*, durch dielektrische Einwirkung *(Hochfrequenztrocknung)*. Bei kontinuierlicher Konvektionstrocknung kann man die Heißluft im Gleichstrom, Gegenstrom oder Kreuzstrom zum Trocknungsgut führen. Häufig kombiniert man diese Verfahren, um temperaturempfindliche Lebensmittel schonend zu trocknen.

Man strebt derzeit, wo es angängig ist, vor allem die Vakuumtrocknung an. Hierdurch ist eine schonende Trocknung möglich, wobei außer den hitzeempfindlichen Eiweißstoffen und Kohlenhydraten (vgl. Bräunungsreaktion) auch hitzeempfindliche Vitamine, wie B_1, Folsäure, Pantothensäure, und vor allem die oxydationsempfindlichen Vitamine A, C, D, E, sowie die Carotine geschont werden. Die Wärmezufuhr kann bei der Vakuumtrocknung nicht konvektiv durch ein erwärmtes Gas, sondern nur durch Strahlung, Leitung oder durch vorheriges Aufheizen des Gutes erfolgen. Besondere Bedeutung hat die Vakuumtrocknung bei der Herstellung von vitaminreichen Lebensmitteln sowie von Frucht-, Fleisch-, Fisch- und Eiprodukten.

Anwendungsbeispiele moderner Trocknungsverfahren:

Walzen- (Kontakt-) und Zerstäubungstrocknung:

Es ist vielfach üblich, flüssige und breiartige Lebensmittel durch Kontakttrocknung mit Hilfe erwärmter Walzen (Walzentrockner) in Pulverform zu überführen. Dabei wird das Gut in dünner Schicht (Film) auf die von innen beheizte, rotierende Walze aufgetragen, während eines Umlaufs kontinuierlich getrocknet und durch einen Schaber abgenommen, vgl. Walzen-Milchpulver S. 329.

Für viele Lebensmittel stellt die Sprüh- oder Zerstäubungstrocknung neben der Vakuumtrocknung eine besonders schonende Trocknung dar. Dem flüssigen, durch Düse oder Zerstäubungsscheibe zerstäubten oder vernebelten Gut wird durch den heißen Luft- oder Gasstrom in einem Turm das Wasser entzogen. Die Trocknung der vernebelten Teilchen erfolgt im Schwebezustand, nicht an festen Heizflächen. Dieses Verfahren wird vor allem bei solchem Material herangezogen, bei dem eine Schädigung des Eiweißes vermieden werden soll: Eier, Milch, Gelatine, Blut. Auch nichteiweißhaltige Stoffe, wie Gemüse, Pektin, Kaffee-Extrakt oder zuckerhaltige Lebensmittel werden im Sprühverfahren getrocknet. Obwohl die mittels Wärmeaustauscher aufgeheizte heiße Eingangsluft eine Temperatur von 120–180 °C hat, beträgt die eigentliche Temperatur in dem zu trocknenden Material nur 50–55 °C, da die schon während der Zerstäubung erfolgende Wasserverdampfung aus dem Gut eine starke Abkühlung verursacht. Somit werden denaturierende Veränderungen der Eiweißstoffe oder unerwünschte Reaktionen zwischen Eiweißstoffen und Kohlenhydraten (vgl. Bräunungsreaktion S. 45) auf ein Minimum herabgedrückt. Über Instantisierungsverfahren siehe auch S. 330.

Eine Abwandlung der gewöhnlichen Sprüh- oder Zerstäubungstrocknung stellt das BIRS-Verfahren, eine Kühllufttrocknung, dar. Hierbei wird das Gut in hohen, geräumigen Türmen (bis 72 m Höhe und 15–36 m Durchmesser) bei Temperaturen < 30 °C getrocknet. Eine an der Spitze des Turmes liegende Vorrichtung verteilt das zu trocknende, flüssige, fließbare Gut, dem von unten im Gegenstrom mit einer Geschwindigkeit von nur 0,1–0,5 m/sec kühle, trockene Luft (maximale Feuchtigkeit 0,12–0,8 g Wasser/m³) entgegensteigt. Das auf dem Boden des Turms sich sammelnde Pulver erfordert je nach Restwassergehalt eine mehr oder weniger lange Nachtrocknung, bei Milch z. B. 20—30 Minuten. Die in dieses Verfahren gesetzten Hoffnungen auf eine umfassende Anwendung haben sich nicht erfüllt, es ist derzeit nur sehr begrenzt einsatzfähig.

Schaumschichttrocknung (Verschäumungstrocknung, Foam-mat Drying, Wirbelbetttrocknung):

Das Prinzip dieser Trocknungsart beruht darauf, stabile Schäume aus dem zu trocknenden Gut zu bilden und letztere in dünnen Schichten oder Matten mittels Warmluft zu trocknen. Der Gedanke, auf diese Art und Weise dickflüssige oder leichtflüssige Lebensmittel zu trocknen, ist nicht neu und liegt z. B. auch der Zerstäubungstrocknung zugrunde. Ein Unterschied gegenüber den anderen Trocknungsmethoden liegt darin, daß man sie durch bestimmte Zusatzstoffe in einen hohen Verteilungsgrad bringt und dadurch die Trocknungszeit sehr stark herabsetzt:

Man versetzt die zu trocknenden Lebensmittel oder Lebensmittelkonzentrate zur Schaumstabilisierung mit einem physiologisch unbedenklichen Stabilisator, wie Sojaeiweiß, Glycerinmonostearat, Saccharose-Fettsäureester; man führt diesem Gemisch in einem Intensivmixer komprimiertes Gas zu und erzeugt dadurch einen beständigen Schaum. Das zerschäumte Produkt wird auf perforierte laufende Bänder oder auf mit Vertiefungen versehene Bleche in dünner Schicht aufgetragen und von unten mit gefilterter Heißluft von 60–100 °C in etwa 8 min auf einen Wassergehalt von 1–2% herab getrocknet. Dabei übersteigt die Temperatur des Trockengutes nicht 60 °C. Die anfallenden, schwammartigen und sehr porösen Produkte können dann gemahlen, gepreßt oder auch fein gewalzt werden. Nach diesem Verfahren wurden bisher hauptsächlich getrocknet: Tomatenmark, Citrussaftkonzentrate, Trauben, Äpfel, Ananas, Fruchtsäfte, Kartoffelbrei, Kürbisbrei, Tee, Kaffee, Fleischextrakt und gelegentlich auch Milch. Getrockneten Fruchtpulvern muß das Aroma in konzentrierter und (z. B. in Zucker) eingeschlossener Form zugesetzt werden. Auch bei diesen Trockenprodukten ist der geeigneten Verpackung besondere Beachtung zu schenken (vgl. S. 266).

Gefriertrocknung:

Neben den klassischen Konservierungsverfahren des Trocknens und Gefrierens setzen sich industriell immer mehr Verfahren durch, die die Vorteile des Gefrierens und Trocknens in sich vereinigen: Gefriertrocknung und Gefrier-(Vakuum)-Trocknung. Letztere ist eine Kombination von Sublimations- und Vakuumtrocknung.

Die „Gefriertrocknung" wird auch noch „Sublimationstrocknung, Lyophilisation oder Tiefkühltrocknung genannt; die französische Bezeichnung ist „Lyophilisation", während man im angelsächsischen Sprachraum von „Freeze-Drying" oder von „Drying by Sublimation" spricht. Streng zu unterscheiden sind diese Begriffe für die Gefriertrocknung von dem Terminus technicus „Dehydro-freezing" (vgl. S. 393).

Im Gegensatz zu den üblichen Trocknungsverfahren ist bei der Gefriertrocknung das Wasser im zu trocknenden Gut gefroren und geht unmittelbar vom festen in den dampfförmigen Zustand über (Sublimation; Beispiel: Luft-Trocknung gefrorener Wäsche). Der gleiche Prozeß findet auch bei der technischen Gefriertrocknung statt, nur wird er hier stark beschleunigt, indem man durch Dampfstrahlsauger ein Vakuum von 0,2–2 Torr erzeugt und so das nötige Konzentrationsgefälle (gegenüber dem Wasserdampfdruck von 4,5 Torr über dem Eis bei 0°) herstellt. Bei der Sublimation wird dem zu trocknenden Gut eine erhebliche Wärmemenge (Sublimationswärme) in Höhe von 680 kcal/kg absublimiertem Eis entzogen. Diese Wärmemenge muß dem Gut wieder zugeführt werden, denn sonst käme es lediglich zu einer Abkühlung des Eises und damit zum Wegfall des nötigen Druckgefälles zwischen dem Eis im gefrorenen Lebensmittel und der wasserdampfabsaugenden Vorrichtung (Dampfstrahlejektor).

Je „wärmer" das Eis (d. h. je höher sein Dampfdruck) im trocknenden Gut ist, desto schneller verläuft der Trocknungsvorgang. Die Qualität des zu trocknenden Lebensmittels bleibt aber nur dann erhalten, wenn das Eis während des Prozesses nicht schmilzt. Die Schmelztemperatur ist dabei jeweils vom Gut abhängig. Für den Gefriertrocknungsprozeß ist charakteristisch, daß das zu trocknende Material seine äußere Form behält, weil jeweils nur die äußere Molekülschicht des Eiskernes „sublimiert". Während also der innere Eiskern ständig kleiner wird und schließlich ganz verschwindet, wird gleichzeitig der eisfreie, trocknende Teil des Gutes immer größer; schließlich bleibt ein poröses, wasserfreies Trockengut zurück. Da eine flüssig-feuchte Zone zwischen dem zu trocknenden Gut und den Eiskernen nicht existiert, können auch Schrumpfungsvorgänge mit Erfolg vermieden werden. In manchen Fällen, z. B. bei verschiedenen Gemüsesorten wie Blumenkohl, braucht man nicht von vorgefrorenen Produkten auszugehen, sondern kann den Einfrier- und den Trockenprozeß derart miteinander koppeln, daß man in der Einfahrschleuse des Trockentunnels durch Evakuieren einen Teil des Wassers verdampft. Dadurch kühlt sich zwangsläufig das wasserhaltige Lebensmittel sehr stark ab (Prinzip der Vakuumkühlung!). Beim nachfolgenden Durchlaufen der Tunnelabschnitte wird dann das vorher im Vakuum eingefrorene Gut gefriergetrocknet. Auch bei den großtechnischen Gefriertrocknungsanlagen dienen zur Erzeugung des erforderlichen Vakuums Eiskondensatoren oder Dampfstrahlsauger. Die Heiztemperaturen liegen zwischen 30 und $>$ 100 °C, wobei die Wärmezufuhr in keiner Trocknungsphase so erheblich ist, daß ein auch nur teilweises Schmelzen des Eises eintritt; die Eistemperatur wird dabei nach dem barometrischen Prinzip, ohne Meßsonden, im trocknenden Gut gemessen und automatisch geregelt.

Die Gefriertrocknung ist ein besonders schonendes Verfahren, bei dem Geschmacks-, Duft-, Farb- und Aromastoffe und andere empfindliche Substanzen weitgehend erhalten bleiben. Durch die zur Anwendung kommenden niedrigen Temperaturen wird während des Prozesses die Vermehrung der aeroben und anaeroben Mikroorganismen unterbunden. Durch das relativ hohe Vakuum (O_2-Mangel) werden oxydationsempfindliche Stoffe, wie z. B. das Vitamin C, und Aromastoffe geschont, wogegen wir bei den gewöhnlichen Trocknungsverfahren oft hohe Verluste an Wirkstoffen und anderen empfindlichen Nährstoffen hinnehmen müssen.

Im Prinzip können nach dem Verfahren der Gefriertrocknung alle Lebensmittel getrocknet werden. Viele pflanzliche und tierische Lebensmittel werden schon heute in kleinen oder größeren Mengen gefriergetrocknet, wie Fleisch, Milch, Eier, Fisch, Obstsäfte, Gemüse, Pilze, Zwiebeln, Kartoffeln, fertige Campinggerichte, Suppen, Kaffee u. a. Ein geradezu ideales Verfahren stellt die Gefriertrocknung dar zur Herstellung temperaturempfindlicher biologischer Substanzen wie Blutplasma, Penicillin, Enzympräparate, Seren, Impfstoffe.

Vorzüge der Gefriertrocknung bestehen in der weitgehenden Erhaltung des Gefüges und der äußeren Form, in der guten Löslichkeit von pulverförmigen Produkten und der schnellen Rekonstitution (Rehydratation) bei Zugabe von Wasser im Gange der Zubereitung infolge der quellfähigen, porösen Struktur der gefriergetrockneten Produkte.

Ein schwerwiegendes Problem betrifft jedoch die Qualitätserhaltung der gefriergetrockneten Produkte, die wegen ihrer großen Oberfläche, der lockeren, gegen mechanische Einflüsse empfindlichen Struktur, ihrer besonderen Empfindlichkeit gegen Luftsauerstoff, Wasserdampf und Fremdgeruch leicht chemische, physikalisch-chemische und enzymatisch bedingte Veränderungen erleiden können (stärker als bei luftgetrockneten Lebensmitteln!). Aus diesem Grunde ist der Verpackungsindustrie eine besondere Aufgabe bei der Bevorratung gefriergetrockneter Produkte gestellt. Man verwendet z. B. Dosen aus dünnem Aluminium- oder Weißblech, Becher aus Aluminiumfolie, Mehrschichtfolien oder polyäthylen-beschichtete Behälter. Ein besonderer Schutz muß gegen den Luftsauerstoff angestrebt werden, dessen kritische Konzentration in der Trockensubstanz zu 0,1 mg O_2/kg Substanz angegeben wird. Weiter empfiehlt sich Verpackung im Vakuum oder unter Inertgas (N_2), Maßnahmen, die beispielsweise für besonders aromaempfindliche Substanzen, wie gefriergetrocknetes Kaffee-Extraktpulver oder andere Instantprodukte, nicht zu umgehen sind.

Keimfreimachung durch Filtration

Um die schädigende Tätigkeit der Kleinlebewesen auszuschalten, bedient man sich teilweise der „Kaltfiltration" (Kaltverfahren), durch die man die Mikroben entfernt. Die durch Entschleimung und Schönung vorher geklärten blanken Obstsäfte passieren besonders feinporige Filterplatten (Entkeimungsschichten, E.-K.-Filter), die die Mikroben zurückhalten, so daß bei Vermeidung von Re-Infektionen haltbare Stoffe hergestellt werden können. Der Vorzug des Verfahrens liegt weiter darin, daß natürliche Bukettstoffe erhalten bleiben und sich in einer Nachreife noch ausbauen können. In der Praxis werden Filteraggregate benutzt, bei denen mehrere, aus gepreßtem sterilem Asbest und Zellstoff (Cellulose) bestehende Filterscheiben hintereinander geschaltet sind. Die E.-K.-filtrierten Säfte werden vorzugsweise unter Kohlendioxiddruck gelagert (vgl. BÖHI-SEITZ-Verfahren).

Bestrahlungsverfahren

Bei den Bestrahlungsverfahren hat man prinzipiell zwei Strahlenarten zu unterscheiden: Elektronenstrahlen und elektromagnetische Strahlen. Zu den energiereichen Strahlen gehören die Elektronenstrahlen und elektromagnetische Strahlen mit hoher Intensität (Röntgenstrahlen und γ-Strahlen). Zu den weniger energiereichen elektromagnetischen Strahlen zählen die UV-Strahlen und Infrarot-Strahlen.

Anwendung energiereicher Strahlen

Zukunftsreich für die Lebensmittelkonservierung erweisen sich 1. Elektronenstrahlen, von van-de-GRAAF-Beschleunigern und Linearbeschleunigern erzeugt (Strahlenleistung 250 bis mehrere tausend Watt); 2. Gammastrahlen, aus radioaktiven Isotopen wie ^{60}Co oder ^{137}Cs. Röntgenstrahlen sind für die Praxis zu teuer.

Die bei der Bestrahlung an die Materie abgegebene oder von ihr aufgenommene Energie kennzeichnet man als Strahlendosis. Die Einheit der Strahlendosis, das *rad*, entspricht der Freisetzung einer Energie von 100 erg beim Durchgang der Strahlung durch 1 g Materie. *1 krad* (Kilorad) = 1000 rad; *1 Mrad* (Megarad) = 1000 krad; 1 Mrad entspricht 2,4 kcal/kg. Bei Bestrahlung von 1 kg Wasser oder wäßrigem Material mit 1 Mrad bedeutet dies eine Temperatursteigerung von 2,4 °C. Da die zur Sterilisation von Lebensmitteln maximal erforderliche Dosis 5 Mrad beträgt, tritt höchstens eine Erwärmung von 12 °C auf. Man spricht daher von „Kaltsterilisierung". Die Elektronenmaschinen (Generatoren) besitzen eine vergleichsweise hohe Dosisleistung, so daß (im Vergleich zur Anwendung der Gammastrahlen) für das zu bestrahlende Lebensmittel nur eine relativ kurze Bestrahlungszeit erforderlich ist.

Die Kaltsterilisation zur Vernichtung aller Mikroorganismen ist bei Lebensmitteln bis heute nur beschränkt anwendbar, da die erforderliche hohe Strahlendosis (3—5 Mrad) unerwünschte Veränderungen in Geschmack, Aussehen und Konsistenz hervorrufen kann. Außerdem werden durch diese Strahlendosen die den Verderb fördernden *Eigenenzyme* von Lebensmitteln *nicht* inaktiviert. Zur Inaktivierung von Mikroben *und* Eigenenzymen eignet sich die Strahlenbehandlung in Kombination mit einer kurzen Hitzebehandlung (Blanchieren) ohne nachteilige geschmackliche Veränderung des Lebensmittels.

Bei der Strahlenpasteurisation (Strahlendosis etwa 0,5 Mrad) erreicht man in Lebensmitteln nicht die völlige Vernichtung, sondern nur eine starke Reduzierung der Keimzahlen: Verlängerung der Haltbarkeit von Fleisch, Fisch, Geflügel und einigen Obstsorten. Die gleiche Strahlendosis eignet sich auch zur Salmonellenbekämpfung als *Hygienemaßnahme.*

Bei sachgemäßer Bestrahlung von Lebensmitteln tritt praktisch weder eine Minderung des Nährwerts oder bedeutsamer Vitaminverlust, noch eine Herabsetzung der biologischen Wertigkeit von Eiweißstoffen ein. Der Vitaminverlust bei der Sterilisierungs-Strahlendosis entspricht demjenigen bei der Hitzesterilisation von Lebensmitteln in besonderen Fällen.

Energiereiche Strahlen sind, wenn auch vielfach noch in begrenztem Ausmaß, im Ausland (USA, UdSSR, Großbritannien, Norwegen, Israel, Kanada) bereits zugelassen und in der Praxis angewandt: Zur Insektenvertilgung bei Getreide; zur Verhinderung des Auskeimens bei Kartoffeln und Zwiebeln; Bestrahlung von Speck und Frischfleisch; Bestrahlung von Gewürzen zur Reduzierung des Mikrobengehaltes. Erfolgreich ist die *sichere* Bekämpfung von Salmonellen in hitzeempfindlichen Lebensmitteln: Trockenei, Gefrierfleisch, Geflügel, Wildfleisch. Die industrielle Bestrahlung von Lebensmitteln ist in der BRD nur zu Kontroll- und Dosierungszwecken (z. B. Messung des Füllstandes), jedoch nicht zur Haltbarmachung erlaubt (vgl. S. 555).

UV-Bestrahlung

Im Gegensatz zu den γ-Strahlen werden die UV-Strahlen seit einigen Jahren bereits praktisch verwendet. Da für die meisten Mikroben die Wellenlängen 265 nm und für *Escherichia coli* die von 254 nm am wirksamsten sind, konstruiert man die Entkeimungslampen, meist Quecksilberdampf-Niederdrucklampen, für einen Bereich zwischen 240 und 300 nm. Bei der praktischen Verwendung kommt UV-Strahlung wegen ihres geringen Durchdringungsvermögens hauptsächlich nur für die Sterilisierung von Oberflächen und transparenten Stoffen sowie für Wasser und Luft (vgl. S. 527) in Betracht. Ein Hauptanwendungsgebiet ist die Entkeimung von Lagerräumen, wobei aber Schädigungen der Haut bzw. der Augen des Personals vermieden werden müssen. Ferner wird UV-Licht zur Desinfektion von Instrumenten, Gefäßen und Waschwasser verwendet, z. B. in Fischverarbeitungsbetrieben und Molkereien, sowie zur Bestrahlung von Fleisch. Im letzteren Falle ist vor allem die zusätzliche Anwendung der UV-Strahlen in Kühllagerräumen aussichtsreich. So haben Versuche gezeigt, daß bei einer Lagertemperatur von 5 °C und einer relativen Luftfeuchtigkeit von 75—85% direkt bestrahltes Fleisch erst nach der doppelten Lagerzeit dieselbe Bakteriendichte auf der Fleischoberfläche erreicht wie nicht bestrahltes Fleisch.

Die Schimmelpilzbekämpfung von Saaten (Entdumpfung von Getreide) geschieht ebenfalls mit Hilfe von Quecksilber-Niederdrucklampen, wobei die Saat über schräggestellte, in mehrere Etagen angeordnete Rüttelsiebe läuft. Wahrscheinlich ist hierbei auch das durch UV-Strahlung gebildete Ozon von Einfluß.

Das Ozon selber findet auch sonst zur Entkeimung und Geruchsbeseitigung Verwendung und wird am billigsten und gefahrlosesten mit Hilfe von UV-Licht erzeugt (bei einer Wellenlänge von 185–195 nm). Bei der Luftentkeimung durch Ozon ist auf optimale Feuchtigkeitsbedingungen zu achten, während bei der Beseitigung von Fremdgerüchen die Luftfeuchtigkeit keinen Einfluß hat. Die Verwendung von UV-Strahlen in der Behandlung von Lebensmitteln wird in der BRD durch die Lebensmittelbestrahlungs-Verordnung vom 19. 12. 1959 geregelt (vgl. S. 555).

Infrarotbestrahlung

Infrarotstrahlen sind als Teilgebiet der Ultrarotstrahlen elektromagnetische Wellen, die ihre elektrische Energie auf das Gut übertragen, dort teilweise absorbiert werden und dabei die aufnehmenden Schichten, also das Lebensmittel, erwärmen. (Die Infrarotstrahlen sind also keine „Wärmestrahlen“, wie sie oft bezeichnet werden.)

Die Trocknungs- bzw. Erhitzungsart mit Infrarotstrahlen ist dadurch ausgezeichnet, daß kein Zwischenträger, wie z. B. Metall oder Flüssigkeit, für die Wärme benötigt wird: Die Wärme entsteht erst am Ort der Absorption.

Praktische Bedeutung als Strahlungsgeber haben Temperaturstrahler, wie Flächenstrahler, Lampenstrahler, Rohrstrahler, erlangt, die beim Erhitzen in verschiedenen Breitenbereichen Wellen emittieren, die vom bestrahlten Gut in bestimmten Spektralgebieten selektiv aufgenommen werden.

Der Einsatz von Infrarotstrahlen setzt vor allem zur Vermeidung von Überhitzungen jeweils die Kenntnis des Absorptionsverhaltens des Materials bei den günstigsten Frequenzen voraus.

Häufig wird die Infrarotstrahlung bei Lebensmitteln auch in Verbindung mit der Hochfrequenzerhitzung (vgl. nächstes Kapitel) angewendet. Bis heute findet die Infrarotstrahlung in der Lebensmittelchemie nur eine relativ begrenzte Anwendung beim Trocknen kleinerer Mengen pflanzlicher Produkte, z. B. von Karotten, kleinen Mengen von Obstsäften und Gemüse, Apfelscheiben, Sellerie, in begrenztem Ausmaß auch beim Grillen von Fleisch.

Hochfrequenzerwärmung

Im konventionellen, seit Jahrtausenden geübten Garprozeß für Lebensmittel wird auf Grund der physikalischen Gegebenheiten die zur Aufschließung der Speisen erforderliche Wärme indirekt über Medien (Metall des Kochtopfs, Wasser) von außen an das Kochgut herangebracht. Die Zubereitungsdauer ist in diesem Falle abhängig vom Temperaturgefälle zwischen Temperaturspender und Lebensmittel, insbesondere aber vom Wärmeleitvermögen des Kochgutes von außen nach innen.

Bei der Hochfrequenzerwärmung von Lebensmitteln braucht die Wärme nicht von außen nach innen vorzudringen, sondern wird gleichzeitig im gesamten Gut erzeugt. Der hierzu notwendige elektrische Strom wird nicht primär in Wärme zur direkten Abgabe in die Speisen umgewandelt, sondern über eine Senderöhre, das sogenannte Magnetron, in Schwingungsenergie sehr hoher Frequenz (Mikrowellen bis zu etwa 5000 MHz) umgesetzt.

Diese Mikrowellen haben die Eigenschaft, organische Stoffe in definierbaren Schichtdicken zu durchdringen und dabei Moleküle dieser Stoffe gleichmäßig zu schnellen Schwingungen zu veranlassen. Bei einer solchen Schwingungshäufigkeit erzeugen die Moleküle eine Reibungswärme, die das Kochgut in kürzester Zeit gleichmäßig erhitzt.

Da Metalle Mikrowellen reflektieren, sind als Speisebehälter nur Glas, Porzellan und bestimmte Kunststoffe verwendbar; metallische Gegenstände dürfen nicht in den Garraum gebracht werden.

Generatoren mit Arbeitsfrequenzen zwischen 1000 und 5000 MHz werden zum Pasteurisieren von Milch, Bier und verpacktem Brot, zum Rösten von Kaffee, zur Behandlung von Cerealien, in weitem Ausmaß aber zum Auftauen von gefrorenen Fertiggerichten sowie zum Kochen und Aufwärmen von Speisen aller Art eingesetzt.

Die Behandlung von Mehl mit Hochfrequenzstrahlen bewirkt Abtötung von Parasiten, Sporen und Schimmelpilzen. Weitere Verwendungsgebiete der Hochfrequenzenergie: Blanchieren von Obst und Gemüse vor dem Trocknen oder Tiefgefrieren; bei der Gefriertrocknung, da hierdurch die Wärmeentstehung im Inneren des zu trocknenden Gutes besonders günstig ist.

Da bei der Hochfrequenzerwärmung der bei den konventionellen Erwärmungsarten der Lebensmittel vorhandene Wärmestau an der Oberfläche der Speisen fehlt, bleibt auch der dadurch bewirkte Effekt der Bräunung und der Krustenbildung, z. B. beim Backen von Brot oder beim Braten von Fleisch, aus. Deshalb erhält die Hochfrequenzerwärmung z. B. in der Diätküche, wo eine Bildung gebräunter Röststoffe von vornherein unerwünscht ist oder das Garen ohne Zusätze (Fett, Wasser) im Vordergrund steht, ihre besonderen Einsatzmöglichkeiten.

Obwohl dieses Verfahren heute noch relativ hohe Betriebskosten verursacht, glaubt man doch, daß der Einsatz der Mikrowellenenergie als eine sehr spezifische Wärmequelle für die Speisenbehandlung in absehbarer Zeit ein großes Anwendungsgebiet, z. B. auch in Großküchen, erobert. Auch für die Herstellung von Fruchtpulvern ist sie geeignet, vgl. S. 428.

Drucklagerung

Flüssigkeiten, wie Obstsäfte und Milch, können auch unter hohem Druck nach entsprechender Vorbehandlung (Klärung, Schönung) mit CO_2-Gas konserviert werden. Nach Böhi-Seitz werden Fruchtsäfte unter Kohlendioxiddruck von 7–8 atü und 15 °C bzw. 4 atü bei 0 °C gelagert, wodurch die Mikrobentätigkeit unterdrückt und eine Gärung verhindert wird. Beim Hofius-Verfahren wird versucht, die Enzyme in Milch und Sahne durch einen Sauerstoffdruck von 8–10 atü zu hemmen.

7.2. Haltbarmachung durch Zubereitungsverfahren

Die chemische Haltbarmachung durch Salzen, Pökeln, Säuern, Räuchern, Zuckern, Schwefeln, Einlegen in Alkohol (Einspriten) – schon seit langem bekannte und geübte Konservierungsverfahren – ist zugleich mit einer Zubereitung der betreffenden tierischen und pflanzlichen Lebensmittel verbunden. Mit dieser Zubereitung gehen häufig erwünschte, tiefgreifende chemische und physikalische Änderungen des Lebensmittels einher: Veränderung der Struktur, z. B. durch Entwässerung des Gewebes beim Salzen, Pökeln, Räuchern; Eiweiß- und Kohlenhydratveränderungen bei der natürlichen und künstlichen Säuerung, Aromaveränderungen unter Bildung neuer erwünschter Geruchs- und Geschmacksstoffe. Gleichzeitig werden dabei die Verderbensmöglichkeiten durch Kleinlebewesen (mikrobielles Verderben), die Tätigkeit lebensmitteleigener Enzyme (biochemisches Verderben) und äußere Einflüsse wie Luft (Sauerstoff), Metallspuren, Wasser (chemisch-physikalischer bzw. chemischer Verderb), stark herabgesetzt oder für längere Zeit ganz aufgehoben.

Oftmals reicht jedoch zur Haltbarmachung die alleinige Anwendung eines der eben genannten Verfahren nicht aus, so daß man gezwungen ist, sich kombinierter Maßnahmen zu bedienen, indem man z. B. an die Pökelung die Räucherung anschließt oder die Zuckerung (Marmeladen, Fruchtsirupe, Konfitüren) mit der Erhitzung (Sterilisierung) verbindet. In vielen Fällen verbleibt als letzte wirksame Maßnahme für eine ausreichende, gesicherte Vorratshaltung die Verwendung von chemischen Zusatzstoffen,

z. B. Benzoesäure, Sorbinsäure, schweflige Säure (vgl. S. 276), wobei man im Rahmen des Transports und bei ungünstigen Lagerbedingungen (Tropen) die physikalischen Verfahren der Kalt- und Gefrierlagerung noch zusätzlich heranzieht.

Salzen und Pökeln

Durch das Salzen soll die unerwünschte Mikrobentätigkeit in Lebensmitteln ausgeschaltet werden. Das Kochsalz wirkt jedoch erst bei hohen Konzentrationen (15–25%ige Lösung) entwicklungshemmend, wobei meist keine vollständige Abtötung, sondern nur eine Abschwächung der Mikroben erreicht wird; Fäulniserreger, Kokken und wilde Hefen erfahren eine deutliche Hemmung. Andere Mikroorganismen, die für die sogenannte biologische Säuerung von Lebensmitteln (Sauerkrautherstellung, Gurken, Oliven) erwünscht sind, werden durch geringe NaCl-Mengen im Wachstum sogar beschleunigt. Beim stärkeren Salzen treten durch den Wasserentzug aus den Zellen (osmotische Wirkung) vielfach Veränderungen in den Lebensmitteln auf, die auch, wie beim Fleisch und Fisch, geruchlich und geschmacklich hervortreten können.

Beim Pökeln des Fleisches wird die hemmende Wirkung des Kochsalzes (3,5–12%) auf Fäulniserreger und eiweißabbauende Enzyme durch Zusatz kleiner Salpetermengen erhöht. Gleichzeitig ändern sich Fleischgefüge und Geschmack.

Bei der Trockenpökelung wird das Fleisch mit einer Mischung von Salz und Salpeter eingerieben und einige Wochen unter Luftabschluß in Eichenholzfässern gelagert, wogegen bei der Naßpökelung ein Einlegen der Fleischstücke in Kochsalz-Salpeter-Lösung erfolgt.

Der Salpeter hat noch die zusätzliche Aufgabe, nach seiner teilweisen mikrobiell-enzymatisch bewirkten Reduktion zu Nitrit (deshalb oft mit Verwendung geringer Mengen Zucker) den Fleischfarbstoff zu erhalten (vgl. S. 295 u. 558 Nitritgesetz). In der Praxis kommt jetzt meist das Nitrit-Pökelsalz zur Anwendung, wodurch sich ein Salpeterzusatz erübrigt (Vermeidung des Salpetergeschmacks). Im Gegensatz zu früher wird heute meist eine milde Salzung bevorzugt. Zur Erhöhung der dadurch begrenzten Haltbarkeit des Pökelfleisches und zur Verbesserung des Geschmackes wird meistens die Räucherung noch angeschlossen.

Das in saurer Lösung (pH-Wert des Fleisches 5,5–6,5) aus Nitrit bzw. salpetriger Säure entstehende Stickoxid (NO) bildet mit dem Muskelmyoglobin das rote Stickoxid-Myoglobin (Nitroso-Myoglobin), das bei längerem Lagern und bei erhöhter Temperatur (Kochen, Räuchern) in ein beständiges, ebenfalls rotes Stickoxid-Myochromogen übergeht.

Räuchern

Die konservierende Wirkung des Räucherns wird hauptsächlich bei Fleisch-, Wurst- und Fischwaren angewandt. Neben der wasserbindenden Kraft größerer Kochsalzmengen im gepökelten Gut und der Austrocknung durch warmen Rauch tritt noch dessen bakterizide Wirkung in Erscheinung. Diese Fähigkeit des Rauches wird durch seinen Gehalt an Phenolen, Kresolen, Essigsäure und Ameisensäure, Methylalkohol, Formaldehyd usw. bedingt. Gleichzeitig entwickelt sich der erwünschte typische Räuchergeruch und -geschmack. Zur Raucherzeugung dienen Laub, Holzmehl, Laubholzspäne, Wacholder. Nadelholz erzeugt Terpentingeschmack; Torf, Braunkohlen und Steinkohlen machen das Fleisch ungenießbar (vgl. auch Fleischverordnung). In Großbetrieben arbeitet man im allgemeinen mit möglichst rußfreiem Rauch; auch verwendet man heute im zunehmendem Maß Räucherpulver, die aus Gemischen besonders aromatisch riechender Holzspäne bestehen.

Je nach Rauch- und Wärmeintensität unterscheidet man Kalträucherung, Warmräucherung und Heißräucherung. Bei der Kalträucherung wird bei Temperaturen um 20 °C das Fleisch langsam und tief vom Rauch durchdrungen und damit gut konserviert. Das Fleisch verliert jedoch dabei viel an Gewicht. Bei der Heißräucherei, die bei 50 bis 100 °C durchgeführt wird, erzielt man nur eine geringe Konservierung, das Gewicht des Konservierungsgutes bleibt aber fast völlig erhalten. Bei hohen Temperaturen schmilzt das Fett und durchdringt das Räucherungsfleisch.

Unter Feuchträuchern versteht man eine etwas modifizierte Kalträucherung, bei der die relative Luftfeuchtigkeit möglichst hoch gehalten wird. Durch dieses Verfahren soll eine zu starke Härtung der Oberfläche und die damit verbundene Undurchlässigkeit der äußeren Schicht für gasförmige Räucherstoffe vermieden werden. Als Landräuchern wird das Räuchern in stark rußendem Rauch bezeichnet. Die in der DDR und in der BRD verbotene, aber im Ausland häufig geübte Schnell- oder künstliche Räucherung ist die Behandlung des gepökelten Fleisches mit besonderen Flüssigkeiten. Dazu rechnet man flüssigen Rauch oder Rauchwürze, die einzelne Stoffe des Rauches enthalten, fernerhin Holzessig oder Buchenholzteerbestandteile, dazu Gemenge von ätherischen Ölen und Salze. Die sogenannten Räuchersalze, die im Ausland des öfteren angeboten werden, bestehen meist aus Kochsalz, Salpeter und Holzteer.

Säuern

Zur Unterdrückung der Kleinlebewesen werden zur Konservierung von Lebensmitteln auch Genußsäuren herangezogen. Man muß auch hier beachten, daß bei den angewandten Säurekonzentrationen keine vollständige Ausschaltung der Mikrobentätigkeit möglich ist (vgl. Essiggemüse S. 396 und Essigfrüchte S. 415).

Bei Gemüsen wird zur Haltbarmachung vielfach die freiwillige natürlich-enzymatische Säuerung ausgenutzt. Die bei der Vergärung der Kohlenhydrate entstehenden Säuren, wie Essigsäure, Äpfelsäure, Citronensäure, insbesondere aber die Milchsäure bewirken durch Erniedrigung des pH-Wertes eine Konservierung. Gärgemüse (S. 394), wie Sauerkraut und Salzbohnen, gehören dazu. Außerdem wird das Zellgefüge der Vegetabilien enzymatisch aufgelockert und so die Verdaulichkeit der Produkte erhöht. Stets spielt bei diesen Säuerungs- und Gärungsvorgängen das Einsalzen eine wichtige Rolle, da durch das Salz andere salzempfindliche, unerwünschte Mikroorganismen ferngehalten werden. Andere biologische, durch besondere Bakterienarten bedingte Säuerungen finden auch zur Herstellung von Milchprodukten Anwendung: Sauermilch, Joghurt, Kefir, Kumys (vgl. S. 326).

Für Fleisch eignen sich biologische Säuerungen nicht, da hierbei toxische Abbauprodukte und unerwünschte Veränderungen in Farbe und Geschmack entstehen. Deshalb konserviert man Fleisch durch einen künstlichen Säurezusatz, z. B. durch Einlegen in Essig oder Sauermilch, wodurch gleichzeitig eine Zubereitung erfolgt (Sauerbraten).

Die oben genannten säurekonservierten Lebensmittel weichen vom Ausgangsmaterial stark ab. Sowohl durch enzymatisch-biologische als auch durch künstliche Säuerung treten kolloidchemische Veränderungen, Abbau von Kohlenhydraten und Eiweißstoffen ein. Wegen ihrer Bekömmlichkeit und ihres spezifischen Genußwertes erfreuen sie sich großer Wertschätzung.

Einspriten

So wie Essigsäure und Milchsäure als saure Gärungsprodukte konservierend wirken, ist auch das bei der alkoholischen Gärung in Beeren- und Steinobst entstehende Äthanol (Äthylalkohol) befähigt, das Wachstum der unerwünschten Kleinlebewesen zu verhindern. Die konservierende Wirkung ist allerdings an einen Mindestalkoholgehalt von 14 Vol.% gebunden. So wird die Haltbarkeit von Wein, Eierlikör und anderen alkoholischen Getränken durch ihren Gehalt an Alkohol bedingt. Hierher gehören auch das Einlegen von Früchten in Branntwein, z. B. Rumfrüchte, das Abstoppen der Mostgärung durch Alkoholzusatz (Stumm-machen) bei Dessertweinen (vgl. S. 465).

Zuckern

Durch den wasserbindenden Zusatz größerer Zuckermengen (Rohrzucker, Invertzucker, Traubenzucker, Stärkesirup, Stärkezucker) wird einmal der Wassergehalt der Lebensmittel unter die für die Lebenstätigkeit der meisten Bakterien und Pilze erforderliche Mindestgrenze herabgesetzt. Gleichzeitig wird der osmotische Effekt konzentrierter Zuckerlösungen auf das Enzymeiweiß der Mikroben ausgenutzt. Durch diese zweifache Wasserentziehung (Dehydratisierung) wird eine Konservierung gegenüber mikrobiellen Einflüssen erreicht. Dieses Verfahren spielt vor allem bei der Haltbarmachung von Obst eine Rolle sowie bei der Herstellung von kandierten Früchten (Zitronat, Orangeat), von Fruchtsirupen, Marmeladen, Konfitüren, Gelees und anderen Obsterzeugnissen. Säurezusatz erhöht die konservierende Eigenschaft des Zuckers. Je nach dem Wassergehalt der zu konservierenden Produkte sind unterschiedlich hohe Zuckerzusätze erforderlich: Konfitüren und Marmeladen erfordern 50–55%, Muse etwa 40–45%, Sirupe 60–65% Zuckerzusatz. Auch zur Milchkonservierung wird die Zuckerung herangezogen (gezuckerte Kondensmilch).

7.3. Chemische Zusatzstoffe der Lebensmittelkonservierung

Die Verwendung von relativ wenigen chemischen Konservierungsstoffen bei der Gewinnung, Herstellung, Lagerung und Zubereitung von Lebensmitteln läßt sich bis zu den ältesten Zeiten der Menschheitsgeschichte zurückverfolgen. Beispiele dafür sind die Verwendung von Kochsalz, Essig, Zucker oder Honig zur Konservierung, das Schwefeln der Fässer bei der Weinbereitung, die Verwendung von Salpeter beim Pökeln oder von Rauch bei der Haltbarkeitssteigerung des Fleisches und der Fische.

Zusatz- und Fremdstoffe

Erst in neuerer Zeit wuchs aus vielerlei Gründen die Zahl der verwendeten Einzelstoffe derart an, daß auch aus gesundheitlichen Erwägungen heraus eine klarere stoffliche Abgrenzung und begriffliche Präzisierung geboten erschien. Hierbei ist zu beachten, daß heute außer den eigentlichen, das mikrobielle Verderben verhindernden chemischen Konservierungsstoffen in erweitertem Sinne alle Stoffe zu den Konservierungsstoffen gerechnet werden, die chemische, physikalische und biologische Veränderungen der Lebensmittel verhindern oder hemmen. Man verwendet heute in der wissenschaftlichen Literatur und Gesetzgebung sowohl die Begriffe „Zusatzstoffe" als auch „Fremdstoffe", ohne indessen dadurch eine einheitliche Abgrenzung gefunden zu haben. Beide Begriffe überdecken sich weitgehend, sind jedoch keinesfalls identisch. Unter Zusatzstoffen sind solche Stoffe zu verstehen, die dem Lebensmittel in irgendeiner Phase seiner Verarbeitung absichtlich zugesetzt werden, ohne daß sie jedoch Fremdstoffe zu sein brauchen. Beispiele für Zusatzstoffe, die *keine* Fremdstoffe sind, stellen Vitamine, Aminosäuren und Mineralstoffe dar, die der Nährwertverbesserung (Aufwertung) gewisser Lebensmittelgruppen dienen; aber auch herkömmliche Stoffe von mehr küchentechnischer Bedeutung, wie Kochsalz, Gewürze und Wasser gehören hierzu. Fremdstoffe sind hingegen solche Stoffe, die in der Nahrung von Natur aus nicht vorkommen, jedoch beabsichtigt oder unbeabsichtigt in die Lebensmittel hineingelangen und zu Bestandteilen derselben werden. Beispiele für Fremdstoffe, die keine Zusatzstoffe sind, sind die Rückstände vieler in der Landwirtschaft verwendeten Stoffe, wie Schädlingsbekämpfungsmittel, Vorratsschutzmittel, Verunreinigungen aller Art. Auch Stoffe, die im Lebensmittel durch irgendwelche Behandlungsverfahren (Hitze, Kälte, ionisierende Strahlen) entstehen, gehören zu den Fremdstoffen, nicht aber zu den Zusatzstoffen.

Im angelsächsischen Schrifttum faßt man Zusatzstoffe und Fremdstoffe meist unter der Bezeichnung Additives zusammen und unterscheidet dort zwischen den *intentional additives* (Zusatzstoffe) und *incidental additives* (unbeabsichtigt in die Nahrung gelangende Stoffe).

Im Lebensmittelgesetz der Bundesrepublik ist der Begriff „fremde Stoffe" enthalten. Die dafür gegebene Definition lautet: „Fremde Stoffe sind Stoffe, die keinen Gehalt an verdaulichen Kohlenhydraten, verdaulichen Fetten, verdaulichem Eiweiß und keinen natürlichen Gehalt an Vitaminen, Provitaminen, Geruchs- oder Geschmacksstoffen haben oder bei denen ein solcher Gehalt nicht dafür maßgebend ist, daß sie als Lebensmittel verwendet werden". Dieser lebensmittelrechtliche Begriff umfaßt also *nicht* technische Hilfsstoffe oder Rückstände von Schädlingsbekämpfungsmitteln oder Vorratsschutzmitteln. Vgl. auch Abschnitte „Fremdstoffregelung" S.554 und „Fremdstoffe" (DDR) S.578.

Die Lebensmittelgesetze anderer Staaten beinhalten andere Definitionen für die Begriffe Lebensmittelzusatzstoffe oder fremde Stoffe. Bis heute fehlt auch hier eine einheitliche Regelung.

Die Berechtigung, heute in begründeten Fällen Zusatzstoffe zur Erhaltung der Qualität unserer Lebensmittel einzusetzen, ist unbestritten und wird allgemein anerkannt. Die starke Zunahme der Weltbevölkerung zwingt dazu, die Bodenerträge zu verbessern, neue Nahrungsquellen zu erschließen und verfügbare Lebensmittel vor dem Verderb zu schützen. Die Zusammenballung und Versorgung großer Menschenmassen in den dichtbesiedelten Industriezentren, deren tägliche Versorgung mit frischen und konservierten Lebensmitteln, die lange Bevorratung mit großen Lebensmittelmengen in gleichbleibender Qualität und der oft lange Transport vom Ort der Gewinnung bis zu den Zentren des Verbrauchs, schließlich die mit abnehmender körperlicher Tätigkeit verbundene Umstellung in der Lebensweise auf leichter verdauliche Lebensmittel begründen neben der Entwicklung und Anwendung neuer chemischer und physikalischer Behandlungsverfahren der Lebensmitteltechnologie auch den Zusatz *fremder Stoffe* als zusätzliche Maßnahme zur Qualitätserhaltung unserer Lebensmittel ganz allgemein.

Eine spezielle Gruppe von Fremdstoffen sichert uns als Schädlingsbekämpfungsmittel verschiedenster Art (Pestizide) die auf mannigfache Weise dem Verderben ausgesetzte Ernte. Ein Verzicht auf sie bedeutete heute noch den Hungertod zahlreicher Menschen. Weitere spezielle Fremdstoffe verhindern als chemische Konservierungsstoffe die Zersetzung von Halbfabrikaten oder Fertigwaren, z. B. die schweflige Säure. Vertreter aus der Gruppe der Gelierstoffe, Emulgatoren, Feuchthaltemittel, Backmittel oder Farbstoffe beeinflussen in günstiger Weise Struktur und Aussehen unserer Nahrung und tragen damit direkt oder indirekt zur Erhöhung des Nähreffektes bei.

Eine besondere Art von fremden Stoffen sind die sogenannten Technischen Hilfsstoffe. Dieser Begriff umfaßt nach dem Lebensmittelgesetz der BRD und DDR solche Stoffe, die bei der Gewinnung, Herstellung oder Verarbeitung von Lebensmitteln verwendet werden, jedoch nicht zum Verzehr bestimmt sind. Solche Hilfsstoffe dürfen im Lebensmittel nur in technisch nicht vermeidbaren Anteilen oder in Mengen, die die festgesetzte oder noch festzusetzende Höchstmenge nicht überschreiten, enthalten sein. Hierzu gehören besonders Lösungsmittel, Extraktionsmittel, Fällungsmittel, Katalysatoren und Enzyme, Hydrolysiermittel, Neutralisationsmittel, Pufferungsmittel, Reinigungs- und Desinfektionsmittel sowie die klärend oder entfärbend wirkenden Sorptionsmittel, z. B. Bleicherden. Bei bestimmungsgemäßer Anwendung ist im allgemeinen bei diesen Stoffen die Gefahr einer Rückstandsbildung im Lebensmittel bzw. eines Überganges auf das Lebensmittel äußerst gering, so daß sie, von Ausnahmefällen abgesehen, keine besonderen hygienischen und toxikologischen Probleme bieten.

Gegenwärtig sind in der Bundesrepublik etwa 120 Zusatzstoffe in Gebrauch, wobei die unbeabsichtigt in geringsten Mengen in Lebensmittel gelangenden Stoffe nicht berücksichtigt sind.

Für die Zulassung von Lebensmittelzusatzstoffen und Fremdstoffen haben verschiedene Länder gesetzliche Regelungen getroffen, die in ihren Grundprinzipien international anerkannt sind.

Für die Zulassung fremder Stoffe gelten folgende allgemeine Gesichtspunkte: Die Verwendung von Lebensmittelzusatzstoffen ist nur dann gerechtfertigt, wenn im Verbraucherinteresse ein echtes Bedürfnis vorliegt oder die technische Notwendigkeit erwiesen ist.

Die gesundheitliche Unbedenklichkeit der zugesetzten Stoffe kann nur durch die Aufstellung „positiver Listen" gesichert werden, in denen alle Stoffe aufgeführt sind, die sich nach dem gegenwärtigen Stande der Wissenschaft als unschädlich erwiesen haben und zugelassen sind.

Dies entspricht auch der Gesetzgebung der BRD, wonach an Stelle des „Mißbrauchsprinzips" das „Verbotsprinzip" getreten ist. Damit ist die Aufstellung von Listen gesundheitsschädlicher und damit verbotener Stoffe hinfällig geworden.

Für die Prüfung der gesundheitlichen Unbedenklichkeit wurden vor allem gefordert: Berücksichtigung eines ausreichenden Sicherheitsfaktors bei dauernder Aufnahme, Untersuchung möglicher Auswirkungen bei gleichzeitiger Aufnahme mehrerer Fremdstoffe, Wirkung von Abbauprodukten oder im Lebensmittel etwa entstehender toxischer Stoffe, wobei zur Absicherung gegen mögliche gesundheitliche Schäden toxikologische, biochemische und ernährungsphysiologische Untersuchungen gemäß internationalen Beschlüssen laufend durchgeführt werden.

Eine weitere wesentliche Forderung geht dahin, daß Grundlebensmittel oder Lebensmittel mit Hinweisen auf besonders hohe Qualität, diätetische Lebensmittel, Kindernahrung und schließlich solche Lebensmittel, die der Verbraucher in berechtigter Erwartung als frische Lebensmittel erwirbt, grundsätzlich frei von fremden Stoffen bleiben sollen. Bei Ausnahmen hiervon sind besonders strenge Maßstäbe anzulegen.

Der besonderen Erwähnung bedarf es, daß Zusatzstoffe nur bei einwandfreien Lebensmitteln Verwendung finden dürfen und nur dann, wenn der Zusatz nicht den Anschein einer besseren Beschaffenheit erweckt und den Verbraucher nicht über den wahren Wert des Lebensmittels täuscht (Schönung). Auch ist die Anwesenheit von Zusatzstoffen in Lebensmitteln dem Verbraucher durch entsprechende Deklaration kenntlich zu machen.

Einteilung

Es hat nicht an Bemühungen gefehlt, das riesige Gebiet der Zusatzstoffe bzw. der Fremdstoffe in Gruppen zu ordnen. Dabei diente entweder die Wirkungsweise oder die Zweckbestimmung des Fremdstoffes als Einteilungsprinzip, das auch nachfolgender Übersicht zugrunde gelegt ist:

a) Absichtlich zugesetzte Stoffe und
b) unbeabsichtigt in Lebensmittel gelangende Stoffe.

Bei den absichtlich zugesetzten chemischen Konservierungsmitteln handelt es sich nicht nur um Stoffe gegen mikrobiell bedingte Veränderungen (chemische Zusatzstoffe in engerem Sinne), sondern auch um solche gegen chemische, physikalische und biochemische Veränderungen der Lebensmittel (chemische Konservierungsmittel in erweitertem Sinne). Man hat also die absichtlich zugesetzten Konservierungsstoffe als solche Stoffe anzusehen, die dazu bestimmt sind oder dazu dienen, nachteilige Veränderungen von Lebensmitteln zu verzögern oder zu verhindern, sofern sie selbst Bestandteile der Lebensmittel werden. Damit ist dieser Begriff der fremden Stoffe, falls sie absichtlich den Lebensmitteln zugesetzt werden, im Sinne von „Stoffen zur Qualitätserhaltung" wesentlich ausgeweitet worden. Er schließt also alle Stoffe ein, die nachteilige Veränderungen verhüten sollen, wie sie bei Wertminderungen physiologischer Art (Vitaminverluste, Fett- und Eiweißveränderungen), wirtschaftlicher Art (verringerter Absatzwert beim Altbackenwerden von Brot, Erweichung von Früchten, Welken von Gemüse) und bei Genußuntauglichkeit auftreten.

Bei den absichtlich zugesetzten Fremdstoffen unterteilt man in Stoffe mit chemischer Wirkung, Stoffe mit physikalischer Wirkung, Stoffe mit physiologischer Wirkung und sonstige Zusatzstoffe.

Bei den Stoffen mit chemischer Wirkung wird zweckmäßig unterteilt in:

1. antimikrobielle Stoffe (Konservierungsstoffe im engeren Sinne),
2. Antioxydantien,
3. Synergisten und Komplexbildner,
4. Farbverbesserungsmittel (Stoffe zur Farberzeugung, wie Nitrit, Nitrat, Kupfersalze, und Stoffe gegen unerwünschte Verfärbungen),
5. Bleichmittel (oxydierende und reduzierende Stoffe),
6. Enzyme (z. B. Papain).

Bei den chemischen Zusatzstoffen mit vornehmlich physikalischer Wirkung hat man zu unterscheiden:

1. Farbstoffe,
2. Dickungs- und Geliermittel,
3. grenzflächenaktive Stoffe (Emulgatoren, Stabilisatoren, Lösungsvermittler, Mittel gegen das Altbackenwerden),
4. schaumbildende oder stabilisierende Stoffe,
5. schaumverhindernde Stoffe,
6. Backmittel,
7. Feuchthaltemittel,
8. Überzugsmittel (Überzüge gegen Austrocknung oder Mikrobenbefall, Glasuren, Restzusätze u. a.),
9. Festigungsmittel für pflanzliche Gewebe (gewisse Calciumsalze),
10. Beschwerungsmittel (gegen Entmischungsvorgänge in Getränken),
11. Trennmittel.

Bei den Stoffen mit physiologischer Wirkung benutzt man:

1. Stoffe zur Verbesserung des Nährwertes (Vitamine und Provitamine, Aminosäuren, Mineralsalze),
2. Stoffe zur Verbesserung des Geschmacks und Geruchs (Süßungsmittel, salzig und sauer schmeckende Stoffe, bitter schmeckende Stoffe, natürliche und künstliche Aromastoffe, ätherische Öle, geschmacksverstärkende Stoffe, wie Natriumglutamat, Rauchbestandteile o. a.),
3. Stoffe mit Sonderwirkung (diätetisch wirkende Stoffe, Stimulantien, Coffein, Stoffe gegen Strahlenschäden).

Unter den sonstigen Zusatzstoffen wären noch hervorzuheben die Kennzeichnungsstoffe wie Stärke, Sesamöl, Hydroxymethylfurfural und Denaturierungsstoffe (Vergällungsmittel).

Die zweite große Gruppe, die unbeabsichtigt in Lebensmittel gelangenden Fremdstoffe, ist ebenfalls äußerst vielgestaltig und kann übersichtlich aufgegliedert werden in:

1. Stoffe, die für die Tierzucht verwendet werden,
2. Bodenbehandlungsmittel,
3. Pflanzenschutzmittel (Schädlingsbekämpfungsmittel),
4. Vorratsschutzmittel (Keimhemmungsmittel, Begasungsmittel, reifungsbeeinflussende Stoffe).

Bei der Gruppe der Technischen Hilfsstoffe, die bei technischen Behandlungsverfahren (vgl. S. 554) verwendet werden, handelt es sich um Lösungsmittel, Extraktionsmittel, Fällungsmittel, bei der Trinkwasseraufbereitung um Sorptionsmittel, d. h. entfärbend oder klärend wirkende Stoffe, Katalysatoren, Enzyme, Reinigungs- und Desinfektionsmittel, Säuren zur Hydrolyse, Laugen, Neutralisationsmittel und Pufferungsmittel.

Auch Stoffe, die bei technischen Behandlungsmethoden neu entstehen, können hier unter einem Gesichtspunkt zusammengefaßt werden als solche, die einerseits bei physikalischen Behandlungsverfahren (z. B. durch Hitzeeinwirkung, Kälteeinwirkung oder Bestrahlung), andererseits bei chemischen Behandlungsverfahren entstehen.

Eine letzte Gruppe umfaßt ganz allgemein Lebensmittelverunreinigungen, wie Rückstände aus Verarbeitungsgeräten, Rückstände aus Verpackungsmaterial, Schmutzstoffe, radioaktive Stoffe (fall out) und chemische Stoffe.

Es würde den Rahmen dieses Buches sprengen, alle hier erwähnten Stoffe im Detail zu besprechen.[1] Deshalb soll lediglich auf einige besonders wichtige Vertreter der Zusatzstoffe, nämlich auf die chemischen Konservierungsstoffe, eingegangen werden.

[1] Eine *Zusammenstellung der zulässigen Fremdstoffe und Zusatzstoffe für Lebensmittel* in der Bundesrepublik liegt vor als Beilage (Gesetze und Verordnungen) zur Zschr. f. Leb.-Unters. u. Forschung Bd. 135, Heft 1 (1967).

Chemische Konservierungsstoffe

Der Zusatz „fremder Stoffe“ zu Lebensmitteln ist in der Bundesrepublik durch das „Gesetz zur Änderung und Ergänzung des Lebensmittelgesetzes“ zunächst generell verboten (§ 4a des Lebensmittelgesetzes). Zugleich aber sind in Verordnungen Positivlisten aufgestellt, in denen gewisse Zusatzstoffe, die „fremde Stoffe“ sind, wieder zugelassen werden. In diesen Verordnungen hat man die verschiedenen Zusatzstoffe nach ihrem Anwendungszweck in große Gruppen zusammengefaßt. An erster Stelle stehen die sogenannten Konservierungsstoffe. Sie ermöglichen die Frischhaltung solcher Lebensmittel, die nicht wie „Vollkonserven“ sterilisiert, getrocknet oder auf andere Weise haltbar gemacht werden können.

Die Zulassung erfolgte einmal für Konservierungsstoffe gegen den mikrobiellen Verderb (Konservierungsstoffe im engeren Sinne) in der sogenannten Konservierungsstoffverordnung vom 19. Dezember 1959 und für weitere chemische Konservierungsstoffe in der sogenannten Fruchtbehandlungsverordnung und Mehlbleichverordnung vom 19. Dezember 1959 und in der *Schwefeldioxidverordnung* vom 13. August 1969.

Danach sind für bestimmte Lebensmittel bzw. Lebensmittelgruppen folgende Konservierungsstoffe zugelassen:

Sorbinsäure und ihre Natrium-, Kalium- und Calciumverbindungen;

Benzoesäure und ihre Natrium-, Kalium- und Calciumverbindungen;

p-Hydroxybenzoesäure-äthylester, *p-Hydroxybenzoesäure-propylester* und deren Natriumverbindungen;

Ameisensäure und ihre Natrium-, Kalium- und Calciumverbindungen, *Schwefeldioxid*, *schweflige Säure*, *Natriumsulfit*, *Natriumhydrogensulfit*, *Natrium-*, *Kalium- und Calciumpyrosulfit*, auch in Vermischung untereinander;

Propionsäure und ihre Salze;

Diphenyl;

o-Phenylphenol und sein Natriumsalz;

Thiabendazol.

(Früher verwendete Konservierungsstoffe wie Salicylsäure, Borsäure, Bromessigsäure oder Hexamethylentetramin haben die Prüfung auf gesundheitliche Unbedenklichkeit nicht überstanden und wurden deshalb nicht zugelassen. Nach dem Verbotsprinzip muß ja bewiesen werden, daß der Stoff unbedenklich ist, wenn er zugelassen werden soll.)

In der Anlage 1 zur Konservierungstoffverordnung wurden Reinheitsanforderungen an konservierende Stoffe, die in Lebensmitteln verwendet werden dürfen, festgelegt.

In der DDR unterliegt die Verwendung von Konservierungsmitteln der Anordnung vom 24.1.1967 über den Verkehr mit Konservierungsmitteln (GBl. II S. 80).

Als Konservierungsmittel sind folgende Stoffe zugelassen:

Benzoesäure sowie ihre Natriumverbindung;

para-Hydroxybenzoesäure-äthylester und para-*Hydroxybenzoesäure-propylester* (*PHB-Ester*) sowie deren Natriumverbindungen;

Ameisensäure sowie ihre Natrium-, Kalium- und Calciumverbindungen;

Sorbinsäure sowie ihre Natrium-, Kalium- und Calciumverbindungen;

Schwefeldioxid sowie *schweflige Säure*, *Natriumsulfit*, *Natrium-* und *Kaliumhydrogensulfit*, *Natrium-* und *Kaliumpyrosulfit*;

Hexamethylentetramin;

Diphenyl sowie *o-Phenylphenol* einschließlich dessen Natriumsalz;

oligodynamisch wirksames Silber (Silber, Silberchlorid, Natrium-Silberchlorid-Komplex, Silbersulfat):
Calciumpropionat und *-acetat*;
Pyrokohlensäurediäthylester.

Wirkungsmechanismus der Konservierungsstoffe

Bei Untersuchung der Kinetik der antimikrobiellen Wirkung der Konservierungsstoffe hat sich herausgestellt, daß der Wirkungsmechanismus einer Reaktion erster Ordnung gehorcht. Bei genügend hohen Konzentrationen der Konservierungsstoffe kommt es in kürzerer oder längerer Zeit zur Abtötung der vorhandenen Mikroorganismen, so daß das Substrat, wenn von außen keine Neuinfektionen hinzukommen, allmählich steril wird. Wird der Vorgang des Absterbens der Mikroorganismen jedoch vorzeitig unterbrochen, etwa durch Verdünnung oder Verdunstung des Konservierungsstoffes, durch Veränderung des pH-Wertes des Substrates oder aus anderen Gründen, so kann es zum Wiederaufleben der noch nicht abgestorbenen Mikroorganismen kommen. Die Absterbegeschwindigkeit, die durch die Absterbekonstante der genannten Reaktion erster Ordnung gegeben ist, ist nicht immer gleich, sondern abhängig von der Art des Konservierungsstoffes, von dessen Konzentration, von der Organismenart und von der Temperatur, dagegen unabhängig von der Zahl der vorhandenen Mikroorganismenzellen. Der mathematisch erfaßbare Absterbevorgang setzt genetisch einheitliches Zellmaterial, also eine Einzell-Kultur, voraus; diese Bedingung ist jedoch in der Praxis fast nie erfüllt.

Sind die angewandten Mengen an Konservierungsstoffen nicht ausreichend, so findet trotz Konservierungsmittelzusatz eine Vermehrung der vorhandenen Mikroorganismen statt. Diese Vermehrung ist jedoch gegenüber Vergleichsproben ohne Konservierungsstoff verlangsamt, und zwar um so stärker, je mehr Konservierungsstoff hinzugefügt wurde. Nach einer mehr oder weniger langen Zeitspanne kommt es in diesem Falle, also bei nicht ausreichender Konservierung, zum Verderb des Lebensmittels. Zusammenfassend läßt sich also sagen, daß ein mit Konservierungsstoff versetztes Substrat immer einem Endziel zustrebt: entweder dem des Absterbens aller Mikroben (Sterilität des Substrats) oder dem des Verderbs.

Die übliche Unterscheidung einer bakteriziden oder fungiziden, d. h. abtötenden Wirkung gegenüber einem bakteriostatischen oder fungistatischen, d. h. wachstums- oder vermehrungshemmenden Effekt, entspricht nicht den neueren wissenschaftlichen Ergebnissen. Bei ausreichender Konzentration an Konservierungsstoff unterscheiden sich beide Effekte lediglich durch die Größe der Absterbekonstante, d. h. durch die langsamere oder schnellere Abtötung der Mikroorganismen.

Die Erfassung aller an der antimikrobiellen Wirkung eines Konservierungsstoffes beteiligten Faktoren bereitet noch immer besondere Schwierigkeiten und ist bisher für keinen Konservierungsstoff ausreichend und umfassend geklärt. Neben physikalischen und physikalisch-chemischen Mechanismen wie Absorption, Diffusion, Resorption, neben Denaturierung und Zerstörung der Zellmembran, spielen auch chemische Reaktionen eine Rolle, wie z. B. Umsetzungen mit terminalen Gruppen von Enzymproteinen, mit prosthetischen Gruppen von Enzymen oder Inaktivierung z. B. von Sulfhydrylgruppen der Enzyme, wobei lebenswichtige Zellfunktionen im Kohlenhydrat-, Fett- oder Proteinstoffwechsel der Mikroorganismenzelle blockiert werden.

Besondere Aufmerksamkeit muß der Kombination verschiedener Lebensmittelkonservierungsstoffe geschenkt werden; hierdurch können sich spezifische Einzeleffekte derart potenzieren, daß die bakterizide Wirkung solcher Kombinate die Wirkung der Komponenten im einzelnen beträchtlich übertrifft und so eine Einsparung an Konservierungsstoffen ermöglicht. Die Kombinate können auch solche Stoffe enthalten, die an sich keine antimikrobielle Wirkung entfalten, wie Salze, insbesondere Kochsalz, das durch Quellung die Durchlässigkeit der Zellmembran für das wirksame Konservierungsstoffagens steigert oder Säuren, die die Milieuaktivität für pH-abhängige Konservierungsstoffe im Sinne einer verbesserten Permeation begünstigen.

Auch die Eigenschaften des Lebensmittels selbst als Substrat, insbesondere sein pH-Wert, haben Einfluß auf den Konservierungsvorgang und können von Lebensmittel zu Lebensmittel recht unterschiedlich sein.

Die (nicht-dissoziierenden) Ester der p-Hydroxybenzoesäure sind pH-unabhängig und bei neutralen oder schwach sauren Reaktionssubstraten (Lebensmitteln) praktisch nicht dissoziiert und infolgedessen in diesem Bereich antimikrobiell wirksam.

Die Mehrzahl der zugelassenen Konservierungsstoffe ist jedoch in ihrer Wirkung pH-abhängig. Sie sind von Natur aus selbst schwache Säuren und kommen als solche oder in Form ihrer Salze zum Einsatz. Sie sind nur bei mehr oder minder *sauren* Lebensmitteln antimikrobiell wirksam, in dem Bereich also, in dem sie als Säure in nicht- oder nur in schwach-dissoziiertem Zustand vorliegen.

Nach heutigen Kenntnissen beruht dies darauf, daß nicht die hydrophilen Säure-Anionen, sondern nur die nicht-dissoziierte lipoidlösliche Verbindung durch die semipermeablen Zellmembranen der Mikroorganismen wandert und sich auf das Protoplasma verteilen kann. So erklärt sich auch der seit langem aus der Praxis bekannte Befund, daß z. B. Natriumbenzoat oder die Salze der anderen als Konservierungsstoffe zugelassenen Säuren nur in stärker saurem Milieu konservierende Wirkung ausüben, in wenig sauren oder gar neutralen Lebensmitteln jedoch keineswegs ausreichend wirksam sind.

In Tabelle 25 wird die Dissoziation einiger Konservierungsmittel bei verschiedenen pH-Werten angegeben. Die Angaben gelten für die nach Zugabe des Konservierungsmittels zum Substrat sich einstellenden pH-Werte, wobei es ohne Einfluß ist, ob von der freien konservierenden Säure oder von deren Salz ausgegangen wurde. Tabelle 25 zeigt, daß, in Übereinstimmung mit dem Massenwirkungsgesetz, die Dissoziation einer Säure durch den pH-Wert bestimmt wird und daß mit abnehmender Stärke (d. h. mit abnehmendem Wert der Dissoziationskonstanten) der konservierenden Säure auch bei neutraler oder schwach saurer Reaktion zunehmende Mengen undissoziierter Moleküle vorhanden sind, die eine antimikrobielle Wirkung gewährleisten. Je schwächer die konservierende Säure (d. h. je kleiner ihre Dissoziationskonstante), desto mehr kann sich der pH-Wert des Gesamtsystems dem Neutralpunkt nähern, ohne die konservierende Wirkung zu beeinträchtigen. Nichtdissoziierende Konservierungsmittel sind daher in ihrer Wirkung verhältnismäßig pH-unabhängig, d. h. auch bei neutraler Reaktion verwendbar, wie es oben für die verwendeten Ester der p-Hydroxybenzoesäure ausdrücklich hervorgehoben wurde.

Bei Kenntnis der Dissoziationskonstanten (K) des Konservierungsstoffes und der experimentell leicht zu ermittelnden Wasserstoffionenkonzentration $[H^+]$ bzw. des pH-Wertes des Sub-

Tabelle 25. Der Anteil an undissoziierter (antimikrobiell wirksamer) Säure in Abhängigkeit vom pH-Wert des Substrates für verschiedene Konservierungsstoffe

Konservierungsstoff	Dissoziationskonstante $\overline{K}$	Undissoziierter Anteil in % bei: pH 2	pH 3	pH 4	pH 5	pH 6	pH 7
Schweflige Säure	$1{,}7 \cdot 10^{-2}$	37	5,5	0,55	0,04	0,001	0,0000
Bromessigsäure	$2{,}05 \cdot 10^{-3}$	83	32,8	4,65	0,48	0,049	0,0049
Salicylsäure	$1{,}06 \cdot 10^{-3}$	90	49	8,6	0,94	0,094	0,0094
Ameisensäure	$1{,}77 \cdot 10^{-4}$	98,3	85,0	36,1	5,35	0,56	0,056
p-Chlorbenzoesäure	$9{,}3 \cdot 10^{-5}$	99	91	52	9,7	1,06	0,107
Benzoesäure	$6{,}46 \cdot 10^{-5}$	99,3	93,9	60,7	13,4	1,52	0,15
p-Hydroxybenzoesäure	$3{,}3 \cdot 10^{-5}$	99,7	96,8	75,2	23,2	2,94	0,30
Essigsäure	$1{,}8 \cdot 10^{-5}$	99,8	98,2	84,7	35,7	5,26	0,55
Sorbinsäure	$1{,}73 \cdot 10^{-5}$	99,8	98,3	85,2	36,6	5,46	0,57
Propionsäure	$1{,}4 \cdot 10^{-5}$	100	99	88	42	6,7	0,71
Hydrogensulfit	$1{,}02 \cdot 10^{-7}$	100	100	99,9	99,0	90,7	49,5
Borsäure	$7{,}3 \cdot 10^{-10}$	100	100	100	100	100	100

strats (Lebensmittel) läßt sich der Anteil (ϱ) an nichtdissoziierter Säure mit Hilfe der nachstehend angegebenen Formel errechnen:

$$\varrho = \frac{[H^+]}{[H^+] + \bar{K}}$$

Säuren, die relativ stark zur Dissoziation neigen und deshalb nur in stark sauer reagierenden Lebensmitteln eine konservierende Eigenschaft entfalten, sind Ameisensäure, Benzoesäure und Sorbinsäure wie auch die früher viel verwendete, heute jedoch verbotene Salicylsäure. Noch stärker nimmt der Anteil an dissoziierter schwefliger Säure mit steigendem pH-Wert zu, jedoch haben auch die HSO_3- und SO_3-Ionen eine gewisse konservierende Wirkung.

Infolge der sehr kleinen Dissoziationskonstanten der Hydrogensulfitionen sind diese auch bei höherem pH noch teilweise erhalten, so daß die schweflige Säure auch in nicht ausgesprochen sauren Substraten von sich aus eine gewisse antimikrobielle Wirkung entfalten kann. Die Borsäure ist auch bei neutraler Reaktion des Systems Substrat + Konservierungsstoff noch vollständig undissoziiert. Dies dürfte ein Hauptgrund sein, warum sie im Ausland trotz bestimmter gesundheitlicher Bedenken bisher zur Haltbarmachung gewisser neutral reagierender Lebensmittel angewendet wird, z. B. in der Fischindustrie zur Konservierung von Krabben und Kaviar oder auch bei Flüssigei.

Eine Reihe weiterer Eigenschaften des Substrats ist von indirektem Einfluß auf die antimikrobielle Wirkung der Konservierungsstoffe, da sie die Lebensbedingungen der Mikroben verbessern oder verschlechtern: Hierher gehören der Sauerstoffpartialdruck und das Redoxpotential (rH-Wert des Substrats), der Wassergehalt und der osmotische Druck, die Temperatur und die relative Luftfeuchtigkeit sowie das Adsorptionsvermögen des Substrates Lebensmittel.

Von Einfluß auf die antimikrobielle Wirkung der Konservierungsstoffe kann auch der Umstand sein, daß Lebensmittel als Ionenaustauscher wirken können. Diese Tatsache kann sich im günstigen Sinne insofern auswirken, als z. B. durch Ionenaustausch aus dem zur Konservierung verwendeten Calciumacetat oder Calciumpropionat die allein wirksamen Säuren freigesetzt werden. Weiterhin ist an chemische Reaktionen zwischen Substrat und Konservierungsstoff zu denken, was den Konservierungseffekt ungünstig beeinflussen kann. Ein Beispiel hierfür ist die Reaktion zwischen Aldehyden (wie Acetaldehyd) oder Kohlenhydraten (Aldosen) mit schwefliger Säure zu Verbindungen (Hydroxysulfonsäuren), die wir unter dem Begriff „gebundene schweflige Säure" kennen.

Einflüsse von Konservierungsstoffen auf die Färbung der Lebensmittel können sich durch Farbvertiefung, Aufhellung (Ausbleichung) oder durch Entstehen neuartiger Farbtöne kundtun. Besonders phenolische Antioxydantien (vgl. S. 95) können bei Anwesenheit von Eisensalzen zu blauen, violetten oder braunen Verfärbungen führen. Bei Zugabe von schwefliger Säure oder Wasserstoffperoxid tritt meist eine Bleichwirkung, bei SO_2 manchmal auch, z. B. bei Trockenobst, eine bessere Farberhaltung ein. Oft ist die Bleichwirkung bzw. Farberhaltung neben der Konservierung besonders erwünscht.

Es besteht auch die Möglichkeit, daß sich der Eigengeschmack und Eigengeruch von Konservierungsmitteln auf das zu konservierende Gut überträgt, z. B. bei Benzoesäure, p-Hydroxybenzoesäureestern, Diphenyl, schwefliger Säure, Ameisensäure und Estern der Gallussäure. Auch Begasungsmittel können während der Lagerung von den Lebensmitteln absorbiert und festgehalten werden, wobei sie geschmackliche Veränderungen hervorrufen. Unangenehme Geschmacksnuancen können durch Sekundärreaktionen der Konservierungsstoffe mit Lebensmitteln hervortreten, indem sich beispielsweise nach Anwendung von Salicylsäure beim Kochen leicht ein Phenolgeschmack herausbildet und bei der Anwendung von Borsäure und Boraten unangenehme Geschmacksnuancen bei der Krabben- und Eikonservierung ausprägen. Auch an Vitaminen sind zahlreiche Veränderungen möglich. Oxydierende Konservierungsmittel, wie Wasserstoffperoxid, zerstören Vitamin A, Carotine, Vitamin C u. a. oxydationsempfindliche Vitamine mehr oder weniger rasch. Charakteristisch ist auch die zerstörende Wirkung der schwefligen Säure und ihrer Salze auf Vitamin B_1, und Dehydroascorbinsäure (vgl. Vitamin C, S. 198). Im großen und ganzen sind jedoch alle diese Einflüsse auf Lebensmittel vernachlässigbar gering, sofern nicht unkontrollierte, überhöhte Konservierungsstoffmengen zum Einsatz kommen, deren Regulierung jedoch der Gesetzgeber jederzeit in der Hand hat.

Wichtige Konservierungsstoffe

Über die allgemeinen Ausführungen hinaus sollen hier einige spezielle Angaben über die in der Konservierungsstoffverordnung (BRD), der Fruchtbehandlungsverordnung (BRD) und der Schwefeldioxidverordnung (BRD) sowie in der Konservierungsmittelanordnung (DDR) angeführten Konservierungsstoffe folgen.

Sorbinsäure und ihre Salze CH_3—CH=CH—CH=CH—COOH:

Auf Grund ihrer guten wachstumshemmenden Wirkung vornehmlich bei Hefen und Schimmelpilzen wird Sorbinsäure, eine 2,4-Hexadiensäure, für die Konservierung von Lebensmitteln herangezogen. Sie kommt als Lakton in der Vogelbeere vor und stellt trotz der konjugierten Doppelbindungen eine recht stabile Verbindung dar, die bei einer ausgeprägten antimikrobiellen Wirkung Geruch, Geschmack und Struktur von Lebensmitteln nicht beeinflußt. Die antimikrobielle Wirkung der Sorbinsäure wird im wesentlichen durch die *undissoziierten* Moleküle hervorgerufen, daher die bevorzugte Anwendung dieses Konservierungsstoffes in saurem Milieu (vgl. S. 278 Tabelle 25).

Analog der antimikrobiellen Wirksamkeit anderer geradkettiger, aliphatischer ungesättigter Monocarbonsäuren ist eine Mindestkonzentration an Sorbinsäure zur ausreichenden Wirkung notwendig. Diese Mindestkonzentrationen liegen im allgemeinen zwischen 0,1 und 0,25% und steigen ähnlich wie bei anderen Konservierungsstoffen nur in wenigen Fällen (Flüssigei) auf 1,2% an. Unterschwellige Dosen an Sorbinsäure sind im Rahmen beabsichtigter Konservierung untauglich, da insbesondere von Schimmelpilzen kleine Mengen an Sorbinsäure im Stoffwechsel zu CO_2 und Wasser abgebaut werden und gewisse, wenig empfindliche Bakterien sogar die Doppelbindungen im Sorbinsäuremolekül zu hydrieren vermögen. Kochsalzlösungen (8% NaCl) steigern die Wirkung der Sorbinsäure auf das 3- bis 5fache, eine potenzierende Wirkung übt auch Zucker aus.

Die Sorbinsäure gilt als physiologisch unbedenklich, da sie im menschlichen Stoffwechsel wie eine normale Nahrungsfettsäure abgebaut wird. Aus diesem Grunde hat die Verwendung von Sorbinsäure sowie ihrer Natrium-, Kalium- und Calciumverbindungen auch mit anderen Konservierungsstoffen in Kombinaten ein breites Anwendungsgebiet gefunden (vgl. auch die speziellen Angaben in der Konservierungsstoffverordnung und Konservierungsmittelanordnung).

Benzoesäure und ihre Salze:

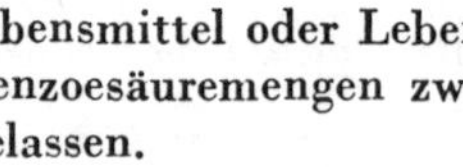

Zur Konservierung zahlreicher Lebensmittel oder Lebensmittelgruppen sind nach der Konservierungsstoffverordnung Benzoesäuremengen zwischen 0,1 und 0,4%, in Sonderfällen auch höhere Anteile zugelassen.

Die antimikrobielle Wirksamkeit ist pH-abhängig, nur die freie, nichtdissoziierte Säure ist wirksam. Durch Senken des pH-Wertes von 7 auf 4 wird die Wirkung etwa 400 mal so hoch (vgl. Tabelle 25).

Während Eiweiß die antimikrobielle Wirksamkeit von Benzoesäure erniedrigt, zeigen Phosphate und Chloride eine synergistische, d. h. unterstützende Wirkung. Auf Grund der pH-abhängigen Wirkung der Benzoesäure eignet sich dieser Konservierungsstoff vor allem für saure

Güter, wie Obsthalbfabrikate (Grundstoffe für Fruchtsäfte, Obstmuttersäfte, Obstpulpen), Obsterzeugnisse (Marmeladen, Konfitüren, Gelees, Obstgetränke) und Gemüseerzeugnisse (Zwiebeln, Sauerkonserven, Gewürzsoßen). Auch bei eiweißreichen Lebensmitteln findet die Benzoesäure Anwendung: z. B. bei Fischerzeugnissen, Krebs- und Krabbenzubereitungen, Eierdauerwaren, Flüssigganzei, Flüssigeigelb, Speisesenf, Marzipan, marzipanähnlichen Erzeugnissen. Erfahrungsgemäß werden zur Wirkungssteigerung oftmals Gemische von Benzoesäure mit Ameisensäure oder Citronensäure verwendet.

p-Hydroxybenzoesäureester und ihre Natriumsalze:

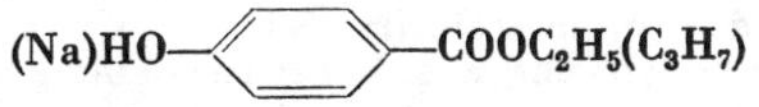

Die freie p-Hydroxybenzoesäure spielt als Konservierungsmittel praktisch keine Rolle, obgleich sie antimikrobielle Eigenschaften besitzt. Die schon frühzeitig als Konservierungsmittel eingesetzten Ester der p-Hydroxybenzoesäure sind weit wirksamer als die freie Säure, sehr wenig pH-abhängig und damit auch für neutrale Güter zur Konservierung geeignet. Die Kombination der verschiedenen Ester steigert die antimikrobielle Wirksamkeit. Die zur Konservierung notwendigen Mengen sind relativ gering (etwa 0,05–0,1%). Die eingesetzten Ester sind geruchlich und geschmacklich praktisch kaum störend und konservieren gut. Die Wirkung der Natriumverbindung ist nur wenig schwächer als die der freien Ester. Die konservierende Wirkung der Ester steigt vom Methylester über den n-Butylester zum Benzylester stark an. Über den Einsatz bei den verschiedensten Lebensmitteln und Lebensmittelgruppen unterrichtet die Konservierungsstoffverordnung bzw. die Konservierungsmittelanordnung.

Ameisensäure und ihre Salze:

Die antimikrobielle Wirksamkeit der *Ameisensäure*, HCOOH, und ihrer Salze erstreckt sich auf Bakterien, Schimmelpilze und Hefen. Die optimale Wirkung der Ameisensäure als Konservierungsstoff liegt in sauren Bereichen, bei pH 3 sind rund 85%, bei pH 6 nur noch 0,56% der antimikrobiell wirksamen undissoziierten Säure vorhanden (vgl. Tabelle 25, S. 278).

Schweflige Säure und ihre Derivate:

Die seit langem bekannte *Schweflige Säure* und ihre Derivate haben als Konservierungsstoffe und Antioxydantien ein breites Anwendungsgebiet gefunden. Die umfangreichen Verwendungsmöglichkeiten werden in der BRD durch die Schwefeldioxidverordnung, in der DDR durch die Konservierungsmittelanordnung geregelt. Für eine Reihe von Lebensmitteln wird auch derzeit die Verwendung der schwefligen Säure noch deklarationsfrei geduldet, sofern sie als Rest eines technischen Hilfsstoffes anzusehen ist, z. B. in Marmeladen (vgl. Anlage 2 der Schwefeldioxid-VO).

Neben dem Schwefeldioxid (SO_2) werden noch schweflige Säure (H_2SO_3), das Natriumsulfit ($Na_2SO_3 \cdot 7\,H_2O$), das Natriumhydrogensulfit oder Natriumbisulfit ($NaHSO_3$), das Natriumpyrosulfit oder Natriummetabisulfit ($Na_2S_2O_5$), das Kaliumpyrosulfit oder Kaliummetabisulfit ($K_2S_2O_5$), das Calciumhydrogensulfit oder Calciumbisulfit [$Ca(HSO_3)_2$] verwendet.

Schweflige Säure (als wäßrige Lösung von SO_2) ist weitgehend undissoziiert, so daß die Haupt menge im Gleichgewicht als unverändertes SO_2 vorliegt.

Die mikrobizide Wirkung der schwefligen Säure und ihrer Derivate ist stark vom pH und Milieu abhängig. Sie beginnt bei Konzentrationen von etwa 0,05% und wird optimal bei 0,5% und einem pH-Wert von 4.

Die reversible Reaktion der schwefligen Säure mit reduzierenden Kohlenhydraten und der Bildung der „*gebundenen schwefligen Säure*" (glucoseschweflige Säure u. a.) ist von besonderer anwendungstechnischer Bedeutung. Das Gleichgewicht ist stark pH-abhängig. Im pH-Bereich von 3,0 und 5,8 sind die Additionsprodukte zwischen reduzierenden Kohlenhydraten und schwefliger Säure am beständigsten. Im Magen wird aus ihnen die schweflige Säure in Freiheit gesetzt. Die glucoseschweflige Säure zerfällt im Gegensatz zu den anderen praktisch vorkommenden Addukten, wie den Formaldehyd- und Acetaldehydverbindungen, besonders rasch und erregt aus diesem Grunde die besondere Aufmerksamkeit des Toxikologen. Im Gegensatz zu den Addukten der schwefligen Säure mit Formaldehyd und Acetaldehyd wirkt die glucoseschweflige Säure deutlich entwicklungshemmend auf Bakterien und Schimmelpilze.

Schweflige Säure hemmt die Wirkung verschiedener pflanzlicher Enzyme (Phenolasen, Dehydrogenasen), wandelt im Cystin S—S-Brücken in Sulfhydrylgruppen um und zerstört Vitamin B_1. Im menschlichen Körper wird sie nicht kumuliert.

Schweflige Säure zeigt neben dem antimikrobiellen Effekt in vielen Fällen auch ausgesprochen farberhaltende und antioxydative Wirkungen, z. B. bei Herstellung von Trockenobst.

Bei Menschen mit anazidem oder subazidem Magen besteht eine beträchtliche Empfindlichkeit gegen schweflige Säure, eine Tatsache, die auch noch heute für die Anwendung der schwefligen Säure starke Bedenken zuläßt, obwohl sie derzeit, z. B. zur Herstellung von Wein und Traubensaft, noch nicht durch einen anderen Lebensmittelzusatz ersetzt werden kann. Verwendet wird die schweflige Säure außerdem zur Behandlung von geschälten Äpfeln, Pfirsichen, Nüssen, Pilzen und Kartoffeln im Rahmen der Konservenherstellung, bei der Gewinnung von Trockenobst (Äpfel, Birnen, Aprikosen, Pfirsiche, Rosinen) und Trockengemüse (Sellerie, Blumenkohl, Spargel) sowie in der Technologie der Saccharose, der Stärkemehle und Stärkeerzeugnisse (Kartoffelstärke, Sago, Feuchtstärke). Eine wesentliche, fabrikationstechnisch unentbehrliche Rolle spielt sie in der kartoffelverarbeitenden Industrie, so bei gefrorenen, vorbereiteten Gerichten (Kartoffelpüree, Kartoffelkloßteig, Kartoffelklöße), bei gebackenen Kartoffelerzeugnissen (Chips, Pommes frites) und schließlich bei Trockenkartoffeln (Kartoffelkloßmehl, Kartoffelgranulate). Weitere Verwendungsbereiche liegen bei der Herstellung von Zitronat und Orangeat, von Erzeugnissen der Stärkeverzuckerung (Sirup); schließlich umfaßt ein großes Anwendungsgebiet die Konservierung von Obstpulpen, Obstmark, Obstdicksäften, Citrusmuttersäften, Fruchtsäften, Obstgeliersaft. Auch zur Entkeimung von Behältnissen, wie Flaschen, Fässer, Bottichen ist die schweflige Säure noch immer unentbehrlich.

Propionsäure und ihre Salze CH_3—CH_2—COOH:

Ihre konservierende Wirkung ist je nach Mikroorganismenart sehr unterschiedlich. Antimikrobiell wirksam ist nur das undissoziierte Molekül. Die benötigten Mengen liegen zwischen 0,1 und 6%. Ca-Propionat vermag die Schimmelbildung und das Fadenziehen des Brotes zu verhindern, doch haben sich neuerdings zur Schimmelverhütung bei Brot auch Mischungen der Natriumsalze von Propion- und Sorbinsäure als günstig erwiesen.

Pyrokohlensäurediäthylester C_2H_5O—CO—O—CO—OC_2H_5:

Dieses sehr reaktive Molekül ist in Wasser schwer, in organischen Lösungsmitteln und fetten Ölen leicht löslich. In Wasser hydrolysiert der Ester zu Alkohol und Kohlendioxid, in Lebensmitteln geht er Verbindungen mit Phenolen (Polyphenolen), mit Aminen, mit Fruchtsäuren (Carbonsäuren) und anderen Lebensmittelinhaltsstoffen ein. Neben den so entstehenden Estern bildet sich auch Diäthylcarbonat, das für den analytischen Nachweis des eingesetzten Pyrokohlensäurediäthylesters von Bedeutung sein kann. Der Pyrokohlensäurediäthylester wird zur Konservierung von Getränken, wie Wein, Bier, Most, Obst- und Fruchtsaftgetränken, vorgeschlagen. Die wirksame Menge liegt zwischen 200 und 800 mg/l. Die antimikrobielle Wirkung des Pyrokohlensäurediäthylesters erstreckt sich vor allem auf Milchsäurebakterien, Hefen und Kahmhefen, in geringerem Ausmaß auch auf Schimmelpilze. Durch die erwähnte schnelle Hydrolyse mit Wasser nimmt die mikrobicide Wirkung des Pyrokohlensäurediäthylesters schon nach wenigen Stunden ab, so daß gegebenenfalls dadurch ein Auskeimen von noch vorhandenen Sporen oder der Eintritt von Sekundärinfektionen möglich ist. Bei höheren Konzentrationen können auf Grund der oben geschilderten Reaktionsmöglichkeiten (Veresterungen!) Farbveränderungen und Geschmacksminderungen im Lebensmittel auftreten.

Diphenyl (Biphenyl); o-Phenylphenol und sein Natriumsalz:

Das Diphenyl (Biphenyl) ist eine weiße, in Wasser unlösliche, wasserdampfflüchtige Substanz von unangenehmem Geruch. Sie dient heute auf der ganzen Welt in großem Umfang zum Konservieren von Citrusfrüchten, wobei das Verpackungsmaterial (Einwickler, Kisten oder Kartoneinsätze) mit Diphenyl imprägniert wird. Die angewendete Menge liegt zwischen 0,3 und 0,9 g Diphenyl auf 1 kg Früchte. Der hohe Dampfdruck und die gute Lipoidlöslichkeit der Verbindung bewirken, daß Diphenyl vor allem in die Citrusschalen, in geringer Menge auch ins Fruchtfleisch und in den Saft der Früchte übergeht. Die antimikrobielle Wirkung des Diphenyls erstreckt sich schon in einer Konzentration von 0,08 mg Diphenyl/l Luft vor allem auf die Entwicklungshemmung von Grün- und Blauschimmel, durch deren Befall vor allem Citrusfrüchte einen längeren Transport und eine längere Lagerung ohne umfangreiche Verluste nicht überstehen.

Nach der Fruchtbehandlungsverordnung der BRD bzw. der Konservierungsmittelanordnung der DDR darf der Höchstgehalt an Diphenyl in einem kg Früchte 70 mg nicht überschreiten.

Ähnlich wie das Diphenyl dient auch das o-Phenylphenol in beträchtlichem Ausmaße zur Konservierung von Citrusfrüchten, vor allem gegen Schimmelbefall. Zu diesem Zweck werden entweder die Einwickler imprägniert oder die Früchte in eine 0,5–2%ige Natrium-o-phenylphenolat-Lösung getaucht oder aber die Schalen unter Zuhilfenahme von Wachsen, Wachsemulsionen oder Harzen mit dem Konservierungsstoff imprägniert. Wie das Diphenyl, so dringen auch o-Phenylphenol und sein Natriumsalz in die Schale der Citrusfrüchte, in geringen Anteilen auch in das Fruchtfleisch ein und machen sich oft geschmacklich bemerkbar. Die Fruchtbehandlungsverordnung sowie die Konservierungsmittelanordnung der DDR setzen die Verwendung von o-Phenylphenol und seinem Natriumsalz bis zu einer Höchstkonzentration von 10 mg/kg Frucht fest.

Thiabendazol, ein 2-(4-Thiazolyl)-benzimidazol: Smp. 304—305 °C, Sublimation ab 250 °C; in wäßriger Suspension und in saurem Milieu (pH 2) weitgehend stabil; praktisch unlöslich in Wasser, wenig löslich in Alkoholen, Estern, chlorierten K.W.; löslich in Dimethylformamid, Dimethylsulfoxid. Dieses Fungicid, durch Blätter und Wurzeln aufgenommen, wird im Bananen- und Citrus-Anbau als Spritzpulver verwendet. — In der BRD zugelassen nach der Fruchtbehandlungs-VO i. d. F. v. 28. 3. 1972; BGBl. I S. 523.

Hexamethylentetramin:

Hexamethylentetramin hat selbst keine antimikrobielle Wirkung; seine mikrobicide Wirkung ist auf die Abspaltung von Formaldehyd zurückzuführen, welche pH-abhängig ist und im sauren Milieu (Lebensmittel, Magensaft) vergleichsweise weitaus stärker erfolgt als im neutralen pH-Bereich. Hexamethylentetramin (Hexa) ist nur gegen bestimmte Mikroben, speziell Bakterien, spezifisch wirksam. Die Unterdrückung der Vermehrung von Sproßhefen und Schimmelpilzen erfordert die 20—100fach erhöhte Konzentration, wie sie bei Bakterien wirksam ist.

Hexamethylentetramin findet trotz gesundheitlicher Bedenken in manchen Ländern zur Konservierung von Fischerzeugnissen ausgedehnte Verwendung. Es eignet sich gut zur Haltbarmachung von Kaltmarinaden aus Fischen oder Muscheln, von Salzfischen in Öl, von Kaviar und anderen Fischrogen, von Anchosen, Krebszubereitungen. Die angewandten Konzentrationen betragen etwa 250—800 mg/kg. Häufig wird Hexa mit anderen Konservierungsstoffen kombiniert. In Konzentrationen von 0,005—0,01% erweist sich Hexa noch als geschmacklich indifferent. Verwendung in der BRD nicht mehr erlaubt.

8. Nahrungsmittel

Es ist vielfach üblich, die Lebensmittel in die beiden Gruppen der dem Tierreiche und der dem Pflanzenreiche entstammenden einzuteilen; diese Trennung hat insofern eine gewisse Berechtigung, als die Lebensmittel tierischen Urprungs im allgemeinen reicher an Eiweiß und Fett und auch leichter verdaulich sind als die meist kohlenhydratreichen und cellulosehaltigen pflanzlichen Stoffe. Sie besitzt aber den Nachteil, daß dadurch die wichtige Gruppe der Fette unnötig zerrissen wird und die zahlreichen synthetisch hergestellten Nährstoffe ausscheiden. Im folgenden soll daher die für die alltägliche Praxis doch recht zweckmäßige Unterscheidung in Nahrungsmittel und Genußmittel aufgenommen werden, von denen die ersteren wegen ihres Gehaltes an Nährstoffen, die letzteren mehr ihres Geschmacks und Geruchs oder ihrer anregenden Wirkung wegen verzehrt werden (vgl. S. 448).

8.1. Fleisch

Der Begriff „Fleisch" wird im Fleischbeschaugesetz vom 29. Oktober 1940 definiert. Nach § 3 dieses Gesetzes werden als Fleisch Teile von warmblütigen Tieren, frisch oder zubereitet, sofern sie sich zum Genuß für Menschen eignen, bezeichnet. Als Fleisch gelten hiernach auch die aus warmblütigen Tieren hergestellten Fette sowie Fleisch- und Wurstwaren.
In den Ausführungsbestimmungen über die Untersuchung und gesundheitspolizeiliche Behandlung des in das Zollinland eingehenden Fleisches vom 9. 11. 1940 (heute durch die Auslandsfleischbeschauverordnung ersetzt) wurde für Fleisch folgende nähere Begriffsbestimmung gegeben:

Als Fleisch sind iusbesondere anzusehen:

a) Muskelfleisch (mit oder ohne Knochen, Fettgewebe, Bindegewebe und Lymphknoten), Zunge, Herz, Lunge, Leber, Milz, Nieren, Gehirn, Brustdrüse (Bröschen, Bries, Brieschen, Kalbsmilch, Thymus), Schlund, Magen, Dünn- und Dickdarm, Gekröse (Micker), Blase, Milchdrüse (Euter), vom Schwein die ganze Haut (Schwarte), vom Rind die Haut am Kopf einschließlich Nasenspiegel, Gaumen und Ohren sowie die Haut an den Unterfüßen, ferner Knochen mit daran haftenden Weichteilen, frisches Blut;

b) Fette, unverarbeitet und zubereitet, insbesondere Talg, Unschlitt, Speck, Liesen (Flomen, Lunte, Schmer, Wammenfett) sowie Gekröse- und Netzfett, reines ausgelassenes Knochenmark, Knochenfett, soweit es zum Genuß für Menschen geeignet ist,

Schmalz, Oleomargarin, Premier jus, Margarine und solche Stoffe enthaltende Fettgemische, jedoch *nicht* Schmalzöl (Lardöl), Knochen- und Rinderklauenöl, Butter, geschmolzene Butter (Butterschmalz) und Margarine aus reinem Pflanzenfett;

c) Würste und ähnliche Gemenge aus zerkleinertem Fleisch.

Es werden dort auch diejenigen Erzeugnisse genannt, die nicht als Fleisch im Sinne der Ausführungsbestimmungen angesehen werden. Insbesondere werden aufgeführt: Fleischextrakte, Fleischpeptone, Gelatine, Suppentafeln, künstliche Därme aus mit Fleischmasse durchtränktem Gewebe usw.

Die Ausführungsbestimmungen bringen dann noch Begriffsbestimmungen für frisches Fleisch und zubereitetes Fleisch.

Der Begriff „Fleisch" ist sehr weit gefaßt, denn das Fleischbeschaugesetz hat einen gesundheitspolizeilichen Zweck zu erfüllen.

Abweichend von dieser für Überwachungszwecke möglichst weitgefaßten Begriffsbestimmung pflegt man nach dem landläufigen Sprachgebrauch Fette, Blut, Schwarte, losgetrennte Knochen, Lunge und andere sogenannte Innereien meist nicht als Fleisch zu bezeichnen, sondern diesen Ausdruck auf das Muskelgewebe mit eingewachsenen Knochen, Fett- und Bindegewebe zu beschränken.

8.1.1. Muskelfleisch

Aufbau

Muskelfleisch besteht aus den Muskel- oder Fleischfasern, meist quergestreiften, bisweilen auch glatten Röhren oder Schläuchen (Sarkolemmaschlauch), die mit Fleischsaft (Sarkoplasma) sowie strukturellen Proteinen (Myofibrillen) gefüllt und von Bindegewebe umhüllt sind und entweder, wie beim Kaninchen oder dem Brustfleisch von Hühnern, weiß oder bei höherem Myoglobingehalt[1] rot aussehen. Die Fasern sind durch das Bindegewebe meist zu Muskelbündeln vereinigt, zwischen denen, je nach dem Ernährungszustand oder der Art der Tiere, mehr oder weniger Fett abgelagert ist.

Die glatten Fasern finden sich in den unwillkürlichen Muskeln (außer dem Herzen), also z. B. in der Epidermis und den Schleimhäuten, in der Milz, den Lymphdrüsen und der Wand des Verdauungsapparates, in Form langgestreckter, an den Enden zugespitzter, membranloser Zellen mit je einem länglichen Kern.

Die quergestreiften Fasern der willkürlichen Muskeln und des Herzens bilden bis zu 12 cm lange zylindrische oder flach abgeplattete Schläuche oder Röhren, deren Dicke je nach der Tierart und den übrigen Umständen zwischen 10–150 μm schwankt. Ihre Membran, ein allseitig geschlossenes, durchsichtiges Häutchen (Stroma, Sarkolemma oder Myolemma) enthält im Innern kontraktile Substanz (Myofibrillen), Sarkoplasma, Endoplasma, Mitochondrien, Retikulum und Zellkerne.

[1] Myoglobin (Myochromogen, Myohämoglobin, Muskelhämoglobin), wie Hämoglobin ein Chromoproteid, ist in der eisenhaltigen farbgebenden Komponente (= Häm) mit dem Hämoglobin (vgl. S. 43) identisch; nur der Eiweißanteil, also die Globin-Komponente, ist verschieden aufgebaut.

Bestandteile

Für die *chemische Zusammensetzung* des von Knochen und dem sichtbaren Fett befreiten schieren Fleisches lassen sich auf Grund zahlreicher Analysen Anhaltswerte angeben, die naturgemäß in Abhängigkeit von Tierart, Rasse, Alter und Fütterung stehen: Wasser 76%, Stickstoffsubstanz 21,5%, Fett 1,5%, Mineralstoffe 1,0%. Außerdem sind noch geringe Mengen Kohlenhydrate und organische Säuren sowie Vitamine und Enzyme zugegen.

Der **Wassergehalt** liegt zwischen 74 und 79% und ist am höchsten beim Kalb und anderen jungen Tieren, am niedrigsten bei fettreichen Tieren, wie Schwein und Gans sowie bei alten ausgewachsenen Tieren.

Die **Stickstoffsubstanz** setzt sich neben Proteinen (Albumine, Globuline, Gerüsteiweißstoffe = Faserproteine) und Proteiden (Chromoproteide, Nucleoproteide, Lipoproteide) aus Bindegewebe, Fleischbasen, Aminosäuren, Nucleotiden, Spuren von Ammoniak, Harnstoff und Harnsäure zusammen.

Das **Eiweiß** besteht aus wasserunlöslichen fibrillären Proteinen (Myosin + Actin $\rightleftarrows$ Actomyosin), der Rest entfällt vor allem auf das zu den löslichen Albuminen gehörende Myogen, das in den Fleischsaft und in den Kaltwasserauszug übergeht, auf die Globuline des Sarkoplasmas und auf die Proteine des Muskelstroma (Sarkolemma). Skleroproteine (vor allem Kollagen, etwas Elastin) stellen den Hauptanteil des Bindegewebes (2–5% des frischen Fleisches). Das Fleischeiweiß enthält alle lebenswichtigen Aminosäuren und ist biologisch hochwertig.

Die stickstoffhaltigen Extraktivstoffe. Hierzu gehören die sogenannten *Fleischbasen*, stickstoffhaltige organische Substanzen mit basischem Charakter. Von ihnen kommen dem zu 0,05–0,4% vorliegenden *Kreatin* (Methylguanidino-essigsäure) (I) und seinem Anhydrid *Kreatinin* (II)

I 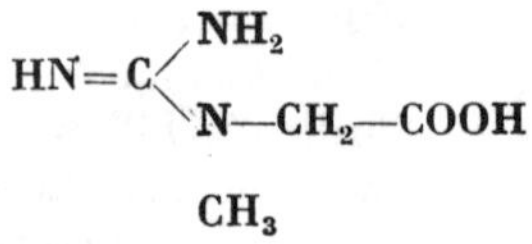 II 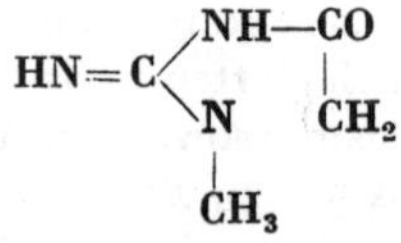

eine wichtige Rolle zu in der Analytik zur Erkennung von Fleischextrakt (nicht aus Fleisch hergestellte Extrakte und Würzmittel enthalten kein Kreatin). Weitere Fleischbasen sind *Carnosin* (β-Alanylhistidin) und das isomere *Ignotin*, ferner das *Anserin* (N-Methylcarnosin).

Auch *Purinbasen*, Zerfallsprodukte aus den in den Zellkernen reichlich vorliegenden Nucleoproteiden (siehe S. 41), liegen im Fleischsaft zu 0,10–0,25% vor, und zwar besonders Hypoxanthin, sowie in Spuren Xanthin, Adenin, Guanin und schließlich als Umwandlungsprodukt Harnsäure (vgl. S. 41). Auch das Mononucleotid Inosinsäure (S. 41 und 498) ist im Fleischsaft vorhanden.

Mehrere dieser angeführten stickstoffhaltigen Extraktivstoffe, insbesondere Kreatin, besitzen nervenanregende Eigenschaften. Auf der Anwesenheit dieser Stoffe beruht die anregende Wirkung der Fleischbrühe (Bouillon).

Fett, soweit es dem Fleisch anhaftet oder eingewachsen ist (Körperfett), setzt sich in der Hauptsache aus den Glyceriden der Palmitin-, Stearin- und Ölsäure zusammen, neben geringen Mengen Cholesterin (0,1–0,2%) und etwa 2,6–3,0% Phosphatidsubstanzen.

Kohlenhydrate sind meist nur in Form geringer Mengen (0,05–0,18%) Glykogen vorhanden, die aber im Muskelfleisch des Pferdes bis auf 0,9% ansteigen. Noch reicher an Glykogen ist die Leber (siehe S. 151). Als Abbauprodukte des Glykogens finden sich Spuren Glucose. Ferner wurden die Kohlenkydrate Fructose und Ribose nachgewiesen.

Von weiteren stickstofffreien Extraktstoffen enthält das Fleisch noch 0,03–0,06% Fleischmilchsäure[1], sowie Inosinsäure (Adenosinmonophosphat als Abbauprodukt von ATP), Citronensäure, Essigsäure und Glycerin. Spuren Inosit ($C_6H_{12}O_6$ = Hexahydroxycyclohexan, vgl. S. 201), sind teils frei, teils an H_3PO_4 gebunden.

Mineralstoffe. Die 0,8–1,8% oder, auf Trockensubstanz berechnet, 3,2–7,5% betragende Asche enthält vorwiegend Kalium, Natrium, Magnesium, Calcium, Eisen, Zink, Phosphat, Chlorid, Sulfat.

Vitamine sind im frischen Muskelfleisch im Gegensatz zum reichlicheren Vorkommen in Innereien (vgl. S. 290) nur in geringen Mengen enthalten, die aber an sich zur Verhütung von Avitaminosen ausreichen. Bemerkenswert ist aber der Gehalt des Muskelfleisches an B-Vitaminen.

Der Gehalt an Vitaminen geht beim Pökeln, Räuchern und Trocknen zurück.

Enzyme als Biokatalysatoren sind in Muskeln und Organen reichlich vorhanden, steuern sie doch im Organismus alle biochemischen Aufbau- und Abbauvorgänge.

Muskel- und Organeiweiß besteht – soweit es nicht Struktureiweiß ist – überwiegend aus Enzymeiweiß und steht damit zentral im Stoffwechselgeschehen des lebenden Organismus. Es ist deshalb verständlich, daß auch postmortal Vertreter aller Enzymgruppen an den Veränderungen während der Fleischreifung und bei der Herstellung von Fleischwaren, z. B. bei der Rotwurstreifung, beteiligt sind. In die speziell bei der Fleischreifung ablaufende, anaerobe Umwandlung von Glykogen über Glucose zu Milchsäure (Glykolyse!) greift eine Reihe wichtiger Enzyme ein, wie Phosphorylasen, Kinasen, Aldolase, Lactat-Dehydrogenase. Beim unerwünschten Eiweiß- und Fettabbau im Fleisch während des Transports, bei der Lagerung und Haltbarmachung sind vornehmlich Vertreter der Hydrolasen (Proteasen, Lipasen und Phosphatasen) und der Lyasen wirksam. Auch bei der Gefrierkonservierung von Fleisch und Speck muß die bei tiefen Temperaturen (–20 bis –30 °C) verlangsamte Aktivität der Enzyme beachtet werden.

In qualitativer Hinsicht zeigt das Fleisch der einzelnen Tierarten, besonders von Rind, Kalb, Schaf und Schwein, Pferd, Wild und Geflügel nur geringe Unterschiede, während die quantitative Zusammensetzung, Konsistenz (Zartheit) und der Geschmack weitgehend von Art, Alter und Fütterung der Tiere beeinflußt werden. Vor allem hängt der Gehalt an Wasser und Protein von dem Fettgehalt ab. Neben dem Schweinefleisch deckt das Rindfleisch den Hauptteil des Massenverbrauchs in Mitteleuropa, während das Schaffleisch mehr für südliche Länder in Betracht kommt. Gegen Ziegenfleisch und noch mehr (aus unbegründeten, ursprünglich religiösen Vorurteilen) gegen Pferdefleisch besteht vielfach Abneigung. Im Gegensatz zu früher liegt die Schlachtreife von Schweinen bei 8 Monaten, von Geflügel bei 8–10 Wochen.

Verschieden bewertet werden (vgl. Abb. 16–19) auch die von den einzelnen Körperteilen gewonnenen Fleischstücke, je nach dem Wohlgeschmack, ihrer Eignung zum Braten, Kochen, Pökeln, Räuchern und ihrem Gehalt an Fett, Sehnen, Knochen.

8.1.2. Schlachtabgänge

Zu den sogenannten Schlachtabgängen, Schlachtabschnitten, rechnet man eine Reihe eßbarer Teile des Tierkörpers, wie Blut und die auch als Innereien bezeichneten inneren Organe (Zunge, Lunge, Herz, Nieren, Leber, Milz, Gehirn usw.), ferner Eingeweide und Schweineschwarte; sie machen etwa ein Drittel (beim Schwein nur ein

[1] Fleischmilchsäure ist die rechtsdrehende L(+)-Milchsäure, vgl. S. 12.

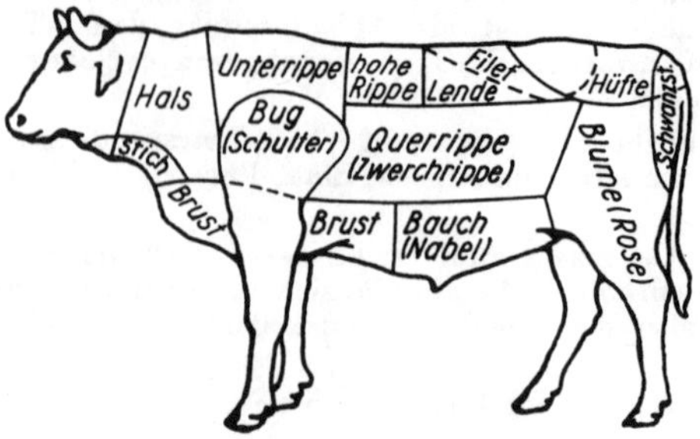

Abb. 19. Rind. 1. Zum Braten: Hohe Rippe, Roastbeef, Keule, Filet. 2. Zum Schmoren: Blume, Unterrippe, Schwanzstück. 3. Zum Kochen: Brust, Bug, Querrippe. (Nach BEHRE)

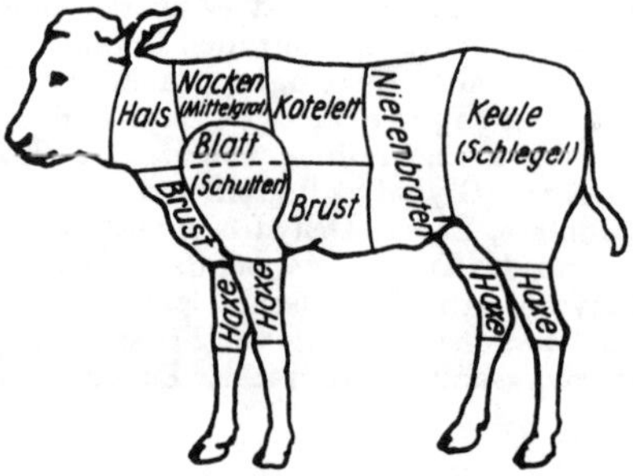

Abb. 20. Kalb. 1. Zum Braten: Schulter Brust, Keule, Kotelett. 2. Zum Kochen: Hals, Brust, Haxe, Nierenstück. (Nach BEHRE)

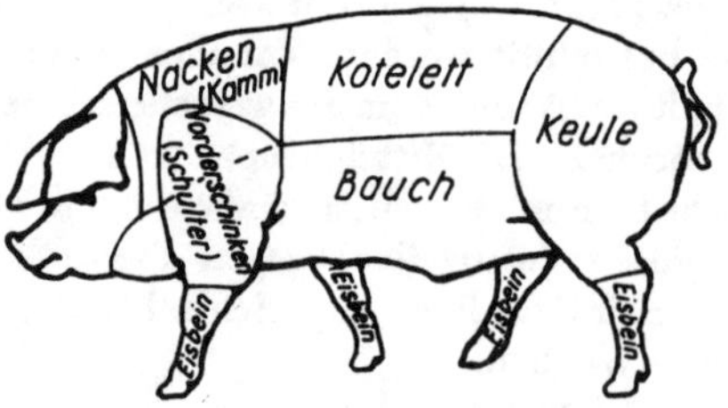

Abb. 21. Schwein. 1. Zum Braten: Kotelett, Keule, Nacken. 2. Zum Schmoren: Rippchen, Nacken. 3. Zum Kochen: Eisbein, Bauch. (Nach BEHRE)

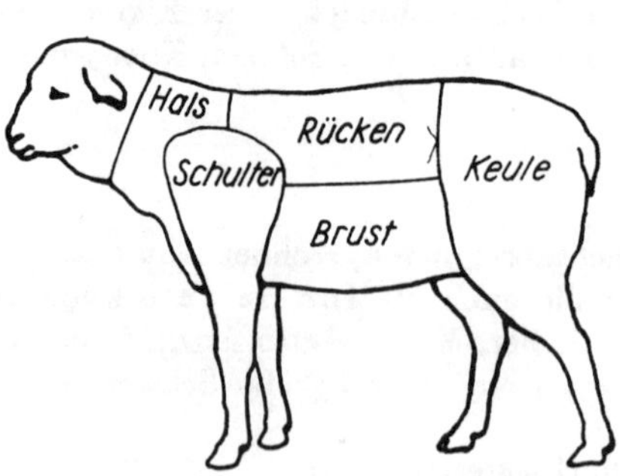

Abb. 22. Hammel. 1. Zum Braten: Keule Rücken, Rippchen. 2. Zum Schmoren: Schulter, Hals, Bauch. 3. Zum Kochen: Brust. (Nach BEHRE)

Fünftel) des Lebendgewichtes aus. Tabelle 26 (Mittelwerte) läßt die zum Teil wertvolle Zusammensetzung von Schlachtabgängen erkennen:

Tabelle 26. Zusammensetzung von Schlachtabgängen

	Wasser %	Stickstoff-substanz %	Fett %	Kohlen-hydrate %	Mineral-stoffe %	Kalorien in 1 kg
Blut	80,8	18,1	0,2	0,03	0,9	760
Zunge	65,6	15,3	16,8	0,04	1,0	2210
Lunge	79,9	15,2	2,5	0,6	1,9	880
Herz	71,1	15,6	9,4	0,3	1,0	1530
Nieren	75,6	16,4	4,1	0,4	1,2	1070
Leber	71,6	17,7	3,4	3,3	1,6	1180
Kalbshirn	81,0	8,8	8,2	—	1,4	1140
Kalbsmilch	70,0	26,8	0,4	—	1,6	1130
Milz	75,5	17,8	4,2	1,0	1,6	1170
Därme	80,9	15,3	1,9	—	0,8	800
Schwarte	51,8	25,2	3,8	—	9,2	1390

Blut (etwa ein Zwölftel des Lebendgewichtes) besteht aus einer durchsichtigen Flüssigkeit, dem Blutplasma, in dem die scheibenförmigen, oft wie Geldrollen aneinandergelagerten, roten Blutkörperchen (Erythrozyten), die weißen Blutkörperchen (Leukozyten) und die Blutplättchen (Thrombozyten) suspendiert sind.

Das Plasma enthält besonders Albumine und Globuline neben geringen Mengen Fibrinogen, während die roten Blutkörperchen fast ganz aus Hämoglobin bestehen.

Das Gerinnen des Blutes beruht auf der durch das Enzym Thrombin (Fibrinferment) bewirkten Umwandlung des löslichen Globulins Fibrinogen in das unlösliche Fibrin. Die roten Blutkörperchen setzen sich dabei als sogenannter Blutkuchen ab.

Der Gerinnungsvorgang ist an die Gegenwart von Calciumionen geknüpft.

Um das Gerinnen zu verhindern und das Blut für die Wurstfabrikation flüssig zu erhalten, setzt man Citrat zu, wodurch die Fibrinabscheidung durch komplexe Bindung des Calciums verhindert wird.

Trotz des hohen Eiweißgehaltes und Nährwertes aller Blutarten wurde früher fast nur das Schweineblut zur menschlichen Ernährung herangezogen, während das Blut der anderen Schlachttiere in Form von Blutmehl als Futter- oder Düngemittel Verwendung fand. Seit 1937 ist man dazu übergegangen, auch diese Anteile zur Herstellung von Lebensmitteln heranzuziehen. Sie werden nach dem Fibrisolverfahren durch Zusatz von Natriumcitrat oder Polyphosphat zur Bindung der Calciumionen in dauernd flüssige Form übergeführt oder nach dem KRAUSEverfahren zu einem Pulver getrocknet. Durch Zentrifugieren trennt man das Vollblut in $^2/_3$ Plasma und $^1/_3$ Blutkörperchen, von denen das erstere flüssig oder getrocknet (Trockenblutplasma zur Herstellung bestimmter Fleischerzeugnisse: vgl. für die Bundesrepublik Fleisch-Verordnung vom 19. 12. 1959), Anwendung findet, während die abgeschleuderten Blutkörperchen als Dickblut oder nach der Trocknung in Pulverform als Trockendickblut verwendet werden. Serum, das nach Entzug des ausgeschiedenen Fibrins und der roten Blutkörperchen übrigbleibt, darf nicht zur Herstellung von Lebensmitteln verwendet werden.

Innereien sind nach der vorstehend mitgeteilten Zusammensetzung reich an Nährstoffen sowie an wertvollen Wirkstoffen. Sie dienen zur Herstellung verschiedener, zum Teil hoch geschätzter Gerichte: Zunge, sowohl frisch gekocht als auch gepökelt und geräuchert; Leber gebraten und in Form von Leberpasteten; Lunge als Haschee (Lungenmus); Gehirn (gekennzeichnet durch seinen Gehalt an Fett, Phosphatiden, Cerebrosiden und Cholesterin) gebraten usw. Die Innereien werden aber vor allem zu Wurst verarbeitet.

Die Innereien sind ausgezeichnete Vitamin-Spender. Im allgemeinen enthalten sie weit höhere Mengen an Vitaminen als das Fleisch. So stellt z. B. Leber eine wertvolle Vitamin-A-Quelle dar. Auch die wasserlöslichen Vitamine liegen in den Innereien in verhältnismäßig hohen Mengen vor, wie aus Tabelle 27 im Vergleich mit einigen Fleischarten hervorgeht:

Tabelle 27. Vitamin-Gehalt pro 100 g (nach SOUCI-FACHMANN-KRAUT-Tabellen, 1967)

	Vit. A μg	Vit. B_1 mg	Vit. B_2 mg	Nicotin-säureamid mg	Pantothen-säure mg	Vit. C. mg
Rindfleisch	—	0,08	0,18	4,8	0,4	—
Rindsleber	8350	0,30	2,90	15,0	7,3	30
Schweinefleisch	—	0,90	0,18	4,0	—	—
Schweineherz	9	0,50	1,00	7,0	2,5	5
Kalbfleisch	3	0,10	0,20	6,4	—	—
Kalbsniere	200	0,35	2,50	6,5	—	15

Därme, die aus einer inneren Schleimschicht sowie der darüber liegenden Muskelhaut und serösen Haut bestehen, finden zum überwiegenden Teil als Wursthüllen, zum Teil, wie auch der Magen, als selbständiges Gericht, sogenannte Kuttelflecke, Verwendung (Süddeutschland).

Schweineschwarte kann an dem frischgekochten oder gebratenen Fleisch mitgegessen werden und wird auch Wurst (Schwartenwurst = Schwartenmagen) zugesetzt. Schweineschwarte stellt dabei ein wichtiges Bindemittel dar.

Knorpel und Knochen unterscheiden sich wesentlich durch ihren Gehalt an Mineralstoffen, der bei den Knorpeln nur etwa 1%, bei den Knochen im Mittel 22%, mit Schwankungen von 20–70% beträgt, zeigen aber im übrigen folgende sehr ähnliche Zusammensetzungen:

Als Stickstoffsubstanzen sind hauptsächlich leimgebende Proteine (Kollagene) zugegen. Das in den großen Röhren- und Markknochen enthaltene Fett ist reich an Lecithin. Die Mineralstoffe bestehen vorwiegend aus einem Gemisch von Hydroxylapatit, $3\,Ca_3(PO_4)_2 \cdot Ca(OH)_2$, mit $CaCO_3$. Auch Mg spielt als integrierender Bestandteil in Form von Mg-Phosphat eine wichtige Rolle. Von den Halogenen kommt Fluor als Fluorid in geringer Menge in den Knochen vor.

Mittlere Zusammensetzung von Knorpel und Knochen

	Wasser %	Stickstoff-substanz %	Fett %	Mineral-stoffe %	Kalorien in 1 kg
Knorpel	64,0	20,5	10,5	0,9	1317
Knochen	50,0	12,0	15,0	22,0	1520

Wegen ihres hohen Gehaltes an leimgebenden Stoffen eignen sich Knochen und Knorpel zur Herstellung von Gallerten, Gelatine und Leim. Das Fett wird durch Behandlung mit gespanntem Wasserdampf im Autoklaven oder durch Extraktion oder im Chayen-Kaltschmelzprozeß (S. 74) aus den Knochen gewonnen. Die Knochen werden auch zur Gewinnung von Knochenmehl verwendet.

Gelatine

Wegen des umfangreichen Einsatzes der Gelatine bei der Herstellung von Lebensmitteln, meist als Hilfsmittel zur Erzielung größerer Konsistenz, also als Verdickungsmittel[1], darf nur hygienisch einwandfreies Material (frische, völlig einwandfreie Knochen geschlachteter Tiere) verwendet werden; Leim kann dagegen auch aus Knochen verendeter Tiere hergestellt werden.

Zur technischen Gelatinegewinnung werden die kollagenhaltigen (= leimgebenden) Knochen, Knorpel, Hautteile nach vorheriger Extraktion des Fettes (mit Benzin oder Trichloräthylen) mit Salzsäure (8%ig) aufgeschlossen (Mazeration). Die Mazerationslaugen dienen zur Gewinnung von Futterkalk (phosphorsaurer Kalk). Das Ossein, die bei der Mazeration zurückbleibende organische Substanz, wird – nach einer vorherigen Kalk(-milch)-Behandlung („Kälkung") zur Quellung, Lockerung der Faser usw. – auf Gelatine weiter verarbeitet. Nach Entfernung des Kalkes durch Auswaschen wird das Kollagen in Heißwasser-Extrakteuren durch Hydrolyse in Gelatine verwandelt. Nach Absetzen und Klärung der Gelatinelösung folgt Eindicken im Vakuum und Bleichung mit alkalischem H_2O_2 oder SO_2, dann Ausguß auf gekühlte Glasplatten oder gekühlte Gummibänder oder Trommeln. Die so erhaltenen Platten oder Streifen werden getrocknet. Im Sprühverfahren wird auch Gelatinepulver hergestellt. Gefärbte Gelatine ist gleichzeitig Farbstoffträger für das mit ihr herzustellende Lebensmittel (Geleespeisen).

Gelatine als hochmolekularer Eiweißkörper quillt mit kaltem Wasser und bildet mit warmem Wasser hochviskose Lösungen, die beim Abkühlen zu einer festen Gallerte erstarren. Der Erstarrungspunkt ist jeweils von der Konzentration der Gelatinelösung, der Qualität und den etwaigen Abbauprodukten, Elektrolyten u. a. abhängig.

8.1.3. Zubereitung des frischen Fleisches

Nur in beschränktem Umfange wird das Fleisch im rohen Zustand (Hackfleisch, Schabefleisch, Tatarenbeefsteak), in dem es auch leicht und vollständig verdaulich ist, zur

[1] Verdickungsmittel werden auf Grund ihrer Quellfähigkeit mit heißem oder kaltem Wasser bei der gewerblichen und küchenmäßigen Zubereitung zahlreicher Lebensmittel verwendet: Gelatine, aufgeschlossenes Casein (tierische Eiweißstoffe), Mehl, Quellmehl, Stärke, Stärkesirup, Dextrine, Carrageene, Agar-Agar, Gummi arabicum, Traganth, Alginate, Pektinstoffe in flüssiger oder fester Form u. a.

menschlichen Ernährung herangezogen; in der Regel wird es einer Zubereitung unterworfen. Für diese ist aber unbedingte Voraussetzung, daß es vorher einen Reifungsprozeß (Autolyse) durchmacht, weil das sogenannte frischgeschlachtete Fleisch den Verdauungssäften schwer zugänglich ist und auch nach langem Kochen noch hart, zähe und schwerverdaulich bleibt.

Über die postmortalen Veränderungen des Fleisches, die in den Grundzügen aufgeklärt sind, besteht heute folgende Auffassung:

Mit dem Tode des Tieres setzt die anaerobe Glykolyse ein; die Geschwindigkeit der sich hierbei vollziehenden Milchsäurebildung hängt vom Glykogengehalt und vom pH-Wert unmittelbar nach dem Schlachten und bei Ende der Totenstarre (Rigor mortis) ab. Bei pH 5,4 und tiefer wird das für die Glykolyse maßgebende Enzymsystem inaktiviert.

Das Phänomen der Totenstarre wurde früher allein mit der Schrumpfung (Synärese) des Muskeleiweißes und diese wieder mit der pH-Senkung durch Milchsäurebildung erklärt. Durch neuere Untersuchungen wurde nachgewiesen, daß die Totenstarre stets von dem Verschwinden einer energiereichen organischen Phosphorsäureverbindung, der Adenosintriphosphorsäure (ATP), begleitet ist; man schließt daraus, daß der ATP-Verlust die Starre bewirkt. Die Geschwindigkeit des ATP-Abbaues und damit das Auftreten von Muskelkontraktur und Starre laufen paralell. Die ATP-Spaltung ruft ferner eine Assoziation der zwei wichtigsten Eiweißkomponenten des Muskels, des Actins und Myosins, zum starren Actomyosinkomplex hervor.

Die Lösung der Totenstarre und die eigentliche Reifung des Fleisches sind auf Veränderungen der Fleischproteine zurückzuführen, die wahrscheinlich zum Teil durch eiweißabbauende Gewebssysteme, welche zur Gruppe der Kathepsine gehören, hervorgerufen werden. Diese haben ihr Wirkungsoptimum im sauren Bereich, werden also durch die postmortale pH-Senkung durch Milchsäurebildung aktiviert. Bei der Reifung (Autolyse) steigt die Zahl der analytisch bestimmbaren Amino- und Sulfhydrylgruppen an, wodurch Strukturveränderungen des Eiweißes eintreten und außerdem ein charakteristisches Aroma auftritt. Für das Mürbewerden des Fleisches dürften sowohl die Veränderungen des Muskel- wie auch des Bindegewebes verantwortlich sein. Der durch die Proteolyse eintretende pH-Anstieg bewirkt wiederum eine Erhöhung der Quellung und des Wasserbindungsvermögens der Muskelfasern. Die Kenntnisse von der Chemie der postmortalen Veränderungen des Fleisches sind noch immer lückenhaft.

Der „Hautgout“ des Fleisches von Haar- und Federwild ist bedingt durch einen Zustand der „Überreife“, der oftmals nahe an die Grenzen der Fleischfäulnis herankommt.

Über Behandlungsverfahren, nach deren Anwendung Fleisch lebensmittelrechtlich nicht mehr als frisch anzusehen ist, gibt in der BRD die Behandlungsverfahren-VO vom 10. 2. 1961 Aufschluß. Danach sind Behandlungsverfahren für Fleisch, nach deren Anwendung das Fleisch nicht mehr als frisch anzusehen ist,

1. das Erhitzen, insbesondere Kochen, Brühen, Dämpfen, Dünsten, Braten, Schmoren, Grillen oder Rösten,
2. das Pökeln und
3. das Auslassen von Fett.

1. Erhitzen ist die Behandlung des Fleisches mit trockener oder feuchter Hitze, sofern in allen Teilen des Fleisches eine Temperatur von mindestens +65 °C erreicht wird.

2. Pökeln ist die Behandlung des Fleisches mit Kochsalz allein oder in Verbindung mit Pökelstoffen, sofern in allen Teilen des Fleisches der Kochsalzgehalt

a) mindestens 6 vom Hundert oder
b) mindestens 4 vom Hundert bei einem Wassergehalt von höchstens 25 vom Hundert beträgt.

3. Auslassen von Fett ist die Behandlung des Fettgewebes, bei der Fett aus dem Gewebe austritt; siehe S. 74.

Kochen und Dünsten

erfolgt durch Erhitzen des Fleisches in Wasser, wodurch je nach der Art der Ausführung verschiedene Wirkungen erzielt werden. Beim Einlegen des Fleisches in kaltes Wasser und nachfolgendem Kochen geht der Fleischsaft in Lösung, die Fleischbrühe wird gehaltreich, dem Fleischstück selbst aber wird ein wesentlicher Teil der Nähr- und Geschmacksstoffe entzogen, die dann durch entsprechende Zusätze würzender Mittel ersetzt werden müssen.

Will man demgegenüber möglichst gehaltreiches, saftiges Kochfleisch haben, ohne auf die Brühe größeres Gewicht zu legen, so muß man das Fleisch in siedendes Wasser legen und weiter kochen. Dann gerinnt das Eiweiß an der Außenseite zu einer undurchlässigen Hülle (Eiweißmantel) und verhindert das weitere Austreten des Saftes.

Das Fleisch verändert beim Kochen durch die Hämoglobingerinnung seine Farbe von rot nach grau und erleidet einen Gewichtsverlust von 28–43%, der zur Hälfte auf Wasser, zur anderen Hälfte auf lösliche Stickstoffsubstanzen (Fleischbasen) und Salze entfällt.

Braten und Rösten

Beim Erhitzen des Fleisches ohne Wasser, aber mit Fettzusatz, auf 120–130 °C (beim Rösten auf 160–190 °C) werden innerhalb der Kruste kleine Anteile der Proteine und Fette zerstört. Trotzdem ist das Braten die vollkommenere Zubereitungsform, weil der Fleischsaft weitgehend erhalten bleibt und die entstehenden Röstprodukte den Wohlgeschmack und die Absonderung der Verdauungssäfte erhöhen. Der Gewichtsverlust ist geringer als beim Kochen (20–30%) und erstreckt sich im wesentlichen auf das Wasser. Bei geeigneter Hitzeführung steigt die Temperatur im Inneren größerer Fleischstücke nicht über 80 °C, so bleibt beim Roastbeef die rote Farbe erhalten.

8.1.4. Haltbarmachung von Fleisch (Fleischdauerwaren und Würste)

Fleisch gehört zu den empfindlichen Lebensmitteln und kann deshalb nur begrenzt durch Kühllagerung haltbar gemacht werden, vgl. S. 253.

Um das durch Kleinlebewesen (Fäulnisbakterien) und Eigenenzyme bewirkte Verderben des Fleisches über längere Zeit zu verhindern, unterwirft man es verschiedenen Behandlungsweisen, die zum Teil, wie das Trocknen, Salzen, Pökeln und Räuchern uralt, zum Teil, wie das Gefrieren oder Erhitzen in Dosen, neueren Ursprungs sind. Alle haben die Abtötung oder die Hemmung der Mikroorganismen wie auch der Eigenenzyme zum Ziel. Über einen möglichen Einsatz der Strahlenkonservierung vgl. S. 267.

Gefrierkonservierung von Fleisch

Zur längeren Frischhaltung von Fleisch bedient man sich, vorab in Ländern mit Fleischüberschuß, der Gefrierverfahren. Das Fleisch wird sofort nach der Schlachtung – der Reifungsprozeß erfolgt erst später beim Auftauen – einer Vorkühlung bei 0 bis —3 °C unterworfen und dann eingefroren. Größere Stücke (Schweinehälften, Rinderviertel) werden im kalten Luftstrom von —30 bis —40 °C gefroren, vorzugsweise in Tunnels mit hoher Luftgeschwindigkeit von $\geqq$ 2,5 m/Sek. Hierbei beträgt die Einfrierdauer bei Schweinehälften etwa 15 Stunden, bei Rindervierteln etwa 20 Stunden. Bei kleineren Mengen wird das entbeinte Fleisch, in gewachsten Kartons verpackt, vorzugsweise in Plattenapparaten (BIRDSEYE-Verfahren) bei —40 °C innerhalb $2^1/_2$ bis 3 Stunden gefroren. Zur Erzielung einer guten Gefrierfleischqualität, d. h. zur Ausbildung kleinster Eiskristalle innerhalb der Zellen und Zellzwischenräume während des Gefriervorganges, muß möglichst rasch eingefroren werden, mit Gefriergeschwindigkeiten von 1 bis 5 cm/h (vgl. S. 255). Vorteilhaft ist auch das auf S. 255 beschriebene direkte und indirekte Gefrieren in tiefgekühlten Flüssigkeitsbädern; bei den indirekten Verfahren wird das Fleisch in Metalldosen oder -kanistern oder in Folienumhüllungen, z. B. beim Cryovac-Verfahren für Geflügel, in die Gefriersolen eingetaucht.

Die Lagerung des Gefrierfleisches erfolgt im allgemeinen bei —20 °C; die größeren Stücke müssen in einem Lagerraum mit etwa 90% relativer Luftfeuchtigkeit bei —18 bis —23 °C aufbewahrt werden. Auf diese Weise kann Rindfleisch 10 bis 12 Monate, Schweine- und Hammelfleisch 6 bis 7 Monate und Kalbfleisch 3 Monate gelagert werden. Sachgemäß eingefrorenes und gelagertes Gefrierfleisch hat auch nach langer Lagerung denselben Nährwert und Genußwert wie frisches Fleisch.

Das Auftauen muß vorsichtig erfolgen, damit der beim Gefrieren ausgetretene Fleischsaft durch langsames Quellen der Fleischfasern wieder aufgenommen werden kann. Nach dem Auftauen hat das Fleisch in einem Kühlraum bei etwa 0 °C kurze Zeit (1 bis 2 Tage) abzuhängen (Reifung).

Das aufgetaute und abgehängte Fleisch, das fleischbeschaurechtlich als Frischfleisch gilt, wird auch küchentechnisch wie Frischfleisch behandelt; seine Haltbarkeit ist allerdings durch erhöhte Aktivität der Eigenenzyme und erhöhte Mikrobenanfälligkeit geringer.

Fleischtrocknung

Durch einfaches Trocknen an der Luft läßt sich Fleisch in eine dauernd haltbare Form überführen. Noch heutzutage wird in tropischen Gegenden das vom Fett befreite und in Streifen geschnittene, gesalzene oder ungesalzene Fleisch der Sonnenwärme (oder offenem Feuer) ausgesetzt und so das Charque oder Tessao Südamerikas sowie der pulverförmige Pemmikan der Indianer gewonnen. Auch einige Arten „Patentfleisch" (Carne pura) sowie die bekannten „Landjäger" Thüringens, das niedersächsische „Nagelholz" und das beliebte Bündnerfleisch Graubündens (gesalzen, gewürzt) gehören hierher. Der Wassergehalt wird dadurch erheblich, teilweise bis unter 10% erniedrigt, der Gehalt an Eiweiß entsprechend erhöht. Die Grenze des Bakterienwachstums liegt hier bei einem Wassergehalt von 14%. Neuerdings wird Fleisch auch nach dem Gefriertrocknungsverfahren getrocknet, vgl. S. 265, wobei dann der Wassergehalt $<$ 6% liegt.

Pökelfleisch

Zum Pökeln werden Fleischstücke mit Kochsalz eingerieben, dem zur Erhaltung der Fleischfarbe bis höchstens 0,05% Salpeter und meist Zucker zugesetzt sind (vgl. Fleischverordnung vom 19. 12. 1959); das Fleisch wird in Fässern, abwechselnd mit Salzlagen, eingeschichtet, wobei sich durch Austreten des Fleischsaftes eine Lake bildet (Trockenpökelung).

Man kann auch die Stücke, wie es besonders bei Schweinefleisch üblich ist, gleich in eine 15–25%ige Lösung von Kochsalz mit etwas Salpeter und Zucker einlegen (Naßpökelung).

Neben der klassischen Methode der Trocken- und Naßpökelung mit Salpeter (vgl. S. 270) wird heute – besonders bei großen Stücken – vor allem das Schnellpökelverfahren herangezogen, das eine schnellere und gleichmäßige Durchpökelung gewährleistet. Hierbei wird die erste Stufe der oben genannten Salpeter-Pökelung – nämlich die bakterielle Reduktion des Nitrats zu Nitrit – durch direkte Verwendung des Nitrits in Form des Nitrit-Pökelsalzes ersetzt, für die Praxis eine beträchtliche Zeitersparnis.

Statt der Lösung von Kochsalz und Salpeter darf nach dem in der Bundesrepublik geltenden Nitritgesetz vom 19. 6. 1934 auch sogenanntes Nitritpökelsalz, ein Gemisch von Speisesalz mit mindestens 0,5%, aber höchstens 0,6% Natriumnitrit benutzt werden (S. 557).

Die für die DDR gültige AO vom 13. 6. 1953 über die Verwendung von salpetrigsauren und salpetersauren Salzen im Lebensmittelverkehr (ZBl. S. 279) versteht unter Nitritpökelsalz ein gleichmäßiges Gemisch von Speisesalz mit 0,5—0,6% Natriumnitrit sowie ein gleichmäßiges Gemisch mit 0,9—1,0% Natriumnitrat (S. 589).

Beim Pökeln geht Kochsalz in das Fleisch über, während lösliche Proteine und Mineralstoffe austreten. Vitamine werden teilweise zerstört, worauf (beim Fehlen von Obst und Gemüse bzw. dem darin enthaltenen Vitamin C) der bei langdauernden Segelschiffsfahrten oft auftretende Skorbut der Seeleute beruhte.

Der Zusatz von Salpeter-(Zucker) oder Nitritpökelsalz erhöht nicht nur den Konservierungseffekt des Kochsalzes, sondern bewirkt durch Umrötung die stabile rote Fleischfarbe. Das beim Pökeln aus dem Fleischfarbstoff (Myoglobin) entstehende rote Stickoxid-Myoglobin geht in das beständige Stickoxid-Myochromogen über, so daß die rote Farbe des Pökelfleisches („Salzungsröte") auch beim Kochen und Räuchern erhalten bleibt; vgl. S. 270.

Pökeln wird gewöhnlich mit Räuchern, Kochen oder Sterilisieren verbunden. So wird z. B. das importierte wie auch deutsches „Corned beef" in der Weise hergestellt, daß man angepökeltes Rindfleisch halb garkocht und in geschlossenen Blechdosen (nach dem Auffüllen mit Brühe) sterilisiert.

Rauchfleisch

Ein schon im Altertum bekanntes Verfahren besteht darin, daß man das gepökelte Fleisch dem Rauche von Laubholz aussetzt, der bei dem „Kalträuchern" eine Temperatur von 17 bis 22 °C, bei dem für Brühwürstchen bevorzugten „Heißräuchern" eine solche von 40 °C, ansteigend bis 100 °C, aufweist. Dabei nimmt der Wassergehalt um etwa 10%, bei langer Einwirkung sogar um 40% ab, wodurch in Verbindung mit den eindringenden antimikrobiell wirkenden Stoffen – Essigsäure, Ameisensäure, Aceton, Methanol, Formaldehyd, Guajakol, Phenol, Kresol – langdauernde Haltbarkeit und zugleich der geschätzte Räuchergeschmack von Schinken, Rauchfleisch, Dauerwurst erzielt wird. Die neuere sogenannte Schnellräucherei, bei der man das Fleisch mit bestimmten Flüssigkeiten (vgl. S. 271) bestreicht und dann trocknet, liefert weniger wohlschmeckende und haltbare Erzeugnisse; dieses Verfahren ist in der BRD und DDR nicht erlaubt.

Dosenfleisch

Nach dem auf S. 257 näher beschriebenen Erhitzungsverfahren (Sterilisation) werden sowohl reine Fleischkonserven aus Rindfleisch (Corned beef), Rind- und Schweinefleisch (Gulasch), Hammelfleisch, Wild, Geflügel, Zunge (meist nach vorherigem Pökeln und schwachem Räuchern) als auch Wurstkonserven (Leberwurst, Blutwurst, Brühwürstchen) und mannigfache speisefertige Mischungen von Fleisch mit Gemüse, wie Rindfleisch mit Weißkohl und Kartoffeln, Karotten und Kartoffeln, Wirsing, Spinat, Schweinefleisch mit weißen Bohnen (pork and beans), Erbsen, Sauerkraut als Vollkonserven–Fertiggerichte hergestellt. Auch entbeinter Schinken wird als Halbkonserve häufig eingedost, wobei man erfahrungsgemäß nicht so stark salzen und räuchern muß wie bei der gewöhnlichen Lagerung.

Im allgemeinen liegen die Sterilisationstemperaturen zwischen 115 und 121 °C. Die Sterilisationszeiten müssen der Dosengröße und dem Doseninhalt (Wärmedurchgang, Empfindlichkeit) angepaßt werden. So ist bei $^1/_1$ Dosen bei den gewöhnlichen Sterilisationstemperaturen eine Sterilisationszeit zwischen 30 und 60 min (zusätzlich der Steig- und Fallzeiten von 8 bis 10 min) erforderlich. Vielfach wird heute das schonende Verfahren der Rotationssterilisation herangezogen, vgl. S. 257.

Die gebrauchsfertigen Erzeugnisse sind für die Zwecke der Massenernährung zwar entbehrlich, leisten aber bei der Verproviantierung von Schiffen, Speisewagen, Hotelbetrieben u. a. gute Dienste. Die Dosenkonserven zeigen bei trockener und kühler Lagerung gute Haltbarkeit. Durch Gasbildung aufgetriebene Dosen (Bombagen) sind der Zersetzung verdächtig und unbedingt vom Verbrauche auszuschließen.

Würste

Würste sind Fleischerzeugnisse, die aus zerkleinertem Muskelfleisch, Fett, im gegebenen Falle aus Blut und Innereien, d. h. Leber, Lunge, Herz, Nieren, Milz, Rindermagen und Gekröse sowie Gehirn, Zunge, Knorpel (Schweinsohr) unter Zuhilfenahme von Salzen, Salpeter oder Nitrit, Gewürzen, Zuckerarten, Wasser hergestellt werden.

In besonderen Fällen sind unter Kenntlichmachung auch Zusätze von Phosphaten, Grütze, Semmeln und Mehl, aufgeschlossenem Milcheiweiß und Blutplasma zur Herstellung erlaubt.

Als weitere Zutaten sind bei einzelnen Wurstwaren, Zwiebel, Knoblauch, Schnittlauch, Pistazien, Trüffel, Sardellen usw. gebräuchlich. Die Wurstmasse wird in Hüllen aus gereinigtem Darm, Magen oder Blase (von Rind, Schwein, Schaf und Ziege) oder in Hüllen von Pergamentpapier eingefüllt.

Neuerdings werden vielfach Kunstdärme aus Zellophan oder bestimmten Cellulosederivaten benutzt. Naturin-Darm ist aus Rinder-Spalthäuten nach besonderem Verfahren hergestellt.

Die „Richtlinien für die Qualität von Fleischerzeugnissen und deren Kenntlichmachung"[1] teilen die Wurstwaren in folgende Gruppen ein:

I. Rohwürste (Dauerwürste): aus rohem (auch gefrorenem) entsehntem, zerkleinertem Fleisch und tierischem Fett hergestellte, meist durch Räuchern dauerhaft gemachte Fleischerzeugnisse; z. B. Salami-, Zervelat-, Plock-, Mett-, Schinkenwurst, Landjäger.

II. Kochwürste: bestehend aus vorgekochtem Fleisch und Innereianteilen, die zerkleinert und gewürzt und in den Darm gefüllt, nochmals im Kessel erhitzt und gelegentlich leicht geräuchert werden; z. B. Blutwurst, Leberwurst, Speckwurst und Sülzwurst.

III. Brühwürste: Aus rohem Fleisch, durch Feinzerkleinerung unter Eis- und/oder Wasserzusatz hergestellte, heiß geräucherte und gebrühte, in Därme gefüllte Fleischerzeugnisse, z. B. Jagdwurst, Zungenwurst, Bierwurst, Wiener, Frankfurter, Krakauer. Vorgenannte Erzeugnisse sind durch Nitrit- bzw. Salpeterverwendung „gerötete" Brühwürste, wogegen bei ausschließlicher Kochsalzverwendung die „nicht geröteten", auch nicht geräucherten Brühwürste hergestellt werden, z. B. Weißwurst, Gelbwurst, Weiße im Ring. Über die zur Sicherstellung der Brühwurstfabrikation aus nicht schlachtwarmem Fleisch erforderlichen Kutterhilfsmittel siehe VO über Fleisch- und Fleischerzeugnisse i. d. F. vom 11. 12. 1969 und amtliche Begründung hierzu, sowie in der DDR die Anordnung vom 20. 9. 1955 über die Verwendung von Polyphosphaten als Quellmittel bei der Herstellung von Brüh- und Kochwürsten (GBl. I S. 651).

IV. Bratwürste: Hierunter wird jede Art von Wurst verstanden, die unter dem Namen Bratwurst „roh", „roh-gebraten" oder „gebrüht-gebraten" in den Verkehr gebracht wird (in der DDR den Brühwürsten zugerechnet).

Soweit nicht ausdrücklich Ausnahmen gemacht sind, können diese Fleischerzeugnisse in drei Qualitäten in den Handel gebracht werden: 1. Spitzenqualität, 2. normale (mittlere) Qualität, 3. einfache Qualität.

Auswahl der Fleischteile und sonstiger Zusätze, Art der Verarbeitung und Bezeichnung der drei Qualitäten sind in den obengenannten Richtlinien festgelegt.

In der DDR sind Rezeptur und Qualität für die verschiedensten Wurstwaren in den Fachbereichstandards TGL 87–12, 87–13 und 87–14 festgelegt. Sie sind in folgende Gruppen eingeteilt:

1. Frische Rohwurst, z. B. Teewurst fein, Teewurst grob, Knacker;

2. Rohwurst – Halbdauerware, z. B. Salami-, Zervelatwurst, Schlackwurst – schnittfest; Rohwurst – Dauerware, z. B. Salami-, Zervelatwurst, Schlackwurst – ausgereift.

[1] Diese Richtlinien haben keine Gesetzeskraft, sondern wurden lediglich als Verkehrsanschauung der Fleischwirtschaft von den Fleischverbänden und dem Bund für Lebensmittelrecht und Lebensmittelkunde e. V. aufgestellt. (Richtlinien für Fleischerzeugnisse, Neufassung vom 3. April 1967, erschienen in B. Behrs Verlag, Hamburg, Berlin, Düsseldorf 1967).

3. Brühwurst, z. B. Bierschinken, Poltawaer, Kochsalami hart, Wiener Würstchen, Bratwurst;

4. Kochwurst, z. B. Leberwurst und Blutwurst jeder Sorte, Sülzwurst.

Die einzelnen Wurstsorten weisen Qualitätsunterschiede auf, die in der Bezeichnung zum Ausdruck kommen, wie z. B. Delikateß-Kalbsleberwurst, Leberwurst fein, Hausmacher-, Zwiebel- und einfache Leberwurst.

Leberkäse, eine gewürzte Fleischpastete, ist eine in besonderen Formen mit Fett gebackene Wurstmasse ohne Hülle, die in Abhängigkeit von der Ortsüblichkeit unter Verwendung von Leber, fettem Schweinefleisch, Salz und Gewürzen wie Pfeffer, Majoran, Thymian, Muskatnuß, Macis bereitet wird. Auch Mehlzusatz zur äußeren Krustenbildung ist in manchen Gegenden üblich. Fleischkäse ist ein ähnliches Erzeugnis wie Leberkäse, aber ohne Mitverwendung von Leberanteilen. In manchen Gegenden ist ein geringer Mehlzusatz ortsüblich.

Pasteten sind streichfähig, in ihrer Zusammensetzung den Würsten ähnlich; sie werden aber nicht in Därme gefüllt, sondern in Metall- oder Porzellangefäßen gebacken, dicht verschlossen aufbewahrt, für den alsbaldigen Genuß auch oft in Blätterteig angerichtet.

Hinsichtlich weiterer Einzelheiten, wie auch über andere Fleischerzeugnisse, z. B. Fleischsalat, Pasten, Pains, Sülze, sei auf die Spezialliteratur verwiesen.

8.1.5. Abweichungen von der normalen Beschaffenheit

Durch Verfälschung, Verdorbensein oder gesundheitsschädliche Beschaffenheit können Fleisch und Fleischwaren im Nähr- und Genußwert oder in der Tauglichkeit zum menschlichen Genuß beeinträchtigt sein.

Hinsichtlich der Verfälschung, d. h. der durch Zusatz oder Entzug von Stoffen bewirkten Verschlechterung, wie sie bei Fleisch in größeren Stücken kaum jemals vor, kommt, bei Hackfleisch und Würsten aber durch Beimischung von Wasser, Farbstoffen- Konservierungsmitteln, Mehl, Sojamehl, Kartoffeln usw. beobachtet wird, sei auf die lebensmittelchemisch-analytische Literatur verwiesen, wo auch die zum Nachweis geeigneten Methoden angegeben sind.

Als hauptsächlichste Ursachen der Verdorbenheit, d. h. die ohne absichtliche menschliche Handlung herbeigeführten Qualitätsminderung, die in höheren Graden zur Gesundheitsschädlichkeit führen kann, kommen (abgesehen von Verschmutzung) besonders Erkrankung der Tiere, Anwesenheit tierischer Schmarotzer im Tierkörper und Befall des Schlachtfleisches mit Mikroorganismen in Betracht.

Fleisch kranker Tiere

Erkrankungen, die z. B. das Fleisch untauglich oder bedingt tauglich zum menschlichen Genuß machen, sind u. a. Tuberkulose (Perlsucht), Aktinomykose (Strahlenpilzkrankheit), Milzbrand, Rotz, Maul- und Klauenseuche, Pocken, Maltafieber, Blutvergiftung (Pyämie, Septikämie).

Tierische Schmarotzer (Zooparasiten) und Schädlinge

machen das Fleisch der von ihnen befallenen Tiere zum Genuß untauglich, bedingt tauglich oder minderwertig; die hier wichtigsten *Zooparasiten* sind *Trichinen*, *Rinder-* und *Schweinefinnen*, *Echinokokken* und *Hülsenwürmer*. Der Genuß von trichinösem Fleisch führt zu einer schweren, Trichinose genannten Erkrankung, die häufig zum Tode führt. Finnen sind die Larven des menschlichen Bandwurmes; ißt der Mensch finniges Fleisch, so entwickelt sich aus der Larve im menschlichen Darm wiederum der Bandwurm.

Das Fleisch kranker oder von Schmarotzern befallener Tiere wird durch eine sorgfältige Fleischbeschau entweder vom Verkehr ausgeschlossen oder von den veränderten Teilen befreit oder durch Kochen, Gefrieren usw. unschädlich gemacht. Fleischbeschaurechtlich unterscheidet man zwischen tauglichem, bedingt tauglichem und minderwertigem Fleisch. Fleischverderbnis kann durch Insekten und deren Larven sowie durch Milben (Speckkäfer, Käsefliege, Schmeißfliege) verursacht werden. Zur Insektenbekämpfung ist die biologische Vernichtung aussichtsreich.

Befall und Einfluß von Mikroben

Bei Befall des Schlachtfleisches durch Bakterien, besonders der Pseudomonas-Gruppe, durch Mikrokokken, milchsaure und psychrophile Bakterien, wird in erster Linie Fäulnis hervorgerufen, die unter Bildung von Kohlendioxid, Methan, Wasserstoff, Stickstoff, Ammoniak und Schwefelwasserstoff verläuft.
Leuchtendes Fleisch wird durch verschiedene Arten von Photobakterien verursacht, die auf Seefischen vorkommen und von diesen in Kühlräumen auch durch Verwendung von Meersalz auf Fleisch übertragen werden. Rot- oder Blaufärbung wird durch *Serratia marcescens* oder *Pseudomonas aeruginosa* ausgelöst. Störende Geruchsstoffe werden durch sogenannte Aromabakterien hervorgerufen. Als weitere Fleischverderber sind noch Schimmelpilze („Schwarzfleckigkeit" durch *Cladosporium herbarum*) und verschiedene Hefen beobachtet worden.
Die Lebensmittelinfektionen werden durch die Gattung *Salmonella*, die klassischen Lebensmittelvergiftungen durch Mikroorganismen der Gattung *Clostridium botulinum* und Staphylococcus aureus verursacht.

Die pathogenen Salmonellen (nach dem amerikanischen Bakteriologen SALMON) gehören zur Typhus-Paratyphus-Enteritis-Gruppe. Ihr natürlicher Lebensraum ist der Darminhalt von (Mensch) und Tier. Der Mensch infiziert sich fast ausschließlich durch den Genuß salmonellenhaltiger Lebensmittel. Durch die in den Bakterien enthaltenen Endotoxine kommt es oft schon in 6—24 Stunden nach dem Verzehr des infizierten Lebensmittels (Fleisch, Fleischwaren, Eier, Eiprodukte) zu Vergiftungserscheinungen mit Übelkeit, Brechdurchfall, hohem Fieber, oftmals bis zum tödlichen Verlauf. Die Schwere der Erkrankung ist vor allem von der *Menge* der aufgenommenen Bakterien abhängig. Werden Salmonellen nur in mäßiger Menge aufgenommen, so entwickelt sich nach einer verschieden langen Inkubationszeit meist eine infektiöse Magen-Darm-Entzündung mit und ohne Fieber, oft nur in Form des leichten Darmkatarrhs. Normalerweise werden die Erreger im Abklingen der Erkrankung wieder ausgeschieden, doch ist in einzelnen Fällen eine Ansiedlung im Darm, in der Leber und Gallenblase möglich. Der Patient wird zum „Dauerausscheider" und somit zu einer ständigen Quelle neuer Infektionen.

Die Endotoxine besitzen eine gewisse Thermoresistenz, verlieren aber bei ausreichender Erhitzung ihre toxischen Eigenschaften.

Wirksame vorbeugende Maßnahmen gegen diese Infektionen sind vornehmlich hygienischer Art: Gesundschlachtung, saubere Gewinnung und Aufbewahrung, Kühlhaltung, ausreichende Erhitzung bei der Zubereitung, Schutz vor Überträgern (Mäusen, Insekten und menschlichen Dauerausscheidern). Über einen wirksamen Einsatz energiereicher Strahlen, vgl. S. 267.

Die Botulinus-Vergiftung, die eine als Botulismus oder Allantiasis bezeichnete Intoxikation hervorruft und besonders bei Würsten, Schinken und anderen Fleischzubereitungen, aber auch bei zubereiteten Fisch-, Obst- und Gemüsekonserven auftritt, beruht auf dem Befall mit *Clostridium botulinum*, das sich im Erdboden findet und so auf Gemüse- und Futterpflanzen übergeht. Die Keime werden durch Verunreinigungen auf die Lebensmittel übertragen und erzeugen dort die gefährlichen Toxine (Giftstoffe), die im allgemeinen nach intensiver Vermehrung in kürzester Zeit zum Tode führen. Im menschlichen Verdauungstraktus entwickelt sich der Bazillus selber nicht, so daß das mit Sporen befallene Gemüse ohne Gefahr genießbar ist. In saurem und stark salzhaltigem Milieu (über 10% NaCl) gehen die Keime zugrunde. Unterhalb +5 bis +10 °C ist bei Lebensmitteln kaum Toxinbildung zu befürchten. Die Sporen sind sehr hitzeresistent (vgl. S. 312); die Toxine werden jedoch bei 100 °C vernichtet. Meist bilden ungenügend gepökelte oder zu schwach sauer marinierte Fleisch- und Fischwaren sowie unzureichend sterilisierte Konserven pflanzlicher Art besonders im Haushalt die Gefahrenquelle.

Ein besonderes Problem bietet der serologische Typ E von *Clostridium botulinum*, bei dem bis +3 °C noch Vermehrung und Toxinbildung möglich sind. – *Wirksamste Maßnahme bei Botulinus-Vergiftung ist die Behandlung* mit *Botulinus-Antitoxinserum*.

Die häufigsten Lebensmittelvergiftungen werden durch toxinbildende Stämme von *Staphylococcus aureus* hervorgerufen. Die Gefahr der Lebensmittelintoxikation mit diesen Bakterien besteht vor allem bei manuell verarbeiteten Lebensmitteln, wobei insbesondere von eitrigen Entzündungen der Haut oder des Nasen- und Rachenraums des Personals eine Übertragung auf das Lebensmittel erfolgt. Die Intoxikation erfolgt bei Inkorporation relativ hoher Bakterienmengen (10^5 bis 10^6 pro Gramm Lebensmittel). Im Normalfall kommt es innerhalb von 2–4 Stunden zu starken Durchfällen und/oder Erbrechen. Der Krankheitsverlauf ist gewöhnlich weniger schwerwiegend.

8.2. Fleischextrakt, Brüherzeugnisse, Würzen, Suppen, Soßen

Von den drei zuerst genannten Lebensmitteln, die nicht wegen ihres Nährstoffgehaltes, sondern wegen ihrer anregenden Wirkung genossen werden, ist der Fleischextrakt als reines Fleischerzeugnis anzusprechen, während die Würzen hydrolytische Abbauprodukte eiweißreicher Stoffe, vielfach nichttierischen Ursprungs, und die Fleischbrüherzeugnisse Mischungen von Fleischextrakt mit Würzen und Kochsalz sind.

8.2.1. Fleischextrakt

Der eingedickte albumin-, leim- und fettfreie wäßrige Auszug frischen Fleisches verdankt seine Entstehung einer Anregung LIEBIGS, der im Jahre 1847 zuerst auf die Möglichkeit einer besseren Ausnutzung der ungeheuren südamerikanischen Fleischvorräte hinwies.

Die Fabrikation erfolgt durch Extraktion des zerkleinerten mageren Fleisches mit höchstens 90 °C warmem Wasser (da andernfalls Leim in den Extrakt übergeht) in Diffusionsbatterien nach dem Gegenstromprinzip. Das Eindampfen der abgelassenen und in Separatoren und Klärbassins von Fett, geronnenem Albumin und Fibrin getrennten Brühe erfolgt im Vakuum und danach in offenen, mit Rührwerk versehenen Pfannen bis zur pastenartigen Konsistenz. Zur Gewinnung von 1 kg Extrakt sind etwa 20–30 kg Fleisch erforderlich; der ausgelaugte Rückstand, der noch das ganze ungelöste Eiweiß enthält, findet nach dem Trocknen und Mahlen als Fleischpulver oder Fleischmehl zur Herstellung von Eiweißpräparaten oder als Futtermittel Verwendung.

Seiner chemischen Zusammensetzung nach besteht der braungefärbte Fleischextrakt, analog einer eingedickten, fettarmen Fleischbrühe, aus einem Gemisch von Aminosäuren, Fleischbasen und Purinbasen mit geringen Mengen an Polypeptiden organischen Säuren, Glykogen und Inosit. Auch enthält er die gesamten löslichen Mineralstoffe.

Unter den Fleischbasen spielen Kreatin und Kreatinin als charakteristische, konstant vorkommende, relativ leicht zu erfassende Fleischextrakt-Inhaltsstoffe eine besondere Rolle (Analytik; vgl. auch S. 286). An Purinbasen finden sich Hypoxanthin und geringere Anteile von Xanthin, Adenin, Guanin. Hypoxanthin ist die Base des Mononucleotids Inosinsäure die auch im Fleischextrakt vorliegt, vgl. S. 41 und 499.

Als Maßstab für den aromatischen Geschmack gilt der Gehalt an Aminosäuren, besonders an Glutamat.

Für die quantitative Zusammensetzung werden folgende Werte angegeben: Wasser 16,9–23,0%, organische Stoffe 57,5–62,5%, Gesamt-Stickstoff 8,5–9,6%, Fett 0,03 bis 1,06%, Mineralstoffe 18,3–23,3% (davon 2,6–3,8% NaCl und 2,4–7,9% P_2O_5). Der Kreatiningehalt wird mit 4,5—6% angegeben.

Fleischextrakt enthält, abgesehen von den mineralischen, keine eigentlichen Nährstoffe und ist daher mehr als ein Genußmittel und Würzmittel (vgl. S. 479) anzusehen, das aber wegen seiner anregenden Wirkung auf den Verdauungstraktus und die Nerven sowie seiner vielseitigen küchentechnischen Verwendbarkeit großen diätetischen Wert besitzt. Der hohe Preis verursachte zahlreiche Verfälschungen durch Stoffe geringeren Wertes wie Fleischmehl, Stärke, Zucker, Dextrin; zur täuschenden Erhöhung des Stickstoffgehaltes wurden auch Zusätze von Harnstoff beobachtet. Auch kommen fleischextraktähnliche Erzeugnisse aus anderen eiweißreichen Rohstoffen, wie Pökelfleisch, Knochen, Fischen, Hefe, Casein, Soja in den Verkehr, die zum Teil sehr brauchbare Nährmittel sind, aber als „nachgemacht" nur unter deutlicher Kenntlichmachung, z. B. als Hefeextrakt, Knochenbrühextrakt, in den Verkehr gebracht werden dürfen.

Grundsätzlich zu fordern ist, daß Fleischextrakt nur aus dem frischen Fleische warmblütiger Tiere, und zwar der üblichen Schlachttiere (Rind, Kalb, Schaf, Schwein) hergestellt wird. Der seit einigen Jahren aus Walfleisch gewonnene Extrakt, der mit Rindfleischextrakt geschmacklich übereinstimmt, ist ausdrücklich als „Fleischextrakt aus Walfleisch" zu kennzeichnen. Nach Handelsbrauch ist unter „Fleischextrakt" nur Extrakt aus Rindfleisch zu verstehen.

Hefeextrakt

unterscheidet sich vom Fleischextrakt durch seinen Gehalt an Hefegummi (vgl. S. 126), durch das Fehlen von Kreatin und Kreatinin (wichtig für den Nachweis!) wie auch durch den Geschmack, ist ihm aber sonst sehr ähnlich.

Zur Herstellung von Hefeextrakten aus dem Zellsaft frischer oder getrockneter Hefe (Bierhefe, Melassehefe, Molkenhefe, Holzzuckerhefe) wird nach zwei verschiedenen Verfahren gearbeitet, der Plasmolyse und der Autolyse.

Plasmolyseverfahren: Angerührte Hefe wird mit Zucker oder NaCl versetzt, dadurch Ablösung des Plasmas von der Zellmembran; danach durch einfaches Erhitzen oder Einleiten von Dampf Denaturierung der semipermeablen Plasmahaut (Thermolyse!), Platzen der Hefezellen und Austritt des Zellinhalts.

Im Autolyseverfahren erfolgt die Freilegung des Zellinhaltes der Hefe durch Einwirkung der Eigenenzyme (Selbstauflösung).

Säurehydrolyse von Hefe ergibt keinen Hefeextrakt, sondern Würze (vgl. S. 303).

Für die Zusammensetzung einiger bekannter fester Erzeugnisse werden folgende Werte angegeben: Wasser 24,9–30,8%, organische Stoffe 45,4–52,3%, Gesamtprotein etwa 30%, Mineralstoffe 18,1–25,5% (davon NaCl 5,2–15,5%, P_2O_5 4,8–6,2%). Flüssige Hefeextrakte mit 62,3–76,6% Wasser enthalten die übrigen Stoffe in entsprechend herabgesetzter Menge.

Nach dem Gehalte an den essentiellen Aminosäuren Cystin (1,6% des Gesamtstickstoffs) und Lysin (11,2% des Gesamtstickstoffs) nimmt Hefeeiweiß eine Mittelstellung zwischen pflanzlichem und tierischem Eiweiß ein. Der Gehalt der Extrakte an Vitamin B_1, B_2, Nicotinsäureamid, Ergosterin (Provitamin D) ist von Bedeutung.

Hefeextrakt wird wie Fleischextrakt als Zusatz für Suppen, Soßen, Gemüse sowie als Brotaufstrich verwendet.

8.2.2. Fleischsaft

besteht aus dem flüssigen Anteil des rohen Fleisches, der durch Pressen bei niedriger Temperatur gewonnen und schonend unterhalb der Gerinnungstemperatur der löslichen Eiweißstoffe ohne einen anderen Zusatz eingedickt wird. Er enthält somit zum Unterschied von Fleischextrakt noch gerinnbare Eiweißstoffe, insbesondere auch Hämoglobin. Der Stickstoffgehalt der organischen Trockensubstanz beträgt etwa 15% mit höchstens 2,5% NaCl und 2–4% P_2O_5. Von der Stickstoffsubstanz entfallen mindestens 35% auf koagulierbares Albumin und höchstens 40% auf Fleischbasen. Fleischsaft dient wegen seiner wertvollen Inhaltsstoffe und seiner leichten Verdaulichkeit als diätetisches Nährmittel.

8.2.3. Brüherzeugnisse

Brüherzeugnisse sind Zubereitungen, die, mit Wasser überbrüht, fertige Fleischbrühe bzw. fleischbrühartige Aufgüsse ergeben oder ähnlich wie Suppenwürze Verwendung finden. Sie werden aus verschiedenen Materialien hergestellt und kommen in Form von Pasten, Würfeln oder auch gekörnt in den Handel.

Charakteristisch für die Brüherzeugnisse ist ein bestimmter Gehalt an löslichen Stickstoffverbindungen, darunter Aminosäuren, die appetit- und verdauungsanregende Wirkung besitzen. Außerdem enthalten die Brüherzeugnisse Gewürze, Würzen, Natriumglutaminat, Gemüse- und Kräuterauszüge, tierische und pflanzliche Fette sowie Kochsalz.

Als Brüherzeugnisse seien genannt: Fleischbrühwürfel (Bouillonwürfel), Hühnerbrühwürfel, Brühwürfel, Hefebrühwürfel, gekörnte Brühe, Brühpasten bzw. Brühpulver.

Zusatz von Farbstoffen, Zucker, Sirup, Verdickungsmitteln, Konservierungsstoffen, Kreatinin oder anderen N-Verbindungen (z. B. Harnstoff) ist nicht erlaubt.

Fleischbrühwürfel (Bouillonwürfel)

sind in Würfelform gebrachte Mischungen von Fleischextrakt oder eingedickter Fleischbrühe, eingedickter Würze, tierischen oder pflanzlichen Fetten, Gemüseauszügen, Kräuterauszügen, Gewürzen und Kochsalz, die beim Auflösen in heißem Wasser „Bouillon", das ist Fleischbrühe, ergeben. An ihrem Genußwert sind neben den anregend wirkenden Fleischbasen des Fleischextraktes die Aminosäuren, namentlich Natriumglutaminat, und die übrigen aromatisch schmeckenden Stoffe wesentlich beteiligt.

Die in der Bundesrepublik geltende „Verordnung über Fleischbrühwürfel und ähnliche Erzeugnisse" vom 27. 12. 1940 hat den Mindestgehalt an Gesamtkreatinin zu 0,45% (72 mg), an löslichem Stickstoff zu 3% (480 mg) und den Höchstgehalt an Kochsalz zu 65% (10,4 g) festgesetzt. Die in Klammern angegebenen Zahlen beziehen sich auf 1 l der genußfertigen Zubereitung und können heute an Stelle der Prozentwerte der Beurteilung zugrunde gelegt werden.

In der DDR sind im Fachbereichstandard TGL 88–131 die Anforderungen an Brüherzeugnisse (Brühpasten) festgelegt. Der Kreatiningehalt muß in Fleisch- bzw. Geflügelbrühpasten mindestens 16 mg, in Brühpasten mit Fleisch bzw. Geflügelfleisch mindestens 8 mg (bezogen auf die Substanzmenge zur Herstellung von 1 l genußfertiger Brühe) betragen.

Hühnerbrüh- und Hefebrühwürfel

Die Bezeichnung Hühnerbrühwürfel ist nur zulässig, wenn zu der Herstellung soviel Hühnerfleisch genommen wurde, daß mindestens ein Drittel des Extraktes und ein Drittel des Fettes dem Huhn entstammen. Von den ohne Fleischextrakt hergestellten Erzeugnissen wird in der Bundesrepublik den mindestens 10% Hefeextrakt enthaltenden die Bezeichnung Hefebrühwürfel zugebilligt; alle übrigen dürfen nur als Brühwürfel vertrieben werden.

Die Verordnung gilt auch für nichtwürfelförmige Erzeugnisse, wie Tafeln, Pasten, Körner, Pulver und Flüssigkeiten.

Für Brühpasten und fettreiche Brühpasten sind im Fachbereichstandard TGL 88–131 Rezeptur und chemisch-physikalische Merkmale festgelegt. Unter anderem beträgt der lösliche Stickstoff mindestens 480 mg (bezogen auf die Substanzmenge zur Herstellung von 1 l genußfertiger Brühe).

8.2.4. Würzen

Als flüssige, zur Weiterverarbeitung auch als pastenförmige oder gekörnte Erzeugnisse von fleischbrühartigem Geruch und Geschmack dienen die Würzen zur Verbesserung von Suppen, Saucen und anderen Gerichten. Die eigentlichen Geschmacksträger sind die reichlich vorhandenen Aminosäuren und ihre Salze, im besonderen das Mononatriumglutaminat.

Zur Herstellung werden hygienisch einwandfreie Eiweißträger, wie Casein, Hefe und Kleber mit reiner Salzsäure erhitzt, hydrolysiert, bis Phosphorwolframsäure nur noch eine geringe Fällung von Pepton (Polypeptide) hervorruft. Dann wird mit NaOH oder Na_2CO_3 annähernd neutralisiert, wodurch zugleich das zur Geschmacksbildung und Haltbarkeit erforderliche Natriumchlorid entsteht. Nach der Filtration wird die so gewonnene „Rohwürze" mit Gewürz- und anderen Pflanzenauszügen aromatisiert.

Zur Herstellung solcher Auszüge werden z. B. Mischungen von Blumenkohl, Sellerie, Liebstöckel, Tomaten, Zwiebeln, Lorbeerblättern, Knoblauch, Muskatnuß, Karotten und Petersilie langsam mit Salzsäure bis zur beginnenden Bräunung erhitzt, mit Wasser verdünnt und neutralisiert („Küchenkräuter-Extrakt"), oder man digeriert zerkleinerte Pilze mit Salzsäure und Wasser 8–10 Stunden bei mäßiger Temperatur, kocht dann auf, neutralisiert, filtriert heiß und dampft im Vakuum ein („Pilz-Extrakt").

Die chemische Zusammensetzung der Maggi-Würze z. B. ist wie folgt: Der Gehalt an Wasser beträgt 50,6–51,7%, derjenige an organischen Substanzen 29,3–30,7%, an Stickstoff 4,4–4,5%, an Asche 18,5–19,2%, an Kochsalz 16,2–16,8%, das spezifische Gewicht 1,265–1,271. Der Gehalt an Aminosäuren-Stickstoff liegt bei 2,8–2,9%, was etwa 64% des Gesamtstickstoffs entspricht.

Nach der erwähnten Verordnung vom 27. 12. 1940 dürfen in der Bundesrepublik Würzen nur aus hygienisch einwandfreien Fleischmehlen, Blutmehlen, Rückständen der Fischverarbeitung, Knochenbrühextrakt, Casein, Hefe, Getreidekleber, Preßrückständen der Speiseölgewinnung, Sojabohnen und entbitterten Lupinen durch Abbau des Eiweißes, auch mit Zusatz von Gemüseauszügen, Kräuterauszügen und Gewürzen hergestellt sein. Speisewürzen müssen mindestens 3% Gesamtstickstoff, davon mindestens die Hälfte aus Aminosäuren, enthalten.

Grundlage für die Herstellung und Beurteilung von Speisewürze bildet in der DDR der Standard TGL 2960. Hiernach sind als Roh- und Zusatzstoffe zugelassen: Casein, Weizensüßkleber,

Trockenhefe, Maiskleber, Preßrückstände aus der Ölsaatenverarbeitung oder tierischer Eiweißträger, die hygienisch einwandfrei sind, Gemüse- und Speisepilzauszüge, Gewürzpflanzenauszüge, Mononatriumglutamat sowie Gewürze und Gewürzextrakte.

Mononatriumglutaminat (S. 21), das normalerweise in allen Würzen vorliegt, wird auch in reiner Form benutzt, um durch Zusätze von 0,1–0,3% das Eigenaroma verschiedener tierischer und pflanzlicher Lebensmittel zu verstärken; vgl. S. 498. Dabei treten die Glutaminate selbst geschmacklich nicht hervor. Der Anwendungsbereich von Mononatriumglutaminat bewegt sich zwischen pH 4–7, wobei das Optimum seiner Wirkung etwa bei pH 5,5–6,5 liegt. In geringen Konzentrationen (0,1%) verstärkt es auch den süßen oder salzigen Geschmack. Mononatriumglutaminat kann wirkungsvoll verwendet werden bei Fleischzubereitungen, Suppen, Würzen, Pilzen, süßem Mais, Maismehlbrei, bei Gemüsen, Trockengemüse-Suppen, Tomatenmark u. a. m. Dagegen ist es *nicht* geeignet, oft sogar geschmacksabträglich für Früchte, Fruchtsäfte, süße Backwaren, Milchprodukte und viele gekochte Getreideerzeugnisse.

8.2.5. Suppen und Soßen

Bei der industriellen Herstellung von Suppen und Soßen spielen die verschiedenen Fleischarten sowie Fleischextrakt, Hefeextrakt, Brüherzeugnisse, Würzen und Glutamat als Geschmacksträger eine maßgebende Rolle. Soweit Suppen und Soßen in flüssiger Form in den Verkehr kommen, werden sie fast durchweg wie die üblichen Konserven sterilisiert.

In großem Umfang werden trockene und pastenförmige Erzeugnisse hergestellt und in Päckchen oder Beuteln abgepackt. Ihrer einfachen und schnellen Zubereitung wegen haben sie, sowohl im Haushalt als auch bei der Großverpflegung, weite Verbreitung gefunden.

Industriell werden – zur Herabsetzung der Kochzeiten der trockenen und pastenförmigen Suppen – Fleisch, Gemüse, Getreide, Getreideerzeugnisse, Hülsenfrüchte usw. vorgekocht, geröstet oder in sonstiger Form mit Wärme vorbehandelt (präpariert). Vgl. auch S. 557.

Artmäßig gibt es zunächst die klaren Suppen (Klare Fleischsuppe); sie sind nur schwach gebunden. Von ihnen leiten sich die vielfältigen klaren Suppen mit Einlagen, beispielsweise mit Teigwaren, Reis und/oder Gemüse, ab. Hier seien nur genannt: Rindfleischsuppe mit Eiernudeln, Hühnersuppe mit Nudeln oder Reis, Reis-Julienne, Frühlingssuppe und Gemüsesuppe. In verschiedensten Geschmacksrichtungen gibt es auch die gebundenen Suppen, die sich durch die Art der Bindung und/oder der Einlagen unterscheiden, wie z. B. die Suppen mit Blumenkohl, Pilz, Tapioka, Tomaten, Ochsenschwanz, Erbsen, Linsen usw.

Die Soßen sind den gebundenen Suppen verwandt, aber meist stärker gewürzt und gedickt z. B. Bratensaft, Bratensoße, Jägersoße, Tomatensoße, Helle Soße.

In den „Richtlinien über Suppen und Soßen in trockener und Pastenform" vom 21. 12. 1950 – von den zuständigen Ministerien der Bundesrepublik sanktioniert – sind u. a. für Suppen, bei denen auf die Verwendung von Fleisch, Fleischextrakt oder Fleischbrühe hingewiesen wird, je Liter der genußfertigen Zubereitung 72 mg – bei Hinweis auf Geflügel 48 mg – Kreatinin, für

Braten- und Gulaschsoßen 200 mg Kreatinin (DDR 160 mg) vorgeschrieben. Die Verwendung von Konservierungsmitteln und von Farbstoffen ist nicht erlaubt.

In der DDR sind für diese Erzeugnisse gesonderte Festlegungen in verschiedenen Fachbereichstandards getroffen worden: TGL 23308 – Suppen mit Geflügelfleisch, TGL 23310 – Gemüsesuppen mit Rindfleisch, TGL 23311 – Nährmittelsuppen mit Fleisch und TGL 23312 – Pikante Suppen mit Fleisch. Der Kreatiningehalt bewegt sich zwischen 125 mg (Feine Ochsenschwanzsuppe und feine Gulaschsuppe) und 16 mg (...suppe mit Geflügelfleisch), bezogen auf Substanzmenge zur Herstellung von 1 l genußfertiger Suppe.

Die Zubereitung der Dosensuppen erfolgt üblicherweise einfach durch Erhitzen, oft muß der Doseninhalt zuvor mit Wasser verdünnt werden. Bei den trockenen und pastenförmigen Erzeugnissen variieren Zubereitungsart und -dauer je nach Sorte oder Vorbehandlung vom Anrühren mit warmem Wasser über kurzes Aufkochenlassen bis zu Kochzeiten von 1–20 min.

8.3. Fische, Fischwaren, Krusten- und Schaltiere

Das Fleisch der kaltblütigen Tiere ist wie dasjenige der Warmblüter eine wichtige Quelle hochwertigen Eiweißes und verdient daher für die Volksernährung die höchste Beachtung. Besonders gilt dies von den Fischen, während Krebse und Muscheln, abgesehen von dem örtlichen Verbrauche, mehr als Luxusspeisen angesehen werden.

Fischwaren sind die be- und verarbeiteten Erzeugnisse der Fischerei, ausgenommen Salzheringe, Fischfilet und gefrorener Fisch. Hierher gehören auch die konservierten Zubereitungen von Hummern, Krebsen, Krabben, Fischpaste und Fischwurst.

8.3.1. Fische

Durch die moderne Entwicklung der Hochseefischerei unter Einsatz moderner Kühl- und Gefrierverfahren ist es gelungen, die Fische im Zustand nahezu völliger Frische bis in die vom Meere entferntesten Gegenden zu befördern. Auf den großen Fangfahrzeugen werden die Fische gleich nach dem Fang geschlachtet, von den Eingeweiden befreit, gewaschen und in Eis gepackt (Kühllagerung). Zunehmend wird heute unmittelbar nach dem Fang an Bord tiefgefroren.

Zahlreiche Versuche, dem Eis noch bakterizid wirkende Konservierungsstoffe, wie $NaNO_2$, H_2O_2, Ca- und Na-Hypochlorit (Aktiveis), Entozon (Entozoneis), Silberspuren (Katadyneis), Ozon (Eis aus ozoniertem Wasser), Chemotherapeutika (Sulfonamide, Acridinfarbstoffe), oberflächenaktive Verbindungen (Ampholytseifen, Invertseifen), chlorabspaltende Stoffe (Halazone) u. a., zur Haltbarkeitsverlängerung der Fische zuzusetzen, sind bis jetzt wenig erfolgreich verlaufen. Die genannten Stoffe müssen zudem größtenteils vom pharmakologisch-physiologischen Standpunkt aus abgelehnt werden. Deshalb wurde auch H_2O_2, das zudem nur eine äußerliche „Schönung" bewirkt, verboten. Derzeit kann nur das Natriumnitrit als Eiszusatz in einer Konzentration bis zu 0,02% als wirksames und weitgehend unschädliches Mittel angesehen werden. Es ist bei uns nicht erlaubt. Ein Verfahren, die Haltbarkeit frischer, ungefrorener Fische erheblich zu verlängern, bietet der Einsatz energiereicher Strahlen im Gange einer Strahlen-*Pasteurisierung*, vgl. S. 267.

Nach der Anlandung, evtl. nach vorheriger Filetierung, erfolgt der sofortige Weiterversand unter entsprechender Eiszugabe in Kühlwagen. Neuerdings werden ganze Fische als solche wie auch in Form von Fischfilet durch Tiefgefrieren frisch erhalten (siehe Kapitel „Fischwaren"). Die zahlreichen Methoden zur Herstellung von Dauerwaren werden ebenfalls weiter unten kurz besprochen.

Im Rahmen dieses Buches ist es nicht möglich, auf die überaus zahlreichen Arten eßbarer Fische näher einzugehen. Es sei daher nur die aus praktischen Gründen getroffene Unterscheidung in Seefische und in Süßwasserfische (aus Flüssen, Teichen, Landseen) sowie auch in fettarme und fettreiche Fische angeführt. Die größere Bedeutung für den Massenverbrauch haben die Seefische, wie heringsartige Fische (Hering, Sprotte, Sardine), die Gadusarten (Schellfisch und Dorsch, Kabeljau, Köhler oder Blaufisch), die Plattfische (Scholle, Butt, Flunder, Seezunge) und Makrelen. Bekanntere Süßwasserfische sind Aal, Blei, Forelle, Hecht, Karpfen, Lachs, Schleie, Zander. Als fette Fische sind vor allem Aal, Heringe und Lachs anzusehen.

Die chemische Zusammensetzung des Fischfleisches ähnelt derjenigen der warmblütigen Tiere. Die fetten Fische enthalten 58–75% Wasser, 12–22% Protein, 8–28% Fett und 1 bis 1,3% Mineralstoffe. Den höchsten Fettgehalt von 27–28% weist der Aal auf. Die Hauptbestandteile der Magerfische schwanken innerhalb folgender Grenzen: Wasser 73–91%, Protein 14 bis 22%, Fett 0,3–5%, Mineralstoffe 1–2%. Der Gehalt an Fleischbasen und anderen wasserlöslichen Stoffen bleibt hinter dem des Warmblüterfleischs zurück. Besonders die Fettfische zeigen einen beachtlichen Gehalt an Vitamin A, B_1, B_2, B_6 und D. Das Eiweiß ist nach dem Gehalt an lebenswichtigen Aminosäuren als hochwertig zu bezeichnen.

8.3.2. Haltbarmachung (Konservierung) von Fischen und Fischwaren

Teils zur Erhöhung der Haltbarkeit, teils zur Erzielung besonderer Geschmackswirkung werden die Fische mannigfachen Behandlungsweisen unterworfen. Neben den modernen Verfahren des Kühlens und Gefrierens kommen hauptsächlich in Betracht: Trocknen, Salzen, Räuchern, Marinieren, Einlegen in Öl, Sterilisieren in Dosen.

Von diesen Verfahren zur Verlängerung der Haltbarkeit gewährleistet die Frischhaltung durch Kälte am vollkommensten die Erhaltung des natürlichen Genuß- und Nährwertes von Fischen.

Gefrieren

Die durch Eiszusatz zu erzielende Kälte genügt keineswegs, die autolytischen und bakteriellen Vorgänge wesentlich zu verlangsamen oder gar aufzuhalten. Die Verlängerung der Haltbarkeit ist daher nur relativ gering.

Dagegen läßt sich durch Tiefgefrieren und anschließende Lagerung des Fisches bei so tiefen Temperaturen, daß die Keime nicht mehr zur Weiterentwicklung kommen können, eine Haltbarkeit von langer Dauer erzielen. Das früher übliche langsame Gefrieren in Luft ist jetzt durch Schnellgefrierverfahren verdrängt, zumal langsam gefrorene Ware durch stärkeren Wasseraustritt beim Auftauen an Geschmack und Nährwert verliert und trockener wird. Über Gefriergeschwindigkeit vgl. S. 255.

Wie bei anderen Lebensmitteln kommen auch bei Fischen direkte und indirekte Gefrierverfahren zur Anwendung: Das Sole-Gefrierverfahren in tiefgekühlter NaCl-Lösung nach OTTESEN, das BIRDSEYE-Verfahren im Mehrplattenapparat, das Luftschnellgefrierverfahren (direkt oder indirekt) nach HECKERMANN (BRD) und MURPHY (USA). Vgl. auch Gefrierkonservierung S. 253—257.

Das Verfahren nach HECKERMANN wird jetzt für das Schnellgefrieren von Fischen auf See praktisch durchgeführt.

Die Lagerung der gefrorenen Ware erfolgt bei etwa —20° bis —25 °C, einer relativen Luftfeuchtigkeit von etwa 90% und möglichst stiller Kühlung, damit Verdunstung und Austrocknung verhindert wird. Die Lagerzeit kann so auf 4–9 Monate ausgedehnt werden.

Beim Fettfisch, z. B. beim Hering und Lachs, muß neben dem schnellen Gefrieren und der Einhaltung bestimmter tiefer Lagertemperaturen besonders auf den Schutz des leicht oxydablen Fischfettes mit seinen hochungesättigten Fettsäuren geachtet werden. Man schließt daher durch das *Glasier-Verfahren* die Lufteinwirkung weitgehend aus, indem man das *gefrorene* Gut für einige Sekunden in Wasser taucht, dessen Temperatur möglichst nahe an der Gefriergrenze liegt. Hierdurch bildet sich ein luftabschließender Eisüberzug, der bei längerer Lagerung des Fisches bei Bedarf jederzeit erneuert werden kann. Durch diese einfache Methode läßt sich auch eine Austrocknung des Fisches während der Lagerung vermeiden. Rund- und Plattfische müssen sogar zur Qualitätserhaltung nach dem Gefrieren durch zweimaliges Tauchen glasiert werden.

Das im Prinzip ähnliche, zum Schutz vor Austrocknung und Lufteinwirkung in Norwegen entwickelte *Protan-Verfahren* bedient sich der Tauchglasierung unter Verwendung eines Alginatgeleeüberzuges. Hier wird der zu gefrierende Fisch in eine Alginatlösung (Frostgel) getaucht und dann schnell gefroren.

Zur Erhaltung der Qualität der gefrorenen Fische bei längerer Lagerzeit bedient man sich neuerdings, vor allem in den USA, der Ascorbinsäure (Vitamin C) als Antioxydans. Dieses einfache Verfahren besteht darin, daß man die Fischfilets für die Dauer von 1 bis 5 min in eine 0,5–1%ige Ascorbinsäurelösung (Temperatur 0–7 °C) eintaucht, anschließend in Zellophan einwickelt und dann schnellgefriert. Bei ganzen Fischen kann man derart vorgehen, daß man die gefrorenen Fische durch Eintauchen in eine Ascorbinsäurelösung glasiert. Bei den gefrorenen Fischen ist besonders auch auf die Einhaltung der Gefrierkette zu achten, vgl. S. 256.

Trocknen

Nach dem in nördlichen Ländern (Norwegen, Island) üblichen Verfahren werden Magerfische, wie Kabeljau, Schellfisch usw., ausgenommen, gereinigt und im Freien aufgehängt, bis sie unter der Wirkung von Wind und Sonne einen holzartigen Zustand (mit etwa 15% Wasser) angenommen haben (**Stockfisch**). Zur Herstellung von **Klippfisch** (vom norweg. „chliffen" schneiden) schneidet man die vom Kopfe befreiten Fische der Länge nach auf, entfernt die Mittelgräte, salzt und breitet aus. Der Wassergehalt beträgt im Mittel 35%, der Kochsalzgehalt 15–20%. In Deutschland werden ähnliche Erzeugnisse unter Verwendung besonderer Maschinen und künstlicher Trocknung hergestellt.

Salzen

Das Verfahren der Haltbarmachung durch Salz wird sowohl bei Magerfischen, z. B. Kabeljau, als auch bei Fettfischen, besonders bei Heringen und Lachsen, angewendet. Die Salzwirkung beruht auf einem osmotisch bedingten Entzug von Wasser aus dem

Fischfleisch, wobei umgekehrt Salz eindringt. Das Fischeiweiß gerinnt bei Aufnahme größerer Salzmengen und entwickelt durch die Tätigkeit von Eigen- und Bakterienenzymen besondere Aromastoffe. Damit wird das Fischfleisch genußgar und je nach Menge des Salzzusatzes kürzer oder länger haltbar. Man unterscheidet in der Heringssalzerei die Leicht-, Mittel- und Hartsalzung. Hierzu werden die Fische ausgeweidet, mit Salz bestreut und in Tonnen eingelegt. Schwache oder milde Salzung der unbefruchteten „Jungheringe" ergibt die sogenannten Matjesheringe (8–10% Salz im Fleisch), mittlere Salzung die „Salzheringe" (12–13% Salz im Fleisch). Letztere werden in Vollheringe (mit Rogen und Milch) und Ihlen („Hohlheringe" nach dem Laichen) unterschieden. Hartgesalzene Heringe enthalten mehr als 13% Salz im Fleisch (entsprechend $>$20% Salz im Fischgewebewasser). Sardellen enthalten 20–22% Salz.

In der DDR ist für die Salzung der Heringe der Standard TGL 3362 maßgebend. Hiernach unterscheidet man: Schwache Salzung – Kochsalzgehalt im Fischfleisch bis 10%; mittlere Salzung – Kochsalzgehalt im Fischfleisch 10–14%; harte Salzung – Kochsalzgehalt im Fischfleisch mindestens 14%.

Räuchern

Die salzgargemachten oder gepökelten Fische (Hering, Lachs, Seelachs) werden zur teilweisen Entfernung des Salzes gewässert, dann aufgespießt und bei niedriger Temperatur (20–25 °C) dem Rauche verschwelenden Laubholzes ausgesetzt („Kalträucherung"). Schneller führt die in Deutschland bevorzugte „Heißräucherung" zum Ziel, bei der die frischen, also nicht salzgaren Fische (Hering, Fleckhering, Sprotten, Makrele, Aal, Scholle, Dornfisch) nach kurzer Salzung bei hoher Temperatur (100 bis 110 °C) im Rauche von Laubholz (nicht Sägemehl) zuerst vorgetrocknet, dann gargemacht und zuletzt gedämpft werden. Der Prozeß dauert je nach der Größe der Stücke 1–4 Stunden. Der Wassergehalt der geräucherten Fische beträgt etwa 40–60%.

Auf diesem Wege der Heißräucherung werden auch die Bücklinge, auch Bückinge genannt, aus grünen, unausgeweideten Heringen nach vorherigem kurzen Einlegen in Salzwasser und kurzer Trocknung hergestellt.

Marinieren

Das Marinieren von Fisch, eine typisch deutsche Entwicklung, hat sich vom haushaltsmäßigen Zubereitungsverfahren, dem Einlegen von Fleisch, Fisch, Gemüse u. a. in eine Salzlake oder in eine saure Aufgußflüssigkeit erst ab Ende des letzten Jahrhunderts zu einem sehr breiten industriellen Verarbeitungszweig für Fische entwickelt.

Im engeren Sinne ist Marinieren die gar- und genießbarmachende Behandlung (ohne Hitzeeinwirkung) von rohen Fischen mit einer Lösung von Kochsalz und Essig (Kaltmarinaden). Früher galten Fischerzeugnisse, die auf heißem Wege durch Kochen oder Braten gar gemacht wurden und nachträglich in einen sauer-würzigen Aufguß eingelegt wurden, als Marinaden, sogenannte Koch- und Bratmarinaden. Die Zusammenfassung dieser drei Fischerzeugnisse unter der Bezeichnung Marinaden wird jedoch der sehr unterschiedlichen Art ihrer Herstellung nicht gerecht.

Nach dem geltenden Handelsbrauch sind heute im Sinne einer besseren Klassifizierung entsprechend der Herstellung folgende Bezeichnungen gebräuchlich: *Marinaden* für

Fischerzeugnisse, die auf kaltem Wege durch Behandlung mit Essig und Salz gar (genußfähig) gemacht sind; *Bratfischwaren* und *Kochfischwaren* für Fischerzeugnisse, die durch Hitzebehandlung gar gemacht und nachträglich in saure Aufgüsse eingelegt sind.

Halb- und Vollkonserven von Fischen

Die Erzeugnisse der Fischindustrie, die in luftdicht verschlossenen Behältnissen (Dosen, Gläsern, Kunststoffpackungen) in den Verkehr kommen, sind nur zu einem Teil als echte Dauerwaren, d. h. als Vollkonserven anzusehen. Fischvollkonserven sind durch Erhitzen in luftdicht verschlossenen Behältnissen auf über 100 °C für eine *längere Zeit haltbar* gemacht und müssen daher von einer Fischpräserve, d. h. einem nur *begrenzt haltbaren* Erzeugnis klar unterschieden werden.

Es sei hier mit besonderem Nachdruck auf die Merkmale zur äußerlichen Unterscheidung bei diesen beiden Warengruppen hingewiesen:

Vollkonserven werden vorwiegend in spitzovalen oder stumpfovalen (sogenannten Hansadosen) in den Verkehr gebracht. Die Dosen werden meistens mit Papierumhüllungen oder Kartonpackungen versehen. Zuweilen tragen sie den Aufdruck „haltbar hergestellt".

Fischpräserven dagegen werden in bedruckten Dosen, vor allem Rund-, Vierkant- und sogenannten Brikettdosen, ohne Einwickler oder Umkarton, in den Handel gebracht. Sie müssen neben der vorgeschriebenen Deklaration des Inhalts die Inschrift „Auch bei Kühlung begrenzt haltbar" aufweisen.

Zur übersichtlichen Orientierung über den Herstellungsgang der verschiedenen Fischkonserven dient das Schema auf S. 310. Als Rohware dienen sowohl frische als auch tiefgefrorene, gefrorene und (für Marinaden) auch gesalzene Fische. Die vorbereitende Bearbeitung der Rohware umfaßt allgemein das Säubern, Waschen und Schneiden (Entfernung von Kopf, Schwanz, Flossen, Eingeweide und Gräten). Meistens werden die Fische dann in einer Salzlösung entblutet: Entblutebad.

Präserven:

Die Fischhalbkonserven (Präserven) werden nach dem Einfüllen und Verschließen der Behältnisse keiner konserventechnischen Sterilisation (Erhitzung über 100 °C) unterworfen; es wird höchstens eine Pasteurisierung (Erhitzung unter 100 °C) nach dem Behälterverschluß angewandt. Alle Präserven besitzen nur eine vergleichsweise geringe Haltbarkeit, die durch Kühllagerung (nicht Kälte- oder Gefrierlagerung wegen Entmischung des Doseninhalts) und Zugabe von Konservierungsstoffen verbessert wird. Um die Entwicklung pathogener Mikroorganismen auszuschließen, muß der pH-Wert der Fertigware unter 4,8 liegen.

Zur Frage der Anwendung von chemischen Konservierungsstoffen bei Fischwaren gibt die Konservierungsstoff-Verordnung vom 19. 12. 1959 in der Fassung der Änd. VO vom 25. 4. 1968 mit ihren Anlagen die Art und Menge der Konservierungsstoffe an, die bei Fischwaren verwendet werden dürfen, nämlich Sorbinsäure, Benzoesäure, PHB-Ester und Ameisensäure. In der DDR können gemäß der Anordnung vom 24. 1. 1967 über den Verkehr mit Konservierungsmitteln (GBl. II S. 80; Ber. S. 168) Benzoesäure, PHB-Ester, Sorbinsäure sowie Hexamethylentetramin (nur für Kaltmarinaden) verwendet werden.

Zu den Präserven zählen: Marinaden, Kochfischwaren, Bratfischwaren, Salzfischwaren wie auch Kaviar (als Fischrogenerzeugnis).

Herstellungsschema von *Herings-Konserven* (nach ANTONACOPOULOS)

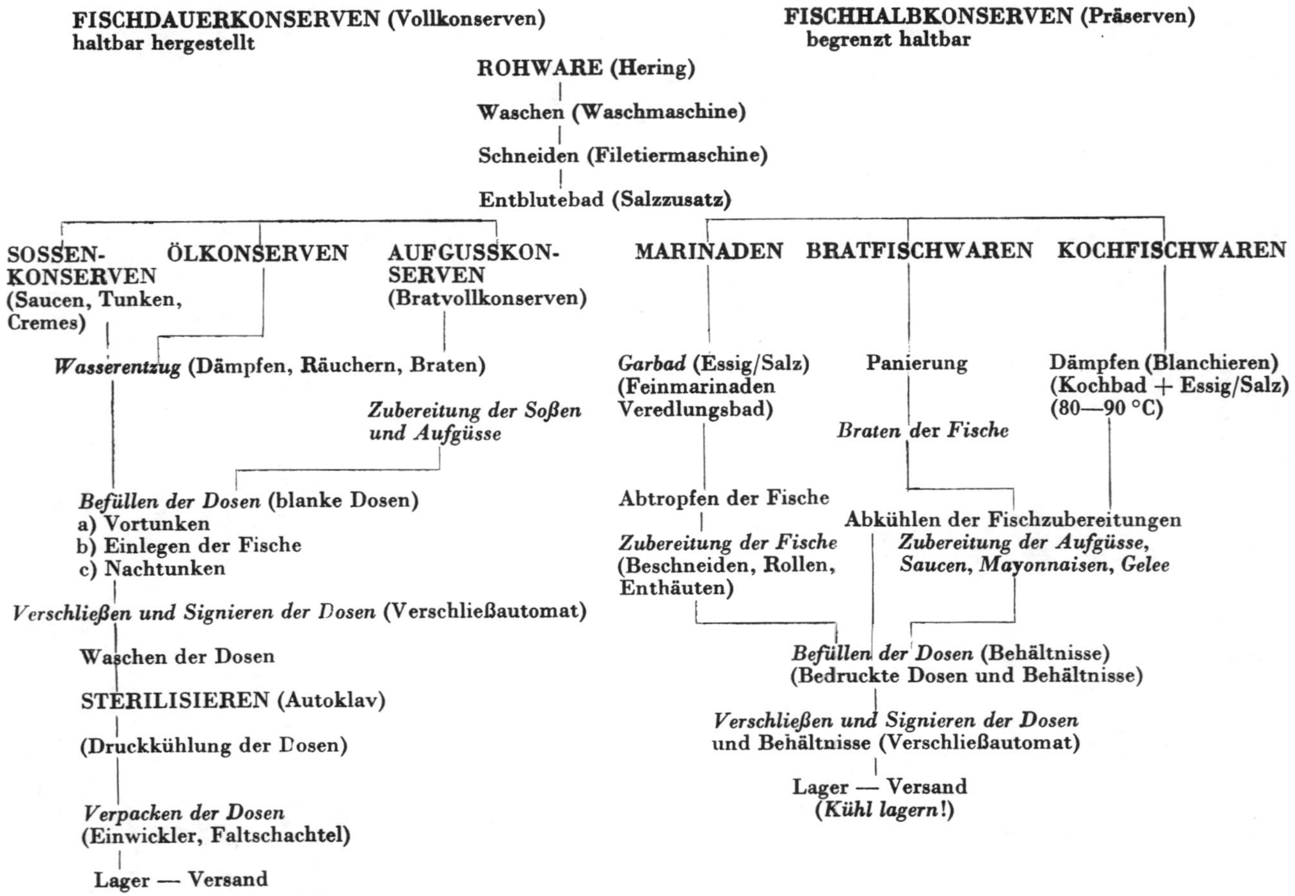

Marinaden sind Präserven aus Fischen, die ohne Wärmeeinwirkung durch Behandeln mit Essig und/oder anderen Genußsäuren und Salz, auch unter Zufügung sonstiger Zutaten zum Würzen gar gemacht sind. Hierzu werden die vorbereiteten Fische nach etwa halbstündiger Behandlung im Entblutebad (mit 3–5% Salz) für 4–6 Tage bei etwa 10–15 °C ins Garbad eingelegt. Es besteht meist aus einer Lösung mit 5–8% Essigsäure und 14% Salz; letzteres festigt das Fischfleisch durch Entzug von Gewebewasser, die Essigsäure bewirkt das Zartwerden des Fleisches durch hydrolytische Vorgänge. Durch diese Eiweißdenaturierung kommt die undurchsichtige und typisch weißgraue Färbung der Marinaden zustande. Die dem Garbad entnommenen „Sauerlappen" läßt man evtl. nach Überbrausen abtropfen und legt sie in Dosen mit Gewürzen, Garnierungen, z. B. Zwiebelringen, und dem jeweiligen Aufguß, der 1–2% Essigsäure, 2—5% Salz, Gewürzauszüge und meist Zusätze der zugelassenen Konservierungsstoffe enthält. Die Feinmarinaden werden nach dem Garen nochmals in einem Veredelungsbad behandelt. Die wichtigsten Marinadenerzeugnisse sind: Saure, marinierte und Delikateßheringe, Kronsild, Bismarckheringe, Rollmops, marinierte Heringsfilets und Heringshappen.

Zur Herstellung von *Kochfischwaren* wird die vorbehandelte Rohware durch eine 18 bis 30 min lange Hitzebehandlung („Kochen") in 80–90 °C heißen Lösungen von 4% Essigsäure und 6–8% Salz gar gemacht. Die gargemachten Fische werden mit oder ohne pflanzliche Beigaben in Geleeaufgüssen oder Tunken eingelegt, auch unter Verwendung zugelassener Konservierungsstoffe. Zu den Kochfischwaren zählen weiterhin unter Anwendung anderer Verfahren, z. B. durch Räuchern, Braten hergestellte Fische, die in einen Geleeaufguß eingelegt sind. Der Geleeaufguß aus Gelatine enthält 1,5–2,5% Essigsäure und 2–3% Salz. Kochfischwaren sind z. B. Hering in Gelee, Aal in Gelee, Brathering in Gelee.

Bei der Herstellung von *Bratfischwaren*, z. B. von Brathering, dient das Entblutebad mit 10–15% Salz gleichzeitig der Geschmacksgebung. Die Fische werden dann mit Mehl (Mischung aus Weizen- und Roggenmehl) paniert und in Pfannen, großindustriell in Bratapparaten, mit Speiseöl oder -fett auf 160–180 °C bis zur Garung gebraten. Vor dem Einlegen in die Dosen muß auf eine gute Auskühlung der gebratenen Fische unter Vermeidung von Neuinfektionen geachtet werden.

Zu den *Salzfischwaren* gehören vor allem die Ölpräserven, wie Seelachs in Öl (Lachsersatz), Anchosen, Salzherings- und Sardellenerzeugnisse. Für *Seelachs in Öl* (Lachsersatz) werden die vorbereiteten Fische wie Köhler oder Blaufisch, Pollack, auch Kabeljau, durch eine Hartsalzung in etwa 2 bis 4 Wochen gargemacht. Die salzgaren Stücke werden geschnitten, einige Minuten in einem „Farbbad", das Salz, Essig und zugelassene Farbstoffe, evtl. auch Konservierungsstoffe enthält, behandelt. Nach kurzer Rauchbehandlung (10–20 min in Räuchertunnels bei 10–25 °C) werden die Scheiben in Öl, meist Sojaöl, in Dosen eingelegt und verschlossen.

Anchosen sind Präserven aus (unausgenommenen) Sprotten oder Heringen, die nach Zugabe von Salz, Zucker und Gewürzen einen enzymatischen Reifungsprozeß durchmachen, wobei sich das typische Aroma ausbildet; sie werden dann mit Aufguß, Soße oder Speiseöl in Dosen oder Gläsern verpackt. Die Anchosen, z. B. Anchovis, Appetitsild, Gabelbissen, sind sehr empfindliche Fischerzeugnisse, die meist mit Konservierungsstoffen versehen sind und kühl gelagert werden müssen.

Auch Kaviar, ein Erzeugnis aus frischen oder gesalzenen Rogen von See- oder Süßwasserfischen unter Zusatz von würzenden Stoffen, Bindemitteln und gegebenenfalls zulässigen Farb- und Konservierungsstoffen, zählt zu den Präserven. „Echter Kaviar“, z. B. Beluga-Malossol-Kaviar, wird aus Rogen von Störarten in den UdSSR hergestellt und unkonserviert oder konserviert mit Benzoesäure und/oder Sorbinsäure importiert. Auch aus Rogen von Lachsarten wird Kaviar gewonnen, z. B. der rote Keta-Lachs-Kaviar. „Deutscher Kaviar“ wird aus Rogen von Dorsch, Heringen und vor allem von Seehasen hergestellt. Meist wird der gesalzene und vorkonservierte Seehasenrogen importiert, eine Färbung mit zugelassenen schwarzen Farbstoffen ist notwendig. Citronensäure wird zur pH-Senkung zugesetzt. Neben der chemischen Konservierung wird Deutscher Kaviar teilweise auch pasteurisiert.

Fisch-Vollkonserven:

Während die Herstellung von Fischpräserven sich hauptsächlich auf beide deutsche Staaten und Skandinavien beschränkt, werden in den anderen fischverarbeitenden Ländern fast nur Vollkonserven aus Fischen (canned fish products) hergestellt. Man unterscheidet der Herstellung und Zusammensetzung entsprechend 3 Gruppen: Fischvollkonserven in Soßen, in Öl und in Aufgüssen (vgl. auch Schema S. 308). Der üblichen Vorbereitung schließt sich meist eine wasserentziehende Vorbehandlung an: in modernen Großbetrieben kontinuierlich im Dämpftunnel, sonst durch Kochen in Salz- oder Essig-Salz-Lösungen, Erhitzen in Öl, Räuchern oder Trocknen. Der Wassergehalt des Fischfleisches soll dadurch auf 60–65% herabgesetzt werden. Die Einfüllung in Dosen aus doppelseitig lackiertem Weißblech oder auch in Gläsern erfolgt von Hand oder in automatischen Packanlagen, die Schneiden, Einlegen, die Soßen-, Öl- oder Aufgußzugabe, evtl. auch das Exhaustieren und Verschließen übernehmen. Die 40–90 min lange Sterilisation wird heute überwiegend bei 105–120 °C in dampfbeheizten Überdruckautomaten (Standautoklaven, Rotations- oder Pendelautoklaven) durchgeführt.

Zur Bestimmung der konserventechnischen Sterilität wird neuerdings der sogenannte F-Wert herangezogen, ein Temperatur/Zeit-Faktor zur ausreichenden Abtötung der Mikroorganismen, bezogen auf die Hitzeresistenz bzw. Letalwert der Sporen von *Clostridium botulinum* (hierbei Q_{10} °C = 10). Der F-Wert ist definiert als die erforderliche Sterilisationszeit in Minuten bei 121 °C. Durch die F-Wert-Ermittlung ist es möglich, die für jede hitzesterilisierte Konserve notwendigsichere und in qualitativer Hinsicht kürzeste Sterilisationszeit zu ermitteln. Es entspricht dann

$$\begin{aligned} 1\text{ min } 121°: F &= 1 \\ 1\text{ min } 111°: F &= 0{,}1 \\ 1\text{ min } 131°: F &= 10 \end{aligned}$$

Zur Abtötung der Sporen von *C. botulinum* sind Sterilisationsbedingungen mit F = 2,4 notwendig.

Als Vollkonserve sollte eine unbegrenzte Haltbarkeit möglich sein. Doch ist bei empfindlichen Füllgütern mit aggressiven Soßen und Aufgüssen je nach Dosenmaterial nur mit einer 6 Monate langen Haltbarkeit zu rechnen. Ölkonserven, z. B. Ölsardinen, können einige Jahre haltbar sein. Als Mindesthaltbarkeitsdauer wird für Fischvollkonserven durchschnittlich 12 Monate angegeben.

8.3.3. Krustentiere

Von Krebsen finden als Nahrungsmittel besonders folgende Verwendung: Flußkrebs (*Astacus fluviatilis*), Hummer (*Homarus vulgaris*), Languste (*Palinurus vulgaris*) und mehrere, auch als Krabben, Granaten bezeichnete Arten von Garnelen (*Crangon*, *Leander*, *Pandalus*). Sie werden sowohl frisch gekocht als auch in Form verschiedener Zubereitungen (Krebsscheren, Krebsschwänze, Krebsbutter, Krebspulver, Krebssuppen) in den Verkehr gebracht. Das Krebsfleisch unterscheidet sich von dem Warmblüterfleisch durch seinen höheren Wassergehalt von mehr als 80% und dementsprechend niedrigeren Gehalt an Protein (10—12%) und Fett (1—1,5%).

Die Rotfärbung der Krebsschalen tritt erst beim Kochen auf. Hierbei wird der in einem Chromoproteid (braunschwarz) gebundene rote Polyenfarbstoff Astaxanthin durch Denaturierung der Eiweißkomponente frei (vgl. S. 43).

8.3.4. Schaltiere

Die zahlreichen eßbaren Muschelarten, von denen Austern (*Ostrea edulis*) und Miesmuscheln (*Mytilus edulis*) die größte Bedeutung haben, sind hinsichtlich ihres Nährwertes den Krebsen an die Seite zu stellen. Die bisweilen beobachtete Giftigkeit wird auf das Wachstum in verunreinigtem Abwasser zurückgeführt, vgl. Salmonellen-Infektion, S. 299.

Von weiteren Weichtieren dienen noch Schnecken und Kopffüßer (fälschlich „Tintenfische"), von sonstigen Kaltblütern Schildkröten und Frösche (Froschschenkel) zur Ernährung.

8.4. Eier und Eikonserven

8.4.1. Eier

Obwohl die Eier fast sämtlicher Vögel als Lebensmittel Verwendung finden können kommen doch von dem Hausgeflügel nur die Hühnereier, in beschränktem Umfange auch Enten- und Gänseeier, in Betracht (erstere nur mit Aufdruck: Entenei! 10 min kochen![1]), während von den Eiern der Wildvögel Kiebitz- und Möweneier bei uns mehr als Delikatesse gelten. Da als Eier schlechthin nach deutschem Recht im Handel nur die Hühnereier bezeichnet werden dürfen, während andere nach der Gattung („Enten"-, „Gänseeier") benannt werden müssen, seien hier nur die Hühnereier besprochen. Die Ausführungen gelten aber sinngemäß für alle Vogeleier.

Zusammensetzung

Das Ei entsteht aus den überaus zahlreichen Dotterkugeln des Eierstockes, die zunächst von einem hautartigen Gebilde (Follikelhaut) umhüllt sind und nach dem Platzen desselben in den Eileiter gelangen. Hier umgibt sich der Dotter mit dem Weißei, danach mit der Eihaut und Schale.

Bei frischen Eiern ist eine deutliche Abgrenzung von Eiklar gegen Dotter, der sich in der Eimitte befindet, durch das Dotterhäutchen vorhanden. Am stumpfen Ende des Eies

[1] In *rohem* oder weichgekochtem Zustand können Enteneier zu schweren gesundheitlichen Schädigungen durch bakterielle Infektion führen (Salmonellen!) und dürfen deshalb *nicht* zur Herstellung von Puddings, Mayonnaise, Rührei, Setzei, Speiseeis, Pfannkuchen u. a. verwendet werden. Sie müssen vor dem Genuß mindestens 10 Minuten gekocht oder beim Kuchenbacken in der Backofenhitze völlig durchgebacken sein (Verordnung über Enteneier vom 25. 8. 1954, in der Fassung der VO vom 17. 12. 1956). In der DDR sind das Inverkehrbringen und die Verwendung von Enteneiern für die menschliche Ernährung gemäß Anordnung vom 3. 6. 1953 über Enteneier (ZBl. S. 270) verboten.

liegt die Luftkammer, ein bei frischen Eiern nicht größer als 5 mm großes Luftbläschen, das sich mit zunehmendem Alter des Eies infolge Wasserverdunstung vergrößert (Altersbestimmung!). Das mittlere Gewicht des Eies schwankt bei den verschiedenen Hühnerrassen zwischen 50 und 60 g (Ente 60–70, Gans 150–200 g, Kiebitz 20–30 g), doch kommen große Abweichungen von 30–70 g vor. Von dem im Durchschnitt 53 g betragenden Gesamtgewicht entfallen rund 6 g auf die aus Calciumcarbonat, neben geringen Mengen Magnesiumcarbonat, Phosphaten und organischer Substanz bestehende Schale, 31 g auf das Weißei und 16 g auf den Dotter. Die beiden letzteren enthalten folgende Mengen der Hauptnährstoffgruppen:

Tabelle 28. Zusammensetzung von Hühner-Weißei und Dotter

	Weißei	Dotter
Wasser	86,6%	49,0%
Stickstoffsubstanz	11,6%	16,7%
Fett	0,2%	32,6%
Stickstofffreie Extraktstoffe	0,8%	1,2%
Mineralstoffe	0,6%	1,1%

Das Weißei, auch Eiklar genannt, unterscheidet sich hiernach rein quantitativ durch den weit höheren Wassergehalt und das nahezu gänzliche Fehlen von Fett. Die Stickstoffsubstanz besteht fast ganz aus koagulierbarem Albumin (Ovalbumin, Conalbumin), neben zurücktretendem Ovoglobulin und Glykoproteiden. Über das Biotin-bindende Protein Avidin s. S. 193. Genuß von rohem Eiklar kann Verdauungsstörungen verursachen.

Der Dotter oder das Eigelb enthält eine Fülle diätetisch wichtiger Stoffe; der Lipoidanteil liegt über 30%. Dotter-Eiweiß enthält in der Hauptsache das Phosphoproteid Vitellin. Im Fett (Eieröl) liegen neben 5% Unverseifbarem (Cholesterin, Farbstoffe), Triglyceride sowie freie Fettsäuren vor. Bei den Phosphatiden überwiegen Lecithin und Kephalin, die teils frei, teils an Eiweiß (Lecithalbumin) gebunden sind. Der charakteristische gelbe Eierfarbstoff Lutein (Xanthophyll) ist chemisch ein Dihydroxy-α-Carotin, vgl. S. 102. Von besonderer Bedeutung ist der Gehalt an Vitaminen A, D, B_1, B_2, E (Vitamin C fehlt).

Ei-Lecithin, Cholesterin und Lutein dienen als analytisch leicht faßbare Verbindungen zum Nachweis und zur Bestimmung des Eigehaltes von Lebensmitteln, doch ist zu berücksichtigen, daß der Luteingehalt durch die Art der Fütterung beeinflußt und wie auch der Vitamingehalt durch Verfütterung von Paprika stark erhöht wird. Selbst durch Zusatz künstlicher Teerfarbstoffe zum Futter kann eine Auffärbung des Dotters erfolgen, doch bedeutet dies eine Verfälschung.

Nährwert

Der Nährwert der Eier ist bei ihrem hohen Gehalt an völlig verdaulichen Nährstoffen beträchtlich. Das Eiweiß des Eies ist auf Grund seiner Zusammensetzung und seines Gehaltes an essentiellen Aminosäuren das hochwertigste Eiweiß. Das Ei ist deshalb so wertvoll, weil es neben den Grundnährstoffen auch ernährungsphysiologisch wichtige

Begleitstoffe (Lipoide wie Lecithin, Kephalin, Cholesterin, Carotinoide und die Vitamine A, D, E, B_1, B_2) enthält. Neben weiteren Eigenschaften, wie dem Wohlgeschmack und der Schlagbarkeit des Weißeies zu Schnee, beruht die küchen- und backtechnische Verwendbarkeit im Haushalt und in der Industrie (z. B. in der Margarineindustrie) vor allem auf dem Emulgierungsvermögen des im Dotter vorhandenen Lecithins (vgl. S. 97).

Handelsklassen und Kennzeichnung. Die Verordnung über eine gesetzliche Handelsklasse „Deutsches Standardei" vom 1. 9. 1958 ist seit 1970 in der Bundesrepublik durch die EWG-Vermarktungsnormen für Eier abgelöst. Diese regeln u. a. die Anforderungen an die Güteklassen (A oder „frisch"; B oder „2. Qualität oder haltbar gemacht"; C oder „aussortiert, für die Nahrungsmittelindustrie bestimmt"), die Gewichtsklassen (1–7) und die Kennzeichnung.

Entsprechende Angaben für „Hühnereier frisch" sind für die DDR in dem Standard TGL 3066 niedergelegt.

Verhalten bei der Aufbewahrung

Eier sollen grundsätzlich trocken, kühl und gut gelüftet lagern. Da sie leicht Fremdgerüche z. B. von Seife, Petroleum, Sauerkraut, Obst annehmen, sind solche Geruchseinflüsse fernzuhalten.

Eier unterliegen bei längerer Aufbewahrung mannigfachen Veränderungen, die zum Teil auf Eintrocknung (durch die poröse Schale), auf Konzentrationsänderungen zwischen Dotter und Weißei und auf hydrolytischen Spaltungen durch Enzyme beruhen (Altwerden), zum Teil durch eingewanderte Mikroorganismen (Pilze, Bakterien) verursacht werden. Zur Verhütung dieser Erscheinungen, die sich als Geschmacksverschlechterung, im Auftreten übler Gerüche (NH_3, H_2S), in höheren Graden als Fäulnis äußern, werden zahlreiche Verfahren angewandt, von denen die älteren auf der Fernhaltung von Luft und Kleinlebewesen durch Überziehen mit Paraffin, durch trockene Verpackung in Papier und Einlegen in Kalk- oder Wasserglaslösung hinauslaufen; heute wird größeres Gewicht auf die Reinhaltung der Oberfläche und Kühlhausaufbewahrung (auch in N_2- oder CO_2-Atmosphäre) bei etwa 0 °C und 80% relativer Luftfeuchtigkeit gelegt.

Kalkeier zeigen den Fehler, daß die Schale leicht brüchig wird und beim Kochen platzt; das Weißei ist oft nicht vom Dotter zu trennen und läßt sich im Gegensatz zu den in Wasserglas oder Garantol konservierten Eiern nicht zu Schnee schlagen. Günstiger werden die Wasserglaseier beurteilt; sie werden vorteilhaft, um das Platzen beim Kochen zu verhüten, vorher am stumpfen Ende angestochen. Beide Methoden erlauben, die Eier $^1/_2$–1 Jahr genießbar zu erhalten, während Eier bei Kühlhauslagerung bis zu $1^1/_2$ Jahren brauchbar bleiben, nach dem Herausnehmen jedoch bald verbraucht werden müssen.

Die Eier können auch pathogene Keime enthalten. Insbesondere sind die *Salmonella*-Bakterien, die vielfach in Hühnereiern gefunden wurden, als pathogen für den Menschen anzusehen, vgl. S. 299. Diese Gefahr betrifft jedoch kaum frische oder im Kühlhaus gelagerte Eier, die nach dem Aufschlagen meist sofort zum Verbrauch kommen, sondern vornehmlich Eiprodukte. Beim Verzehr von Eiprodukten ist es wiederholt zu Massen- und Einzelerkrankungen (mit vereinzelten Todesfällen) gekommen. Durch Untersuchungen wurde bestätigt, daß die Erreger z. B. im Trockenei beim Anrühren mit

Wasser und Stehenlassen bei Zimmertemperatur besonders gute Entwicklungsmöglichkeiten haben. Ähnliches trifft auch für andere Eiprodukte, wie Flüssig-Ei und Gefrierei zu, wenn bei deren Weiterverarbeitung zu Mayonnaisen, Pudding, Eierpfannkuchen, Rührei usw. die Temperaturen nicht hoch bzw. die Erhitzungszeiten nicht lang genug sind, um die Bakterien abzutöten.

Eine „VO zum Schutze gegen Infektion durch Erreger der Salmonella-Gruppe in Eiprodukten" vom 17. 12. 1956 sieht für die Bundesrepublik vor, daß durch eine ausreichende Vorbehandlung bei der Herstellung derselben die Erreger der *Salmonella*-Gruppe und die anderen Erreger der Gruppe der Enterobakteriaceen abgetötet werden. Als ausreichende Vorbehandlung wird in der amtlichen Begründung nach dem derzeitigen Stand der Wissenschaft die Pasteurisierung oder der Zusatz von gesundheitlich unbedenklichen Konservierungsstoffen angesehen.

Zur Bekämpfung der Salmonellengefahr gilt in der DDR die Anweisung vom 5. 4. 1962.

8.4.2. Ei-Dauerwaren

Ei-Dauerwaren sind durch Trocknen, Gefrieren oder chemische Konservierung haltbar gemachte Produkte aus Hühnereiern. Sie dienen der Verwendung in der Teigwaren-, Suppen- und Backwarenindustrie, der Mayonnaiseherstellung, in Bäckereien und Konditoreien.

Je nach dem Verwendungszweck stellt man flüssige (bzw. gefrorene) oder trockene (pulverförmige) Dauerwaren her.

Flüssige Eikonserven

Flüssiges Eigelb und flüssiges Ganzei werden besonders aus China, pasteurisiert oder gefroren oder mit 4–5% Kochsalz und bestimmten Konservierungsmitteln haltbar gemacht, in Blechkanistern oder Fässern eingeführt.

In der Bundesrepublik und in der DDR ist für flüssiges Eigelb und Flüssigei ein Zusatz von Benzoesäure und Sorbinsäure gestattet (vgl. Konservierungsstoff-VO vom 19. 12. 1959 bzw. Konservierungsmittelanordnung s. S. 276).

Ei-Trockenkonserven

werden durch Trocknung von Ganzei, Eigelb oder von Eiklar hergestellt. Man bezeichnet diese Produkte dann als „Trockenei", „Trockeneigelb" oder „Trockeneiweiß". An Stelle des ursprünglich in China geübten Trocknungsverfahrens bei Temperaturen von 40–50 °C, das zwar haltbare, aber schlecht lösliche, nur für Back- und Teigwaren verwendbare Erzeugnisse lieferte, und an Stelle des Sprühverfahrens (siehe Milch), das zu leicht ranzig werdenden Produkten führte, bevorzugt man heute meist eine Trocknung im Vakuum (Vakuumtrommeln) bei niederer Temperatur. Die so erzielten Volleipulver, in luftdicht verschlossenen oder evakuierten Dosen etwa 1 Jahr haltbar, enthalten etwa 38% Protein und 42% Fett, die Eigelbpulver 33% Protein und 52% Fett. Sie können nach dem Verrühren mit Wasser wie frisches Ei angewandt werden.

1 kg Trockenvollei entspricht etwa 80 Frischeiern von je 45 g bzw. 12,5 g Trockenvollei entsprechen 1 Frischei. 1 kg Trockeneigelb mit 5% Feuchtigkeit entspricht 115 Dottern

bei einem Durchschnittsdottergewicht von 16 g. 8,7 g Trockeneigelb entsprechen 1 Eidotter von 16 g.

Infolge seines hohen Gehaltes an Fett und Lecithin neigt Eipulver, insbesondere Trockeneigelb, bei unsachgemäßer Herstellung, Lagerung oder nach Anbruch der Behältnisse leicht zum Verderben. Durch die große Oberfläche des Trockengutes treten bei den reichlich vorliegenden ungesättigten Glyceriden des Eieröles bevorzugt Autoxydationserscheinungen auf. Hydrolytische Spaltungsreaktion des Eierfettes und der Proteine (Ansteigen des Säuregrades) können sowohl auf dem natürlichen Enzymgehalt des Dotters beruhen als auch durch Mikrobenenzyme hervorgerufen werden. Die mikrobiellen Zersetzungen werden durch den Nährstoffreichtum des Dotters besonders dann begünstigt, wenn ein gewisser Feuchtigkeitsgehalt (vgl. dazu Kapitel Trocknung S. 259) des Trockenpulvers – er soll 5% nicht überschreiten – erreicht wird und das Lecithin zur Quellung kommt. Ist der Keimgehalt schon von der Herstellung her vergleichsweise hoch, dann ist auch bei sachgemäßer Aufbewahrung ein schnelles Verderben zu befürchten. – Bei ungünstigen Lagerungsbedingungen kommt es auch zu Reaktionen zwischen Eiweiß bzw. Aminosäuren und Kohlenhydraten, durch welche eine unerwünschte Färbung eintritt (vgl. MAILLARD-Reaktion, nichtenzymatische Bräunung S. 113). Chemische Konservierung ist bei Eipulver unzulässig.

Die zum Nachweis von Verfälschungen und Verdorbenheit geeigneten Methoden sind in der analytischen Literatur besprochen.

8.5. Milch und Milcherzeugnisse

8.5.1. Milch

Als Milch bezeichnet man die von der Milchdrüse weiblicher Säugetiere abgesonderte Flüssigkeit. Unter Milch als Handelsware versteht man im üblichen Verkehr lediglich die Kuhmilch, während die Milch anderer Tiere nur unter deutlicher Kennzeichnung der Tierart, z. B. als Ziegenmilch, Schafmilch, in den Verkehr gebracht werden darf.

Die Milch entsteht im Euter, einem drüsigen Organ, unter dem Einfluß des Hypophysenhormons Prolactin durch Umwandlung von Blutbestandteilen, wobei der Saugreiz (Melkreiz) unentbehrlich ist. Um 1 l Milch zu bilden, müssen 300–400 l Blut das Euter durchströmen. Die kurz vor und nach der Geburt des Jungtieres abgesonderte zähflüssige, gelbliche bis rotbräunliche, eigentümlich riechende sogenannte Biestmilch (Kolostralmilch) geht erst nach einigen Tagen in die eigentliche Milch über.

Zusammensetzung

Als ausschließliche Nahrung des heranwachsenden Lebewesens enthält die Milch sämtliche unentbehrlichen Nährstoffe: Eiweißstoffe, Fette, Kohlenhydrate, Vitamine, Mineralstoffe und Spurenelemente.

Die gelblichweiße Farbe und die Undurchsichtigkeit beruhen darauf, daß das Fett in der Milch in Form einer Emulsion (= Öl-in-Wasser-Emulsion) vorliegt und daß sich in dem Dispersionsmittel Wasser neben den molekulardispers oder ionendispers gelösten Kohlenhydraten und Salzen die Eiweißstoffe kolloid gelöst vorfinden. Die Fetttröpfchen sind mit einer nur 50 Ångström (1 Å $= 10^{-8}$ cm) dicken Hülle aus Phospholipidmolekülen (Lecithin) umgeben; letztere sind wieder von einer Eiweißschicht eingehüllt. Wegen der Hitzeempfindlichkeit des Hülleneiweißes ist die Stärke der Entrahmung von der Erhitzungstemperatur der Milch abhängig.

Milchfett ist von Futter- und Körperfett deutlich verschieden. Es wird aus Futterfetten und vornehmlich den Kohlenhydraten des Futters (Cellulose) gebildet. Menge und Zusammensetzung des Futterfettes sind vor allem von Einfluß auf Zusammensetzung und damit Konsistenz des Milchfettes. Als besonderes Charakteristikum (Analytik!) enthält es Glyceride der Buttersäure und anderer flüchtiger Fettsäuren bis zur Caprinsäure, während die nichtflüchtigen Fettsäuren mit denjenigen der Körperfette übereinstimmen; vgl. S. 67. Daneben sind regelmäßig geringe Mengen Lipoide (Lecithin und Kephalin 0,08%, Cholesterin 1%) zugegen.

Von Eiweißstoffen sind Casein (etwa 3%), Lactalbumin (0,6%) und Lactoglobulin (0,01%) zugegen. Das Casein wird in den Milchzellen aus den Aminosäuren des Futtereiweißes aufgebaut. Biologische Wertigkeit siehe S. 24.

Als stickstoffhaltige Nichteiweißsubstanzen sind im Reststickstoff neben niedermolekularen Peptiden, Aminosäuren auch Kreatinin, Harnsäure, Harnstoff u. a. zugegen.

Als Kohlenhydrate sind bislang nur Lactose neben geringfügigen Mengen Galaktose nachgewiesen worden.

An Mineralbestandteilen finden sich in der Asche hauptsächlich: Chloride der Alkalien und Erdalkalien, Phosphate, Sulfate. Ein Teil dieser Stoffe liegt in der Milch in organischer Bindung vor, z. B. Phosphor im Casein und in den Phosphatiden, Schwefel im Eiweiß (Cystin). Der Gehalt an Eisen ist auffallend gering. Auch eine Reihe von Spurenstoffen wurde in der Milch festgestellt: Cu, B, Ti, V, Cr, Mo, Pb, Zn, Sr u. a.

Citronensäure ist die einzige in frischer Milch in einer Menge von 0,2–0,3% regelmäßig vorkommende organische Säure (vgl. S. 494), während Milchsäure erst beim Sauerwerden aus der Lactose entsteht.

An Gasen enthält die Milch etwa 0,1 Vol.% Sauerstoff, 0,75 Vol.% Stickstoff und 7,5 Vol.% Kohlensäure.

An fettlöslichen Vitaminen sind Vitamin A, D und E, von den wasserlöslichen Vitaminen sind B_1 und B_2 (Lactoflavin) sowie etwa 0,5–3 mg% Vitamin C zu nennen.

Als Enzyme sind sowohl *Hydrolasen* (Glykosidhydrolasen, Lipasen, Phosphatasen, Proteasen) als auch *Oxidoreduktasen* (Peroxydase, Katalase, Dehydrasen, Schardinger Enzym = Xanthin-Dehydrase) vertreten. Zur Unterscheidung von roher und erhitzter Milch werden Reaktionen gewisser Enzyme herangezogen, z. B. von Peroxydasen (Hocherhitzung), von Phosphatasen (Kurzzeiterhitzung und Dauererhitzung).

Für die mittlere Zusammensetzung der in Deutschland von größeren Kuhherden gewonnenen Milch lassen sich etwa folgende Zahlen nennen: Wasser 87,5%, Eiweiß 3,5%, Fett 3,7%, Kohlenhydrate (Milchzucker) 4,8%, Mineralstoffe 0,75%.

Im einzelnen zeigen sich allerdings außerordentlich große Abweichungen von diesen Durchschnittswerten, die, abgesehen von der Tierart, hauptsächlich durch Rasse und Individualität, Fütterung, Viehhaltung, Laktationszeit, Alter und Gesundheitszustand bedingt werden.

Über diese Einflüsse sei, unter Verweisung auf die Spezialliteratur, hier nur folgendes angeführt:

Nach der Rasse unterscheidet man meist „Niederungsvieh" (z. B. Ostfriesen, Oldenburger, Holländer) von großer Ergiebigkeit an gehaltärmerer Milch und „Höhenvieh" (z. B. Allgäuer, Simmentaler), das weniger, aber gehaltvollere Milch liefert.

Gute Fütterung, Pflege und Stallhaltung erhöhen neben dem Milchertrag auch den Gehalt an Protein und besonders an Fett.

Der Carotin- und Vitamin A-Gehalt wird von der jeweiligen jahreszeitlichen Fütterungsart beeinflußt (vgl. dazu Sommer- und Winterbutter, S. 339). Der Vitamin D-Gehalt ist vor allem von der Sonnenbestrahlung bzw. Weidegang des Viehes abhängig (siehe S. 176).

Die Laktation ändert sich während der etwa 300 Tage dauernden Milchabsonderung („Laktationsperiode") dahin, daß die täglich ermolkene Menge zunächst steigt, dann mehrere Monate konstant bleibt, um schließlich bis zum Ende abzunehmen. Der Gehalt an Nährstoffen (Eiweiß, Fett, Milchzucker) steigt mit Schwankungen bis zum Schluß der Laktationsperiode an.

Zunehmendes Alter, übermäßige Arbeitsleistung und Krankheit des Viehes wirken ungünstig auf Menge und Zusammensetzung der Milch.

Milcharten

Für die Verwendung als Säuglingsnahrung ist zu berücksichtigen, daß die Frauenmilch erheblich ärmer an Eiweiß (1,6%) und Mineralstoffen, aber reicher an Milchzucker (6%) ist als die Kuhmilch. Auch enthalten ihre Eiweißstoffe im Verhältnis zum Casein wesentlich mehr Albumin und essentielle Fettsäuren und werden durch Lab und Säuren weniger vollständig und viel feinflockiger gefällt.

In der Frauenmilch sind in neuerer Zeit Polysaccharide nachgewiesen worden, die für das Wachstum gewisser Milchsäurebakterien (*Bifidobacterium bifidum*, Bifidus-Faktor) unentbehrlich sind. Der Bifidus-Faktor ist für die normale, gesunde Darmflora von Brustkindern von Bedeutung. Als Bausteine des Bifidus-Faktors wurden N-Acetylglucosamin, Fucose, Glucose und Galaktose nachgewiesen. In Kuhmilch fehlt der Bifidus-Faktor fast ganz.

Ziegenmilch ähnelt in der Zusammensetzung der Kuhmilch, ist jedoch arm an Eisen und Folsäure. Schafmilch ist durch meist höheren Fettgehalt (bis 11%) und größere Fetttröpfchen charakterisiert.

Milchgewinnung

Beim Melken, das sowohl mit der Hand als auch mit modernen saugenden Melkmaschinen vorgenommen wird, sind die zuerst erhaltenen Anteile dünner, die später ermolkenen gehaltreicher. Um zu verhindern, daß der Kuhhalter seinen Abnehmern nur das Anfangsgemelke gibt, das bessere Endgemelke aber für sich behält, ist daher der Begriff Milch gesetzlich wie folgt definiert: „Milch ist das durch regelmäßiges, vollständiges Ausmelken des Euters gewonnene und gründlich durchgemischte Gemelke von einer oder mehreren Kühen aus einer oder mehreren Melkzeiten, dem nichts zugefügt und nichts entzogen ist." Diese Tatsache ist für den Chemiker oder Kontrolleur, der sich von der Zusammensetzung einer Stallprobe überzeugen will, von Bedeutung.

Weiter hängt die Zusammensetzung, insbesondere der Fettgehalt, von der zwischen zwei Melkungen liegenden Zeit ab. Wenn nur zweimal, am Abend und am Morgen, also in gleichen Zeitabständen von 12 Stunden, gemolken wird, so sind beide Gemelke ziemlich gleich, wird aber dazwischen noch mittags gemolken, so ist die Mittags- und Abendmilch fetter als die Morgenmilch. Schließlich verursacht auch die bei längerem Stehen durch das Aufsteigen der Fett-Tröpfchen bewirkte Entmischung wechselnde Zusammensetzung, indem die von oben abgegossene Milch mit der zusammenhängenden Sahneschicht fettreicher ist. Auch diesem Umstande trägt das Milchgesetz Rechnung, indem es vor dem Verkaufe die gründliche Durchmischung des Gemelkes anordnet.

Für eine hygienische Gewinnung ist die Fernhaltung schädlicher Mikroorganismen durch Ausschaltung kranker Tiere, durch Reinlichkeit beim Melken und bei der späteren technischer Behandlung Voraussetzung. Die Milch gesunder Kühe ist zwar schon im Zitzen meist nicht völlig keimfrei, sondern kann in 1 ml bis einige hundert Bakterien enthalten; es muß aber nach Möglichkeit der Zutritt weiterer Keime, insbesondere auch von kranken Menschen, verhindert werden.

Zu diesem Zwecke ist das Euter der Tiere vor dem Melken zu waschen. Der Melker, der frei von ansteckenden Krankheiten, wie Diphtherie, Typhus sein muß, läßt die ersten, mit sorglich gereinigten Händen aus den Zitzen ermolkenen Anteile beiseite („Vormelkbecher") und melkt dann weiter in saubere Eimer. Gleich nach dem Melken muß die Milch der Stallatmosphäre entzogen, durch eine dafür geeignete Watteschicht in Kannen filtriert und dann durch Einstellen in kaltes Wasser oder geeignete Vorrichtungen, wie „Kannenkühler", gekühlt werden. Erhöhte Anforderungen werden an „Markenmilch" und „Vorzugsmilch" gestellt. Zunehmend setzt sich in der modernen Landwirtschaft die Verwendung elektrisch arbeitender Melkanlagen durch, bei denen die Milch z. T. über Rohrleitungen in Sammelgefäße transportiert wird. Auch hier gelten bestimmte Hygienevorschriften.

Gerinnen der Milch infolge der Ausfällung des Caseins wird durch Lab, den Auszug aus Kälbermagen, verursacht (siehe Käse), tritt aber auch spontan beim Stehen der Milch ein, wenn beim Abbau der Lactose durch Milchsäurebakterien ein gewisser „Säuregrad", etwa 0,4% Milchsäure erreicht ist (vgl. S. 326).

Zur Verhütung dieser Erscheinung sind zahlreiche Verfahren im Gebrauch, die zugleich auch die Übertragung pathogener Keime (Tuberkulose, Bangbakterien, Maul- und Klauenseuche) auf den Menschen verhindern sollen (vgl. Pasteurisierung S. 323).

Kochen der frischen Milch veranlaßt normalerweise kein Gerinnen, wohl aber die Entstehung eines dünnen Häutchens an der Oberfläche, das aus geronnenen Eiweißkörpern, die andere Milchbestandteile einschließen, besteht und nach dem Abheben bei weiterem Erhitzen immer von neuem erscheint.

Milchfehler

Geschmacks- und Geruchsfehler: futterig, z. B. durch unzweckmäßige Silagefütterung, Anwesenheit von Lauchgewächsen im Futter; Arzneimittelgeschmack: Milch tierärztlich behandelter Kühe darf 5 Tage lang nicht abgeliefert werden; metallisch-schmirgelige Milch: zu hoher Kupfergehalt der Melkgefäße, heute nach Ersatz von Kupfer durch geeigneten Stahl seltener; salzige Milch: z. B. durch Sekretionsstörungen oder Beimengung altmelker Milch; Lichtgeschmack: zu intensiver direkter und indirekter (diffuser) Licht-(UV)-Einfluß vom Melken bis zur Vorratshaltung beim Verbraucher. Wie man nach den heutigen Erkenntnissen annimmt, entsteht dieser Milchfehler durch eine oxydativ bedingte Desaminierung bei gleichzeitiger Decarboxylierung der Aminosäure Methionin zu Methional, $CH_3-S-(CH_2)_2-CHO$; in diese Reaktion ist eigenartigerweise das Vitamin B_2 miteingeschaltet.

Geringe Haltbarkeit: mangelnde Gefäßentkeimung oder Kühlung der Milch. – Rote Milch: Bakterientätigkeit oder Anwesenheit von Blut. – Fehler in der Käsereitauglichkeit: Anwesenheit käsereischädlicher Bakterien, Labträgheit als Sekretionsstörung oder Mineralstoffmangel, mangelnde Säuerungsfähigkeit. – Schleimige und fadenziehende Milch, durch Bakterien hervorgerufen, ist ungenießbar.

8.5.2. Milchsorten

Als Handels- oder Konsummilch sind in der BRD *Vollmilch*, d. h. Milch im Sinne der gesetzlichen Definition (S. 319), und *eingestellte Milch* im Verkehr.

Die wichtigste Vollmilchsorte ist die Vorzugsmilch, die eine nicht-zubereitete Rohmilch darstellt (S. 322). Daneben wird Rohmilch in geringem Maße in den Milchsammelstellen und vereinzelt (mit besonderer Genehmigung) ab Hof abgegeben (S. 323).

Als eingestellte Milch sind Trinkmilch (eingestellt auf 3,5% Fett) und Markenmilch (eingestellt auf 3,5% Fett) im Verkehr. Beide Milchsorten werden pasteurisiert; sie gelten als *zubereitete Milch.* Zur zubereiteten Milch zählt auch die homogenisierte Milch.

In der DDR wurden auch für Milch Standards bestätigt, die Anforderungen an das Rohprodukt, seine Bearbeitung, Verpackung, Kennzeichnung, Transport und Lagerung enthalten. Bis heute erschienen Standards für

Rohmilch (TGL 8064)
Milch mit zugesicherten Eigenschaften (TGL 8065)
Trinkmilch (TGL 2760)

Einzelheiten der Festlegungen in den Standards.

In den folgenden Abschnitten werden die Milchsorten ihrer Zubereitungsweise entsprechend besprochen: a) nichtzubereitete Milchsorten, die eigentliche rohe Vollmilch, z. B. Vorzugsmilch, Ab-Hof-Milch; b) zubereitete Milchsorten. Unter Zubereiten versteht man Vorgänge wie Erhitzen (Pasteurisieren), Einstellen des Fettgehaltes, Homogenisieren und Vitaminieren. Somit gehören zu den zubereiteten Milchsorten Trinkmilch und Markenmilch, homogenisierte Milch und vitaminierte Milch.

Entrahmte Milch (Magermilch), Sauermilchsorten wie Buttermilch, Joghurt, weiterhin

Sahne bzw. Rahm und Milchdauerwaren bzw. Sahnedauerwaren sowie sterilisierte und uperisierte Milch, eingedickte Milch, Milchpulver werden – auch im Sinne des Gesetzes – nicht als Milchsorten angesehen, sondern den Milcherzeugnissen zugeordnet; vgl. S. 325.

Nicht zubereitete Milchsorten

Die nicht-zubereiteten Milchsorten sind Vollmilchsorten. Unter Vollmilch wird eine Milch verstanden, die den von der jeweils obersten Landesbehörde gestellten Mindestanforderungen an ihre Zusammensetzung, besonders an den Fettgehalt und an das spezifische Gewicht, entspricht. Grundsätzlich darf als Vollmilch nur ein ungeteiltes Gemelk bezeichnet werden, dessen natürlicher Fettgehalt um nicht mehr als 0,2% unter dem durchschnittlichen Fettgehalt der Milch eines Wirtschaftsgebietes liegt, mindestens aber einen Fettgehalt von 3,4% aufweist. Milch mit weniger als 3,4% Fett ist *keine* Vollmilch. Vollmilch wird mit Ausnahme der Vorzugsmilch und des durch Sondergenehmigung geregelten Ab-Hof-Verkaufs (Ab-Hof-Milch) *nicht* in den Verkehr gebracht.

Vorzugsmilch

Vorzugsmilch ist die einzige Milchsorte, die in rohem Zustand und als ungeteiltes Gemelk in den Handel kommt. Sie stellt also eine nicht-zubereitete, d. h. keinerlei technischer Behandlung, auch keiner Pasteurisierung unterzogene Rohmilch dar. Sie muß besonders hohen hygienischen Anforderungen an die Beschaffenheit des Stalles, dem Gesundheitszustand der Kühe und deren laufende Überwachung, an Fütterung, Haltung und Pflege der Kühe, an das Melken, sowie an die Überwachung des Gesundheitszustandes des Personals, genügen. Die Tierbestände müssen als Tbc-frei anerkannt und dem staatlichen Überwachungsdienst auf Freiheit von Eutererkrankungen angeschlossen sein. Die Qualitätsprüfung auf hohen natürlichen Fettgehalt, auf das spezifische Gewicht, auf den Keimgehalt, die Keimart und den Frischezustand ist täglich vorzunehmen. Die Behandlung der Vorzugsmilch nach dem Melken, in den Stufen der Reinigung, Kühlung, Aufbewahrung, Verpackung und Beförderung wird besonders aufmerksam verfolgt und überprüft. Das Gemelk ist täglich zweimal an die Molkerei abzuliefern (Betriebe mit der Genehmigung zur Erzeugung von Vorzugsmilch haben meist eigene Molkereien, die am Ort der Erzeugung die Milch sofort vorschriftsmäßig abfüllen). Nach dem Melken ist die Vorzugsmilch sofort auf +5 °C abzukühlen und auf dieser Temperatur zum Transport zu halten. Eine ausreichende Kühlung muß auch gewährleistet sein bis zur Auslieferung an den Verbraucher, wobei die Temperatur ab Laden höchstens bis 12 °C, bei Lieferung ins Haus höchstens +14° C betragen darf.

Die abgepackte Vorzugsmilch trägt die Bezeichnung „rohe Vorzugsmilch“, den Namen des Herstellers, Gewinnungsort und den Abfülltag und darf auch in Verbindung mit der Bezeichnung „Vorzugsmilch“ in kleinerer Schrift als „Kinder- bzw. Säuglingsmilch“ gekennzeichnet werden.

Die Vorzugsmilch wurde geschaffen, um dem Verbraucher die Möglichkeit zu geben, eine rohe, unveränderte Milch zu erhalten. Sie sollte auch nur im rohen Zustand genossen werden. Als einzige Handelsmilch enthält sie alle in ihr ursprünglich vorhandenen Enzyme und Vitamine. Durch ihre Gewinnung von ausgesuchten Rinderherden unter hygienisch einwandfreien Bedingungen besitzt die Vorzugsmilch einen geringen, durch keine Pasteurisierung dezimierten Keimgehalt. Da jedoch bei aller Vorsicht die Gefahr einer Fremdinfektion mit pathogenen Keimen besteht, wird vielfach empfohlen, die Vorzugsmilch für Säuglinge abzukochen.

Vorzugsmilch weist häufig schon nach kurzem (etwa 24 Stunden langem) Stehen einen bitteren oder seifigen Geschmack auf. Diese Veränderung ist nicht etwa auf eine geschmackliche Beeinflussung durch die Verpackung zurückzuführen, sondern für „Rohmilch“ charakteristisch und durch natürliche Tätigkeit ihrer Enzyme bedingt. Aus diesem Grunde sollte die bezogene Vorzugsmilch bald verbraucht werden.

Ab-Hof-Milch

Das Milch- und Fettgesetz vom 10. 11. 1953 erlaubt Milcherzeugern, Milch direkt an den Verbraucher abzugeben. Diese Erlaubnis ist mit einer Sondergenehmigung durch die zuständigen Landesbehörden verbunden. Die ab Hof gehandelte Milch muß zuerst gereinigt und dann tiefgekühlt werden. In der Abgabestelle ist ein deutlich sichtbarer Hinweis mit sinngemäßem Wortlaut anzubringen: „Rohmilch. Die in diesem Betrieb ausgegebene Milch ist nicht erhitzt; sie muß vor dem Genuß aufgekocht werden."

Zubereitete Milchsorten

Pasteurisierte Milch (Trinkmilch, Markenmilch)

Die für den Massenverbrauch bestimmte Konsummilch wird einer besonderen Behandlung in Molkereien unterzogen, die insbesondere der Keimfreimachung der Milch dient. Die wichtigsten pasteurisierten Milchsorten sind die Trinkmilch und die Markenmilch.

Pasteurisierung:

Vor der Pasteurisierung unterliegt die angelieferte Milch in den Verarbeitungsbetrieben einer Qualitätskontrolle: Sinnenprüfung (Geschmack, Geruch, Aussehen); Überprüfung des Frischezustandes (Reduktionsproben, Alkoholprobe, Säuregrad bzw. pH-Wert) Überprüfung der bakteriologischen Beschaffenheit (Keimzahl, Colititer); Bestimmung des Fettgehalts, des spezifischen Gewichts und der Temperatur.

Nach der Qualitätskontrolle wird die Milch vor dem Pasteurisieren gereinigt (Grobreinigung durch ein Sieb) und zentrifugiert.

Als amtlich anerkannte *Pasteurisierungsverfahren* in der BRD gelten: Die *Dauererhitzung* auf 62–65 °C für die Dauer von mindestens 30 min, die *Kurzzeiterhitzung* auf 71–74 °C mit einer Heißhaltezeit von mindestens 40 sec, und die *Hocherhitzung* auf mindestens 85 °C mit einer mittleren Erhitzungszeit von 8–16 sec. Amtlich zugelassene Pasteurisierungsapparate sind Flächen-, Platten- und Röhrenerhitzer wie auch der Dünnschicht-Trommelerhitzer. In der DDR sind gemäß der Anordnung vom 13. 12. 1953 über die Behandlung von Milch in Molkereien (ZBl. 1954 S. 15) als anerkannte Entkeimungsverfahren der Milch die *Hoch-* und die *Kurzzeiterhitzung* (85 °C bzw. 71 bis 74 °C) zugelassen.

Nach dem Pasteurisieren wird die Milch sofort gekühlt, d. h. auf die Temperatur von 5 °C gebracht. Die schnelle Kühlung der entkeimten (pasteurisierten) Milch erreicht man beispielsweise durch geeignete Flächen- oder Plattenkühler. Von dort wird die gekühlte Milch in Bassins oder Lagertanks geleitet, und aus diesen gelangt sie zur Weiterverarbeitung oder zur Abfüllung.

Durch die Pasteurisierung wird die Milch hygienisch einwandfrei und länger haltbar. Ernährungsphysiologisch verändert sie sich praktisch nicht. Die amtlich festgelegten Erhitzungsbedingungen sind so gewählt, daß in der Milch vorliegende pathogene Keime, wie z. B. Tuberkulosebazillen, sicher abgetötet werden, die Rohmilcheigenschaften und die chemische wie physikalische Beschaffenheit der einzelnen Milchbestandteile aber weitgehend erhalten bleiben. Auf Grund langjähriger Erfahrungen mit der Milchpasteurisierung weiß man, daß heute mindestens mit einem bakteriologischen Pasteurisierungseffekt von 99,5% zu rechnen ist, d. h. höchstens 0,5% der in der Milch ursprünglich vorhandenen Mikroorganismen überleben das Pasteurisieren. Durch die schnelle Herabsetzung der Temperatur (Kühlen der pasteurisierten Milch) wird das Wachstum der meisten Bakterien stark gehemmt.

Trinkmilch:

Die *Anforderungen* für Trinkmilch werden durch die einzelnen Länder geregelt. Nach den heute gültigen Vorschriften darf Trinkmilch nur in der Molkerei oder in einem entsprechenden Bearbeitungsbetrieb hergestellt werden. Zur Trinkmilchzubereitung wird die vorgesehene Milch zuerst gereinigt, einem amtlichen Pasteurisierungsverfahren unterworfen und anschließend tiefgekühlt. Der Fettgehalt der Trinkmilch muß in der BRD 3,5%, in der DDR 2,5% betragen, sie hat also einen niedrigeren Fettgehalt als Vollmilch. Die Einstellung auf den geforderten Fettgehalt wird entweder durch direkten Entzug des über diesen Werten liegenden Fettanteils oder durch Zusatz von teilentrahmter Milch vorgenommen. Zur Trinkmilchherstellung soll nur die Milch verwendet werden, die aus amtlich anerkannten tuberkulosefreien und in manchen Ländern auch aus brucellosefreien Tierbeständen stammt.

Die *Qualitätskontrolle* der Trinkmilch erfolgt im Verarbeitungsbetrieb, beim Verlassen der Molkerei, bei ihrer Ankunft im Milchladen. An letzterer Stelle jedoch nur als Sinnenprüfung bei loser Milch. Die einzelnen Anforderungen, die an die Qualität der Trinkmilch gestellt werden, sind noch nicht einheitlich geregelt. Trinkmilch, die im Geruch, Geschmack oder äußerlich sinnfällig verändert ist, einen Säuregrad von mehr als 7,8 °SH aufweist[1], oder welche die einfache Alkoholprobe nicht besteht und eine Temperatur von 15 °C übersteigt, darf nicht mehr in den Verkehr gebracht werden. Bei der Abgabe aus der Molkerei soll die Keimzahl der Trinkmilch 80000 Keime im Milliliter nicht überschreiten. Sie muß in 0,1 ml coli-negativ sein.

Die Trinkmilch kommt entweder lose oder abgefüllt in den Handel. Die Abfüllung erfolgt in der Regel in automatischen Verpackungsmaschinen, die eine einwandfreie und teilweise sogar sterile Abfüllung gewährleisten. Die immer mehr an Bedeutung gewinnenden Einwegpackungen bestehen entweder aus paraffiniertem bzw. kunststoffbeschichtetem Papier (Perga, Tetra) oder neuerdings aus reinem Kunststoff. Die abgefüllte bzw. abgepackte Milch muß gekennzeichnet sein mit der Milchsorte, Namen und Wohnort des Milcheinfüllers, Mindestfettgehalt, Erhitzungsverfahren; eine andere Behandlung muß ebenfalls deklariert sein. Bei der Abfüllung in Glasflaschen, $^1/_4$, $^1/_2$ oder 1 Liter) wird die Flasche mit einer übergreifenden Aluminiumkappe verschlossen. Einige Länder sind dazu übergegangen, die einzelnen Milchsorten und eine Reihe von Milcherzeugnissen (z. B. Buttermilch, Yoghurt, Sauermilch, Rahm) durch einheitlich gefärbte Aluminiumkappen zu kennzeichnen. Für Markenmilch ist sie für das ganze Bundesgebiet gesetzlich vorgeschrieben.

Markenmilch:

Die Markenmilch stellt die gehobene zubereitete Milchsorte dar. Auch für sie besteht Bearbeitungszwang, d. h. sie muß gereinigt, pasteurisiert und tiefgekühlt sein. Im Gegensatz zur Trinkmilch darf sie nur in Molkereien oder Bearbeitungsbetrieben hergestellt werden, die dazu eine Erlaubnis der zuständigen Behörden erhalten haben. Die Anforderungen für die Markenmilch sind auf Bundesebene geregelt. (Ausgenommen sind die Bestimmungen über die Art der Milchanlieferung, die Art der Qualitätsüberwachung der angelieferten unbehandelten Milch).

Nach der heute noch gültigen Markenmilchverordnung vom 31. 7. 1959 wird Markenmilch auf einen *Fettgehalt von 3,5%* eingestellt. In Aussehen, Geruch und Geschmack muß sie den in der Markenmilchverordnung verankerten Qualitätsrichtlinien der deutschen Landwirtschaftsgesellschaft genügen. Weitere amtliche Qualitätskontrollen und Prüfungen betreffen den Frischezustand der Markenmilch, der u. a. einem Säuregrad von nicht mehr als 7,6 °SH entspricht.

Zum Zeitpunkt der Qualitätsprüfung über Aussehen, Geruch und Geschmack darf die Markenmilch nicht mehr als 50000 Keime im Milliliter und in 0,1 ml keine Kolibakterien besitzen. Die zur Markenmilch verwendete Rohmilch darf nur aus Tierbeständen stammen, die amtlich als tuberkulose- und brucellosefrei anerkannt sind und die ständig der Gesundheitsüberwachung

[1] °SH (°Soxhlet Henkel) = Verbrauch an ml 0,25n Lauge für 100 ml Milch.

unterliegen. Die Überprüfung betrifft vor allem auch jene Krankheiten, die durch das Rind auf den Menschen übertragen werden können.

Die Markenmilch in Flaschen ist gekennzeichnet mit einer goldgelben Aluminiumkappe, bei Abfüllung in Packungen mit einem goldgelben Streifen. Weiterhin muß sie deklariert sein mit der Bezeichnung „Markenmilch", mit Angabe von Name und Wohnort des Einfüllers, der Angabe 3,5% Fett, dem Hinweis auf die Erhitzungsart, den Abfülltag, gegebenenfalls mit einem eingetragenen Warenzeichen des Abfüllbetriebes. In vielen Großstädten wird eine in braunen Flaschen abgefüllte homogenisierte Markenmilch als Spezialkindermilch angeboten. In manchen Städten ist die Markenmilch zusätzlich vitaminiert. Eine homogenisierte, rahmhomogenisierte oder vitaminierte Milch ist deklarationspflichtig.

Besonders behandelte Trink- und Markenmilch sind homogenisierte Milch und vitaminierte Milch:

Homogenisierte Milch

In verschiedenen Ländern, teilweise auch bei uns, wird die Vollmilch *vor* der pflichtgemäßen Pasteurisierung in den Molkereien homogenisiert und als „Homogenisierte Milch" in den Handel gegeben. Auch bei verschiedenen Milchprodukten, z. B. der Kondensmilch, erfolgt eine Homogenisierung.

Die Homogenisierung erfolgt dadurch, daß die Milch unter Druck bei 200–300 atü durch feine Düsen gepreßt wird. Dadurch wird das Milchfett feinst zerteilt, seine Gesamtoberfläche vergrößert. Die Fettkügelchen der Milch mit einem Durchmesser von durchschnittlich 10 μm erhalten so die Größe der Fetttröpfchen der Frauenmilch (unter 2 bis 3 μm). Neuerdings homogenisiert man auch durch schnell rotierende Scheiben, wobei man mit Drucken von 10–15 atü auskommt.

Homogenisierte Milch schmeckt vollmundiger, weil die vergrößerte Oberfläche der Fettkügelchen eine intensivere Berührungsoberfläche mit den Geschmackspapillen zuläßt. Die Verdaulichkeit ist durch die erhöhte Angriffsfläche für Verdauungslipasen verbessert. Eine Aufrahmung in Flaschen und Kannen findet nicht mehr statt. Auch bei der Pasteurisierung tritt eine gewisse Verzögerung der Aufrahmung ein. Bei der „Teilhomogenisierung" (= „Rahm-Homogenisierung") wird der Rahm gesondert homogenisiert und danach mit der vorher entrahmten Milch wieder vermischt. Man erreicht damit eine gute Aufrahmung bei vollerem Geschmack. Homogenisierte Milch nimmt – auch in Flaschen – unter direktem oder indirektem Licht (Einfluß von UV-Strahlen) leicht den sogenannten „Lichtgeschmack" an, vgl. S. 321. Man beugt hier vor, indem man bei Transport und Lagerung die Flaschen gut abdeckt oder braune Flaschen verwendet.

Vitaminierte Milch

Die Milchbestrahlung zum Zwecke der Rachitisverhütung bei Säuglingen wurde früher in in verschiedenen deutschen Städten durchgeführt, ist jedoch heute nicht mehr erlaubt. Zur Rachitis-Prophylaxe wird stattdessen vielfach nach dem Zusatzverfahren vorgegangen, indem man pro Liter Milch 750–1000 IE (= 0,01875–0,0250 mg) synthetisches Vitamin D_3 gelöst zusetzt.

8.5.3. Milcherzeugnisse

Zu ihnen gehören nach der Ausführungsverordnung zum Milchgesetz und der VO über Milcherzeugnisse: Sauermilch, entrahmte Milch, Molke, Buttermilch, Sahne, sterilisierte Milch, kondensierte Milch und Milchpulver.

Sauermilch (Joghurt, Kefir, Kumys)

Während des Stehens der Milch bildet sich unter dem Einflusse von Milchsäurebakterien aus der Laktose Milchsäure, die das Ausfallen des Caseins bewirkt. Die Milch gerinnt zu einer dicklichen, sauer schmeckenden Masse und wird daher auch Dickmilch oder nach örtlichem Sprachgebrauch Schlippermilch, Plundermilch usw. genannt. Wegen der Beliebtheit der Dickmilch, der man vielfach günstige diätetische Wirkungen beilegt, wird sie auch in kürzerer Zeit durch Zusatz von Bakterienreinkulturen, z. B. von *Streptococcus lactis*, zu erhitzter Milch hergestellt. Ihre Zusammensetzung entspricht, abgesehen von dem teilweisen Ersatz der Lactose durch Milchsäure, derjenigen der Milch.

Als eine besondere Art Sauermilch sei noch der Joghurt erwähnt, der in Bulgarien und benachbarten Ländern aus erhitzter, z. T. eingedampfter Milch (Schaf, Ziege, Büffel) durch Säuerung mit einem Podkwassa oder Maja genannten Ferment bei 40–45 °C hergestellt wird. Das „Ferment", meist Reste früherer Joghurtbereitung oder auch mehr oder weniger rein kultiviert, enthält als wirksame Erreger besondere stäbchen- und kokkenförmige Milchsäurebakterien (*Lactobacillus bulgaricus* und *Streptococcus thermophilus*). Auch bei uns stellt man in ziemlich großen Mengen Joghurt (sowie aus Magermilch „Magerjoghurt"), aber nur aus Kuhmilch, unter Verwendung von Kulturen her. Der Gehalt an Milchsäure wird auf etwa 0,8% gehalten, im übrigen entspricht die Zusammensetzung dem Grade der Eindickung.

Kefir und Kumys sind schäumende, alkoholhaltige Getränke, die ursprünglich im Kaukasus und in Turkestan aus Stutenmilch (jetzt auch bei uns aus Kuhmilch) durch Zusatz von Kefirkörnern oder Kumysferment hergestellt werden. Die „Fermente", die neben Milchsäurebakterien auch Hefe enthalten, verwandeln einen Teil der Lactose in Alkohol und in Milchsäure und einen Teil des Caseins in lösliche Polypeptide. Der Gehalt an Milchsäure beträgt 0,5–1,0%, derjenige an Alkohol 0,2–1%. Den Sauermilcherzeugnissen schreibt man eine gesundheitsfördernde Wirkung zu.

Rahm oder Sahne

örtlich auch Obers, Schmand, Schmetten genannt, ist die fettreiche Schicht, die sich beim Stehen der Milch an ihrer Oberfläche ansammelt und entweder zur Herstellung von Butter oder in verschiedenen Zubereitungsformen zum direkten Genuß dient. An Stelle des früheren Abschöpfverfahrens (Sattenverfahren), bei dem bis zu 1% Fett in der Magermilch verblieb, wird jetzt ausschließlich mit der Zentrifuge nahezu vollständig (bis 0,03%) entrahmt (Süßrahm). Je nach dem Fettgehalt unterscheidet man Schlagsahne mit mindestens 28% und Kaffeesahne mit mindestens 10% Fett. Trotz ihres hohen Nährwertes (Fett, Phosphatide, Vitamine) ist Sahne mehr als ein Genußmittel anzusehen. Durch natürliche Säuerung oder künstliche Säuerung mit Milchsäurebakterien erhält man aus Süßrahm den Sauerrahm oder saure Sahne.

Entrahmte Milch

(Magermilch), eine mehr oder weniger fettfreie Milch, enthält, abgesehen von dem herabgesetzten Fettgehalte (meist unter 0,1%), noch sämtliche wertvollen Nährstoffe der Vollmilch: Eiweiß, Lactose, Mineralstoffe, wasserlösliche Vitamine. An Stelle der früheren, fast ausschließlichen Verwendung als Viehfutter und zur Herstellung von Käse, Milchzucker und technischem Casein ist man heute bestrebt, sie mehr im Haushalt und Gewerbe, z. B. zur Bereitung von Suppen, Backwaren, Margarine zu verwenden. Häufig wird sie in Pulverform übergeführt, siehe Abschnitt Milchpulver, S. 329.

Molke

(Käsemilch, Käsewasser, Schotte, Sirte, Wadicke), ist die nach der Abscheidung des Fettes und Caseins durch freiwillige oder künstliche Säuerung oder Labzusatz (Sauer- oder Labmolke) bei der Käsefabrikation hinterbleibende, schwach gelbgrünliche Flüssigkeit; sie enthält je nach Käsesorte neben etwas Eiweiß (0,7–0,8%) und Spuren Fett noch fast den ganzen Milchzucker (4,5%) sowie einen erheblichen Teil der Mineralstoffe. Das in der Molke verbliebene Eiweiß ist in der Hauptsache Albumin. Von den vielen Mineralstoffen überwiegt das Calcium. Der Gehalt an den Vitaminen B_1 und B_2 ist beachtlich. Molke wird als solche oder auch eingedickt als diätetisches Mittel zu Molkenkuren benutzt und dient zur Herstellung von Molkeneiweiß, das sich beim Erhitzen der Molke in flockiger Form ausscheidet (vgl. Zigerkäse S. 333), weiterhin zur Gewinnung von Milchzucker und Milchsäure (Sauerwürze). In der Süßwaren- und Nährmittelherstellung, im Konditorei- und Bäckergewerbe findet Molke auch Verwendung als Molkenpulver oder entsalztes Molkenpulver. Eingedickte Molke, wie Molkenpaste mit über 60% Trockenmasse oder Molkensirup mit über 50% Trockenmasse, wird u. a. bei der Herstellung von Käsezubereitungen gebraucht.

Buttermilch

ist die bei der Verbutterung von Rahm oder Milch nach Abscheiden der Butter anfallende dickliche Flüssigkeit, die noch geringe Mengen Fett und daneben den Hauptteil des Eiweißes, des Milchzuckers und der Mineralstoffe, soweit sie nicht in die Butter übergegangen sind, enthält. Die Analysen ergeben folgende Zusammensetzung: Wasser 90,6–92,3%, Protein 3,1–3,4%, Fett 0,1–1,0%, Lactose 3,0–3,6%, Milchsäure 0,7%, Mineralstoffe rund 0,7%. Die Zusammensetzung hängt wesentlich auch von den Butterungsverfahren ab (Sauerrahmbutter, Süßrahmbutter).

An dem hohen diätetischen Wert der Buttermilch, auch für die Säuglingsernährung, ist neben den genannten Nährstoffen vor allem der Gehalt an Phosphatiden (0,1–0,3%) beteiligt. Dieser Vorzug fehlt der durch das Milchgesetz zugelassenen sogenannten „geschlagenen Buttermilch", die lediglich aus saurer, durch Schlagen sämig gemachter Magermilch besteht. Buttermilch dient z. B. zur Bereitung von Buttermilchquark, Buttermilchpulver (Säuglings-Diät!), Buttermilchbrei, Holländischer Kindermilch, Suppen. „Holländische Kindermilch" ist eine Zubereitung aus Buttermilch, Rohrzucker und Weizenmehl, homogenisiert und in Flaschen sterilisiert.

Milchkonserven

Als eigentliche Milchkonserven sind neben der Sterilmilch und uperisierten Milch besonders Kondensmilch und Milchpulver anzuführen.

Sterilisierte Milch

Sterilisierte Milch ist Vollmilch, die spätestens 22 Stunden nach dem Melken nach einem anerkannten Sterilisationsverfahren sachgemäß erhitzt worden ist, wobei der keimdichte Verschluß (der Flasche) unverletzt bleiben mußte.

Die Einführung der Sterilmilch, d. h. sterilisierter Flaschenmilch, hat ihren Ursprung darin, daß die im Handel befindliche Milch häufig in bezug auf die Haltbarkeitsdauer dem Konsumenten nicht genügt. Die technische Durchführung der eigentlichen Sterilisierung ist verschieden: Nach einer Vorerhitzung auf 70 °C wird die Milch homogenisert, dann erst in Flaschen gefüllt und bei *über* 100 °C (z. B. 30 min bei 110°, 12 min bei 116°, 20 min bei 117 °C) in stillstehenden

Autoklaven, in rotierenden oder in kontinuierlich arbeitenden, geschlossenen Anlagen erhitzt, wobei in letzteren die Flaschen auf Förderbändern nacheinander 4 Türme passieren, in denen Vorerwärmung, Sterilisation und stufenweise Abkühlung auf 45° C erfolgt.

Sterilmilch (sterilisierte Milch des Handels) ist eine Milchkonserve von langer Haltbarkeit. Durch die intensive Wärmebehandlung erleidet die Sterilmilch eine Geschmacksminderung und damit eine Beeinträchtigung des Genußwertes. Neben den in der Kennzeichnungs-VO geforderten Angaben muß das Herstellungsdatum vermerkt sein, um den Verbraucher vor einer überalterten sterilisierten Milch zu schützen und eine Bewertung und Beurteilung zu ermöglichen. Sterilisierte Milch kommt in Flaschen mit Kronkorken in den Handel.

Uperisierte Milch (UHT-Milch)

Ein modernes, kontinuierlich arbeitendes in der BRD offiziell noch nicht, in der DDR jedoch zugelassenes Milchentkeimungsverfahren stellt die Uperisation (Ultra-Pasteurisierung) dar: Das Verfahrensprinzip beruht darauf, daß die vorgewärmte Milch kontinuierlich einem außerordentlich kurzen, jedoch sehr kräftigen Wärmestoß, einer Dampfinjektion, ausgesetzt wird, wobei Erhitzungszeiten von 0,75 s und Temperaturen in der Größenordnung von 150 °C eingehalten werden. Sofort anschließend gelangt die Milch über ein Drosselventil in eine Vakuumkammer. Durch den dort mit der Entspannung verbundenen Verdampfungsvorgang wird die Temperatur augenblicklich soweit herabgesetzt, daß Eiweiß- und Geschmacksveränderungen nicht eintreten.

Unter diesen Bedingungen wird Sterilität, auch gegenüber allen pathogenen Erregern, erreicht. Die Erzeugnisse sind steril, d. h. gut haltbar; dabei wird der Rohmilchcharakter weitestgehend gewährt: Farbe, Geruch, Geschmack sind lebendiger und frischer als von Sterilmilch und pasteurisierter Milch. Für die UHT-Milch gelten bestimmte Deklarationspflichten.

Kondensmilch

wird in der Weise hergestellt, daß man Vollmilch nach einer für die Stabilität der Kondensmilch sehr wichtigen „Vorerhitzung" auf über 110 °C bis zur Hälfte oder einem Drittel eingedampft. In den USA unterscheidet man die auf die Hälfte eingedickte „evaporated milk" von der auf ein Drittel bis ein Fünftel des ursprünglichen Volumens eingedickten „condensed milk".

Die heute gebräuchlichen gut durchkonstruierten Apparate besorgen das Eindampfen bei 45–50 °C unter einem Vakuum (von etwa 650–670 mmHg) in kontinuierlicher Weise, wobei unter fortwährender Zufuhr von Frischmilch in die Verdampfungsanlage die eingedickte, dann homogenisierte Milch dem Sammelbehälter zufließt und von dort aus zur Abfüllung in Dosen und zur Sterilisierung gelangt. An Stelle der Sterilisation kann auch durch Zusatz von Zucker die Haltbarmachung erreicht werden.

Die lebensmittelchemische und bakteriologische Beurteilung der heutigen Kondensmilch ist durchaus günstig, wenn wir von gewissen thermisch bedingten Verlusten an besonders wärmeempfindlichen Vitaminen absehen. Die unter Vakuum bei niedriger Temperatur und O_2-Ausschluß erfolgende Evaporierung bedeutet eine besondere Schonung des Eiweißbestandteiles und aller wesentlichen Vitamine der evaporierten Milch, die Gerinnung erfolgt feinflockig.

In analoger Weise wird durch Eindicken von Magermilch „Kondensierte Magermilch" sowie durch Eindicken von mit etwa 12% Saccharose versetzter Voll- oder Magermilch „Gezuckerte Kondensmilch" und „Gezuckerte Kondensmagermilch" hergestellt. Durch noch stärkeres Eindampfen von mit Zucker versetzter Milch oder Sahne bis zur Konsistenz einer schnittfesten Paste erhält man „Blockmilch".

Tabelle 29. Anforderungen an Kondensmilch

Bezeichnung	Fett mindestens %	Fettfreie Trockens. mindestens %	Wasser höchstens %
Ungezuckerte Kondensmilch	7,5	17,5	—
Ungezuckerte Kondensmilch	10,0	23,0	—
Gezuckerte Kondensmilch	8,3	22,0	27
Kondensmagermilch (ungezuckert)	—	19,0	—
Gezuckerte Kondensmagermilch	—	23,0	30
Blockmilch	12,0	28,0	10

Blockmilch darf auch mit einem Überzug von Kakaobutter bis zu 1% des Gesamtgewichtes versehen sein.

Milchpulver (Walzen- und Sprühmilch)

Trockenmilch ist ein Erzeugnis, das durch weitgehende Entziehung des Wassers der auf den erforderlichen Fettgehalt eingestellten Milch in festem, pulverförmigem Zustande gewonnen wird. Nach der Art der Herstellung unterscheidet man Walzenmilch und Sprühmilch:

Bei den **Walzen-Verfahren**, der Filmtrocknung (JUST-Verfahren, GABLER-SALITER-Verfahren), kommen vor allem Ein- und Zweiwalzentrockner in Frage, die entweder bei normalem Druck oder unter Vakuum arbeiten. Die Trocknung der meist vorher im Vakuum im Verhältnis 1:4 eingedickten Milch ist recht unterschiedlich: Entweder taucht die Trockenwalze in die Milch ein oder man führt die Milch durch Rinnen oder Düsenrohre der Walze in dünner Schicht zu. Die Milch kann auch unter Druck auf die Walze versprüht oder durch Zubringer- und Auftragewalzen der Trockenwalze zugeführt werden. Zur guten Löslichkeit des Milchpulvers sollte die Milch möglichst feinschichtig aufgetragen werden. Die so zu einer feinen Haut (Film) getrocknete Milch wird dauernd mit einer Schabevorrichtung abgenommen, zerkleinert und mittels entsprechender Siebe auf die gewünschte Korngröße gebracht.

Die **Sprühmilch (Zerstäubungsmilch)** wird in der Weise hergestellt, daß man die im Vakuum stark eingedickte Milch als feinen Sprühnebel entweder durch Düsen (TRUFOOD-Verfahren) oder durch eine rotierende Scheibe (KRAUSE-Verfahren) in einen Trockenturm zerstäubt, wo sie durch einen heißen entgegenkommenden Luftstrom getrocknet wird. Trotz der relativ hohen Temperatur des eingeblasenen Luft- oder Gasstroms (120–180 °C) liegt die Trocknungstemperatur im zu trocknenden Gut nur um 50–60 °C. Vgl. auch S. 264.

Durch dieses Verfahren wird ein besonders hochwertiges und leichtlösliches Milchpulver erzielt, das allerdings leichter oxydativ und bakteriell zersetzt wird als Walzenmilchpulver. Nach denselben Verfahren lassen sich auch **Magermilch-** und **Sahnepulver** herstellen.

Zur Vermeidung eines zu raschen Verderbs muß Trockenmilch in fest verschlossenen Spezialsäcken, z. T. auch in evakuierten oder mit Schutzgas (CO_2, N_2) versehenen Gefäßen vor Licht, Luft (Autoxydation) und Feuchtigkeit (hygroskopisch!) geschützt, kühl aufbewahrt werden.

Die besten Lagerbedingungen für Vollmilch- und Magermilchpulver bestehen dann, wenn ein Wassergehalt von 2,8 bis 3,5% (bei 20 °C) eingehalten wird; dadurch läßt sich sowohl der bei höheren Wassergehalten auftretende Talg- und Karamelgeschmack als auch eine Verringerung der Proteinlöslichkeit und die oft durch MAILLARD-Reaktion (zwischen Lactose und Lysin) entstehende Gelbfärbung des Milchpulvers weitgehend vermeiden.

Übersteigt die Lagerung von Milchpulver einen Zeitraum von 7 bis 9 Monaten, so ist nach heutigen Erfahrungen eine Gaslagerung in N_2-Atmosphäre besonders zu empfehlen. Die Haltbarkeitsdauer steigt dadurch beispielsweise bei Magermilchpulver auf 2 bis 3 Jahre – die doppelte Lagerzeit als in Luft – sogar bei einem Wassergehalt zwischen 3 und 7,5% und Lagertemperaturen zwischen 20 und 37 °C.

Die zugelassenen Arten von Trockenmilch müssen nach den Ausführungsbestimmungen zum Milchgesetze folgenden Anforderungen entsprechen: Sprüh-Vollmilchpulver mindestens 25% Fett i. T., höchstens 4% Wasser; Walzen-Vollmilchpulver mindestens 25% Fett i. T., max. 6% Wasser; Magermilchpulver höchstens 6% Wasser; Sahnepulver mindestens 42% Fett i. T., höchstens 6% Wasser.

Während in der Kinder- und Säuglingsnahrung die Walzentrockenmilch nicht verwendet wird, stellt die Sprühtrockenmilch infolge ihrer schonenden Gewinnung eine wertvolle Milchkonserve dar, deren Nährstoff- und Wirkstoffgehalt – abgesehen von Verlusten an thermo- und oxydationsempfindlichen Vitaminen – wenig gegenüber dem der frischen Trinkmilch verändert ist. Wohl aber weicht die durch Rückverdünnung mit Wasser zu gewinnende Milch im Geschmack von der Frischmilch leicht ab.

Die in neuentwickelten Verfahren hergestellten Instant-Milchpulver besitzen eine besonders schnelle Benetzbarkeit, rasche Verteilung und Auflösung, die durch Zusammensetzung, Zustand der Lactose, Teilchengröße, Beschaffenheit der Teilchenoberfläche und Lufteinschlüsse bedingt sind. Die Instantisierung kann in zwei Phasen erfolgen, indem man im Sprühverfahren hergestelltes Milchpulver wieder befeuchtet und dann nach spezifischen Verfahren trocknet. Die Instantisierung im Einphasenprozeß läßt sich mit besonderen Sprühverfahren, durch Vakuum-Walzentrocknung und Vakuumtrocknung erreichen, vgl. S. 263.

8.6. Käse, Schmelzkäse und Käsezubereitungen

Nach der für die Bundesrepublik geltenden Käseverordnung vom 24. 6. 1965 besteht folgende Begriffsbestimmung: „Käse ist das frische oder in verschiedenen Graden der Reife befindliche Erzeugnis, das aus eingedickter Käsereimilch hergestellt ist." § 4 der Käseverordnung stellt nach dem Mindestfettgehalt in der Trockenmasse folgende Fettstufen auf:

Doppelrahmkäse	60%	Dreiviertelfettkäse	30%
Rahmkäse	50%	Halbfettkäse	20%
Vollfettkäse	45%	Viertelfettkäse	10%
Fettkäse	40%	Magerkäse	unter 10%

In der DDR ist der Standard TGL 4947 Grundlage für den Handel mit Käse, der Festlegungen für die einzelnen Käsegruppen und Käsesorten einschließlich mikrobiologischer Forderungen enthält. Sie decken sich weitgehend mit der VO vom 20. 2. 1934 über die Schaffung einheitlicher Sorten von Käse (RGBl. I S. 114) in der Fassung vom 13. 12. 1937 (RGBl. I S. 384). Es können 3 Qualitätsstufen in den Verkehr gebracht werden: Markenkäse, Käse I. und II. Qualität. Die Bestimmungen der Hauptverwaltung Gesundheitswesen der ehemaligen Deutschen Wirtschaftskommission vom 14. 9. 1949 über die Verarbeitung von Ziegenmilch zu Butter und Käse (ZVOBl. I S. 744) sind zu beachten. Der Standard sieht jedoch Ziegenmilch für die Herstellung von Käse nicht vor.

Die Einteilung der Käse kann nach verschiedenen Gesichtspunkten erfolgen: nach der Milchart (Kuh- oder Schafmilch), nach der Konsistenz, nach der Zusammensetzung. Nach der Herstellung unterscheidet man folgende Käsearten:

1. Frischkäse (Käse ohne Reifung, z. B. Quark).
2. Gereifte Käse:
   a) Süßmilchkäse
      Hartkäse (z. B. Emmentaler Käse),
      Schnittkäse (z. B. Tilsiter, Edamer Käse),
      Weichkäse (z. B. Camembert, Brie, Limburger).
   b) Sauermilchkäse (z. B. Mainzer Käse).

Es erscheint zweckmäßig, zunächst die ungereiften Frischkäse, anschließend die durch Reifung entstehenden Käse und schließlich Schmelzkäse und Käsezubereitungen zu behandeln.

8.6.1. Frischkäse

Zu ihnen gehören durch Säuerung mittels Milchsäurebakterien oder Anwendung von Lab gewonnene, praktisch nichtgereifte Produkte wie Speisequark, Schichtkäse, einige Rahm- und Doppelrahm-Frischkäse, Käse nach Liptauer Art.

Speisequark

Speisequark wurde früher meist aus spontan, unter der Mitwirkung von Milchsäurebakterien geronnener Milch gewonnen, während man jetzt im Großbetrieb ausschließlich die pasteurisierte, weitgehend entrahmte Milch mit Säureweckern und geringen Mengen Lab fällt. Das erhaltene Koagulum, die Gallerte, Dickete in der Fachsprache genannt, (vorwiegend Casein bzw. Paracasein) wird von der die Hauptmenge der löslichen Milchbestandteile enthaltenden Flüssigkeit, der Molke, befreit. Der so hergestellte Speisequark wird unter zahlreichen, örtlich verschiedenen Bezeichnungen, wie Quark, Weißer Käse, Streich-, Flott-, Schmier-, Spittel-, Luckeles-Käse, Topfen usw., zum uumittelbaren Genuß in den Handel gebracht.

Zur Erhöhung des Wohlgeschmacks und des Nährwerts stellt man auch Mischungen mit Sahne her, die aber jetzt nicht mehr als Sahnequark, sondern nur als „Speisequark mit Sahnezusatz 20 bzw. 40% Fett i. T." bzw. in der DDR jedoch als „Sahnequark, Markenware 50% Fett i. T." bezeichnet werden. Die anderen Speisequarksorten, die einen Sahnezusatz erfahren haben, werden als „Speisequark mit 20, 30 bzw. 40% Fett i. T." gekennzeichnet (TGL 7947 Bl. 7).

Rahm- und Doppelrahmfrischkäse

werden durch Zugabe von Säuerungskultur und kleinen Labmengen aus mit Rahm versetzter, pasteurisierter evtl. homogenisierter Milch in Nachahmung französischer Vorbilder auch bei uns hergestellt. Sie müssen nach der obigen Einteilung auf Grund des Fettgehalts entweder als Doppelrahmkäse mit mindestens 60% Fett i. T. oder als Rahmkäse mit mindestens 50% Fett i. T., in den Verkehr gebracht werden.

Schichtkäse

dem Speisequark ähnlich, besteht aus einzelnen, möglichst gleich starken Schichten Die Mittelschicht muß fettreicher und kann leicht gefärbt sein. Schichtkäse darf mit 10, 20 und 40% Fett i. T. (DDR laut TGL mit 20%) hergestellt werden. Einwandfreier Schichtkäse schmeckt ähnlich wie Speisequark rein, mild, ganz schwach milchsauer.

8.6.2. Gereifte Käse

werden in die Gruppen der Labkäse (Süßmilchkäse) und der Sauermilchkäse unterteilt.

Labkäse (Süßmilchkäse)

Alle Käsesorten, bei deren Herstellung die Milch mittels Lab dickgelegt wird, werden nach der *Konsistenz* in Hart-, Schnitt- und Weichkäse eingeteilt. Hart- und Schnittkäse reifen ziemlich gleichmäßig durch den ganzen Teig. Zu ihnen gehören die Hartkäse: Emmentaler (Schweizerkäse), Bergkäse, Cheddar (= Chesterkäse) sowie als Reibkäse der Parmesan- oder Granakäse, die Schnittkäse Gouda, Edamer, Tilsiter, Geheimratskäse, Edelpilzkäse u. a. Bei den Weichkäsen unterscheidet man Käse mit Schmierebildung (Romadur, Limburger, Butterkäse, Weinkäse, Münsterkäse, Bierkäse oder Weißlacker) und Käse mit Schimmelbildung (Weißschimmelkäse, wie Camembert- und Briekäse). Blauschimmelkäse (ähnlich Roquefort, Gorgonzola) gelangen unter der Bezeichnung „Edelpilzkäse“ in den Verkehr.

Bei der „handwerklichen“ Käseherstellung wird die vorher pasteurisierte (ausgenommen Emmentaler Käse) in Käsekesseln oder Wannen lagernde und nach Zugabe von Milchsäurebakterienkulturen während kurzer Zeit (rund 30–60 min) mehr oder weniger leicht gesäuerte „vorgereifte“ Kesselmilch, die vorher auf den für das Endprodukt bestimmten Fettgehalt (i. T.) eingestellt wurde, bei etwa 30 °C mit Lab (= Rennin, Renne) versetzt.

Die gallertartig geronnene Milch, die man auch als „Bruch“ bezeichnet, wird mit verschiedenartigen Bruchschneidern zerkleinert, und zwar bei Hartkäsen bis etwa Hanfkorngröße, bei Schnittkäse auf Erbsenkorn- und bei Weichkäsen, wie Camembert, auf Haselnuß- bis Walnußgröße. Bei Hart- und Schnittkäse mit längerer Reifung wird dieser sogenannte Käsebruch nachgewärmt, d. h. unter ständigem Rühren bei Emmentaler z. B. auf 55–60 °C während 20–30 min gehalten.

Bei Emmentaler, Gouda und Edamer wird der in Formen abgefüllte Bruch gepreßt, wodurch der Molkegehalt verringert und die Trockenmasse entsprechend erhöht wird.

Nach Ablauf der Molke wird der junge Käse gesalzen durch Einlegen in ein „Salzbad“ mit 16–20% NaCl während 2 Stunden (Camembert) oder während 4–5 Tagen (Emmentaler). Die Salzaufnahme und gleichzeitig weitergehende Molkenabgabe geht im Salzbad bei kleineren Käsen wesentlich rascher vonstatten als bei größeren. Bei Weißschimmelkäsen werden der Milch meist Reinkulturen von Camembertschimmel (*Penicillium camemberti*) zugegeben, bei Edelpilzkäsen Kulturen von *Penicillium roqueforti* (bei Roquefortkäse auf Brot gezüchtet). Für verschiedene Käsesorten setzt sich die weitgehend mechanisierte Herstellung in „Käsefertigern“ durch.

Die zweistufige Reifung des Käsebruches bzw. jungen Käses hat tiefgreifende chemisch-physikalische Umwandlungen der wichtigsten Nährstoffgruppen durch die Tätigkeit von Bakterien, Hefen und Schimmelpilzen zur Folge, die sich in einer Veränderung der körnigen zu einer mehr speckig-plastischen Struktur äußert. Die oben angedeuteten Bearbeitungsvorgänge sind von verschiedenem Einfluß auf die kolloid-physikalische Struktur und die Auslese der für die Reifung wichtigen Mikroorganismen.

Das Casein oder bei Labfällung Paracasein erfährt unter der Einwirkung proteolytischer Enzyme eine hydrolytische Spaltung zu hoch- und niedermolekularen Peptiden und Aminosäuren (Leucin, Isoleucin, Tyrosin, Histidin, Tryptophan usw.), aus denen weiterhin Ammoniak und flüchtige Fettsäuren entstehen. Dabei können je nach Käsesorte bis zu 40% und mehr des Gesamtstickstoffes in wasserlösliche Form übergehen. Diese Vorgänge spielen für den kolloid-physikalischen Zustand des Käses (Konsistenz) eine wesentliche Rolle.

Der in den Käsebruch übergegangene Milchzucker wird meist innerhalb einiger Tage bereits zu Milchsäure (Lactaten) vergoren. Bei der weiteren Reifung verschwindet die Milchsäure ebenfalls, z. B. unter Bildung von Essigsäure, Propionsäure (Propionsäuregärung durch Einwirkung von Propionsäurebakterien) und Kohlensäure, die zur Lochbildung Anlaß gibt.

Die Veränderungen des Fettes beschränken sich meist auf eine geringe Abspaltung freier Fettsäuren, die z. T. in Methylketone verwandelt werden, wodurch besonders bei Edelpilzkäsen erwünschte charakteristische Geruchs- und Geschmacksnuancen hervortreten.

Sauermilch- oder Quarkkäse

Zu ihrer Herstellung wird der durch Milchsäuregärung gewonnene Sauermilchquark gesalzen, stark abgepreßt, mit Reifungssalzen versetzt, die der Abstumpfung der überschüssigen Säure des Quarks dienen ($CaCO_3$, $NaHCO_3$, Phosphate); dann wird er mit Hilfe besonderer Maschinen in die Form runder oder länglicher Stücke (Harzer Käse, Mainzer Käse, Quargel) von 25–126 g Gewicht gebracht. Die Reifung erfolgt von außen nach innen. Man unterscheidet Gelb- oder Rotschmierkäse und Weißschimmel- oder Blauschimmelkäse.

Zigerkäse

wurden früher aus dem beim Erhitzen der gesäuerten Molken gerinnenden Albumin (Ziger) im Gemisch mit Quark und gepulvertem Steinklee (*Trigonella melilotus caerulea*) durch Reifung gewonnen und in Form abgestumpfter Kegel als harter, reibbarer Kräuterkäse oder Schab-Ziger verwertet. Heute wird dazu Magermilch verwendet.

8.6.3. Schmelzkäse und Käsezubereitungen

Schmelzkäse

Heute wird Schmelzkäse nach modernen Verfahren in der Weise hergestellt, daß man den in verschiedenen Stadien der Reife befindlichen (Roh-)Käse fein zerkleinert, im dampfbeheizten Kessel, unter der ständigen Bearbeitung durch ein Rührwerk und bei gleichzeitiger Anwesenheit der Schmelzsalze erhitzt und die mehr oder weniger plastische Schmelze automatisch in Portionen abpackt (Schachtelkäse, Block-Schmelzkäse). Als „Richt"- oder Schmelzsalze sind zugelassen: die Salze der Ortho-, Pyro- und Polyphosphorsäuren mit höchstens 3,0%, der Milch- und Citronensäure mit höchstens 4,0%, jeweils bezogen auf die verarbeitete Rohware. An die Reinheit der Salze werden bestimmte Anforderungen hinsichtlich Arsen- und Bleifreiheit und des Gehalts an Metaphosphaten gestellt. Die chemisch-physikalische und kolloid-physikalischen Vorgänge bei der Schmelzkäseherstellung sind noch nicht ganz geklärt.

Als wesentliche Vorgänge sind anzusehen: die Peptisation, d. h. mittels Schmelzsalzen möglichst viel Eiweiß zu lösen, und die anschließende Einbeziehung des gesamten Käses während des Schmelzprozesses in die Solbildung. Diese Gel-Sol-Umwandlung bewirkt die für alle im „Schmelzverfahren" hergestellten Käse charakteristische Überführung in den plastischen Zustand unter Anwendung von Wärme bei Anwesenheit der Schmelzsalze. Nur innerhalb verhältnismäßig enger pH-Grenzen von 5,4–6,0 ist die Herstellung strukturell und in der Konsistenz einwandfreier Schmelzkäse möglich.

Käsezubereitungen

sind Erzeugnisse, die außer Käse noch andere der Milch entstammende Bestandteile enthalten, wie Butter und Milchzucker (Käsecreme, Doppelrahmkäsecreme) oder andere Lebensmittel (Schinkenkäse, Salamikäse u. dgl.)[1], ausgenommen Schmelzkäse.

Schmelzkäsezubereitungen

werden aus Käse und (oder) Schmelzkäse unter Zusatz anderer Milcherzeugnisse oder beigegebener Lebensmittel durch Schmelzen hergestellt, wobei entweder Schmelzsalze oder aufgeschlossenes Milcheiweiß, Obstpektine, Alginate, Carrageenschleim, Agar-Agar, Traganth u. a. Bindemittel verwendet werden können.
Für die einzelnen Fettstufen ist wie bei Käse eine Mindesttrockenmasse vorgeschrieben. Zur Erzielung besonderer Geschmacksrichtungen können Käse, Schmelzkäse und deren Zubereitungen mit Gewürzen versetzt und geräuchert werden.

8.6.4. Nährstoffgehalt der Käse

Der Nährstoffgehalt der Käse, Schmelzkäse und Käsezubereitungen ist beträchtlich. Neben dem kalorischen Wert, der besonders bei den fettreichen Sorten eine beachtliche Höhe erreicht, fällt vor allem der Eiweißgehalt ins Gewicht. Abgesehen von einigen fett-

[1] Der früher unter Zusatz fremder Fette aus Magermilch hergestellte Margarinekäse ist jetzt nach § 36 des Milchgesetzes ausnahmslos verboten.

reichen Spezialkäsesorten, die mehr nach ihrem Genußwert als Delikatesse bezahlt werden, stellen gerade die Käse mit die billigste Quelle von hochwertigem tierischem Eiweiß dar.

Von ernährungsphysiologisch besonderer Bedeutung aber ist der Mineralstoffgehalt von Käse und Schmelzkäse, machen doch Milch- und Milcherzeugnisse ein Drittel der gesamten P-Zufuhr und 70% der Ca-Zufuhr der Durchschnittsbevölkerung aus. Eine Steigerung des Verbrauchs ist daher erwünscht.

8.6.5. Verfälschungen, Verdorbenheit, Käsefehler

Verfälschungen durch Zusatz von Mehl, Fremdfett, Gips, Kreide, Gelatine, von denen in der älteren Literatur berichtet wurde, kommen nicht mehr vor, und die amtliche Lebensmittelkontrollle kann sich daher meist auf die Überwachung des Fett- und Wassergehaltes sowie auf Abweichungen von der normalen Beschaffenheit beschränken.

Konservierungsmittel sind verboten. Als Farbstoffe sind nur natürliche Farbstoffe, wie Carotin, Anatto, erlaubt, jedoch wird davon nicht viel Gebrauch gemacht.

Verdorbenheit. Tiefgreifende Veränderungen (Fäulnis usw.) sind als Verdorbenheit zu beanstanden. Solche schon an ihrer äußeren Beschaffenheit als verdorben erkennbare Produkte sind vom Verkehr auszuschließen. Die Beurteilung der Verdorbenheit ist aber häufig eine Ermessensfrage. Zu berücksichtigen ist, daß manche Verbraucher einen stark gereiften Käse bevorzugen, den man normalerweise als stark überreif ablehnt.

Die Käsefehler, die auf der Einwirkung von Bakterien oder Pilzen beruhen und sich durch das Auftreten von gelben, weißen, roten, schwarzen, blauen Färbungen (durch Schwermetalle) oder eines bitteren, talgigen oder sonst unangenehmen Geschmacks äußern, machen den Käse minderwertig.

Die wichtigsten Fehler bei Schmelzkäse (Käsezubereitungen) sind: Ausfetten, Ausnässen, Verfärbung, gummiartige Konsistenz, Kleben an der Folie, Loch- und Rißbildung, sandig, marmoriert.

Grundsätze für die Käsebeurteilung sind für die Bundesrepublik in der Käseverordnung festgelegt.

8.7. Speisefette und Speiseöle

Die Bezeichnung Fette wird in zweifacher Bedeutung angewandt. Einerseits versteht man darunter eine Gruppe der Nährstoffe, also wohlcharakterisierte chemische Verbindungen von bekannter, konstanter Zusammensetzung, andererseits aber auch Lebensmittel, die aus dem Tier- oder Pflanzenkörper abgeschieden werden und nicht aus reinen Fetten, sondern aus Gemischen von solchen und anderen Begleitstoffen bestehen. Da die allgemeinen Grundlagen der Fettchemie bereits auf S. 50 behandelt worden sind, seien hier nur die wichtigsten, für den Massenverbrauch bestimmten Speisefette nach Herkunft, Gewinnung, Zusammensetzung und Verwendung besprochen.

8.7.1. Butter

Unter Butter verstehen wir das aus der Kuhmilch durch den Vorgang der Verbutterung gewonnene unveränderte, in starrer Emulsion (Wasser-in-Öl-Emulsion) befindliche Fett, in welchem sich neben einer gewissen Menge Wasser noch Reste anderer Milchbestandteile (vgl. unten) in feiner Verteilung sowie etwas Luft, befinden. Die gesetzliche Begriffsbestimmung ist in der Butterverordnung vom 2. 6. 1951 festgelegt.

Wird Milch anderer Haustiere zur Butter herangezogen, so muß dies deklariert werden, z. B. Ziegenbutter.

In der Regel geht man zur Buttergewinnung von Rahm (das ist im Gegensatz zu Butter eine Öl-in-Wasser-Emulsion) aus, der durch Zentrifugieren von Milch bei Temperaturen oberhalb von 35 °C gewonnen wird. Man unterscheidet Sauerrahm- und Süßrahmbutter.

Sauerrahmbutter

Die Molkereien arbeiten ausschließlich mit hochpasteurisiertem Rahm (zur Ausschaltung von schädlichen Bakterien, Hefen, Schimmelpilzen und Enzymen) unter Zuführung eines Säureweckers, d. h. durch Ansätze von Mager- oder Vollmilch mit Kulturen von reinen Milchsäurebakterien (*Streptococcus lactis*, *Str. cremoris*, *Str. diacetilactis* und *Str. citrovorus*).

Gleichzeitig ist mit der Säuerung des Rahmes stets eine Reifung verbunden, wobei sich auch das bekannte Butteraroma (Diacetyl) durch die Bakterientätigkeit bildet. Nach Erreichung des gewünschten Säuregrades (bei 28–30%igem Rahm rund 25 Soxhlet-Henkel-Grade, entspr. pH 4,6) wird der Rahm in Butterfertiger übergeführt, wo durch zweckmäßige mechanische Behandlung (Schlagen, Stoßen) ein Zusammenklumpen der Rahmfettkügelchen erfolgt. Der Butterungsvorgang dauert 40–50 min; die Temperatur des Rahmes liegt bei Butterungsbeginn je nach Jahreszeit (weiches Fett – kälter, hartes Fett – wärmer) und Type des Butterfertigers zwischen rund 8–12 °C.

Nach diesem Vorgang ist die Bildung des eigentlichen Butterkorns eingeleitet; es hat (gegenüber dem Rahm als Ausgangsprodukt)eine Phasenumkehr stattgefunden. Aus dem System Rahm (Fett-in-Wasser-Emulsion) ist Butter (starre Wasser-in-Fett-Emulsion) entstanden. Danach erfolgt das Abscheiden der Buttermilch, Waschen der Butter mit Wasser von einer Temperatur, die 2 Grad unter der Butterungstemperatur liegt, um Reste der Buttermilch zu entfernen; durch nachfolgendes Kneten erhält die Butter das richtige für die Haltbarkeit sehr wichtige Gefüge, eine gleichmäßige und feine Verteilung der wäßrigen Phase (einschließlich darin gelöster Milchbestandteile) und Zusammenschluß der einzelnen Butterkörnchen unter sich zur Buttermasse; gleichzeitig wird dadurch ein bestimmter Wassergehalt eingestellt.

Neuerdings führt sich immer mehr die kontinuierliche Herstellung der Sauerrahmbutter nach dem FRITZ-Verfahren ein.

Süßrahmbutter

Süßrahmbutter wird aus gereiftem, aber noch nicht saurem Rahm hergestellt. Man bedient sich dazu der neuen, meist kontinuierlich arbeitenden Butterungsverfahren, wobei in einem Arbeitsgang der Rahm bis zur fertigen Butter verarbeitet wird.

Man unterscheidet Schaumbutterungsverfahren, Separierverfahren und Butterfett-Emulgierungsverfahren.

In Deutschland wurde als Schaumbutterungsverfahren das FRITZ-Verfahren eingeführt, das auf dem gleichen Prinzip beruht wie die oben beschriebene Herstellung der Sauerrahmbutter im Butterfertiger. Ein hochkonzentrierter Rahm (48–50% Fett) wird nach der Reifung und Tiefkühlung (3 Stunden 6–7 °C) in der FRITZ-Maschine gebuttert und in einer an die Maschine angeschlossenen Packmaschine verpackt. Durch dieses Verfahren ist eine sehr feine Wasserverteilung und gute Haltbarkeit der Butter zu erzielen.

Dem FRITZ-Verfahren entspricht im Prinzip das Senn-Verfahren (Schweiz), das an Stelle von Luft CO_2 zur Schaumverbutterung anwendet.

Bei dem Alfa-Verfahren (Separier-Verfahren), das ebenfalls in einem Arbeitsgang vom Rahm bis zur fertigen Butter führt, wird bei 90 °C pasteurisierter Rahm mit einem Gehalt von 35% Fett in einem zweiten Separator (Konzentrator) auf etwa 80% Fett gebracht, dann zur Butterbildung durch einen geschlossenen Butterkühler gedrückt und sofort als noch flüssigsämige, jedoch sehr bald erstarrende Buttermasse in Formen, Kisten abgepackt oder mit Butterverpackungsmaschinen in Pergament oder in mit Pergament kaschierten Aluminiumfolien „ausgepfundet“. Aromatisieren, Salzen (oder evtl. Färben) und Vitaminieren kann nach Bedarf durch dosierte, kontinuierliche Zugaben mittels eines Ventils im Gange der Verbutterung erfolgen. – Das Alfa-Verfahren befriedigt in der Konsistenz noch nicht ganz: Im Sommer ist die Butter häufig zu weich und im Winter zu fest und nicht streichfähig. Dem Alfa-Verfahren entspricht der im Ausland (Australien) geübte „New-Way-Prozeß“.

Als Butterschmalz-Emulgierverfahren sind die in den USA entwickelten Cherry-Burrel-(Gold'n flow-) und Creamery-Package-(CP-)Verfahren zu erwähnen. Beim ersteren wird durch mechanische Bearbeitung in der Wärme der Emulsionszustand des konzentrierten Rahmes (80%) so beeinflußt, daß eine wesentliche Vergrößerung der Fettkügelchen und schließlich eine möglichst weitgehende Trennung in Butterfett und Buttermilch erzielt wird. Nach Zugabe von Salz, Farb- und Aromastoffen und Wasser wird in der gleichen Maschine (Knetkühler) die Buttermilch in das Butterfett, ähnlich wie bei der Margarineherstellung, hineinemulgiert. Die auf 3–6 °C (höhere Temperatur bei hartem Fett) abgekühlte Butter wird zur Konsistenzverbesserung nochmals mechanisch bearbeitet und sofort verpackt.

Beim CP-Verfahren wird die Emulsion des konzentrierten Rahmes durch Homogenisierung bei rund 90 atü und rund 80 °C zerstört. – Beide Verfahren ähneln dem Prozeß zur Herstellung von „Renovated“ (wieder aufgefrischter) Butter (in der BRD und in der DDR verboten).

Nach allen vorgenannten kontinuierlichen Verfahren wird eine (im Gegensatz zur Sauerrahmbutter) ungewaschene Butter gewonnen, welche (bei längerer Kühllagerung von —12 °C, wie auch bei Lagerung von +10 und +20 °C) eine überraschend gute, meist bessere Haltbarkeit aufweist als die normale, gewaschene Butterfertiger-Butter. Dies ist eine Folge der sehr feinen Verteilung der Wasser- bzw. Buttermilchtröpfchen in der Buttermasse, wie sie durch Kneten (vgl. Sauerrahmbutter) normalerweise nicht erzielt wird.

Tabelle 30. Zusammensetzung ungesalzener Butter

	Sauerrahmbutter		Süßrahmbutter
	ungewaschen %	gewaschen %	ungewaschen %
Fett	> 82	> 82	> 82
Wasser	< 16	< 16	< 16
Fettfr. Trockenmasse	1,4—2,0	0,6—1,0	1,4—2,0
Eiweiß	0,6—1,0	0,5—0,7	0,3—0,5

In der fettfreien Trockenmasse ist außer Salzen (0,1%) in der Hauptsache noch Milchzucker enthalten.

Der Hauptbestandteil der Butter, das Fett, darf nach gesetzlichen Vorschriften in der Bundesrepublik 82% nicht unterschreiten. In der DDR wird gemäß Standard TGL 2905 – Butter – Tafelbutter mit mindestens 74% und Marken- bzw. Molkereibutter mit mindestens 79% Fettgehalt in den Verkehr gebracht.[1] Aus dem Fett wurden einfache und gemischte Glyceride, z. B. Triolein, Tristearin, Butyro-diolein, Butyro-palmitoolein und Oleo-dipalmitin isoliert, deren Gehalt, vorab an flüchtigen Fettsäuren (Buttersäure, Capron-, Capryl- und Caprinsäure), weiterhin an nichtflüchtigen höheren, gesättigten und ungesättigten Fettsäuren charakteristisch ist. Neuerdings sind auch methylverzweigte Fettsäuren im Butterfett nachgewiesen worden. Die Zusammensetzung der in den Glyceriden vorliegenden Gesamtfettsäuren ist aus Tabelle 6, S. 68, zu ersehen.

Die Zusammensetzung des Fettes wird von zahlreichen Umständen beeinflußt, von denen hier nur die Fütterung, die Lactationszeit und die Tierart hervorgehoben seien. Ziegenbutter und Schafbutter enthalten z. B. weniger Buttersäure, aber mehr Capryl- und Caprinsäure als Kuhbutter.

In der Butter liegen auch in geringen Mengen Phosphatide (Lecithin, Kephalin bis 0,3%) vor, deren oxydative Zersetzung, durch Metallspuren beschleunigt, als Ursache für die unter ungünstigen Lagerungsbedingungen auftretende Fischigkeit der Butter angesehen wird. Auch Mikrobeneinfluß sowie Einwirkungen von Salzen und Säuren werden hierfür mit verantwortlich gemacht. Nach neueren Forschungsergebnissen sollen die durch die Autoxydation des Fettes entstehenden Produkte, vor allem die oxydativen

[1] Bei Verwendung von Mischmilch (Kuh- und Ziegenmilch) muß gemäß Standard der Anteil Kuhmilch mindestens 90% betragen.

Spaltprodukte der Linolsäure bei gelagerter Sauerrahmbutter den öligen und fischigen Geschmack mit hervorrufen.

Von Vitaminen sind die fettlöslichen Vitamine A und D sowie deren Provitamine Carotin und Ergosterin zugegen. Ihre Menge hängt von der Art des Futters bzw. der Sonneneinstrahlung ab und ist bei Weidegang des Viehes am größten. So enthält 1 kg Winterbutter 4–8 mg Carotin und 5–10 mg Vitamin A; 1 kg Sommerbutter aber 5–17 mg Carotin und 8–20 mg Vitamin A.

Die natürliche Farbe der Butter, durch Carotin verursacht, das dem Futter entstammt, schwankt zwischen dunkel- und hellgelb bei der nach Weidegang des Viehes erhaltenen sogenannten „Grasbutter", während die nach Stallfütterung gewonnene Butter oft fast weiß aussieht. Hiernach ist die natürliche gelbe Farbe ein Kennzeichen erhöhten Provitamingehaltes. Färbung der Butter mit synthetischen Farbstoffen (Teerfarben) ist verboten.[1]

Die leichte Verdaulichkeit von Butter als einer Emulsion eines niedrig schmelzenden Fettgemisches muß im Vergleich zu Schmalz oder Talg besonders hervorgehoben werden; hierauf beruht auch der Einsatz der Butter in bestimmten Diätformen, z. B. bei Leber- und Gallenerkrankungen.

Das Aroma der Butter beruht hauptsächlich auf ihrem Gehalt an Diacetyl ($CH_3 \cdot CO \cdot CO \cdot CH_3$), das durch die Tätigkeit von Milchsäure- und Aromabakterien aus Milchzucker und Citronensäure über die Zwischenstufen Brenztraubensäure und Acetoin (Acetylmethylcarbinol $CH_3 \cdot CHOH \cdot CO \cdot CH_3$) entsteht. Künstliche Aromatisierung der Butter mit Diacetyl ist nicht gestattet.

Geschmackliche Abweichungen der Butter treten u. a. auf als:

Rübengeschmack nach übermäßiger Viehfütterung mit Runkel- oder auch Zuckerrüben (Rübenschnitzel), Silage u. dgl.; ölig-traniger Geschmack nach zu reichlichen Gaben von Fischmehl oder Zusatz von Mg-haltigem Salz oder bei Anwesenheit nicht entbitterter Lupinen im Futter; metallischer Geschmack nach Berührung mit Eisen, Kupfer, Zink.

Verderben

Auf Grund ihrer Zusammensetzung (vgl. S. 336) ist Butter ein empfindliches Lebensmittel. Sie bietet Hefen und Schimmelpilzen einen vorzüglichen Nährboden (Fett, Lipoide, Eiweiß, Mineralstoffe, Wasser!) und neigt auf Grund ihres Gehaltes an ungesättigten Glyceriden auch zur Autoxydation. Unsachgemäße Herstellungs- und Lagerungsbedingungen lassen daher Butter sehr leicht dem mikrobiellen und chemischen Verderb anheimfallen (vgl. Fettverderben S. 86). Metallspuren, insbesondere Kupfer und Eisen, beschleunigen den Verderb auf autoxydativer Grundlage. Mikroorganismen verursachen grüne, gelbe, rote oder schwarze Färbungen, z. B. grünschwarze Stockflecken oder rötliche Flecken durch die stark fettspaltenden Pilze *Cladosporium* bzw. das rot wachsende *Fusarium.* Ranziger Geschmack tritt als Folgeerscheinung von Autoxy-

[1] In der DDR ist die Färbung von Butter aus Eigenaufkommen mit natürlichen oder künstlichen Farbstoffen nicht erlaubt. Gegen die Einfuhr von Butter, die mit Carotin gefärbt ist, werden gemäß der AO vom 18. 10. 1963 über Lebensmittelfarbstoffe (GBl. II S. 826; Berichtigung GBl. II 1964, S. 58) keine Bedenken erhoben. Eine Angabe der Färbung ist nicht erforderlich.

dationen und durch die Tätigkeit fettspaltender Mikroorganismen (Schimmelpilze) auf, die zu verschiedenen Zerfallsprodukten des Glycerins, der Fettsäuren und der Phosphatide führen.

Haltbarmachung

Die wichtigste Vorbedingung zur Haltbarmachung von Butter ist die Herstellung einer bestmöglichen Ausgangsqualität. Peinlichste Sauberkeit des Betriebes während der Gewinnung und Verarbeitung verhindert weitgehend die Fremdinfektion mit schädlichen Mikroorganismen. Auch prooxydativ wirkende Metallspuren (Fe, Cu, Mn) und schädliche Einflüsse wie Licht, Wärme, Feuchtigkeit und Luftsauerstoff müssen auf ein Mindestmaß beschränkt werden.

Das Verderben wird weiterhin erfolgreich bekämpft durch Verwendung geeigneter Verpackungs- und Umhüllungsstoffe und, je nach Lagerung, durch Einhaltung günstiger Lagerungsbedingungen: geeignete Kühl- bzw. Gefriertemperaturen, bestimmte relative Luftfeuchtigkeit, evtl. Anwendung von Schutzgasen, wie CO_2, N_2, H_2. Für die Dauerlagerung von Butter wird heute grundsätzlich eine Lagertemperatur von —12 °C empfohlen; noch günstiger sind, besonders bei Lagerung über 5 Monate, Temperaturen von —20 °C. Auch der Transport muß – vor allem in wärmeren Jahreszeiten und auf längeren Strecken – in Kühlwagen erfolgen.

Wegen der großen Empfindlichkeit gegenüber Fremdgerüchen darf Butter nicht mit stark riechenden Waren zusammen gelagert werden oder in Berührung kommen.

Jeglicher Zusatz von Konservierungsstoffen und Antioxydantien, also auch der Zusatz von Keimölen und Hafermehlpräparaten, ist – auch bei Kenntlichmachung – als unzulässige Verfälschung anzusehen.

Beurteilung der Butter

Während zum Nachweis von Verfälschungen und Verdorbenheit vorzugsweise chemische und physikalische Methoden heranzuziehen sind, hat sich für die Beurteilung der Butter als Handelsware eine durch Sachverständige durchgeführte praktische Sinnenprüfung auf Geruch, Geschmack, Aussehen und Gefüge als wirksamer herausgestellt. Sie wird in gemeinsamer Arbeit von erfahrenen Praktikern und Wissenschaftlern nach dem in der Butterverordnung vom 10. 8. 1971 aufgestellten „Punktiersystem" ausgeführt, das der besten fehlerfreien Butter 25 Punkte (Wertmale) zubilligt: Aus den sensorischen Prüfungen des Geschmacks, des Geruchs und des Aussehens, den Befunden des Gefügeaufbaues (wie z. B. Ausarbeitung, Wasserlässigkeit) und der Konsistenz (Härtegrad, Streichfähigkeit) ergibt sich jeweils eine gewisse Punktzahl als Qualitätsbeurteilung, die für inländische Butter in der BRD zu den drei Handelsklassen Markenbutter, Molkereibutter und Kochbutter führt, die nach der Butter-VO vom 10. 8. 1970 in den Verkehr gebracht werden dürfen.

In der DDR erfolgt die Beurteilung der Butter nach dem Standard TGL 2905 – Butter. Sie kann in folgenden Handelsklassen in den Verkehr gebracht werden: Markenbutter, Molkereibutter, Kochbutter. Die Punktbewertung ist auch Gegenstand der Festlegungen in dem Standard. Sie entspricht den vorstehend aufgeführten Merkmalen. Für die Durchführung der organoleptischen Prüfung, auf der das Punktsystem basiert, ist der Fachbereichstandard TGL 82–043, Blatt 6, heranzuziehen.

Neben der Butter kommt auch das durch Ausschmelzen von Wasser, Eiweiß, Lactose und Salzen befreite reine Butterfett als Schmelzbutter Butterschmalz (in Süddeutschland Rindsschmalz) in den Handel. Es soll nicht mehr als 0,3% Wasser enthalten.

Gemäß Standard 2906 – Butterschmalz – wird dieses Erzeugnis in der DDR in 2 Sorten (Sorten A und E) in den Verkehr gebracht, die sich hinsichtlich der maximalen Lagerungsdauer unterscheiden. Sorte A wird im Schmelzverfahren, Sorte E mittels Siedeverfahren hergestellt.

8.7.2. Margarine

Als Margarine bezeichnet man die der Butter oder dem Butterschmalz ähnlichen Zubereitungen, deren Fettgehalt nicht oder nicht ausschließlich dem Butterfett entstammt.

Dieses der Butter ähnliche und daher anfangs als „Kunstbutter" bezeichnete Aufstrichfett verdankt seine Entstehung dem Wunsche Napoleons III., für sein Heer und seine Flotte einen haltbaren Ersatz der leicht verderbenden Butter zu gewinnen. Das Problem wurde von dem Chemiker Mège-Mouriès etwa 1867 in der Weise gelöst, daß er geschmolzenen Rindertalg bei 23–25 °C teilweise wieder erstarren ließ, das hinterbleibende flüssige „Oleomargarin" von dem auskristallisierenden Stearin trennte, mit Milch zu einer Emulsion vereinigte und diese wie Milch verbutterte.

Das von dem französischen Fettchemiker Chevreul im Jahre 1813 geprägte Wort Margarine beruhte auf der irrigen Annahme, daß Oleomargarin, eine zwischen Palmitin- und Stearinsäure stehende Fettsäure $C_{17}H_{34}O_2$, die er „Margarinsäure" (vom griechischen margaron = Perle) nannte, enthalte. Die Ansicht von der Existenz einer C_{17}-Säure erwies sich später als irrig, vielmehr handelt es sich dabei um ein Gemisch von Palmitin- und Stearinsäure.

Herstellung

Zur Herstellung der Margarine dienen heute überwiegend Gemische pflanzlicher Fette und Öle, wie Kokosfett, Palmkernfett, Erdnußöl, Baumwollsaatöl, Sojaöl, Rüböl, Sonnenblumenöl, Sesamöl und gehärtete Pflanzenöle. Gewisse Sorten enthalten in geringer Menge auch tierische Fette und gehärtete Trane.

In das geschmolzene Fettgemisch bringt man entweder Wasser (Wassermargarine) oder entrahmte angesäuerte Milch (Milchmargarine). Die Milch wird vorher pasteurisiert und nach dem Abkühlen mit bestimmten Reinkulturen von Milchsäurebakterien beimpft, wodurch eine Säuerung und zugleich eine Aromabildung in der Milch einsetzt. Diese Maßnahme verursacht später weitgehend den butterähnlichen Geschmack der Margarine.

Die Fett-Wasser- bzw. Fett-Milch-Mischung wird nun nach Zusatz verschiedener Stoffe in besonderen Kirnmaschinen emulgiert (gekirnt). Die während der Kirnung zugesetzten Stoffe sind Kochsalz und das gesetzlich vorgeschriebene Erkennungsmittel (~ 0,2% Stärke), ferner Emulgatoren, wie Eigelb, Lecithin oder Gemische von Mono- und Diglyceriden. An Konservierungsstoffen ist Sorbinsäure[1] erlaubt, doch gestatten die heutigen modernen, sehr hygienisch arbeitenden Herstellungsverfahren völlig ohne Konservierungsstoffe auszukommen.

Im Anschluß an die Kirnung wird die mayonnaiseartige Emulsion (Wasser-in-Öl-Emulsion), meist durch Aufbringen auf tiefgekühlte rotierende Trommeln, zum Erstarren gebracht, abgenommen und zur Herstellung einer weichen, streichfähigen Konsistenz gewalzt und geknetet. Schon um die Mitte der 20er Jahre kamen erstmals halbkontinuierliche Verfahren in Anwendung. Hierbei wurden die Walz-, Misch- und Knetvorgänge in einem Apparat mit einer stetig (gegen Widerstände) fördernden Schnecke nebst anschließender Mischung zusammengefaßt. Die vollkontinuierlichen Verfahren umgehen die früher übliche Kirne mit Doppelrührwerk zur Emulsionsbereitung durch Homogenisiermaschinen. Andere, moderne kontinuierliche Verfahren beruhen im wesentlichen auf dem Kratzkühlerprinzip, d. h. Emulgieren und Kristallisieren erfolgen in einem außengekühlten Röhrensystem mit achsenparallel rotierenden Schabemessern.

Um die Margarine möglichst butterähnlich zu machen, ihr besonders die Eigenschaften des Schäumens und Bräunens beim Auslassen und Braten zu verleihen, gleichzeitig aber das oft lästige Spritzen zu verhindern, bedient man sich vorteilhaft bestimmter Zusätze, wie Lecithin, Eigelb, Stärkesirup, Butteraroma – dessen Hauptbestandteil das Diacetyl darstellt – und Butterfarbe. Als „Butterfarbe" lassen sich synthetisches β-Carotin, rotes Palmöl, Karottenextrakt (provitamin-A-haltig) und Annattoextrakt (vgl. S. 102) verwenden.[2] In vielen Staaten erfolgt heute auch ein Zusatz von synthetischem Vitamin A und D, um die Margarine als Fett des Massenkonsums, der Butter entsprechend, aufzuwerten. Durch Verwendung hochwertiger Pflanzenöle bei der Margarineherstellung beinhaltet Margarine auch die ernährungsphysiologisch wertvollen Tocopherole (Vitamin E) und genügende, sogar die Butter übertreffende Mengen an der essentiellen Fettsäure Linolsäure.

Margarine soll bei Zimmertemperatur feste Konsistenz besitzen, jedoch bei Körpertemperatur zur leichteren Verdaulichkeit geschmolzen sein. Durch Variation in der Zusammensetzung des Fettanteils in den kälteren und wärmeren Jahreszeiten (im Winter wird der Zusatz von Öl, im Sommer derjenige an gehärteten Fetten bevorzugt) lassen sich die gewünschten Schmelzpunkte in dem Intervall von 28–32 °C zwanglos einstellen.

Zusammensetzung

Die **Zusammensetzung** der Margarine entspricht, abgesehen von der anderen Beschaffenheit der Fette, fast ganz der der Butter. Neben 18–20% Wasser enthält sie 80% Fett, 0,5% Protein, 0,4% Milchzucker und 1–2,5% Mineralstoffe, davon etwa

[1] In der DDR sind für Margarine gemäß der AO v. 24. 1. 1967 über den Verkehr mit Konservierungsmitteln (GBl. II, S. 80; Ber. S. 168) Benzoesäure und Sorbinsäure zugelassen.

[2] In der DDR sind als Farbstoff für Margarine Carotin und Carotinoide (Annatto) zugelassen. Eine Angabe der Färbung ist nicht erforderlich. In der BRD ist die Färbung mit Annatto nur bei Mitverwendung von Carotin unter Kenntlichmachung erlaubt.

0,3% Kochsalz. Aus umfangreichen wissenschaftlichen Untersuchungen geht hervor, daß auch im Nährwert von Butter und Margarine kein Unterschied besteht.

8.7.3. Schweineschmalz

Schweineschmalz (in Norddeutschland schlechthin Schmalz) nennt man das aus den fettreichen Teilen geschlachteter Schweine ausgelassene Fett, zu dessen Gewinnung meist das Bauchwandfett (Flomen, Liesen, Lünte, Schmer, Wammenfett), das Gekröse-(Micker-)Fett und das Netzfett, bisweilen auch der Bauch- und Rückenspeck Verwendung finden, während in Amerika vielfach das ganze Schwein durch Dämpfen auf Fett („Dampfschmalz") verarbeitet wird.

Herstellung

Rohfett (Gewebe) von Schweinen wird gewaschen (vgl. S. 74) und 24 Stunden auf +1 bis +2 °C gekühlt, um die Zerkleinerung zu erleichtern und die Ausbeute an Schmalz zu erhöhen.

Beim Ausschmelzen des zerkleinerten, sauberen Fettgewebes bei mäßiger Wärme in geeigneten Vorrichtungen unterscheidet man die sogenannte ***Trockenschmelze***, bei der das Fett nicht mit Wasser oder Dampf in Berührung kommt, und die ***Naßschmelze***, bei der das Ausschmelzen mit Wasser oder durch Einleiten von Dampf geschieht.

Bei der Trockenschmelze wird in ihrer einfachsten Form, wie im Haushalt, das zerkleinerte Rohfett in einem Kessel über offenem Feuer geschmolzen; die Industrie bedient sich dampfbeheizter, offener Rührwerkgefäße, weiterhin Autoklaven oder besonders konstruierter Vakuumapparate.

Bei der Naßschmelze mittels Dampf wird das Fettgewebe in einem Rührwerk-Autoklaven bei einem Dampfdruck von 3–4 atü aufgeschlossen. Dadurch tritt nicht nur eine Sprengung der Zellwände, sondern auch eine Verdrängung des Fettinhaltes der Zellen durch Dampf oder Wasser ein. Auch Dampf von Atmosphärendruck (also nicht gespannter Dampf) und Wasser (Naßschmelze auf Wasser) finden Anwendung.

An die Ausschmelzungsvorgänge schließen sich stets die Klärung durch Absetzenlassen und die Filtration an. Der Rückstand, die Grieben, werden durch Abpressen vom Fett befreit. Sie werden als solche genossen, als Gebäckauflage oder bei der Suppenwürzeherstellung verwendet.

Nach der Gewinnung wird das Fett freiwillig oder unter Verwendung von Kühleinrichtungen (vgl. Kokosfett S. 346) wieder zur Erstarrung gebracht. Bei kleinen Mengen und bei der Herstellung von Handelspackungen in Tüten ist Schnellabkühlung auf Horden-Wagen im Luftstrom von hoher Geschwindigkeit bei Temperaturen um 0 °C zweckmäßig. Kistenware wird offen im Raum gestapelt und an der Luft gekühlt. Die Lagertemperatur von Schmalz beträgt 0° bis +2 °C.

Raffinieren und Bleichen des Schweineschmalzes sind in der Bundesrepublik nicht erlaubt, werden jedoch im Ausland (vorab in den USA) bei besonderen Erzeugnissen durchgeführt. Auch Konservierungs- und Emulgierungsmittel sind bei uns verboten, während z. B. in den USA große Mengen an Schweineschmalz mit den bekannten Antioxydantien NDGA, Propylgallat, BHA (vgl. S. 95) konserviert werden.[1] Gehärtet und ungehärtet sowie umgeestert werden große Mengen von Schmalz in den USA zur Herstellung von sogenannten Shortenings (Back-, Brat- und Ziehfetten) verwendet.

Je nach der Herstellungsweise, Güte und Herkunft unterscheidet man Roh-, Dampf-, Neutralschmalz, raffiniertes, amerikanisches usw. Schweineschmalz.[2] Die in den USA üblichen Handelsbezeichnungen sind Neutral Lard, Leaf Lard, Choice Lard, Prime Steam Lard, Neutral Lard Imitation, Butchers Lard.

Als Unterarten abweichender Beschaffenheit seien noch erwähnt:

Bratenschmalz, das durch Erhitzen von Schweineschmalz mit Gewürzen, Zwiebeln, Äpfeln usw. gewonnene Fett.

Schmalzöl (Specköl), das aus Schweineschmalz bei 10–15 °C ausgepreßte Öl; Schmalzstearin (Solarstearin), der dabei hinterbleibende feste Rückstand.

Wurstschmalz (Wurstfett), das beim Kochen der Würste von der „Wurstbrühe" abgeschöpfte Fett, das neben Schweinefett auch Rinder- und Hammelfett enthalten kann und sich von dem rein weißen bis bläulich-weißen Schweineschmalz durch seine abweichende, von Gewürzen (Majoran) herrührende graugelbe bis grünliche Farbe unterscheidet.

Griebenschmalz ist Schweineschmalz mit Zusatz von Grieben aus frischem Räucherspeck oder Flomen mit oder ohne Gewürzzusatz.

Purelard, auch als Blockschmalz bezeichnet, ist (in USA) aus Rohschmalz durch Raffination und Zusatz von Antioxydantien sowie Emulgierungsmitteln hergestellt.

Die unter der Bezeichnung White Grease laufenden Fette sind als Speisefette *nicht* verkehrsfähig.

Zusammensetzung

Abgesehen von Spuren Wasser (höchstens 0,3%) und Eiweiß besteht Schmalz nur aus reinem Schweinefett. Es enthält an Fettsäuren vor allem Ölsäure (etwa 60%), Palmitinsäure (32%) und Stearinsäure (8%), die sämtlich in Form gemischter Glyceride zugegen sind: α-Palmitodiolein etwa 82%, β-Oleopalmitostearin 11%, α-Oleodistearin 2%, β-Palmitodistearin 3%, β-Stearodipalmitin 2%. Daneben finden sich noch Spuren von „Unverseifbarem" (0,17%), und zwar Kohlenwasserstoffe (0,03–0,09%) und Cholesterin (0,08–0,16%). Die Beschaffenheit wird durch verschiedene Umstände (Rasse, Fütterung, Klima) beeinflußt. Insbesondere kann Schmalz von Ebern einen widerlichen Geruch, nach übermäßiger Fütterung mit Fischmehl einen tranigen Geschmack zeigen. Die Haltbarkeit ist im allgemeinen größer als bei Butter. Manchmal werden in Schweineschmalz als natürlich vorliegenden Antioxydantien Tocopherole (aus dem Futter stammend) gefunden.

[1] In der DDR kann für Schweineschmalz 0,01% Propyl-, Octyl- oder Dodecylgallat als Antioxydans eingesetzt werden (Genehmigung des Ministeriums für Gesundheitswesen). In der BRD ist beabsichtigt, die Verwendung von Antioxydantien durch Aufnahme in die Fremdstoff-VO lebensmittelrechtlich zu fundieren.

[2] Entsprechend den Festlegungen im Standard TGL 7915 – Schweineschmalz – wird dieses Erzeugnis in der DDR unter folgenden Sorten in den Verkehr gebracht: Qualität I R (zur langfristigen Einlagerung bestimmt), Qualität I und II und Griebenschmalz. Für Sorte I R darf nur Flomen (60–80%) und Rückenfett (20–40%) eingesetzt werden. Die Qualität I besteht zu 85% aus Flomen und Rückenfett sowie höchstens 15% Netzfett.

Wegen seines hohen Nährwerts (etwa 9000 kcal/kg) und seiner vielseitigen Verwendbarkeit als Brotaufstrich sowie für Küche, Bäckerei und viele Industriezweige bildet das Schmalz eines der wichtigsten Speisefette.

8.7.4. Rindertalg, Hammeltalg, Gänseschmalz

Von sonstigen tierischen Körperfetten hat nur noch der Rindertalg eine größere praktische Bedeutung. Er wird aus den fettreichen Teilen geschlachteter Rinder und zwar besonders aus Gekröse-(Micker-)Fett, aus Netz-, Nieren-, Herz-, Mittelfell-, Sack- und Eingeweidefett ausgeschmolzen. Die Herstellung erfolgt wie bei Schweinefett. Es kommt als ziemlich harte, bröcklige nicht streichbare Masse von weißer oder schwach gelblicher Farbe in den Verkehr. Die beste, aus frischen, auserlesenen Fetten bei nicht zu hoher Temperatur ausgelassene Sorte wird als Feintalg (Premier jus), die gewöhnliche Handelsware als Speisetalg bezeichnet. Man unterscheidet Preßtalg als den höher schmelzenden festen Talganteil, der durch Abpressen des bei 26–27 °C teilweise erstarrten Fettes erhalten wird, von dem Oleomargarin, dem nach Abscheiden des Preßtalges gewonnenen niedrig schmelzenden Anteil des Rinderfeintalges. Preßtalg wie Oleomargarin wird zur Bereitung von Margarine und Kunstspeisefett herangezogen.

An Fettsäuren sind hauptsächlich Ölsäure (38–50%), Palmitinsäure (24–33%) und Stearinsäure (14–29%) neben geringen Mengen Myristinsäure (2–6%) und Linolsäure (1–5%) sowie Spuren einer der Ölsäure isomeren Säure (Vaccensäure) zugegen. Abgesehen von geringen Anteilen Tristearin (1–2%) finden sich die Fettsäuren in Form gemischter Glyceride, davon 14–26% vollgesättigter, vor.

Obwohl die größte Menge des Rindertalgs zu technischen Zwecken (Seifen-, Stearin-, Kerzenfabrikation) dient, wird doch auch ein erheblicher Teil als Koch- und Backfett benutzt. Durch mechanische Behandlung weicher und geschmeidig gemachter Talg wird für gewisse Gebäcksorten als Back- oder Ziehfett in den Handel gebracht.

Als weitere Körperfette sind noch der dem Rindertalg ähnliche Hammeltalg und das mehr als Delikatesse geschätzte Gänseschmalz zu erwähnen. Das letztere wird zur Versteifung oft mit Schweineschmalz gemischt, muß dann aber entsprechend gekennzeichnet werden.

8.7.5. Speisefett-Mischungen

Unter *Kunstspeisefett*, ein durch das Margarine-Gesetz (1897) geprägter Begriff, versteht man dem Schweineschmalz nach Aussehen, Konsistenz, Geruch und Geschmack ähnliche Zubereitungen, deren Fettgehalt nicht ausschließlich aus Schweineschmalz besteht. Hierzu rechnen also alle Fettzubereitungen, die Schweineschmalz enthalten.

Der Begriff Kunstspeisefett ist unglücklich gewählt, da man heute leicht geneigt sein könnte, unter dieser Bezeichnung ein synthetisches Fett zu verstehen. Das Margarinegesetz sah eine Ausnahme von dieser Bezeichnung vor für „unverfälschte Fette“, wenn diese Mischungen unter ihrer Ursprungsbezeichnung in den Verkehr gebracht werden.

Infolgedessen gilt eine Mischung von Schweinefett und Rindertalg nicht als Kunstspeisefett, sofern sie ihren Bestandteilen entsprechend gekennzeichnet ist. Auch gehärtete Fette und Öle, allein oder in Mischung, wie auch Mischungen von gehärteten mit nichtgehärteten Ölen sind dann keine Kunstspeisefette, wenn die genauere Zusammensetzung angegeben ist. Enthalten Fettmischungen also gehärtete Fette, so müssen sie als „gehärtet" gekennzeichnet werden. Im Lebensmittelverkehr wird der Name „Kunstspeisefett" heute kaum noch verwendet (vgl. auch Rundschreiben des BMI vom 23. 7. 1952).

Kunstspeisefette bzw. Speisefette können als Brat- und Backfett dienen. Als Grundstoffe zur Herstellung von Speisefetten werden hydriertes Erdnußöl, auch andere hydrierte Öle und Trane, sodann pflanzliche Öle wie das Erdnußöl und Baumwollsaatöl und andere Pflanzenöle verwendet.

Die Fette und Öle werden durch Zusammenschmelzen vermischt, durch Abkühlen zum Erstarren gebracht und durch mechanische Bearbeitung (Rühren, Kneten) in die dem Schweineschmalz ähnliche streichfähige Konsistenz übergeführt.

Wie Schweinefett müssen auch Kunstspeisefett und Speisefett – im Gegensatz zu Butter und Margarine – praktisch wasserfrei sein (bis höchstens 0,2% Wasser). Hinsichtlich der äußerlichen Kennzeichnung, der Verpackung, des Verkaufs, der Verwendung, muß auf die Vorschriften, wie sie für Margarine gelten, hingewiesen werden.

8.7.6. Kokosfett

Das in den Steinfrüchten der tropischen Kokospalme (*Cocos nucifera*), den sogenannten Kokosnüssen, enthaltene Fett wird in der Weise gewonnen, daß man zunächst die Haut und die zähe, 4–6 cm dicke Faserhülle (Coir, Roya), danach die harte Steinschale entfernt und das nach Ablaufen der sogenannten Kokosmilch verbleibende Endosperm möglichst rasch von 50 auf 4–6% Wassergehalt trocknet, um ein Verderben durch Mikroorganismen zu verhindern. Die Qualität des getrockneten Fruchtfleisches – *Kopra* genannt – mit etwa 65% Fett hängt von der Reife der Früchte und von den Trocknungsbedingungen ab. Nach dem welthandelsüblichen „London Kopra-Kontrakt" werden „Hot air dried", „smoke dried" und „sun dried" Kopra unterschieden.

Aus der Kopra wird das Fett meist durch Pressen gewonnen, das Restöl im Schrot wird mit Benzin extrahiert. Da bei der Trocknung des Fruchtfleisches bestimmte Geruchsstoffe, insbesondere Methylketone, z. B. Methyl-nonylketon, entstehen und im Rohöl stets niedere freie Fettsäuren vorliegen, ist eine Raffination notwendig: Entsäuerung mit verdünnter NaOH, Bleicherde-Aktivkohle-Behandlung, Desodorierung mit Heißdampf. Das raffinierte Produkt bildet dann eine weiße Masse von angenehmem Geruch und Geschmack, die sich zwar durch Einsatz von Platten- und Etagen-Kühlbändern in ziemlich harte Platten (Plattenfette) gießen läßt, aber wegen des niedrigen Schmelzpunktes von 23–28 °C leicht flüssig wird.

Chemische Zusammensetzung. Von den Fettsäuren überwiegen die niedrigmolekularen Glieder Caprylsäure, Caprinsäure, Laurinsäure, Myristinsäure, während Capronsäure, Palmitin-, Stearin- und Ölsäure nur in geringer Menge vorhanden sind. Die Glyceride bestehen demnach zu 50–60% aus Caprylo-lauromyristin (Schmelzpunkt

15 °C) und 15–20% Myristo-dilaurin (Schmelzpunkt 33,8 °C) neben geringen Mengen Ölsäureglyceriden, Palmito-dimyristin und Stearo-dipalmitin (vgl. S. 68).

Der hohe Gehalt an gesättigten Fettsäuren macht das Kokosfett verhältnismäßig gut beständig gegen oxydative Einflüsse (Autoxydation), doch kann wegen seines Gehaltes an niedermolekularen Fettsäuren unter Umständen leicht ein seifiger Geschmack eintreten. Trocken- und Kühllagerung sind deshalb erforderlich.

Das reine Kokosfett stellt ein beliebtes Speisefett dar, das zum Teil unter zahlreichen Phantasienamen (Kunerol, Laureol, Myrholin, Nukolin, Palmin, Palmona, Vegetalin) in den Verkehr gebracht wird. Es findet als Koch-, Brat- und Backfett sowie zur Herstellung von Margarine, Kunstspeisefett, Zuckerwaren ausgedehnte Verwendung.

8.7.7. Palmfett (Palmöl und Palmkernfett)

Die pflaumengroßen in dichten Büscheln wachsenden Früchte der im tropischen Westafrika heimischen und jetzt auch in Südostasien kultivierten Ölpalme (*Elaeis guinensis*) liefern zweierlei Fette: das *Palmöl* und das *Palmkernöl* (Palmkernfett).

Während man früher die Früchte einer etwa 1 Monat langen freiwilligen Gärung überließ, sie dann kochte und zerdrückte, werden zur Trennung von Fruchtfleisch und Kernen in modernen Plantagenbetrieben die Fruchtbündel in dampfbeheizten Zylindern erhitzt; hierbei wird das Fruchtfleisch gelockert, die Enzyme inaktiviert. Mit Schälmaschinen lassen sich dann die Kerne vom Fruchtfleisch entfernen. Im Zentrifugen-Verfahren wird die Trennung von Kernen und Fruchtfleisch durch Zentrifugieren der erhitzten, musigen Früchte erreicht: das Öl des Fruchtfleisches wird abgeschleudert die Kerne verbleiben im Rückstand.

Das Palmöl, oft auch rotes Palmöl genannt, ist das Fruchtfleischfett. Man gewinnt es aus dem von dem Samenkern befreiten gelbroten Fruchtfleisch primitiv durch Auskochen und Abschöpfen, industriell durch Auspressen in der Wärme, jetzt auch kontinuierlich mit Zentrifugalseparatoren (Zentrifugen-Verfahren). Das rote Öl ist durch seinen hohen Gehalt an Carotin, 0,05–0,2% (Provitamin A) gekennzeichnet und wird auch technisch zur Herstellung von Carotinextrakten verwendet.

Die in primitiver Weise gewonnenen Öle enthalten infolge enzymatischer Spaltung viel freie Fettsäuren (60% und mehr) und werden nur technisch eingesetzt, dagegen besitzen die rationell gewonnenen Plantagenöle nur geringe Mengen freie Fettsäuren (2–4%). Nach der Raffination sind sie sehr gut lagerfähig und werden vorzugsweise zur Margarineherstellung herangezogen. Reines Palmöl ist von butterartiger Konsistenz (Palmbutter), gelblich-weiß, geruchlos und von angenehmem Geschmack (Zusammensetzung vgl. S. 68). Das durch besondere Raffination gewonnene gelbrote bis rote Palmöl wird der Margarine gelegentlich als Färbemittel und Carotinquelle zugesetzt.

Palmkernöl (Palmkernfett), ein Samenfett, wird aus den von der harten Steinschale befreiten haselnußgroßen Samenkernen durch Abpressen in der Wärme oder durch Extraktion gewonnen. Durch Reinigung des Rohfettes erhält man ein weißes, dem Kokosfett sehr ähnliches Produkt von nußartigem Geschmack. Vom Kokosfett unterscheidet es sich durch seinen geringeren Gehalt an Capryl- und Caprinsäure und durch einen höheren Gehalt an Ölsäure; vgl. Tabelle 6, S. 68. Es kann durch mechanische Bearbeitung streichfähig gemacht werden und dient als Speisefett und zur Margarineherstellung; technisches Palmkernöl wird zur Seifenfabrikation verwendet.

8.7.8. Speiseöle

Die bei gewöhnlicher Temperatur flüssigen, in der Kälte meist erstarrenden pflanzlichen Fette, die nach dem Preßverfahren oder durch Extraktion (siehe S. 70) gewonnen werden, führen, soweit sie unmittelbar oder nach vorheriger Raffination zum menschlichen Genuß geeignet sind, die Bezeichnung Speiseöle.

Olivenöl, ein Fruchtfleischfett, wird aus dem Fruchtfleisch der reifen, meist 15–25% Öl enthaltenden Frucht des Ölbaumes (*Olea europaea*) gewonnen. Es ist ein besonders wertvolles, geschätztes Speiseöl und stellt in den Mittelmeerländern das vorherrschende Speisefett dar.

Das freiwillig und durch erste Kaltpressung in etwa 12% Ausbeute erhaltene Öl, das sogenannte „Jungfernöl" (huile vierge), ist das qualitativ beste Öl und dient ausschließlich für Speisezwecke. Die warmgepreßten sowie die aus den Rückständen (mit Hexan, seltener mit Schwefelkohlenstoff) extrahierten Olivenöle (Baumöl, Sulfuröl) stellen geringere Qualitäten dar, die hauptsächlich technische Verwendung finden. In den letzten Jahren ist es auch gelungen, durch Einsatz von Schneckenpressen und Spezial-(Düsen-)Separatoren für die Trennung von Öl und Fruchtwasser die Olivenölgewinnung rationell und kontinuierlich zu gestalten. Nach einem solchen Verfahren werden z. B. die Oliven gemahlen – wo möglich, heute nach vorheriger Entkernung – dann gepreßt. Der Preßrückstand geht zur Extraktion, der „Most" wird über vorgeschaltete Siebe (Grobtrubentfernung) einem Separator zugeführt, der das Fruchtwasser zusammen mit dem Feintrub ausscheidet. Das gewonnene Olivenöl ist klar und praktisch wasserfrei. Es kann zum Verbrauch direkt abgefüllt oder einer Raffinationsbehandlung zugeleitet werden.

Das Olivenöl des Handels ist von grünlichgelber (Chlorophyll) bis goldgelber Farbe, die durch Sonnenlichteinwirkung allmählich gebleicht wird. Es ist fast geruchlos und hat einen spezifischen, schwach süßlichen Geschmack, der beim Jungfernöl besonders ausgeprägt ist und sich mit dem Alter verändert.

Olivenöl ist dickflüssiger als die meisten Speiseöle; es beginnt schon bei 4–5 °C zu erstarren und liegt bei Temperaturen unter 0 °C in einer butterartigen Konsistenz vor.

Olivenöl, ein nichttrocknendes Öl, enthält in den Glyceriden einen hohen Anteil an Ölsäure (64–86%). Bestes Olivenöl des Handels darf bis 2% freie Fettsäuren enthalten. Zusammensetzung siehe S. 68.

Verfälschungen kommen vor mit Pflanzensamenölen (Erdnuß-, Sesam-, Baumwollsaat-, Rüböl), weniger mit trocknenden Samenölen (Mohn- oder Leinöl) und vereinzelt mit Mineralölzusätzen.

Erdnußöl wird aus den Erdnüssen, der in tropischen und subtropischen Gegenden in der Erde reifenden Leguminose *Arachis hypogaea* (vgl. S. 384), gewonnen. Das aus den 42–50% Öl aufweisenden Erdnüssen kalt gepreßte, beinahe farblose Öl hat einen angenehmen, milden Geschmack; auch das durch die zweite, warme Pressung erhaltene gelbliche Öl liefert noch ein brauchbares Speiseöl. Die dritte Pressung ergibt ein an freien Fettsäuren reiches, nur für technische Zwecke verwendbares Produkt. Heute werden, ständig zunehmend, große Mengen des Öls durch Extraktion mit Lösungsmitteln (Hexan) gewonnen und dann einem Raffinationsprozeß unterworfen. Das Öl ist wegen seines milden Geschmacks besonders als Speiseöl und in der Margarineindustrie geschätzt. Es wird auch in gehärtetem Zustand verwendet, in Indien unter dem Namen „Vanaspati". Die in den USA viel benutzte Erdnußbutter wird aus gerösteten, feinvermahlenen Erdnüssen mit Öl zubereitet. Über Proteinkonzentrate aus entölter Saat, S. 33.

Das nichttrocknende Erdnußöl besitzt in den Glyceriden einen hohen Anteil an Ölsäure (42–61%). Besonders charakteristisch ist der Gehalt an höheren gesättigten Fettsäuren: Arachinsäure, $C_{20}H_{40}O_2$, ist zu 2–5%, Lignocerinsäure, $C_{24}H_{48}O_2$, ist ebenfalls vertreten; vgl. S. 54 und S. 68.

Sojaöl entstammt dem Samen der Leguminose *Glycine maxima*, die früher vor allem in Ostasien (China, Japan, Indien) heute aber in größten, ständig steigenden Mengen in Nord- und Mittelamerika angebaut wird. Gegenüber anderen Ölsamen enthält die Sojabohne verhältnismäßig wenig Öl (18–22%), weshalb gerade bei diesem Rohstoff das Extraktionsverfahren (mit Benzin) der Pressung überlegen ist. Nach der Raffination wird das helle, gelbliche Sojaöl zu einem Teil in der Margarineindustrie verwendet, ein anderer Teil dient auf Grund seines milden und angenehmen Geschmacks zur Herstellung feiner Speiseöle. Durch oxydative Veränderungen an mehrfach ungesättigten Fettsäuren tritt leicht Geschmacksumkehr (flavor reversion) ein. Die Haltbarkeit kann durch eine spezifisch gelenkte Hydrierung verlängert werden. Solche Weich- und Hartfette aus Sojaöl werden als Bestandteile von Brat- und Backfetten sowie von Margarine verwendet.

In geringem Ausmaß wird Sojaöl auch technisch, z. B. zur Herstellung von Alkydharzen, Anstrichfarben und Linoleum, eingesetzt.

Über die Fettsäurezusammensetzung siehe Tabelle 6, S. 68.

Im Gange der Raffination werden bei der Entschleimung durch Hydratation (vgl. S. 77) aus dem Rohöl die wertvollen Sojalecithine (siehe S. 382) gewonnen, die man als Zusatz zu Margarine, Schokolade, Gebäck, Teigwaren und für Nährpräparate verwendet. Über die Verwertung der Fettextraktionsrückstände und weiterer wertvoller Bestandteile der Sojabohne vgl. S. 33 und 383.

Sesamöl wird aus den etwa 45% Öl enthaltenden Samen verschiedener, in den Tropen heimischer *Sesamum*-Arten gewonnen. Die kalt gepreßten gelben Öle sind mit ihrem angenehmen Geschmack beliebte Tafel- und Salatöle. Die warm gepreßten und extrahierten Öle ergeben nach der Raffination haltbare, helle Speiseöle. Es läßt sich zu Weich- und Hartfetten hydrieren.

Sesamöl gehört zu den halbtrocknenden Ölen, es enthält bis zu 37% Glyceride der Linolsäure. Im Unverseifbaren liegen außer Phytosterinen spezifische Stoffe vor: Sesamin, Sesamolin und Sesamol; letzteres ist ein phenolartiger Körper, der mit Furfural in Anwesenheit von Salzsäure eine für das Sesamöl charakteristische Rotfärbung ergibt

(*Baudoin*sche Reaktion). Auf Grund dieser Nachweisreaktionen war früher für Margarine ein 10%iger Sesamöl-Zusatz vorgeschrieben, wodurch Margarine leicht von Butter zu unterscheiden war. Zusammensetzung von Sesamöl siehe S. 68.

Baumwollsaatöl (Cottonöl) wird aus den Samen verschiedener Arten der Baumwollstaude (*Gossypium*) gewonnen. Für Speisezwecke müssen die gepreßten trüben und schwarzbraunen Öle einem Raffinationsprozeß unterworfen werden, ferner werden die in erheblichen Mengen vorliegenden festen Glyceride (Cottonstearin) meist durch Winterisieren entfernt (vgl. S. 80). Cottonöl wird als Tafelöl, als Back- und Bratöl und für Fischkonserven verwendet. Gehärtetes Cottonöl, wie auch das abgepreßte Cottonstearin, werden zur Margarine- und Speisefettherstellung herangezogen. Die geringwertigeren Baumwollsaatöle gehen vor allem in die Seifenfabrikation.

Baumwollsaatöl gehört mit seinem Gehalt an 40–45% Linolsäure zu den halbtrocknenden Ölen. Es ist durch einige charakteristische Farbreaktionen ausgezeichnet, von denen die *Halphen*-Reaktion als die zuverlässigste anzusehen ist. Zusammensetzung vgl. S. 68. — Verwertung entfetteter Ölkuchen für Proteinkonzentrate s. S. 33.

Rüböl (Rapsöl) wird aus den Samen verschiedener *Brassica*-Arten gewonnen, von denen der Raps mit einem Ölgehalt von 35–45% als die bei uns wichtigste in größerem Umfang angebaute Ölsaat besonders zu erwähnen ist. Das rohe kaltgepreßte, Schleim- und Eiweißstoffe enthaltende Rüböl hat einen unangenehmen Geschmack und wird deshalb meist der Raffination unterworfen, die nach den Arbeiten von H. P. Kaufmann schonend durchgeführt werden kann, so daß das so raffinierte Rüböl im Sinne eines „Vollöles" (vgl. S. 76) die natürlichen wertvollen Begleitstoffe (z. B. Carotin = Provitamin A) weitgehend behält.

Nach der Raffination wird Rüböl vor allem als Speiseöl, zum kleineren Teil nach der Härtung in der Margarine verwendet. Erhebliche Mengen werden auch für technische Zwecke verbraucht, z. B. als Zusatz zu Mineralölen als Schmiermittel.

Das Rüböl ist ein halbtrocknendes Öl; in den Glyceriden liegen im Durchschnitt 14% Linol- und 2% Linolensäure vor. Besonders charakteristisch ist der hohe Anteil (50%) an Erucasäure, $C_{22}H_{42}O_2$, die auch für den Nachweis des Rüböls herangezogen wird (Zusammensetzung siehe auch S. 68).

Mohnöl ist das aus den Samen des Mohnes (*Papaver somniferum* mit 40–51% Fett) gewonnene Öl. Das kaltgepreßte, gelbe Mohnöl hat einen angenehmen Geschmack, während das warmgepreßte Öl kratzend und firnisartig schmeckt und für Speisezwecke einer Raffination bedarf. Mohnöl ist ein trocknendes Öl, jedoch bedarf es für ein normales, maltechnisches Trocknungsverhalten einer besonderen Behandlung.

Mohnöl enthält in den Glyceriden an ungesättigten Säuren 59% Linolsäure und 28% Ölsäure.

Sonnenblumenöl. Die Hauptanbaugebiete der Sonnenblume (*Helianthus annuus L.*) sind in der UdSSR, in Ungarn, Rumänien, Bulgarien, auch in China, Tansania, Südafrika, Argentinien und Kanada. Die vollreifen Samen werden durch Sieben gereinigt und enthülst. Die Samenkerne enthalten 42–63% Öl, das man durch Pressen oder Extrahieren gewinnt. Die Preßkuchen mit 40–50% Protein dienen als wertvolles Viehfutter.

Das kaltgepreßte gelbliche Sonnenblumenöl kommt nach dem Filtrieren als naturreines Speiseöl in den Handel. Durch schonende Desodorisierung kann der leicht bittere Geschmack gemildert werden. Warmgepreßte und extrahierte Sonnenblumenöle werden nach der Raffination als Salat- und Backöle benutzt. Sonnenblumenöle lassen sich leicht hydrieren und finden dann in Mischungen mit unhydriertem Öl als Weich- oder Hartfette Verwendung. Wegen seines hohen Gehaltes an Linolsäure ($>$60%) wird Sonnenblumenöl zur Herstellung hochwertiger Speisefette, z. B. für Margarine, in umfangreichem Maß herangezogen.

Leinöl wird aus den Samen der vorzugsweise in gemäßigten Klimaten wachsenden Lein- oder Flachspflanze (*Linum crepitans*) durch Pressen oder Extraktion hergestellt. Während die ostindischen Samenarten 34—40% Öl enthalten, wird der Ölgehalt der europäischen Leinsaaten nur mit etwa 25% angegeben. Das kaltgepreßte Leinöl hat in frischem Zustand einen charakteristischen Geruch und Geschmack, der aber sehr bald unangenehm scharf wird. Die durch warme Pressung oder Extraktion gewonnenen Öle werden nach der Raffination zum überwiegenden Teil auf dem technischen Sektor als trocknendes Öl verwendet (Standöle, geblasene Öle) und sind in der Anstrichtechnik unentbehrlich.

Leinöl enthält Glyceride der Linolsäure (22–30%) und der Linolensäure (44–54%), wodurch die guten trocknenden Eigenschaften und die technische Verwendung in der Lack-, Firnis- und Linoleumindustrie bedingt sind.

Maisöl (Maiskeimöl). Das Maiskeimöl gewinnt man aus den Keimen der Maiskörner von *Zea mays.* Die Maispflanze wird in großem Umfange in den USA und in der UdSSR, aber auch in Argentinien, Brasilien, Rumänien und anderen Ländern angebaut. Das ganze Maiskorn enthält nur 3–7% Öl, der Ölgehalt des Keimes dagegen beträgt etwa 35%. Maiskeimöl fällt als Nebenprodukt bei der Maismehl- und Maisstärkefabrikation an. Da die Weltproduktion an Mais hoch ist – sie stieg von 1951 bis 1960 von 105000 t auf 160000 t – fallen große Mengen an Maiskeimen zur Ölgewinnung an.

Die Entkeimung der Maiskörner erfolgt nach zwei Methoden, entweder nach dem *Trokken-* oder nach dem *Naßverfahren.* Das Trockenverfahren wird angewandt, wenn der Mais zur Gewinnung von Mehl bestimmt ist, das Naßverfahren greift Platz bei der Gewinnung von Maisstärke. Da heute die Keimöle von Cerealien steigende Bedeutung als Speiseöle und in der Diätetik finden, sei hier exemplarisch die technologische Gewinnung von Keimlingen beschrieben:

Beim *Trockenprozeß* werden die gereinigten Maiskörner durch Behandlung mit Dampf oder Wasser erweicht und anschließend in einem konischen, horizontalen Zylinder, der sich in einem zylindrischen Mantel dreht, entkeimt. Die Oberfläche des Zylinders und die Innenseite des Mantels sind mit Spitzen versehen, und die Keime werden beim Durchgang des Gutes von den Körnern abgedreht. Sie fallen durch eine Lochplatte, während die groben Stärkekörner den Entkeimer am anderen Ende verlassen. Ein anderes Verfahren besteht darin, die Keime durch Schleudern der Maiskörner gegen eine harte, glatte Wand oder durch Schlagen abzutrennen. Anschließend wird das dabei anfallende grobsplittrige Schrot von Maiskeimen in Luftstromsichtern getrennt.

Beim *Naßverfahren* wird der gereinigte Mais etwa 48 Stunden in warmem Wasser (40–50 °C), das etwa 0,2% SO_2 zur Desinfektion enthält, eingeweicht. Der geweichte Mais kommt schließlich in eine Zerreißmühle, die aus zwei parallelen, vertikalen Platten besteht, welche in entgegengesetztem Sinne rotieren, oder eine bewegliche und eine stationäre Scheibe enthalten. Diese

Scheiben sind mit radial angeordneten Messern versehen, die die Kerne zerkleinern, ohne die elastischeren Keime zu zerquetschen. Das anfallende Gut wird in Tanks geschwemmt, wo gleichmäßiges Rühren eine weitere Trennung der Keime von den Körnern unterstützt. Die öltragenden Keime schwimmen wegen ihres geringeren spezifischen Gewichts nach oben und werden über den Rand des Tanks geschwemmt, während das schwere Material zu Boden sinkt. Anschließend werden die Keime stärkefrei gewaschen, durch Pressen von dem Hauptanteil des Wassers befreit und anschließend auf Walzentrocknern getrocknet. Eine gute Trocknung der Maiskeime ist wichtig, da sie auf Grund ihres hohen Enzymgehaltes zur Selbsterhitzung neigen, wodurch sehr saure Öle mit bis zu 5% freien Fettsäuren entstehen können.

Die abgetrennten Keime werden durch einen Satz von Quetschwalzen geschickt, die sie in ein grobes Mehl überführen. Das Öl wird allgemein durch Pressen in Schneckenpressen und anschließender Lösungsmittel-Extraktion des Preßkuchens gewonnen.
Das rohe Maisöl ist tief gelb gefärbt und reich an Phosphatiden, auch Tocopherolen und anderen Begleitstoffen. Nach der Raffination erhält man ein gelbes Öl von angenehmem, nahezu neutralem Geschmack, das meist als Salatöl Verwendung findet oder für Margarine in ungehärtetem und gehärtetem Zustand verwertet wird. Die Fettsäurezusammensetzung von Maiskeimöl ähnelt der von Sesamöl. Das Maisöl enthält 10–13% gesättigte Fettsäuren und 87–90% ungesättigte Fettsäuren; vgl. Zusammenstellung.
Trotz seines hohen Gehaltes an ungesättigten Fettsäuren zeigt das Maisöl auf Grund seines Tocopherolgehaltes von etwa 100 mg% (antioxydative Wirkung) eine gute Stabilität gegen das autoxydative Verderben.

Zusammensetzung der Fettsäuren von Keimölen (in %)

	Maisöl	Weizenkeimöl
Palmitinsäure	10	13
Stearinsäure	3	1
Arachinsäure	0,2	0,3
Lignocerinsäure	0,2	0,3
Ölsäure	30	30
Linolsäure	56	44
Linolensäure	—	11

Weizenkeimöl. Aus dem Weizenkorn wird in ganz ähnlicher Weise wie beim Mais der ölhaltige Weizenkeimling abgetrennt. Er besitzt auf Grund seines hohen Tocopherolgehaltes von 200–300 mg% zunehmende Bedeutung als Diätetikum. Außerdem enthält das Weizenkeimöl noch Vitamine der B-Gruppe. Gewöhnlich wird das Weizenkeimöl durch Extraktion aus den Keimen gewonnen, doch bevorzugt man die Gewinnung für diätetische Zwecke ausschließlich durch Pressung der Keimmasse. Das Extraktionsöl weist auch gegenüber dem Preßöl eine unterschiedliche Zusammensetzung auf, die sich im besonderen in einer geringeren Oxydationsstabilität auswirkt.
Das Weizenkeimöl besitzt eine schwach goldgelbe Farbe und einen typischen getreideähnlichen Geruch und Geschmack.
Trotz seines beträchtlichen Tocopherolgehaltes besitzt das Weizenkeimöl eine auffallend geringe Oxydationsstabilität, die sich bei der Lagerung auch in einer starken Abnahme des Tocopherolgehaltes bemerkbar macht. Die Annahme, daß ein Zusatz von Weizenkeimöl zu verschiedenen Fetten, besonders zu Schweineschmalz, antioxygen günstig wirkt, hat sich in der Praxis nicht bestätigt.

8.8. Getreide und Getreide-Erzeugnisse

Von den Nahrungsmitteln pflanzlichen Ursprungs nehmen die Früchte der Getreidearten die erste Stelle ein, da sie als Rohstoffe für die Herstellung von Mehl, Brot und Teigwaren die Ernährungsgrundlage weiter Bevölkerungskreise bilden und überdies zur Bereitung von Bier, Branntwein sowie als Futtermittel dienen. Etwa 60% der Weltackerfläche dienen dem Getreidebau.

Noch mehr als die übrigen Nutzpflanzen sind die einzelnen Getreidearten auf besondere Standorte beschränkt, die ihrem Gedeihen günstige Bedingungen darbieten. Sicher war die auch heute noch wichtigste Brotfrucht, der Weizen, schon den ältesten Völkern Westasiens und Ägyptens bekannt, von wo aus er sich weiter verbreitete. Noch älter ist die Gerste, deren Ursprung in Nordasien bis in die Steinzeit zurückverfolgt werden kann. Der Reis, eine der ältesten Kulturpflanzen Ost- und Südostasiens, bildet noch heute die Hauptnahrung in China, Japan, Ostindien, wird aber auch in Ostafrika, Spanien und Italien angebaut. Südafrika ist das Stammland der Hirse. Der Mais, das typische Getreide der Neuen Welt, ist ursprünglich in Mittelamerika beheimatet, wird auch in der UdSSR, Ungarn, Italien und den Balkanländern angebaut. Die eigentliche Mehlfrucht für ganz Afrika, die Mohren- oder Kaffernhirse (*Andropogon*, *Sorghum*), die auch als Dari, Durrha, Honiggras, Milomais, Sirk bezeichnet wird, stammt wahrscheinlich aus Indien, gelangte im Mittelalter nach Italien und Frankreich und wird in Abessinien bis zu Höhen von über 2500 m angebaut.

Von den nordischen Getreidearten dürfte der Hafer seine Heimat im Donaugebiet haben. Er ist wahrscheinlich die ursprüngliche europäische Brotfrucht gewesen, die schon vor Jahrtausenden von Kelten und Germanen kultiviert, erst allmählich durch die geeigneteren Cerealien Weizen und Roggen verdrängt und, abgesehen von einigen Nährpräparaten, zum Futtermittel herabgedrückt wurde. Die alten Völker des Mittelmeeres kannten weder den Hafer noch den Roggen, dessen Heimat zwischen Alpen und Schwarzem Meer zu suchen ist, und der sich nicht wesentlich über den germanisch-slawischen Raum hinaus ausgedehnt hat. Er ist nicht so alt wie Weizen und Gerste, sondern wahrscheinlich erst zwischen Bronze- und Steinzeit aufgetreten. Der Buchweizen endlich, der als Frucht einer Polygonacee strenggenommen nicht zum Getreide gehört, hat seinen Ursprung im nördlichen Ostasien, wo er noch jetzt wild vorkommt, war dem Altertum nicht bekannt, sondern gelangte erst im 15. Jahrhundert über die Mittelmeerländer nach Nordeuropa, wo er auf anspruchslosem Heide- und Moorboden (daher „Heidekorn“) angebaut wird.

8.8.1. Getreidekörner

Als Getreidekörner bezeichnet man die reifen Früchte der zu den Gräsern (Gramineen) gehörenden Cerealien oder Halmfrüchte, insbesondere von Weizen, Roggen, Gerste, Hafer, Mais, Reis und Hirse, doch wird in der Regel noch der von der Fruchtschale befreite Samen des Buchweizens dazu gerechnet.

Zur Gewinnung der Körner wird das reife Getreide gemäht, gedroschen und alsdann durch Gebläse und Siebe vom „Besatz“, d. h. Verunreinigungen wie Erde, Steinchen,

Metall- und Strohteilchen, Bruchkörnern, Unkrautsamen, Mutterkorn befreit. Die modernen Maschinen führen alle diese Reinigungsoperationen in einem einzigen Arbeitsgange durch, vgl. auch S. 361.

Morphologischer Aufbau und Zusammensetzung

Die Körner sind entweder „nackt" (ohne Spelzen), wie beim Roggen, Weizen, Mais und einigen Gersten- und Haferarten, oder bespelzt, wie bei Reis, Hirse, Spelzweizen und den meisten Gersten- und Haferarten, zeigen aber sonst ganz übereinstimmenden morphologischen Aufbau.

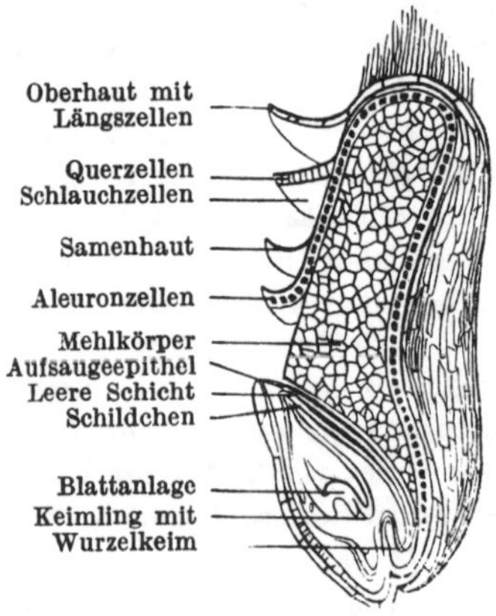

Abb. 23. Durchschnitt durch ein Weizenkorn. (Nach M. P. NEUMANN, Brotgetreide und Brot [Berlin 1929])

Der anatomische Bau der Getreidekörner ist bei den verschiedenen Halmfrüchten in den Grundzügen der gleiche. Wir unterscheiden deutlich drei nach Aussehen und Inhalt verschiedene Schichten: Die äußere, holzige, cellulosereiche Schicht (zusammengewachsene Frucht- und Samenschale), die das Korn schützend umgibt, weiterhin die darunterliegende, aus gleichmäßig gestalteten und regelmäßig angeordneten Zellen bestehende Aleuronschicht, die ein feinkörniges Eiweiß (Aleuron) und ein in feineren oder gröberen Tröpfchen verteiltes fettes Öl enthält. Schließlich besitzt das Getreidekorn noch den stärke- und eiweißreichen Mehlkörper (Endosperm, Nährgewebe) als Nährstoffspeicher für den Keimling (Embryo). Letzterer ist reich an Eiweiß und Fett sowie an Enzymen, führt jedoch keine Stärke. Nachfolgend ist die Zusammensetzung des Getreidekorns schematisch wiedergegeben:

Weizenkorn

Frucht- und Samenschale 5%	Aleuronschicht 7–9%	Keimling 2–3%	Mehlkörper (Endosperm) kleberhaltig 83–85%
Kleie 17%			Mehl 76%

Der Eiweißgehalt beim Getreide ist sehr schwankend, auch die Zusammensetzung der Eiweißkörper ist verschieden. Für die Brotbereitung ist das Eiweiß des Weizens von besonderer Bedeutung. Durch Auswaschen der Stärke läßt sich aus dem Weizenmehl das sogenannte Klebereiweiß gewinnen, das aus den zwei in etwa gleichen Mengen vorliegenden Eiweißstoffen Gliadin und Glutenin zusammengesetzt ist, doch sind auf Grund neuerer Arbeiten (HESS) auf nicht wäßrigem Weg aus Weizenmehl zwei Eiweißkomplexe, ein sogenanntes Zwickelprotein und ein Haftprotein, abgetrennt worden, die als Muttersubstanzen für den beim Auswaschen des Mehls sich ent-

Tabelle 31. Mittlere Zusammensetzung der Getreidearten, bezogen auf den mittleren Wassergehalt von 15% (nach M. P. NEUMANN)

Art des Getreides	Wasser %	Stickstoffsubstanz %	Ätherextrakt (Fett) %	Kohlenhydrate (Zucker + Stärke) %	Rohfaser[1] %	Mineralbestandteile %
Weizen	15	12	1,5—2	67	2—2,5	1,5—2
Roggen	15	11	1,5—2	68	2—2,5	2—2,5
Spelz mit Spelzen	15	10,6	1,5—2	52	17	3—4
Spelz ohne Spelzen	15	13	1,6—2	67	2	1,5—2
Gerste mit Spelzen	15	10	2	67	4	2—3
Gerste ohne Spelzen	15	8	1	73	1,5	1—2
Hafer mit Spelzen	15	10	5	56	10	3
Hafer ohne Spelzen	15	13	7	61	1—2	2
Mais	15	10	4	67	2—3	1—2
Reis (geschält)	15	7	1	75	0,5—1	1
Hirse (geschält)	15	11	4	65	2—3	2—3
Buchweizen (geschält)	15	9	1,5—2	71	2—3	1,7

[1] Nach heutiger Auffassung werden unter Rohfaser diejenigen Reste eines pflanzlichen Produktes verstanden, welche man mittels einer der „Kochmethoden" (z. B. nach SCHARRER und KÜRSCHNER) nach dem Behandlungsprozeß und nach Abziehen ihres Aschegehaltes erhält. „Rohfaser" darf nicht mit „Rohcellulose" gleichgesetzt werden.

wickelnden Kleber anzusehen sind. Als Zwickelprotein wird das Eiweiß bezeichnet, das die Stärkekörner in den Endospermzellen einbettet und das nach dem Mahlen als freie Teilchen in zwickelartiger Form im Mehl zu erkennen ist. Im Gegensatz dazu bleibt das Haftprotein, ein anderer Teil des Endospermeiweißes, nach dem Mahlen in fester Bindung mit der Stärke. Man schreibt heute den ebengenannten beiden Proteinkomplexen eine zwar verschiedene, doch wichtige Funktion bei den Hydratisierungsvorgängen der Teigbereitung und auch bei dem Backvorgang zu. Aus Roggenmehl läßt sich kein Kleber auswaschen. Hafer- und Maiseiweiß sind wenig backtauglich, Reis ist nicht backfähig.

Fette und Lipoide finden sich beim Weizen und Roggen hauptsächlich im Keimling und in der Aleuronschicht; der Mehlkörper (Endosperm) ist fett- und lipoidarm. Beim Hafer verteilt sich das Fett über alle Kornteile. Außer den höhermolekularen gesättigten Fettsäuren (Palmitin-, Stearinsäure) liegen in den Glyceriden des Getreidekorns (mit Unterschieden in den verschiedenen Getreidearten) die wertvollen ungesättigten Fettsäuren Ölsäure, Linol- und Linolensäure vor. Im Öl des Keimlings finden sich die Phosphatide, wie Lecithin und Kephalin, und bestimmte Lipovitamine. Lysolecithine und Lysokephaline wurden in Getreidestärken festgestellt.

Bei den Kohlenhydraten überwiegt die Stärke. Dextrine, Maltose, Fructose, Saccharose, Raffinose, Glucose, Hemicellulosen, Cellulose, Lichenin (als Schleimstoff des Hafers aus Glucosemolekülen in 1,3- und 1,6-Bindung aufgebaut) sind in geringerer Menge vorhanden. Galaktose ist im Weizenmehl als Mono- und Digalaktosyl-diglycerid vorhanden.

Die Mineralstoffe bestehen hauptsächlich aus den Phosphaten des Kaliums, Magnesiums und Calciums; zum Teil liegen saure Phosphate vor. Ein Teil der Phosphorsäure findet sich in organischer Bindung als Inositphosphorsäure (Phytin), als Phosphatide im Keimling und in der Aleuronschicht, jedoch nicht esterartig an Stärke gebunden. Das Sauerwerden der Mehle beruht zum Teil auf enzymatisch abgespaltener Phosphorsäure (Phosphatasewirkung).

Als Vitaminträger kommen in erster Linie der Keimling (Scutellum) und dieAleuronschicht in Betracht; das Keimlingsöl von Weizen und Mais enthält bemerkenswerte Mengen an Vitamin E, (siehe S. 352). Das Vitamin A ist nur in geringen Mengen als Provitamin (Carotin) vorhanden. Vom gesamten Vitamin-B-Komplex herrscht das Vitamin B_1 vor. Der Mehlkörper ist vergleichsweise vitaminarm. Bei der Herstellung der Mehle gehen die Vitamine fast ausschließlich in den Kleieanteil über, weshalb höher ausgemahlene Mehle und Vollkornbrot vitaminhaltiger sind als niedrig ausgemahlene Mehle und Weißbrot (vgl. Vitamintabelle S. 202).

Als selbständiger Mikrokosmos ist das Getreidekorn von Natur aus mit allen zur Entwicklung der Pflanze erforderlichen Stoffwechsel-Enzymen versehen. Von den Hydrolasen sind in erster Linie Amylasen zu nennen, die für den Stärkeabbau verantwortlich sind und bei der Brotbereitung eine maßgebliche Rolle spielen; weiterhin noch Lipasen und Phosphatasen. Auch Proteasen als die eiweißspaltenden Enzyme sind vorhanden. Bei unsachgemäßer Lagerung der Mehle können Lipasen durch Fettspaltung, Phosphatasen durch Abspaltung von Phosphorsäure zum Sauerwerden der Mehle beitragen. Die Phytase, eine Phosphatase, welche Phytin in Inosit und H_3PO_4 spaltet, besitzt wegen der Beziehung des Phytins zum Mineralstoffwechsel eine ernährungsphysiologische Bedeutung. Es wurden in den Cerealien und den daraus hergestellten Mehlen auch Glutaminsäure-decarboxylase, dann Tyrosinase, Peroxydase, Katalase und Lipoxygenase festgestellt. Letztere ist als Fettsäure-Oxydase für die Lagerung und Verarbeitung von Getreideerzeugnissen sehr bedeutsam, da sie für den Bleichungseffekt bei der natürlichen Mehlalterung wie auch für die Entstehung ranziger Fett-Oxydationsprodukte mitverantwortlich ist.

Veränderungen

der Getreidekörner erfolgen durch enzymatische Umsetzungen der Eigenfermente, durch Mikroorganismen (Bakterien, Schimmelpilze) und durch tierische Schädlinge, z. B. durch Kornwurm, Kornkäfer, auch Getreidemotte, Mehlmotte, Mehlkäfer, Milben. Durch solche Einwirkungen wird der Nähr- und Genußwert des Getreides und der daraus hergestellten Produkte, vor allem die Backfähigkeit des Mehles verringert. Deshalb sind besondere Maßnahmen bei der Lagerung und Gewinnung des Getreides einzuhalten.

Vorratsschutz

Die erste Bedingung für längere Haltbarkeit ist die Herabsetzung des Wassergehaltes unterhalb 16%. Dazu wird das Getreide umgeschaufelt, gelüftet oder durch künstliche Trocknung bei nicht zu hoher Temperatur behandelt. Die weitere sorgfältige Aufbewahrung erfolgt bei uns auf trockenen kühlen Kornböden, in Getreidetürmen (Silos) oder Zylindern, die mit besonderen mechanischen Belade- und Entladevorrichtungen, Gebläse-, Belüftungs-, Rieselanlagen usw. ausgestattet sind.

Die Getreideschädlinge werden durch verschiedene chemische Maßnahmen bekämpft: durch Atemgifte, Fraßgifte und Berührungs(Kontakt)-Gifte, vor allem in Form von Spritz-, Vernebelungs- oder Begasungsmittel. Zur Begasung wird z. B. ein Äthylenoxid-Kohlensäuregemisch („Cartox") herangezogen, ferner der sehr wirksame Phosphorwasserstoff und die Kontaktinsektizide auf der Basis des DDT (Dichlordiphenyltrichloräthan), der Gammexane (Gamma-Hexachlorcyclohexan), und der Pyrethrum-Präparate (Pyrethrum-Piperonylbutoxid).

Auch physikalische Verfahren werden heute zum Entwesen von Getreide verwendet z. B. Vakuumtrocknung, Infrarot-Bestrahlung, Hochfrequenzbehandlung. Besonders wirksam gegen Vorratsschädlinge sind ionisierende Strahlen wie Elektronenstrahlen und γ-Strahlen, vgl. S. 267.

Verwendung

Getreide dient vorwiegend zur Herstellung von Mahlprodukten wie Mehl und Stärke, Grieß, Graupen, Flocken, die ihrerseits wieder zur Bereitung von Brot, Backwaren, Teigwaren, Puddings, Suppen verwendet werden. Industrielle Verwertung finden Getreidearten (Roggen, Reis, Hirse, Gerste) im Brennerei- und Brauereigewerbe.

Getreidearten

Weizen ist eine der ältesten Kulturpflanzen, deren Heimat in die Gebirge Zentralasiens verlegt wird. Er steht in der Welterzeugung an der Spitze vor Mais und Reis, während der deutsche Ertrag vom Roggen und Hafer übertroffen wird.

Die jetzigen nach Hunderten zählenden Kulturarten von *Triticum* lassen sich auf wenige Grundformen zurückführen. Zum bespelzten Weizen gehören das Einkorn (*T. monococcum*), der Emmer (*T. dicoccum*) und der Spelz oder Dinkel (*T. spelta*), zu den für Deutschland hauptsächlich in Betracht kommenden nackten Arten der Brotweizen (*T. aestivum*), der englische oder Rauhweizen (*T. turgidum*) und der Hart- oder Glasweizen (*T. durum*).

Grünkern ist unreif geernteter, dann über gelindem Feuer getrockneter Spelzweizen. Er wird fast nur in Süddeutschland hergestellt und in Form von Graupen vornehmlich zu Suppen verwendet.

Die chemische Zusammensetzung entspricht den vorstehenden Angaben (vgl. Tabelle), doch ist für Weizen charakteristisch, daß der Hauptteil der Eiweißstoffe, der aus Prolamin (Gliadin) und Glutenin (ein Glutelin) bestehende Kleber, durch Auswaschen mit Wasser als eine zusammenhängende elastische Masse von dem Mehle getrennt werden kann. Seine Menge und Beschaffenheit bestimmt vornehmlich die Backfähigkeit. Zur Herstellung von Teigwaren und Grieß bevorzugt man besondere kleberreiche Hartweizenarten (Durumweizen) die durch hohe Eiweißgehalte ausgezeichnet sind und ein härteres, glasiges Korn zeigen. Sie wurden früher aus Kanada eingeführt, doch scheinen neuere Züchtungsversuche auch die Gewinnung bei uns zu ermöglichen. Halbharter Weizen aus Frankreich eignet sich zu Mehl, weicher Weizen zu Mehl und Stärke.

Weizenkleber dient heute auch zur Gewinnung von Glutaminsäure (siehe S. 20) und Würzen (S. 303).

Die Weizenkeimlinge mit ihrem hohen Fett- und Tocopherolgehalt sowie vor allem das aus ihnen gewonnene Weizenkeimöl werden heute diätetisch verwendet; vgl. S. 352.

Roggen, bei uns, in Polen und der UdSSR noch viel angebaut, im Weltgetreidebau jedoch an letzter Stelle stehend, besteht aus den unbespelzten Früchten der Roggenpflanze *Secale cereale*, die bei uns in zahlreichen Varietäten als Sommer- und als Winterfrucht verbreitet ist. Die Körner sind etwas schmaler als beim Weizen, am oberen Ende etwas abgeplattet, unten zugespitzt, und zeigen abweichend von dem mehr gelben oder orangegelben Weizenkorn einen grünlichen bis bläulichen Ton.

Der Aufbau und die chemische Zusammensetzung (Tabelle 31) entspricht im allgemeinen dem Weizen, doch treten die Proteine etwas zurück und lassen sich nicht als Kleber auswaschen. Roggen enthält das Fructan Graminin (ein Decafructosan, kein Trifructosan, wie früher angenommen, vgl. S. 156). Über den Nachweis des Graminins ist die Identifizierung des Roggenmehls neben Weizenmehl, das kein Graminin besitzt, möglich.

Roggen dient zur Gewinnung von Mehl, Brot, Kornbranntwein und Kaffee-Ersatz.

Gerste wird bei uns nur von den bespelzten Arten der Gattung *Hordeum* gewonnen, die nach der Zahl der um die Ährenspindel stehenden Fruchtreihen in sechszeilige (*H. hexastichum*), vierzeilige (*H. tetrastichum* oder *vulgare*) und zweizeilige Gerste (*H. distichum*) unterschieden werden. Die sechszeilige (kleinkörnige) Gerste wird nur in wärmeren Lagen als Winter- und Sommerfrucht, die zweizeilige („große") Gerste nur als Sommerfrucht angebaut. In einigen außereuropäischen Ländern gibt es auch eine nackte Art (*H. distichum nudum*), deren Körner wie Weizen und Roggen durch Ausdreschen gewonnen werden, während die anderen durch Schälen auf der Mühle von den Spelzen befreit werden müssen. Das Gerstenkorn unterscheidet sich von dem Korn des Weizens und des Roggens durch die Spelzen. Dabei ist hoher Gehalt an Spelzen gleichbedeutend mit hohem Rohfasergehalt und hohem Mineralstoffgehalt bei niedrigem Stärkewert. Der Spelzgehalt kann in sehr weiten Grenzen schwanken, so daß in der Qualität verschiedener Gersten große Unterschiede zutage treten können. Eine harmonische Mineralstoffdüngung vermag innerhalb der erblich bedingten Schwankungsbreite die Güte des Kornes zu verbessern.

In chemischer Hinsicht ähnelt die Gerste dem Weizen (Tabelle 31), ist aber durch eine stärkere Amylasebildung beim Keimen ausgezeichnet. Die Hauptmenge der in Mitteleuropa geernteten Gerste findet zur Gewinnung von Malz für Brauerei und Brennerei Verwendung, ein weiterer Teil zur Herstellung von Kaffee-Ersatz sowie von Grütze (geschälte und grobgebrochene Gerste), Graupen (geschälte und polierte Körner), Perlgraupen, Rollgerste und von Kindernährmitteln. In nordischen Ländern dient sie als Brotfrucht. Für Brauereizwecke bevorzugt man die mehlige zweizeilige Gerste, für die Brennerei mehr die glasige, stickstoff- und diastasereiche sechszeilige Gerste.

Hafer (*Avena sativa*) wird in den nördlichen Teilen Europas, Asiens und Amerikas, in Europa namentlich in Schottland, an den Küsten der Nord- und Ostsee und auf höheren Gebirgen Mitteleuropas in zahlreichen bespelzten Arten angebaut. Haferbrot ist nur in

Schottland und einzelnen Teilen Skandinaviens bekannt. Dafür eignet sich der Hafer vortrefflich zur Herstellung von Suppen und Nährpräparaten, weil er bei angenehmem Geschmack auch einen hohen Fettgehalt aufweist. Zur Verhinderung des Bitterwerdens (Enzyminaktivierung!) wird der Hafer vor der Schälung gedämpft und gedarrt, zuweilen auch ein zweites Mal nach der Schälung gedämpft.

Durch Entfernung der Spelzen erhält man den „geschälten Hafer", der durch Zerquetschen zwischen Glattwalzen in „Haferflocken", durch grobes Schroten in „Hafergrütze" (Quakeroats) übergeführt wird. Diese Erzeugnisse bilden in Breiform als sogenannte Porridge die bekannte Frühstücksspeise der Engländer und Amerikaner. Das feinere Hafermehl dient zur Herstellung von Haferkakao sowie nach der Aufschließung zur Erzeugung diätetischer Lebensmittel und Nährpräparate (Nährmittel), wie Kindermehle u. a. Infolge ihres Fettreichtums (Hafer hat 6–7% Haferöl) verderben Hafererzeugnisse leicht. Eine bekannte Erscheinung ist das *Bitterwerden* der Hafererzeugnisse. Dieser Vorgang verläuft teils autoxydativ, teils ist es ein durch das Enzym Lipoxygenase katalysierter Zersetzungsvorgang des Haferöls, bei dem zusätzlich noch saponinartige Bitterstoffe des Hafers mitbeteiligt sind.

Mais (*Zea mays*), neben Weizen und Reis die wichtigste Getreidepflanze der Welt, wird außer in ihrer amerikanischen Heimat, in allen wärmeren Gegenden, besonders Europas, sowohl als Körnerfrucht, als auch als Grünfutter unter wechselndem Namen wie Kukuruz, Türkischer Weizen, Welschkorn angebaut. Die großen Fruchtstände (Maiskolben) enthalten zahlreiche zu 6–10 Reihen dicht um die Spindel stehende, oft kantig zusammengedrückte Körner von glänzender Oberfläche und weißer, gelber, oranger, aber auch roter, blauer, violetter oder grünlicher Farbe. Von den zahlreichen Spielarten, von denen in Europa nur die niedrigen und mittelhohen zur Reife kommen, seien erwähnt: Spitzmais, Spelz-, Perl-, Cuzkomais, Zuckermais (Sweet Corn, Sugar Corn), Pferdezahnmais, italienischer Cinquantino.

Die aus den getrockneten Kolben befreiten Samen, die durch relativ hohen Fettgehalt (4–8%) ausgezeichnet sind, dienen zur Herstellung von Branntwein, Bier, Kaffee-Ersatz, Glucose (Dextropur). Zur Überführung in geeignete Mahlprodukte werden sie nach verschiedenen Verfahren (vgl. S. 351) vom Keimling befreit, der wegen seines hohen Fettgehaltes (bis 40%) bald Ranzigkeit hervorrufen würde, danach auf glatten Walzen geschrotet, gemahlen und in Grieße und Mehle verschiedener Feinheit getrennt. In dieser Form bildet Mais bei manchen Völkern oft die Hauptnahrung, so in Italien als Polenta, in Jugoslawien als Proja (Maisbrot) und Mamaliga Maisbrei mit Milch). Maismehl dient bei uns zur Bereitung von Klößen, Kuchen, Pudding, Paniermehl. Das aus Mais hergestellte Vollmehl (einschließlich Keimling) muß innerhalb 3—4 Monaten verbraucht werden, da das Brot sonst einen ranzig-bitteren, kratzigen Geschmack erhält.

Zu Maisflocken (Cornflakes) wird entkeimter, zu grober Grütze zerkleinerter Mais verarbeitet. Nach Trocknung wird die Grütze etwa 2 Stunden lang mit Malzsirup gekocht (Gelbbraun-Färbung); nach einer weiteren Trocknung und Dämpfung wird die Masse dann auf einem Walzenstuhl gequetscht. Die nachfolgende Röstung verleiht den Cornflakes den typisch-aromatischen Geschmack.

Für Küche und Technik stellt man auch in großem Umfang reine Maisstärke her. Die bei Mais erforderlichen speziellen Verfahren zur Stärkegewinnung wie auch die verschiedenen Weiterverarbeitungsmöglichkeiten der Maisstärke sind S. 366 beschrieben.

Wegen des Mangels an Lysin und Tryptophan ist das Maiseiweiß nicht vollwertig.

Aus den abgetrennten Keimlingen wird heute im großen Maßstab das wertvolle Maiskeimöl gewonnen; vgl. S. 352.

Reis, die Graminee *Oryza*, findet sich wildwachsend in Ostindien und Australien und wird in der ganzen subtropischen und gemäßigt warmen Zone Asiens und Amerikas, aber auch in Italien und Spanien angebaut. Außer den vorherrschenden Sorten: dem gemeinen Reis (*Oryza sativa*) und dem frühreifen Reis (*O. praecox*), die beide nur in Sumpfboden gedeihen, kultiviert man noch den Bergreis (*O. montana*) auf trockenem Boden und den Klebreis (*O. glutinosa*) in nassen und trockenen Gegenden.

Die besonders wichtigen beiden ersten Sorten sät man in natürlichen Sumpfboden oder künstlich überschwemmte, eingedämmte Felder direkt in das Wasser ein, läßt dieses über den Pflänzchen stehen, bis sie die Oberfläche erreichen, sorgt dann für Abfluß, entfernt das Unkraut, verpflanzt und füllt Lücken auf. Nach mehrmaliger Wiederholung des Be- und Entwässerns werden die 1—2 m langen Halme geschnitten, gebündelt und nach dem Trocknen an der Sonne gedroschen. Die noch von den Spelzen umhüllte Rohfrucht (Paddyreis) wird meist schon in den Ursprungsländern entspelzt (Rohreis) und so zu den Verbrauchsgebieten versandt, wo in besonderen Reismühlen die Entfernung der Samen- und Silberhaut durch Schleifen und Polieren und, bisweilen unter Verwendung von Talk und Stärkesirup, das Glasieren oder Glänzen erfolgt. Zur Verdeckung eines gelblichen Tones wird zuweilen auch mit SO_2 gebleicht oder ein Zusatz blauer Komplementärfarbe (Ultramarin, Indigo) verwendet. Während der bearbeitete Reis lagerbeständig ist, werden Paddyreis und Rohreis wegen des noch anwesenden fetthaltigen Keimlings leicht ranzig.

Als Abfälle ergeben sich hierbei der aus beschädigten Körnern bestehende Bruchreis sowie die Reiskleie, in die die Vitamine, hauptsächlich B_1 und Niacin, übergehen. Die Beobachtung, daß bei ausschließlicher Ernährung mit geschältem und poliertem Reis die sogenannte Beriberi-Krankheit auftritt, hat zur Entdeckung des Vitamins B_1 geführt.

Die chemische Zusammensetzung ähnelt derjenigen der übrigen Getreidearten (Tabelle 31), doch tritt das Eiweiß wesentlich zurück (7%), und ist auch durch das Fehlen von Gliadinen gekennzeichnet. Der Gehalt an Fett liegt meist unter 1%, der Stärkegehalt dementsprechend höher, bis zu 80%. Der Reis, die hauptsächliche, vielfach fast ausschließliche Nahrung der ost- und südasiatischen Völker, wird auch bei uns sehr geschätzt und in mannigfachen Zubereitungen genossen.

Der Klebergehalt bestimmt die Kocheigenschaften: kleberarme Sorten kochen sich weich (Weichreis), kleberreiche Sorten kochen sich glasig-hart, locker und körnig (Hartreis, Glasreis). Weichreissorten eignen sich küchentechnisch zur Herstellung von Milchreisgerichten und Süßspeisen; Hartreissorten werden für Reissuppen und Beilagen (Bouillonreis, Tafelreis) bervorzugt.

Reis dient auch zur Herstellung alkoholischer Getränke, des Arraks, des Reisbieres und Reisweins (Sake) sowie verschiedener Mahlprodukte (Grieß, Mehl, Puder) und Stärkemehle.

Puffreis, ein als Suppeneinlage, als Ersatz für Kokosflocken und als Zusatz zu Schokolade- und Zuckerwaren benutzes Produkt, wird in der Weise hergestellt, daß man eingeweichten Reis unter starkem Dampfdruck aufquellen läßt und dann den Überdruck plötzlich aufhebt, wobei das Korn sich auf das Vielfache seines Volumens aufbläht.

Buchweizen, die Frucht der Polygonacee *Fagopyrum esculentum* bildet den Bucheckern ähnliche, dreikantige, glänzend braune Nüßchen, die nach Entfernung der harten Schale in Form von Grütze oder Mehl zur Herstellung von Brei, Suppen und Speckpfannkuchen benutzt werden. Der Buchweizen, der in chemischer Hinsicht den Getreidearten ähnelt (vgl. Tabelle S. 355), hat bei uns nur örtliche Bedeutung.

8.8.2. Mahlprodukte

Das Verzehren roher, ganzer Getreidekörner ist dem Organismus unzuträglich, da die wertvollen Inhaltsstoffe von Cellulose umschlossen sind, und der hohe Rohfasergehalt den Darm zu starker Peristaltik reizt, wodurch ein zu rascher Stofftransport im Darm erfolgt. Deshalb hat die Menschheit von jeher danach gestrebt, das Getreide in eine besser ausnutzbare Form überzuführen. Dazu diente neben dem Rösten und dem Kochen mit Wasser in erster Linie die Entfernung der Schalen und die Überführung des Korns in Mehl. Die Gewinnung der Getreidestärken wird S. 365 beschrieben.

Reinigung des Getreides

Der eigentlichen Vermahlung des Getreidekornes zu Mehl geht eine Vorbereitung des Getreides voraus: Reinigung und Konditionierung.

Die Reinigung wird zur Entfernung des Getreide-Besatzes und anderer Verunreinigungen, wie Industrieschmutz, Schädlinge und deren Exkremente, Rückstände von Schädlingsbekämpfungsmitteln durchgeführt. Zum *Besatz* des Getreides zählen Unkrautsamen, Steine, Erde, Schmutz, Fremdstoffe sowie mißgebildete, notreife, verletzte oder ausgewaschene Körner. Im allgemeinen können Besatz und Verunreinigungen auf mechanisch-physikalischem Wege in vollautomatischen Anlagen abgetrennt werden. Hierzu dienen vor allem Aspirateure mit belüfteten Rüttelsieben und Magneten, pneumatische Separatoren und Trieure, die mittels rotierender Trommeln oder rotierender Scheiben zentrifugal selektieren. Die Verwendung von Schäl- und Bürstmaschinen mit rotierendem Schlägerwerk zur Entfernung von Schalenteilchen und Keimling geht in der modernen Müllerei zurück.

Anschließend wird das Getreide gewaschen und getrocknet. Mit der Naßreinigung wird vielfach das „Konditionieren", eine Maßnahme zur Qualitätsbeeinflussung in mahltechnischer und bäckereitechnischer Hinsicht (Backfähigkeit) verbunden, das eine Behandlung des Korns durch Feuchtigkeit und Wärme darstellt. Dadurch wird das Getreidekorn in einen für die Entfernung der Schalen-, Keim- und Cellulosebestandteile günstigen Zustand gebracht und die Trennung des Endosperms (Mehlkörpers) von der Kleie (Schale und Keim) erleichtert.

Die Reinigung endet mit dem Quetschen bzw. Andrücken (Roggen) des Kornes im Quetschstuhl zur Entfernung des Schmutzes der Bauchfurche, der als sogenanntes „Blaumehl“ abgesiebt wird.

Ungereinigtes Getreide kann nach Vermahlung ein minderwertiges Mehl ergeben (Sandmehl). Schädliche Unkrautsamen und Bestandteile (Kornrade, Taumellolch, Mutterkorn, Hahnenfuß) und niedere Pilze können nach ungenügender Reinigung des Getreides zu Vergiftungen durch Mehl führen, andere Pflanzensamen (Hederich, Wachtelweizen, Ackersenf) beeinflussen den Geschmack des Mehles nachteilig.

Mahlverfahren

Die Zerkleinerung (Mahlen) des Korns geschieht durch Zerreiben zwischen rotierenden Walzen, den sogenannten Walzenstühlen. Die Walzenstühle haben je nach Aufgabe geriffelte Walzen (Schrotstühle), geriffelte und glatte Walzen (Auflösestühle), Glattwalzen (Mahlstühle) und Feinriffelwalzen (Ausmahlstühle). In den Schrotstühlen erfolgt durch die verschiedene Geschwindigkeit zweier Riffelwalzen eine schneidende Zerkleinerung des Korns, in den Auflösestühlen und Mahlstühlen wird der erhaltene Grieß zwischen glatten Walzen zu Mehl vermahlen.

Die Trennung der Mahlprodukte verschiedener Feinheit erfolgt automatisch in Sichtmaschinen mit Sieben abnehmender Maschenweite oder mit Hilfe sogenannter Putzmaschinen, bei denen ein Luftstrom exhaustiv-pneumatisch die leichteren von den gröberen Teilen sondert.

Mehlarten und Mehltypen

Je nach der Feinheit unterscheidet man bei Weizen: *Schrot*, *Grieß* (grob und fein) *Dunst* und *Mehl*. Je nach dem Grade der Schalenabtrennung („Ausmahlungsgrad“) unterteilt man: Feinstes Mehl (0—30%), zweites Mehl (30—70%), drittes Mehl (70 bis 75%), Nachmehl (70—80%), Feine Kleie (80—98%), Grobe Kleie (89—93%), Schalenkleie (93—98,5%).

Vollkornschrot ist ein Mahlerzeugnis (ohne Rücksicht auf den Körnungsgrad, gemahlen, geschroten oder gequetscht) aus Roggen oder Weizen oder aus Mischungen von beiden, das alle Bestandteile des gereinigten ungeschälten Getreidekorns einschließlich des Keims oder bei Naßschälung des nur von der Holzfaserschicht befreiten Getreidekorns enthält.

Vollkornmehle sind wohl ausgemahlene Mehle, bei denen keine Kleie abgetrennt ist. Sie enthalten sämtliche Kornbestandteile. einschließlich Schale und Keimlingsgewebe.

Mit zunehmendem Ausmahlungsgrad steigen an: Der Gehalt an Schalenbestandteilen, insbesondere vom feinsten zum dritten und zum Nachmehl die Rohfaser von 0,12 auf 1,05 und 3,09% (ganzes Korn 2,51%), die Pentosane von 2,6 auf 5,5 und 11,6% (Korn 7,9%), die Eiweißstoffe von 13,2 auf 19,4 und 20,4% (Korn 15,5%), das Fett von 1,1 auf 4,0 und 4,6% (Korn 2,3%), die Mineralstoffe von 0,5 auf 2,4 und 3,3% (Korn 1,9%). Umgekehrt nimmt der Stärkegehalt ständig ab von 79,3 auf 61,1 und 47,2% (Korn 66,3%).

Seit 1934 erfolgt die Typisierung der Mehle nach dem Aschengehalt der Trockensubstanz. *Die Mehltype gibt die Anzahl Milligramm Asche in* 100 g *Mehltrockensubstanz an.* Über die Toleranzen sowie die Beziehungen zum Ausmahlungsgrad einiger Mahlerzeugnisse unterrichtet auszugsweise folgende Tabelle 32. Näheres vgl. Durchführungs-VO der BRD zum Getreidegesetz (Mahlerzeugnisse aus Getreide) vom 21. 7. 1961. In der DDR ist der Fachbereichstandard TGL 88-080 Grundlage für die Herstellung von Mehlen. Die Herstellung erfolgt nicht mehr durch Typisierung mittels Aschegehalt, sondern nach Helligkeit der Mehle.

Tabelle 32. Mehltypen und Mehlarten

Mehltype	Mindest-aschegehalt	Höchst-aschegehalt	Ausmahlungsgrad (Ausbeute)
Roggenmehl 1740	1,64%	1,84%	0—93%
Roggenbackschrot 1800	1,65%	2,00%	voll ausgemahlen
Weizenmehl 550	0,49%	0,58%	0—69%
Weizenmehl 1050	1,00%	1,15%	0—83%
Weizenmehl 1600	1,55%	1,75%	0—92%
Weizenbackschrot 1700	1,60%	1,90%	voll ausgemahlen

Neben Weizen- und Roggenmehl haben die Mehle der anderen Getreidearten weit geringere Bedeutung. Gerste wird meist durch Schälen und Polieren in Graupen oder Grütze, Hafer nach dem Dämpfen und Darren entspelzt, dann nach Schroten oder Quetschen in Hafermehl, Hafergrütze und hauptsächlich Haferflocken übergeführt.

Spezialmehle

Hierunter versteht man Mehle mit besonderer Zusammensetzung oder mit besonderen Eigenschaften, die für die backtechnische Weiterverarbeitung von Bedeutung sind. Auch Mehle mit speziellen Nährwerteigenschaften gehören hierzu. Als Beispiele seien Mehle mit hohem Feinheitsgrad oder spezifischen Klebereigenschaften zur Herstellung von Dauerbackwaren oder Konditoreierzeugnissen genannt. Auch kuchen- und backfertige Mehle, sog. *Fertigmehle*, zur Erleichterung der Haushaltbäckerei zählen zu dieser Gruppe. Letztere sind dadurch gekennzeichnet, daß sie einen Teil oder schon alle Backzutaten, wie Fett, Eipulver, Milchpulver, Gewürze, Backpulver, Aroma enthalten, so daß sich das Zubereiten des Gebäcks nur auf wenige mechanisch auszuführende Arbeiten wie das Anteigen mit Wasser, die Formgebung und das Abbacken beschränkt. Die Technik der Spezialmehlgewinnung ist je nach Art — z. B. Herstellung fetthaltiger Spezialmehle — und Verwendungszweck verschieden. Die Spezialmehle haben in allen Kulturstaaten in den letzten Jahren eine umfangreiche Verbreitung gefunden.

Angereicherte oder *vitaminierte Mehle* sind Brotgetreidemehle, denen synthetisch gewonnene Vitamine und bestimmte Mineralstoffe in der Mühle zugemischt werden, um ernährungsphysiologisch wichtige, beim Abtrennen der Schale und des Keimlings verlorengegangene Bestandteile des Korns wieder zu ersetzen. Im allgemeinen handelt es sich bei diesen Zusätzen um die Vitamine B_1, B_2, Niacin sowie um die Mineralstoffe Calcium (als Calciumcarbonat) und Eisen (als Eisenammoniumcitrat; früher Ferrum reductum).

Instant-Mehl ist ein agglomeriertes Mehl, das sich in Wasser ohne Klumpenbildung schnell auflösen läßt. Zum Agglomerieren dieser Mehle wurden eigene Verfahren entwickelt, um eine zu langsame Benetzung des Mehles unter ungleichmäßiger Klumpenbildung zu vermeiden.

Steinmetzmehl stellt man aus enthülstem Getreide her, indem man zur Erniedrigung des Rohfasergehaltes die äußere Fruchtschale und einen geringen Teil des Keimlings durch Naßschälen vor dem Vermahlen abtrennt.

Schlütermehl wird aus den Bestandteilen des vollen Korns hergestellt, doch wird die abgetrennte Kleie gesondert einer hydrothermischen Behandlung und mechanischen Zerkleinerung zum Zwecke einer besseren Erschließung der Inhaltsstoffe der Aleuronzellen unterzogen.

Chemische Behandlung (Bleichung)

Die Bleichung der Mehle ist in der Bundesrepublik durch die Verordnung (VO) über chemisch behandelte Getreidemehlerzeugnisse vom 27. 12. 1956, in der DDR durch die Anordnung über die Verarbeitung von Getreiden in Mühlen vom 7. 2. 1958 verboten. In den gleichen Verordnungen ist auch die chemische Mehlverbesserung geregelt. Nunmehr darf nur noch Ascorbinsäure für diesen Zweck verwendet werden.

Als sonstige Zusätze zur Beeinflussung der backtechnischen Eigenschaften werden Malzpräparate, Lecithin und schwach verkleisterte Mehle (Quellmehle) angewandt. Sie gelten als zulässig.

Bei der chemischen Behandlung von Mehlen, wie sie früher bei uns und teilweise heute noch im Ausland durchgeführt wird, ist zu unterscheiden zwischen der Bleichung, die nur eine Aufhellung des Farbtones bewirkt, und der Mehlverbesserung, bei der eine merkliche Verbesserung der backtechnischen Eigenschaften erreicht wird. Zur ersten Gruppe der Bleichmittel gehören das Chlor, Stickoxide, Benzoylperoxid, Chlordioxid. Dagegen wirken Bromate, Jodate, Perborate, Persulfate in kleinen Mengen backverbessernd, während Stickstofftrichlorid („Agene") sowohl bleicht als auch die Backfähigkeit günstig beeinflußt. Die Wirkung dieser Mittel auf die Backfähigkeit wird erklärt durch oxydative Hemmung der proteolytischen Enzyme, die den Kleber abbauen, oder durch Veränderungen der molekularen Struktur des Klebers infolge zunehmender Vernetzung (Ausbildung von Disulfidbrücken aus SH-Gruppen).

Die Bleichverfahren wirken sich mehrfach negativ aus: Durch die stark oxydierend wirkenden Bleichungsmittel werden die im Mehl vorhandenen — allerdings geringen — Mengen an Vitamin A, an Carotin (Provitamin A) fast völlig und das Vitamin B_1 teilweise zerstört. Bei Anwendung des „Agene-Verfahrens" reagiert das NCl_3 mit Bestandteilen des Eiweißes (Methionin) unter Bildung einer Substanz, die bei Hunden zu hysterisch-nervösen Zuständen führt. Aus dem im Eiweiß gebundenen Methionin und NCl_3 entsteht Methioninsulfoximin. Persulfatbehandelte Mehle begünstigen die Entstehung des Bäckerekzems.

Mehl-Lagerung

Da in Mehl, wie in Mahlprodukten allgemein, die biologische Ordnung des Kornes zerstört ist, verlaufen „die Umsetzungen nicht mehr zweckbestimmt, sondern zwangsläufig dem unphysiologischen Zustand einer Unordnung zu" (K. Täufel). Mehle können deshalb bei der vielseitigen Beeinflussung aus der Umgebung — Luftsauerstoff, Licht, Feuchtigkeit, Schädlinge, Fremdgerüche — nicht lange aufbewahrt werden.

Der Lagerung der Mehle ist besondere Aufmerksamkeit zu widmen: zur Verhütung ungünstiger Veränderungen durch Enzyme, durch pflanzliche und tierische Schädlinge wie Milben, durch Larven des Mehlkäfers und Mehlmotten. Die Mehllagerung hat kühl, dunkel und trocken zu erfolgen. Die oxydative Mehlalterung wird durch Verpackung unter N_2 (Kanistern) praktisch ausgeschaltet.

8.8.3. Getreidestärken

Getreidestärken sind die von Spelzen, Schalenteilen, Eiweiß-, Fett- und Mineralbestandteilen befreiten Getreideprodukte, die fast ausschließlich aus reiner Stärke bestehen. Die wichtigsten Getreidestärken, die von der Technik und für verschiedenartige Lebensmittelprodukte verwendet werden, sind Maisstärke, Weizenstärke und Reisstärke.

Neben Getreide werden auch Knollen und Wurzeln zur Stärkegewinnung herangezogen: Kartoffeln (Kartoffelstärke, S. 399), Bataten (Batatenstärke, S. 402), Wurzeln des Maniokstrauches (Tapiokastärke, S. 402), Wurzeln der Maranta-Pflanze (Maranta-Stärke oder Arrow-root, S. 402). Unter weiteren Rohstoffen zur Stärkegewinnung ist vor allem das Mark ostindischer Sagopalmenstämme zu nennen S. 148).

Während bei der Kartoffel, der Sagopalme und den Wurzeln (für Tapiokastärke oder Arrow-root) zur Gewinnung der Stärke ein einfaches Auswaschen der zerkleinerten Pflanzenteile genügt, ist für die Herstellung der Getreidestärken eine vorherige Lockerung des Gefüges durch Einweichen und Vermahlen des Kornes oder durch Anteigen des Mehles mit Wasser vor dem Auswaschen erforderlich. Mit dem mechanischen Stärkeauswaschvorgang gehen zur Abtrenung der übrigen Zellbestandteile noch spezielle Wasch-, Sieb- und Absetzprozesse Hand in Hand, wobei die Temperatur des verwendeten Wassers zur Gewinnung nativer, unveränderter Stärken nicht oberhalb 50 °C liegen darf.

Über die Eigenschaften und das Verhalten der Stärke, die ausführlich S. 148—152 behandelt sind, sei hier unter lebensmitteltechnologischem Gesichtspunkt nochmals zusammengefaßt: Stärke ist unlöslich in kaltem Wasser, verquillt beim Erhitzen in Wasser oberhalb 50 °C zu einem Kleister, der sich bei entsprechendem Wassergehalt beim Erkalten zu einer Gallerte verfestigt. Darauf beruht der vielfältige Einsatz von verschiedenen Stärken als Dickungsmittel und zur Herstellung von stürzbaren Gelen (Puddingeffekt!).

Unter Einwirkung von Säuren oder Enzymen oder bei höherer Temperatur wird Stärke teilweise zu Dextrinen und Zucker abgebaut (vgl. S. 152). Dieser Vorgang spielt beim Backen, Rösten, bei der Malz- und Nährmittelbereitung (Nährpräparate) eine wichtige Rolle. Durch die technische Vervollkommnung der Stärkehydrolyse besitzen unter den Stärkeabbauprodukten für die Lebensmittelindustrie die *Stärkeverzuckerungserzeugnisse* in der ganzen Welt eine hohe wirtschaftliche Bedeutung. Als handelsübliche Erzeugnisse beanspruchen der *Glucosesirup* (Stärkesirup, Kapillärsirup, Bonbonsirup) und der *Stärkezucker* erhebliches Interesse (Abschnitt S. 439). Während vor dem 2. Weltkrieg die Kartoffelstärke noch als Hauptrohstoff für Stärkeverzuckerungserzeugnisse diente, ist heute die Maisstärke als Ausgangsprodukt in den Vordergrund getreten.

Modifizierte Stärken:

In der Lebensmittelindustrie gewinnen in steigendem Maße die modifizierten Stärken an Bedeutung. Sie sind dadurch gekennzeichnet, daß die Eigenschaften der nativen Stärken durch chemische, physikalische oder biochemische Eingriffe verändert sind und sie sich den verschiedensten Verwendungszwecken leicht anpassen lassen. Als Vertreter der modifizierten Stärken sind in lebensmittelchemischer Sicht zu nennen: *Quellstärke*, *dünnkochende Stärken*, *Kartoffelspeisestärke* (vgl. S. 399), *Röstdextrine* und *Stärkeester*.

Die *Quellstärken* entstehen aus der nativen Stärke durch physikalische Veränderung: vgl. S. 149. Neben ihrer Quellfähigkeit in kaltem Wasser besitzen sie die bemerkenswerte Eigenschaft, bei entsprechender Ausgangskonzentration zu gelieren (Puddingeffekt).

Die „*Dünnkochenden*" (= *löslichen*) *Stärken* werden durch einen geringfügigen säurekatalysierten hydrolytischen oder durch einen oxydativen Abbau (mit Na-Hypochlorit bzw. Chlorlauge) aus nativen Stärken erhalten. Beide Arten sind, im Gegensatz zu den Quellstärken, nicht in kaltem Wasser löslich oder quellbar und neigen weniger zur Gelbildung; sie finden aber in der Lebensmittelindustrie als Binde- und Verdickungsmittel vielseitige Verwendung.

Die *Röstdextrine* als modifizierte Stärken werden durch Rösten von nativen angesäuerten und getrockneten Stärken bei Temperaturen über dem Verkleisterungspunkt erhalten. Je nach Abbaugrad und Röstbedingungen erhält man *Weißdextrine* oder *Gelbdextrine*. Der Röstprozeß ist im wesentlichen ein hydrolytischer Abbau des Stärkemoleküls (vgl. auch S. 152), doch finden bei extremen Röstbedingungen, wie sie zur Herstellung der Gelbdextrine angewendet werden, in geringem Umfang auch durch inter- und intramolekulare Wasserabspaltung zwischen Glucoseeinheiten 1,6-Kondensationen statt.

Stärkeester erhält man durch Umsetzung von Stärke mit anorganischen und organischen Säuren, wie Phosphorsäure, Schwefelsäure, Essigsäure, Propionsäure, höheren Fettsäuren, Benzoesäure. Die Löslichkeit der Stärkeester ist abhängig von der Art des Stärkesubstituenten, vom Polymerisationsgrad der Stärke und vom Grad der Veresterung. Stärkeester, in denen die 3 freien OH-Gruppen der Glucoseeinheiten vollständig verestert sind, sind meist unlöslich in Wasser; dagegen besitzen solche modifizierten Stärken, bei denen eine Veresterung mit weniger als einem Säurerest pro Glucoseeinheit erfolgt ist, die für den Einsatz auf dem Lebensmittelsektor erforderliche Löslichkeit. Hierzu gehören die sog. *Distärkephosphate*, bei denen die Phosphatreste mit den Ketten und Verzweigungen der Stärkemoleküle ein lockeres Netz bilden. Man gewinnt sie durch Behandlung von Stärke in wäßriger Suspension mit geringen Mengen Trinatriummetaphosphat unterhalb des Verkleisterungspunktes. Distärkephosphate sind für die moderne Lebensmittelindustrie unentbehrliche Dickungsmittel für Fertiggerichte, Puddingpulver, Suppen und Saucen, auch für in Behältern sterilisierte und für tiefgekühlte Erzeugnisse.

Maisstärke

Der bedeutendste Rohstoff für die Stärkegewinnung ist heute neben der Kartoffel der Mais. Fast alle Gelb- und Weißmaissorten eignen sich für die Stärkegewinnung. Da im Maiskorn der stärke- und eiweißhaltige Kern, der ölhaltige Keim und die rohfaserreiche Hülle ziemlich fest miteinander verkittet sind, muß bei der Maisstärkegewinnung dem Vermahlungsprozeß ein Einweich- und Quellvorgang vorgeschaltet werden.

Bei den früheren unrationelleren Verfahren der Maisstärkegewinnung wurde das mit Wasser eingequollene Maiskorn fein vermahlen und die Stärke durch Siebvorgänge vorgereinigt, auf Stärketischen zur Abtrennung des Klebers geflutet, in Absetzbehältern gewaschen, dann entwässert und getrocknet. Bei dieser vergleichsweise einfachen Arbeitsweise gingen jedoch der ölhaltige Keim und im Quell- und Reinigungswasser gelöste wertvolle Bestandteile verloren.

Die modernen Verfahren arbeiten in „geschlossenen“ Systemen, wobei die geringen Frischwassermengen nur zur Stärkewaschung verwendet und jegliche Abwässer vermieden werden. Der Prozeß beginnt mit dem Einquellen der gereinigten Maiskörner in 0,1—0,2% SO_2 enthaltendem, etwa 50 °C warmem Wasser. Der SO_2-Zusatz fördert den Quellungsvorgang und verhindert vor allem mikrobiell-fermentative Einflüsse während der mehrtägigen Quellungsdauer. Nach der Quellung wird das Quellwasser abgezogen, in Vakuum- oder Dünnschichtverdampfern konzentriert; es stellt eine wertvolle Nährflüssigkeit zur Erzeugung von Antibiotica dar.

Die gequollenen Maiskörner werden in Spezialmühlen grob gebrochen, um den ölhaltigen Keim unverletzt freizulegen, der dann durch Schwimmaufbereitung (Flotation) abgetrennt, stärkefrei gewaschen und getrocknet wird (vgl. S. 352).

Aus dem grobkörnigen Stärkebrei wird durch Feinzerkleinerung in Prallmühlen die Stärke freigelegt und auf Schüttel- und Schwingsieben unter Auswaschen von Fasern und Schalenbestandteilen befreit. Die faserfreie Stärke-Klebersuspension (Mühlenstärke) wurde früher auf Stärketischen (Fluten) in Stärke und Kleber getrennt. Heute wird diese Trennung rationell in Zentrifugen (Separatoren) vorgenommen, denen zur Feinreinigung (Stärkewaschung) seit einigen Jahren die in Holland entwickelten *Hydrozyklone* mit besonderem Erfolg nachgeschaltet sind. Die vorentwässerte Stärke, die sog. Feuchtstärke, mit etwa 50% Wassergehalt kann direkt auf Stärkeverzuckerungsprodukte (S. 439) wie Glucosesirup, Stärkezucker oder Dextrose verarbeitet oder aber schnell-schonend getrocknet werden. Hierzu dienen Trommel-, Ringetagen- oder neuerdings Stromtrockner (Schnellumlauftrockner, Kurzzeittrockner, pneumatische Umlauftrockner). In diesen Trocknern wird die feuchte Stärke in schwebendem Zustand innerhalb weniger Sekunden von einem raschströmenden Heißluftstrom getrocknet, mitgeführt und in einem *Zyklon* (Aerozyklon) wieder abgeschieden. Die getrocknete Maisstärke kommt unter den verschiedensten Namen, wie Gustin, Maizena, Mondamin, in den Handel und wird z. B. zu Puddingpulver verwendet.

Milostärke

In den letzen Jahrzehnten haben bestimmte *Sorghum*arten wie Milokorn, Milomais und Mohrenhirse auch bei uns vorübergehend an Bedeutung gewonnen. Milostärke ist in Form, Größe und in den Eigenschaften der Maisstärke sehr ähnlich. Auch die technische Gewinnung von Milostärke gleicht der von Maisstärke.

Weizenstärke

Weizenstärke wurde früher nach dem HALLEschen oder Sauerverfahren hergestellt. Dabei wurden die Körner mehliger, stickstoffärmerer Weizenarten in Wasser eingeweicht, zwischen Walzen zerquetscht, einer sauren Gärung überlassen (Bildung von Milchsäure, Essigsäure, Buttersäure). Dann wurde die Stärke in drehbaren Siebtrommeln ausgewaschen, abgeschlämmt und abzentrifugiert. Um die hierbei eintretende Entwertung des Klebers durch Hydrolyse (Säuren, Bakterien, proteolytische Enzyme) zu vermeiden, arbeitete man früher auch ohne Gärung und erhielt so als wertvolles Nebenprodukt den unveränderten säurefreien Kleber (Weizensüßkleber).

Heute erfolgt die technische Gewinnung der Weizenstärke nur noch aus Weizenmehl nach dem MARTIN-Verfahren. Der als Nebenprodukt anfallende wertvolle Kleber stellt dabei vielfach sogar das Haupterzeugnis dar. Bei der Stärkegewinnung nach dem MARTIN-Verfahren wird das Weizenmehl in einer Knetmaschine mit Wasser zu einem Teig verarbeitet, dann erfolgt das Auswaschen der Stärke in Mehlextrakteuren; der Kleber bleibt als plastische Masse zurück. Man erhält zuerst die Rohstärkemilch, aus der z. B. mittels bespannter Schüttelsiebe die noch anwesenden Faser (Gewebe)-Teilchen abgetrennt werden. Die von den Fasern gereinigte Stärkesuspension wird in Absetzbottichen oder Trennschleudern (Zentrifugen) vom Wasser getrennt, wobei man bei Einsatz von Zentrifugen die sog. *Feuchtstärke* mit etwa 50% Wasser erhält; diese kann ohne vorherige Trocknung direkt in Stärkeverzuckerungserzeugnisse überführt werden (vgl. S. 439). Bei Verwendung von Spezialdüsen-Zentrifugen lassen sich schon aus der Rohstärkemilch die feinkörnigen, noch kleberhaltigen Stärkeanteile (Sekundastärke) von der Hauptmenge der übrigen Feststoffe (Primastärke) trennen und abführen. Nach Behandlung in Entwässerungszentrifugen wird die Weizenstärke — analog wie Maisstärke — getrocknet.

Reisstärke

Wegen der Verkittung der Stärke mit dem Eiweiß und den Schleimstoffen im Korn, muß beim Reis eine besondere Aufschließung vorangeschickt werden. Zu diesem Zweck zerreibt man die Körner, meist von havariertem Bruchreis, nach längerem Einweichen in sehr verdünnter Natronlauge (0,3—0,6% NaOH) in Mühlen, trennt dann in Absetzbottichen, Zentrifugen und Sieben von dem eiweißhaltigen Quellwasser und der Hauptmenge der Faserstoffe ab. Nach erneuter Aufschlämmung und Siebung erfolgt in einem Auswaschvorgang die Eliminierung der letzten Faserreste. Daran schließen sich Vorentwässerung und Trocknung (wie bei Mais- und Weizenstärke) an.

8.8.4. Backwaren

Allgemein versteht man unter Backwaren solche Erzeugnisse, die in ihrer endgültigen Beschaffenheit im wesentlichen durch Backen hergestellt werden.

Man kann die Backwaren nach verchiedenen Gesichtspunkten gruppieren, wobei scharfe Grenzen nicht gezogen werden können. So kann man einteilen in *Frischbackwaren* und *Dauerbackwaren;* hierbei werden zu den Frischbackwaren Brot, Kuchen und Feingebäck gerechnet. Zu den Dauerbackwaren zählen u. a. Kekse, Kräcker, Laugendauergebäck, Lebkuchen, Zwieback, Waffeln, Russisch-Brot, Biskuit. Es wird auch häufig unterteilt in *Backwaren* und *Feinbackwaren*, wobei bei Backwaren im Rohstoffansatz mengenmäßig das Mehl überwiegt, während bei Feinbackwaren — also bei Feinbäckerei- und Konditoreierzeugnissen — neben dem Mehl, noch Zucker, Honig, Butter, Pflanzenfette Margarine, Eier, Gewürz, Früchte und Fruchterzeugnisse, Schokolade, Aromastoffe und Füllmassen (Cremes) verwendet werden. Auch die Unterscheidung in Brot, Dauerbackwaren und Feinbackwaren ist nicht scharf zu ziehen, wie auch die Grenzen zwischen Feinbackwaren und Konditoreierzeugnissen fließend sind. Hier wird die Behandlung der Backwaren in der Unterteilung der Kapitel Brot und Feinbackwaren durchgeführt, wobei allgemeine Abschnitte, wie die Backfähigkeit der Mehle, Teiglockerungsmittel und Backmittel, vorangestellt werden.

Backfähigkeit der Mehle

Für die Herstellung von Brot und Gebäck werden bei uns fast ausschließlich die Mehle aus Weizen und Roggen gebraucht, die aber in ihren Backeigenschaften wesentliche Unterschiede aufweisen.

Die bessere Backfähigkeit der Weizenmehle beruht auf der Besonderheit von Weizeneiweiß (Kleber), das beim Anteigen nach Zusatz von Wasser ein netzartiges Gerüst bildet, in das die verquollene Stärke eingelagert ist. Der Teig hat dadurch guten „Stand" und gutes „Gashaltevermögen"; Weizenmehlteig bedarf meist nur noch eines Triebmittels, um daraus ein Gebäck herzustellen. Demgegenüber ist Roggenmehl nicht ohne weiteres backfähig. Außer einem Lockerungsmittel bedarf es noch der Säure zur Erhöhung der an sich schwachen Quellfähigkeit des Roggeneiweißes und der Roggenschleimstoffe sowie zu einer für die Herstellung von Roggengebäck notwendigen Verquellung der Stärke. Man verwendet deshalb zum Backen von Weizenbrot Hefe, von Roggenbrot Sauerteig, während bei Mischbrot gleichzeitig Sauerteig (entsprechend dem Roggenmehlanteil) und Hefe benutzt werden.

Die Backqualität von Mehl hängt außerdem von dem Vorhandensein von Enzymen ab. Für die „Gasbildung" durch Hefe sind diastatische Enzyme, die vergärbaren Zucker (Maltose) liefern, von Nutzen. Andererseits schadet ein Zuviel, besonders wenn in nassen Erntejahren das Korn auf dem Halm auskeimt. Derartiges „Auswuchsgetreide" ist überreich an Enzymen, die die Stärke und auch das Eiweiß angreifen. Besonders bei Roggen wird die Backfähigkeit des Mehles durch Auswuchsschaden herabgesetzt. Das dadurch bedingte „Klitschigwerden" des Brotes kann jedoch innerhalb gewisser Grenzen durch Teigsäuerungsmittel, z. B. durch Milchsäurezusatz, verhütet werden, indem durch die Senkung des pH-Wertes die Enzymaktivität vermindert wird, vgl. S. 217. Heute werden die jeweiligen Mängel der Mehle durch verschiedene Backmittel ausgeglichen, vgl. S. 371.

Teiglockerungsmittel (Triebmittel)

Zu den Teiglockerungsmitteln gehören *Sauerteig*, *Hefe* und *Backpulver* wie auch einige spezielle Triebmittel.

Sauerteig

Sauerteig ist eine Mischkultur von Hefepilzen und Bakterien, die sich beim Stehen eines aus Mehl und Wasser bereiteten Teiges nach mehrfachem Auffrischen mit weiteren Mengen Mehl und Wasser allmählich ausbildet und in der die Hefe die Aufgabe der Kohlendioxidentwicklung übernimmt, während die Bakterien (*Streptococcus lactis* u. a.) zunächst den für die Reinhaltung der Hefekultur günstigsten Säuregrad hervorrufen. Unter geeigneten Milieubedingungen (Temperatur, Feuchtigkeitsgehalt) stellt sich unter Bildung von Milchsäure neben wenig Essigsäure ein für die Brotbereitung günstiges Verhältnis von Hefen zu Bakterien ein.

Hefe

auch Bärme, Germ, plattdeutsch Gest genannt, besteht aus den Zellen der Hefepilze, die eine Gruppe der zu den Sproßpilzen gehörenden *Saccharomyces*-Arten bilden und die Eigenschaft haben, Zucker in Alkohol und Kohlendioxid zu zerlegen, zu vergären. Die in der Bierbrauerei als Nebenprodukt gewonnene Bierhefe (*Saccharomyces cerevisiae*) ist für die Bäckerei kaum geeignet, während die hierfür praktisch allein in Betracht kommende Branntweinhefe aus Reinzuchtstämmen *obergäriger* Brennereiheferassen der Gattung *Saccharomyces cerevisiae* in großen Mengen hergestellt wird. Sie bildet sowohl ein Nebenerzeugnis der Brennerei als auch in zunehmendem Maße das Hauptprodukt einer besonderen Großindustrie.

Nach dem jetzt üblichen *Lufthefeverfahren* oder *Zulaufverfahren* versetzt man in Gärbottichen die mit Wasser und wenig Melassewürze gemischte, aus Reinkulturen herangezogene Stellhefe während der Züchtungszeit kontinuierlich zulaufend mit genau dosierten Mengen an Nährsalzen und Melasse bei gleichzeitig starker Belüftung. Die Belüftung erfolgt mit feststehenden oder rotierenden Intensivbelüftern zur optimalen Sauerstoffversorgung der Maische (CLAUS- und VOGELBUSCH-Belüfter). Durch diese erzwungene Umschaltung der Gärung auf die Atmung wird Wachstum bzw. Zellvermehrung der Hefe in den Vordergrund gedrängt, die Alkoholbildung geht fast ganz zurück. Neben Rohr- und Rübenzuckermelasse als Rohstoffe für die Backhefegewinnung lassen sich auch verzuckerte Getreide- und Kartoffelmaische, Sulfitablaugen, Topinambur, vermälzte Gerste u. a. bei Zugabe von Phosphaten und Ammoniumsalzen verwenden.

Die nach vollendeter Umsetzung auszentrifugierte und abgepreßte, leicht gelbe, krümlige, angenehm obstartig riechende Masse wird in vierkantige Stücke geformt und als Back-, Luft-, Pfund-, Preß- oder Stückhefe in den Handel gebracht. Sie enthält 50 bis 75% Wasser, 13—22% Stickstoffsubstanz, 10% Kohlenhydrate (darunter Trehalose) und 2% Mineralstoffe. Die Lagerung soll kühl erfolgen, so daß die Temperatur im Innern der Hefemasse etwa zwischen +4 und +8 °C liegt.

Durch vorsichtiges, die Lebensfähigkeit der Hefezellen nicht beeinträchtigendes Trocknen bei mäßiger Wärme wird noch eine „Trockenbackhefe" (Dauerhefe) mit höchstens 12% Wasser hergestellt, wobei auch neuerdings die Gefriertrocknung (Lyophilisation) herangezogen werden kann.

Die durch die „biologische Eiweißsynthese" aus Kohlenhydraten und Nährsalzen gewonnene Hefe (*Torula utilis*) (S. 124 und 153) wird als Futterhefe verwendet und stellt eine potentielle Eiweißquelle der Zukunft für die menschliche Ernährung dar (S. 33).

Backpulver

Die zur Lockerung von Feinbackwaren bestimmten Gemische chemischer Stoffe, aus denen während der Teigbereitung und des Backprozesses Kohlendioxid frei wird, enthalten als Kohlendioxidträger Natriumhydrogencarbonat, als Kohlendioxid austreibende Stoffe organische Säuren, wie Wein-, Citronen-, Milchsäure oder deren saure Alkalisalze (z. B. Weinstein), bisweilen auch Kalium- oder Calciumhydrogenphosphat sowie Natriumhydrogenpyrophosphat.

Zur Erhöhung der Haltbarkeit werden die Einzelbestandteile entweder mit schützenden Überzügen versehen oder mit indifferenten Stoffen (Getreidemehl, Stärke) als Trennmittel gemischt abgegeben. Die Verwendung anderer Kohlendioxidträger, wie Calcium-, Magnesium-, Natriumcarbonat (Soda), ferner anderer Säureträger, wie Hydrogensulfate, Hydrogensulfite, und auch schließlich der Zusatz wertloser Füllmittel, wie Gips, Infusorienerde, Ton, wird bei uns als Verfälschung angesehen, doch gilt ein Gehalt von höchstens 20% frisch gefälltem Calciumcarbonat oder bei phosphathaltigen Backpulvern 10% Tricalciumphosphat und Calciumsulfat als zulässig. In den USA ist Alaun als alleiniger Säureträger erlaubt.

Von einem wirksamen Backpulver ist zu fordern, daß es in der für 1 kg Mehl bestimmten Menge mindestens 4,7 g CO_2 enthält, von der ein Teil (schon in der Kälte) langsam im Vortrieb, der Rest im Nachtrieb bei nicht zu hoher Temperatur in Freiheit gesetzt wird. Backpulver ist kühl aufzubewahren und muß nach der Kennzeichnungsverordnung die Angabe der Mehlmenge tragen, für die es ausreicht, und zwar auch nach der im Verkehr zu erwartenden Lagerzeit von 3 Monaten.

Für gewisse Backwaren werden als Triebmittel noch Ammoniumcarbaminat (Hirschhornsalz), Ammoniumhydrogencarbonat und Natriumhydrogencarbonat (Natron) angewandt. Die beiden ersten verflüchtigen sich, in nicht zu großer Menge zugesetzt, beim Backprozeß vollständig, so daß kein Ammoniakgeruch zurückbleibt. Sie dienen nur noch zur Herstellung von sogenanntem Flachgebäck wie Keks, flache Lebkuchen u. a.

Backmittel und Backzutaten

Backmittel (früher Backhilfsmittel genannt) sollen allgemein die Backeigenschaften des Mehles verbessern bzw. Mängel ausgleichen. Sie sind heute bei der fortschreitenden Mechanisierung und Automation vor allem in den Bäckereien notwendig, um die von Natur aus unterschiedlichen, oft „schwach“ anfallenden Mehle den jeweiligen Backverfahren anzupassen, wodurch eine gleichbleibende Brot- und Gebäckqualität und oft auch eine Steigerung der Brotausbeute erreicht wird. Backmittel bestehen zum Großteil aus natürlichen Rohstoffen, wie Malzextrakt, Lecithin, Milcherzeugnisse, und werden in relativ niedrigen Mengen (0,1—4% des Mehles) angewendet.

Die *backtechnischen* Wirkungen der Backmittel sind: Verbesserung der Teigbeschaffenheit, Förderung der Gärung, Beeinflussung der Teigsäuerung, Verbesserung der Gebäckbeschaffenheit (wie Bräunung, Porung, Volumen u. a.) und der Frischhaltung, Verhütung von Brotfehlern und Brotkrankheiten.

Die aufgeführten Backmittel werden allein oder in Mischungen miteinander, auch mit anderen backtechnisch wirksamen Stoffen, z. B. Ascorbinsäure, eingesetzt. Entscheidend für die Wahl der jeweiligen Mittel ist das vorliegende Mehl und dessen Verwendung, z. B. zu Brot oder zu Feinbackwaren. Nachstehend folgen die wichtigsten Backmittel:

Enzymatische Backmittel, Malzmehle und Malzextrakte (Amylasen) oder aus Mikroben gewonnene Enzympräparate (Amylasen, Proteasen): Beschleunigung der Gärung, Verbesserung von Teigbeschaffenheit, Krumenstruktur, Bräunung, Rösche.

Quellmehle, *Quellstärke* und andere gelbildende pflanzliche Stoffe: Regulierung des Wassergehaltes und der Teigkonsistenz.

Teigsäuerungsmittel aus Milchsäure, Essigsäure, Weinsäure oder Citronensäure oder ihren Na- oder Ca-Salzen, wie auch aus Na- und Ca-Salzen der Ortho- und Pyrophosphorsäure; hierzu gehören auch Trocken- und Fertigsauer: Vereinfachung der Sauerführung, Regulierung von Teigkonsistenz und Krumenbeschaffenheit.

Umwandlungsprodukte aus Kohlenhydraten, wie Sorbit und insbesondere Abbauprodukte von Stärke (Stärke- und Maltosesirup, Stärkezucker, Dextrose): Beschleunigung der Gärung, Erhöhung des Gebäckvolumens und Förderung der Bräunung. Sorbit dient als Frischhaltemittel.

Milcherzeugnisse (Magermilch, Buttermilch, Joghurt, Molke) in flüssiger, pastenförmiger und trockener Form: Verbesserung von Bräunung und Porung.

Lecithinbackmittel: Oberflächenaktiv, daher emulgierend, Verfeinerung der Porung, Erhöhung von Gärstabilität, Gebäckvolumen und Frischhaltung.

Soja-Backmittel, Vollsojaerzeugnisse als Fettstabilisatoren, entöltes Sojamehl zur Regulierung des Wassergehaltes.

Backcremes sind Gemische von pflanzlichen und tierischen Fetten mit verschiedenen Siruparten oder Zucker, z. T. mit Zusätzen von Lecithin, Dickungsmitteln, Mono- und Diglyceriden u. a.; Erhöhung von Krumen- und Krustenqualität, von Mürbigkeit und Frischhaltung.

Mittel zur Verhütung von Brotkrankheiten: Ca- oder Na-Propionat gegen Schimmelpilze, Ca-Acetat, saures Na- oder Ca-Propionat gegen Fadenziehen.

Backzutaten sind ebenfalls Stoffe die den Teigen meist in beachtlichen Mengen, zur Verbesserung des Gebäcks zugesetzt werden. Oft sind es die gleichen Produkte wie die besprochenen Backmittel; doch zählt ein Zusatz als Backzutat, wenn er in höherer Menge dem Mehl beigegeben wird. Die Backzutaten sollen dem Gebäck vor allem bestimmte Struktur- und Geschmackseigenschaften verleihen. Hierzu gehören u. a. Milch, Fett, Zucker, Ei- und Eiaustauschprodukte, Kümmel, Mohn, Käsekuchenmassen und -cremepulver.

Brot

Brot ist seit etwa 2000 Jahren als Lebensmittel bekannt; wegen seiner einzigartigen Kombination von Geschmack, Gefüge und Nährwert gehört es auch heute noch zu unseren Hauptnahrungsmitteln. Brot wird aus Mahlprodukten des Weizens oder Roggens, Wasser und Salz unter Verwendung von Lockerungsmitteln hergestellt. Teilweise werden Backmittel und Backzutaten verwendet. Für Spezialbrote sind auch andere Getreidearten und Rohstoffe zulässig.

Die in rohem Zustand schwer verdaulichen und als Lebensmittel nicht sehr ansprechenden Getreidemehle werden durch Verarbeitung zu Brot in eine leicht verdauliche und für den Verzehr geeignete Form übergeführt. Während des Backprozesses wird die Stärke durch Erwärmen in Gegenwart von Wasser teilweise verkleistert und den Verdauungssäften leichter zugänglich gemacht; gleichzeitig wird durch Triebmittel Kohlendioxidgas erzeugt, das zusammen mit dem in der Ofenhitze verdampfenden Wasser das Brot „lockert“ (Schaumstruktur) und einen wirksamen mechanischen Aufschluß durch Kauen und Einspeicheln ermöglicht. Kolloid—chemisch betrachtet liegt die Stärke im Brot als Stärkegel vor.

Die Lockerung von Brot und Gebäck kann auf verschiedene Arten geschehen: biologisch durch Sauerteig oder Hefe, chemisch durch Backpulver oder mechanisch durch Hineinschlagen von Luft.

Im Endstadium des Backprozesses wird die gelockerte Brotkrume und -kruste unter Bildung von Aromastoffen, die Geschmack und Bekömmlichkeit erhöhen, verfestigt.

Teigbereitung

Beim Anteigen wird der für die zu verarbeitende Mehlmenge erforderliche Sauerteig oder die Hefe mit dem Mehl, etwas Salz und dem temperierten „Schüttwasser“ vermischt und geknetet. Nach genügender Gare, wenn der Teig die geeignete „Reife“ erreicht hat, wird er aufgearbeitet (gewogen und geformt) und nochmals einer Gärung bis zur Ofenreife überlassen (Stückgare).

Das Backen

erfolgt in besonderen Backöfen, die in früherer Zeit aus Mauerwerk bestanden und durch im Inneren angezündetes Holzfeuer erhitzt wurden, während man später Außenheizung durch Kohle, Gas oder Öl einführte. Besonders in der Flachgebäckherstellung hat sich auch Erhitzung des Gebäcks durch Infrarotstrahlung eingeführt.

Die abgeteilten Teigstücke, die entweder frei, in Körben oder in Kästen liegen, werden mit Wasser abgestrichen, um das Platzen der Rinde zu verhindern, dann zur Vermeidung des Anklebens auf der Unterlage mit sogenannten Streumehl eingepudert und so unmittelbar oder auf Backblechen in den 220—250 °C erhitzten Ofen geschoben. Während der ersten Sekunden des Backprozesses wird Wasserdampf (Schwaden) in den Ofen eingeblasen, um eine vorzeitige Verhärtung der Oberfläche zu verhindern. Die Feuchtigkeit trägt außerdem zur Dextrinierung der Krustenschicht und damit zu einer besseren Bräunung bei.

Soweit sie sich nicht berühren, nennt man sie „freigeschobene“, sonst „angeschobene“ Brote. Zur Verhinderung des Anklebens werden Backbleche eingefettet d. h. mit sogenannten Trennölen oder Trennemulsionen bestrichen.

Die Backdauer hängt von der Art und Größe der Brote und von der Backtemperatur ab. 1 kg-Brote benötigen etwa eine Stunde, Kleingebäck etwa 20 Minuten. Bei Pumpernickel sind in Spezialbackkammern 12—16 Stunden notwendig.

Zusammensetzung von Brot. Brotarten

Die beim Backprozeß ablaufenden Vorgänge sind je nach der Höhe der Temperatur verschieden. Im Innern des Brotes wird beim Backen die Temperatur von 100 °C nicht überschritten, ja meist durch das ständig verdunstende Wasser nicht ganz erreicht. Daher können hitzeresistente Sporen mancher Bakterien den Backprozeß im Innern des Brotes oft überstehen, wodurch bestimmte Brotkrankheiten, z. B. das „Fadenziehendwerden“ (S. 375), entstehen können. Der Backprozeß ruft folgende chemischen und physikalischen Veränderungen in der Brotmasse hervor: Herabsetzung des Wassergehaltes, weitgehende Austreibung von Kohlendioxid und Alkohol (Teiglockerung, Porenbildung), Gerinnung des Klebers und nahezu vollständige Verkleisterung der Stärke des Mehles (bis zur Karamelisierung in der Rindenschicht), Entstehung von wohlriechenden, wohlschmeckenden, verdauungsanregenden Röstprodukten aus den Kohlenhydraten (Röstbitter, Assamar, Spuren von Furfural u. a.), teilweise Zersetzung der Eiweißstoffe unter Bildung von Melanoidinen, Spuren von Histamin u. a.

Der Wassergehalt schwankt innerhalb weiter Grenzen, bei Schwarzbrot zwischen 35 und 46%, bei Weißbrot meist nur bis 38%. Der Gehalt an den Nährstoffen entspricht, unter Berücksichtigung der zurückgebliebenen Wassermenge, demjenigen des verarbeiteten Mehles: Stickstoffsubstanz 6—7%, Fett 0,3—1,0%, Zucker 2—3%, Rohfaser 0,3—1,5%, andere Kohlenhydrate 45—56%, Mineralstoffe 0,9—1,5%. Auch sind geringe Mengen Alkohol (0,2—0,4%) und Säuren (Milch- und Essigsäure) vorhanden.

Bei kaum einem anderen Lebensmittel zeigt sich eine solche Fülle verschiedener Zubereitungsformen wie beim Brot.

Man findet im Handel u. a. folgende Brotarten: Roggenschrotbrot oder Schwarzbrot, Vollkornbrot, Roggenmischbrot, Roggenbrot, Weizenmischbrot, Weizenbrot und Spezialbrote, wie Grahambrot, Klopferbrot, Schlüterbrot, Pumpernickel. Zur Verwendung kommen Roggen- und Weizenmehle, die teilweise auch in Mischung verbacken werden (Mischbrote). An dieser Stelle seien einige wichtige Brotarten angeführt:

Vollkornbrot ist ein dunkles Brot, das durch Verbacken von Vollkornschrot oder Vollkornmehl (siehe S. 362) hergestellt wird. Vollkornbrot ist eiweißreicher als helles Brot, da die Bestandteile des gesamten Getreidekornes und somit auch die eiweißreiche Aleuronschicht mit verbacken werden. Auch die anderen Kornbestandteile, die gewöhnlich mehr oder weniger mit der Kleie abgetrennt werden, wie das natürliche Fett-Lipoidgemisch, die Mineralstoffe, Rohfaserbestandteile und Vitamine, insbesondere Vitamin B_1, geben dem Vollkornbrot hinsichtlich der Gesamtinhaltsstoffe eine besondere Note.

Trotz der Vorteile des höheren Vitamin- und Mineralstoffgehaltes, des höheren Eiweißgehaltes und des günstigeren biologischen Wertes der Proteine besitzt das Vollkornbrot im Vergleich zum feineren Brot gewisse Nachteile. Diese beruhen auf der verminderten Ausnutzbarkeit infolge des hohen Cellulose- bzw. Rohfaser-Gehaltes. Diese Nachteile versucht man aufzuheben, indem man durch Verbesserung der Mahltechnik und Brotbereitung besser verträgliche und besser verdauliche Produkte herstellt.

Die im Handel befindlichen Spezialbrote, wie Steinmetzbrot, Finklerbrot, Klopferbrot, Schlüterbrot u. a. verdanken ihre Existenz solchen Bemühungen. Bei den neuen Verfahren der Vollkornmehlherstellung nimmt man eine Entfernung, Aufschließung oder weitgehende Zerkleinerung der äußeren Schalen vor; vgl. S. 364.

Knäckebrot ist ein trockenes, sprödes Flachgebäck aus Vollkornschrot, welches meist mit geringem Hefezusatz oder mit Sauerteig, oft aber auch völlig ohne die genannten Trieb- und Lockerungsmittel hergestellt wird. Im letzteren Falle dienen zur Lockerung ausschließlich Luft und pulverisiertes Eis. Nach dem Backen im Backofen wird noch nachgetrocknet. Der Feuchtigkeitsgehalt soll 6% nicht übersteigen.

Pumpernickel ist ein schwarzbraunes Roggenvollkornbrot, das in einem besonderen Dämpfungs- und Backprozeß – von 90 °C allmählich auf 170 °C ansteigend – hergestellt wird. Der Teig wird aus Roggenvollkornschrot (vgl. S. 362) bereitet, mit Hefe oder Sauerteig gelockert und mindestens 12 Stunden ausgebacken. Pumpernickel, der in Scheiben geschnitten in den Handel kommt, schmeckt je nach Teigführung süß oder säuerlich-süß. Er schimmelt leicht infolge seines hohen Wassergehaltes. Die Packungen werden deshalb vielfach sterilisiert.

Neben den vielen Brotarten werden noch die verschiedensten brotartigen Kleingebäcke hergestellt, wie Schnittbrötchen, Doppelwecken, Rundstück, Semmel, Hörnchen, wobei allgemein eine höhere Hefezugabe als bei Brot erfolgt. Zur Laugenbrezelherstellung werden die geformten Teigstücke vor dem Backen kurz in 2,5–3%ige NaOH getaucht.

Diabetikerbrote sind *Diätbrote.* Ihr besonderes Merkmal ist der geringe Gehalt an Kohlenhydraten (nicht über 45%, vgl. VO über Diätetische Lebensmittel vom 20. 6. 63). Um den Kohlenhydratgehalt (Stärkegehalt) der Diabetikerbrote möglichst niedrig zu halten, werden den Erzeugnissen Getreidekeime, Weizenkleber, Kleie, Nüsse, d. h. eiweiß- und fettreiche Stoffe zugesetzt.

Lagerung von Brot

Mit längerer Lagerung des Brotes sind verschiedene, meist unerwünschte Veränderungen verbunden. Die bekannteste, das „Altbackenwerden", besteht in der Umwandlung des homogenen, elastischen, verkleisterten Stärke-Wasser-Gels in eine nur spärlich Wasser bindende amorphe und bröklige Masse. Es ist *nicht* auf Austrocknen zurückzuführen, denn durch einfaches Erhitzen läßt sich der Frischezustand für kurze Zeit wieder herstellen.

Das Altbackenwerden beruht im wesentlichen auf einer physikalisch-chemischen Zustandsänderung der Stärke bzw. des Stärkegels, das unterhalb der Verkleisterungstemperatur instabil ist und unter Rekristallisation (rückläufige Entquellung, Synärese) der Stärke Wasser ausscheidet (Retrogradation). An diesem Vorgang ist weniger die Amylose, als vielmehr das Amylopektin beteiligt; gleichzeitig tritt die amorphe α-Stärke des frischen Brotes mit der stabilen, kristallinen Form ins Gleichgewicht. Das Altbackenwerden kann nur zwischen bestimmten Grenzen der Temperatur (+60 °C und –7 °C) und des Wassergehalts eintreten. Soweit keine wirkliche Austrocknung eingetreten ist, kann man altbackenes Brot daher durch erneutes Erhitzen über die Verkleisterungstemperatur, wobei das ausgeschiedene Wasser erneut zu einem Gel aufgenommen wird, wieder frisch machen. Altbackenwerden läßt sich durch gewisse Backmittel verzögern, aber nicht ganz verhindern.

Um eine Austrocknung des Brotes zu verhindern, werden wasserdampfdichte Verpackungsmaterialien verwendet, z. B. Polyäthylenfolien. Für eine längere Lagerzeit (über zwei Wochen) müssen die Brotpackungen sterilisiert werden, wozu sich allerdings Brote mit hohem Weizenmehlanteil nicht eignen. Heute wird ofenfrisches Kleingebäck nach Vorkühlung schnell im Kaltluftstrom bei –30 °C eingefroren, bei –18 °C aufbewahrt und meist durch kurzes Nachbacken im Ofen oder in Warmluft aufgetaut.

Brotkrankheiten und Brotfehler (Backfehler)

Beim „Fadenziehendwerden“ des Brotes handelt es sich um eine „Krankheit“, die vorwiegend im heißen Sommer 2—3 Tage nach dem Backen in Hefebroten (nicht in Sauerteigbroten !) auftritt. Sie wird durch den überall im Erdboden und somit auch im Getreidekorn bzw. Mehl vorhandenen *Bacillus mesentericus* (Kartoffelbazillus) verursacht. Der Kartoffelbazillus bildet endogene Sporen, die bei 100 °C nicht absterben und somit den Backprozeß überdauern, bei geeigneten Lebensbedingungen (erhöhter Feuchtigkeit im Brotinnern, genügend hoher Lagerungstemperatur) auskeimen und sich vermehren. Ihre Enzyme verursachen einen Eiweiß- und Stärkeabbau. Beim Durchbrechen eines Brotes bemerkt man dann die feinen weißen Fäden zwischen den Stücken und einen meist widerlichen Geruch.

Das Fadenziehendwerden kann infolge der Empfindlichkeit der genannten Bakterien gegenüber Säure schon in der Bäckerei bekämpft werden, indem alle mit dem Teig in Berührung kommenden Geräte und Gefäße mit verdünnter Schwefelsäure oder Essig öfters reinigend behandelt werden. Weiterhin verwendet man bei der Teigbereitung Calciumacetat, Na-Acetat/Essigsäure, Calciumpropionat oder Milchsäure.

Eine weitere häufige Brotkrankheit ist das „Schimmeln“ des Brotes: Schimmelpilze (*Aspergillus-*, *Mucor-*, *Penicillium*-Arten) zersetzen Bestandteile des Brotes; auch Gefahr der Mykotoxinbildung, vgl. Aflatoxine S. 380). Die Infektion erfolgt von außen nach dem Backen. Zur Bekämpfung wird mit Erfolg Calciumpropionat herangezogen. Der sicherste Schutz gegen Brotschimmel ist die Hitzesterilisation des Brotes in geeignetem hitzefesten, sterilisationsfesten und schimmelundurchlässigen Verpackungsmaterial, z. B. Polypropylen und lackiertes Zellglas.

Rotes Brot wird durch den Hostienpilz *Serratia marcescens* (= *B. prodigiosus*), schwarze, grüne, weiße, Verfärbungen werden durch andere Bakterien verursacht.

Häufiger auftretende Brotfehler:

Klitschiges, schmieriges Brot und **Wasserstreifen** unter der Kruste werden erhalten bei ungenügender Lockerung zu weicher, wasserhaltiger Teige, bei totgemahlenem oder kleberarmem Mehl, bei Vermahlung von ausgewachsenem (gekeimtem) Getreide.

Abbacken der Kruste (teilweise Trennung von Krume und Kruste) erfolgt durch vorzeitiges Backen eines stark mit Gas durchsetzten Teiges in einem überhitzten Ofen. Dadurch bildet sich die feste Kruste aus, bevor ein Entweichen der Gase möglich ist.

Rissiges Brot wird verursacht durch zu festen Teig und knappe Gare, durch Verwendung von zu altem, trockenem oder zu warmen Mehl.

Breitstehen des Gebäckes hat meistens zu schwache Gare in Verbindung mit zu weichem Teig oder auch zu volle Gare zur Grundlage.

Feinbackwaren

Bei dieser Gruppe von Backwaren ist zu unterscheiden zwischen Gebäcken auf der Grundlage von Hefeteig, Mürbeteig, Volleimassen und Blätterteig.

Bei den *Hefeteig*-Feinbackwaren *einfacher* Art handelt es sich z. B. um Blechkuchen, Kaffeegebäck, bei den *gezogenen* Hefeteig-Feinbackwaren um das sogenannte Plundergebäck, während die bekannten Napfkuchen zu den *gerührten* Hefeteig-Feinbackwaren rechnen. Zu den in Fett gebackenen Hefeteig-Feinbackwaren zählen die Berliner Pfannkuchen, zu den *schweren*, d. h. fettreichsten Hefeteig-Feinbackwaren die Stollen. Die Herstellung von Hefe-Feingebäcken folgt den Grundsätzen der Brotbäckerei, Besonderheiten bestehen in den Backzutaten.

Die Feinbackwaren aus **Blätterteig** bestehen nur aus Mehl, Wasser, Fett, Eigelb und Salz, enthalten jedoch keinen Zucker und keine Lockerungsmittel. Die Lockerung dieses Gebäcks geschieht einfach durch eingezogene Butter oder Zieh-(Margarine). Die Süßung erfolgt durch Verwendung von Frucht- oder Marmeladeauflagen, Glasuren oder süße Füllungen. Blätterteig wird auch für Salzgebäck, z. B. Pasteten, verwendet.

Die **Mürbeteig**-Gebäcke bestehen aus Zucker, Fett und Mehl mit und ohne Triebmittel, jedoch unter häufiger Verwendung von Eigelb, Mandeln, Kakao, Nüssen. Mürbeteig wird zu Teegebäcken, zu Böden, Decken und anderem vorverarbeitet.

Volleimassen sind Teige, die überwiegend Eier enthalten. Die Eimasse wird mit Zukker verrührt, der Mehlanteil ist vergleichsweise gering, ebenso der Fettanteil. Zu den Volleimassen rechnen Biskuitmassen, z. B. für Löffelbiskuits, Mohrenköpfe, Wiener Massen für z. B. Tortenböden und Sandmassen, für Sandkuchen oder Sandtorten.

Wichtige Bestandteile vieler Frisch-Feinbackwaren bilden **Eiweißmassen**, nur aus geschlagenem Eiweiß und Zucker für Merinken, Baisers, oder **Schaummassen**, für Gitter und Decken, von Obsttorten.

Auch Cremes, Gelees und Füllmassen wie Vanillecreme, Quark, Fettcremes aus Butter, oder Gelees aus Pektin, Agar Agar, Gelatine, Zucker und Früchten werden zur Herstellung von Feinbackwaren, für Obsttorten, Fruchtdesserts und zum Füllen verwendet.

8.8.5. Teigwaren

Teigwaren sind kochfertige Erzeugnisse, die aus Weizengrieß oder Weizenmehl von nicht höherer Ausmahlung als 70 Hundertteilen, mit oder ohne Verwendung von Ei, durch Einteigen ohne Anwendung eines Gärungs- oder Backverfahrens sowie durch Formen und Trocknen bei gewöhnlicher Temperatur oder bei mäßiger Wärme hergestellt werden. (VO v. 12. 11. 1934 i. d. F. der VO v. 17. 12. 1956). Nach der Teigwaren-VO werden unterschieden je nach Verwendung von Ei: Eierteigwaren und eifreie Teigwaren; nach Art des verwendeten Weizenrohstoffes: Grieß-Teigwaren, Hartgrieß-Teigwaren und Mehl-Teigwaren; nach der äußeren Form z. B. Nudeln (Band-, Schnitt- und Fadennudeln), Spätzle, Makkaroni und Spaghetti. Außer diesen Erzeugnissen gibt es noch Teigwaren besonderer Art wie: gefüllte Teigwaren, z. B. Ravioli; Instant-Teigwaren, die nur durch Übergießen mit heißem Wasser in wenigen Minuten genußfertig sind; Diät-Teigwaren als Erzeugnisse mit herabgesetztem Kohlenhydratgehalt für Diabetiker (durch Verwendung von Soja- und Milchprodukten, Trockenkleber) oder als Teigwaren auf gliadinfreier Rohstoffbasis für Zöliakiekranke.

Als Ausgangsstoffe zur Herstellung von Teigwaren eignen sich besonders Weizenmahlprodukte, d. h. Grieße, Dunste und Mehle der kleberreichen Hartweizensorten (Durumweizen), die für sich allein bereits genügende Bindekraft besitzen. Sie werden mit warmem Wasser und Salz, bei Eierware unter Zusatz von Eiern gemischt, dann durch Kneten mit besonderen Maschinen in einen homogenen Teig verwandelt, der nach dem Walzen in Bänder zerschnitten oder zu Fäden, Röhren oder anderen Formen gepreßt wird. Das Trocknen erfolgt durch Überleiten gefilterter warmer Luft. Der Trocknungsprozeß ist für die Qualität der Teigwaren von ausschlaggebender Bedeutung.

Früher erfolgte die Trocknung stationär auf Horden oder in Trockenschränken und Trockenkammern mit Warmluftzufuhr und Ventilation. Heute ist dieses nur noch in kleineren Betrieben geübte Trocknungsverfahren durch Einführung der *Durchlauftrockner* bzw. *Umlauftrockner* schonender und rationeller ausgestaltet worden: Im Umlauftrockner durchwandern die geformten, oberflächlich abgetrockneten Teigwaren auf endlosen Bändern oder auf Stäben hängend verschiedene Klimazonen und damit periodisch wechselnd Abschnitte mit stärkerem und schwächerem Feuchtigkeitsentzug, sog. Ruhe- und Schwitzperioden. In diesen geschlossenen Trocknungssystemen sind Luftfeuchtigkeit und Temperatur genau regelbar, die Trocknung erfolgt schonend. Wichtig ist, den Wasserentzug in der Teigware so zu steuern, daß von „innen nach außen" getrocknet wird, so daß die Oberfläche nicht vor den Innenschichten (Kern) erhärtet; anderenfalls ergeben sich in der Endtrocknungsperiode außen tangentiale und longitudinale Zugspannungen, innen Druckspannungen, die sich oftmals erst beim Lagern bemerkbar machen und die Ware beim Kochvorgang zerplatzen lassen. Ein zu langsames Trocknen bei mittlerer Temperatur, hoher relativer Luftfeuchtigkeit und schwacher Luftumwälzung bringt die Gefahr des Sauerwerdens und Verschimmelns (Schimmelmuffigkeit). Mit den modernen Trocknern läßt sich für jede Ware die günstigste Trocknungstemperatur und -zeit einstellen. Die Trocknungszeiten für *lange* und *kurze* Waren variieren innerhalb von 6 bis 10 Stunden.

Für die Zusammensetzung von Teigwaren, insbesondere den Mindestgehalt an Eiern, sind in der Teigwaren-Verordnung vom 12. 11. 1934 genaue Vorschriften erlassen worden. In der DDR bilden die genannte Verordnung — RGBl. I S. 1181 — und der Fachbereichstandard 88–093 die Grundlagen für den Verkehr mit Teigwaren.

Die Teigwaren enthalten im allgemeinen neben 10–13% Wasser etwa 13–15% Eiweiß, 1–1,3% Fett, 70–75% Kohlenhydrate und 0,6–1% Mineralstoffe und sind deshalb außerordentlich konzentrierte Lebensmittel. Durch Zusatz von Eiern wird weiterhin der Gehalt an Stickstoffsubstanz, Fett und Lecithin und damit der Nährwert noch wesentlich erhöht.

Die Qualität der Teigwaren wird auch nach ihren Eigenschaften im rohen und gekochten Zustand beurteilt (Kochprobe). Rohe Teigwaren sollen eine gewisse Härte besitzen, mit glattem Bruch brechen, im Licht durchscheinen und die Farbe von Bernstein aufweisen. Nach dem Kochen sollen sie nicht zerfallen, ihre gelbliche Farbe behalten und elastisch bleiben. Zur Qualitätsprüfung wird bei der Kochprobe die Quellung (Wasseraufnahme, Gewichtszunahme) der Teigwaren positiv und die Trübung des Kochwassers negativ bewertet. Bei Eierteigwaren, die auf Grund ihrer lipoiden Bestandteile (Eieröl) aus unreiner Trocknungsluft bei der sorgfältig zu führenden, langsamen Trocknung oder bei unsachgemäßer Lagerung oder beim Transport (z. B. neben aromaabgebendem Obst, z. B. Zitrusfrüchten) leicht Fremdgerüche absorbieren (und damit den Tatbestand der Verdorbenheit erfüllen können), ist die Kochprobe zur Erkennung von aufgenommenen Fremdgerüchen auf organoleptischem Weg unerläßlich.

Unter den möglichen Veränderungen der Teigwaren beim Lagern sind hervorzuheben:

Entstehen von *Rissen* und *Sprüngen* als Folge von nachwirkenden, nicht abgeklungenen Trocknungsspannungen, die oftmals erst durch Schwankungen des Lagerraumklimas ausgelöst werden. *Ausbleichen* des gelben Farbtons durch oxydativen Pigmentverlust bei Verpackung in Zellglas- oder Foliensichtpackung und direkter Belichtung.

Verlust der Transparenz bei langer Lagerung, wahrscheinlich eine Folge der Stärke-Retrogradation, vgl. S. 375.

Ranziger Geruch und *Geschmack* als Folge oxydativer Fettveränderungen, begünstigt durch trockenes Milieu, Licht, Wärme, Mikroorganismen.

Rückgang im Lecithingehalt durch enzymatische Abspaltung von Cholin und Bildung der entsprechenden Phosphatidsäure durch die im Weizen vorhandene *Phospholipase D* (S. 229). Diese enzymatische Reaktion ist abhängig von der relativen Luftfeuchtigkeit bzw. der Gleichgewichtsfeuchtigkeit (S. 260) und findet vornehmlich im Bereich der kapillaren Kondensation statt, vgl. Sorptionsisotherme S. 262.

8.9. Hülsenfrüchte

Zu den Hülsenfrüchten, d. h. den reifen Samen der kultivierten Leguminosen (Papilionaceen), rechnet man Erbse, Bohne, Wicke, Linse, Puffbohne. Kichererbse, Platterbse sowie die in großer Menge zu uns gelangenden Erdnüsse, in Westafrika beheimatet, und die aus Ostasien stammenden Sojabohnen.

Der Anbau der Hülsenfrüchte bietet gewisse Schwierigkeiten und wird wegen der Unsicherheit der Erträge bei uns nur in beschränktem Umfange ausgeübt.

Zusammensetzung

Die chemische Zusammensetzung der nur aus den von der Samenhaut umhüllten Cotyledonen bestehenden Hülsenfrüchten unterscheidet sich von derjenigen der Cerealien durch den vorherrschenden Gehalt an Eiweiß. Auffallend ist auch der hohe Fettgehalt der Erdnuß und der Sojabohne. Durchschnittlicher Wassergehalt: Reife geschälte Erbsen 8–12%, Linsen und weiße Bohnen 11–12%, Sojabohne 5–9%, enthülste Erdnüsse 4–7%, Süßlupinen 11–12%.

Das in den Leguminosen reichlich vorhandene Eiweiß ist durch das Fehlen der alkohollöslichen Prolamine und das Vorherrschen der salzlöslichen Globuline (Legumin, Phaseolin) charakterisiert. Wegen Mindergehalts an lebenswichtigen Aminosäuren (Methionin) steht es dem tierischen Eiweiß nach und ist biologisch unterwertig. Das Fett der Leguminosen ist durch hohen Gehalt an Phosphatiden (Lecithin, Kephalin) ausgezeichnet; von Kohlenhydraten ist praktisch nur Stärke vorhanden, der Rohfasergehalt (4–8%) übertrifft denjenigen der Cerealien. Vitamine, vor allem Vitamin B_1, sind in allen Hülsenfrüchten anwesend. In trockenen Hülsenfrüchten ist Vitamin C nicht vorhanden.

Für die Enzyme gilt das gleiche wie für diejenigen des Getreides. In der Erbse, vor allem aber in der Sojabohne, ist Lipoxidase und Urease enthalten.

Leguminosen enthalten toxische Proteine, z. B. Trypsininhibitoren, die durch verschiedene Maßnahmen zerstört werden können, vgl. S. 383.

Tabelle 33. Zusammensetzung von Hülsenfrüchten (bezogen auf Trockenmasse)

Fruchtart	Eiweiß %	Fett %	Kohlenhydrate %	Asche %	Phosphatide %
Erbse	27	2—3	62—68	2—3	1—1,4
Linse	30	2—3	61—66	2—3	1—1,4
Bohne (Phaseolus)	28	2	67	4	—
Lupine	32	5—6	56	5	1,8—2,3
Soja	38—41	19—22	29—32	4—7	1,8—2,8
Erdnuß (schalenfrei)	27—34	40—52	10—21	2—4	—
Zum Vergleich:					
Weizen	12	2—3	79	1—2	0,6
Mais	10	5—6	79	1—2	0,3

Lagerung

Der Lagerung ist wie beim Getreide große Sorgfalt zu widmen, da Hülsenfrüchte in besonderem Maße den Angriffen tierischer Schädlinge, vor allem durch Samenkäfer, ausgesetzt sind. Zur Verhütung solcher Schäden ist Begasung angezeigt.

Die Haltbarkeit der Hülsenfruchtsamen hängt in entscheidender Weise von ihrem Wassergehalt während der Ernte, den Trocknungs- und Lagerbedingungen (rel. Luftfeuchtigkeit der Lagerräume, Temperatur) ab. Als beste Lagerbedingung für Erbsen, Linsen und Bohnen haben sich Temperaturen zwischen 5 und 10 °C bei einer rel. Luftfeuchtigkeit von etwa 70% erwiesen. Werden diese Erfahrungswerte überschritten, so können sich unerwünschte stoffliche Veränderungen bemerkbar machen, z. B. bei Erbsen in einer Abnahme des Rohproteingehaltes wie auch gewisser essentieller Aminosäuren (Methionin und Lysin).

Sehr viel gravierender ist jedoch bei zu hohen Wassergehalten der Einfluß von Pilzschädlingen, die bereits schon auf die Samen während der Ernte sowie auf die Mahlprodukte bei der Verarbeitung und Lagerung einwirken.

Eine 1960 erstmals nach Verfütterung von verpilztem Erdnußmehl an Truthühnern beobachtete tödliche Erkrankung konnte auf ein hochtoxisches Stoffwechselprodukt des Schimmelpilzes *Aspergillus flavus* (daher der Name *Aflatoxin*) zurückgeführt werden. Inzwischen sind auch in anderen Aspergillen, z. B. *A. glaucus*, sowie in Schimmelpilzgattungen von *Penicillien* und *Mucor* solche Mycotoxine festgestellt worden. Tierversuche ergaben, daß die Aflatoxine krebsartige Erscheinungen an inneren Organen (Leber) auslösen. Es handelt sich primär um die Blockierung der RNS-Synthese in den Zellkernen und um Veränderung der Mitochondrien.

Chemisch sind die Aflatoxine *Fucocumarin*derivate; Formeln von Aflatoxinen S. 385. Die wasserlöslichen Aflatoxine wie Aflatoxin B_1, können nach Bildung im Mycel durch Diffusion in mycelfreie Lebensmittelpartien eindringen (äußerlich nicht erkennbar!). Außer bei Erdnüssen und Sojaschrot konnten Aflatoxine auch bei zahlreichen anderen Lebensmitteln — Getreide, Mehl, Brot,

Backwaren, entfettete Ölsamenkuchen, Obst, Früchten, Trockenkartoffeln, Fleischwaren, nachgewiesen werden. Viele Schimmelpilze, z. B. die normalerweise zur Käsereifung eingesetzten, bilden nach bisheriger Kenntnis keine Mycotoxine. Auch in zuckerreichen, oberflächlich verschimmelten Marmeladen konnten Aflatoxine bisher nicht festgestellt werden. Grundsätzlich muß jedoch bei allen von Schimmelpilzen befallenen Lebensmitteln mit dem Vorkommen von Mycotoxinen – also Pilzgiften – gerechnet werden, z. B. bei Fremdschimmel in verpacktem Schnittkäse.

Die bisher herangezogenen Verfahren zur Entgiftung aflatoxinhaltiger Lebensmittel, wie Extraktionen, Erhitzen, Bestrahlen, Säurebehandlung, Einwirkung von Propylenoxid, SO_2, H_2O_2, konnten nicht befriedigen. Allein im Raffinationsgang der Fette (bei der Entsäuerung durch Alkali) werden Aflatoxine infolge Sprengung der Laktonstruktur sicher zerstört. Allgemein kann derzeit die Bildung von *Aflatoxinen* wie auch von anderen Mycotoxinen, z. B. Rubratoxin, Byssochlaminsäure, nur durch besonders gründliche Hygienemaßnahmen unterbunden werden: Verhinderung des Schimmelpilzbefalls und Schimmelpilzwachstums während Gewinnung, Transport und Lagerung von Rohstoffen und fertigen Lebensmitteln. Die rel. Luftfeuchtigkeit sollte 65% nicht überschreiten; dadurch findet weder Schimmelpilzwachstum noch Toxinbildung statt. Das Auskeimen von Schimmelpilzsporen und das Wachstum des Pilzmycels werden in zuckerhaltigen Lebensmitteln erst bei osmotischen Werten, die einer Saccharose-Konzentration von *mehr* als 50% entsprechen, gehemmt. Auch im Kühlschrank auf Lebensmitteln gewachsene Schimmelpilze bilden bei der niederen Temperatur im allgemeinen keine Mycotoxine.

Verwendung

Gewisse Hülsenfrüchte, wie Erbsen und Bohnen, werden in *unreifem* Zustand als Gemüse verwendet, vgl. S. 386. Manche Hülsenfruchtarten, wie grüne Bohnen, eignen sich auch zu Gärgemüse (S. 271).

In größerem Umfang werden die reifen Früchte getrocknet, doch sind die trockenen Samen in dieser Form fast unverdaulich, manchmal sogar gesundheitlich unzuträglich, so daß erst die küchentechnische und industrielle Bearbeitung durch Kochen, Dämpfen, Backen zu einem genießbaren Produkt führt.

Große Mengen an Hülsenfrüchten werden in besonderen Verfahren zu charakteristischen Lebensmitteln verarbeitet, z. B. Sojamehl zu Backmitteln. In Asien spielen Sojabohnen als Eiweißträger in verschiedenen Volksnahrungsmitteln eine wichtige Rolle, vgl. S. 383.

Als wertvolle Speiseöllieferanten dienen die Leguminosen Soja und Erdnuß, vgl. S. 349 und 348.

Die wichtigsten Hülsenfrüchte

Erbsen[1] sind die reifen Samen der für uns wichtigsten Leguminose *Pisum sativum*, einer aus Zentralasien stammenden Papilionacee, die in Mittel-, noch mehr in Südeuropa in überaus zahlreichen Varietäten (*P. arvense, quadratum, umbellatum*) als Futtermittel und zur menschlichen Ernährung angebaut wird. Die kugeligen, nach der Farbe als grüne und gelbe unterschiedenen Erbsen werden zur Erhöhung der Verdaulichkeit bisweilen geschält oder gespalten, zur Verschönerung manchmal auch mit Speckstein poliert und gefärbt, in den Handel gebracht.

Aus dem durch Hitze oder Amylase aufgeschlossenen Mehl wird unter Zusatz vom Rinderfett, Speck, Salz, Zwiebeln und Gewürzen die kochfertige „Erbswurst“ hergestellt.

Bohnen[1] sind die reifen Samen mehrerer Arten von *Phaseolus*, insbesondere der Schmink-, Stangen- oder Vitsbohne (*Ph. vulgaris*) und der Türkischen- oder Feuerbohne (*Ph. coccineus*), von denen die erstere aus Ostindien, die letztere aus Südamerika

[1] Unreife grüne Erbsen und Bohnen werden unter „Gemüse“ (S. 386) besprochen.

stammt. Zur Gewinnung der für uns hauptsächlich in Betracht kommenden trockenen „weißen Bohnen“ dient eine besondere Spielart: *Phaseolus compressus var. albus.*

Die nierenförmigen Samen zeigen die allgemeine Zusammensetzung der Hülsenfrüchte, vor allem hohen Gehalt an Eiweiß (28%), das als charakteristischen Bestandteil ein besonderes Globulin, das sogenannte Phaseolin, und daneben ein giftiges Albumin (Phasin) enthält, das aber durch Kochen unschädlich gemacht wird.

Von den verschiedenen in Ostasien angebauten Arten: Mungobohne (*Ph. mungo*), Similibohne (*Ph. trilobos*), Muxbohne (*Ph. mux*), Strahlenbohne (*Ph. radiatus*) hat die sogenannte Rangoonbohne nach dem ersten und zweiten Weltkrieg zu Vergiftungen geführt.

Rangoonbohnen (*Phaseolus lunatus*) oder, wie sie auch genannt werden, Burma-, Duffinbohnen, Fèves de Kratok, Java-, Kidney-, Lima-, Mond-, Paigva-, Perubohnen, Pois d'Achery, Pois Adam, Pois amers, Pois Postel, Sienabohnen, enthalten in glykosidischer Bindung als Phaseolunatin ziemlich erhebliche Mengen Blausäure, die bei wildwachsenden Pflanzen bis zu 3% steigen können, durch fortgesetzte Kultur aber bis auf 0,03, ja auf 0,01% herabgedrückt werden. So wurden bei zahlreichen untersuchten Proben meist 4–15 mg%, in keinem Falle über 20 mg% gefunden. Auch wurde festgestellt, daß die Blausäure bei 24stündigem Einweichen und üblichem Kochen völlig verschwindet, wodurch es sich erklärt, daß die Rangoonbohnen in Hinterindien und Ostafrika als Volksnahrung dienen können.

Linsen, die Früchte der in mehreren Arten angebauten Papilionacee *Lens culinaris*, tragen in einfächerigen Hülsen je 1 bis 2 zusammengedrückte „linsenförmige“ Samen von meist brauner, seltener weißer, gelbroter oder schwarzer Farbe und hohem Nährwert und Proteingehalt (Tabelle 33). Linsen, die geschmacklich feinsten Hülsenfrüchte, werden mit Schale als Suppe oder Gemüse, nach Entfernen der Schale als Brei genossen.

Puffbohnen, eine aus Persien und Ägypten stammende Wickenart (*Vicia faba*), werden nur in einigen Gegenden Nordwestdeutschlands (Hannover, Westfalen) gärtnerisch als Gemüsepflanze, in anderen Gegenden, sowie in Holland und England feldmäßig als Viehfutter angebaut. Die jungen grünen Samen von *Vicia faba minor* bilden als „große“ oder „dicke Bohnen“ ein sehr geschätztes Gemüse, während die reifen, dunkelbraunen Samen dieser Species auch unter den Namen Acker-, Pferde-, Saubohne als stickstoffreiches Futter Verwendung finden. Nur ausnahmsweise wird das Mehl der reifen Samen (Castormehl) zur menschlichen Ernährung herangezogen.

Andere Wickenarten, wie *Vicia sativa*, *lathyroides* u. a. werden als Futtermittel, wegen der Kleinheit der reifen Samen, ihres hohen Rohfasergehaltes (7%) und des Vorkommens von Blausäure aber nur in Notzeiten als Lebensmittel benutzt.

Neben der als giftig bekannten, Alkaloide enthaltenden Leguminose *Physostigma*, ferner einigen *Genista*-Arten (mit Cytisin und Spartein) und der Blausäure abspaltenden Mondbohne (*Phaseolus lunatus*) gibt es einige Arten von Platterbsen (*Lathyrus*) und Kichererbsen (*Cicer arietinum*), deren Samen schwere Erkrankungen herbeizuführen vermögen.

Lupinen, die verschiedenen Arten der Papilionacee *Lupinus* (*albus*, *angustifolius*, *hirsutus*, *luteus*, *termis*), wurden früher lediglich als Düngepflanzen angebaut und einfach untergepflügt, da durch diese „Gründüngung“ infolge der N-Assimilationstätigkeit der Knöllchenbakterien der Stickstoffgehalt der Ackerkrume erhöht wird. Daneben findet auch das frische Kraut als Grünfutter Verwendung. Trotz ihres hohen Nährstoffgehaltes (bis 32% Protein, 5–6% Fett, 50–56% Kohlenhydrate, 4–5% Mineralstoffe) sind die reifen Samen für Futter- und Ernährungszwecke untauglich, da sie die giftigen Alkaloide Lupinin und Spartein enthalten. Weiterhin liegen noch geringe Mengen an giftigem Phasin sowie an Saponinen vor, die den bitteren Geschmack bedingen.

Ihre Entfernung soll in Griechenland durch Einlegen in Seewasser erreicht werden, während man sich bei uns auf Auslaugen, Dämpfen und Darren beschränkte. Die „Entbitterung" gelingt aber auf diese Weise nie vollständig. In neuerer Zeit ist es gelungen, durch systematische Züchtung zu einer alkaloidfreien, nicht bitteren „Süßlupine" zu gelangen, die in Mehlform Verwendung findet und nußartigen Geschmack aufweist.

Sojabohnen sind als Eiweißträger wie auch als Öl-Rohstoff von großer Bedeutung für die Welternährung; weiterhin spielen heute verschiedene Sojamehlerzeugnisse eine Rolle.

Sojabohnen, die reifen Samen der seit etwa fünf Jahrtausenden in Ostasien angebauten Leguminose *Glycine max.* (*Soja hispida*), von der im allgemeinen zwei Hauptformen (*platycarpa* und *tumida*) mit zahlreichen Abarten unterschieden werden. Die erstere hat sichelförmige Hülsen mit länglich nierenförmigen, stets dunkel (braun bis schwarz) gefärbten Samen, die andere gedunsene Früchte mit meist hellen (weiß- bis grünlichgelben), in einigen Varietäten auch dunklen (rot- bis schwarzbraunen) Bohnen. Das Gewicht von 100 Bohnen schwankt zwischen 8 und 26 g. Die Sojabohne verlangt zum Gedeihen warmes Sommer- und Herbstklima. Je nach geographischer Lage des Wachstumsgebietes müssen als Voraussetzung für einen erfolgreichen Ertrag bestimmte, an die Tageslänge (Sonneneinstrahlung) angepaßte Sorten angebaut werden.

Der Anbau war lange auf Ostasien beschränkt, wo die Ernte meist zur Deckung des örtlichen Bedarfs verbraucht wurde. Heute sind die Hauptanbauländer für Soja China und die USA. In Mitteleuropa durchgeführte Anbauversuche sind fehlgeschlagen.

Die chemische Zusammensetzung ist wie diejenige der übrigen Hülsenfrüchte durch einen hohen Gehalt an Eiweiß (40%) ausgezeichnet, unterscheidet sich aber von jener durch den hohen Fettgehalt (20%). Daneben sind etwa 30% Kohlenhydrate und 5% Mineralstoffe vorhanden.

Sojaprotein ist ein wertvolles Eiweiß, jedoch durch die limitierende Aminosäure Methionin biologisch nicht ganz vollwertig (S. 24). Es diente bei uns in den Mangeljahren der Kriegs- und Nachkriegszeit als Eiweißergänzung. Heute wird Sojaprotein – z. T. mit Methionin-Ergänzung (vgl. S. 25) – in den eiweißarmen Ländern umfangreich eingesetzt, z. B. in den Incaparina-Präparaten (S. 33).

Das Fett bzw. das aus Sojabohnen gewonnene Rohöl hat die allgemeine Zusammensetzung der Pflanzenöle (vgl. S. 68), weist aber einen hohen Gehalt an Phosphatiden auf: 1,1–3,2% Rohlecithin. Diese gelösten Phosphatide werden in der ersten Stufe der Ölraffination, in der Entschleimung, als Rohlecithin" abgeschieden, vgl. S. 77 und 100. Es bildet die Hauptquelle der lebensmitteltechnologisch und pharmazeutisch verwendeten Pflanzenphosphatide.

Zusammensetzung von Soja-Phosphatiden (Rohlecithin)	in %
Cholinphosphatide (Lecithine)	21
Colaminphosphatide (Kephaline)	8
Serinphosphatide	20
Inositphosphatide	11
Soja-(Neutral)Öl	33
Sterine, Tocopherole	2
freie Kohlenhydrate	5

Die Kohlenhydrate bestehen nicht aus Stärke, sondern größtenteils aus Zucker (Saccharose) und Pentosanen, die Mineralstoffe vorwiegend aus Alkaliphosphaten.

Sojabohnen sind eine gute Quelle für B-Vitamine.

Die wichtigsten Enzyme der Sojabohne sind Lipase, Lipoxydase, β-Amylase und Urease. Letztere besitzt auf Grund ihrer auffallend hohen Hitzestabilität Bedeutung für den Erhitzungsnachweis von Sojaprodukten.

Rohe Sojabohnen enthalten einen Inhibitor, der die Eiweißaufspaltung durch Trypsin im Darm hemmt. Dieser Inhibitor, selbst ein Protein, wird durch Hitze über 100 °C, durch Einwirkung von Mikroorganismen (Schimmelpilzkulturen) oder durch Keimung der Bohnen (Proteolyse!) unwirksam. Nach neueren Untersuchungen sollen Glykoside physiologisch ungünstige Faktoren der Sojabohne sein, welche leicht toxische Wirkungen auslösen und wie der Trypsin-Inhibitor (durch Hitze, Schimmelpilzkulturen oder bei der Keimung der Bohnen) zerstört werden.

Nährwertbeeinflussende Substanzen der *rohen* Sojabohnen sind weiterhin ein Hämagglutinin und Saponine (Bitterstoffe).

Die Rückstände der Fettextraktion, die Sojamehle, dienten anfangs nur als eiweißreiches Futtermittel, jetzt aber auch nach Entfernung der bitterschmeckenden Saponine[1] durch feuchtes Erhitzen, Dämpfen, Auslaugen, zur menschlichen Ernährung, z. B. als Sojamehl entfettet oder halbfett (4–10% Fett). Sojamehl kann als Zusatz (Ei-Austauscher, Backmittel) zu Back- und Teigwaren und als Grundstoff für Würzen, neuerdings auch für Glutaminat (vgl. S. 21) dienen. Vollsojamehl und Proteinkonzentrate aus entfettetem Sojamehl übernehmen heute in der Ernährung zur Erhöhung der Proteinzufuhr eine wichtige Rolle (vgl. S. 33). Sojapaste, die auch Pflanzenfleisch, Sojafleisch, -fleischextrakt oder -käse genannt wird, enthält u. a. 13% Eiweißverbindungen, 7,6% Fett und 0,76% Asche.

Die Sojabohne bildet seit altersher die hauptsächlichste Eiweißnahrung der ostasiatischen Länder (China, Korea, Japan, Indochina, Indonesien) und wird dort als Volksnahrungsmittel in mannigfachen Zubereitungen genossen:

Sojamilch:

Zur Herstellung von Sojamilch werden Sojabohnen in der 10fachen Menge kalten Wassers 12 Stunden eingeweicht, dann gemahlen; die Maische wird zur Zerstörung des Trypsin-Inhibitors vgl. oben 5 Min. auf 100 °C erhitzt. Durch Zentrifugieren der noch heißen Maische erhält man die Sojamilch, eine milchähnliche, rahmfarbene, leicht nußartig schmeckende Flüssigkeit. Sie dient in Japan zur Weiterverarbeitung auf Tofu bzw. Kinugoshi. Auch in den USA wird Sojamilch für Säuglinge und Kinder, die gegen Kuhmilch allergisch sind, hergestellt. Handelsprodukte sind Sojamilch in Dosen und sprühgetrocknetes Sojamilchpulver.

Tofu:

Tofu ist eine quarkähnliche Frischspeise, die aus Sojamilch gewonnen wird: Sojamilch wird auf 75 °C erhitzt, mit festem Calciumsulfat oder Calciumchlorid (etwa 0,5%) versetzt. In kurzer Zeit tritt Koagulation ein. Die ausgetretene Molke wird abgegossen; durch Pressen wird dem Sojaquark weiteres Wasser entzogen. Der Quark wird durch Schneiden aufgeteilt, in kaltem Wasser gewässert und in dieser Form verkauft. Er enthält 5–8% Eiweißstoffe, 3–4% Fett, 2 bis 4% Kohlenhydrate, 0,6% Mineralstoffe. Das Produkt, das man durch Fällung mit $CaCl_2$ gewinnt, kommt nach einer Gefriertrocknung als Dauerware in den Handel: *Korjadofu.*

Eine weitere Tofu-Variante ist *Kinugoshi*, die aus besonderer Sojamilch (Soja : Wasser = 1:6) hergestellt wird.

[1] Die Soja-Saponine sind durch Alkohol extrahierbar und entfalten keine hämolytische Wirkung.

Alle Tofuarten sind wichtige Volksnahrungsmittel in China und Japan. Sie stellen besonders leicht verdauliche, wertvolle Diätetika dar. Als Suppeneinlage finden sie im japanischen Haushalt fast täglich Verwendung. Tofu wird auch kleingehackt, mit Gemüse oder Fisch gemischt zu Frikadellen geformt, und in Sojaöl gebacken in den Handel gebracht.

Miso:

Miso ist das wichtigste Sojaprodukt in Japan. Ausgangsprodukte zur Herstellung sind Sojabohnen und Reis, die zunächst getrennt aufbereitet werden:

Polierter Reis wird gewaschen, eingeweicht, gekocht, mit *Aspergillus oryzae* beimpft und 50 Stunden bei 27–28 °C (95% rel. Luftfeuchtigkeit) bebrütet. Das erhaltene Produkt heißt *Koji* (Pilzreis).

Die geweichten Sojabohnen werden gekocht und nach dem Abkühlen mit Koji, Salz, etwas Anstell-Miso als Inokulum und Wasser vermischt; anschließend wird 7 Tage bei 28 °C und 2 Monate bei 35 °C fermentiert. Eine zweiwöchige Reifungszeit bei Raumtemperatur ergibt nach Homogenisierung das Endprodukt.

Soja-Soße

wird sowohl als Speisewürze als auch als Eiweißquelle verwendet.

Die Ausgangsprodukte für Soja-Soße sind gekochte Sojabohnen, geröstetes Weizenschrot, Salz und Wasser. Zur Fermentation dienen 3 Kulturen von Mikroorganismen:

1. Koji (vgl. Miso),
2. Hefekulturen (*Zygosaccharomyces sojae* oder *Hansenula*),
3. Milchsäurebakterienkulturen (*Lactobacillus delbrückii*).

Zur Herstellung werden die Sojabohnen mit dem gerösteten Weizenschrot und den 3 Kulturen gemischt und bei 30 °C bebrütet. Nach wenigen Tagen bildet sich eine grünlich-gelbe Schimmelpilzdecke (Enzymträger). Danach wird die Masse mit Salzwasser übergossen, 30 bis 90 Tage bei 35–38 °C aufbewahrt, durch Abpressen entfettet, filtriert, pasteurisiert und abgefüllt.

Um den langwierigen kostspieligen biotechnischen Herstellungsprozeß zu umgehen, werden heute Sojasoßen (ohne Verwendung der genannten 3 Kulturen) einfach durch Säurehydrolyse hergestellt, vgl. auch „Würze-Herstellung" S. 303.

Tempeh:

Auch in Indonesien ist ein Sojaprodukt – Tempeh genannt – eines der wichtigsten Nahrungsmittel. Tempeh wird aus eingeweichten und anschließend gekochten Sojabohnen durch Beimpfung mit Pilzen (*Rhizopus oligosporus*) hergestellt.

Erdnüsse werden bei uns nicht zu den Hülsenfrüchten im landläufigen Sinne gerechnet, gehören aber botanisch zu ihnen, weil sie von einer Leguminose, *Arachis hypogaea*, stammen. Diese in Brasilien heimische, jetzt in vielen wärmeren Ländern, auch in Südeuropa angebaute Pflanze bildet 2–3 cm lange, 1 cm dicke Schoten, die sich nach der Krümmung der langen Stile in der Erde senken und dort reifen. Die bohnenartig aussehenden und schmeckenden Samen (1–3 in jeder Schote) sind außerordentlich nährstoffreich und unterscheiden sich von den anderen Hülsenfrüchten (außer Soja) durch den hohen Fettgehalt. Sie enthalten neben 25–35% Eiweiß und 10–20% Kohlenhydraten etwa 40–50% der Trockenmasse des im Abschnitt Speiseöle (S. 348) näher besprochenen Erdnußöles, zu dessen Gewinnung sie in großen Mengen, hauptsächlich aus Westafrika, eingeführt werden.

Das Erdnußeiweiß ist durch einen relativ niedrigen Gehalt an Lysin gekennzeichnet, auch die beiden essentiellen Aminosäuren Threonin und Methionin sind in geringerer Menge als im Sojaeiweiß enthalten.

Tabelle 34. Zusammensetzung von Gemüse und Salat (Mittelwerte)

Bezeichnung	Wasser %	Stick-stoff-substanz %	Rein-Eiweiß %	Fett %	Rohfaser %	N-freie Ex-trakt-stoffe %	Asche %
Spargel	93,5	1,90	1,40	0,15	0,85	1,20	0,62
Rhabarber geschälte Stengel	94,00	0,40	0,60	0,14	0,60	3,20	0,70
Kopfsalat	95,43	1,43	1,10	0,24	0,54	1,59	0,77
Oberkohlrabi	91,5	1,5	1,95	0,14	1,2	2,8	0,95
Spinat	92,5	1,3	2,50	0,40	0,70	1,20	1,50
Mangold, Blätter	91,86	2,50	2,19	0,42	0,75	2,83	1,63
Junge Erbsen	76,0	4,75	6,7	0,50	2,00	12,58	0,90
Grüne Bohnen	89,35	1,51	2,2	0,24	1,20	5,06	0,73
Wachsbohnen	82,61	1,77	1,02	0,16	0,99	3,85	0,61
Gurken, geschält	96,6	0,40	0,60	0,17	0,50	1,3	0,60
Kürbis	90,30	1,09	—	0,11	0,75	7,30	0,45
Zwiebeln	87,5	0,9	1,2	0,25	0,71	9,44	0,58
Sellerie	90,54	1,34	1,09	0,27	1,01	5,87	0,97
Mohrrüben, frühe	89,62	1,2	1,0	0,20	0,93	7,45	0,79
Rote Rüben	88,8	1,90	1,5	0,15	1,0	7,5	1,0
Blumenkohl	91,0	2,1	2,4	0,30	0,9	3,50	0,83
Wirsing	90,0	3,5	2,9	0,35	1,2	4,20	1,1
Rotkohl	91,8	0,9	1,5	0,15	1,1	4,5	0,66
Weißkohl	92,0	1,80	1,4	0,13	1,5	4,29	0,58
Rosenkohl	85,0	4,6	4,5	0,47	1,33	7,10	1,40
Grünkohl	85,0	3,80	4,3	0,88	1,85	5,1	1,55

Vielerlei Kräuter, die infolge eines höheren Gehaltes an ätherischen Ölen besonders aromatisch sind, wie Dill, Estragon, Petersilie und Sellerielaub, werden vor allem als Gewürze angewandt.

Blattstiele von jungen Weißrüben verwendet man in gewissen Gegenden („Stripprüben“) als Gemüse. Ganz allgemein dienen die Stengel von Rhabarber als Kompott, während dessen Blattspreiten wegen des hohen Oxalsäuregehaltes gesundheitsschädlich sind.

Blüten dienen als Gemüse in Form des fleischig vorliegenden Blütenstandes von Blumenkohl (südd. Karfiol), sowie der fleischigen Blütenböden und Hüllschuppen einer distelartigen Komposite, der Artischoke.

Unreife Früchte: Von den Leguminosen (Gartenbohne, Vitsbohne, Busch- oder Stangenbohne) werden die fleischigen Hülsen, von der großen „Bohne“ und Erbse die unreifen Samen als Gemüse verzehrt.

Für Gemüse und Salate werden auch noch einige andere Früchte einjähriger Pflanzen herangezogen, wie Gurke, Kürbis, Tomate und Grünpaprika, ferner die Zwiebeln (Schalotte, Lauch, Porree, Knoblauch), obwohl letztere auch als Gewürze angesehen werden können. Auch die eßbaren Pilze dienen als Gemüse (vgl. S. 390).

In der in der Bundesrepublik am 9. 10. 1971 erlassenen Verordnung über gesetzliche Handelsklassen für *frisches* Obst und Gemüse sind festgelegt:

Eigenschaften und Sortierung, Begriffsbestimmungen, Verpackung, Kennzeichnung und die Anforderungen an eingeführte Erzeugnisse. Für Gemüse bestehen Handelsklassen für 12 Gemüsesorten. (Näheres in vorstehend angegebener Handelsklassen-Verordnung). Frisches Obst und Gemüse, das nach Handelsklassen feilgehalten, angeboten, verkauft oder sonst in den Verkehr gebracht wird, muß den Vorschriften der Verordnung entsprechen.

In der DDR sind Angaben über Beschaffenheit und Sortierung entsprechend den festgelegten Güteklassen in den einzelnen Standards enthalten.

Wildgemüse

In Notzeiten werden auch wildwachsende Pflanzen („Unkräuter") zur menschlichen Ernährung benutzt:

Als *Kochgemüse*: Die Blätter von Löwenzahn, Sauerampfer, Wegwarte, Mauerpfeffer, Bibernelle, Schafgarbe, Gundelrebe, Vogelmiere, Gauchheil, Kohlreps, Kümmel, Dill, Beinwurz, Wiesenknopf, Geißfuß, Gänsefuß, Hederich, Ackersenf, Gänsefingerkraut, Veilchen und Stiefmütterchen, Brennessel, Bienensaug, Melde, Taubenkropf, Waldrapunzel und Weidenröschen.

Von Wurzeln wurden empfohlen: Rübenkerbel (hingegen nicht der giftige Kälberkropf), Platterbse, Nachtkerze, Quecken, Adlerfarn, Pfeilkraut, Blumenbinse, Rohrkolben, Kerbel, Zichorie. Schößlinge des Hopfens sollen als Spargelersatz, die schotenartigen grünen Fruchthülsen des Besenginsters als Ersatz für grüne Bohnen dienen, die Stengel der Sonnenblume als Ersatz für anderes Gemüse.

Als *Salatpflanzen:* Außer den schon genannten (Löwenzahn, Sauerampfer, Wegwarte, Mauerpfeffer) noch Brunnenkresse, Bachbunge, Bertramskraut, Wiesenschaumkraut, Rapunzel, Rapünzchen, Hirtentäschelkraut, Ackerdistel, Saudistel, Eselsdistel, Sumpfdotterblume und Scharbockskraut.

Für die Lebensmittelindustrie kommt Wildgemüse zwar praktisch nicht zur direkten Weiterverarbeitung in Betracht, doch kann sie aus Wildgemüsen gewonnene Würzmittel für eine Verbesserung der Schmackhaftigkeit der Lebensmittel verwenden.

Zusammensetzung von Gemüse

Die chemische Zusammensetzung der Gemüse ist, wie aus vorstehenden Analysen des eßbaren Anteils hervorgeht, vor allem durch ihren überaus *hohen Wassergehalt* gekennzeichnet, der bei den Blatt- und Wurzelgemüsen um 90% liegt, bei Spargel, Kürbis, Tomate sogar auf 95–98% ansteigt, so daß, wenn noch der 1–2% betragende Cellulosegehalt berücksichtigt wird, an eigentlichen kalorischen Nährstoffen nur 1 bis 3,5% Eiweiß, 0–0,5% Fett und 3–6,5% Kohlenhydrate übrigbleiben. Die *Kohlenhydrate* bestehen bei Rüben und Wurzeln vorwiegend aus Saccharose, bei den übrigen Gemüsen aus Hexosen, Pentosen, Pektin, Stärke und Hemicellulosen. Vgl. dazu Tabelle 34 und das Standardwerk: SOUCI-FACHMANN-KRAUT, „Die Zusammensetzung der Lebensmittel".

Der hohe Wert der Gemüse als Nahrungsmittel beruht auf ihrem Gehalt an diätetisch wichtigen und wertvollen Bestandteilen: *Mineralstoffe* (Eisen, Mangan, Kupfer, Calcium, Kalium, Natrium, P, S, Cl, Spurenstoffe), *Vitamine* der B-Gruppe, Vitamin C, Provitamin A (Carotine), organische Säuren wie Citronen-, Äpfel- und Weinsäure und Chlorophyll.

Ferner enthält Gemüse den Genußwert steigernde *Anregungs-* und *Geschmacksstoffe* sowie Bestandteile mit besonderer physiologischer Wirksamkeit, insbesondere flüchtige Schwefelverbindungen und ätherische Öle.

So enthalten die Gemüse der Cruciferenfamilie Senföle, zum Teil in glykosidischer Bindung, z. B. Meerrettich Glykoside (Sinigrin, S. 134), aus denen das Enzym Myrosinase Allylsenföl sowie Phenyläthyl- und Phenylpropylsenföl abspaltet; Gartenkresse das Glykotropäolin, das durch Myrosin Benzylsenföl gibt; Brunnenkresse das Glykonasturtiin (Phenyläthylsenföl); Löffelkraut das Glykocochlearin (d-Butylsenföl); Rettich enthält Allylsenföl.

Die Wirk- und Aromastoffe von Zwiebelgewächsen (*Allium*arten) sind charakterisiert durch schwefelhaltige, antibiotisch wirkende Verbindungen bestimmter Konstitution, z. B. Allicin. In unverletztem Zustand sind die Zwiebeln geruchlos, erst nach dem Anschneiden werden enzymatisch die scharfen, reizenden Stoffe gebildet. Bei den Küchenzwiebeln (*Allium cepa*) und beim Knoblauch (*Allium sativum*) liegt in den Inhaltsstoffen qualitativ, jedoch nicht quantitativ, weitgehende Übereinstimmung vor. Als Bestandteile des ätherischen Öles wurden z. B. Dimethylsulfid, Diallylsulfid, Diallyl-Di-und-Trisulfid, Mercaptane, Alkohole, Aldehyde, Ketone aufgefunden. Im Knoblauchöl insbesondere bildet sich aus *Alliin* (S-Allyl-Cysteinsulfoxid) auf enzymatischem Weg durch die substratspezifische Alliinase (Coenzym Pyridoxalphosphat!) das stechend riechende *Allicin* $(CH_2{=}CH{-}CH_2{-}\underset{\downarrow \atop O}{S}{-}S{-}CH_2{-}CH{=}CH_2)$ neben der zu Tränen reizenden Allylsulfensäure $(CH_2{=}CH{-}CH_2{-}\underset{\downarrow \atop O}{S}{-}H)$. und dem Thiopropionaldehyd.

Umbelliferen (Petersilie, Sellerie, Dill, auch Mohrrüben) enthalten in den Blättern und Wurzeln ätherische Öle.

In der Schwarzwurzel ist das Alkaloid Trigonellin charakteristisch. Im Spargel besteht die Hälfte der 1,57% betragenden Stickstoffsubstanz aus Asparagin (siehe S. 20), dessen Zerfallsprodukte (neben Schwefelverbindungen) den unangenehmen Geruch des gärenden Spargels hervorrufen.

In Spinat wurde neben anderen organischen Säuren wie Citronensäure und Bernsteinsäure, ein Gehalt von 0,3–0,6% Oxalsäure nachgewiesen, der bei sonst normaler Ernährung ernährungsphysiologisch nicht abträglich ist und dann keine Kalkmangelzustände hervorruft. Spinat ist gegenüber anderen Gemüsen reich an Vitamin C, Provitamin A und Folsäure. Bei übermäßig hoher Stickstoffdüngung kann in Spinat (wie auch in Karotten) ein erhöhter Nitratgehalt festgestellt werden; Nitrit findet man dabei nur in Spuren. In der warmen Jahreszeit kann es aber bei längeren Transporten zur Bildung größerer Nitritmengen kommen. Für gesunde Säuglinge, Kleinkinder und Erwachsene ist der Nitratgehalt unbedenklich; die Darmflora des dyspeptischen Säuglings vermag jedoch eine Reduktion des Nitrats zu Nitrit durchzuführen. In diesem Fall ist ein erhöhter Nitratgehalt des Spinats nicht unbedenklich.

Rhabarberstiele sind durch einen Gehalt von 0,3–0,6% Oxalsäure charakterisiert. Hingegen enthalten Tomaten nur Spuren von Oxalsäure, an weiteren organischen Säuren 0,4–0,9% Citronensäure neben etwas Äpfelsäure und Malonsäure, ferner 15 bis

30 mg% Vitamin C. Die rote Farbe beruht auf Carotinoiden, davon 95% Lycopin. Solanin ist nur in unreifen Früchten vorhanden und verschwindet bei der Reifung.

Auf Grund der ernährungsphysiologischen und diätetischen Bedeutung der Gemüse (und auch des Obstes), die sich aus dem biologischen Wert seiner Inhaltsstoffe ergibt, dürfen diese Nahrungsmittel nicht nach früher üblichen „kalorischen" Grundsätzen bewertet werden.

Da wertvolle Gemüseinhaltsstoffe (Mineralstoffe, B-Vitamine und Vitamin C) wasserlöslich sind, gehen beim üblichen Kochen der Gemüse diese Bestandteile zum großen Teil in das Kochwasser über. Dieses sollte deshalb stets im Haushalt wieder verwendet werden, z. B. zur Suppenbereitung.

Die vorteilhafteste Art der Zubereitung ist das Dämpfen der Gemüse, da hierbei dem Gemüse die wasserlöslichen Inhaltsstoffe weitgehend verbleiben und dem Organismus zugute kommen. Bei der Zubereitung der Kohlarten ist zur Entfernung der unangenehmen Geschmacks- und Geruchsstoffe (z. B. Methylmercaptan) ein Überbrühen mit kochendem Wasser zweckmäßig, das Brühwasser wird hierbei verworfen.

Enzyme in Gemüsen:

Bis zur Erntereife und bis zu einer gewissen vergleichsweise kurzen Nacherntezeit ist die Tätigkeit gewisser Enzymgruppen an einer erwünschten Aromabildung beteiligt: Oxydo-Reduktasen (wie Peroxydasen, Phenoloxydasen), Esterasen, Glycosidasen. Nach einer gewissen Lagerzeit jedoch können unerwünschte Enzymwirkungen auftreten, z. B. Verfärbungen, Weichwerden, Bildung von Off-Flavors:

Pektasen und *Pektinasen* verändern die Festigkeit des Gewebes, die Textur, von Gemüsen (Gurken, Tomaten).

Oxydationsfermente, wie *Peroxydasen* und *Polyphenolasen*, verursachen durch Oxydation reichlich in Gemüsen vorkommender phenolischer Substrate (Chlorogensäure, Kaffeesäure, Hydroxyzimtsäuren u. a.) Verfärbungen: z. B. in Sellerie, Spargeln, Pilzen, Kartoffeln, Schwarzwurzeln.

Ascorbinsäureoxydase findet sich in vielen Gemüsearten, besonders reichlich in Gurken und Kürbissen.

Lipoxydasen oxydieren ungesättigte Lipide und verursachen durch die Bildung von Fett-Hydroperoxiden in Sekundärreaktion die Zerstörung (Bleichung) von Carotinoiden. S. 223.

So ist die Aktivität gewisser Enzyme und Enzymsysteme in Gemüsen bei der Vorratshaltung, bei der haushaltsmäßigen Zubereitung und bei der industriellen Verarbeitung von Gemüsedauerwaren zu beachten und durch bestimmte Maßnahmen, wie Blanchieren, auszuschalten. Über Enzym-Inaktivierungen beim Blanchieren und Enzymwirkungen in Gefrierkonserven vgl. S. 254 und 394.

Lagerung von Gemüse

Empfindliches Gemüse, wie Spinat und Salat muß zur Frischhaltung nach der Ernte bis zum Verbrauch im Haushalt oder bis zur industriellen Verarbeitung zu Gemüsedauerwaren *kühl* gehalten werden vgl. auch S. 253.

Bei stoßweißem Anfall während der Erntezeiten und insbesondere bei längeren Transporten hat sich eine Kühlung mittels versprühtem Eiswasser, durch Zugabe von Eisflocken oder durch Bestreuen mit Brucheis (Eisgrus) als sehr vorteilhaft erwiesen. Die zum Schmelzen des

Eises erforderliche Wärme wird dem Gut (und der umgebenden Atmosphäre) entzogen und somit ein erwünschter Kühleffekt erreicht. Durch die Benetzung der Oberfläche und die niedrige Temperatur bleiben die Gemüse oder Salate straff und frisch.

In den USA wird für lange Gemüsetransporte, besonders für Salat, Spinat und Kohl, auch die Vakuumkühlung mit großem Erfolg durchgeführt. Bei der Vakuumkühlung wird die hohe Verdampfungswärme des Wassers ausgenutzt: Man bringt die Feuchtigkeit auf der Ware durch Anlegen eines Vakuums zum teilweisen Verdampfen; die dafür notwendige Verdampfungswärme wird dem eingelagerten Gemüse entzogen. Es gelingt hierdurch in der Praxis, die Temperatur des Gemüses ohne weitere Zusätze in kurzer Zeit bis auf 0 °C zu senken.

Für die Aufbewahrung von Gemüse hat sich im allgemeinen eine Kühllagerung bei Temperaturen zwischen −1 und +4 °C und einer relativen Luftfeuchtigkeit zwischen 85 und 90% bewährt. Bei großen Mengen verwendet man maschinell gekühlte, ausreichend isolierte Kühlräume, die eine 2- bis 6malige Lufterneuerung pro Tag ermöglichen. Die notwendige Luftfeuchtigkeit zur Vermeidung des Welkens, z. B. bei Spinat oder Salaten, läßt sich auch erreichen, indem man das Gut in gewachste Papiere oder Polyäthylenfolie einhüllt oder mit diesen weitgehend wasserdampfdichten Packstoffen als Schutz gegen Austrocknung abdeckt.

Einige Gemüsearten, wie Möhren, Rüben, Sellerieknollen, Weiß- und Rotkohl wurden früher durch Einbetten in Mieten oder trockenen Sand über die Wintermonate aufbewahrt. Heute werden auch sie in steigendem Maße nach den modernen Konservierungsverfahren als Naßkonserven, Gefrierkonserven oder Trockenkonserven haltbar gemacht.

8.10.2. Pilze

Pilze sind nach Zusammensetzung und der Art ihrer Zubereitung und Verwendung zu den Gemüsen zu rechnen. Ihr Wassergehalt beträgt wie bei diesen etwa 90%, dementsprechend ist der Gehalt an eigentlichen Nährstoffen nur 3–5% Stickstoffsubstanz, 0,3% Fett und 4–6% Kohlenhydrate.

Obwohl die Stickstoffsubstanz nur zum Teil als Eiweiß anzusprechen ist und überdies dem tierischen Eiweiß biologisch nachsteht, weil ihm einige lebenswichtige Aminosäuren fehlen, sind die Pilze wegen ihres hohen Genußwertes sehr geschätzt. Dazu kommt noch ihr beachtenswerter Gehalt an Vitaminen. Es wurden festgestellt: Provitamin A (Carotin) im Pfifferling, Vitamin B_1 im Reizker und Habichtspilz, Vitamin B_2 und Nicotinsäure in vielen Pilzen in mehr oder weniger großer Mengen. Weiterhin ist noch bei den meisten Pilzen ein beträchtlicher Gehalt an Vitamin D zu beachten.

Die in botanischer Hinsicht zu den Lagerpflanzen oder Thallophyten gehörenden Speisepilze werden nach der Art der Sporenträger in die Hauptgruppen der Blätter- oder Lamellenpilze, Röhren- und Faltenpilze, Stachelpilze, Korallenpilze, Lorchelpilze, Trüffelpilze eingeteilt, von deren zahlreichen Arten folgende für die Volksernährung von besonderer Bedeutung sind:

Blätterpilze: Champignon, Echter Reizker, Musseron oder Knoblauchpilz. Pfifferling (Eierschwamm oder Gelbling).

Röhrenpilze: Vor allem Steinpilz, Rothäuptchen, Kapuziner- oder Birkenpilz, Ziegenlippe.

Stachelpilze: Habichtsschwamm oder Rehpilz.

Lorchelpilze: Morchel und Lorchel.

Trüffelpilze: Deutsche Trüffel.

Das Sammeln der Pilze erfordert große Erfahrung und Spezialkenntnisse, weil es eine Anzahl giftiger Arten gibt, die den beliebtesten Speisepilzen zum Verwechseln ähnlich sehen. Als solche „Doppelgänger" kommen besonders in Betracht: der dem Champignon ähnliche Knollenblätterschwamm oder Giftwulstling; der dem echten Reizker ähnliche Giftreizker; der dem Steinpilz ähnliche Satanspilz. Giftig sind weiter einige leichter kenntliche Pilze wie der Fliegenpilz, der Kartoffelbovist und der ziegelrote Rißpilz, der ebenfalls mit dem Champignon verwechselt werden kann. Der eigentlich nicht giftige Gallenröhrling besitzt einen so scheußlich bitteren Geschmack, daß er in kleinster Menge jedes Gericht ungenießbar macht. Auch die an sich eßbare Lorchel kann unter Umständen wegen eines Gehaltes an Helvellasäure schwere Gesundheitsstörungen hervorrufen und sollte daher in frischem Zustande nur nach vorherigem Abkochen und Auspressen genossen werden. In getrockneten Lorcheln ist das Gift zerstört.

Über die Ursache der Giftwirkung besteht noch keine völlige Klarheit. Aus Fliegenpilzen wurde das stark giftige Muscarin, aus Lorcheln die giftige Helvellasäure, aus dem Knollenblätterschwamm das Amanitin sowie die cyclischen Peptide Phalloin und Phalloidin isoliert.

Abgesehen von einigen Edelpilzen, wie besonders den Champignons, die man auch in unterirdischen Räumen („Champignon-Keller"), in Ställen oder Mistbeeten kultiviert, werden die Pilze frei im Walde gesammelt.

Beim Pilzesammeln sind genaue Kenntnisse erforderlich, die neuerdings durch *Pilzberatungsstellen* vermittelt werden. Beachtenswert sind die Vorschläge, die eine ausgedehntere Verwertung der bislang ungenutzten Pilzarten zur Herstellung von Pilzextrakt, Trockenextrakt und Pilzmehl anregen. Vgl. die Anordnung der DDR über den Verkehr mit Speisepilzen und daraus hergestellten Pilzerzeugnissen vom 8. 10. 1963 (Gbl. II, S. 838). Für die BRD gelten die Leitsätze für Pilze und Pilzerzeugnisse vom 27. 1. 1965 als Ausdruck der Verkehrsauffassung.

Wegen der leichten Zersetzlichkeit von noch unbekannten Pilzinhaltsstoffen sollten Pilzgerichte sofort nach der Zubereitung genossen werden; Wiederaufwärmen ist zu vermeiden. Pilze sind schwer verdaulich und deshalb als Krankenkost ungeeignet.

8.10.3. Gemüsekonserven (Gemüsedauerwaren)

Durch die Konservierungsmaßnahmen werden die im geernteten Gemüse und Obst ablaufenden physikalisch-chemischen, biochemischen und mikrobiologischen Vorgänge unterbunden und eine möglichst weitgehende, dem praktischen Verbrauch angepaßte, sichere Haltbarmachung erreicht.

Man unterscheidet Naßkonserven, wie die Vollkonserven auch genannt werden, Trockenkonserven und Gefrierkonserven. Alle Gemüsearten müssen – gleichgültig, ob sie durch Trocknen, Sterilisieren oder Gefrieren haltbar gemacht werden – zunächst einer vielgestaltigen Vorbehandlung, wie Reinigung, Sortierung, Zurichtung, Blanchierung, unterzogen werden. (Gewisse gefriergetrocknete Gemüse werden vorher nicht blanchiert.)

Während für *frisches* Gemüse und Obst, vgl. S. 387, eine VO über gesetzliche Handelsklassen besteht, sind für Gemüse und Obstkonserven, – also für *verarbeitetes* Gemüse und Obst – „Qualitätsnormen“ und „Deklarationsvorschriften“ sowie die Leitsätze des Deutschen Lebensmittelbuches für verarbeitetes Obst und Gemüse richtungweisend. In der DDR gilt die Anordnung über die Normativbestimmungen der obst- und gemüseverarbeitenden Industrie vom 5. 7. 1956 (GBl. Sonderdruck Nr. 164). Diese Anordnung enthält neben einem Verzeichnis der normierten Gemüsekonserven auch Begriffsbestimmungen und Beurteilungsgrundsätze.

Trockengemüse

Da Mikroorganismen für ihre Lebenstätigkeit eine bestimmte Mindestmenge an Wasser benötigen, kann man durch Trocknen auch Gemüse vor mikrobiellem Verderb schützen, vgl. auch S. 260.

Zu ihrer Herstellung werden die frischen Vegetabilien sorgfältig geputzt, d. h. von schadhaften und sonst zur Ernährung ungeeigneten Teilen befreit, und dann kurze Zeit (wenige Minuten) auf Sieben in kochendes Wasser getaucht („blanchiert)“ oder gedämpft (dampfblanchiert). Die hiermit verbundenen Verluste an Nährstoffen, besonders an Mineralsalzen – beim Dampfblanchieren geringer als beim Wasserblanchieren –, werden jedoch wegen der angestrebten Hitzeinaktivierung der Eigenenzyme, die sonst während der Lagerung unerwünschte Veränderungen hervorrufen, in Kauf genommen (vgl. S. 254).

Die industriell durchgeführten Verfahren zum Trocknen für Gemüse (und Obst) zielen deshalb darauf ab, den Wassergehalt der Rohware (80–95%) unter die für das Mikrobenwachstum kritische Grenze zu bringen, wie nachstehend beschrieben. Dabei sollen die qualitätsbestimmenden Eigenschaften des Produktes (Aussehen, Geschmack, ernährungsphysiologisch wichtige Inhaltsstoffe) im Verlaufe der Trocknung möglichst wenig verändert werden. Auch soll das Trockengut ein so ausreichendes Quellungsvermögen gegenüber Wasser behalten, das dem der Rohware bei der späteren Zubereitung weitgehend nahekommt.

Die charakteristischen Grenzwerte für den Feuchtigkeitsgehalt (= Wassergehalt der Trockenware im Gleichgewichtszustand mit einer relativen Luftfeuchtigkeit von 75%), direkt abzulesen an der experimentell ermittelten Sorptionsisotherme, geben den Maßstab, wieweit die einzelnen Gemüse *zumindest* getrocknet werden müssen, um dem *mikrobiologischen Verderben* (Schimmelbefall) zu widerstehen (vgl. S. 262). Diese Grenzwerte betragen z. B. für Grünkohl 13,2%, für Spinat 13,7%, für Wirsing 21,3%, für Karotten 20,5%, für Erbsen 13,1%, für Rotkohl 21,0% H_2O.

Die *Restwassergehalte* von Trockengemüse, das für eine längere Lagerung bestimmt ist, liegen jedoch – z. B. zur Verhinderung der Maillard(-Bräunungs)-Reaktion – durchweg erheblich niedriger. Sie betragen bei Verpackung unter Luftzutritt um 5%; bei Verpackung unter *Stickstoff* kann der Restwassergehalt der getrockneten Gemüse allgemein etwa 1–2% höher liegen. Die Anforderungen sind in den „Qualitätsnormen für verarbeitetes Obst und Gemüse“ (1965) festgelegt.

An gebräuchlichsten Trocknungsanlagen verwendet man z. B. Kanal-(Tunnel-)trockner, wobei man guts-schonend und wärmewirtschaftlich vorteilhaft meist nach dem Umluftverfahren vorgehen und im Gleichstrom, im Gegenstrom oder auch kombiniert trocknen kann; außerdem finden noch weitere Trocknertypen, z. B. Band- und Trommeltrockner, Umlauftrockner, auch Wirbel- und Fallstromtrockner (pneumatische Gutsförderung), Zerstäubungstrockner, Walzen-(Vakuum-)Trockner, Vakuum-Kammertrockner, Vakuum-Schaufeltrockner, Verwendung. Über Anwendung der *Gefriertrocknung* vgl. S. 265. Es wurde auch ein kombiniertes Teiltrocknungs-Gefrierverfahren *(Dehydro-Freezing)* entwickelt, bei dem man partiell (bis auf etwa 35% Wassergehalt) vorgetrocknetes Obst und Gemüse gefriert und bei —18 °C lagert.

Neben den zarten Blattgemüsen zieht man seit einigen Jahren auch die derben Wurzeln und Knollen zur Trocknung heran.

Bei der Herstellung von Trockengemüse (wie auch bei Trockenobst S. 415) hat sich eine „Schwefelung" mit SO_2-Gas oder bestimmten Sulfitlösungen eingeführt. Durch diese Behandlung wird die Gefahr des Mikrobenbefalls und der MAILLARD-Bräunung beim Lagern vermindert und die Erhaltung des Vitamins A (bzw. Carotins) verbessert.

Ein besonderer Vorteil getrockneter Güter liegt in dem geringen Raumbedarf beim Lagern und dem verminderten Gewicht beim Transport.

Die Trockengemüse werden lose oder „brikettiert" bei gewöhnlicher Temperatur, vorteilhafter um 0 °C, am günstigsten jedoch durch Gefrierlagerung bei Temperaturen unter —10 °C aufbewahrt. Da sie licht-, luft- und feuchtigkeitsempfindlich (hygroskopisch) sind, hat sich als Verpackung sehr vorteilhaft bewährt: das dampfdichte, versiegelte Zellglas, Mehrfachpapiersäcke mit Bitumeneinlage oder mit Polyäthyleneinsatzbeuteln, Verbundfolien sowie Blechkanister – letztere auch für zerkleinerte Trockengemüse und Trockenpilze (Grießgröße bis Pulverform). Als Verpackung von getrockneten Gewürzkräutern dienen auch noch Pergamentpapierbeutel. Die Lagerung muß kühl und trocken erfolgen. Lagerung unter N_2 erhöht die Lagerzeit ganz wesentlich.

Dosengemüse (Naßkonserve, Vollkonserve)

Bei dem Sterilisationsverfahren, dessen Grundzüge im allgemeinen Teil (S. 257) mitgeteilt worden sind. wird das ausgesuchte Frischgemüse in küchenmäßiger Weise zugerichtet, indem man Spargel, Sellerie, Kohlrabi schält, Mohrüben und Teltower Rübchen in besonderen Maschinen von der äußeren Haut befreit, junge Erbsen enthülst und nach der Größe sortiert, an grünen Bohnen die Fäden entfernt usw. und dann, wie bei Trockengemüse, blanchiert. Dann füllt man in Blechdosen oder Gläser ein, verdrängt die Luft durch Dampf oder Aufgießen von 1% Kochsalz enthaltendem Wasser, verschließt die Dosen durch Auffalzen der Blechdeckel (Gläser durch Auflegen des mit Gummiring gedichteten Verschlusses) und erhitzt.

Das haushaltmäßige Sterilisieren geschieht meist bei gewöhnlichem Atmosphärendruck im offenen kochenden Wasserbad bzw. im strömenden Dampf, wobei die Temperatur nicht über 100 °C steigt. Industriell wird im geschlossenen Druckkessel (Autoklav) bei 0,75 atü mit Dampf und Wasser sterilisiert; hierbei liegen die Temperaturen allgemein zwischen 115 und 121 °C. Temperatur und Erhitzungsdauer richten sich nach der Größe der Dosen sowie nach der Art und Konsistenz der Gemüse, sie sind erfahrungsgemäß festgelegt und theoretisch unterbaut. Vgl. auch Rotationssterilisatoren S. 258.

An die Stelle der einfachen Autoklaven treten heute mehr und mehr die Überdrucksterilisatoren, in denen unabhängig von der Sterilisationstemperatur der Druck im Kessel erhöht werden kann. Dieses Verfahren (118 °C, 2 atü) verhindert eine Verformung der Dosen und eignet sich besonders auch zum Sterilisieren von Gemüse in Gläsern. Nach Beendigung der Sterilisation werden die Dosen unter Druck gekühlt.

Mit besonderem Erfolg wurde, vor allem in den USA, in neuerer Zeit die Hoch-Kurz-Sterilisation entwickelt und in die Praxis eingeführt. Dabei wird bei Temperaturen von 130 °C in wenigen Sekunden Sterilität erreicht. d. h. alle Keime, die ein Verderben der Konserven auslösen können, sind in kürzester Zeit abgetötet. Unmittelbar nach beendeter Sterilisation sollen die Dosen so weit abgekühlt werden, daß im Dosenkern die Temperatur unter 38 °C sinkt. Es ist leicht einzusehen, daß bei Anwendung dieses modernen Verfahrens die Qualität der pflanzlichen Erzeugnisse praktisch nicht oder kaum beeinträchtigt wird.
In den USA ist man in neuerer Zeit auch dazu übergegangen, vorbehandeltes Obst und Gemüse bis zu einem Wassergehalt von etwa 35% herab schonend zu trocknen und das Trockengut in Dosen verpackt zu sterilisieren.
Bei Dosengemüse geht ein erheblicher Teil der Vitamine und der Mineralstoffe in die Dosenflüssigkeit über (deshalb bei der Zubereitung mitverwenden!).

Gefrorenes Gemüse (Gefriergemüse)

Um Gemüse für längere Zeit frisch zu halten, bedient man sich der Gefrierverfahren (vgl. auch S. 254). Voraussetzung zur Herstellung einer einwandfreien Gefrierkonserve ist die Anlieferung frischer Rohware bester Qualität, ferner müssen alle Arbeiten bis zum eigentlichen Gefriervorgang – Sortieren, Waschen, Vorbrühen (= Blanchieren), Verpacken – ohne Verzögerung durchgeführt werden. Wenn Rohware notgedrungen vor der Verarbeitung aufbewahrt werden muß, so soll dies nur in Kühlräumen (bei etwa 0 °C) geschehen. Das sorgfältig geputzte und gewaschene Gemüse wird entweder mit kochendem Wasser oder bei manchen Arten mit Dampf *blanchiert*, um die während der Gefrierlagerung sich schädlich auswirkenden Enzyme (vor allem Oxydasen und Hydrolasen) auszuschalten. Mit Ausnahme der Salatgurken und Tomaten werden alle Gemüse vor dem Gefrieren blanchiert. Zu langes Blanchieren vermindert den Frischwert der Ware, dabei werden auch die wasserlöslichen Vitamine (B-Gruppe, Vitamin C), Mineralstoffe und Aromastoffe über das unvermeidliche Maß hinaus ausgelaugt. Zur Prüfung einer ausreichenden Blanchierzeit, die bei den einzelnen Gemüsearten verschieden ist, wendet man, nach dem sich die Katalaseprobe in vielen Fällen als unzuverlässig erwiesen hat, fast ausschließlich die *Peroxydaseprobe* an (vgl. S. 224).
Das vorgebrühte Gemüse wird kurz in kaltem Wasser abgekühlt, nach dem Abtropfen verpackt und sofort gefroren nach den S. 254 besprochenen Gefrierverfahren. Gefriergemüse wird dampfdicht verpackt, bei —18 °C bis —20 °C gelagert; bei bestimmten Arten ist allerdings eine Lagerungstemperatur von —20 °C bis —25 °C ratsam.
Das Auftauen, das rasch erfolgen soll, geschieht am besten in Form des Zubereitungsganges, indem man das gefrorene Gemüse in wenig kochendes Wasser gibt. Auf jeden Fall sollte aufgetautes Gefriergemüse sofort zubereitet (gekocht, gedämpft) werden.
Nach den bisherigen Erfahrungen eignen sich zur Gefrierkonservierung die Gemüse: Blumenkohl, grüne Bohnen, Erbsen, Karotten, Kohlrabi, rote Rüben, Rosenkohl, Salatgurken, Spargel, Sellerie, Spinat. Völlig ungeeignet sind alle Salatarten.
Beurteilungsnormen in der BRD: Leitsätze für tiefgefrorenes Obst und Gemüse.

Gärungsgemüse

Abweichend von den vorstehenden Methoden, bei denen die Frischerhaltung des Gemüses mit unverändertem Geschmack die Aufgabe ist, erhält man nach einem anderen

Verfahren Erzeugnisse von hinreichender Haltbarkeit unter gleichzeitiger, vom Verbraucher erwünschter Veränderung des Geschmacks.

Zur Erreichung dieses Zieles überläßt man die Gemüse, hauptsächlich Weißkohl, grüne Bohnen und Gurken unter Salzzusatz einer spontanen Gärung, in deren Verlauf vorwiegend Milchsäure entsteht, die das Wachstum von Verderbniserregern verhindert (vgl. auch S. 271).

Die so erhaltenen, als Sauerkraut, Salzbohnen, Salz- oder saure Gurken bezeichneten Dauerwaren werden als Gärungsgemüse bezeichnet.

Sauerkraut:

Zur Herstellung von Sauerkraut wird der geschnittene Weißkohl in Holzbottiche oder gemauerte, säurebeständige Gärbehälter unter schichtweiser Zugabe von insgesamt 1,5–2,5% Kochsalz eingebracht. Zur Entfernung von Luft und zur Förderung des Austritts von Zellwasser stampft man ein, deckt die gefüllten Behälter mit Kohlblättern ab und hält unter leichtem Preßdruck, damit der ausgetretene Zellsaft als Lake die Oberfläche bedeckt. Bei Kohlarten mit geringem Zuckergehalt setzt man zur Beschleunigung der nach etwa 3 Tagen spontan einsetzenden Milchsäuregärung noch bis 1% Zucker zu.

Durch eine Gruppe heterofermentativer Bakterien (wie *Leuconostoc mesenteroides*) bildet sich unter CO_2-Entwicklung zunächst eine Reihe spezifischer Gärprodukte wie L-Milchsäure, Alkohol, verschiedene Aromastoffe und durch enzymatische Reduktion von Fructose Mannit. Das sich bildende CO_2 verdrängt den noch anwesenden Sauerstoff, verhindert dadurch das Wachstum aerober Schimmelpilze und Hefen und stabilisiert die Ascorbinsäure. Dieses erste Gärstadium erreicht nach etwa 2 Tagen sein Maximum. Nach dieser gasbildenden Phase setzt nun die eigentliche Milchsäuregärung ein, ausgelöst durch eine Gruppe von aerophilen (meist homofermentativen) Lactobazillen (*Lactobacillus plantarum*). Die hier gebildete Milchsäure ist die optisch inaktive, racemische DL-Milchsäure. In den weiteren Gärverlauf greifen auch noch andere Milch- und Essigsäure produzierenden Lactobazillen (wie *Lactobacillus brevis* und *Lactobacillus pentoaceticus*) ein, welche auffallend säureresistent sind. Von spezifischen, in geringer Menge im Verlauf der Gesamtgärung auftretenden Stoffen sind insbesondere das Acetylcholin, Tyramin, Histamin, Ameisensäure, Buttersäure, Methanol, Propanol, verschiedene aromatisch riechende Ester, Aminosäuren wie Histidin, Tyrosin, Leucin aus dem Eiweißabbau zu erwähnen.

Der pH-Wert darf 4,1 nicht überschreiten.

Das nach etwa 4–6 Wochen genußfertige und bei kühler Lagerung haltbare Sauerkraut enthält im Durchschnitt:

Wasser	90%
Stickstoffsubstanz	1,5%
Fett (Rohfett)	0,3%
Lösliche Kohlenhydrate	1,0%
Rohfaser	0,9%
Kochsalzfreie Mineralstoffe	0,6%
Milchsäure	1,2—1,8%
Kochsalz	0,8—3,3%
Vitamin C	10—25 mg%

Die Verwendung von natürlichen Gewürzen, Kräutern, Zucker und Speisesalz ist nach den „Qualitätsnormen“ zulässig. Nicht erlaubt ist Zusatz von Essig, Milchsäure, chemischen Konservierungsstoffen, künstlichen Farbstoffen und anderen fremden Stoffen.

Sauerkraut wird in nicht-sterilisierter Form meist in Holzfässern verpackt oder auch in Form von sterilisiertem Dosensauerkraut oder in Kunststoffbeuteln bzw. Kunststoffbehältern verpackt, vielfach zur Verhütung der Nachgärung bei 80 °C pasteurisiert, in den Handel gebracht.

Weinkraut, Weinsauerkraut oder Sauerkraut mit Weinzusatz ist Sauerkraut, das vor oder nach der Gärung einen Zusatz von Wein (im Sinne des Weingesetzes) erhalten hat.

In ganz ähnlicher Weise werden auch Bohnen, als Brech- oder Schnittbohnen, Möhren, Kohlrabi, Oliven und Gurken eingesäuert, letztere meist nach vorherigem Anstechen (Sticheln) und im Gemisch mit Dill, Estragon und Lorbeerblättern. Auch ist die Herstellung von Gärungsgemüse auf Möhren, Kohlrabi, Zucker- und Kohlrüben ausgedehnt worden.

Essiggemüse

wird durch Übergießen von Gemüsen, besonders Mixed Pickles, Gurken und roten Beeten, letztere vorher gekocht, mit heißem Essig in Fässern, Gläsern oder Dosen unter Zusatz von Gewürzen und Kräutern (getrocknet oder in Form von Auszügen) hergestellt und – falls nötig – noch zusätzlich sterilisiert. Zur Konservierung muß der Aufguß einen Mindestgehalt von 2,5% Essigsäure besitzen; Salzzusatz ist erlaubt. Zur Milderung des sauren Geschmacks wird eine Süßung durch Zucker vorgenommen. Gesetzlich erlaubte Konservierungsstoffe dürfen verwendet werden.

Vgl. für die Bundesrepublik die Konservierungsstoff-Verordnung vom 19. 12. 1959 i. d. F. vom 25. 4. 1968; für die DDR die Anordnung vom 24. 1. 1967 über den Verkehr mit Konservierungsmitteln (GBl. II S. 80; Ber. S. 168).

Je nach Art der Gemüse und der Zubereitung unterscheidet man Einzelgemüse in Essig: Essiggurken, Pfeffergurken, Cornichons, Senfgurken, sterilisierte Delikateß- oder Gewürzgurken, sowie Gemüsemischungen in Essig: Mischungen von kleinen Gurken, Blumenkohl, Maiskolben, Paprikaschoten, Perlzwiebeln, Pilzen, Kapern; diese werden als Mixed Pickles oder mit Aufguß von Senftunke als Piccalilly bezeichnet.

Salzgemüse

Unter Salzgemüse versteht man durch starke Salzung, ohne Milchsäuregärung haltbar gemachtes Gemüse, z. B. grüne Bohnen, Spargel, Kohl, Kohlrabi, Karotten.

In der Regel wird das Gemüse nach vorheriger sorgfältiger Reinigung abgebrüht (blanchiert). Bohnen können auch unblanchiert eingesalzen werden. Zur Salzung verwendet man festes Kochsalz (Salzstreu) oder Aufgüsse von Salzlösungen. Findet eine Milchsäuregärung statt, die teilweise angestrebt wird (z. B. rheinische Brühbohnen), so zählt die Ware zu den Gärungsgemüsen (vgl. oben).

Das Einsalzen bewirkt hauptsächlich einen Wasserentzug; bei höheren Salzkonzentrationen erfolgt dadurch eine Wachstumshemmung der Mikroben (vgl. auch S. 270).

Salzgemüse ist wegen seiner starken Salzung nicht unmittelbar zum Verzehr bestimmt. Es muß vor seiner Weiterverarbeitung bzw. vor dem Verzehr gründlich gewässert werden. Salzspargel dienen als Halbfabrikat, z. B. zur Darstellung von „Leipziger Allerlei".

8.10.4. Kartoffeln

Als Kartoffeln bezeichnet man die an unterirdischen Stengelteilen des Nachtschattengewächses *Solanum tuberosum* wachsenden Knollen, die heute eine wesentliche Grundlage der deutschen Volksernährung bilden. Sie waren ursprünglich in Südamerika heimisch. Sie wurden erst im Jahre 1560 aus Peru und Chile nach hier eingeführt und stellen seit Mitte des 19. Jahrhunderts ein Hauptnahrungsmittel in Europa dar.

Die überaus anspruchslose Pflanze gedeiht auf jedem Boden, auch leichtem Sandboden, der sich für Getreidebau nicht mehr eignet, wenn nur für genügende Zufuhr von natürlichem Dung und N, K, P_2O_5 gesorgt wird. Die Vermehrung geschieht meist durch Stecken der Knollen zu Zuchtzwecken, aber auch durch Samen. Die zahlreichen Sorten werden bei uns in die beiden Gruppen der Frühkartoffeln mit einer Vegetationsdauer von 70–80 Tagen und der Spätkartoffeln (140–150 Tage) unterschieden.

Zusammensetzung

Ihrer chemischen Zusammensetzung nach steht die Kartoffel zwischen den Gemüsen und dem Getreide, sie ist wie letzteres Hauptträger der Stärke, enthält aber mehr Wasser.

Wassergehalt im Mittel etwa	75%
Stickstoffsubstanz	2%
Lipide	0,2%
Kohlenhydrate	18—20%
Rohfaser	1%
Mineralstoffe	1%

Die Stickstoffsubstanz besteht etwa zur Hälfte aus Eiweißstoffen, die allerdings wegen ihres Gehaltes an lebenswichtigen Aminosäuren als biologisch hochwertig gelten. Vor allem ist auf das hauptsächlich im Kartoffelsaft enthaltene Globulin Tuberin als ein Eiweiß von hohem biologischem Wert hinzuweisen. Von anderen stickstoffhaltigen Stoffen sind geringe Mengen Asparagin (siehe S. 20) sowie Spuren von Purinbasen (siehe S. 40) vorhanden; ferner ist in unreifen und belichteten Kartoffeln ein erhöhter Gehalt (bis über 50 mg%) an Solanin, einem giftigen Steroidalkaloid, festgestellt worden. Da bei einem Gehalt von etwa 20 mg% an mit akuten Gesundheitsschädigungen gerechnet werden muß, ist der Genuß solcher Kartoffeln bedenklich. Neuerdings wird auch über chronische Solaninvergiftungserscheinungen bei Genuß bestimmter Kartoffelsorten berichtet.

Von Kohlenhydraten liegt neben geringen Mengen an Dextrinen und Monosacchariden vor allem Stärke vor, die auch zur Gewinnung von Stärkemehl dient (Verfahren siehe S. 399). Der Lipid-Gehalt (Triglyceride, Phosphatide) der Kartoffeln ist sehr gering. Die autoxydablen hochungesättigten Anteile bedürfen jedoch besonderer Beachtung bei der Herstellung von Kartoffelerzeugnissen; vgl. S. 400.

Die Mineralstoffe zeichnen sich vor allen durch einen hohen Gehalt an Kaliumsalzen aus.

Der Gehalt an Vitamin C (3–25 mg/100 g) macht die Kartoffeln zu einem wichtigen Vitaminspender für die Volksernährung. Das Vitamin C findet sich vorwiegend in den Randpartien, das gleiche ist bei der Phosphorsäure, bei den stickstoffhaltigen Substanzen und den Mineralstoffen der Fall, weshalb man die Kartoffeln möglichst dünn schälen, Frühkartoffeln überhaupt nur (gedämpft) als Pellkartoffeln verzehren sollte.

Von den zahlreichen Enzymen der Kartoffel sind bei Lagerung und Verarbeitung besonders die stärkeabbauenden Enzyme, z. B. beim Süßwerden der Kartoffel (s. u.) und gewisse Oxydoreduktasen, z. B. Phenoloxydasen bei Verfärbungen von Kartoffeln und Kartoffelerzeugnissen, zu nennen (vgl. S. 222, 399, 400).

Lagerung

Bei der Lagerung der Kartoffeln treten erhebliche Verluste an Nährstoffen, vor allem auch an Ascorbinsäure ein. Durch Enzyme (Amylasen, Phosphorylasen) geht ständig ein Teil der Stärke in Zucker über, der normalerweise, ohne sich in den Zellen anzureichern, veratmet wird. Lagern jedoch Kartoffeln bei Temperaturen unterhalb 5 °C, so geht die normale Atmungstätigkeit stärker zurück, so daß sich Zucker in der Zelle anreichert: Die Kartoffeln werden süß. Der Zuckergehalt wird wieder normal, wenn man solche süßgewordenen Kartoffeln 2—4 Wochen bei 10–20 °C aufbewahrt (Atmungssteigerung).

Bei —3 °C erfrieren die Kartoffeln, sie werden aber nicht süß, weil die enzymatischen Umsetzungen stark reduziert sind. Hartgefrorene Kartoffeln sind genußtauglich, jedoch nicht mehr lagerfähig nach dem Auftauen. Das Auftauen muß in heißem Wasser erfolgen.

Die zweckmäßigste Lagerungstemperatur für Kartoffeln liegt im Intervall von +3 bis +6 °C, bei einer relativen Luftfeuchtigkeit von 90%. Unter diesen Bedingungen beträgt die Lagerfähigkeit 6–8 Monate bei relativ geringem Gesamtsubstanzverlust ($<$ 10%).

Zur Verhinderung des Auskeimens von Kartoffeln bei der Lagerung und zur Erhöhung der Lagerfähigkeit werden vielfach chemische Stoffe empfohlen: Nonylalkohol, α-Naphthylessigsäuremethylester, Phenylurethan, Isopropyl-N-phenyl-carbaminat (IPC); in manchen Ländern wird auch die energiereiche Bestrahlung herangezogen, vgl. S. 264.

Kartoffelschädlinge

Der gefährlichste Kartoffelschädling ist der Koloradokäfer, der bei uns längere Zeit völlig verschwunden war, jetzt aber wieder gebietsweise erheblichen Schaden anrichtet. Pflanzliche Parasiten sind der Pilz *Sychytrium endobioticum* (Kartoffelkrebs) und mehrere Bakterienarten und Pilze (*Botrytis*, *Fusarium*, *Phytophthora* u. a.), die Fäulnis, Flecken usw. hervorrufen.

Kartoffelerzeugnisse

Kartoffeln werden im Haushalt gekocht, gebraten, fritiert, püriert oder auch zu Klößen verwertet. Industriell dienen Kartoffeln zur Gewinnung von **Stärke** sowie ihrer *Modifizierungs-* und *Abbauprodukte*, wie auch zur Herstellung von **Branntwein.** Neuerdings gewinnen die industriell hergestellten *Kartoffeldauerwaren* steigende Bedeutung.

Kartoffelstärke

Zur Gewinnung der Stärke werden die Kartoffeln auf Sägeblattreiben fein zerrieben, wobei die Zellwände, die die Stärkekörner einschließen, zerrissen werden. Die erhaltene Masse (Reibsel) wird auf Sieben zum Auswaschen der Stärke unter Zufluß von SO_2-haltigem Wasser gebürstet; die Zellbestandteile (Fasermasse) werden auf modernen Bürstensiebzylindern, Strahlauswäschern und Bogensieben abgetrennt. Die Trennung der rein weißen Stärkekörner vom Kartoffelsaft muß rasch erfolgen, da dieser wegen seines relativ hohen Gehaltes an Phenoloxydasen und Polyphenolen schnell dunkelt, wobei für die Stärkekörner die Gefahr der Verfärbung (Melaninbildung) besteht. Deshalb ist die Verwendung geringer Mengen an SO_2 oder deren Salze wie Na-Metabisulfit, Na-Pyrosulfit unerläßlich, da schweflige Säure erstens die Phenolasen blockiert und zweitens den zur enzymatischen Bräunungsreaktion erforderlichen Sauerstoff an sich reißt. Die Aufgabe und Wirkung der schwefligen Säure ist also hier keineswegs als Bleichwirkung zu betrachten. Die nach Auswaschen des Reibsels anfallende Kartoffelpülpe wird weiter zu Rohstärkemilch und auf Fluten, besser noch auf Separatoren und Hydrozyklonen, zu *Reinstärkemilch* verarbeitet, die zur Herstellung von Glucosesirup, Stärkezucker, Kartoffelsago oder Quellstärke dienen kann. Mit Hilfe von Zentrifugen und Vakuumfiltern wird vorentwässert und schließlich in modernen Trocknern (vgl. Maisstärke S. 367) zu *Kartoffeltrockenstärke* getrocknet. Nach Sichtung und Vermahlung erhält man daraus die Puderstärke. Aus dem Fruchtwasser wird in Vakuumanlagen direkt oder nach vorheriger Fällung mittels Chemikalien und Abtrennung das hochwertige Kartoffeleiweiß (Tuberin) erhalten.

Zur Gewinnung der Kartoffelstärke außerhalb der Kampagne befreit man das Reibsel vom Fruchtwasser, konserviert mit SO_2 oder $NaHSO_3$ bei pH 4,0–4,8, lagert in drainierten Gruben im Freien und arbeitet nach Bedarf, wie oben beschrieben, auf.

Zu den *modifizierten Stärken* (vgl. S. 365) gehört auch die *Kartoffelspeisestärke*, welche durch geringfügigen Abbau von nativer Kartoffelstärke mittels Säuren, Alkalien oder Oxydationsmitteln erhalten wird. Sie zeigt im Gegensatz zu der nativen Kartoffelstärke beim Abkühlen genügend konzentrierter Lösungen eine gute Gelbildung, also den „Puddingeffekt".

Kartoffel-Dauerwaren

Bei Kartoffel-Dauerwaren handelt es sich um veredelte Kartoffelerzeugnisse. Sie machen den Verbraucher unabhängig von der Verwendung von Frischkartoffeln und deren Ernteschwankungen, sichern gleichbleibende Qualität und ermöglichen eine verbesserte und verlängerte Vorratshaltung.

Es werden heute folgende Kartoffel-Dauerwaren industriell hergestellt:

Geschälte Kartoffeln in Dosen, *tiefgefrorene Kartoffelklöße* und *tiefgefrorene Pommes frites*, weiterhin die *Trocken*produkte: *Kartoffelknödelmehl*, *Kartoffelpüreeflocken*, *Kartoffelpüreepulver*, *Kartoffelchips*, *Trockenkartoffeln.*

Während die Dosenkartoffeln nur eine einfache Behandlung erfordern und die in gefrorenem Zustand auf dem Markt befindlichen Kartoffel-Dauerwaren als Fertigprodukte vor dem Gefrieren nur eine haushaltübliche Zubereitung benötigen, müssen die in Trokkenform vorliegenden Kartoffel-Dauerwaren in speziellen, dem Rohstoff Kartoffel angepaßten technologischen Verfahren hergestellt werden.

Bei der **Herstellung** von Kartoffel-Dauerwaren ist zunächst auf eine ausreichende Inaktivierung der Enzyme zu achten. Technologische Maßnahmen erfordert bei bestimmten Produkten auch die Eliminierung der Stärke zur Vermeidung unerwünschter Verkleisterung.

Günstige Bedingungen für den Ablauf der MAILLARD-Reaktion (vgl. S. 261) bieten die schon von der Frischkartoffel her in geringen Mengen vorliegenden reaktionsfähigen Inhaltsstoffe: freie Zucker, wie Glucose, Fructose, Saccharose, Maltose, Xylose, freie Aminosäuren, Peptide und Amine. Zur Verhinderung dieser nichtenzymatischen Bräunungsreaktion sollten während der Lagerung von Kartoffelprodukten folgende Bedingungen eingehalten werden:

1. Verarbeitung zuckerarmer Frischkartoffelsorten; sofern erlaubt auch Schwefelung, meist kombiniert mit dem Blanchiervorgang.
2. Niedriger Wassergehalt (etwa 4%) wegen der Abhängigkeit der MAILLARD-Reaktion vom Wassergehalt des Reaktionsmilieus. Die Bräunung verläuft am schnellsten bei einem Wassergehalt zwischen 10—15%, unterhalb 7% ist sie stark verzögert. Vgl. auch S. 261.
3. Niedrige Lagertemperaturen wegen des auffallenden hohen Temperaturkoeffizienten der Bräunungsreaktion (Q_{10}-Wert etwa 5—7).

Ein noch nicht befriedigend gelöstes Problem bei längerer Lagerung von Kartoffel-Trockenprodukten ist trotz des geringen Fettgehaltes (~0,5%) die Verhinderung der Oxydation der hochungesättigten Kartoffellipide. Durch phenolische Fett-Antioxydantien kann die Autoxydation mit ihren geschmacksbeeinträchtigenden Folgereaktionen nicht befriedigend verhindert werden. Der oxydative Verderb ist im Bereich der in der Praxis verwendeten Lagertemperaturen *temperaturunabhängig*, wird aber durch Senkung des Wassergehaltes unter 2% beschleunigt (im Gegensatz zur MAILLARD-Reaktion!) Vgl. S. 262.

Als wirksamste Maßnahme gegen den autoxydativen Verderb von Kartoffel-Trockenprodukten erwies sich bis heute die O_2-freie bzw. O_2-arme Verpackung unter Stickstoff. Einige Erzeugnisse sollen in ihrem Herstellungsgang kurz beschrieben werden:

Geschälte Kartoffeln in Dosen:

Die Kartoffeln werden dampfgeschält, wasserblanchiert (10 min in Leitungswasser) und — nach dem Einfüllen — in den Dosen mit einer sehr heißen wäßrigen Lösung von 2,5% NaCl und 0,05% Citronensäure übergossen.

Kartoffelknödelmehl:

Zur Herstellung von Kartoffelknödelmehl geht man aus von sortenreinen, in ihrer Qualität überprüften Frischkartoffeln, die nach gründlichem Waschen in Abreibschälern oder Dampfschälern geschält werden. Die geschälten Kartoffeln werden noch einmal von Hand verlesen, nachgeputzt und gelangen, je nach dem, ob sie geschnitten oder gerieben werden sollen, in eine Schneide- oder Reibmaschine. Um die Dunkelfärbung der frisch geschnittenen Kartoffelstreifen an der Luft zu verhindern, vgl. S. 222, werden sie kurz erhitzt (blanchiert). Dadurch werden die Oxydationsfermente, die die Verfärbung mit Hilfe des Luftsauerstoffs bewirken, inaktiviert. Das Blanchieren kann in Wasser oder Dampf vorgenommen werden. Man bevorzugt das Dampfblanchieren, damit keine Auslaugung von wertvollen Nährstoffen stattfindet. Die nachfolgende Trocknung der blanchierten Kartoffelstreifen erfolgt schonend bei 60—70 °C in halbautomatischen Hordentrocknern oder in vollautomatischen Bandtrocknern.

Die zur Herstellung von Kartoffelknödelmehl noch benötigten getrockneten Kartoffelreibsel werden aus geriebenen rohen Kartoffeln in Vakuumtrocknern hergestellt.

Nach dem Trocknen besitzen sowohl die Streifen als auch das getrocknete rohe Kartoffelreibsel einen Feuchtigkeitsgehalt von etwa 7—10%. Sie werden jeweils für sich grob gemahlen und getrennt gelagert. In einer Mischanlage werden diese Komponenten später mit Kartoffelstärkemehl, Gewürzen und Salz in einem genau abgewogenen Verhältnis gemischt. Aus der Mischanlage gelangt das Knödelmehl zu den vollautomatischen Abfüll- und Verpackungsmaschinen, wo es in haushaltgerechte Päckchen verpackt wird.

Kartoffelpüreeflocken:

Die Kartoffeln werden in Dampfschälern geschält und in Scheiben von etwa 1 mm Dicke geschnitten. An den Schnittflächen muß die freigelegte Kartoffelstärke, um einer Verkleisterung beim nachfolgenden Verarbeitungsprozeß vorzubeugen, durch gründliches Auswaschen entfernt werden. Dann wird bis knapp über die Verkleisterungstemperatur erhitzt (vorgekocht) und anschließend zur Verfestigung der Kartoffelzellwände gekühlt, damit beim nachfolgenden Kochprozeß eine Zellzerstörung (Verkleisterungsgefahr!) weitgehend vermieden wird. Nach dem Kochen werden die Kartoffeln passiert und das nun fertige Kartoffelpüree durch Walzen- oder Sprühtrocknung in etwa 20 Sek. auf einen Feuchtigkeitsgehalt von 5% getrocknet.

Bei der großen Gesamtoberfläche der getrockneten Püreeflocken können die in der Kartoffel enthaltenen ungesättigten Lipide (Linol- oder Linolensäure) leicht autoxydieren und bei längerer Lagerung unerwünschte Geschmacksveränderungen zeigen. Deshalb wird während des Abfüllvorganges der Luftsauerstoff durch Inertgas-Begasung weitgehend entfernt ($<$ 1,5% Restsauerstoff) und gleichzeitig werden die Püreeflocken gasdicht in aluminium-kaschiertem Papier verpackt und luftdicht versiegelt.

Kartoffel-Chips:

Unter der Bezeichung Kartoffel-Chips versteht man dünne, rohe Kartoffelscheibchen, die in heißem Öl bis zu einem Feuchtigkeitsgehalt von etwa 4% gebacken werden. Die Qualität der Chips hängt von Farbe, Geschmack, Knusprigkeit und Fettgehalt ab.

Mechanisch mit Abreibschälern geschälte und nachgeputzte Kartoffeln laufen (durch Waschmaschinen) in die Schneidemaschine, wo die Kartoffeln gleichmäßig und glatt in Scheiben von etwa 1 mm Dicke geschnitten werden. In einer rotierenden Waschtrommel wird anhaftende Stärke, die beim Backen zu einem Zusammenkleben der Scheibchen führt, entfernt. Das Braten oder Backen der Kartoffelscheiben erfolgt in vollautomatischen Fritüren. Die Temperatur des Bratfettes – meist ungehärtete Pflanzenfette und -Öle, wie Erdnußöl – beträgt etwa 180 °C und wird über einen Wärmeaustauscher automatisch geregelt. Hierdurch wird eine örtliche Überhitzung des Bratöls vermieden und dessen schneller Verderb hintangehalten. Nach den Backen werden die Chips durch eine mechanische Dosierungsvorrichtung gesalzen und gegebenenfalls über Dosierungseinrichtungen in einer rotierenden Trommel, z. B. mit Paprika oder Zwiebelpulver, gewürzt.

Von dort laufen die Chips über ein Verleseband zur Packabteilung, werden automatisch abgewogen und verpackt. Um die Chips vor einem schnellen Ranzigwerden zu bewahren, muß das Verpackungsmaterial *feuchtigkeits-* und *luftundurchlässig* sein. Man verwendet heute meist Wachspapier, bedrucktes Zellophan oder Aluminiumfolie. Die Beutel werden im allgemeinen luftdicht versiegelt.

8.10.5. Bataten, Japanknollen, Topinambur

Von einigen ausländischen stärkereichen Knollengemüsen, die in ihrer Heimat größere Bedeutung haben, für uns aber praktisch nicht in Betracht kommen, seien noch kurz erwähnt: Bataten, Japanknollen und Topinambur.

Batate, der Wurzelstock eines in den Tropen angebauten Windengewächses, enthält neben vorwaltender Stärke auch mehrere Prozent Zucker und wird daher als „süße Kartoffel“ (sweet potaoes) bezeichnet.

Japanknolle stammt von einer japanischen, unserem Ziest verwandten Labiate.

In ähnlicher Weise wie bei der Kartoffel wird aus diesen Wurzeln durch Auswaschen Stärke gewonnen:

Aus den Bataten die Bataten-Stärke, aus den Wurzeln des Maniokstrauches die Tapioka-Stärke (Maniok- oder Cassava-Stärke), aus den Wurzeln der Maranta-Pflanze die Maranta-Stärke, die auch als Arrow-root bekannt ist.

Topinambur, die Knollen der sogenannten Erdartischocke, enthält aber keine Stärke, sondern Inulin (vgl. S. 156), das heute technisch zu Fructose gespalten wird, vgl. S. 126. Die aus Mexiko stammende Pflanze wird auch in einigen Teilen Mitteleuropas angebaut, aber wegen ihres süßlich-faden Geschmacks vorwiegend als Viehfutter und zur Branntweinherstellung verwertet.

8.11. Obst, Obstdauerwaren und Obsterzeugnisse

Die in ihrer Bedeutung für die menschliche Ernährung als Träger von Vitaminen, Mineralstoffen, ätherischen Ölen und Ballaststoffen diätetisch wichtigen Gemüse (vgl. S. 383) unterscheiden sich von den ihnen nahestehenden Obstfrüchten schon dadurch, daß letztere wegen ihres angenehmen säuerlich-süßen Geschmacks ohne weiteres roh genossen werden können, während die Gemüse in der Regel einer Zubereitung durch Kochen, Milchsäuregärung usw. bedürfen. Ein weiterer Unterschied besteht darin, daß man nach allgemeinem Sprachgebrauch nur „Früchte" zum Obst rechnet, *nicht* aber Wurzeln, Stengel, Blätter und andere eßbare Pflanzenteile; doch reicht diese Definition nicht zu einer scharfen Abgrenzung beider Gebiete aus, da gewisse Früchte, wie grüne Bohnen, Gurken, Kürbisse, Tomaten, ganz allgemein als Gemüse angesehen werden. Der weitere Versuch, den Begriff „Obst" auf Früchte von Bäumen und Sträuchern zu beschränken, scheitert daran, daß dann ein typisches Obst wie die Erdbeere ausscheiden würde. Mehr Anklang hat der von industrieller Seite gemachte Vorschlag gefunden:

„Die Früchte der *mehrjährigen* kultivierten Pflanzen (Stauden- und Holzgewächse) gehören zum Obst, die Früchte der *einjährigen* kultivierten Pflanzen sind dem Gemüse zuzurechnen."

Doch sind auch hier noch einige Vorbehalte zu machen, indem einerseits nur die im rohen Zustande genießbaren Früchte, nicht aber Eicheln, Rübenknäuel, Steinnüsse zum Obst gehören, andererseits aber auch Früchte nichtkultivierter mehrjähriger Pflanzen wie Heidelbeeren, Preiselbeeren, Walderdbeeren, -himbeeren, und -brombeeren nach anerkannter Verkehrsauffassung Obst sind. Bei einigen anderen nichtkultivierten Pflanzen wie Weißdorn, Vogelbeeren, Elsbeeren, Hagebutten, Holunderbeeren, der süßen Eberesche, gehen die Ansichten auseinander, und man hilft sich damit, diese als sogenannte Wildfrüchte zu bezeichnen, wenngleich auch manche Wildfrüchte systematisch angebaut werden, wie z. B. roter Traubenholunder oder süße Ebereschen in Thüringen. In der Verordnung über Obsterzeugnisse werden sie nicht zum Obst gerechnet.

Wohl zu beachten ist, daß der Ausdruck *Frucht* nicht im botanisch-wissenschaftlichen, sondern im landläufigen Sinne des allgemeinen Sprachgebrauches verstanden werden muß, und daß handelsüblich als Obst bezeichnete Pflanzenteile nicht immer Früchte, sondern auch Scheinfrüchte, Fruchtstände, fleischige Fruchtschalen, Samen, Blütenböden, Blütenblätter oder Blütenstände sind.

8.11.1 Obst

Obstarten

In der Regel teilt man die zahllosen Obstarten in die 5 Hauptgruppen: *Kernobst*, *Steinobst*, *Beerenobst*, *Schalenobst* und *Kapselfrüchte* ein, zu denen noch als besondere 6. Gruppe die „*Südfrüchte*" hinzutreten.

Kernobst umfaßt Apfel, Birne, Quitte und Mispel, rein botanisch genommen die von Rosaceen stammenden, vom Kelch gekrönten „Scheinfrüchte", die im Innern des fleischig gewordenen Blütenbodens in fünf pergamentartig ausgekleideten Fächern die sogenannten Kerne oder Samen enthalten. Zu ihnen treten noch die Wildfrüchte der Rosaceen Weißdorn, Hagebutte, Elsbeere, Speierling und Eberesche.

Steinobst nennt man die echten Steinfrüchte der Aprikosen, Kirschen, Pfirsiche, Pflaumen aller Art, wie Mirabellen, Renekloden, Zwetschen, im weiteren Sinne auch die Wildfrüchte Schlehe und die Kornelkirsche. Der botanischen Einteilung nach sind auch die meist zu den Südfrüchten gerechneten Tahitiäpfel, Mango- und Mombinpflaumen, Datteln und Oliven Steinobst.

Beerenobst. Zu ihm gehören die echten Beeren: Heidel- und Preiselbeeren, Johannisbeeren, Stachelbeeren, Weintrauben, ferner die beerenähnlichen, zusammengesetzten Früchte der Brombeeren, Himbeeren, Maulbeeren und die Scheinfrüchte der Erdbeere und des Sanddorns. Nach der Gepflogenheit der Konserven-Industrie sind weiter dazu zu rechnen: Loganbeeren oder Litschipflaumen, Moosbeeren, japanische Weinbeeren, Berberitzen, Mahonien, Holunderbeeren, und die falschen Beeren (Beerenzapfen) des Wacholders.

Schalenobst, von dem nur die in ungenießbarer Schale befindlichen Kerne verzehrt werden, umfaßt die zahlreichen Arten der Haselnuß, die Hickorynuß, die Walnuß und die meistens zu den Südfrüchten gezählten Edel-Kastanien, Pistacien, Mandeln, Paranüsse, Kokosnüsse, Cashewnüsse.

Kapselfrüchte (richtiger „große Beeren") sind die Bananen von mehreren Arten der Gattung Pisang. Die botanisch zu ihnen gehörenden Gurken, Kürbisse, Wassermelonen gelten bei uns meist als Gemüse.

Südfrüchte. Unter den Südfrüchten spielen die *Citrusfrüchte* heute eine besondere Rolle: Zitronen, Orangen (Apfelsinen), Mandarinen, Grapefruit. Geringere Bedeutung haben die anderen Citrusfrüchte wie Pampelmusen, Pomeranzen (Bitterorangen), Bergamotten und Limetten. Charakteristisch für die Citrusfrüchte ist die ätherisches Öl enthaltende Außenschale (Flavedo), die weiße und häutige Innenschale (Albedo) und das Fruchtfleisch (Endocarp) mit einer wechselnden Zahl von Samenkernen; einige Züchtungen sind kernlos.

Weitere Südfrüchte sind: Ananas, Bananen, Kokosnüsse, Datteln, Edelmelonen, Feigen, Kastanien, Mandeln, Oliven, Paranüsse, Erdnüsse und Johannisbrot sowie die bei uns selteneren Avocadofrüchte (Avocado) Kakipflaumen (Kakifeigen), Lotospflaumen oder -birnen (ital. Dattelpflaumen), Mombinpflaumen, Mangopflaumen, Granatapfel, Tahitiapfel, Indische (Opuntien-) Feige.

In letzter Zeit ist noch die Papaya, die melonenartige Frucht des brasilianischen Melonenbaumes, als geschätzte Frühstücksfrucht hinzugetreten. Sie enthält einen bemerkenswerten Inhaltsstoff, das *Papain*, eine Proteinnase, die auch als Tenderizer verwendet wird, vgl. S. 231.

Für frisches Obst (und Gemüse), das nach Handelsklassen feilgehalten, angeboten, verkauft oder sonst in den Verkehr gebracht wird, gilt die Verordnung über gesetzliche Handelsklassen für frisches Obst (und Gemüse) vom 9. 10. 1971. In der Verordnung sind geregelt: Eigenschaften und Sortierung, Begriffsbestimmungen, Verpackung, Kennzeichnung und die Anforderungen an importierte Erzeugnisse. Es bestehen Handelsklassen für 4 Obstarten. Vgl. ferner die Leitsätze für verarbeitetes Obst und Gemüse des Deutschen Lebensmittelbuches. In der DDR werden die Forderungen im Hinblick auf Güteklassen, Sortierung, Kennzeichnung, Verpackung und Prüfung durch die verschiedenen Standards geregelt.

Zusammensetzung

Die Bedeutung des Obstes für die Ernährung liegt in seinem Gehalt an Vitaminen, Mineralstoffen, Spurenelementen, den Stoffwechsel anregenden Geschmacks- und Geruchsstoffen und in seinem vornehmlich durch die Obst-(Frucht-)Säuren bedingten, erfrischenden und appetitanregenden Wohlgeschmack. Demgegenüber treten, abgesehen von einigen sehr zuckerhaltigen Früchten und den fett- und eiweißfreien Schalenfrüchten, die kalorischen Nährstoffe ganz zurück. Die in Form der sogenannten Rohfaser vorliegenden unverdaulichen Kohlenhydrate (Cellulose, Hemicellulosen und verwandte Stoffe) besitzen als Ballaststoffe anregenden Einfluß auf die Darmtätigkeit (vgl. S. 243).

Die Zusammensetzung der Inhaltsstoffe von Obstfrüchten weist, wie aus den folgenden Tabellen hervorgeht, auch innerhalb der einzelnen Arten ganz beträchtliche Schwankungen auf. Es ist hervorzuheben, daß die quantitative Bildung der für das Obst charakteristischen wertbestimmenden Inhaltsstoffe und -stoffgruppen durch verschiedene exogene Faktoren beeinflußt wird.

Die unterschiedliche Verteilung der Inhaltsstoffe in den einzelnen Obstsorten ist der Züchtung seit langem bekannt. In der Regel sind auch die einzelnen Stoffgruppen im Obst ungleichmäßig im Fruchtgewebe verteilt. So ist z. B. die subepidermale Schicht beim Apfel am reichsten an Vitamin C. Selbst bei der gleichen Obstsorte können in Abhängigkeit von Klima, Reifedauer (Baumreife; Genußreife), von Erntetermin, vom Standort und von der Bodenbeschaffenheit (Nährstoffbedingungen) ganz erhebliche Schwankungen in der Zusammensetzung eintreten. Der Einfluß des Klimas z. B. macht sich bei allen Früchten durch Erhöhung des Zucker/Säureverhältnisses mit zunehmender Sonnenwärme als Temperaturfaktor bemerkbar. Als Beispiele für den Einfluß der Reifedauer sind zu nennen: der starke Rückgang der Gerbstoffe als Vertreter der im Obst und Gemüse weit verbreiteten, chemisch sehr verschiedenartigen Pflanzenphenole oder die auffallende Zunahme der Pektinesterase vom reifen zum überreifen Obst. Auch quantitative Verschiebungen der verschiedenen Zucker, wie z. B. das Glucose-Fructose-Verhältnis oder die Veränderungen in der gegenseitigen Relation organischer Säuren wie Äpfelsäure-Citronensäure sind abhängig von Temperatur bzw. Sonneneinstrahlung.

Diese Tatsache wird besonders deutlich in der Veränderung der Inhaltsstoffe der reifenden Weinbeere (Traube), in dem vom Reifezustand (Sonneneinstrahlung, Temperatur, Licht) abhängigen Zuckergehalt (vgl. Öchslegrade S. 458) und insbesondere in dem für Qualität und Haltbarkeit äußerst wichtigen Zucker-Säure-Verhältnis beim Zeitpunkt der Ernte.

Somit wird die große Schwankungsbreite der Inhaltsstoffe innerhalb der verschiedenen Obstarten außer von der Sortenverschiedenheit durch die exogenen Faktoren wie Wachstumsbedingungen, Klima, Erntetermin u. a. bedingt. Diese Relationen müssen in

Tabelle 35. Zusammensetzung des eßbaren Anteils von Früchten [nach Handbuch der Lebensmittelchemie, Bd. V/2 (1968) und SOUCI-FACHMANN-KRAUT Nährwerttabellen (1962)]

	Wasser %	Gesamtzucker %	Stickstoffverbindungen %	Asche %	Acidität mVal/100 g
Kern- und Steinobst					
Äpfel	78—93	3—15	0,1—0,4	0,2—0,5	3—41
Birnen	78—88	6—14	0,4—0,7	0,2—0,4	1—22
Quitten	82—85	6—10	0,3—0,6	0,3—0,6	7—18
Kirschen, süß	78—86	10—17	0,5—1,2	0,3—0,6	5—14
Kirschen, sauer	78—88	7—15	0,8—1,1	0,3—0,6	6—30
Pflaumen	76—92	3—15	0,5—1,0	0,3—0,7	7—43
Aprikosen	78—93	3—16	0,8—1,1	0,4—1,0	5—38
Pfirsiche	80—89	6—16	0,5—1,0	0,3—0,6	4—17
Beerenobst					
Erdbeeren	79—93	3—10	0,6—1,0	0,2—0,8	7—32
Johannisbeeren, rot	79—88	2—10	1,0—1,4	0,4—0,8	21—50
Johannisbeeren, schwarz	75—86	2—14	0,7—1,3	0,5—0,9	35—65
Himbeeren	75—91	2—13	1,0—1,4	0,3—0,6	11—52
Brombeeren	77—88	2—12	0,9—1,3	0,2—0,6	7—44
Stachelbeeren	85—92	2—10	0,5—1,0	0,3—0,6	12—43
Heidelbeeren	79—90	2—15	0,4—1,1	0,1—0,7	10—18
Weintrauben	76—88	9—20	0,5—1,3	0,3—0,7	4—18
Preiselbeeren	83—89	8,7	0,1—0,4	0,3	39
Sanddornbeeren	82,5	3,5	1,2	0,5	22
Südfrüchte					Gesamtsäure[1] %
Zitronen	89—91	0,9—9,0	0,3—1,0	0,5—0,6	3,1—8,7
Orangen	84—87	4,0—12,0	0,5—1,5	0,4—0,6	0,2—2,6
Mandarinen	86—87	6,9—11,4	0,5—0,8	0,4—0,7	0,3—2,0
Grapefruits	86—91	3,0—12,0	0,5—0,8	0,4	0,8—2,7
Bananen	69—79	11—22	0,8—2,2	0,7—1,2	
Ananas	75—89	8—18	0,4—0,5	0,2—0,5	
Dattelpflaumen	78—85	14—20	0,5—0,8	0,4—0,7	
Schalenfrüchte					% Fett
Walnüsse	3—7	13,0—15,0	13—23	1,6—3,2	56—68
Paranüsse	5—6		9—17	1,8—4,0	63—68

[1] Berechnet als Citronensäure

der Analytik, bei der Qualitätsbewertung, bei der Lagerhaltung und bei der technologischen Verarbeitung des Obstes zu Obsthalbfabrikaten und Obstdauerwaren berücksichtigt werden.

Kohlenhydrate:

Bei allen Obstarten mit Ausnahme des Schalenobstes bilden die Kohlenhydrate den überwiegenden Teil der Trockensubstanz (vgl. Tab. 35).

Die Hauptmenge entfällt auf *Zucker*, wobei die Anteile an Fructose, Glucose und Saccharose am Gesamtzuckergehalt, in Abhängigkeit von Obstart und Reifezustand, ganz erheblichen Schwankungen unterliegen können. In Birnen, Erdbeeren und in der Kokosmilch wurde auch Galaktose gefunden. Die Pentose Xylose ist in freier Form in allen Kernobstarten und in vielen Steinobstarten wie auch in Erdbeeren nachgewiesen worden. Von Disacchariden wurde (außer Saccharose) in Aprikosen und Bananen Maltose festgstellt. In Nüssen und Mandeln wurde auch das Trisaccharid Raffinose und das Tetrasaccharid Stachyose identifiziert.

Während im reifen Kernobst, Steinobst und Beerenobst *Stärke* nur in Spuren gefunden wird, übersteigt in verschiedenen Schalenobstarten (Edelkastanien, Paranüsse, Cashewnüsse) der Gehalt an Stärke sogar den Zuckergehalt. In der Trockensubstanz von Edelkastanien wurden beispielsweise 45—58% Stärke gefunden. Auch im Fruchtfleisch der reifen Banane findet man 0,2—6,5% Stärke.

Die Gruppe der *Pektine*, die bei der Herstellung der Obsterzeugnisse eine wichtige Rolle spielt, findet sich in wechselnder Menge relativ reichlich im Kernobst, im Beerenobst und besonders in den Citrusfrüchten. Aus diesem Grunde werden (neben Rübenschnitzeln) auch Citrusfrüchte und Apfeltrester zur industriellen Pektingewinnung herangezogen (vgl. S. 160).

Der den Kohlenhydraten verwandte sechswertige Alkohol *Sorbit* kommt in allen Kern- und Steinobstarten vor, während er in Weinbeeren, Himbeeren, Johannisbeeren, Heidelbeeren, Preiselbeeren, Stachelbeeren und Erdbeeren sowie in Citrusfrüchten und Ananas fehlt. Durch den Nachweis des Sorbits über sein schwerlösliches Derivat o-Chlortribenzalsorbit wird auch der Nachweis einer Verfälschung von Traubenwein mit Kernobstwein geführt; desgleichen eignet sich der Sorbitnachweis — in Verbindung mit den mikroskopisch-histologischen Befunden an charakteristischen Apfelzellelementen — dazu, einen unzulässigen Gehalt an Apfelprodukten sowie an anderen Kern- und Steinobstarten in Marmeladen und Konfitüren aus Beerenfrüchten zu erkennen.

Stickstoffverbindungen:

Alle Obstarten enthalten nur geringe Mengen an Stickstoffverbindungen, vgl. Tabelle 35. Eine Ausnahme bilden die Schalenfrüchte mit ihrem bedeutenden Eiweißgehalt, vgl. Tabelle 36.

Die Zahl der freien Aminosäuren ist in allen Obstarten wechselnd und auch je nach Reifegrad verschieden. Von besonderen Stickstoffverbindungen wurden noch in Äpfeln das Iso-Amylamin und Hexylamin nachgewiesen. In Walnußkernen, reifen Bananen und in Ananas fand man überraschenderweise das Serotonin (5-Hydroxytryptamin). Ebenso überraschend ist das Vorliegen von geringen Mengen des physiologisch wirksamen Stoffes Sympatol in Orangen und des Noradrenalins und Dopamins (3,4-Dihydroxyphenyläthylamin) in Bananen. Das Vorkommen des Tripeptids Glutathion in Orangen ist schon seit einiger Zeit bekannt.

Lipide:

Im eßbaren Anteil unseres heimischen Kern-, Stein- und Beerenobstes sind Lipide (Fette und Lipoide) nur in kleinen Mengen (0,1—0,6%) vorhanden. Dagegen weisen deren

Tabelle 36. Fett- und Eiweißgehalte der Schalenobstarten in Prozenten des eßbaren, lufttrokkenen Anteils [aus Handbuch der Lebensmittelchemie Bd. V/2 (1968)]

Schalenobstart	Eiweiß	Fett
Walnüsse	13—23	56—68
Haselnüsse	11—18	61—73
Paranüsse	9—17	63—68
Hickorynüsse	9—15	67—74
Mandeln, süße	18—27	51—67
Edelkastanien	5—11	2—7
Erdnüsse	26—34	39—52
Cashewnüsse	12—20	44—47
Pistazien	20—22	53—54
Kokosfleisch, getrocknet	8—9	60—67

Kerne und das Schalenobst sowie einige Südfrüchte, wie Oliven und Avocado-Früchte, einen ganz erheblichen Fettgehalt auf. Das Fett der Schalenfrüchte ist im wesentlichen aus ungesättigten Fettsäuren (Ölsäure, Linolsäure, Linolensäure und sehr wenig Arachidonsäure) zusammengesetzt, während beim Kokosfett die gesättigten und kürzerkettigen Fettsäuren vorherrschen (vgl. S. 68).

Organische Säuren (Fruchtsäuren):

Die organischen Säuren sind als Bestandteile des Aromas insbesondere für den erfrischenden und appetitanregenden Wohlgeschmack des Obstes verantwortlich. Die wichtigsten Fruchtsäuren, die auch in größeren Mengen vorliegen können, sind *Äpfelsäure*, *Citronensäure*, *Chinasäure*, *Weinsäure*, *Isocitronensäure*. Wie aus Tabelle 35 hervorgeht, ist die Säuremenge sehr unterschiedlich und großen Schwankungen unterworfen. Auch der Anteil der einzelnen Fruchtsäuren ist sehr unterschiedlich:

In einigen Kernobst- und Steinobstarten wie in sauren Äpfeln, in Pflaumen, Kirschen, Pfirsichen und Aprikosen überwiegt die Äpfelsäure, während umgekehrt in Beerenobstarten vielfach die Citronensäure den größten Anteil ausmacht. Eine Ausnahme machen die Brombeeren mit 65 bis 85% Isocitronensäure, neben einem Gehalt von 15—35% Äpfelsäure. In Stachelbeeren halten sich je 45% Äpfelsäure und Citronensäure die Waage. In süßen Äpfeln, in Pflaumen, Pfirsichen und Sanddornbeeren treten erhebliche Mengen an Chinasäure auf (bis zu 40% der Fruchtsäuren). Im Fruchtfleisch der Citrusfrüchte ist Citronensäure vorherrschend, der Anteil der Äpfelsäure beträgt bei Zitronen 3—5% und bei Orangen 10—16% der Gesamtsäure. Weintrauben enthalten hauptsächlich Weinsäure und Äpfelsäure, die zusammen mehr als 90% der Gesamtsäure ausmachen; daneben kann etwas Citronensäure vorliegen.

In manchen Obstarten findet man gewisse Fruchtsäuren in gebundener Form, z. B. in Apfelsorten die Chinasäure als Chlorogensäure oder mit p-Cumarsäure in pepsidartiger Bindung als p-Cumaroylchinasäure.

Neben diesen Hauptfruchtsäuren wurde noch eine Reihe weiterer organischer Säuren in Früchten meist in geringer Menge nachgewiesen:

Galakturonsäure in Kernobst und Orangen; Benzoesäure in Moos-, Heidel- und Preiselbeeren, teilweise in gebundener Form als Vacciniin (Glucose-6-benzoat;) Salicylsäure in Stein- und Beerenobst; Glykolsäure, Glycerinsäure, Milchsäure, Bernsteinsäure,

Fumarsäure, Schleimsäure und Shikimisäure in Kernobst und Citramalsäure (2-Methyläpfelsäure) teilweise in Steinobst; Ameisen- und Essigsäure in Zitronen; Parasorbinsäure in Vogelbeeren.

Ascorbinsäure, die auch zu den Fruchtsäuren gehört, wird allgemein zu den Vitaminen gerechnet.

Vitamine:

Die saftigen Obstfrüchte sind neben den Gemüsen die wichtigste Quelle für Vitamin C (Ascorbinsäure) und die wasserlöslichen Vitamine der B-Gruppe. Von den fettlöslichen Vitaminen kommt nur das Vitamin A in Form seines Provitamins β-Carotin in geringen Mengen vor; vgl. Tabelle 37. Der höchste Vitamin-C-Gehalt unter den roh eßbaren Obstarten liegt in schwarzen Johannisbeeren vor. Er wird kurz vor der Vollreife erreicht, ist jedoch wie bei den Erdbeeren stark sortenabhängig. Der bekannte hohe Gehalt an Ascorbinsäure in Sanddornbeeren schwankt zwischen 100 und 1200 mg/100 g. Er ist stark von der Höhenlage und von klimatischen Faktoren abhängig. So beträgt der Vitamin-C-Gehalt von Gebirgssanddornbeeren etwa das Dreifache wie der von Sanddornbeeren aus Küstengegenden. Auffallend hoch ist auch der Ascorbinsäuregehalt von Hagebutten, deren Fleisch 250—1400 mg/100 g Vitamin C enthalten kann.

Tabelle 37. Vitamingehalte des eßbaren Anteils der Obstarten (außer Schalenobst) [nach Handbuch der Lebensmittelchemie, Bd. V/2 (1968)]

Obstart	Vitamin C mg/100g	β-Carotin mg/1000g	Vitamin B_1 μg/100g	Vitamin B_2 μg/100g	Nicotinsäureamid mg/100g	Pantothensäure mg/100g
Äpfel	0,5–40	0,02–0,09	20–120	3–50	0,1–0,7	0,03–0,2
Birnen	0,5–23	0,01–0,19	10–90	10–100	0,1–0,4	0,02–0,05
Quitten	12–15	0,01–0,05	20–40	20–30	0,2	
Kirschen	4–28	0,03–0,37	20–60	20–60	0,2–0,5	0,12
Pflaumen	1–23	0,05–0,60	20–200	20–90	0,2–0,6	0,12–0,24
Aprikosen	3–10	0,3 –4,8	30–60	50–130	0,7–0,8	0,3
Pfirsiche	2–59	0,2 –1,8	10–120	10–120	0,4–0,9	0,04–0,07
Erdbeeren	20–100	0,03–0,42	20–50	20–100	0,2–1,0	0,1 –0,5
Johannisbeeren, rot,	20–60	0,01–0,15	20–80	20	0,1–0,4	0,6
„ schwarz	65–400	0,01–0,24	20–80	20–60	0,2–0,4	0,4
Brombeeren	6–40	0,02–0,48	20–40	20–50	0,2–0,5	0,1 –0,2
Himbeeren	13–50	0,03–0,08	20–80	40–70	0,3–0,5	0,3
Stachelbeeren	25–55	0,01–0,24	10–70	10–30	0,1–0,4	0,1 –0,3
Heidelbeeren	6–50	0,06–0,21	20–30	10–70	0,2–0,5	0,1
Weintrauben	0,5–11	0,01–0,05	10–100	10–90	0,2–0,8	
Orangen	16–100	0,04–0,36	35–165	10–90	0,1–0,5	0,1 –0,3
Mandarinen	20–60	0,24–0,53	50–160	10–65	0,2–0,6	
Grapefruits	27–70	0,01–0,02	15–120	10–50	0,1–0,4	0,1 –0,5
Zitronen	30–100	0,01–0,02	5–125	5–70	0,1–0,4	0,3
Bananen	3–16	0,03–1,0	30–60	40–90	0,6–0,8	0,2
Ananas	15–25	0,1 –0,8	60–80	30–90	0,1–0,8	0,2
Feigen	5–30	0,03	60	50	0,5	
Avocado	9–30	0,04–0,30	60–100	130–200	1,1	0,3

Mineralstoffe und Spurenelemente:

Obwohl diesen Obstinhaltsstoffen eine hohe ernährungsphysiologische Bedeutung zukommt (vgl. S. 166), ist der Mineralstoff- und Spurenelement-Gehalt frischer Obstsorten vergleichsweise gering und liegt meist unter 1%, vgl. Tabelle 38. Nur bei Schalenfrüchten und Hagebutten kann der Gehalt an Mineralstoffen bis zu 4% ansteigen.

Tabelle 38. Gehalte der Kernobst- und Steinobstarten an Mineralstoffen und Spurenelementen [nach Handbuch der Lebensmittelchemie Bd. V/2 (1968)]

		Äpfel	Birnen	Quitten	Kirschen	Pflaumen	Aprikosen	Pfirsiche
Kalium	mg/100 g	55–210	75–160	130–245	80–270	110–305	150–480	115–260
Phosphor	mg/100 g	9–34	9–31	8–24	7–59	11–47	16–47	13–35
Calcium	mg/100 g	1–14	4–20	5–16	4–21	2–22	5–23	1–16
Magnesium	mg/100 g	2–8	3–7	6–10	1–12	5–15	4–11	4–11
Natrium	mg/100 g	4	1	3	2	1	1	1
Eisen	mg/100 g	0,1–0,6	0,2–0,4	0,3–1,3	0,2–0,9	0,2–1,9	0,3–2,5	0,2–2,0
Zink	μg/100 g	20–400	100–300		20–150	30–100	40–100	20
Kupfer	μg/100 g	30–150	50–100	130	50–125	65–300	20–200	10–100
Mangan	μg/100 g	40–80	60–145		30–180	50–300	80–370	40–110
Kobalt	μg/100 g	10	18		(0,5)		3	
Jod	μg/100 g	0,1–2	2		(330)	1–10	0,5	1–2
Fluor	μg/100 g	4–13	6–22	6	18	2	2–20	21

Wie aus Tabelle 38 hervorgeht, handelt es sich bei den Mineralstoffen vorwiegend um Kalium, Calcium, Magnesium, Eisen und Phosphor, bei den Spurenelementen um Zink, Kupfer, Mangan, Kobalt, Jod und Fluor. Bemerkenswerterweise enthalten Äpfel 0,5 bis 2,8 mg/100 g Bor, bezogen auf die Trockensubstanz.

Aromastoffe:

Die Obstaromastoffe repräsentieren einen wichtigen ernährungsphysiologischen Faktor, der in der Erhöhung des Genußwertes von frischem Obst und auch von Obsterzeugnissen liegt. Durch die Verfeinerung der analytischen Untersuchungsmethoden, insbesondere der Gaschromatographie, hat sich in den letzten Jahren erwiesen, daß die Aromastoffgemische vieler Obstarten aus zahlreichen, chemisch völlig verschiedenen Verbindungen aufgebaut sein können, wobei jede einzelne Verbindung ihren eigenen Beitrag zum Gesamteindruck des Aromas abgibt. Die quantitativen Beiträge der einzelnen chemischen Gruppen zu einem Gesamtaroma einer Frucht können außerordentlich verschieden sein und liegen bei einzelnen Stoffgruppen in der Größenordnung von Bruchteilen eines Mikrogramms bis zu mg in 100 g Obst. Reifes, unbeschädigtes Obst ist ausgezeichnet durch seinen Reichtum an Estern und anderen Carbonylverbindungen, z. B. Ketonen, Aldehyden, weiterhin an höheren Alkoholen, flüchtigen und nicht flüchtigen organischen Säuren, Kohlenwasserstoffen und Schwefelverbindungen.

Besonders aromareich sind Südfrüchte, unter ihnen vor allem die Gruppe der Citrusfrüchte. Das ätherische Öl liegt in den Öldrüsen der Citrusfruchtschalen vor; im Endocarp (Fruchtfleisch) ist nur relativ wenig ätherisches Öl vorhanden. Neben vorherrschen-

Nach dem Rösten werden Erdnüsse wie Mandeln und Kastanien roh, teilweise gesalzen, gegessen und vermahlen zu mancherlei Lebensmitteln, wie Kaffee-Ersatz, Erdnußschokolade, Back- und Süßwaren wie auch zu Erdnußbutter, vgl. S. 349, verarbeitet. Von den zahlreichen Handelsbezeichnungen seien erwähnt: Arachid-, Aschanti-, Kurunüsse, Erdbohnen, Erdeicheln, Erdmandeln, Erdpistazien, Java-, Kamerunnüsse, Peanuts.

Bei Erdnüssen und Erdnußprodukten ist Schimmelpilzwachstum nach Möglichkeit zu vermeiden. Ein Befall beschädigter Erdnüsse kann bereits im Erdboden erfolgen. Besonders günstige Wachstumsbedingungen bei gleichzeitiger *Aflatoxinbildung* findet der Schimmelpilz auf Erdnüssen bei einem Wassergehalt von mehr als 24% und optimalen Temperaturen zwischen 30 und 33 °C.

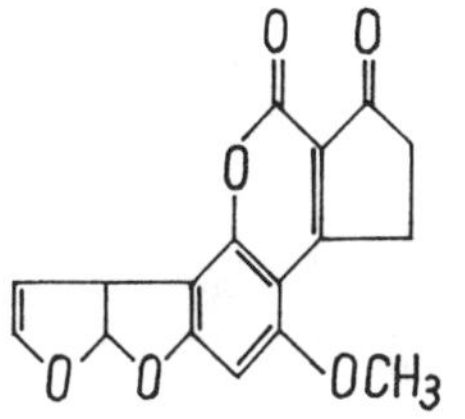

Aflatoxin B_1

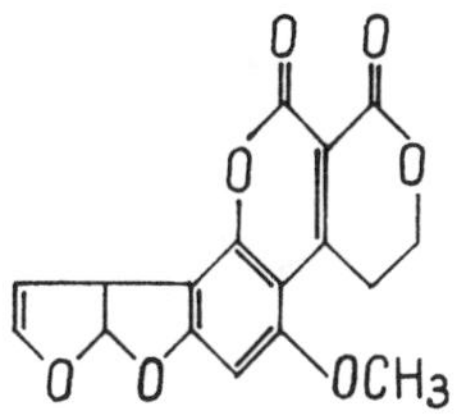

Aflatoxin G_1

Analytik: Isolierung durch spezifische Extraktion, Nachweis und Bestimmung u. a. durch Chromatographie oder Fluoreszenz im UV.

8.10. Gemüse, Salate, Pilze, Gemüsedauerwaren; Kartoffeln und andere Knollen

8.10.1. Gemüse und Salate

Unter Gemüse und Salate versteht man im allgemeinen alle Pflanzen und Pflanzenteile, die roh, gekocht oder konserviert genossen werden. Ausgenommen sind hier Obst und Cerealien.

Gemüse- und Salatarten

Die Gemüse setzen sich aus den mannigfaltigsten vegetativen Organen wie Wurzeln, Wurzel- oder Rhizomschößlingen, Blättern und Blattstielen, Blüten, unreifen Früchten und Samen zusammen, die verschiedenen Pflanzenfamilien, vor allem Cruciferen, den Umbelliferen, Kompositen, Chenopodiaceen und Papilionaceen entnommen werden.

Wurzeln sind Möhre, Mohrrübe oder Karotte, Pastinak, Petersilie, Sellerie, Steckrübe, Weiß- oder Teltower Rübe und Kohlrabi, Rettich, Radieschen, Meerrettich, Rote Rübe und Schwarzwurzel.

Wurzel- oder Rhizomsprosse sind z. B. die Spargel.

Blätter liefern vor allem Weißkohl oder Kappus, Wirsing oder Savoyerkohl, Rotkraut, Rosenkohl, Grünkohl sowie Spinat und Mangold, meistens für Gemüsegerichte.

Als Blatt-Salate dienen: Kopf- und Schnittsalat, Endivien, Chicorée (Zichorie), Löwenzahn, Gartenkresse, Brunnenkresse, Löffelkraut, Rapünzchen (Feldsalat) und zahlreiche wildwachsende Unkräuter, wie Brennesseln, Wegerich, Gänsefuß, Sauerampfer.

den Mengen von β-Limonen enthalten die Citrusöle noch eine Reihe von Kohlenwasserstoffen, charakteristischen Carbonylverbindungen, Alkoholen und Estern wie auch andere spezifische organische Verbindungen. Als wesentlicher Aromaträger der Zitronen ist das Citral bekannt.

Farbstoffe und Phenole:

Drei große chemische Stoffgruppen bedingen im besonderen die Farbe der verschiedenen Obstarten: Carotinoide, Anthocyane und Flavonole. Vielfach faßt man heute die Flavonabkömmlinge allgemein, auch solche mit verschiedenem Oxydationsgrad, unter dem Begriff Flavonoide zusammen. Allen Flavonoiden gemeinsam ist ihre Phenolnatur.

Doch ist heute schon fast eine unübersehbare Zahl von Phenolen verschiedenster Konstitution in der pflanzlichen Zelle bekannt, welche nicht gefärbt sind. Als Beispiele seien hier nur genannt die Chlorogensäure, die verschiedenen Cumarsäureester, Ferulasäureester, die verschiedenen Catechine und die erst in jüngster Zeit erkannten Leukoanthocyanidine. Die Bedeutung vieler der genannten phenolischen Verbindungen liegt insbesondere darin, daß sie die Substrate für spezifische Oxydationsenzyme darstellen und somit viele unerwünschte Verfärbungen bei der Verarbeitung von Obst zu Obsterzeugnissen verursachen. Über enzymatische Dunkelfärbungen vgl. S. 222.

Enzyme:

Es soll hier nur auf Hauptenzymgruppen hingewiesen werden, die besonders bei der Reife, Nachreife und Verarbeitung des Obstes zu Obsterzeugnissen in Erscheinung treten.

Die *Reifung* besteht in gewissen Veränderungen von Gewebe und Inhaltsstoffen des Obstes. Sie verläuft, solange Obst in Verbindung mit der Mutterpflanze steht, in völlig geregelten, durch Enzyme gesteuerten Bahnen; Aufbau- und Abbauvorgänge sind harmonisch aufeinander abgestimmt.

Anders liegen die Verhältnisse bei der sogenannten Nachreife der Früchte, die sofort einsetzt, wenn die Verbindung mit der Pflanze gelöst ist, also nach der Ernte. Nun nehmen allmählich die Abbauvorgänge überhand; es vollzieht sich langsam ein tiefgreifender Stoffabbau, der auf Grund normaler Alterungsvorgänge schließlich zum Zellzusammenbruch führt, wenn nicht vorher durch Mikrobeneinfluß von außen Verderben eintritt.

In erster Linie nehmen an den Vorgängen der Reife und Nachreife die *Phosphorylasen* und *pektinabbauenden Enzyme* (Pektase und Pektinase) teil. Unter ihrem Einfluß werden Stärke als Reservesubstanz und Pektine als Bau- und Stützsubstanz abgebaut, wobei gleichzeitig die Obstsäuren mitwirken. Das Gefüge wird locker, die Früchte werden weich.

Auch die Spaltung der Saccharose und die Umwandlung des Traubenzuckers in Fruchtzucker (Süßwerden) sowie die Bildung von Aromastoffen, z. B. von Estern, Aldehyden, Alkoholen, werden mit durch Enzyme katalysiert. Unter dem Einfluß der *Chlorophyllase* setzt z. B. die Verfärbung wie das Gelbwerden mancher Früchte ein.

Die Wirkung anwesender Oxydoreduktasen wie *Phenoloxydasen*, *Peroxydasen*, *Katalasen*, wird offenkundig, wenn infolge Verletzungen Dunkel- und Braunfärbung auftritt, vgl. S. 222. In den Kernobstarten sind insbesondere Phenoloxydasen vertreten, sie sind aber auch in anderen Obstarten relativ reichlich vorhanden. Doch kann Polyphenoloxydase in einzelnen Obstarten auch völlig abwesend sein oder in ihrer Aktivität im Vergleich zur Peroxydase fast gänzlich zurücktreten. Polyphenolasefrei sind Erdbeeren und bemerkenswerterweise alle Citrusfrüchte. Die besonders in den Schalen von Gurken und Kürbissen sich reichlich vorfindende *Ascorbinsäureoxydase* ist auch in Orangenschalen vorhanden.

Obstschädlinge und Obstkrankheiten

Als tierische Schädlinge, die Obst befallen, sind zu nennen: Larven zahlreicher Schmetterlinge, Fliegen, Mücken, einzelne Käfer, Milben, Blattläuse. Erreger von Obstkrankheiten sind Mikroorganismen (Pilze), wie *Fusicladium*arten (Schorf), *Podosphaera* (Apfelmehltau), *Plasmopara viticola* (Falscher Mehltau = Peronospora). Unter den Obstkrankheiten, die beim Lagern auftreten, sind vor allem Grindfäule zu erwähnen, die die Obstoberfläche braun ringförmig überzieht, weiterhin die Schwarzfäule, die die ganze Oberfläche unter Schwarzfärbung befällt. Fusarium-, Bitter-, Grün- und Graufäule werden durch *Gloeosporium*-, *Penicillium*-, *Botrytis*-, *Monilia*-, *Fusarium*-Arten u. a. hervorgerufen. Gegen manche Obstschädlinge helfen vorbeugend Leimringe (um den Baumstamm geheftet) und Austriebsspritzmittel. Gegen Obstkrankheiten Fungicide, die vor Knospenaufbruch gespritzt werden.

Obstlagerung

Da die meisten Früchte empfindliche Lebensmittel darstellen, erfordern Ernte, Lagerung und Versand große Sorgfalt. Beim Pflücken muß jede Beschädigung vermieden werden.

Frischware, insbesondere von empfindlichen Obstarten, muß zur Erhöhung der Haltbarkeit in möglichst kurzer Zeit nach der Ernte auf die günstigste Lagertemperatur abgekühlt werden. Es hat sich hierfür *vor* dem Transport eine Vorkühlung mit Kaltluft oder mit Kohlensäureschnee als besonders günstig erwiesen. Die Kühlung muß auch beim Transport über weite Strecken aufrecht erhalten werden.

Grundsätzlich soll die Aufbewahrung des Obstes, geschützt vor plötzlichen Temperaturschwankungen, kühl (kalt) und luftig sein. Eine Lagerung in zu trockener Luft, d. h. bei einer vergleichsweise zu niedrigen relativen Luftfeuchtigkeit, verursacht Runzligwerden durch starken Wasserverlust; zu feuchte Aufbewahrung begünstigt den mikrobiellen Verderb, z. B. durch Schimmelbefall und Fäulnis.

Zur Frischerhaltung des Obstes für eine gewisse Zeit — ein wichtiger Faktor für eine rationelle industrielle Verarbeitung — wird die Kaltlagerung, im allgemeinen bei Temperaturen zwischen –2 und +4 °C und einer relativen Luftfeuchtigkeit von 85 bis 90% herangezogen, wobei im Einzelfall der für die jeweilige Obstsorte günstigste Temperaturbereich streng einzuhalten ist.

Dabei muß die Luft in den genügend isolierten Lagerräumen ausreichend umgewälzt und ausgetauscht werden, damit eine Ansammlung flüchtiger, die Reifung fördernder

Stoffwechselprodukte und das Auftreten größerer Temperaturunterschiede im Lagerraum vermieden werden. Zur Einhaltung dieser Voraussetzungen dienen während der Herbst- und Wintermonate die Frischluftkühlung durch natürliche Belüftung oder die Verwendung maschinell gekühlter Luft unter Einhaltung optimaler Temperatur und relativer Luftfeuchtigkeit in speziellen Kühllagerräumen.

Die Luftfeuchtigkeit kann in den Obstlagerräumen durch eine *Luftwäsche* leicht reguliert werden, indem man z. B. die anzufeuchtende Luft von unten durch Wasserrieseltürme oder durch feuchte, mit Raschigringen gefüllte Röhren streichen läßt. Die Luftwäsche besitzt zudem den Vorteil, daß – neben der kontrollierbaren, einstellbaren Luftfeuchtigkeit — die durch die Obstatmung entstehenden reifefördernden Aromastoffe, wie z. B. das Äthylen und allgemeine Luftverunreinigungen (Fremdgase, Fremdgerüche) entfernt werden können. — Bei kleineren Obstlagerräumen genügt zur Aufrechterhaltung einer bestimmten Feuchtigkeit meist ein einfaches Benetzen des Fußbodens mit Wasser.

In großtechnischem Ausmaß erfolgt heute die Kaltlagerung unter gleichzeitiger Anwendung eines Schutzgases, vor allem CO_2, N_2 oder Gemischen dieser Gase. Eine solche Obstlagerung in kontrollierter Atmosphäre (*Gaskaltlagerung*) beruht auf der Erkenntnis, daß die Atmungs- und Stoffwechselintensität von Obst (und Gemüse) reduziert ist, wenn der CO_2-Gehalt der Raumluft gesteigert und gleichzeitig der O_2-Gehalt herabgesetzt wird: Die Folge ist eine verlängerte Haltbarkeit. Für manche Obstsorten hat sich sogar die Gaslagerung bei normalen Temperaturen zur Haltbarkeitsverlängerung bewährt.

Die technische Durchführung der Gaskaltlagerung geschieht vielfach so, daß man in der Kühlraumluft 5—10% des Sauerstoffs durch CO_2 ersetzt. Besondere Obstarten erfordern jedoch eine spezifische Zusammensetzung der Lageratmosphäre, z. B. bestimmte Apfelsorten ein Gemisch von etwa 5% CO_2, 4% O_2 und 91% N_2. Die Lageratmosphäre wird dabei ständig kontrolliert und regeneriert. Diese Maßnahmen sind bei der heutigen Verwendung gasdichter Kühlräume oder größerer Behälter mit ihren zweckmäßigen Vorrichtungen für den kontrollierten Gasaustausch, ihren Dosierungsmöglichkeiten für die jeweils nötigen Gaszusätze, wie auch durch Verwendung von außerhalb des Kühlraumes liegenden Absorptionsvorrichtungen für überschüssiges CO_2, z. B. durch Wäscher (Srubber) leicht zu beherrschen.

Citrusfrüchte sind allgemein (von Ausnahmen abgesehen) recht empfindlich gegen die Kaltlagerung. Zu tiefe Lagertemperaturen können zu der bekannten Braunfleckenkrankheit und zum Bitterwerden führen. Die Aufbewahrung von Beerenobst hat sich dagegen in kontrollierter Atmosphäre (Gaskaltlagerung) als bedeutender Fortschritt herausgestellt. Beispiel hierfür ist die Gaskaltlagerung von schwarzen Johannisbeeren, von Himbeeren und von Weintrauben. Während letztere bei normaler Kaltlagerung sich nur etwa 1 Monat frisch halten, kann die Haltbarkeit in kontrollierter Atmosphäre (Gaskaltlagerung) bis zu 3 Monaten betragen.

Auch bei der Lagerung von Früchten in Kunststoffbeuteln oder durch Umhüllung ganzer Stapel von Obstkisten mit gewachsten Papieren oder Polyäthylenfolien während kurzfristiger Lagerzeiten macht man sich die haltbarkeitsverlängernde Wirkung der Atmungs-CO_2 zunutze. Bei längerer Aufbewahrung von Obst in geschlossenen Beutelfolien ist jedoch wegen der geringen Wasserdampfdurchlässigkeit nach außen die erhöhte Gefahr der Verschimmelung gegeben; deshalb benutzt man vielfach durchlöcherte Folienverpackung.

Neben den beschriebenen Verfahren der Kaltlagerung zur Verlängerung der Haltbarkeit von frischem Obst ist auch in der Praxis eine *Behandlung mit chemischen Mitteln* möglich. Zur Bekämpfung von Mikroorganismen und Insektenschädlingen wird manchmal die Behandlung von frischem Obst mit verschiedenen Begasungsmitteln herangezogen. Chlormethan und Trichloräthan sind zur Abtötung von Schimmelpilzen in Obstlagerräumen geeignet. Zur Bekämpfung der Mittelmeerfruchtfliege, einem bekannten Citrusfruchtschädling, wird in erster Linie Methylbromid verwendet.

Die noch umstrittene Anwendung von Ozon ist auf die Kaltlagerung beschränkt und verlangsamt (in relativ hohen Konzentrationen) die Wachstumsgeschwindigkeit von Schimmelpilzen. Als obere Grenze der Ozonkonzentration, bei der an Äpfeln noch keine Schädigungen zu erwarten sind, wird der Bereich von 10—12 mg/m³ Lagerluft bei 3,5 °C angegeben.

Mit Nachdruck muß auf die Notwendigkeit der Haltbarkeitsverlängerung von *Citrusfrüchten* hingewiesen werden, welche von der Ernte an vor allem durch Befall mit Grün- und Blauschimmel äußerst gefährdet sind.

Eine wichtige Maßnahme, den Verderb von Citrusfrüchten zu verhindern, bildet das Waschen von Citrusfrüchten unter Einsatz verschiedener Chemikalien wie Borverbindungen, Natriumhypochlorit, Sulfonate, Kaliumpermanganat und bestimmte oberflächenaktive Netzmittel, die später durch gründliches Spülen wieder entfernt werden müssen.

Zur längeren Haltbarmachung werden Citrusfrüchte vor allem mit Diphenyl und o-Phenylphenol, letzteres auch in Form seines Natriumsalzes, behandelt. Die Verwendung von Diphenyl erfolgt meist indirekt durch Imprägnierung des Einwickelpapiers oder durch Einlage besonderer Papierbögen in den Fruchtkartons. Auch geeignete NH_3-abgebende Verbindungen wie Ammoniumcarbaminat, und Ammoniumsuccinat werden zur Verhinderung des Verderbs von Citrusfrüchten eingesetzt.

Um Gewichtsverluste bei der Lagerung der Citrusfrüchte einzuschränken, wird vielfach auch eine sogenannte *Wachsbehandlung* durchgeführt: Man spritzt gewisse gesetzlich erlaubte Harze oder Wachse wie Bienenwachs, Zuckerrohrwachs, Walrat, auf die Oberfläche der Früchte oder man bringt die genannten Schutzmittel durch ein- bis mehrmaliges Eintauchen der Frucht in eine starkverdünnte Emulsion auf.

Eine Haltbarkeitsverlängerung durch *Bestrahlung* mit ionisierenden Strahlen, Elektronen- und γ-Strahlen wird in Zukunft eine gewisse praktische Bedeutung, insbesondere bei der Lagerung der wenig haltbaren Beerenobstarten, gewinnen; die günstigsten Strahlendosen liegen bei den einzelnen Obstarten verschieden hoch. Bei zu hoher Strahlendosierung werden die sensorischen Eigenschaften und die Gehalte an einigen Inhaltstoffen wie Ascorbinsäure, Farbstoffe, Pektin, nachteilig verändert, vgl. auch S. 267.

8.11.2. Obstdauerwaren (Obstkonserven)

Da die Kühllagerung nur eine begrenzte Haltbarkeit gewährleistet, führt man zur längeren Verhinderung des Verderbens der Obstfrüchte diese wie die Gemüse in eine haltbare Form über, indem man die schädliche Wirkung der Eigenenzyme und Mikroben durch Erhitzen (Sterilisieren, Blanchieren), durch Wasserentzug (Trocknen) oder durch Gefrieren ausschließt.

Nach der Art der hierbei angewandten Verfahren rechnet man zur Gruppe der Obstdauerwaren die Vollkonserven (Naßkonserven), das Trockenobst (Dörrobst) und das Gefrierobst.

Im Gegensatz zu den Obsterzeugnissen bleibt bei den Obstkonserven die äußere Form der Stücke im großen und ganzen erhalten.

Alle Obstarten müssen ähnlich wie die Gemüse, ehe sie zur konserventechnischen Verarbeitung gelangen, eine Vorbehandlung erfahren.

Dazu wird das Obst zunächst gewaschen; bestimmte Obstsorten werden entstielt oder entrappt, entsteint oder entkernt; Äpfel oder Birnen werden unter gleichzeitiger Entfernung des Kernhauses maschinell geschält. Besonders edle Früchte, wie Pfirsiche und Aprikosen, werden mit der Hand geschält und halbiert; andere Früchte, z. B. Pflaumen, werden maschinell halbiert.

Früchte mit weißem, weichem Fruchtfleisch (Birnen, Pfirsiche usw.) oder auch Mirabellen, die durch Oxydationsenzyme leicht gebräunt werden, schützt man vor diesen Verfärbungen im Gange der Verarbeitung durch Blanchieren (physikalische Enzyminaktivierung durch Dampf- oder Heißwasserbehandlung), oder – falls dies auf Grund der Struktur weicher Sorten als zu rigoros erscheint – heute besser durch eine chemische Hemmung der Oxydationsenzyme (Polyphenoloxydasen, Peroxydasen): durch kurzes Einlegen des Obstes in Citronensäure- oder Kochsalzlösungen oder Zugabe von Zucker oder/und Ascorbinsäure.

Sehr weiche Früchte, wie z. B. Erdbeeren, werden gehärtet, indem man sie mit einer etwa 1,5%igen Calciumchloridlösung behandelt (Bildung einer Calciumpektatschicht) oder die Früchte warm mit einer konzentrierten Zuckerlösung versetzt. Hierbei schrumpfen die Früchte und gewinnen an Festigkeit.

Über den gesetzlich erlaubten Zusatz fremder Stoffe bei der Herstellung und Behandlung von Früchten und Fruchterzeugnissen geben für die Bundesrepublik die Fruchtbehandlungs-VO vom 19. 12. 1959 i. d. F. vom 13. 8. 1969 und die Schwefeldioxid-VO vom 13. 8. 1969 genauen Aufschluß. In der DDR befindet sich eine Anordnung über Fremdstoffe in Vorbereitung.

Vollkonserven (Naßkonserven)

Die Vollkonserven werden mit und ohne Zucker hergestellt und durch Hitze-Sterilisation haltbar gemacht. Meist werden die Obstarten mit einer Zuckerlösung (Aufguß, Kläre) übergossen.[1]

In den letzten Jahren hat man bei den Obstkonserven das Blanchierverfahren zur Enzyminaktivierung mehr und mehr verlassen. Statt dessen behandelt man die geschälten Früchte zur Vermeidung der Bräunung durch die Oxydasentätigkeit vielfach mit verdünnter Citronensäurelösung (0,5%) und verwendet als Aufguß eine Zuckerkläre, die meist 0,15% Ascorbinsäure oder noch zusätzlich 0,05—0,1% Citronensäure enthält vgl. Ascorbinverfahren unter Gefrierobst S. 417.

Die Obstkonserven werden meist in verzinnten oder besser in vernierten Dosen (Innenauskleidung mit einem Speziallack) verpackt, weil anderenfalls die Fruchtsäuren leicht

[1] Die Zuckerkonzentrationen der verschiedenen Obstkonserven sind in den Qualitätsnormen und Deklarationsvorschriften für verarbeitetes Obst und Gemüse (1965), Serger & Hempel Verlag, Braunschweig, festgelegt. Für die DDR gilt die Anordnung über die Normativbestimmungen der obst- und gemüseverarbeitenden Industrie vom 5. 7. 1956 (GBl. Sonderdruck Nr. 164).

zu Metallkorrosionen führen. Bei der Obstkonservenherstellung im Haushalt ist das seit Jahrzehnten bewährte Konservenglas weiterhin im Gebrauch. Die Verwendung von Konservengläsern in der Industrie nimmt zu.

Nach der üblichen Vorbehandlung der Früchte – Waschen, Schälen, Entsteinen, z. T. Blanchieren – erfolgt das Füllen und Exhaustieren.

Das *Exhaustieren* bezweckt die Entfernung der Luft bzw. des gelösten Sauerstoffs aus den Dosen oder Gläsern nach dem Füllen. Diese Maßnahme bedingt eine wesentliche Schonung des Dosenmaterials vor Korrosion, geringere Beanspruchung der Dose während der Sterilisation (Hitzebombage!) und verhindert weitgehend einen unerwünschten Einfluß des Sauerstoffs auf Farbe, Aroma und Vitamine in der Konserve. Die Exhaustierung erfolgt durch Vorerhitzung der gefüllten, noch nicht verschlossenen Dosen in sog. Exhaustoren, durch heißes Auffüllen der Aufgußflüssigkeit, durch Injektion von Dampf in den Dosen-Kopfraum oder auch durch mechanisches Abpumpen der Luft („Evakuierung") in einer Vakuumkammer, in der die Dosen gleichzeitig verschlossen werden.

Die Sterilisation wurde bisher meist im offenen Wasserbad durchgeführt. Hierbei wird die Temperatur von 100 °C nicht überschritten; man bleibt in den meisten Fällen zur Schonung der Konsistenz des zu sterilisierenden Gutes vorteilhaft unter dieser Temperatur. Für $^1/_1$-DIN-Dosen oder -Gläser kommt man nach praktischer Erfahrung allgemein mit einer Sterilisationszeit von 30 min bei 85 °C aus. Muß man zur weiteren Schonung des zu sterilisierenden Obstes noch mit der Temperatur etwas heruntergehen, so gilt der allgemeine Erfahrungssatz, daß man bei Senkung der Sterilisationstemperatur um 5 °C etwa 5 min länger zu sterilisieren hat. Anschließend erfolgt Kühlung im Kühlbad.

Statt der bisher üblichen Sterilisation im Wasserbad führt sich wegen der besseren Qualitätserhaltung des Füllgutes die *Kurzzeit-Hocherhitzung* (HTST = High-Temperature-Short-Time) mehr und mehr ein.

Als andere Formen der Vollkonserven (Naßkonserven) seien noch die Einlegefrüchte erwähnt: Rumfrüchte oder Rumtopf, hergestellt durch Einlegen der frischen Früchte in Zuckerlösung mit Rum oder anderen Branntweinen; Essigfrüchte durch Einlegen der vorgekochten Früchte, besonders Zwetschgen und Birnen, in eine Lösung von 1 Teil Zucker in 2 Teilen Weinessig nebst Gewürzen; Früchte in Dickzucker, durch Einlegen der rohen oder vorgekochten Früchte in Zuckerlösung bis zur Sättigung. Erzeugnisse wie z. B. Zitronat, Zedrat, Sukkade, aus den Schalen von Citrusfrüchten werden als sogenannte Belegfrüchte, auch glasiert, kandiert, kristallisiert, für Torten u. dgl. benutzt.

Trockenobst (Dörrobst)

Auch bei der Herstellung von Trockenobst sind die verschiedenen, S. 259–263 ausführlich besprochenen Einflüsse und Veränderungen in dem zu trocknenden Gut zu beachten. Die Herstellung erfolgt nach verschiedenen Verfahren (S. 263) entweder durch Trocknen an der Sonne, wie bei Datteln, Feigen, Korinthen, Rosinen, kalifornischen Ringäpfeln, Aprikosen, Birnen, Pfirsichen, oder durch künstliche Wärmezufuhr in den verschiedenen Trocknertypen der Industrie.

Vor der Trocknung wird das Obst für den küchentechnischen Gebrauch zugerichtet (Waschen, Schälen, Entsteinen usw.) und vorbehandelt: Je nach Obstart wird blanchiert oder (ohne Blanchierung) verschieden stark in Schwefelkammern mit SO_2 – manchmal auch unter Anwendung von Sulfitlösungen – geschwefelt. Die bis heute nicht zu umgehende *Schwefelung* des Obstes vor der Trocknung verhütet – vorab in Verbindung mit der Behandlung (Einlegen) des Obstes in Citronensäure- oder 2%ige NaCl-Lösungen – die enzymatische Bräunung vor der Trocknung und schützt das getrocknete Gut während der Lagerung vor Schädlingsbefall und vor zu schnellem Eintritt der MAILLARD-Reaktion, vgl. S. 261.

Zur *Trocknung* kleiner Mengen benutzt man Kammertrockner (65—70 °C), für größere Mengen Kanaltrockner (Tunneltrockner) mit Hordenwagen, wobei die Eintrittsluft 73 °C, die Austrittsluft 63—65 °C aufweist; relative Luftfeuchtigkeit etwa 20%. Bei dem sehr vorteilhaften Trocknen mit Bandtrocknern wird das Gut auf Band durch den Trockenraum geführt. Bei Verwendung von Vakuumtrocknern läßt sich Obst schonend auf 3—5% Wassergehalt trocknen (= dehydrated fruits).

In neuerer Zeit ist man vor allem in den USA dazu übergegangen (wie bei Gemüsekonserven, vgl. S. 393) auch bei Obst die Trocknung mit der Gefrier- oder Sterilisierkonservierung (vgl. Vollkonserven, Naßkonserven) zu verbinden, indem man das vorbehandelte Obst bis auf einen Wassergehalt von etwa 35% vortrocknet, dann anschließend in Dosen verpackt und gefriert (*Dehydro-Freezing*) oder auch sterilisiert.

Auch die *Gefriertrocknung* (*Sublimationstrocknung*, *Freeze-Drying*, vgl. S. 265) wird neuerdings, wegen der Aufwendigkeit des Verfahrens allerdings nur für hochwertiges Obst, herangezogen. Bei gefriergetrockneten Früchten sind das natürliche Aussehen – Volumen, Struktur und Form – und die Inhaltsstoffe des frischen Obstes weitgehend erhalten. Die porösen Trocken-Früchte können in einigen Minuten ihr abgegebenes Wasser wieder aufnehmen.

Die Herstellung von Obstpulvern und Obstpulverflocken wird im Abschnitt „Fruchtsäfte" S. 427 besprochen.

Als Trockenfrüchte werden allgemein Äpfel, Birnen, Pflaumen, Aprikosen und Pfirsiche hergestellt. Unter den Beeren spielen vor allem die getrockneten Weinbeeren (Trauben) als Rosinen (kernhaltig dunkelfarbig), Sultaninen (kernlos, hellfarbig) und Korinthen (mit und ohne Kerne, dunkelfarbig, kleiner) eine Rolle. Von Südfrüchten kommen Feigen und Datteln, teilweise auch geschälte Bananen in getrockneter Form in den Handel.

Der Wassergehalt des gewöhnlichen Trockenobstes (dried fruits) liegt zwischen 18 und 24%, bei getrockneten Weinbeeren zwischen 14—18%. Allgemein hängt der Wassergehalt von der Art des Ausgangsmaterials und der Trocknungsmethode ab. Grundsätzlich soll der Wassergehalt so niedrig liegen, daß beim Lagern kein Mikrobenwachstum möglich ist, also 24% nicht überschreiten, vgl. auch S. 260. Die neuerdings in den USA hergestellten wasserhaltigeren Trockenfrüchte, z. B. Pflaumen mit 30—33% H_2O, erfordern deshalb einen zusätzlichen chemischen Schutz gegen Schimmel- und Hefebefall.

Unerwünschte *Veränderungen* in Trockenobst sind neben dem Mikrobenbefall nichtenzymatische Bräunungsreaktionen, Geschmacksabfall und Vitamin-C-Verlust. Durch niedrige Lagerungstemperatur wird die Haltbarkeit von getrockneten Früchten verlängert.

Die in Vakuumtrocknern hergestellten Trockenobstkonserven (dehydrated fruits) sind auf Grund ihres relativ niedrigen Wassergehaltes von 3—5% bei normalen und Tropentemperaturen gut lagerfähig, zeigen eine viel geringere Neigung zu Bräunungsreaktionen und bessere Vitaminerhaltung als das gewöhnliche Trockenobst mit dem üblichen Wassergehalt von 14—24%.

Gefrierobst

Zur Gefrierkonservierung eignet sich nur unbeschädigtes Obst von bester Qualität, das nach Vorsortierung, Reinigung und Zurichtung nach den verschiedenen Gefrierverfahren (vgl. S. 254) eingefroren werden kann. Zur Herstellung günstiger, rationeller Gefrierverhältnisse (schneller Wärmeübergang, d. h. hohe Gefriergeschwindigkeit) wird vorbehandelte, verpackte oder unverpackte Ware entweder in kalter bewegter Luft (Gefriertunnel, HECKERMANN-Verfahren), im Plattengefrierapparat (Kontaktverfahren), seltener durch Eintauchen oder Besprühen mit Kühlflüssigkeit, gefroren. Unverpackte Ware wird meist in rasch bewegter kalter Luft oder in Metallgefäßen eingefroren. Die Einfriertemperatur liegt zwischen –35 und –40 °C, Luftgeschwindigkeit 6–10 m/sec. Gewisse Obstarten, wie Johannisbeeren, Heidelbeeren und Preiselbeeren, können ohne Vorbehandlung verpackt und gefroren werden, doch trägt hier – wie auch bei den anderen Obstarten – eine Zugabe von Trockenzucker oder Zuckerlösung zur besseren Erhaltung des Fruchtaromas und der Farbe bei. Die Zuckerung schützt auch vor dem Austrocknen, dient zur Verdrängung der Luft und hemmt dadurch die oxydativ-enzymatische Bräunung und die Entstehung eines Beigeschmacks. Bei Anwendung von Zuckerlösungen mit Zusatz von 0,05% Ascorbinsäure (Vitamin C) oder einer Mischung von Ascorbinsäure (0,03%) mit Citronensäure (0,5%) ist es auch möglich, das in manchen Fällen zur Vorbehandlung der Gefrierfrüchte notwendige Blanchieren zu umgehen. In den USA bevorzugt man heute das ebengenannte *Ascorbinverfahren* vor der früher üblichen Blanchierung bei Gefrierobst.

Die Lagertemperatur richtet sich nach der Obstart und der zu erzielenden Lagerdauer. Die aus der Praxis heraus empfohlenen Lagertemperaturen von —18 bis —20 °C ermöglichen meist, Obst und Gemüse ohne Qualitätseinbuße 8—12 Monate zu lagern. Nach dem Auftauen sollen die Produkte sofort genossen werden, da sie im aufgetauten Zustande geschmacklich rasch abfallen und zum Verderb neigen. Beim Vertrieb der Ware soll die sogenannte „Tiefkühlkette“ bis zum Verbraucher lückenlos geschlossen bleiben, damit die zulässigen Temperaturen (kurzfristig —15 °C !) niemals überschritten werden.

Für die Herstellung von Gefrierwaren eignen sich nach den bisherigen Erfahrungen vor allem folgende Fruchtarten: Äpfel (zu Backzwecken), Apfelmus, Brombeeren, Erdbeeren (einige Sorten nicht), Heidelbeeren, Himbeeren, rote und schwarze Johannisbeeren, Stachelbeeren, Pfirsiche, Sauerkirschen, Süßkirschen (dunkle), Zwetschgen, Rhabarber.

Besondere Anforderungen sind an das Verpackungsmaterial der Obstgefrierkonserven zu stellen:

Es soll säurefest, wasser- und dampfdicht (Austrocknungsgefahr), aromadicht und luftdicht (Oxydation) sein. Außerdem soll das Verpackungsmaterial gute Kältebeständigkeit, Transportfestigkeit, Verschließbarkeit aufweisen und das Gefriergut geschmacklich nicht nachteilig beein-

flussen. Kaschierte und lackierte Folien aus Papier und aus Kunststoffen, Pliofilm (Kautschukhydrochlorid), Cellophan, Verbundfolien, wie z. B. Zellglas/Polyäthylen haben sich in der Praxis bewährt.
Beurteilungsnormen in der BRD: Leitsätze für tiefgefrorenes Obst und Gemüse.

8.11.3. Obsterzeugnisse

Im Rahmen einer Einführung kann naturgemäß eine systematische und vollständige Behandlung dieses vielgestaltigen Gebietes nicht gegeben werden. Es muß dazu die entsprechende Fachliteratur herangezogen werden.

Unter Obsterzeugnissen versteht man Halb- und Fertigerzeugnisse aus verschiedenen Obstsorten und Obstqualitäten.

Vor der Besprechung der einzelnen Obsterzeugnisse muß noch auf einige wichtige Rechtsatzregelungen, die dieses Gebiet betreffen, hingewiesen werden:

Die für die Bundesrepublik geltende Obstverordnung (VO über Obsterzeugnisse) vom 15. 7. 1933 i. d. F. vom 17. 8. 1938, erlassen auf Grund des § 5 des LMG, enthält u. a. Begriffsbestimmungen, Herstellungsvorschriften und Beurteilungsgrundsätze der Obsterzeugnisse: Obstkonfitüren und Marmeladen, Pflaumenmus, Obstgelee und Obstkraut, Obstsäfte, Obstsirupe und Gelierstoffe (Pektine). Es sind also – wie man sieht – Halb- und Fertigerzeugnisse aus verschiedenen Obstsorten und Obstqualitäten. Für die DDR gilt die Anordnung vom 5. 7. 1956 über die Normativbestimmungen der Obst und Gemüse verarbeitenden Industrie (GBl. Sonderdruck Nr. 164), in der Obstkonfitüren, Marmeladen, Obstgelees, Pflaumenmus, Obstpulpen und Obstmark erfaßt werden.

Über die oben erwähnte Obst-VO hinaus sei noch im besonderen auf die sogenannten „Qualitätsnormen und Deklarationsvorschriften“[1] als Ausdruck redlichen Handelsbrauchs und berechtigter Verbrauchererwartung im Sinne des LMG verwiesen, die auch für verarbeitetes Obst und Gemüse vom Bundesverband der Obst- und Gemüseverwertungsindustrie (nach Abstimmung mit Erzeugerschaft, Handel und Verbraucher) und nach Zustimmung und Empfehlung der ALAG[2] im Herbst 1957 bekanntgegeben wurden (Neufassung 1965). Vgl. auch S. 560.

Die Fremdstoffzusätze bei Früchten und Fruchterzeugnissen, ihre Kenntlichmachung und Höchstzusatzmengen regeln in der Bundesrepublik die Fruchtbehandlungs-VO vom 19. 12. 1959 i. d. F. vom 13. 8. 1969 und die Schwefeldioxid-VO vom 13. 8. 1969, während die Konservierungsstoff-VO vom 19. 12. 1959 i. d. F. vom 25. 4. 1968 die Zulassung fremder Stoffe zum Schutze gegen mikrobiellen Verderb von Lebensmitteln regelt. In der DDR: Fremdstoffe siehe S. 578, Konservierungsmittel S. 276.

Obstkonfitüren und Marmeladen

sind dickbreiige, streichfähige Zubereitungen, die durch Einkochen von frischem oder frisch erhaltenem, entkerntem oder entsteintem Obstfruchtfleisch oder von Obstpulpe

[1] Die „Qualitätsnormen und Deklarationsvorschriften“ haben in der Bundesrepublik die früheren Normativbestimmungen als die freiwilligen Vereinbarungen der Verbände der Konservenindustrie und des Handels über Bezeichnung und Qualitätsanforderungen bei Gemüse- und Obstkonserven abgelöst.
[2] ALAG = Arbeitsgemeinschaft der für das Gesundheitswesen zuständigen Länderminister.

oder Obstmark und technisch reinem, weißem Verbrauchszucker (Saccharose) hergestellt werden.

Marmeladen und Konfitüren (Jams) wurden früher von den Hausfrauen in der Weise hergestellt, daß sie 2 Teile frisches Obst mit 1 Teil Zucker einkochten, bis 2 Teile eines eingedickten Obstbreies hinterblieben, der bei einem Wassergehalt von 30—35% den Mikroorganismen keine Existenzmöglichkeit mehr bot und daher haltbar war. Beim Übergang an die Obstverwertungsindustrie stellten sich mehrfache Abänderungen dieser Arbeitsweise als notwendig heraus. Bei der Schwierigkeit, die in der Erntezeit oft überreichlich und schubweise anfallenden Obstmengen sofort überhastet einzukochen und andererseits bei stockender Zufuhr den Betrieb einzuschränken oder ganz stillzulegen, erscheint es zweckmäßig, statt des frischen Obstes „frisch erhaltenes" (konserviertes) Obst oder auch sogenannte *Halbfabrikate*, z. B. Pülpe, Obstmark zu verwenden, womit der Vorteil verbunden ist, daß die Fabrikation auf das ganze Jahr verteilt werden kann.

Zur Konservierung wird das Obst in Holzfässern oder Zementbehältern mit Lösungen von schwefliger Säure oder Natriumhydrogensulfit oder Kaliumpyrosulfit übergossen, oft auch durch Dämpfen in Obstpülpe oder durch Dämpfen und Passieren (Streichen durch ein feines Sieb) in Obstmark verwandelt; letzteres wird in Dosen sterilisiert oder mit bestimmten Konservierungsstoffen versetzt.[1] Mit der Verwendung der so erhaltenen „Halbfabrikate" ist allerdings der Nachteil verbunden, daß diese bei längerer Aufbewahrung durch teilweisen Abbau der Pektine an Gelierkraft einbüßen; diese muß daher durch Zusatz pektinreicher Stoffe, sogenannter Obstgeliersäfte (aus Äpfeln oder Stachelbeeren), oder von Pektinpräparaten ergänzt werden.

Zur Herstellung der Marmeladen kocht man das frische oder frisch erhaltene Obst, Obstpülpe oder -mark in flachen, offenen V2A-Stahlkesseln oder in Vakuumapparaten (65 Torr und 58 °C) mit der erforderlichen Menge Zucker und verdampft unter ständigem Rühren bis an die Grenze des erforderlichen Zuckergehaltes, den man leicht refraktometrisch ermitteln kann. Kurz vor Erreichen der nötigen Konsistenz wird der Gelierstoff (flüssiges Handelspektin) nebst einer geringen Menge an Milch-, Wein- oder Citronensäure zugegeben und noch einige Zeit zu Ende gekocht. Manchmal wird auch zur Verringerung der Süße und besseren Glanzherstellung etwas Stärkesirup mitgekocht. Die Erkennung des richtigen Punktes, bei dem Einfruchtmarmeladen nur noch höchstens 35% (DDR 40%), Mehrfruchtmarmeladen höchstens 42% Wasser enthalten, stellt an die Geschicklichkeit des Kochers große Anforderungen, gelingt aber mit Hilfe praktischer Handgriffe („Lappenprobe") meist überraschend genau. Die fertige Masse wird heiß ($\sim$ 80 °C) in Blecheimer, Holzkübel, bei besseren Sorten in Gläser mit Schraubverschluß, Porzellan- oder Metalldosen abgefüllt.

Von den scharfen Vorschriften der Verordnung über Obsterzeugnisse sei nur angeführt, daß Konfitüren (Jams) noch erkennbare Obststücke enthalten müssen, während

[1] Die Eigenschaften der beiden Halbfabrikate Obstpulpe und Obstmark als den wichtigsten Zwischenprodukten für die Fabrikation von Marmeladen und Konfitüren (Jams) sind in den „Qualitätsnormen und Deklarationsvorschriften" (früher Normativbestimmungen) bzw. in den für die DDR gültigen Normativbestimmungen vom 5. 7. 1956 und der TGL 6599 festgelegt.

Marmeladen auch aus passiertem Mark hergestellt werden dürfen. Als Marmeladensorten werden unterschieden: Einfruchtmarmeladen, Mehrfruchtmarmeladen und Gemischte Marmeladen.

Der Nährwert der Konfitüren und Marmeladen ist beträchtlich, da sie neben 21 bis 42% Wasser, 45—75% Zucker und als Bestandteile des Obstes noch 4—12% Extraktstoffe, 0,5—1,7% Äpfel- oder Citronensäure und 0,25—1,5% Mineralstoffe enthalten.

Pflaumenmus wird entweder aus Pflaumenmark oder aus frischen oder getrockneten (oder einem Gemisch beider) Pflaumen mit und ohne Zuckerzusatz durch Einkochen bis zur dickbreiigen Konsistenz unter Verwendung geringer Mengen Wein- oder Milchsäure (bis 0,5%) hergestellt. Es war früher meist ein Erzeugnis der Haushaltungen und wurde später auch von der Industrie übernommen. Neben der Normalware dürfen unter deutlicher Kennzeichnung auch „Pflaumenmus gesüßt" und „Pflaumenmus aus Trokkenpflaumen" mit Zusatz von 30% Zucker sowie schließlich sogenanntes „Gemischtes Mus" aus Pflaumen und anderem Obst, Rübenkraut und Speisesirup aus Entzuckerungsabläufen benutzt werden. Der Wassergehalt dieser Muse ist auf höchstens 47% begrenzt. Herstellung und Deklaration dieser Erzeugnisse sind in der Obst-Verordnung (15. 7. 1933 i. d. F. vom 17. 8. 1938) und der Anordnung der DDR über die Normativbestimmungen (vom 5. 7. 1956) festgelegt.

Pflaumenmark ist ein nicht zum unmittelbaren Genuß bestimmtes Halberzeugnis, hergestellt aus zerkleinerten Früchten oder eingeweichten trockenen Pflaumen, die auch oft eingedickt sind.

Marmeladen, Konfitüren und Pflaumenmus bilden einen beliebten Brotaufstrich und außerdem ein Hilfsmaterial z. B. für Speiseeis, Zuckerwaren, Tortenfüllungen.

Obstsäfte
(Fruchtrohsäfte, Fruchtmuttersäfte)

Obstsäfte sind – im Gegensatz zu den Süßmosten – als Halbfabrikate für die industrielle Weiterverarbeitung zu Obstsirupen, Gelees, Limonaden, Fruchtsaftlikören und Zuckerwaren anzusehen. Sie werden in der Regel durch Pressung von zerkleinertem, frischem oder vergorenem Obst *einer* Obstart hergestellt. Manchmal läßt man die Obstmaischen schwach angären, um das Abpressen und Klären zu erleichtern. Obstsäfte aus Citrusfrüchten enthalten meist einen geringen Zusatz an Schalenaroma.
Als Obstsaftarten werden unterschieden: Kirsch-, Himbeer-, Johannisbeer-, Apfel-, Birnen-, Zitronen- und Orangensaft. Die Obstsäfte werden mit dem Namen der verwendeten Fruchtart bezeichnet.
Die Herstellung und Kennzeichnung dieser Erzeugnisse sind durch die Obstverordnung und die Leitsätze für Fruchtsäfte, in der DDR durch die Normativbestimmungen und TGL 7660 geregelt.

Herstellung: Die Gewinnung von Roh- und Muttersäften nimmt im wesentlichen den gleichen Gang wie die der Süßmoste (vgl. S. 423). Die Früchte werden eingemaischt, gegebenenfalls einer Enzymbehandlung (Fermentation[1]) zur Erhöhung der Saftaus-

[1] Die Fermentation mittels pektinspaltender Enzyme unterbleibt, falls die Trester der Pektingewinnung zugeführt werden sollen.

beute und Farbe und zur leichteren Pressung und Klärung unterzogen. Nach dem diskontinuierlichen oder kontinuierlichen Pressen (Korbpressen, hydraulische Pressen, Spezialzentrifugen) wird der geklärte Saft filtriert und durch Pasteurisation, durch Entkeimungsfiltration, durch Kohlensäuredrucklagerung (BÖHI-Verfahren) bei 2 °C oder durch chemische Konservierung haltbar gemacht. Die Konservierung der Obstmuttersäfte, soweit sie zu Likörsirupen verarbeitet werden sollen, geschieht häufig durch Aufspriten mit Alkohol. Obstsäfte dürfen nur als Einfruchterzeugnisse, nicht aus Gemischen mehrerer Obstarten hergestellt werden. Die Konservierung von Obst- und Citrusmuttersäften regelt die „Konservierungsstoff-Verordnung"; die Schwefelung von Citrusmuttersäften ist in der „Schwefeldioxid-Verordnung" festgelegt.

Obstkraut

ein besonders im Rheinland beliebter Brotaufstrich, wird in der Weise hergestellt, daß man das betreffende säurearme Obst mit Wasser weichkocht, unter hydraulichem Druck in Korbpressen oder Seiherpressen auspreßt, den abfließenden Saft zentrifugiert oder filtriert und in flachen, offenen Schalen mit Rührwerk zur zähflüssigen Konsistenz und einem Wassergehalt von höchstens 35% eindampft. Obstkraut ist im Grunde nur ein eingedickter Apfelsaft. In analoger Weise verläuft die Herstellung von „Apfel-Birnenkraut", von „Apfelkraut, gesüßt", „Apfelkraut aus Trockenobst, gesüßt" und von „Gemischtem Kraut"; dieses wird noch unter Zusatz von Speisesirup aus Entzuckerungsabläufen und von „Rübenkraut", dem eingedickten Auszuge von Zuckerrüben, hergestellt.

Obstsirupe (Fruchtsirupe)

sind dickflüssige Zubereitungen, die durch Aufkochen des (durch Vergärung oder enzymatisch geklärten) Rohsaftes einer Fruchtart mit technisch reinem, weißem Verbrauchszucker gewonnen werden. Die klaren abgewogenen oder filtrierten Säfte, vor allem von Himbeeren, Johannisbeeren, Erdbeeren, Kirschen, in geringerem Maße auch von Äpfeln, Birnen, Zitronen und Orangen werden in offenen Kupferkesseln zum Sieden erhitzt, dann mit der erforderlichen Menge Zucker (60—65 kg auf 40–35 kg Saft) versetzt und bis zur Lösung des Zuckers weiter gekocht. Der aus geronnenem Albumin bestehende Schaum wird abgeschöpft und der Sirup schnell gekühlt.

Zur besseren Erhaltung des Aromas kann man auch in Vakuumanlagen bei 50–70 °C kochen und das im Rezipienten anfallende Aromakondensat dem abgekühlten, filtrierten Sirup wieder zusetzen. Nach dem „*Barrucand-* und *Granulated-Verfahren*" läßt man auf kaltem Wege den Rohsaft über kristallisierten Zucker laufen, bis er die erforderliche Konzentration erreicht hat. Obstsirupe erhalten bisweilen geringe Zusätze von Weinsäure oder Milchsäure, Obstsirupe aus Citrusfrüchten meist einen geringen Zusatz von Schalenaroma.

Die chemische Zusammensetzung ist derjenigen eines aus 7 Teilen Saft und 13 Teilen Zucker bestehenden Sirups gleich. Der Gehalt an Zucker beträgt etwa 65, höchstens 68%, der Säuregehalt 0,5–1,2%, der für die Unverfälschtheit besonders charakteristische Gehalt an Mineralstoffen 0,14–0,43%. Die Obstsirupe finden im Haushalt zur Herstellung von Limonaden, Soßen für Süßspeisen usw. vielfache Verwendung.

Obstgelees

Obstgelees sind die gelierten Zubereitungen, die man beim Einkochen von Obstsaft bzw. den wäßrigen Auszügen von frischen Früchten und Pulpen unter Zusatz von Zucker erhält. Nach den Richtlinien, die die Obstverordnung[1] für die Herstellung von Obstgelee gibt, erfolgt die Herstellung aus Frischfrüchten bzw. Pulpen oder direkt abgepreßtem Muttersaft. In der Praxis ist es im allgemeinen jedoch notwendig und üblich, die für die Geleeherstellung benutzten Früchte in besonderer Weise vorzubereiten. Man geht bei den meisten Früchten so vor, daß zur Erzielung der höchsten Ausbeute an pektinreichem Saft vor dem Abpressen eine Vorkochung in einem offenen Kupfer- oder V2A-Kessel vorgenommen wird, indem man die in der Obstmühle vorzerkleinerten Früchte mit Wasser versetzt und sie unter dauerndem Umrühren weichkocht. Bei wasserreichen Früchten und den saftreichen Beerenfrüchten kommt man häufig ganz ohne Wasserzusatz aus. Die Kochzeit ist so zu bemessen, daß die Früchte weichgekocht sind, jedoch nicht zerfallen und vollkommen musig werden, weil sonst die Preßsäfte trübe und schwer filtrierbar werden. Das Abpressen der vorgekochten oder gedämpften Früchte erfolgt noch heiß auf Packpressen oder mit modernen kontinuierlichen Saftextraktoren.

Trockenäpfel und Apfelschalen werden zur Herstellung eines wäßrigen Auszuges mit Wasser angekocht oder gedämpft und dann abgepreßt. Werden die nach dem ersten Abpressen der Früchte anfallenden Preßrückstände nochmals im Kessel mit Wasser aufgekocht und erneut abgepreßt, so erhält man den sogenannten Nachpreßsaft, der bei Verwendung von Äpfeln als Apfelnachpressegelee verwendet werden kann.

Qualitativ hochwertige Obstgelees, besonders aus hellfarbigen Früchten können nur aus blankfiltrierten Säften hergestellt werden. Aus diesem Grunde sind besonders für die Herstellung von Apfelgelee die Trubstoffe aus dem Satz zu entfernen. Die Klärung der Säfte erfolgt durch Selbstklärung über Nacht, durch Saftfilter oder Zentrifugation. Die Anwendung von Filtrationsenzymen zur Klärung der Säfte ist nicht zweckmäßig, da hierbei das Pektin zu stark abgebaut wird. Aus diesem Grunde sind auch Dicksäfte, bei denen ein enzymatischer Abbau der Pektinstoffe stattgefunden hat, wegen ihres Pektinmangels für die Geleeherstellung nicht besonders geeignet.

Das Kochen von Gelee erfolgt im wesentlichen nach den gleichen Gesichtspunkten wie das Kochen von Konfitüren und Marmeladen. Das Verhältnis von Obstanteil zu Zucker richtet sich bei diesen Produkten nach den jeweiligen Qualitätsansprüchen und wird bestimmt durch das Aroma, die Farbe und die Gelierungseigenschaften der verwendeten Säfte.

Von erheblicher Bedeutung für die Geleeherstellung ist der Säurezusatz, der entsprechend der optimalen Gelierung des Pektin-Zucker-Wasser-Systems nach Möglichkeit so erfolgt, daß im Endprodukt etwa der pH 3,0 vorliegt (vgl. die Gelierungstheorie bei den Zucker-Säuren-Gelen S. 161). Ein zu großer Säurezusatz macht sich bei der Geleeherstellung im fertigen Produkt störend bemerkbar, weil die Gefahr der Flüssigkeitsabsonderung aus dem Gelee (Synäresis) besteht. Normalerweise verwendet man Milchsäure in einer Menge, die einem Zusatz von 0,1 bis 0,2% Säure, bezogen auf das fertige Produkt, entspricht. Ein zu langes Kochen ist bei der Geleeherstellung unbedingt zu vermeiden, damit die Inversion des Zuckers nicht zu weit getrieben und dadurch die Gelierung gefährdet wird. Andererseits muß jedoch beachtet werden, daß besonders bei höherem Zuckergehalt ein Teil des Zuckers invertiert werden muß, um ein Auskristallisieren des fertigen Produktes zu vermeiden.

Die Menge des Pektinzusatzes wird entsprechend der Art und Menge des Obstanteiles berechnet und am besten – wie in der Praxis üblich – in Probekochungen ermittelt.

[1] Die Herstellung des Obstgelees und die an sie zu stellenden Anforderungen sind in der Anordnung vom 5. 7. 1956 über die Normativbestimmungen und in der TGL 7909 geregelt.

Sehr wichtig ist bei der Durchführung der Kochung, daß man nach dem Einfüllen des Zuckers mehrmals abschäumt, damit man eine glänzende und klare Fertigware erhält. Auch ist es ratsam, Pektin und Säure nicht mitzukochen, sondern beides erst nach genügendem Eindampfen des Obstsaftzuckergemisches hinzuzufügen.

Das Kochen von Gelee kann sowohl in offenen Kesseln als auch in Vakuumanlagen durchgeführt werden. Neuerdings hat sich vor allem in den USA ein kontinuierliches Verfahren zum Kochen von Gelees in besonderen Vakuumapparaten eingeführt. Für die Abfüllung von Obstgelee gilt das gleiche wie für die heiße Abfüllung von Konfitüren und Marmeladen (vgl. S. 419).

Fruchtsäfte oder Süßmoste

sind die wichtigsten Vertreter der sogenannten „alkoholfreien Getränke".

Nach der behördlich anerkannten Begriffsbestimmung sind Obstsüßmoste – im Gegensatz zu Obstsäften (vgl. S. 420) – zum unmittelbaren Genuß bestimmte, praktisch alkoholfreie Getränke, die aus unvergorenem frischem Obst gewonnen, nach bestimmten vorgeschriebenen Verfahren vorbehandelt (geklärt) und durch Pasteurisierung, Entkeimungs-(EK-)Filtration oder Einlagerung unter Kohlendioxiddruck (15 g CO_2/l) bei Lagertemperaturen um 2 °C haltbar gemacht werden.

Man unterscheidet bei den Süßmosten Erzeugnisse aus Trauben und Kernobst, die unmittelbar genossen werden können, und Erzeugnisse aus Stein- und Beerenobst, die auf Grund ihres erhöhten natürlichen Säuregehaltes mit einem Zusatz von Zucker und Wasser trinkfähig gemacht werden müssen. Die Apfel- und Traubensüßmoste werden auch kurz Apfelsaft und Traubensaft genannt.[1] Eine große Rolle spielen heute die Citrussäfte.

Gewinnung von Säften aus Stein-, Kern- und Beerenobst:

Zur Herstellung der Süßmoste aus heimischen Früchten wird das frisch geerntete, reife, gesunde Obst im ersten Arbeitsgang zerkleinert: Kernobst wird zur Entfernung von Schmutz (und evtl. Resten von Schädlingsbekämpfungsmitteln) zuerst gewaschen, dann in Rätz- oder Reibemühlen körnig gemahlen, Trauben und Beeren – ohne Reinigung mit Wasser (zu dünne Fruchtschale!) – nach dem Abbeeren (Abbeermaschinen) in Beerenobstmühlen zerquetscht; Kirschen werden in Steinwalzmühlen oder Kegelwalzen gemahlen, wobei nur ein kleiner Teil der Kerne gequetscht werden soll. Die Mühlen müssen wegen der agressiven Fruchtsäuren aus korrosionsfestem Material, wie V2A Silumin u. a., bestehen.

Die Maischen werden teilweise zur Inaktivierung der Eigenenzyme und zur besseren Farbstoffausbeute auf 80—87 °C vorerhitzt, dann erfolgt häufig zur Verminderung der Saftviskosität eine Fermentierung, d. h. eine Behandlung mit den pektinabbauenden

[1] Die Herstellung von Süßmost wird in der BRD durch die Leitsätze für Fruchtsäfte (Süßmoste) vom 30. 9. 1966 (BAnz. Nr. 195 vom 15. 10. 1966), in der DDR durch die Normativbestimmungen und TGL 7661 geregelt. Der Standard TGL 7661 – Fruchtsüßmoste aus Stein- und Beerenobst sowie Wildfrüchte und Rhabarber – enthält u. a. Festlegungen über die Dichte und die Gesamtsäure. Für die Fruchtrohsäfte aus Äpfeln, Birnen, Quitten und Trauben ist der Standard TGL 7660 heranzuziehen.

„Filtrationsenzymen". Die Maischen werden dann in Keltertücher gepackt in Packpressen, in Korbpressen oder in pneumatischen Pressen ausgepreßt, d. h. gekeltert. Der Keltermost muß zur Vermeidung fermentativer und mikrobieller Einflüsse entweder sofort auf 2 °C gekühlt werden (Durchlaufkühlung und Lagerung in Kühlzellen) oder schnellstens weiterverarbeitet, geklärt, entkeimt (pasteurisiert), gelagert oder abgefüllt werden.

Im allgemeinen werden die trubreichen Keltersäfte einer Vorklärung unterzogen (Zentrifugieren, Klärung mit Filtrationsenzymen), oft auch in Verbindung mit einer Gelatine-Schönung, einer Gelatine-Tannin-Schönung, einer Bentonit-Schönung oder der Blauschönung mit Kaliumhexacyano-ferrat(II)-Lösung. Die Feinklärung vorgeklärter Säfte erfolgt heute meist durch Kieselgur-Schichtenfilter.

Die Haltbarmachung (*Pasteurisation*) der Säfte kann nach verschiedenen Verfahren erfolgen:

In kleineren Betrieben wird meist noch die *Warmentkeimung* mit der BAUMANN*schen Glocke*, bestehend aus zwei ineinander gestülpten, beheizten Aluminiumglocken, durch deren Zwischenraum der Saft fließt, durchgeführt. Der Saft durchläuft die Entkeimungsglocke von unten nach oben in etwa 20 sec, wobei er auf 72–75 °C erwärmt wird. Die Abkühlung soll – um eine sichere Abtötung der Mikroorganismen zu erreichen – einerseits so langsam erfolgen, daß die Temperatur nicht vor 15 min unter 65 °C sinkt, andererseits soll sie nicht zu langsam geführt werden, da vor allem in größeren Gebinden unerwünschte geschmackliche und chemische Veränderungen auftreten können (Kochgeschmack, Melanoidinbildung, Hydroxy-methyl-furfural-(HMF-)Bildung.

Bei der Pasteurisation mit sofortiger Rückkühlung (*Kurzzeiterhitzung*, *Flash-Pasteurisation*) wird der vorgeklärte Saft über Wärmeaustauscher in die Erhitzungsabteilung (87 °C) von Plattenapparaten gepumpt und geht nach einer Heißhaltezeit von 15—20 sec bei einer Temperatur $>$ 82 °C kontinuierlich in die Kühlabteilung, wo er schnell unter 15 °C herabgekühlt wird. Der gesamte Prozeß der Pasteurisierung und Abkühlung dauert hierbei etwa 1 min. Durch diese schonende Behandlung werden die meist mit der Warmentkeimung (vgl. oben) verbundenen geschmacklichen und chemischen Veränderungen des Saftes weitgehend oder ganz vermieden. Die pasteurisierten (entkeimten) Säfte können sofort steril abgefüllt oder in sterilen Tanks aufbewahrt werden. Die Lagerung kann auch unter CO_2-Druck bei Temperaturen unter 15 °C nach BÖHI (vgl. unten) durchgeführt werden.

Ein anderes Haltbarmachungsverfahren für Süßmoste stellt die Kaltentkeimung, die sogenannte *Entkeimungs-(EK-)Filtration* dar. Hierzu müssen die Säfte vorher „fermentiert" werden, d. h., die hochmolekularen, kolloid gelösten, trubstabilisierenden Pektinstoffe müssen enzymatisch – mit im Handel erhältlichen, aus Mikroben gewonnenen pektinspaltenden Fermentpräparaten – zu niedermolekularen, echt gelösten und in der Lösung verbleibenden Bausteinen abgebaut werden. Mit der Fermentierung verbindet man durch Zugabe von Gelatine (4—10 g je 100 l Most) die „Gelatineschönung". Sie führt infolge einer elektrischen Entladung der Trubbestandteile zu einer schnellen Klärung des Saftes. Nach Abscheiden des Trubs werden dem Most durch die Entkeimungs-(EK-)Filter, – besonders engporige, für Kleinlebewesen unpassierbare, gepreßte Asbest-Cellulosefilter – alle Mikroorganismen mechanisch entzogen. Eiweißstoffe, Enzyme, Geschmacks- und Aromastoffe bleiben erhalten. Die Lagerung erfolgt anschließend in sterilen Tanks, vielfach auch zusätzlich unter CO_2-Druck (nach BÖHI).

Eine weitere Methode zur Haltbarmachung von Säften wurde im *Kohlensäure-Druckverfahren* (BÖHI-Verfahren) entwickelt: Der sorgfältig vorgeklärte, mit Filtrationsenzymen behandelte Saft wird luftfrei in CO_2-Hochdrucktanks gepumpt, mit CO_2 imprägniert, bei 8 atü und 2 °C gelagert, wodurch die Mikroben in einen biologisch „latenten" Zustand gebracht und gärungsunfähig werden. Ist eine Kühlung der Lagerräume für den CO_2-imprägnierten Most nicht möglich, so muß der Süßmost vor seiner Imprägnierung mit CO_2 durch EK-Filtration keimfrei oder durch Kurzzeit-Hocherhitzung keimarm gemacht werden (siehe oben).

Da sich während der Lagerung in den Säften Trübungen (Eiweiß-, Eiweiß-Gerbstoff-, Metall-Eiweiß- oder Pektintrübungen) ausbilden können, werden die gelagerten Säfte vor dem Abfüllen durch eine Filtration nochmals geklärt (Klärfiltration).

Das Abfüllen der Säfte kann auf warmem oder kaltem Wege geschehen: EK-eingelagerte oder nach Kurzzeiterhitzung gelagerte Moste können entweder direkt heiß (75 °C) auf *unsterile* (!) Flaschen gefüllt, dann sofort gekühlt oder aber nach *kalter* Füllung in Wannenbädern oder Überflutapparaten pasteurisiert werden.

Als Flaschenverschluß werden durch mehrstündiges Untertauchen in 2—3%iger, wäßriger SO_2-Lösung entkeimte Naturkorke oder formalinbegaste Kronkorke verwendet.

Gewinnung von Citrussäften:

Die Herstellung von Citrussäften – Orangen-, Grapefruit- und Zitronensaft – verläuft prinzipiell in folgenden Stufen, die sich bei den einzelnen Fruchtarten in Details unterscheiden können:

Wichtig ist das Waschen und Bürsten der Früchte entweder mit 1—2%igen Laugen, Detergentien enthaltendem Wasser oder mit gechlortem Wasser. Nach gründlichem Nachspülen mit klarem Wasser gelangen die Früchte auf einem Transportband über eine Inspektion, wobei ungeeignete Früchte von Hand ausgelesen werden, zur automatischen Größensortierung und dann zur Entsaftungsanlage.

In den BROWN-Anlagen werden die Früchte halbiert und zum Auspressen des Saftes gegen eine aufrechtstehende rotierende Scheibe gedrückt; in den FMC-Anlagen werden die Früchte zwischen Stahlfingerpreßköpfen geschält und unter Druck entsaftet; hierbei werden Saft und Schalenöl getrennt in einem Arbeitsgang gewonnen.

Der Gehalt an Öl im Citrussaft stellt besondere Probleme hinsichtlich Geschmack und Haltbarkeit. Zu hoher Ölgehalt kann die Lagerbeständigkeit der Citrussäfte beeinträchtigen. Es wird deshalb häufig eine Entölung vorgenommen, die mit einer Entlüftung in Vakuumverdampfern bei etwa 50 °C gekoppelt werden kann.

Zuletzt werden die Säfte noch zur Mikrobenausschaltung und zur Inaktivierung der Pektinesterase in Plattenapparaten pasteurisiert; Temperatur und Haltezeiten der Pasteurisation richtet sich nach dem Säuregehalt der Säfte: bei einer Haltezeit von 15 sec erfordern Orangensäfte 94 °C bei pH 3,8, 90 °C bei pH 3,3, Grapefruitsäfte 89 °C bei pH 3,2, Zitronensäfte 74 °C bei pH 2,4. Das Abfüllen in Dosen erfolgt in noch heißem Zustand. Die Abkühlung muß rasch durchgeführt werden.

Fruchtsaftkonzentrate

Fruchtsaftkonzentrate werden aus frischen, unvergorenen Fruchtsäften oder auch aus Fruchtmuttersäften hergestellt.

Bei uns werden vor allem Fruchtsaftkonzentrate aus Apfelsaft, Birnensaft, Traubensaft und Beerenobstsäften (z. B. aus schwarzem Johannisbeersaft) gewonnen, während in Ländern mit Citrus-Anbau die Herstellung von Citrusfruchtsaft-Konzentraten eine bedeutende Rolle spielt.

Vor der Konzentrierung muß unter Berücksichtigung der jeweiligen Fruchtart eine Vorbehandlung (Kellerbehandlung) durchgeführt werden: Klärung durch Zentrifugieren oder mit Filtrationsenzymen, gegebenenfalls Entlüftung. Zur Inaktivierung von Enzymen und Mikroorganismen wird pasteurisiert, z. B. durch Kurzzeiterhitzung.

Für die Konzentrierung der Säfte stehen der Praxis zwei Verfahrenswege zur Verfügung:

Einengen durch *Ausfrieren* mit anschließender mechanischer Trennung von Konzentrat und Eis durch Zentrifugen oder Spezialschneckenpressen (LINDE-KRAUSE-Verfahren, siehe S. 257).

Konzentrieren in modernen *Vakuum-Verdampfer*anlagen.

Bei den modernen Konzentrierungs-(Eindampf-)Anlagen kommen ganz verschiedene Verdampfertypen allein oder auch kombiniert zum Einsatz:

Umlaufverdampfer, Fallfilm- (oder Fallstrom-)Verdampfer, Rotor-Verdampfer (z. B. Luwa-Dünnschichtverdampfer), Zentrifugalverdampfer (wie im Centri-Therm-Verfahren), Plattenverdampfer. Sie weisen als besondere Konstruktionsmerkmale relativ große Verdampferflächen auf und gestatten, insbesondere bei Anwendung des Vakuums, Herabsetzung der Eindampftemperaturen und durch Verkürzung der Verweilzeiten der Säfte in den Anlagen eine schonende Konzentrierung der Ausgangssäfte.

Trotzdem gehen auch bei schonenden Konzentrierungsbedingungen in den Säften Veränderungen vor, z. B. Aromaverluste. Man versucht diese später wieder auszugleichen, indem man wie meist bei Apfelsaft und Traubensaft vorher schonend abgetrennte Aromakonzentrate wieder zufügt oder wie bei Citrusfruchtkonzentraten mit Frischsaft vor dem Gefrieren oder vor der Einlagerung rückverdünnt (Cut-back-Verfahren).

Meist werden die Fruchtsaftkonzentrate eingefroren, bei —18 °C gelagert und kommen so z. B. in der Getränke- und Backwarenindustrie oder bei der Speiseeisbereitung zur Verwendung.

Stein- und Beerenobstmuttersäfte werden in der Regel nach dem Konzentrieren bis auf 75% Tr. S. mit Zucker (Saccharose) bis zu einem Gesamtgehalt von 62—68% Zucker versetzt. Für Kern-, Trauben- und Orangenkonzentrate sind Zuckerzusätze in den meisten Ländern nicht erlaubt.

Die Herstellung von *Citruskonzentraten* hat in den beiden letzten Jahrzehnten einen weltweiten Aufschwung in den verschiedenen Erzeugungsländern genommen und soll hier als Beispiel für die modernen Verfahren und die dabei auftretenden Probleme behandelt werden:

Citrussäfte verlangen auf Grund ihrer Zusammensetzung, ihrer Empfindlichkeit, z. B. gegen Luftsauerstoff, weiterhin wegen der Aktivität ihrer Eigenenzyme, z. B. der Pektinesterasen, wie auch besonderer Mikrobenarten nach dem Auspressen der Früchte eine auf diese Saftgruppe ausgerichtete spezifisch-technologische Vorbehandlung, Konzentrierung und Lagerung.

Zur Herstellung der Orangensaftkonzentrate werden die frisch gepreßten Säfte zuerst entlüftet (entgast), um durch diese Entfernung des Sauerstoffs dem späteren Auftreten abstoßender Geruchs- und Geschmacksstoffe (Off-flavor) vorzubeugen. Dann wird im allgemeinen durch Erhitzen auf 90 °C bei einer Erhitzungsdauer von 15—20 sec *stabilisiert*, d. h. die Inaktivierung der pektinspaltenden Enzyme – vorab der pektin-demethylierenden, trub*ent*stabilisierenden Pektinesterase – vollzogen, um einem evtl. späteren Trubausfall, einer Koagulation und Ausfällung der unlöslichen Pektinate vorzubeugen.

Nach der Stabilisierung wird der Saft direkt in die Verdampfungsapparatur gesprüht. Dort ist die Safttemperatur (bei etwa 20 Torr) am Anfang etwa 26 °C, später noch niedriger. Die Konzentrierung dauert bei den heute verwendeten kontinuierlichen Mehrstufenverdampfern etwa 30 Minuten, so daß in modernen Betrieben vom Auspressen der Früchte bis zum Abfüllen des partial-gefrorenen Tiefkühlkonzentrates nur etwa 1 Stunde vergeht.

Beim Eindampfen (Konzentrieren) der Citrussäfte dampfen mit dem Wasser auch flüchtige Aromastoffe ab; das resultierende Konzentrat mit einem Extraktgehalt von 55—58 ° Brix besitzt einen faden Geschmack, den man durch Zufügen von frisch gepreßtem, unerhitztem Saft bis auf einen Gehalt von 42 ° Brix ausgleicht (Cut-back-Prinzip). Darüber hinaus wird der Gehalt an ätherischem Öl in dem 42° Brix-Saft mit geringen Mengen von kaltgepreßtem Orangenöl eingestellt. Manche Säfte werden auch auf einen Trockensubstanzgehalt von 72% konzentriert.

Die erhaltenen Konzentrate werden bei –9 °C breiartig eingefroren, unter Vakuum in geeignete Behälter oder Polyäthylenbeutel abgefüllt und bei –18 °C unter Vakuum oder inerten Gasen (O_2-frei) gelagert und transportiert. Bei dieser Temperatur kann das Produkt, ohne merklich an Aroma, Farbe und Vitamingehalt einzubüßen, lange Zeit gelagert werden. Bei erhöhter Lagertemperatur können jedoch unerwünschte chemische Veränderungen im Aroma, d. h. gewisse Off-flavors (charakterisiert als Ricinusöl-, Citrusoxydations- oder Pappkarton-Geschmack/Geruch), und physikalische Veränderungen der Konzentratkonsistenz, die sog. „Klärung" oder „Gelierung" auftreten. Letzteres Phänomen resultiert aus der durch Pektinesterase verursachten Entstehung eines Nieder-Methoxyl-Pektingels, das man durch die erwähnte stabilisierende Hitzevorbehandlung zu verhindern trachtet.

Die Hitzevorbehandlung reicht jedoch nicht immer aus, um den Saft keimfrei (steril) zu machen, so daß sich gelegentlich während des Konzentrierungsvorgangs noch Mikroorganismen entwickeln können. Der konzentrierte (säurereiche) Orangensaft ist an sich ein ungünstiges Medium für Mikroorganismen, so daß – falls vorhanden – die meisten bei der Tiefkühllagerung absterben. Nur säurefeste Bakterien wie *Lactobacillus* und *Leuconostoc*, welche beim Konzentrierungsvorgang überleben und wachsen können, verursachen manchmal im Konzentrat durch Diacetylbildung einen „Buttermilchgeschmack". Auch osmophile Hefen können in diesen Konzentraten bei höherer Lagerungstemperatur zu Gärungen und Bombagen führen.

Fruchtpulver

Ein Hauptgrund der chemischen Instabilität von Fruchtsäften ist ihr hoher Wassergehalt, der im allgemeinen über 75% beträgt. Es wurden daher von seiten der Fruchtsafttechnologie im vergangenen Jahrzehnt besondere Anstrengungen unternommen, das Wasser in schonender Weise aus den Säften zu eliminieren. Bereits die Entwicklung der Fruchtsaftkonzentrate stand unter dieser Zielsetzung. Konzentrierung bzw. Trocknung sollen die chemischen Reaktionsmöglichkeiten der empfindlichen Frucht- und Saftinhaltsstoffe untereinander vermindern und die Haltbarkeit der Konzentrate und Trockenprodukte während der Lagerung sowie ihr Anwendungsbereich auf vielen Gebieten der Lebensmittelverarbeitung, wie bei Backwaren, in der Eiskremherstellung, bei diätetischen Lebensmitteln erhöhen. Der günstigste Wassergehalt für die Haltbarkeit von Trockenpulvern liegt bei 1—3%.

Fruchtpulver werden aus reinen Fruchtsäften, z. B. aus Johannisbeersaft, aus Fruchtpulpen, z. B. von Orangen, Bananen, Ananas, oder aus ganzen Früchten, z. B. aus Himbeeren, hergestellt.

Unter den verschiedenartigen Verfahren zu ihrer Herstellung haben sich vornehmlich die *Zerstäubungstrocknung* (S. 262) und die *Schaumschichttrocknung* (S. 264) in der Praxis bewährt.

Die Herstellung von Fruchtsaftpulver durch *Zerstäubungstrocknung* muß der einzelnen Fruchtart unter Berücksichtigung trocknungsverhindernder (erschwerender) oder trocknungsfördernder Fruchtinhaltsstoffe und deren Struktur (Teilchengröße) angepaßt werden. Es läßt sich z. B. ein Fruchtsaft oder eine Fruchtpulpe mit höherem Invertzuckergehalt wegen dessen Hygroskopizität und Verklebungstendenz, z. B. bei überreifen Bananen, beim Trocknen nur schwer oder nicht ohne Zusatz von sog. Trocknungshilfen herstellen. Als solche verwendet man (bei gesetzlicher Zulässigkeit) trocknungsfreudige Stoffe, wie Stärkesirup, Saccharose, Lactose, Pektine Alginate, Carrageenate, Stärke, Cellulosederivate, Monoglyceride, z. B. Glycerinmonostearat.

Andere Herstellungsverfahren haben sich aus rohstoffbedingten und verfahrenstechnischen Gründen nur für spezielle Produkte bewährt: z. B. die relativ teuere Gefriertrocknung (S. 265), die Kühllufttrocknung (S. 264), die Dünnschicht-(Bewegtfilm)-Trocknung (S. 263), die Vakuum-Bandtrocknung.

Nach neueren Erfahrungen der Praxis erscheint auch die *Hochfrequenztrocknung* (vgl. S. 269) für die Herstellung von Fruchtpulvern sehr geeignet zu sein: Unter Einsatz von hochfrequentem Wechselstrom im Vakuum (25—50 Torr) wird die Verdampfungswärme für das Wasser auf dielektrischem Weg gleichmäßig im ganzen Trocknungsgut erzeugt.

Da bei dem Trocknungsvorgang vielfach ein beträchtlicher Anteil der flüchtigen Frucht-Aromastoffe verloren geht, fügt man entweder vor dem Trocknen oder auch nachher dem Trockenpulver Aromastoffe (-Konzentrate) in wasserfreier, löslicher, in Sorbit oder Glucose eingeschlossener Form, z. B. terpenfreies Schalenöl bei Orangenpulver, im Gange eines kontinuierlichen Zumischungsvorganges unter Luftabschluß oder unter Inertgas-Verwendung wieder zu.

Aromakonzentrate

Die Aromastoffe (Geschmacks- und Geruchsstoffe) gehören zu den wertgebenden, aber auch zu den empfindlichsten Bestandteilen der Fruchtsäfte. Der Einfluß von Luftsauerstoff, von Wärme sowie die Reaktion der Aromastoffe mit anderen Saftbestandteilen führt daher zwangsläufig bei der Lagerung von Fruchtsäften und bei der Herstellung und Lagerung von Fruchtsaftkonzentraten stets zu einem mehr oder weniger großen Verlust von Aromastoffen.

Aus diesem Grunde geht man in jüngster Zeit in der modernen Fruchtsafttechnologie dazu über, vor oder während der Fruchtsaftkonzentrierung die Aromastoffe bestimmter Früchte schonend durch Abdampfen abzutrennen und – wegen ihrer vergleichsweise viel besseren Haltbarkeit (als im gewöhnlichen Fruchtsaft oder in den Fruchtsaftkonzentraten) — in Konzentratform zu lagern, um sie später dem entaromatisierten, verdünnten Saft vor dem Verkauf oder den Saftkonzentraten vor der Tiefkühllagerung wieder hinzuzufügen. Diese Maßnahme bietet die Möglichkeit einer erhöhten Qualitätserhaltung gegenüber den gewöhnlichen (nicht entaromatisierten) Fruchtsäften bzw. Fruchtsaftkonzentraten.

Aromakonzentrate werden nicht nur zur Rekonstituierung der Ausgangssäfte sondern heute schon in vielen Zweigen der Lebensmittelindustrie verwendet, z. B. bei der Eiskremherstellung, im Konditoreigewerbe, in der Zucker- und Süßwarenindustrie.

Die Gewinnung von Aromakonzentraten erfolgt aus aromareichen Fruchtmaischen oder aus frischen, nicht vorbehandelten Fruchtsäften. Trubreiche Preßsäfte sind erheblich reicher an Aromastoffen als geklärte Säfte.

Zur Aromakonzentratgewinnung wird die Maische oder der Saft erwärmt, dann wird in besonderen Aromagewinnungsanlagen, deren wesentliche Teile aus Verdampfer, Rektifikationskolonne, Dephlegmator, Auswaschkolonne für nicht kondensierte Aromaanteile und einem Kühler bestehen, auf dem Wege der Destillation (Ausdampfung) die Abtrennung der wasserdampfflüchtigen Aromastoffe vom wäßrigen Saftanteil durchgeführt. Die aus dem Verdampfer austretenden Brüden werden in einer Gegenstromkolonne rektifiziert, das Aroma (nach Abtrennung des Lutterwassers) angereichert, kondensiert, gekühlt. Der Konzentrationsgrad kann mühelos im Gang der Anreicherung variiert werden.

Obstgetränke

Obstgetränke sind Verdünnungen, die durch Versetzen von Süßmost oder Dicksaft oder von Mischungen dieser Erzeugnisse mit Wasser oder kohlensäurehaltigem Wasser hergestellt sind. Die Herstellung dieser Getränke war früher in den Normativbestimmungen für Obstsüßmoste, Obstdicksäfte und Obstgetränke vom 8. 9. 1938 (RNVBl. S. 449) geregelt. Sie mußten mindestens 33 ° und höchstens 38 ° Öchsle[1] aufweisen. Die Obstgetränke können als Vorläufer der heutigen Fruchtsaftgetränke (s. unten) angesehen werden.

Gemäß der für die DDR geltenden Anordnung vom 5. 7. 1956 über die Normativbestimmungen dürfen durch Verdünnung eines Kernobstsaftes bzw. Rückverdünnung eines Obstdicksaftes oder Obstkonzentrates hergestellte Erzeugnisse nur als Obstgetränke gekennzeichnet werden. Dies gilt auch für Apfeldicksaft.

Fruchtsaftgetränke, Limonaden und Brausen

Fruchtsaftgetränke werden aus Fruchtsäften, Fruchtsaftgemischen oder Dicksäften, mit oder ohne Zusatz von technisch reinem Zucker – Saccharose und Dextrose (98 bis 99% Reinheitsgrad) – und Wasser, kohlensäurehaltigem Wasser oder auch anderem Tafelwasser hergesetllt.

Limonaden, Kalt- und Heißgetränke sind die aus Essenzen natürlicher Herkunft unter Verwendung von technisch reinem Zucker – Saccharose und Dextrose (98—99%) Reinheitsgrad) wie bei den Fruchtsaftgetränken – sowie Genußsäuren mit kohlensäurehaltigem Wasser oder anderem Tafelwasser hergestellten, praktisch alkoholfreien Getränke.

[1] Das Mostgewicht der Säfte wird in *Öchsle*graden ausgedrückt. Diese Grade zeigen an, um wieviel Gramm ein Liter Saft mehr wiegt als ein Liter Wasser, sie sind also eine abgekürzte Bezeichnung für das spezifische Gewicht der Säfte. Beispiel: Ein Mostgewicht von 40 ° *Öchsle* besagt, daß ein Most vom spezifischen Gewicht 1,040 vorliegt. Aus dem Mostgewicht, d. h. den *Öchsle*graden, und dem Gesamtextrakt läßt sich der Zuckergehalt eines Saftes ermittelt.

Nachgemachte Fruchtsaftgetränke und solche Limonaden, bei denen Zucker ganz oder teilweise durch künstliche Süßstoffe oder die natürlichen Essenzen durch künstliche oder künstlich verstärkte Essenzen ersetzt sind, werden als Brausen bezeichnet.

Die Herstellung von Fruchtsaftgetränken, Limonaden und Brausen ist in der Bundesrepublik in den Richtlinien für die Herstellung, Kennzeichnung und Beurteilung süßer alkoholfreier Erfrischungsgetränke geregelt (vgl. DLebRdsch 1957, S. 237). Diese Richtlinien sind durch die Fremdstoffregelung z. T. überholt (z. B. dürfen Limonaden nicht mehr künstlich gefärbt werden). In der DDR ist Grundlage für die Herstellung von Fruchtsaftgetränken, Fruchtsaftlimonaden und Limonaden mit -geschmack der Standard TGL 6801. Bei allen Erzeugnissen muß die Süßung mit Zucker (Saccharose) erfolgen.

8.12. Honig

Honig ist der süße Stoff, den Bienen erzeugen, indem sie Nektariensäfte oder auch andere, an lebenden Pflanzenteilen sich vorfindende süße Säfte aufnehmen, durch körpereigene Stoffe bereichern, in ihrem Körper verändern, in Waben aufspeichern und dort reifen lassen (Begriffsbestimmung der Honig-Verordnung vom 21. 3. 1930).

Damit wird zunächst gesagt, daß nur als Honig das Erzeugnis der Biene (*Apis mellifera*) oder anderer *Apis*-Arten, nicht aber von Hummeln, Ameisen usw. anzusehen ist. Mit der Beschränkung auf „Nektariensäfte und andere an lebenden Pflanzen sich vorfindende Säfte“ ist die deutliche Abgrenzung gegen „Zuckerfütterungshonig“ gegeben. Der letztere ist daher kein Honig und darf nicht in den Verkehr gebracht werden.

Das gleiche gilt für Erzeugnisse von nicht lebenden Pflanzenteilen, z. B. bereits geernteten Zuckerrüben, nicht aber von den an lebenden Blättern und Zweigen gewisser Pflanzen, vor allem auf Koniferen, abgeschiedenen süßen Stoffen, wie *Honigtau*, der von bestimmten Insekten, z. B. von Blattläusen, stammt.

Der von den Bienen in die Honigblase, ein erweitertes Anhangsgebilde des Verdauungskanals, eingetragene und dann in die Wabe ausgebrochene (ausgespieene) süße Stoff verliert infolge der hier herrschenden höheren Temperatur und des häufigen Umtragens den größten Teil seines Wassergehalts (bis auf etwa 20%), wobei gleichzeitig bieneneigene Proteine, Säuren und Enzyme hinzutreten und eine enzymatische Umwandlung von Saccharose in Glucose und Fructose eintritt. Sobald der Wassergehalt auf etwa 20% gesunken ist, werden die Zellen mit einem Wachsdeckel verschlossen.

Honigarten

Je nach der Art der Pflanzen, die für das Aroma bestimmend sind, unterscheidet man Blütenhonig, wie Akazien-, Heide-, Klee-, Linden-, Rapshonig usw. Daneben steht der von anderen Pflanzenteilen (Blättern, Tannennadeln u. a.) stammende Honigtauhonig, insbesondere der Koniferen-(Tannen- oder Fichten-)Honig. Jede dieser Sorten zeigt gewisse charakteristische Merkmale der Farbe, des Geruchs, der Konsistenz, die dem Sachverständigen die Erkennung ermöglichen. Zur Identifizierung der einzelnen Honigsorten, vor allem auch bei Auslandshonigen, sind die Pollenkörner oft von ausschlaggebender Bedeutung (mikroskopische Bestimmung).

So ist Ahornhonig hellgelb und fein aromatisch, Akazienhonig farblos bis hellgelb oder schwach grünlich, durch Kristallisation fest werdend; Buchweizenhonig rötlich bis dunkelbraun, wegen seines eigentümlichen Beigeschmacks weniger zum Rohessen geschätzt; Esparsettehonig von fester Konsistenz, stark gelber Farbe und eigenartigem Geschmack; Heide-(Erika-)Honig von dunkler rötlicher Farbe, zäher Konsistenz, angenehmem, schwach süßlichem Geschmack und starkem Aroma; Kleehonig hellgelb bis rötlich, fein aromatisch; Kornblumenhonig bräunlich und aromatisch; Lindenhonig grünlich oder gelblich, nach dem leicht eintretenden Erstarren grau, von sehr geschätztem Aroma; Obst-(Kirsch-)blütenhonig von dünnflüssiger Konsistenz, gelber bis gelbbrauner Farbe und gutem Aroma; Raps- und Hederichhonig gelb oder weißlich, leicht kristallisierend; Wiesenblumenhonig gelb bis braun. Koniferenhonig zeigt meist eine dunklere Farbe, eigentümlichen terpentinartigen Geruch und weniger süßen Geschmack.

Wird Honig unter der Bezeichnung einer bestimmten Pflanzenart in den Verkehr gebracht, so muß dies auch wirklich zutreffen. Das gleiche gilt von Angaben über die geographische Herkunft: „Deutscher Honig" ist Honig, der innerhalb der BRD (aber nicht durch Fütterung mit ausländischem Honig), gewonnen ist (z. B. Allgäuer, Schwarzwälder) oder „ausländischer Honig" (z. B. ungarischer, Chile-, Valparaiso-, kalifornischer, Havanna-Honig). Im allgemeinen wird der „deutsche" Honig höher geschätzt, weil die meisten ausländischen Sorten wegen ihrer Abstammung von duftschwachen tropischen Blüten und oft mangelhafter Behandlung arm an Aroma sind.

Gewinnung

Nach der Art der Gewinnung unterscheidet man folgende Handelssorten:

a) Scheiben- oder Wabenhonig, der sich noch in den von den Bienen gebauten und verdeckelten, unbebrüteten Waben („Jungfernwaben") befindet; b) „dunkler Scheibenhonig", der sich noch in den von den Bienen gebauten, größtenteils verdeckelten, brutfreien, nur wenig bebrütet gewesenen, höchstens 1 Jahr alten Waben befindet; c) Schleuderhonig, mit der Schleuder aus brutfreien Waben gewonnener Honig; d) Tropfhonig (Lauf-, Leck-, Senkhonig), aus den brutfreien, zerkleinerten Waben freiwillig, ohne weitere Einwirkung ausgeflossener Honig; e) Preßhonig, aus den brutfreien Waben durch Pressung auf kaltem Wege gewonnener Honig; f) Seimhonig, aus den brutfreien, nicht eingestampften oder auch eingestampften Waben durch Erwärmen und nachfolgendes Pressen gewonnener Honig. Preßhonig und Seimhonig sind die geringwertigsten Honigsorten.

Stampfhonig, aus nicht brutfreien Waben durch Einstampfen gewonnen, darf nicht als Speisehonig sondern nur als Futterhonig für Bienen verwendet werden.

Der Verwendungszweck begründet schließlich noch die Einteilung in Speisehonig, das ist vollwertiger, zum unmittelbaren Genuß für Menschen geeigneter Honig, und Backhonig, der nicht vollwertig ist, weil er in starke Gärung übergegangen oder bis zur Schwächung der diastatischen Fermente erhitzt oder angebrannt ist oder weil er infolge Treibens einen dem Honig nicht eigenen Geruch und Geschmack angenommen hat. Solche Erzeugnisse müssen deutlich als Backhonig kenntlich gemacht werden.

Zusammensetzung

Der chemischen Zusammensetzung nach stellt der Honig eine konzentrierte wäßrige Auflösung von Invertzucker, häufig mit einem Überschuß an Fructose, dar; daneben sind noch Saccharose, Dextrine, N-Verbindungen, Enzyme, Mineral-, Aroma- und Farbstoffe, Wachs und Pollenkörner anwesend. Als Mittel zahlreicher Analysen lassen sich etwa angeben: Wasser 20%, Invertzucker 70–80%, Saccharose bis 5%, N-Verbindungen 0,3%, organische Säuren 0,1–0,2%, Mineralstoffe 0,10–0,35%.

Honigtau-(Koniferen-)honig zeigt meist höheren Gehalt an Dextrin, Saccharose (5 bis 10%) und Asche (0,4–1%).

Der Wassergehalt darf bei unverschnittenem Heidehonig 25% (DDR: Heide- und Kleehonig 24%), bei anderem Honig 22% (DDR 22%) nicht übersteigen. Auch ist jeder Wasserzusatz verboten.

Den Hauptanteil der Kohlenhydrate stellt der Invertzucker mit 70–80%, wobei meist die Fructose die Glucose überwiegt. Der Saccharosegehalt wird zu 5–10% angegeben, ist aber meist niedriger, weil die im Koniferenhonig vorkommende Melezitose (vgl. S. 143) in älteren Analysen als Saccharose mitbestimmt wurde. Überdies geht aus neuesten aufschlußreichen Befunden hervor, daß in Bienenhonig neben den bisher bekannten Zuckerarten (Glucose, Fructose, Saccharose und Melezitose) insgesamt mindestens fünf weitere Saccharide auftreten können. Saccharose ist nicht in allen Honigsorten vorhanden.

Die saure Reaktion (pH 3,3–4,9) wird durch Äpfelsäure, Citronen- und Weinsäure, daneben auch durch etwas Ameisensäure hervorgerufen.

Enzyme, vor allem diastatische (Amylasen), weiterhin Invertase (Saccharase) und Glucose-Oxydase, entstammen dem Bienenkörper. Vitamine sind kaum vorhanden.

Der Nährwert des Honigs ist wegen des hohen Zuckergehaltes beträchtlich, daneben müssen die etwa 120 Einzelkomponenten des Honigaromas erwähnt werden, die den hohen Genußwert des Bienenhonigs wesentlich mitbedingen.

Kleinasiatische Honige sind bisweilen giftig durch ihren Gehalt an Giftstoffen aus Alpenrosen (*Rhododendron flavum* und *ponticum*).

Kunsthonig

Der zuerst gegen Ende des vorigen Jahrhunderts durch Inversion von Rohrzucker mit Säuren, nachfolgendes Färben und Aromatisieren mit echtem Honig oder mit künstlichen Riechstoffen (als honigartige Zubereitung) hergestellte Kunsthonig zeigte in seinen äußerlichen Eigenschaften so große Übereinstimmung mit Honig, daß er selbst von erfahrenen Praktikern nicht immer erkannt werden konnte; der chemische Nachweis gelang erst, als J. FIEHE zeigte, daß bei der Hydrolyse (Inversion) von Saccharose mit Mineralsäuren analytisch faßbare Zersetzungsprodukte entstehen, wie das charakteristische *Hydroxymethylfurfural* (HMF, vgl. S. 115 und 116).

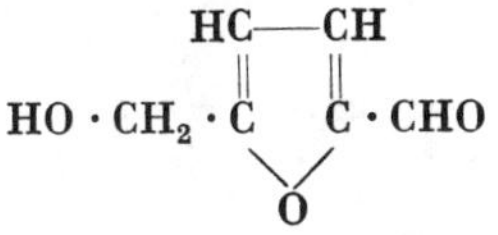

Dieses kann mit Äther ausgezogen werden und ergibt mit Resorcin-Salzsäure eine kirschrote Färbung (FIEHEsche *Reaktion*). Da die Industrie zum Teil dazu überging, die Inversion durch Enzyme oder schwächere Säuren, wie CO_2, durchzuführen (wobei das diese Farbreaktion hervorrufende Hydroxymethylfurfural nicht auftritt), wurde in die zum Schutze der Verbraucher erlassene Verordnung vom 21. 3. 1930 die ausdrückliche Vorschrift aufgenommen, daß Kunsthonig *Hydroxymethylfurfural enthalten muß*. Die grundlegende Begriffsbestimmung der Verordnung lautet:

„*Kunsthonige* sind aus mehr oder weniger stark invertierter Saccharose (Rüben- oder Rohrzucker) mit oder ohne Verwendung von Stärkezucker oder Stärkesirup hergestellte aromatisierte, meist künstlich gefärbte, in Aussehen, Geruch und Geschmack dem Honig ähnliche Erzeugnisse, die von ihrer Herstellung her organische Nichtzuckerstoffe, Mineralstoffe und Saccharose (Rüben- oder Rohrzucker) sowie stets Hydroxymethylfurfural enthalten.“

Für die wichtigsten Bestandteile sind folgende Höchstgrenzen festgesetzt worden: Wasser 22%, Saccharose 30%, Säuregrad 4, Asche 0,4%, Stärkesirup oder Stärkezucker 20%. Honigähnliche Erzeugnisse, die diesen Vorschriften nicht entsprechen, insbesondere kein Hydroxymethylfurfural enthalten, dürfen nicht in den Verkehr gebracht werden. Bei Erfüllung der vorstehenden Bedingungen aber ist der Kunsthonig ein vortrefflicher Brotaufstrich und ein Süßungsmittel. Der kalorische Wert entspricht völlig demjenigen von Bienenhonig.

8.13. Zucker und Zuckerwaren

Von den zahlreichen Zuckerarten, deren chemische Eigenschaften im Abschnitt „Nährstoffe“ besprochen worden sind, bilden nur die Saccharose als Rohr- oder Rübenzucker, Glucose in Form von Stärkezucker und Stärkesirup, Lactose als Milchzucker und Maltose in Form von Malzextrakt, in beschränkterem Umfange auch der Invertzucker, selbständige Industrieerzeugnisse und Handelswaren. In volkswirtschaftlicher Hinsicht kommt dem Rohrzucker die größte Bedeutung zu.

8.13.1. Gebrauchs-Zuckerarten

Rohr-(Rüben-)Zucker

im chemischen Sinne Saccharose, ist im Pflanzenreiche weit verbreitet und findet sich als erstes Umwandlungsprodukt der durch Licht und Chlorophyll in den Blättern gebildeten Glucose in den meisten Pflanzensäften, von denen er besonders zu den Reserveorganen (Stengel, Früchte, Wurzeln) befördert wird. Als Träger größerer Zuckermengen, die eine technische Gewinnung lohnen, sind nur relativ wenig Arten anzuführen, insbesondere von Gramineenstengeln der Mais (8–12% Saccharose), die Zuckerhirse (10–18%), Zuckerrohr (14–26%), ferner der Saft vieler Palmen (3–6%), der Birke (2–4%), des Zuckerahorns (3%), weiter von Wurzeln und Rhizomen die Mohrrübe und Batate mit 2–3% und die Zuckerrübe mit einem Zuckergehalt von etwa 16–20%.

Nach dem am längsten bekannten Vorkommen im Zuckerrohr *(Saccharum officinarum)* wird diese Zuckerart als Rohrzucker bezeichnet, doch gibt der Name nicht mehr allein den Ursprung, sondern eine chemische Verbindung, die Saccharose, an. Auch der aus Rüben gewonnene Zucker heißt Rohrzucker.

Die älteste Quelle zur Gewinnung von Saccharose stellt das Zuckerrohr dar.

Die Grundlage zu der heutigen blühenden Zuckerindustrie bildet die Entdeckung des Rübenzuckers durch A. S. MARGGRAF (1747) in der Runkelrübe. Die heutige großindustrielle Herstellung von Rohrzucker erfolgt bei uns aus der Zuckerrübe, einer veredelten Futterrunkel. Von ihr sind als wichtigste Eigenschaften zu fordern: hoher Zuckergehalt bis 18 oder 20%; geringer Gehalt an sogenanntem Nichtzucker (Eiweiß; Salze), glatte Oberfläche, schlanke Form ohne Verästelungen; festes weißes Fleisch, damit sie sich ohne Abfall gut zerkleinern läßt, und Wachstum innerhalb der Erde, weil der aus dem Boden ragende Kopf am Licht grün und zuckerarm wird.

Auch bei der Lagerung der geernteten Zuckerrüben geht durch Atmungsvorgänge der Zuckergehalt zurück. Deshalb müssen die Rüben in einer relativ kurzen Zeit von etwa 3–4 Monaten, während der sogenannten „Kampagne“ (Oktober bis Januar), verarbeitet werden.

Gewinnung

Die Gewinnung des Zuckers aus Zuckerrüben – in jeder Hinsicht eine chemische Musterindustrie – umfaßt folgende Verfahrensschritte: 1. Vorbereitung der Rüben (Waschen, Schnitzeln), 2. Saftgewinnung (Diffusion), 3. Reinigung des Saftes (Scheidung, Sättigung), 4. Eindampfen des Saftes, 5. Rohzuckergewinnung (Kristallisation und Trennung), 6. Raffination.

Die teilweise noch übliche *diskontinuierliche* Saftgewinnung erfolgt in der Weise, daß die gewaschenen Rüben in der Schnitzelmaschine in dünne Streifen geschnitten und dann in zu 12 bis 15 hintereinandergeschalteten, mit Rohrleitungen verbundenen „Diffuseuren“ (Diffusionsbatterien) mit warmem Wasser nach dem Gegenstromprinzip bis auf 0,3–0,4% Zucker ausgelaugt werden (vgl. Abb. 7, S. 72). Die Frischwasserführung geschieht derart, daß von Diffuseur zu Diffuseur stets ein Saft mit zunehmender Zuckerkonzentration anfällt. Der mit den am meisten ausgelaugten Schnitzeln gefüllte Diffuseur wird jeweils abgeschaltet und nach unten entleert. Während der Auffüllung geht die Extraktion in den anderen Diffuseuren weiter, wobei in steter Folge einer der ausgelaugten Diffuseure entleert, wiedergefüllt und in den Gesamtextraktionskreislauf eingeschaltet werden kann.

Wegen der damit verbundenen, zeitraubenden Handarbeit haben sich in den letzten Jahren immer mehr *kontinuierliche* und weitgehend *automatisierte* Verfahren zur Saftgewinnung eingeführt. Es handelt sich hierbei meist um Extraktionsaggregate, wie sie z. B. im U-förmig gebauten Extraktionsturm nach HILDEBRANDT (vgl. Abb. 8, S. 73) oder im weiterentwickelten BMA- und im BUCKAU-WOLF-Diffusions-(Auslauge-)Turm vorliegen. Die eingebrachten Rübenschnitzel werden von Transportorganen wie Schnecken, Flügelwellen u. a. dem Extraktionsfluß entgegengeführt.

Die in die Extraktionsanlagen eintretenden Schnitzel werden vorher (oder in dem Auslaugeturm selber) gebrüht, um durch die dadurch eintretende Plasmolyse der Rübenzellen und Denaturierung der semipermeablen Zellwand eine ausreichend hohe Diffusionsgeschwindigkeit der Saccharose zu erreichen. Bei einer Diffusionstemperatur von 70–75 °C und der Extraktionsdauer von 70–85 Minuten wird in den modernen Extraktionsanlagen ein Extraktionsgrad von nahezu 99% der Saccharose erreicht. Die ausgelaugten Schnitzel werden oben im Turm – etwa 50 cm über dem Frischwassereinlaß – von Ausziehschnecken erfaßt und ausgeworfen, dann abgepreßt und als Naßschnitzel oder in getrockneter Form als Trockenschnitzel für Viehfutter verwendet. Das angefallene *Preßwasser* wird oben in die Diffusionsapparatur unterhalb der Frischwasserzuführung zurückgeführt (Rücknahmeverfahren). Hierdurch wird der Frischwasserbedarf erheblich verringert und das schwierige Problem der Zuckerfabrik-Abwässer gelöst. Teilweise wird bei der Schnitzeltrocknung auch Melasse zugesetzt. Neben diesen Melasseschnitzeln werden auch unvollständig entzuckerte, getrocknete Schnitzel mit mindestens 18% Zucker (Steffen-Schnitzel) erzeugt.

Als nächster Verfahrensschritt zur Gewinnung eines reinen Zuckers folgt die Rohsaft-Reinigung. Sie besteht chemisch seit langem in einer Kalk-Kohlendioxidbehandlung (Scheidung) mit gelöschtem Kalk (pH $>$ 12) und einer anschließenden ersten Saturation mit Kohlendioxid, der Filtration des sog. Scheidenschlammes und einer zweiten Saturation mit CO_2 zur optimalen Entkalkung des gereinigten Saftes. Hierzu wird der schwarzblaue Rohsaft unter Zugabe von 2–3% gelöschten Kalkes erwärmt, wobei vorher gelöste Saftinhaltsstoffe wie Phosphorsäure, organische Säuren, Eiweißstoffe, Pektinstoffe u. a. in unlösliche Calciumverbindungen übergeführt (Scheidung) und durch Filtration ausgeschieden werden. Die Saccharose (auch etwa gebildete Saccharate) bleibt in Lösung. Durch Einleiten von CO_2 (Saturation) fällt $CaCO_3$ als Niederschlag aus, reißt weitere Verunreinigungen mit sich und zersetzt gleichzeitig etwa gebildete Calciumsaccharate. Der durch Filterpressen nunmehr klar und farblos erhaltene „Dünnsaft" wird – in jüngster Zeit auch nach Einsatz von Ionenaustauschern zur teilweisen oder vollständigen Entfernung der ionisierten Nichtzuckerstoffe (Teil- und Vollentsalzung vgl. S. 436) – in einer mehrstufigen Verdampfstation bei schwachem Unterdruck eingedampft. Der entstehende „Dicksaft" wird mit Knochenkohle oder schwefliger Säure entfärbt, im Vakuum eingeengt, „auf Korn gekocht", wobei der Zucker größtenteils als sog. „Füllmasse" auskristallisiert. Die erkaltete Füllmasse wird durch Zentrifugieren von dem anhaftenden Sirup (Abläufe) befreit und hinterbleibt als gelbliches, etwas klebriges Pulver von Rohzuckerkristallen (sog. Erstprodukt), während die ablaufende Flüssigkeit nochmals in gleicher Weise eingekocht wird und so ein zweites und drittes Produkt (Nachprodukte) ergibt. Der letzte Ablauf ist Melasse und wird zur Herstellung von Backhefe (vgl. S. 370), zur Alkoholgewinnung (vgl S. 471) wie auch als Viehfutter verwendet. Melasse dient auch zur Gewinnung von Glutaminsäure bzw. Mononatriumglutaminat (vgl. S. 21) mit Hilfe von Ionenaustauschern.

Auf einfachere Weise durch Zerquetschen zwischen Walzen wird der Saft aus Zuckerrohr ausgeschieden, dann aber wie oben beschrieben durch Scheidung und Saturation gereinigt und im Vakuum eingedampft.

Raffination

Der so gewonnene „Rohzucker" (rohe Zucker) ist noch ungenügend gereinigt, weshalb seine unmittelbare Einführung in den Handel nicht möglich ist. Wegen anhaftendem Sirup hat er einen unreinen brenzligen Geschmack, bietet einen guten Nährboden für Mikroorganismen, ist wenig haltbar und läßt sich nur schwierig verteilen und abwägen. Trotz einer vorübergehenden Meinung, die den ungereinigten Zucker als etwas Besseres, ja sogar als „Edelzucker" bezeichnete, ist man daher bei dem altbewährten Verfahren der Raffination verblieben, wobei der Rohzucker auf Weißzucker verarbeitet wird.

Der Rohzucker wird zunächst vorgereinigt (Affinier-Verfahren). Hierzu vermengt man ihn mit einem Ablaufsirup, zentrifugiert und „deckt" (wäscht) mit Wasser oder Wasserdampf. Die Verunreinigungen werden dabei mitgeschleudert, während die Zuckerkristalle, ohne Auflösung, gereinigt zurückbleiben. Der so gewonnene Weißzucker (auch affinierter Zucker oder Affinade genannt) stellt den üblichen Gebrauchszucker (Grundsorte) dar: Kristallzucker, Melis, „Granulated", Kastor.

Melis ist gemahlener Kristallzucker, „Granulated" ist mittelkörniger, „Kastor" feinkörniger Kristallzucker.

Die eigentliche Raffination ist eine Umkristallisation des Zuckers: Der raffinierte Zucker wird in heißem Wasser zu einem Dicksaft von 60–70% Zucker gelöst. Dieser Dicksaft wird nach Zugabe von sehr geringen Mengen CaO (zur Aufrechterhaltung des alkalischen Milieus) vorfiltriert und in der üblichen Weise im Vakuum auf Korn gekocht und abgeschleudert. Auf diese Weise werden die reinsten Raffinadezucker, wie Hut- und Würfelzucker sowie die feinen Kristallzucker (z. B. Kristallraffinade, Hagelzucker, Knoppern) sowie Kandis hergestellt. Gemahlene Kristallraffinade sind u. a. der Staub- und Puderzucker. Brauner Kandiszucker erhält seine Farbe durch einen Zusatz von Karamel oder Zuckerkulör.

Aus den Raffinadeabläufen wird gelber Farin, ein geringwertigerer Zucker, gewonnen. Zusammensetzung siehe Tabelle 39, S. 438.

Eine besondere Bedeutung bei der Herstellung von reinem Zucker aus den Zuckersäften (Dünnsäften) unter gleichzeitiger Steigerung der Zuckerausbeute durch Wegfall einer entsprechenden Melassemenge (Melassenentsalzung) gewinnen neuerdings die sogenannten Harzaustauscher als Ionenaustauscher. Denn erst die praktisch restlose Entfernung der im Zuckersaft gelösten Salze (Elektrolyte) führt zur Gewinnung von reinsten Produkten. Hierzu können Harzaustauscher in einem Zweistufenverfahren eingesetzt werden. In der ersten Stufe werden durch einen Kationenaustauscher die Kationen gegen Wasserstoffionen ausgetauscht, worauf in der zweiten Stufe die gebildeten freien Säuren mittels Anionenaustauscher entfernt werden. Somit findet eine Entsalzung der Zuckerlösung statt.

Ionenaustauscher (Austauschadsorbentien)[1]

Austauscher sind feste Stoffe, die die Fähigkeit besitzen, aus einer Lösung bestimmte Mengen darin enthaltener Ionen aufzunehmen und dafür andere Ionen, mit denen sie vorher beladen waren, in die Lösung abzugeben. Derartige Austauscher sind seit langem bekannt; sie kommen in der Natur als kristallisierte Zeolithe, das sind wasserhaltige Alkali-alumo-silicate (z. B. Natrolith, Heulandit u. a.) vor und sind in der Lage, ihre Alkali-Ionen reversibel gegen Calcium-Ionen auszutauschen. Dadurch sind die Zeolithe geeignet, hartes, d. h. calciumreiches Wasser zu enthärten, weichzumachen (industrielle Kesselspeisewasseraufbereitung, Färbereien u. a.). Auch die synthetisch erzeugten Permutite besitzen als Basenaustauscher die wertvollen Eigenschaften der Zeolithe. Da sie jedoch gegenüber Säuren und Laugen empfindlich sind, können sie nur in neutralen oder schwach alkalischen Lösungen zur Verwendung kommen.

Einen großen Fortschritt bedeutete es daher, als es gelang, Kunstharze mit Austauschereigenschaften herzustellen, die in Wasser und organischen Lösungsmitteln unlöslich, gegen Säuren und Laugen unempfindlich sind, ja sogar Temperaturen bis zu 100 °C schadlos ertragen. Grundsätzlich müssen wir zwei Arten von Kunstharzaustauschern unterscheiden: 1. Kationenaustauscher, 2. Anionenaustauscher. Erstere sind Kondensationsprodukte saurer aromatischer Grundstoffe, insbesondere mehrwertiger Phenole mit Formaldehyd, die zusätzlich noch Carboxyl- und Sulfosäuregruppen enthalten, so daß der schwachsaure Charakter der Phenole dadurch noch verstärkt wird. Anionenaustauscher sind Kondensationsprodukte basischen Charakters mit reaktionsfähigen freien Amino- oder Iminogruppen aliphatischen oder aromatischen Charakters. Demgemäß sind die Harzaustauscher feste hochmolekulare

[1] Von den Austauschern müssen diejenigen Stoffe unterschieden werden, die durch Adsorption, also eine reine Oberflächenwirkung, d. h. durch elektrostatische Anziehung aus der Lösung festgehalten werden. Hierauf beruht z. B. die Wirkung der Aktivkohle.

Säuren mit COOH, SO_3H, phenolischen OH-Gruppen oder Basen mit $—NH_2$, $>$ NH, OH-Gruppen.

Bekannte Harzaustauscher sind z. B. die Lewatite, Wofatite und Dowexite.

Mit den Ionenaustauschern lassen sich viele Kationen und Anionen (Salze) aus ihren Lösungen entfernen. Wenn man z. B. NaCl aus einer Lösung eliminiert, lassen sich die Umsetzungen mittels Harzaustauschern folgendermaßen formulieren:

$$\text{Kationenaustausch: H-Harz} + \text{NaCl} \rightleftarrows \text{Na-Harz} + \text{HCl}$$
$$\text{Anionenaustausch: OH-Harz} + \text{HCl} \rightleftarrows \text{Cl-Harz} + H_2O.$$

Somit ist bei Hintereinanderschaltung von Kationen- und Anionenaustauscherröhren in 2 Stufen der Elektrolyt entfernt (Vollentsalzung), z. B. bei der Lactosegewinnung aus enteiweißter Molke.

Ein Neutralsalzaustausch findet z. B. bei der Wasserenthärtung statt:

$$Na_2\text{-Harz} + CaSO_4 \rightleftarrows \text{Ca-Harz} + Na_2SO_4.$$

Nach vollkommener Beladung (Erschöpfung) können die Kationenaustauscher unter Durchspülung mit Säuren, die Anionenaustauscher mit Basen (NaOH, Na_2CO_3, NH_4OH) in Umkehr der obigen Gleichungen wieder voll wirksam werden (Wiederbelebung = Regeneration der Austauscher).

Die Anwendungsgebiete der Harzaustauscher in der Lebensmittelindustrie sind umfangreich: Herstellung von (Kristall-)Dextrose, Entsäuerung und Entsalzung von Fruchtsäften, Entsalzung von Glucosesirupen, von Fructoselösungen (z. B. nach der Topinamburhydrolyse), Entfernung von Cu- und As-Spuren in Wein, Gewinnung von Glutaminsäure aus Hydrolysaten, verbesserte Pektingewinnung durch Entsalzen und Entsäuern der Extraktlösungen, Gewinnung (Anreicherung) von Vitamin C aus Preßsäften, Fraktionierung von Aminosäuren durch Anwendung verschieden stark basischer oder saurer Harzaustauscher, Reinigung von Rohglycerin, Herstellung von enthärtetem, d. h. elektrolytfreiem Wasser, Anwendung in der Lebensmittelanalytik, Milchindustrie, im Braugewerbe, in der Mineralwasserindustrie usw.

Zusammensetzung und Eigenschaften von Zuckersorten

Bei der handelsüblichen Unterscheidung der Zucker spielt auch die äußere Form eine Rolle. Man teilt meist in folgende Sorten ein: Hartzucker, bei denen die einzelnen Kristalle zu größeren Stücken zusammengefügt sind; hierher gehören Brotzucker (Hutzucker), Plattenzucker, Würfelzucker; Kristallzucker (Granulated, Kastor) liegt in losen, deutlich ausgebildeten Kristallen vor. Kandiszucker besteht aus besonders großen Zuckerkristallen, die sich bei sehr langsamer Kristallisation bilden. Feinkörnige Zucker sind Sandzucker und gemahlene Zucker, z. B. Puderzucker.

Auf die Bewertung des Zuckers nach dem „Braunschweiger Punktsystem" bzw. auf inzwischen erfolgte EWG-Regelungen kann hier nur hingewiesen werden.

In der DDR enthält der Standard TGL 3070 – Zucker (Saccharose) – Anforderungen an die Beschaffenheit von Zucker.

In Tabelle 39 wird zusammenfassend deutlich, wie sich Reinheit, Farbe und Eigenschaften des Zuckers im Gang der Raffination verbessern. Im allgemeinen werden die Zucker im Handel nach diesen Merkmalen in verschiedene Gütesorten eingeteilt.

Die angegebenen Werte sind Mittelwerte und können leichten Schwankungen unterliegen; so liegt der Zuckergehalt des Rüben-Rohzuckers z. B. bei 95—98%.

Während das chemische Verhalten der Saccharose bereits S. 137 besprochen wurde, seien hier noch folgende Eigenschaften der handelsüblichen Zuckersorten zusammen-

Tabelle 39. Zusammensetzung und Eigenschaften von Handelszuckersorten

	Zucker %	Wasser %	Asche %	Organ. Nicht-zucker-stoffe %	Eigenschaften
Rohr-Rohzucker	98,20	0,82	0,38	0,60	dunkelgelb, klebrig, angenehm aromatisch
Rüben-Rohzucker	96,0	1,93	0,95	1,54	hell- bis dunkelgelb, feucht, wenig angenehmer alkalischer Geschmack
Farinzucker, hell	98,80	0,70	0,21	0,29	hellgelb, trocken bis feucht, geschmacklich besser als Rübenrohzucker
Melis	99.90	0,065	0,025	Spuren	weiß bis gelbstichig, trokken, bisweilen mit schwachem Nebengeschmack
Kristall-Raffinade	99,95	0,045	0,002	—	reinweiß, blank, reinsüß

gestellt: Beim Erhitzen wird der Zucker unter Bildung von Karamel zunächst gelb, dann braun und schwarz und verbrennt schließlich mit leuchtender Flamme. Er löst sich leicht, schon in seinem halben Gewicht Wasser, zu einem farblosen Sirup, dreht die Ebene des polarisierten Lichtes nach rechts und wird durch Enzyme oder verdünnte Säuren in Invertzucker umgewandelt. Durch Hefe wird der Zucker in Alkohol und Kohlendioxid zerlegt und bildet dadurch neben den anderen Zuckerarten einen Grundstoff der Gärungsindustrie; auf der durch Bakterien hervorgerufenen Milchsäurebildung beruht die Säuerung des Sauerkrautes und der sauren Gurken, durch anders geleitete Gärungen können aus Rohrzucker Glycerin, Citronensäure usw. gewonnen werden.

Haushalt und Lebensmittelindustrie machen von seinem Süßungs- und Konservierungsvermögen Gebrauch, von letzterem besonders zur Haltbarmachung von Früchten, Fruchtsäften oder anderen Obsterzeugnissen, von dem süßen Geschmack zur Hebung des Genußwertes mancher Gruppen von Lebensmitteln, also neben den Marmeladen, Gelees, Sirupen, Limonaden, besonders der Kuchen und Torten, Liköre, des Kaffees, Tees und Kakaos. Auch bildet Saccharose den überwiegenden Bestandteil der zahllosen Arten von Zuckerwaren. Zucker hat den hohen kalorischen Wert von 4,1 kcal/g.

Speisesirup,

ein wichtiges Hilfsmittel für Haushalt und Lebensmittelindustrie, bestand ursprünglich lediglich aus Abfällen der Zuckerrohrverarbeitung und der inländischen Rübenzuckerraffinerien, d. h. im wesentlichen aus einer konzentrierten Auflösung von Saccharose, erhält aber neuerdings auch Zusätze von Stärkesirup, Stärkezucker, Invertzucker und Rübenkraut.

Stärkeverzuckerungserzeugnisse: Stärkesirup, Stärkezucker, Dextrose

Die heute handelsüblichen Stärkeverzuckerungserzeugnisse, Stärkesirup, Stärkezucker, und Dextrose haben seit der Vervollkommnung der technischen Stärkehydrolyse in der ganzen Welt eine hohe industrielle und wirtschaftliche Bedeutung gewonnen. Während noch vor dem 2. Weltkrieg in Deutschland die Kartoffelstärke den Hauptrohstoff für die Herstellung der Stärkeverzuckerungserzeugnisse lieferte, ist auch in der BRD, wie in der übrigen Welt, der Rohstoff Mais heute in den Vordergrund getreten.

Bei der Herstellung von Stärkeverzuckerungserzeugnissen durch hydrolytische Spaltung der Stärke wird der Spaltungsvorgang jeweils auf einen bestimmten Abbaugrad des Makromoleküls Stärke eingestellt.

Man kann bei der Stärkehydrolyse grundsätzlich 4 Wege beschreiten:

Stärkehydrolyse mit *Säuren*
Stärkehydrolyse mit *Enzymen* (einstufig)
Zweistufige Stärkehydrolyse mit *Säuren* und *Enzymen*
Zweistufige Stärkehydrolyse mit *Enzymen*

Bei der Stärkeverzuckerung im *technischen* Ausmaß wird die Hydrolyse (Konversion) entweder einstufig mit Säuren (Salzsäure oder Schwefelsäure), zweistufig mit Säuren *und* Enzymen oder neuerdings auch zweistufig mit Enzymen allein durchgeführt. Die einstufige rein enzymatische Stärkehydrolyse hat derzeit noch keine praktisch-technische Bedeutung; sie ist noch zu aufwendig und unrationell.

Die Stärkeverzuckerung läuft über die Stufen der höhermolekularen *Maltosaccharide*, *Maltooligosaccharide* und das Disaccharid *Maltose* bis zum Monosaccharid D-*Glucose*, dem Grundbaustein der Stärke.

Bei den höheren Maltosacchariden des Stärkezuckers handelt es sich um relativ niedrigmolekulare Bruchstücke der Stärke mit einem durchschnittlichen Polymerisationsgrad von etwa 7—12. Unter Maltooligosacchariden, die bei der Säurehydrolyse der Stärke entstehen, verstehen wir Maltotri- und Maltotetraose.

Die *Einteilung* der Stärkeverzuckerungserzeugnisse erfolgt nach dem *Verzuckerungsgrad* bzw. dem *DE-Wert.* (DE = Dextroseequivalent, englisch, oder deutsch Dextroseäquivalent.) Man versteht unter dem Dextroseäquivalent (DE) den Gehalt an reduzierenden Zuckern, berechnet als D-Glucose i. Tr.

Stärkesirupe (Glucosesirupe) haben DE-Werte von mindestens 25%, *Stärkezucker* von mindestens 70% und *Dextrose* von mindestens 99%.

Verfahren zur Herstellung der Stärkeverzuckerungserzeugnisse

Stärkehydrolyse mit Säuren:

Die Hydrolyse der Stärke mit Säuren ist keine einheitliche chemische Reaktion. Neben der Hauptreaktion, der eigentlichen Hydrolyse der Stärkemoleküle unter Wasseraufnahme, laufen sekundär stets in geringem Umfange Nebenreaktionen unter Wasserabspaltung (Kondensation) ab. Die Nebenreaktionen sind nur zum Teil reversibel.

Die Hauptreaktion, die in der Endstufe zur Bildung von D-Glucose führt, setzt sich zusammen aus der Hydrolyse von Glucoseketten mit ausschließlich α-1,4-glucosidischen Bindungen (Spaltung der Amyloseketten) und der Hydrolyse von verzweigten Stärkemolekülketten, also der Spaltung der α-1,4-Bindungen *und* der α-1,6-glucosidischen Bindungen des Amylopektins. Die hydrolytische Abbaugeschwindigkeit ist für 1,4-Bindungen größer als für die 1,6-Bindungen.

Bei der fortschreitenden Stärkehydrolyse mit Säuren tritt als *reversible* Sekundärreaktion die sogenannte „*Reversion*" ein, S. 115 u. 136. Bei diesem Vorgang bilden sich zwischen 2 oder mehr Glucosemolekülen unter *inter*molekularer Wasserabspaltung Di-saccharide und höhermolekulare Saccharide wie Gentiobiose (6-β-Glucosido-Glucose), Isomaltose (6-α-Glucosido-glucose) und 6-Isomaltosido-glucose, in denen 1,6-glucosidische Bindungen vorliegen. Als *irreversible* Sekundärreaktion bei der Säurehydrolyse der Stärke tritt in geringem Umfange auch eine Zersetzung unter *intra*molekularer Wasserabspaltung aus der schon gebildeten D-Glucose ein. Diese Reaktion ist für die Dunkelfärbung des Hydrolysats verantwortlich und führt u. a. zur Bildung von Hydroxy-methyl-furfural (HMF), das unbeständig ist und in Lävulinsäure und Ameisensäure zerfällt, (vgl. S. 115).

Mit zunehmender Säurekonzentration, erhöhter Reaktionstemperatur und Reaktionsdauer wird die Bildung von Sekundärprodukten begünstigt. Es ist infolgedessen nicht möglich, Stärke mit Säuren vollständig und einheitlich bis zu ihrem Grundbaustein D-Glucose abzubauen.

Die technische Durchführung der Stärkeverzuckerung mit Säure nach dem bisher üblichen *Chargenverfahren* wird bei der Herstellung von Stärkesirup (S. 439) beschrieben.

Neben den Chargenverfahren zur Stärkeverzuckerung mit Säure gewinnen heute auch die Verfahren zur *kontinuierlichen* Stärkekonversion an technischer Bedeutung (KROYER-Verfahren).

Stärkehydrolyse mit Enzymen:

Bei der technischen Durchführung der enzymatischen Stärkehydrolyse verwendet man Amylasepräparate, die in der Regel Gemische von mehreren Amylasen darstellen: *Malzenzyme* enthalten α- und β-Amylase; *Bakterienenzyme* fast ausschließlich α-Amylase und *Pilzenzyme* α-Amylase und Amyloglucosidase; vgl. auch S. 229. Im Hinblick auf die entstehenden Spaltprodukte unterscheidet sich die enzymatische Hydrolyse grundsätzlich von der mit Säuren durchgeführten Stärkehydrolyse. Der Unterschied besteht schon darin, daß die verschiedenen eingesetzten Amylasen eine bestimmte Spezifität aufweisen. Man hat es deshalb in der Hand, je nach der Art der verwendeten Enzyme Stärkehydrolysate von bestimmter Zusammensetzung zu erhalten. Außerdem entstehen bei der enzymatischen Stärkespaltung keine Nebenprodukte wie Kochsalz; es treten keine irreversiblen Sekundärreaktionen unter intramolekularer Kondensation und Bildung von Hydroxy-methyl-furfural ein. Schließlich beobachtet man bei der enzymatischen Stärkehydrolyse keine Reversionsprodukte (wie bei der säurekatalysierten Stärkehydrolyse), sofern die verwendeten Enzympräparate frei von Transglucosidasen sind.

Bei der Verwendung von reinem *Malzenzym* bei der Stärkehydrolyse wird als Endprodukt nicht D-Glucose, sondern Maltose gebildet; bei einem bestimmten Spaltungsgrad beobachtet man gelegentlich auch im Hydrolysat neben dem Hauptprodukt Maltose noch sehr geringe Mengen an Maltooligosacchariden und höheren Maltosacchariden, aber nur Spuren von D-Glucose.

Zweistufige Stärkehydrolyse mit Säure und Enzymen:

In den letzten Jahren hat als Ergänzung des einstufigen Säureprozesses die zweistufige Stärkehydrolyse mit Säuren *und* Enzymen zunehmende technische Bedeutung erlangt. Dies trifft sowohl für die Herstellung hochverzuckerter Glucosesirupe als auch für die Herstellung von Dextrose (Traubenzucker) zu.

Der technische Ablauf des zweistufigen Prozesses mit Säuren und Enzymen gestaltet sich so, daß nach der Vorverzuckerung mit Säuren eine Nachverzuckerung mit Enzymen stattfindet. Bei der Verwendung geeigneter Enzympräparate werden auf diesem Weg hochverzuckerte Sirupe erhalten.

Zweistufige Stärkehydrolyse mit Enzymen:

Dieser zweistufige hydrolytische Stärkespaltungsprozeß mittels Enzymen hat weniger technische Bedeutung für die Herstellung von Glucosesirup als vor allem für die Herstellung von Dextrose (Traubenzucker). Während man beim Arbeiten nach dem Säureprozeß infolge von Sekundärreaktionen (vgl. S. 439) maximal auf DE-Werte von etwa 92% kommt, sind nach dem zweistufigen Säure-Enzym-Prozeß DE-Werte von maximal etwa 95% zu erreichen. Mit dem zweistufigen Enzymprozeß hofft man jedoch, DE-Werte bis zu 99% zu erhalten. Zur Durchführung des zweistufigen Stärkehydrolyse-Prozesses mit Enzymen bedient man sich in der ersten Stufe eines temperaturbeständigeren α-Amylase-Präparates, um hierbei Stärke in wirtschaftlicher Weise gleichzeitig zu verkleistern und zu verflüssigen. In der zweiten Stufe erhält man durch Nachverzuckerung mit Amyloglucosidase-haltigem Pilzenzym eine praktisch vollständige Stärkespaltung zu Traubenzucker.

Stärkesirup (Glucosesirup)

Während Stärkesirup haushaltmäßig wenig gebraucht wird, findet er in der Lebensmittelindustrie ausgedehnte Verwendung.

Die Herstellung erfolgt bisher meistens nach dem *Säureverfahren*:

Eine wäßrige Suspension von reiner Stärke wird in einem Konverter (Autoklaven) mit Säure bis auf einen pH-Wert von 1,6 bis 2,0 angesäuert und mit direkt eingeführtem Dampf bei einem Dampfdruck von 2—3 atü hydrolysiert. Die Spaltungszeit (Konversionszeit) richtet sich nach dem gewünschten Spaltungs- d. h. Verzuckerungsgrad und beträgt in der Regel etwa 15—20 Minuten. Dabei kann der Verzuckerungsgrad durch die Färbung mit Jod-Kaliumjodid-Lösung überprüft werden. Nach beendeter Konversion wird der Konvertersaft in einem Neutralisationstank heiß mit verdünnter Sodalösung auf pH 4—5 neutralisiert (NaCl-Bildung).

Eine Neutralisation bis zum Neutralpunkt würde zu Verfärbungen des Saftes und des Sirups führen, weil D-Glucose in neutralem und alkalischem Bereich weniger beständig ist als im sauren Bereich. Auch würde bei der Neutralisation bis zum Neutralpunkt ein Teil der ausgeschiedenen Verunreinigungen wie Eiweißstoffe, Fette und kolloidgelöste Stoffe in Lösung gehen und sich später bei der Abtrennung der Filtration entziehen.

Nach Abtrennung der Verunreinigungen des Dünnsaftes mit Hilfe von Schlammpressen und Zentrifugen wird der neutralisierte Dünnsaft mit Entfärbungskohle versetzt, filtriert und in einem

Vakuumverdampfer bis auf 50–60% Tr. zum Dicksaft eingedampft. Danach folgt eine nochmalige Behandlung mit Entfärbungskohle und Filtration, bevor der gereinigte und geklärte Dicksaft im Endverdampfer unter vermindertem Druck bis auf etwa 80% Tr. (43er Glucosesirup, Kapillärsirup, entsprechend etwa 43 ° Bé) oder bis auf etwa 84% Tr. (45er Glucosesirup, Bonbonsirup, entsprechend etwa 45 ° Bé) konzentriert wird. Der klare und farblose Sirup gelangt nun in Sammelbehälter und ist gebrauchsfertig.

Da die anorganischen Bestandteile, insbesondere das NaCl, durch die Behandlung der Konvertersäfte mit Entfärbungskohle nur unvollständig herauszunehmen sind, schaltet man zu ihrer vollständigen Entfernung neuerdings vor oder nach der Klärung des Dünnsaftes eine Behandlung mit Ionenaustauschern ein.

Die heute in zunehmendem Maße herangezogene Stärkesirup-Gewinnung nach dem *Säure-Enzym-* Verfahren (S. 441) gestattet, nicht nur den Verzuckerungsgrad bzw. den DE-Wert einzustellen, sondern auch die Zusammensetzung der Zuckerarten zu lenken.

Teilweise wird auch Trockenstärkesirup (Trockenglucosesirup) hergestellt, der z. B. beim Pökeln zur Umrötung von Fleisch verwendet wird.

Zur Herstellung von Trockenstärkesirup wird Stärkesirup mit etwa 84% Trockensubstanz (45er Glucosesirup) und 28–36% reduzierenden Zuckern (berechnet als D-Glucose) entweder im Sprüh-(Zerstäubungs)-Verfahren oder auf heißen Walzen in Vakuumapparaten getrocknet. Die bekannte Hygroskopizität von Trockenstärkesirupen läßt sich heute weitgehend verringern, indem man hochverzuckerte Hydrolysate in Mischung mit niedriger verzuckerten Hydrolysaten dem Trocknungsverfahren unterwirft. Bei dem Trocknungsvorgang im Sprühturm geht man so vor, daß die Trocknungstemperatur des Gutes 100 °C nicht überschreitet. Der Trockenstärkesirup besitzt einen Wassergehalt von etwa 3–4%. Durch Vermahlung und Sichtung kann auf die gewünschte Korngröße eingestellt werden.

Nach den „Richtlinien für Stärke- und Stärkeerzeugnisse (1963)" muß Glucosesirup mindestens 70% Trockensubstanz und höchstens 30% Wasser, Trockenglucosesirup mindestens 95% Tr. und höchstens 5% Wasser aufweisen. Unter den handelsüblichen Glucosesirupen enthalten im allgemeinen Bonbonsirup 84%, Kapillärsirup 80%, Trokkenglucosesirup 90–97% Trockensubstanz. In Tab. 40 ist die durchschnittliche Zu-

Tabelle 40. Durchschnittliche Zusammensetzung von Glucosesirup (Säureprozeß) nach Handbuch der Lebensmittelchemie Bd. V/1 (1967)

% Bestandteile	45er Glucosesirup (Bonbonsirup) niedrig-	normal-	hochverzuckert
D.E.	37	43	52
Wasser	16	16	16
D-Glucose	15	19	24
Maltose	15	18	22
Maltooligosaccharide[1])	17	17	23
höhermolekulare Saccharide	37	30	15

[1]) Diese Maltooligosaccharide werden teilweise auch „*Dextrine*" genannt, obwohl diese Bezeichnung zur Verwechslung führt mit den durch Rösten von angesäuerten Trockenstärken erhaltenen Produkten, den „*Röstdextrinen*", die ja keine reinen Hydrolysen- sondern teilweise sekundäre Umwandlungsprodukte des Stärkeabbaus sind (vgl. S. 152).

sammensetzung von Glucosesirup bei verschiedenem Verzuckerungsgrad angegeben; Tab. 41 enthält die Werte für Trockenglucosesirup.

Tabelle 41. Zusammensetzung von Trockenglucosesirup nach Handbuch der Lebensmittelchemie Bd. V/1 (1967)

Wasser	2,7 %
D-Glucose	16,1 %
Maltose	39,1 %
Maltotriose und höhermolekulare Saccharide	40,9 %
Protein	0,20%
Asche	0,48%

Der klare, zähe, farblose bis schwach gelb gefärbte Glucosesirup ist süßschmeckend. Der Süßungsgrad steigt mit der Konzentration in wäßriger Lösung; in Kombination mit Saccharose wird ein höherer Süßungsgrad erzielt, als additiv erwartet werden kann. Säureenzymkatalysierte Glucosesirupe mit hohem Gehalt an D-Glucose und/oder Maltose besitzen höheren Süßungsgrad als säurekonvertierte.

Da Glucosesirupe bei pH 3,5—5,5 am beständigsten sind, wird das Milieu bei der Herstellung und Verarbeitung entsprechend eingestellt, z. B. mit Acetaten, Citraten oder Lactaten.

Die äußerst vielseitige Verwendung von Glucosesirup und seine Bevorzugung vor Saccharoselösungen in der modernen Lebensmitteltechnologie beruhen insbesondere auf seinen physikalischen Eigenschaften: Der hohe osmotische Druck der hochverzuckerten Glucosesirupe erleichtert im Vergleich zu Saccharoselösungen sein Eindringen in Früchte, deshalb seine Verwendung zur Herstellung von kandierten Orangen- und Citronenschalen Durch die stärkere Gefrierpunktserniedrigung eignen sich Glucosesirupe zur Herstellung von Eiskrem und Speiseeis. Die Hygroskopizität der Stärkesirupe steigt mit zunehmendem Verzuckerungsgrad, somit sind hochverzuckerte Glucosesirupe als Frischhaltemittel bei Geleedauerwaren, Weichkaramellen, Kaubonbons, Kaugummi und Marzipan geeignet. Die Verwendung von Glucosesirup bei Hartkaramellen, Fondants, Pralinenfüllungen und Speiseeis beruht mit auf einer Hemmung der Kristallisation von Saccharose, bei Sahne- und Milcheis von α-Lactose, bei Kunsthonig von D-Glucose. Bei Likören, Dessertweinen, alkoholfreien Erfrischungsgetränken und Obstkonserven wird Glucosesirup wegen seiner höheren Viskosität, der Verbesserung der Sämigkeit und der Unterstützung des Fruchtgeschmacks herangezogen.

Die leichte Vergärbarkeit hochverzuckerter Glucosesirupe — wie auch von Dextrose — bestimmt ferner den Einsatz dieser Produkte als Brauzucker und bei der Herstellung von Backwaren.

Im Gegensatz zu den aus reiner Stärke hergestellten Glucosesirupen werden Maltosesirupe aus gequollenen stärkehaltigen Produkten, wie Mehl oder Getreidekörner, unter Zusatz von Malz oder Malzauszügen durch enzymatische (diastatische Verzuckerung) gewonnen. Sie dürfen nicht verwechselt werden mit Malzextrakt und Malzsirup, bei denen es sich um wäßrige Auszüge aus Gerstenmalz in schonend eingedickter Form handelt. Maltosesirup ist im Handel kaum noch anzutreffen. Dagegen werden heute von vielen Herstellern maltosereiche Glucosesirupe als Maltosesirupe bezeichnet.

Stärkezucker

ist im Gegensatz zu Stärkesirup ein festes kristallines Produkt. Zu seiner Herstellung wird die Hydrolyse der Stärke mit Säure so lange fortgesetzt, bis auch die höhermolekularen Maltosaccharide und Dextrine weitgehend verzuckert sind. Der Endpunkt der Verzuckerung zur Herstellung von Stärkezucker wird durch die Alkoholprobe ermittelt (keine Trübung mit 96%igem Alkohol).

Der durch Eindicken des neutralisierten, geklärten und entfärbten Konvertersaftes im Vakuum auf 50 bis 60% Trockensubstanz erhaltene Dicksaft wird möglichst schnell abgekühlt, mit fein geraspeltem Stärkezucker zur Kristallisationsbeschleunigung vermischt und in Kisten oder Pfannen abgelassen. Nach ein- bis zweitägigem kühlem Stehen ist der Inhalt zu festen Blöcken (α-Glucosemonohydratkristalle) erstarrt, sog. Kistenzucker.

Der so gewonnene Stärkezucker kommt in ganzen Stücken oder geraspelt in den Handel; gelegentlich wird der Stärkezucker, je nach dem Verzuckerungsgrad (bezogen auf den DE-Wert) auch als 70er- oder 80er-Stärkezucker bezeichnet.

Die „Richtlinien für Stärke und Stärkeerzeugnisse (1963)" schreiben für Stärkezucker mindestens 80% Tr. entsprechend maximal 20% Wasser und einen DE-Wert von mindestens 80% vor.

Stärkezucker enthält in seinen Disacchariden und höhermolekularen Sacchariden Reversionsprodukte, insbesondere Gentiobiose und Isomaltose (vgl. S. 440).

Verwendung findet Stärkezucker als Süß- und Bräunungsmittel für Dauerbackwaren, z. B. Lebkuchen. Weiterhin dient er als Braustoff für obergäriges Bier, als Süßmittel für Malz -und Nährbier, als Glasierungsmittel für Röstkaffee und Malzkaffee und als Weichmacher und Frischhaltemittel für Tabak. Stärkezucker wird durch Erhitzen auf 120—180 °C auch zur Herstellung von Zuckerkulör verwendet.

Dextrose (Glucose, Traubenzucker)

Die vollständige Hydrolyse der Stärke führt (theoretisch) schließlich zur Glucose; aus 162 g Stärke-Trockensubstanz werden unter Aufnahme von 18 g Wasser 180 g D-Glucose gebildet.

Die Herstellung der Dextrose aus Stärke kann heute nach 2 Verfahren erfolgen: 1. Nach dem üblichen Prozeß der Säurehydrolyse; 2. in einem 2-stufigen Säure-Enzym-Vorgang.

Die Herstellung des Traubenzuckers nach dem *Säureprozeß* geschieht bei 2,7–5,3 atü und 140 bis 160 °C unter Arbeitsbedingungen und unter Zuhilfenahme technischer Einrichtungen, wie sie bei der Herstellung von Glucosesirup und Stärkezucker üblich sind. Nach der Spaltung der Stärke mit sehr verdünnter Säure und der nachfolgenden „Neutralisation" auf pH 4–5 wird der durch Entfärbung und Filtration gereinigte Saft im Endverdampfer unter Vakuum bis auf 70 bis 80% Trockensubstanz konzentriert, bevor der Dicksaft zur Kristallisation gebracht wird.

Die Reinheit des Dicksaftes und die Ausbeute an reiner kristallisierter Dextrose können erhöht werden, wenn man die neutralisierten geklärten Konvertersäfte vor der Konvertierung mit Ionenaustauschern behandelt. Auch das kontinuierliche Verfahren nach KROYER (vgl. S. 440) ist für die Totalhydrolyse der Stärke mit Säuren anwendbar.

Infolge der unvermeidbaren Bildung von Sekundärprodukten beim Säureabbau der Stärke (vgl. S. 440), können bei Dextrose nach diesen Verfahren DE-Werte von 92 bis 95% nicht überschritten werden.

Beim *Säure-Enzym-Prozeß* läßt man in der ersten Stufe eine mit Salzsäure auf 0,03–0,04 n angesäuerte Stärkelösung mit direkt eingeführtem Dampf unter Druck bei 140–160 °C bis auf einen DE-Wert von 17% vorhydrolysieren. Das filtrierte auf pH 5 neutralisierte und auf 25% Tr. im Vakuum eingedampfte Vorhydrolysat wird bei 60 °C und pH 4,2 mit *Amyloglucosidase* bestimmter Aktivität (aus *Aspergillus-niger*-Kulturen) versetzt. Nach beendeter Enzymhydrolyse (Dauer etwa 72 Stunden) erhält man DE-Werte von 95–97% mit etwa 93% D-Glucose in der Trockensubstanz (Tr.). Nach der Entfärbung mit Kohle wird filtriert, unter Vakuum bis auf 70–75% Tr. eingedickt und der Dicksaft zur Kristallisation gebracht.

Die Kristallisation erfolgt in zylindrischen, horizontal gelagerten, langsam rotierenden Behältern (Kristallisatoren) mit Rührwerken, in denen sich im Verlauf von meist wenigen Tagen der Kristallbrei ausscheidet; er wird dann in Zentrifugen von der Mutterlauge befreit und in rotierenden Trocknern mit trockener Luft auf den theoretischen Feuchtigkeitsgehalt von 9% gebracht. Hierdurch wird die Glucose (α-Glucosemonohydrat) am Verbacken gehindert. Die Reinheit der Glucose ist wesentlich von der Art und Reinheit des verwendeten Enzympräparates, insbesondere von der Abwesenheit von Transglucosidasen abhängig.

Außer der diätetischen Verwendung wird Traubenzucker als Süßmittel in Getränken, zur Förderung der Teiggärung, zur Bräunung und Frischhaltung von Gebäcken wie auch zur Umrötung von Fleisch eingesetzt. Über weitere Eigenschaften vgl. S. 125.

Malzextrakt (Malzsirup)

Malzextrakt. Malzextrakt ist ein wäßriger Auszug aus Gerstenmalz in schonend eingedickter oder getrockneter Form; er enthält, durch Einwirkung der dem Malz eigenen Enzyme, alle löslichen Inhaltsstoffe des Malzes.

Malzsirup ist eine (besonders im englisch/amerikanischen Raum) übliche Bezeichung für einen flüssigen Malzextrakt mit geringer Viskosität, der aus Haltbarkeitsgründen in den Packungen nachpasteurisiert oder tyndallisiert ist (S. 257).

Bei Verwendung anderer Getreidearten als Gerste muß den Verkehrsanschauungen nach eine entsprechende Kennzeichnung erfolgen.

Herstellung: Je nach Variation der Malzherstellung, d. h. nach einem dem Keimungsgrad der Gerste angepaßten und einem entsprechend geleiteten zu hellen oder dunklen Malz führenden Darrprozeß lassen sich Malzextrakte mit unterschiedlicher Zusammensetzung herstellen: Helle oder dunkle Malzextrakte; diastasereiche Produkte aus schwach gedarrtem Malz; Malzextrakte mit hohem Maltose- und niedrigem Dextringehalt wie auch solche mit mittlerem Maltose- und erhöhtem Dextringehalt, oder Malzextrakte mit höherem oder niedrigem Stickstoff- und Enzymgehalt.

Die Herstellung der wäßrigen Auszüge, Würzen genannt, erfolgt im Sudhaus (vgl. Bierherstellung). Die von den Trebern abgezogenen Würzen werden durch Zentrifugieren oder Filtration geklärt und dann schonend in Verdampferstationen eingedickt.

Zur Herstellung von *getrockneten* Malzextrakten werden voreingedampfte Würzen in Vakuum-, Pfannen-, Band- oder Sprühtrocknern bis auf einen Wassergehalt von unter 4% getrocknet, auf die gewünschte Korngröße vermahlen und abgefüllt. Trockenmalzextrakte sind sehr hygroskopisch. Diätetisch wirksame Zusätze wie Eisen, Kalk, Lecithin u. a. werden je nach ihrer Natur entweder dem voreingedampften Extrakt zugemischt oder dem Trockenextrakt beigegeben.

Die Zusammensetzung und Eigenschaften von Malzextrakten variieren auf Grund der Verwendung inhaltlich so verschiedener Ausgangsprodukte (vgl. oben) in weiten Grenzen. Grenzzahlen einzelner Inhaltsstoffe stellen in analytischem Sinne daher keine

Bewertungsgrundlage dar. Sinnvoll für die Beurteilung ist jeweils das Verhältnis verschiedener, miteinander korrespondierender Inhaltsstoffe und der Verwendungszweck des so komplexen Gemisches Malzextrakt.

Neben dem Wassergehalt, der bei den sirupösen Extrakten 17—26, bei den trockenen 2—2,5% beträgt, finden sich 46—67% (im Pulver 64—71%) Maltose, 7—12% (13—14%) Dextrine, 3—7% Eiweiß, 11—29% stickstofffreie Extraktstoffe, 1—4% Asche mit 0,4 bis 1,2% Phosphorsäure. Diätetisch wertvoll und technologisch wichtig ist der Gehalt an Amylasen (Diastasen).

Malzextrakte finden umfangreiche Verwendung als Backmittel zur Herstellung von Malzkakao und Malzbonbons sowie in Verbindung mit arzneilichen Stoffen zu Nähr- und Kräftigungsmitteln. Diastase-(Amylase)-reiche (oder angereicherte) Malzextrakte werden auch zur Stärkeverzuckerung in der Nährmittelindustrie bei der Herstellung von Säuglings- oder Kleinkindernahrung eingesetzt.

Beim Einsatz von Malzextrakt als stärkeabbauendes Agens in der Lebensmitteltechnologie ist jeweils die diastatische Kraft (D. K.) zu berücksichtigen, die durch Einwirkung des Malzextraktes auf verkleisterte oder lösliche Stärke bestimmt wird. Die stärke*verflüssigende* Wirkung, d. h. der reichliche Abbau der Stärke zu Dextrinen mittlerer Molekülgröße, kommt hier der α-Amylase zu, während die Stärke*verzuckerung* bis zur Maltose von der β-Amylase katalysiert wird. Beide Enzyme unterscheiden sich in ihrer Temperatur- und pH-Abhängigkeit; es ist deshalb technologisch durch Temperatur- und pH-Wahl möglich, den Abbau von Stärke durch Malzextrakte mehr in Richtung ***Verflüssigung*** oder ***Verzuckerung*** zu lenken.

Milchzucker

Die Technologie der Milchzuckergewinnung nimmt folgenden Weg: Frische Labmolke wird, um eine Milchsäuregärung und damit Verluste an Milchzucker zu vermeiden, mit 0,01–0,025% Formalin (Formaldehydlösung) versetzt, dann mit Soda bis zum pH-Wert 4,8–5,0 (isoelektrischer Punkt des Milchalbumins) abgestumpft. Nach direktem Erhitzen mittels Wasserdampf (90–95 °C) wird das wertvolle Molkeneiweiß (Ziger) ausgeflockt und durch Filtration abgetrennt. Das Filtrat wird anschließend in Vakuumapparaten (Zweistufenverdampfer) schonend (60–70 °C) zunächst auf 20° Bé und nach dem Abfiltrieren der Milchsalze (Filterpresse) auf 30–36° Bé (d = 1,245–1,310), d. h. einer Trockensubstanz von 56–66% eingedickt. Infolge der relativ geringen Wasserlöslichkeit kristallisiert die Lactose unter Benutzung von halbrunden, doppelwandigen Kristallisierbottichen bei langsam geführter, stetiger Abkühlung auf 20 °C und öfterem Umrühren aus. Hierauf wird die breiartige Masse unter Aufsprühen von Wasser zur Reinigung („Decken") derselben in besonders konstruierten Zentrifugen ausgeschleudert, bis kein Wasser mehr abläuft. Dann wird der ausgeschiedene Kristallzucker (Rohzucker, leicht gelblich, H_2O-Gehalt 12–14%) ausgestochen. Die ablaufende und getrocknete Melasse enthält außer geringen Mengen an Salzen, Eiweiß und evtl. Fettresten noch eine beträchtliche Menge an Milchzucker. Sie wird meist wieder mit frischer Molke vereint, gelegentlich jedoch auch zur Herstellung von Milchsäure, Alkohol (Schweizer Verfahren) oder Propionsäure verwendet. Der gewonnene Rohzucker wird der Raffination (Umkristallisation und Reinigung) unterworfen, wobei durch Verwendung von Knochenkohle (Adsorption), Kieselgur, Blankit und nachfolgender Druckfiltration (Filterpressen) Eiweiß, Phosphate, Farb-, Geruch- und Fremdstoffe beseitigt werden. Nach sorgfältig geführter Kristallisation (unter Umständen mehrmals!), Abtrennung (Zentrifugieren) und Trocknung des Kristallisats wird ein schneeweißes Pulver erhalten, das auf entsprechende Feinheit vermahlen wird.

Die Ausbeute an Lactose, bezogen aus Labmolke, beträgt etwa 4% Rohzucker, entsprechend 2,4% Raffinat. Die so gewonnene Lactose ist das α-Lactose-monohydrat. Um dessen Verdaulichkeit, Süßkraft und Löslichkeit zu erhöhen, erhitzt man oftmals 60%ige Lösungen der Handelslactose (= α-Lactose-monohydrat) auf knapp über 93,5 °C und erhält so ein Kristallisat, das nach dem Trocknen die sogenannte β-Lactose bildet. Chemie und Eigenschaften von Lactose siehe S. 141.

In der Lebensmittelindustrie wird Milchzucker zur Herstellung von diätetischen Lebensmitteln und Kindernährmitteln verwendet. Milchzucker wirkt abführend.

8.13.2. Süßwaren

Die Begriffe *Zuckerwaren* und *Süßwaren* sind nicht identisch. Der Begriff *Süßwaren* ist eine Sammelbezeichnung und umfaßt als Oberbegriff die Unterabteilungen: Zuckerwaren, Dauerbackwaren, Kakao- und Schokoladenerzeugnisse, Speiseeis- und Speiseeishalberzeugnisse, Kunsthonig. Nachstehend sind in diesem Abschnitt nur Zuckerwaren und Speiseeis behandelt.

Zuckerwaren

Zuckerwaren sind Lebensmittel, die aus Zucker jeglicher Art – vornehmlich aus Rohrzucker, aber auch aus anderen Zuckerarten wie Glucose, Fructose, Maltose, Lactose, – allein oder mit mannigfachen Zusätzen von anderen zu Nahrungs- und Genußzwecken dienenden Stoffen — Stärkezucker, Stärkesirup, Milch, Sahne, Eiern, Honig, Fetten, Kakao, Schokolade, Früchten, Marmeladen, Gelees, Fruchtsäften, Gewürzen, Malzextrakt, Mandeln, Nüssen, Samen, Tragant, Gummi arabicum, Gelatine, Agar-Agar, Genußsäuren, Essenzen usw. — sowie von Farb- und Geschmacksstoffen hergestellt sind. Alle Zuckerwaren haben miteinander gemeinsam, daß Zucker einer ihrer wesentlichen Bestandteile ist. Die Verwendung von Stärkezucker, Stärkesirup, Invertzucker ist in zahlreichen Fällen für den Fabrikationsprozeß notwendig.

„Begriffsbestimmungen und Verkehrsregeln für Zuckerwaren und verwandte Erzeugnisse“ wurden 1964 vom Bund für Lebensmittelrecht und Lebensmittelkunde aufgeführt. Eine scharfe Abgrenzung der Zuckerwaren von anderen süßschmeckenden Lebensmitteln ist nicht immer möglich. Zuckerwaren werden auch zur Herstellung anderer Süßwaren verwendet, z. B. als Füllung gefüllter Schokoladen, Pralinen und Dauerbackwaren. Die Zuckerwarenindustrie stellt auch eine Reihe zuckerfreier Erzeugnisse, z. B. für Diabetiker, her.

Eine etwaige Färbung bestimmter Zuckerwaren ist in der Bundesrepublik durch die Farbstoff-Verordnung geregelt (vgl. S. 557). Gleichzeitig wurde der Zusatz von Geschmacksstoffen zu bestimmten Zuckerwaren durch die Essenzen-Verordnung neu festgelegt (vgl. S. 561).

In der DDR sind die Anforderungen an Beschaffenheit und Zusammensetzung für den weitaus größten Teil der Süßwaren in Standards geregelt. Eine Färbung von Süßwaren ist nur soweit möglich, wie sie durch die AO vom 18. 10. 1963 über Lebensmittelfarbstoffe (GBl. II S. 826; Berichtigung GBl. II 1964 S. 58) für bestimmte Erzeugnisse zugelassen ist.

In Hinblick auf die ungeheure Mannigfaltigkeit der hierher gehörenden Erzeugnisse sei, um einen ungefähren Überblick zu geben, die Sortentafel der wichtigsten Zuckerwaren angefügt: Karamelbonbon, wie Hartkaramellen (Drops, Bonbons, Rocks u. a.) und Weichkaramellen (Toffees), Konservekonfekt, Fondantmasse, Komprimate, Türkischer Honig, Agarwaren, weiche Schaumzuckerwaren (Baisers), harte Schaumzuckerwaren, Gummipastillen, Rohmarzipanmasse, Nußmasse, Mandelnußmasse, Persipanmasse, Nugat, Marzipan- und Persipanwaren, gebrannte Mandeln und Haselnüsse, Krokant, Kokosflocken, Dragees, Süßholzsaft, Lakritzen.

Aus der umfangreichen und vielgestaltigen Gruppe der Zuckerwaren sollen hier neben dem geschätzten Marzipan nur noch die Vertreter Persipan, Nugat und Krokant beschrieben werden.

Marzipan, Persipan, Nugat, Krokant

Marzipan wird in der Weise zubereitet, daß man gebrühte, geschälte süße Mandeln zerreibt, mit Zucker vermischt und durch kurzes Erhitzen (Rösten) in offenen Kesseln in eine gleichmäßig formbare Masse überführt. Der Zuckerzusatz ist so zu bemessen, daß die Marzipan-Rohmasse nach dem Abrösten einschließlich Invertzucker einen Gehalt an zugesetztem Zucker von höchstens 35% hat. Der Höchstgehalt an Invertzucker wird mit 10%, der Höchstgehalt an Wasser mit 17% angegeben. Der Gehalt an Mandelöl beträgt mindestens 28%. Die so entstandene „Rohmarzipanmasse“ wird durch Verkneten mit höchstens der gleichen Menge Zucker (einschließlich bis zu 3,5% Stärkesirup) in „angewirktes Marzipan“,/das Ausgangsmaterial für die verschiedenen Marzipanwaren (Tiere, Figuren, Früchte, Torten) übergeführt. Bei der Herstellung von angewirktem Marzipan können neuerdings auch 5% des Zuckers durch Sorbit (vgl. S. 129) ersetzt werden.

Persipan ist ein dem Marzipan ähnliches Erzeugnis. Als Rohstoffe für Persipan sind zu nennen: süße oder entbitterte Aprikosen- oder Pfirsichkerne oder entbitterte bittere Mandeln oder Bergmandeln oder eine Mischung dieser Samenkerne.

Nußmasse besteht aus Haselnüssen und Zucker im Verhältnis der Rohmarzipanmasse, Nugatmasse aus Haselnüssen und Zucker mit oder ohne Zusatz von Kakaobestandteilen, Krokant aus Mandeln oder Nüssen mit karamelisiertem Zucker.

Maßgebend für die Beurteilung von Marzipan, Persipan und Nugat sind die „Leitsätze für Ölsamen und daraus hergestellte Massen und Süßwaren“ vom 27. 1. 1965 bzw. die zuständigen DDR-Standards.

Speiseeis (Gefrorenes)

eine durch Gefrieren in starren Zustand gebrachte Zubereitung, ist ein beliebtes Genuß- und Erfrischungsmittel, das in seinen mannigfaltigen Arten ursprünglich meist von Konditoren hergestellt wurde, neuerdings aber zu einem wichtigen Erzeugnis der Lebensmittelindustrie geworden ist. Speiseeis zerfällt nach den wertbestimmenden Zusätzen in folgende Hauptgruppen: Kremeis (Eierkremeis), Fruchteis, Rahmeis (Fürst Pückler),

Milchspeiseeis, Eiskrem, Einfach-Eiskrem, Kunstspeiseeis. Seine Zusammensetzung bzw. die Auswahl der für die Bereitung zugelassenen Rohstoffe sowie die hygienisch einwandfreie Beschaffenheit wird in der Bundesrepublik durch die Verordnung über Speiseeis von 15. 7. 1933 in der Fassung der Verordnung zur Änderung der Verordnung über Speiseeis und der Essenzen-Verordnung vom 15. 3. 1961 geregelt.

In der DDR kann Speiseeis gemäß der AO vom 30. 9. 1965 über den Verkehr mit Speiseeis (GBl. II S. 725) in folgenden Sorten hergestellt werden: Vollmilch-, Krem-, Fruchteis, Speiseeis einfach, Eiskrem, Eiskrem einfach, Halbgefrorenes. Die drei letztgenannten Sorten können auch mit Pflanzenfett hergestellt und müssen dann unter dieser Bezeichnung, z. B. „Halbgefrorenes mit Pflanzenfett" in den Verkehr gebracht werden.

9. Genußmittel

Obwohl die Bezeichnung „Genußmittel" im neuen Lebensmittelgesetz nicht mehr auftritt, sondern mit dem Begriff „Nahrungsmittel" zu dem Wort „Lebensmittel" zusammengefaßt worden ist, hat sie sich doch im alltäglichen Sprachgebrauch und auch in der Wissenschaft erhalten. Noch immer versteht man darunter Stoffe, die zwar keinen praktisch ins Gewicht fallenden kalorischen Nährwert haben, von den Menschen aber doch seit altersher verzehrt werden, und bestimmte Wirkungen auf die Geruchs- und Geschmacksnerven, die Magen- und Darmtätigkeit, das Gehirn oder Herz ausüben, wie von Fleischextrakt, Gewürzen, Tee, Kaffee, Kakao und alkoholischen Getränken allgemein bekannt ist. Ihre Bedeutung liegt darin, daß sie neben der schon angeführten physiologischen Beeinflussung des Nervensystems die Nahrung wohlschmeckender und abwechslungsreicher und damit bekömmlicher gestalten.

9.1. Süßstoffe

Als Süßstoffe oder auch künstliche Süßstoffe bezeichnet man gewisse, in der Natur nicht vorkommende, sondern auf chemisch-synthetischem Wege gewonnene Verbindungen, die als Süßungsmittel dienen können und eine höhere Süßkraft als Saccharose, aber nicht entsprechenden Nährwert besitzen. Von den zahlreichen bis jetzt hergestellten Süßstoffen haben nur *Saccharin* und *Dulcin* sowie seit einigen Jahren *Cyclamat* Bedeutung erlangt.

Süßstoffe sind unentbehrlich als Ersatz für Zucker, z. B. in der Diätetik für Zuckerkranke. Bei der gewerblichen Herstellung von Lebensmitteln ist die Verwendung von Süßstoff grundsätzlich verboten, doch bestehen rechtlich für bestimmte Lebensmittel Ausnahmen:

Der Verkehr mit Süßstoff und seine Verwendung ist im Süßstoffgesetz vom 1. 2. 1939 und in der Verordnung über den Verkehr mit Süßstoff vom 27. 2. 1939 in der Fassung der VO vom 20. 6. 1963 und der VO über Diätetische Lebensmittel vom 20. 6. 1963 geregelt. Danach dürfen Saccharin und Dulcin verwendet werden zur gewerblichen Herstellung von Kunstlimonaden sowie Grundstoffen hierzu, Brauselimonadenpulvern und -tabletten, Essigsäure und Essig, obergärigem Einfachbier, Eßoblaten, Kautabak und Kaugummi.

Für gewisse diätetische Lebensmittel, die für Diabetiker bestimmt sind, dürfen nur Saccharin und Cyclamat verwendet werden.

In der DDR wird Dulcin nicht hergestellt und eingesetzt. Gemäß der Anordnung über diätetische Lebensmittel vom 27. 1. 1967 (GBl. II S. 67) sind u. a. Saccharin und in begrenztem Umfange Cyclamat als Zuckeraustauschstoffe bzw. Süßungsmittel für Diabetiker einzeln oder in Kombination zugelassen.

Saccharin

wurde im Jahre 1879 von C. FAHLBERG entdeckt. Er erhielt bei der Oxydation von o-Toluolsulfamid mit $KMnO_4$ eine kristallisierte Verbindung von ungeheurer Süßkraft das Anhydrid der o-Sulfaminobenzosäure (*Benzoesäuresulfimid*):

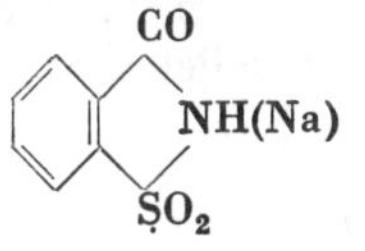

Die frühere *industrielle Herstellung*, bei der Toluol mit konzentrierter Schwefelsäure in Toluolsulfosäure und diese mit Phosphortrichlorid und Chlor in das Chlorid der Ortho- (und Para-) Sulfosäure übergeführt wurde, ist heute wesentlich vereinfacht, indem unmittelbar Toluol mit Chlorsulfonsäure ($Cl \cdot SO_2 \cdot OH$) in das Sulfochlorid übergeführt wird. Aus diesem hierbei entstehenden Gemisch der Ortho- und Paraverbindung trennt man das ölige o-Toluolsulfochlorid ab, verwandelt es durch Autoklavenerhitzung mit Ammoniak in das Amid und dieses durch Oxydation mit $KMnO_4$ und Fällung mit HCl in ein inneres Anhydrid, das Benzoesäuresulfimid (Saccharin).

Saccharin kristallisiert aus Wasser in farblosen monoklinen Blättchen, aus Äther in hexagonalen Täfelchen und erscheint im Handel meist als feines, kristallinisches, schneeweißes Pulver (Schmelzpunkt 225 °C). Es ist leicht löslich in Essigester (20 Teile), Alkohol (30 Teile) und heißem Wasser (28 Teile), hingegen schwer löslich (335 Teile) in kaltem Wasser. Die Löslichkeit wird stark erhöht durch die Überführung in das Natriumsalz, die sogenannte *Crystallose* („*Kristallsaccharin*") mit dem Süßungsgrad 450, verglichen mit einer 3%igen Saccharoselösung. Die käuflichen Saccharintabletten sind meist Mischungen von Saccharin mit Natriumhydrogencarbonat im Verhältnis 1:4. Der Süßungsgrad wurde früher allgemein zum 500fachen des Rohrzuckers geschätzt, doch gilt diese Angabe nach neueren Versuchen nur im Vergleich mit der Süßkraft einer 3%igen Zuckerlösung, während das Süßungsvermögen für andere Konzentrationen stark, zwischen 200 und 700, schwankt. Beim Kochen, namentlich in sauren Speisen, zersetzt sich Saccharin[1] und ruft einen unangenehmen Phenolgeschmack hervor.

Saccharin ist unschädlich und wird vom Organismus unzersetzt ausgeschieden.

Dulcin und Cyclamat

Dulcin ist chemisch p-Phenetidincarbamid. Es ist etwa 200mal süßer als Saccharose, d. h. 1 g Dulcin entspricht in seiner Süßkraft 200 g Rohrzucker. Nach neueren pharmakologischen Untersuchungen ist Dulcin in größeren Dosen nicht unbedenklich und kann als aromatisches Aminderivat zu Methämoglobinämie führen.

Dulcin

Cyclamat

[1] Es entsteht dabei o-sulfobenzoesaures Ammonium und schließlich o-Sulfobenzoesäure.

Seit einigen Jahren findet der Süßstoff Cyclamat weltweite Verwendung. Neuerdings dagegen vorgebrachte Bedenken sind nicht haltbar. Cyclamat ist chemisch Cyclohexylsulfamat. Das Salz ist etwa 30mal süßer als Rohrzucker.

Auffallend und geschmacklich vorteilhaft ist sein Potenzierungseffekt in Mischung mit Saccharin, z. B. 10 Teile Cyclamat + 1 Teil Saccharin als Natriumsalze. Cyclamat ist auch noch als Sucaryl® und Assugrin® bekannt.

9.2. Alkoholische Getränke

Zu den alkoholischen Getränken zählen Wein, weinähnliche Getränke, weinhaltige Getränke, Bier und Spirituosen.

Da viele (nicht alle) alkoholischen Getränke ihre Entstehung ganz oder teilweise einer alkoholischen Gärung verdanken, soll hier dieser Vorgang in den Grundzügen wiedergegeben werden.

Gärungen

sind energieliefernde Spaltungen von Kohlenhydraten, die unter Einwirkung von lebenden Zellen (Hefezellen, Bakterien, Schimmelpilze) oder den von ihnen erzeugten Enzymen vor sich gehen. Verläuft der Abbau der organischen Substanz ohne Zuhilfenahme von Luftsauerstoff, so sprechen wir von anoxydativen (anaeroben) Gärungen im Gegensatz zu den oxydativen (aeroben) Gärungen, bei denen Luftsauerstoff erforderlich ist. Beispiele der anaeroben Art sind die alkoholische Gärung, die Milchsäuregärung, die Propionsäuregärung, die Butanol-Acetongärung. Ein Beispiel einer oxydativen Gärung ist die Citronensäuregärung, die durch Vergären von Rohrzuckerlösungen oder Melassen durch *Aspergillus*-Arten unter Luftzufuhr in großtechnischem Ausmaß durchgeführt wird und auch lebensmittelchemisch Bedeutung hat (vgl. S. 494).

Alkoholische Gärung

Von allen Gärungen ist die sogenannte alkoholische Gärung mittels Hefen, d. h. die Verwandlung von Zucker in Alkohol und Kohlendioxid, am eingehendsten untersucht worden. Sie läßt sich summenmäßig in der einfachen Formel von GAY-LUSSAC

$$\underset{\text{Glucose}}{C_6H_{12}O_6} \longrightarrow \underset{\text{Alkohol}}{2\,C_2H_5OH} + \underset{\text{Kohlendioxid}}{2\,CO_2}$$

zusammenfassen. In Wirklichkeit stellt sich der sehr komplizierte Vorgang als das Ergebnis mehrerer aneinander gereihter Reaktionen dar, wobei die Einzelenzyme des als Zymase bezeichneten Enzymkomplexes der Hefe mit speziellen Molekülumwandlungen betraut sind. Die wichtigsten Reaktionsfolgen der alkoholischen Gärung kann man in folgendem Schema zusammenfassen:

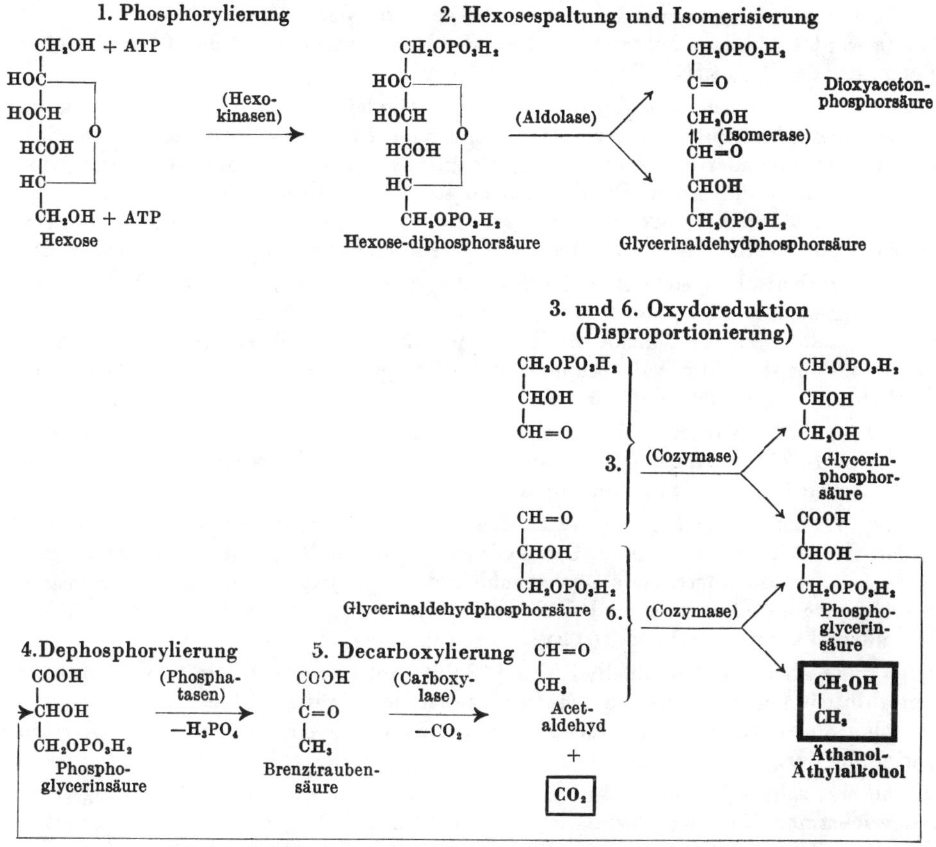

1. Phosphorylierung: Hexose wird in Hexose-diphosphorsäure umgewandelt. Dieser Vorgang geht in Wirklichkeit über verschiedene Zwischenstufen (wie Hexose-6-phosphorsäure) vor sich, jeweils durch spezifische Phosphatasen (Hexokinasen) katalysiert. Die Phosphorsäure wird von der in der Hefe vorhandenen Adenosintriphosphorsäure (ATP) geliefert, siehe S. 212. Durch die Bildung der Phosphorsäureester wird die Hexose in einen reaktionsfähigeren, zerfallsbereiten Zustand übergeführt, wodurch erst die weiteren Umwandlungen möglich sind.

2. Hexosespaltung: Die Hexose-diphosphorsäure wird unter Wirkung des Aldolase-Enzyms (siehe S. 233) in die beiden Bruchstücke Dioxyacetonphosphorsäure und Glycerinaldehydphosphorsäure gespalten. Zwischen diesen besteht ein enzymatisch durch eine Isomerase gesteuertes Gleichgewicht; Dioxyacetonphosphorsäure geht laufend in Glycerinaldehydphosphorsäure über, weil letztere kontinuierlich dem Gleichgewicht durch ein Enzym (Cozymase) entzogen wird, das sie in Glycerinsäure und Phospho-glycerinsäure umwandelt (nach 3).

Die beiden bei der enzymatischen Dehydrierung freiwerdenden und gewonnenen H-Atome werden in einem späteren Stadium der Reaktionsfolge auf den CH_3CHO übertragen, der dabei zu $CH_3 \cdot CH_2OH$ reduziert wird.

3. Oxydoreduktion: Nun greift die Cozymase (Codehydrase I, siehe S. 225) ein, wobei zwischen 2 Molekülen Glycerinaldehydphosphorsäure im Gange einer Oxydoreduktion (Disproportionierung, CANNIZZARO-Reaktion) Glycerinphosphorsäure und Phosphoglycerinsäure entstehen. Diese Reaktion stellt die Angärung dar. Im laufenden Gärungsprozeß, in der sogenannten stationären Phase, tritt die Oxydoreduktion zwischen dem Acetaldehyd und 1 Molekül Glycerinaldehydphosphorsäure ein (Stufe 6).

4. Dephosphorylierung: Aus der Phosphoglycerinsäure wird unter Bildung von Brenztraubensäure Phosphorsäure abgespalten. Bei diesem Vorgang wie auch bei der vorangehenden Oxydoreduktion finden in Wirklichkeit noch einige dazwischen geschaltete Phosphorsäure-Anlagerungen und -Umlagerungen statt, die hier der Übersichtlichkeit wegen nicht aufgenommen wurden.

5. Die Decarboxylierung der Brenztraubensäure wird durch das Enzym Carboxylase (siehe S. 232) gesteuert. Es entsteht Acetaldehyd und das eine Endprodukt der alkoholischen Gärung, das Kohlendioxid.

6. Oxydoreduktion: Bei der letzten Stufe, der Reduktion des Acetaldehyds greift wiederum das Enzym Cozymase (Codehydrase I) ein; als Wasserstofflieferant fungiert die in der 2. Stufe entstehende Glycerinaldehydphosphorsäure, die dabei zu Phosphoglycerinsäure oxydiert wird und nach Stufe 4 wiederum in den Prozeß eingeht. Aus Acetaldehyd entsteht Äthanol (Äthylalkohol).

Fängt man aber den Acetaldehyd (durch Sulfit) ab, so verläuft die Oxydoreduktion weiterhin wie bei der Angärung (Stufe 3); es entsteht laufend Glycerin (als Glycerinphosphorsäure). Dieser Weg stellte im ersten Weltkrieg ein Verfahren zur Glyceringewinnung dar.

Die alkoholische Gärung verläuft am raschesten unter optimalen Bedingungen des Hefewachstums. Die Zuckerlösung sollte nicht stärker als 15%ig sein, außerdem müssen alle Stoffe, die die Hefezelle zum Aufbau ihrer eigenen Zellsubstanz benötigt, besonders N-Verbindungen und Phosphate, Kalium und Magnesium, in ausreichender Menge vorhanden sein. Die günstigste Gärtemperatur liegt etwa zwischen 25–30 °C. Reichert sich der Alkohol über 14 Vol.% an, so hört gewöhnlich die Tätigkeit der Hefe auf, doch werden unter besonders günstigen Bedingungen bei gärkräftigen Hefen auch Alkoholgehalte von 17–18 Vol.% erreicht (vgl. S. 465).

Der Ablauf der alkoholischen Gärung ist keineswegs an die intakte Hefezelle geknüpft, sondern kann ebenso mit zellfreiem Hefepreßsaft erreicht werden (E. BUCHNER).

Neben dem Äthylalkohol und CO_2 entstehen unter dem Einfluß der Hefe noch zahlreiche andere Alkohole vom Methyl- und Propyl- bis zum Octylalkohol und noch höheren Gliedern, ferner Glycerin, organische Säuren der Essigsäurereihe, Milch- und Bernsteinsäure, Aldehyde, Ester usw., die größtenteils für das Aroma der entstehenden Getränke von Bedeutung sind.

9.2.1. Wein

Der Wein ist das der Menschheit am frühesten und schon in vorgeschichtlicher Zeit bekannt gewordene alkoholische Getränk. Er stellt nach der EWG-VO Nr. 816/70 vom 28.4.1970 das Erzeugnis dar, „das ausschließlich durch vollständige oder teilweise alkoholische Gärung der frischen, auch eingemaischten Weintrauben oder des Traubenmostes gewonnen wird."

Schaumwein (Sekt), Wermutwein, Apfelwein beispielsweise sind lebensmittelrechtlich *kein* Wein, obwohl das Wort Wein in der Bezeichnung enthalten ist. Wermutwein ist ein *weinhaltiges* (vgl. S. 467), Apfelwein ein *weinähnliches* Getränk (vgl. S. 466), Schaumwein dagegen ist ein Erzeugnis der Weiterverarbeitung von Wein (vgl. S. 467).

Die in überaus zahlreichen Kulturformen (nach einigen Angaben 1000 oder 2000, nach anderen 350) gezogenen Sorten des edlen Weinstocks (*Vitis vinifera L.*), die nach der Form der Beeren in rundbeerige und langbeerige mit den Untergruppen groß-, mittel- und kleinbeerige geteilt werden, stammen wahrscheinlich alle von den in den verschiedenen Ländern einheimischen wilden Reben. Vermutlich ist die beste rheinische Sorte, der Riesling, durch Veredlung einer noch heute am Oberrhein vorkommenden Wildpflanze entstanden. Von anderen Reben ist festgestellt worden, daß manche sich selbst auf mäßige Entfernung nicht verpflanzen lassen, während andere, wie die aus Spanien eingeführten Gutedel und Muskateller, gut gedeihen und auch portugiesische Reben, z. B. nach den Kanaren, Azoren und dem Kaplande, verpflanzt werden konnten. Hingegen ist die in Kalifornien gezogene Rebe eine veredelte Spielart der dort heimischen *Vitis labrusca.*

Anbau der Reben

Der Anbau lohnt sich nur dort, wo die Trauben reif werden, d. h. nur in solchen Ländern, in denen die mittlere Monatstemperatur von April bis Oktober nicht unter 15 °C fällt, die mittlere Jahrestemperatur etwa 10–12 °C, aber nicht über 21 °C beträgt. Die nördliche Grenze liegt im allgemeinen bei etwa 50° n. Br., steigt bisweilen aber auch darüber hinaus. Die Höhenlage richtet sich nach dem Klima und steigt in wärmeren Ländern beträchtlich an (Ätna 1300 m, Himalaya 2700 m), während in der milden lombardischen Ebene die Weinstöcke mitten in den Kornfeldern stehen und in der BRD und der DDR sonnige Südhänge bevorzugen. Für das Gedeihen sind neben den Erbeigenschaften der Reben (genetischen Faktoren) Witterung, Boden und Pflege von ausschlaggebender Bedeutung. Regen im Sommer und trockene Wärme im Herbst geben viele gute Trauben; harte Winter schädigen weniger, während Maifröste die Blüten vernichten. Der Boden muß ausreichenden Gehalt an Nährstoffen, besonders Kali und Phosphorsäure, aufweisen, mit Naturdünger oder Mineralsalzen gut gedüngt und sorgfältig bearbeitet werden.

Auch zahlreiche Krankheiten machen sorgfältige Pflege erforderlich. Die Pilzkrankheiten Mehltau (durch *Oidium tuckeri*), Blattfallkrankheit oder falscher Mehltau (*Plasmopara viticola*), roter Brenner (*Pseudopeziza tracheiphila*), schwarzer Brenner (*Gloeosporium ampelophagum*) werden durch Bestäuben mit Schwefel oder durch Bespritzen mit Kupferkalk-(Bordelaiser) Brühe bekämpft. Von tierischen Schädlingen sind besonders gefürchtet die Reblaus (*Viteus vitiifolii*), der Heu- und Sauerwurm (die Raupe des Schmetterlings *Clysia ambiguella*), der Springwurm (die Raupe von *Sparganothis pilleriana*).

Gegen die meisten dieser Schädlinge verwendet man Mittel auf Basis chlorierter Kohlenwasserstoffe sowie Phosphorsäureester, wie Parathion (E 605); gegen Reblaus, die an den Wurzeln saugt, hilft nur die Behandlung des Bodens mit Schwefelkohlenstoff und der Anbau von reblausfesten Pfropfreben.

Traubensorten

Es gibt zahlreiche Traubensorten, die in den verschiedenen Weinanbaugebieten angepflanzt werden. Sie unterscheiden sich nicht nur in der Gestalt und Wuchskraft der Stöcke, in der Form und Behaarung der Blätter, sondern auch in der Farbe und Gestalt, im Zuckergehalt und Geschmack der Traubenbeeren. Während die für den Frischgenuß bestimmten Trauben *Tafeltrauben* genannt werden, bezeichnet man die für die Weinbereitung geeigneten Trauben als *Keltertrauben*. In folgender Übersicht sind die wichtigsten Keltertraubensorten zusammengestellt.

Traubensorten für Weißweine:

Riesling. Der in der BRD und der DDR beheimatete Riesling ist die edelste Keltertraube. Am Rhein, an der Mosel, in Württemberg und an der Pfälzer Mittelhaardt sind besonders günstige Bedingungen für sein Gedeihen gegeben. Er liefert hier rassige, hochwertige und sehr blumige Weine, die den Weltruf dieser Weinbaugebiete begründet haben. Die kleinen, geschlossenen Trauben bestehen aus dünnschaligen, saftreichen Beeren von würzigem, sortentypischem Geschmack. Aus edelfaulen und etwas eingetrockneten Rieslingtrauben werden in besonders guten Lagen die berühmten *Trockenbeerenauslesen* gewonnen.

Silvaner, eine in der BRD und der DDR weitverbreitete Sorte, auch „Österreicher" oder „Fränkischer" genannt, ist die Rebe der Pfalzweine, der rheinhessischen Weine und der Frankenweine. Die Traube ist grün, mittelgroß und sehr saftreich, der Wein angenehm, würzig und mild. Sie liefert vornehmlich Tisch- und Verschnittweine. In guten Lagen werden aus der Silvanertraube auch Weine von hohem Alkoholgehalt und hervorragender Qualität gewonnen.

Riesling × Silvaner (*Müller-Thurgau-Rebe*), eine 1882 von dem Schweizer Dr. Müller (Thurgau) in Geisenheim erhaltene *Kreuzung* zwischen Riesling und Silvaner. Die Riesling × Silvaner-Traube reift früh und bringt gute Erträge an milden säurearmen Weinen, oft mit feinem Muskatgeschmack. Die Rebe ist sehr anfällig gegen Traubenfäule und muß daher rechtzeitig geherbstet werden.

Gutedel wird im Markgräflerland, im Elsaß, in der Westschweiz und in Frankreich viel angebaut und liefert bei guten Erträgen liebliche Tischweine von zartem Bukett und geringem Säuregehalt. Die lockere, süße Gutedeltraube wird auch als Tafeltraube überaus geschätzt. In Frankreich und der Westschweiz heißt der Gutedel „*Chasselas*", im Wallis „*Fendant*", im Markgräflerland „*Moster*".

Ruländer. Der graue Burgunder, Pinot gris oder „Ruländer", im Elsaß und in der Schweiz fälschlich auch „Tokayer" genannt, gedeiht besonders gut auf den heißen Böden des Kaiserstuhls (Baden), im Elsaß, in Burgund und in Franken. Die Ruländerweine sind feurig, sehr voll und von eigenartig zartem Bukett. Sie stehen in ihrer hohen Qualität den Weinen des Rieslings und des Traminers nicht nach.

Weißer Burgunder (Pinot blanc), die Traubensorte der lieblichen weißen *Chablis*-Weine und der Weine von Puligny-Montrachet, reift mittelfrüh und gibt gute Erträge. Er findet auch bei uns mehr und mehr Eingang. Eine Spielart des Weißen Burgunders ist der in der Champagne verbreitete *Chardonnay*. Nahe verwandt ist ferner der *Auxerrois blanc*.

Traminer. Die spätreifenden, sehr zuckerreichen hellroten Trauben des Traminers oder *Clevners* ergeben besonders in der Spielart des *Gewürztraminers* volle und alkoholreiche Weine mit starkem und langanhaltendem Bukett (Rosenduft!). Ihres oft zu starken Buketts wegen werden sie auch mit gleichwertigen Weinen des Weißen Burgunders oder des Rieslings verschnitten. Der Traminer ist im Elsaß, in Baden (Ortenau), in der Pfalz und in Österreich verbreitet und als edle Traube sehr geschätzt.

Gelber Mosler (Furmint-Traube), die beste Traubensorte Ungarns, liefert nach dem Eintrocknen am Stock (Zibebenbildung) die wegen ihrer edlen Süße hochberühmten Tokayer und Ödenburger *Ausbruchweine*.

Muskateller, eine in allen weinbautreibenden Ländern verbreitete alte Traubensorte mit starkem würzigem Muskatgeschmack, deren Weine sich besonders zum Verschnitt eignen. Als wertvolle Spielart verdient der bukettreiche *Muskat-Ottonel* Erwähnung.

Malvasier wird auf Madeira, in Toskana und Piemont angebaut und ist die Traubensorte der *Chiantiweine* und der süßen Asti spumante.

Semillon blanc und *Sauvignon blanc*, die edelsten weißen Traubensorten des Sauterne- Bordeaux-Gebietes, liefern gemischt oder mit etwas *Muscadel* gekeltert die weltberühmten weißen *Sauternes*-Weine (Château Yquem, le roi des vins) bei denen man wie beim Riesling die Edelfäule abwartet, um höchste Qualität zu erzielen.

Traubensorten für Rotweine:

Blauer Spätburgunder (Pinot noir fin) ist die Sorte der großen Weine der Côte d'Or unter denen Gewächse wie Chambolle-Musigny, Gevrey-Chambertin, Vosne-Romanée, Nuits-St.-Georges und Aloxe-Corton Weltruf besitzen. In der BRD wird der Blaue Spätburgunder an der Ahr, am Rhein (Aßmannshausen), in Württemberg und vor allem in Baden angebaut. Auch die Rotweine der Ostschweiz stammen ausschließlich von dieser Rebe. Der Burgunder reift mittelfrüh und liefert kräftige, feinwürzige Weine von dunkler, braunroter bis rubin-roter Färbung.

Gamay. Die geringen Burgunderweine aus dem Beaujolais und dem Mâconnais werden meist aus der in Frankreich weitverbreiteten Sorte Gamay gekeltert, deren Weine denen des Blauen Spätburgunders in guten Jahren vergleichbar sind, meist jedoch nur ansprechende Trinkweine erbringen.

Bordeaux-Sorten. Die berühmten Reben des Médoc, die in den Weinen von Château Lafitte, Ch. Latour, Ch. Margaux u. a. Rotweine von unerreichter Qualität hervorbringen, bestehen aus den drei Traubensorten *Cabernet-Sauvignon*, *Cabernet-franc* und *Merlot*, die stets in gemischtem Satz angebaut werden. Der feine Geschmack, das wundervolle Bukett und die reine, leuchtend rote Farbe erheben diese körperreichen Weine neben den großen Burgunderweinen an die Spitze aller Rotweine der Welt.

Müllerrebe (Pinot Meunier) ist in der Champagne, in Württemberg und Nordbaden verbreitet und wird hier *Schwarzriesling* genannt. Ihre Weine sind denen des Blauen Burgunders ähnlich und erbringen gute Tischweine.

Portugieser wird an der Ahr, in der Pfalz, Rheinhessen, Württemberg angebaut und ist von großer Fruchtbarkeit. Die frühreife säurearme Portugiesertraube liefert angenehme Tischweine. Bekannt sind u. a. die Weine vom Dürkheimer Feuerberg.

Trollinger, in Tirol Vernatsch genannt, ist die Kurtraube von Meran. Sie wird auch in Württemberg sehr geschätzt und ist in der Pfalz unter der Bezeichnung „blauer Malvasier" bekannt. Ihre Weine sind mild, oft von hellroter Farbe.

Lemberger (Blaufränkischer), in Württemberg und in der Umgebung des Neusiedler Sees verbreitet, ist sehr fruchtbar und liefert gutgefärbte geschätzte Weine.

Aramon, eine Rebsorte der südfranzösischen Weinbaugebiete (Midi) und von Algier, trägt große Trauben und bringt hohe Erträge.

Rossara ist die Traubensorte der leichten Tiroler Weine, die viel als Verschnittweine verwendet werden.

Färbertraube (Teinturier) mit rotgefärbtem Beerensaft liefert dunkle geringwertige Weine und wird daher nur noch selten zum Auffärben wenig gedeckter Rotweine verwendet.

Hybriden:

Als Hybriden bezeichnet man natürliche und künstliche Kreuzungen von Europäerreben mit Amerikanerreben. Solche Kreuzungen wurden durchgeführt, um die Widerstandsfähigkeit der Amerikanerreben gegen Pilzkrankheiten und gegen die Reblaus auf die bewährten alten Europäersorten zu übertragen. Dieses Ziel wurde indessen noch nicht erreicht. Die bisher gezüchteten zahlreichen Hybriden sind nicht genügend widerstandsfähig gegen Krankheiten und bringen Weine von nur geringer Güte hervor, die zudem oft mit einem „Foxgeschmack“ behaftet sind. Der Anbau von Hybriden wurde daher in Deutschland verboten.

Man unterscheidet die sogenannten „alten“ Hybriden *Othello*, *Clinton*, *York-Madeira*, *Noah*, *Taylor* u. a., sämtlich mit Foxgeschmack, die meist aus Amerika eingeführt wurden, und die „neuen“ Hybriden, die nach Züchtern wie Couderc, Seibel, Castel, Gaillard, Bertille-Sevye und Oberlin benannt worden sind. Ihr Ertrag bleibt trotz guten Behanges hinter dem von Europäerreben zurück, weil die Beeren dickschalig sind, viele Kerne enthalten und einen schleimigen Saft besitzen. - Neueste Züchtungen sind aber vielversprechend.

Weinbereitung

Nach möglichst völliger Reifung der Trauben und unter Berücksichtigung der *Zucker-Säure-Relation* in den Beeren erfolgt die Weinlese, deren Beginn bei uns meist behördlich festgesetzt wird und etwa von Ende September bis Ende Oktober dauert. Bei gewissen Sorten läßt man in günstigen Jahren die Trauben noch länger am Stock hängen, bis sie den Zustand der „*Edelreife*“ oder bei gleichzeitigem Befall durch den Pilz *Botrytis cinerea* den der „*Edelfäule*“ angenommen haben; man erhält so im Rheingau, in Ungarn und in der Gironde die besonders geschätzten „Ausbruchweine“. Bisweilen bleiben die Trauben auch noch nach vorzeitiger Knickung des Stieles am Stock. Zur gegebenen Zeit werden die Trauben mit den saftigen zweifächerigen Beeren, die in jedem Fach zwei, bisweilen weniger oder gar keinen Samen enthalten, abgebrochen oder mit dem Messer oder besonderen Scheren abgeschnitten und dann meist direkt von den Traubenstielen (Rappen, Kämme) befreit, zur Maische zerquetscht und weiterverarbeitet. Zuweilen werden die Trauben auf Stroh ausgebreitet und zu weiterer Konzentration der Beereninhaltsstoffe der Sonne ausgesetzt („Strohwein“). Zur Weinbereitung werden die Trauben zunächst mittels der aus geriffelten gegeneinanderlaufenden Walzen bestehenden Traubenmühlen zerquetscht, wobei eine Verletzung der Stiele und ein Zerdrücken der gerbstoffreichen Kerne vermieden werden muß. Wirksamer erreicht man dies zur Erlangung edlerer Weine durch Entfernung der gerbstoffhaltigen Stiele (Kämme) mittels sogenannter Entrappungsmühlen. Das gemahlene Traubengut ist die *Maische*. Die Weiterverarbeitung der Maische zu Wein ist für Weißweinmaischen und Rotweinmaischen grundsätzlich verschieden.

Zur Bereitung von *Weißwein* wird die Maische weißer Trauben normalerweise sofort abgepreßt (*gekeltert*). Die bisher verwendeten Korbpressen werden heute mehr und mehr ersetzt durch Packpressen, hydrauliche Pressen, pneumatische Horizontalpressen (z. B. WILMESpressen) und kontinuierliche Pressen (Schneckenpressen). Der anfallende Saft ist der *Most*, welcher je nach Traubensorte, Reifegrad der Traubenbeeren und Gewinnung eine unterschiedliche Zusammensetzung besitzt.

Eine gute Bewertungsgrundlage für den Gehalt an Gesamtinhaltsstoffen, insbesondere für den *Zuckergehalt*, bildet das spezifische Gewicht des Mostes, das *Mostgewicht*, das in der Praxis in *Grad-Öchsle* ausgedrückt wird. Schon in der Reifezeit der Traubenbeeren bis zur Ernte läßt sich das Mostgewicht mittels eines Handrefraktometers im Weinberg leicht verfolgen. Ein Most vom spezifischen Gewicht 1,100 hat z. B. 100 ° Öchsle. Moste bis 70 ° Öchsle (spezifisches Gewicht 1,070) werden im allgemeinen nur für Konsumweine verwendet; solche Moste sind verbesserungsbedürftig. Moste ab 80–100 ° Öchsle ergeben allgemein Qualitätsweine und Spätlesen, solche darüber hinaus verbindet man mit den Begriffen Auslesen, Beerenauslesen, Trockenbeerenauslesen und Eiswein.

Neben dem Zuckergehalt des Traubensaftes (und dem daraus resultierenden Alkohol bei der Gärung) ist zur harmonischen Ausbildung eines Weines auch der *Säuregehalt* des Mostes ein wesentlicher Faktor, der sich erfahrungsgemäß in den Grenzen zwischen 8 und 10‰ (= g/l) bewegen sollte. Ein zu hoher oder geschmacklich unangenehm hervortretender Säuregehalt des Mostes, der durch einen die Weinsäure überwiegenden Gehalt an „unreif" schmeckender Äpfelsäure bedingt ist, läßt sich leicht mit gefälltem $CaCO_3$ (vgl. Abschnitt Weinverbesserung) beheben, indem man die Weinsäure als schwerlösliches Calciumsalz, oder Wein- *und* Äpfelsäure als Doppelsalze (bis auf einen Gesamtsäuregehalt des Mostes von etwa 8–10‰) abscheidet; vgl. Abschnitt Weinverbesserung. Durch den ***biologischen Säureabbau*** (vgl. S. 461) wird der Äpfelsäuregehalt in einem späteren Stadium, nach der Hefegärung, noch weiter herabgesetzt.

Die weitere Behandlung des Traubenmostes nach der Kelterung hängt wesentlich von dem Güte- und Gesundheitszustand der Trauben und von der Traubensorte (Rebsorte) ab. Gesunde Moste werden im allgemeinen nach einer kurzen *Klärung* durch Absetzenlassen der Trubstoffe (Verunreinigungen, Gewebeteilchen) und der anschließenden heute allgemein üblichen *Schwefelung* (7,5–10 g SO_2/hl oder 10–15 g Kaliumpyrosulfit/hl) in die Gärbehälter übergeführt. Moste aus fehlerhaften, kranken Trauben bedürfen stets einer Vorbehandlung: Hierzu schwefelt man sofort den von der Kelter kommenden Traubenmost mit 15–20 g Kaliumpyrosulfit oder mit 7,5 –10 g verflüssigter schwefliger Säure pro hl so stark ein, daß der Eintritt der Gärung einige Tage verzögert wird. Dann überläßt man den Most in einem möglichst kühlen Raum der Selbstklärung. Hierbei setzen sich alle festen und flockigen Trubteilchen, die aus dem Beerenfleisch stammen, auch Schmutzteilchen, Kleinlebewesen und andere Beimengungen ab. Nach ein bis zwei Tagen trennt man den geklärten Most durch Ablassen vom Trub, lüftet ihn dabei zur Entfernung der überschüssigen schwefligen Säure und bringt ihn zur Gärung in einen wärmeren Gärkeller.

Eine bessere und schnellere Klärung des Mostes als durch Absetzenlassen erzielt man heute durch Verwendung von Großraumschleudern (Separatoren), vor allem dann, wenn es sich um die Herstellung von Traubensüßmost handelt.

Das *Schwefeln* der Traubenmaische oder des unvergorenen Mostes unmittelbar nach der Kelterung wirkt sich sowohl in chemischer als auch in gärungsphysiologischer Hinsicht günstig auf die Erhaltung luftempfindlicher Saftinhaltsstoffe und auf das sich bildende Sortenbukett aus. Das Braunwerden der Maische, ein auf der enzymatischen Luftoxydation phenolischer Bestandteile beruhender Vorgang wird eingeschränkt und damit das gefürchtete Hochfarbig- und Braunwerden der Moste und Jungweine verhindert. Der Zusatz von schwefliger Säure wirkt der raschen Entwicklung schädlicher Kleinlebewesen (Essigbakterien, wilde Hefen, Schimmelpilze, säureabbauende Bakterien) entgegen, während die gärtüchtigen echten Hefen, deren Entwicklung im Most erwünscht ist, durch die normale Schwefelung nicht geschädigt werden. Somit bewirkt die Schwefelung zusätzlich eine Auslese der erwünschten Gärungserreger und sichert eine reintönige Gärung.

In den USA erhitzt man zur Vermeidung der enzymatischen Oxydation die Maische kurzzeitig bis 87 °C, doch müssen dann die Moste zur Gärung mit Reinhefe oder gärendem Hefetrub versetzt werden.

Zur Gewinnung von *Rotweinen* müssen die Rotweinmaischen grundsätzlich anders behandelt werden als die Weißweinmaischen. Um farbstarke typische Rotweine zu erhalten, wird die wenig oder nicht-geschwefelte Maische der entrappten Rotweintrauben *vor* der Abkelterung vergoren. Hierdurch werden die in den Beerenhülsen lokalisierten Farbstoffe (Anthocyane) freigelegt. Gleichzeitig löst der bei der Gärung sich bildende Alkohol die Farbstoffe leicht aus den Beerenhülsen heraus. Die *Rotweinmaischegärung* wird in offenen oder geschlossenen Behältern durchgeführt. Bald nach Beginn der offenen Gärung sammeln sich die festen Bestandteile der Maische wie Hülsen, Kerne usw. an der Oberfläche des Gärgutes an und bilden dort den sogenannten Tresterhut. Dieser Tresterhut muß möglichst oft untergestoßen werden, damit die in den Hülsen enthaltenen Farbstoffe vollständig in Lösung gehen können. Häufig wird heute der Tresterhut auch mit Hilfe eines Senkbodens etwa 10 bis 15 cm unter der Oberfläche der Maische festgehalten. Auf diese Weise beseitigt man die Infektionsgefahr der Maische (Essigbakterien, Schimmelpilze). Bei der Gärtemperatur von etwa 16 °C ist nach etwa 8 Tagen der maximal erreichbare Farbwert erreicht.

Ein neueres Verfahren für die Rotweinbereitung bedient sich der sog. *Maischeerwärmung*: Hierzu wird die Maische aus den abgebeerten Trauben sofort nach dem Abmahlen in großen offenen Rührbottischen auf 40–45 °C erwärmt und nach etwa 2 Stunden abgepreßt. Die Maischegärung kann somit umgangen werden, da die Wärme das Zellgefüge der Beerenhaut lockert und die Farbstoffe in genügender Menge in den Saft austreten läßt. Bei diesem Verfahren, das neben einer besseren Farbstoffausbeute auch in vielen Fällen eine (gegenüber dem Gärverfahren) erhöhte Extraktausbeute des Mostes ermöglicht, können zusätzlich noch mit besonderem Vorteil Filtrationsenzyme (vgl. S. 236) verwendet werden, etwa 2 g pro 100 Liter Maische; diese bewirken einen beschleunigten Maischeaufschluß. Für diesen Zweck ist in der Bundesrepublik das Enzympräparat *Vinibon* zugelassen.

Nach der Abkelterung der gärenden Rotwein-Maische entsprechen Mostbehandlung, Gärung und Gärverfahren in der Folge denjenigen für Weißweine.

Werden blaue oder rote Trauben *sofort* nach der Maischung (Vermahlung), — also ohne Gärung oder Anwärmung der Maische — abgekeltert, so erhält man nach der Vergärung dieses Mostes einen weißen oder nur leicht rötlich gefärbten Wein, der in Südbaden *Weißherbst*, in Württemberg *Schillerwein*, in Frankreich *Clairet* oder *vin rosé*, in der Schweiz *Süßabdruck* genannt wird.

Mostgärung: Bei nicht zu stark geschwefelten Mosten kommt die Gärung bald von selbst in Gang, vielfach wird sie durch Zusatz von Reinzuchthefe eingeleitet. Normale und verbesserte Traubenmoste gären zwischen wenigen Tagen und einigen Wochen, sehr zuckerhaltige Moste, Spätlesen und Auslesen zwischen 3 bis 5 Wochen und mehreren Monaten.

Das Ende der Gärung ist dadurch gekennzeichnet, daß die Entwicklung des Kohlendioxids aufhört, der Wein sich klärt und am Boden des Fasses zunächst gröbere Bestandteile, dunkel gefärbte Rückstände des Mostes und der Hefen, sog. Drusen oder Geläger, als schleimig feste Krusten abgeschieden werden. Kurz nach der Gärung kann sich vor allem bei niedrigen Lagertemperaturen noch weiter Weinstein (K-Hydrogentartrat) ausscheiden, dessen Löslichkeit durch den Alkoholgehalt des vergorenen Mostes stark verringert wird.

Von diesen Ablagerungen muß der mehr oder weniger klare überstehende junge Wein (*Jungwein*) abgetrennt, d. h. abgezogen oder *abgestochen*, werden. Vielfach füllt man auch – ohne vorher abzuziehen – die Fässer mit Nachfüllwein auf, verschließt mit einem Gäraufsatz und beläßt den Wein noch einige Zeit auf dem Faß. Das Auffüllen schützt den Wein vor den Einwirkungen der Luft (Braunwerden, Kahmbildung, Entwicklung von Essigbakterien und beläßt ihm die Kohlensäure. Der junge Wein, der noch hefetrüb ist und noch große Mengen an CO_2 enthält, heißt *Sauser*, *Süßkrätzer* oder *Federweißer*.

Verläuft die *Hauptgärung* rasch unter erheblicher Erwärmung des jungen Weines, so besteht meist bei zuckerreichen Mosten die Gefahr, daß noch Reste des Zuckers unvergoren bleiben. Es setzt dann in vielen Fällen (einige Zeit nach Beendigung der Hauptgärung) noch eine *Nachgärung* ein, die sehr viel langsamer und ruhiger verläuft und zur völligen Vergärung des Restzuckers führt. Bei zuckerreichen Trauben (Spätlesen, Auslesen, Beeren- und Trockenbeerenauslesen) vermag die Hefe vielfach den Zucker nicht restlos zu vergären, so daß ein Rest des Traubenzuckers im Wein verbleibt. Ihn bezeichnet man als „Restsüße".

Um einen Teil des im Traubenmost enthaltenen Zuckers zur Einstellung einer bestimmten „*Restsüße*" des Weines der Gärung zu entziehen, setzte man früher zur Unterbrechung der Gärung (Stoppen) Schwefeldioxyd zu. Diese Art der Gärungsunterbrechung wird jedoch heute nur noch selten angewandt. Wesentlich günstiger ist es, die Gärung durch Abfiltrieren der Hefen zu unterbrechen und die erhaltenen geklärten Weine sofort steril auf Flaschen zu füllen oder durch eine sogenannte *gezügelte Gärung* unter CO_2-Druck in Kohlendioxiddrucktanks die Gärung und damit den Restzuckergehalt (Restsüße) zu regulieren. Weine mit weniger als 4 g/l Restzucker können als „durchgegoren" bezeichnet werden.

Zur Vergärung und Lagerung von Trauben- oder Obstsäften wurden früher in erster Linie Fässer aus Eichenholz verwendet, heute sind in großen Betrieben und Winzergenossenschaften immer mehr die innen glasemaillierten oder mit säurefestem Kunststoff ausgekleideten Stahltanks von 60—600 hl Inhalt und rechteckige, innen verglaste Behälter aus Beton mit einem Fassungsvermögen von 150 bis 300 hl im Gebrauch. Die Vorteile in der Verwendung von Stahltanks und Betonbehältern liegen in einer geringeren Raumbeanspruchung und in der Möglichkeit einer leichten Reinigung.

Abzug, Lagerung und Ausbau (Reifung) der Weine

Der *Jungwein* soll durch den Abzug von der Hefe in seinem Ausbau und in seiner geschmacklichen Reinheit gefördert werden. Der sog. offene Abzug unter Luftberührung wird meistens bei jungen Weinen, der sog. geschlossene unter Luftabschluß bei ausgebauten Weinen vorgenommen. Weine, die nicht sehr früh zum Verbrauch kommen oder als Flaschenweine längere Zeit gelagert werden sollen, wird man erfahrungsgemaß mehrmals abziehen (umziehen).

Der nach der Gärung abgezogene junge Wein wird anschließend zur Erhöhung seiner Haltbarkeit, zur Schönung und gegebenenfalls zur Verbesserung der sog. *Kellerbehandlung* unterzogen. In dieser Zeit läuft eine Reihe gelenkter chemischer, biochemischer, biologischer und physikalischer Vorgänge ab, die man im gesamten als *Ausbau* oder *Reifung* bezeichnet. Sie finden mit der Abfüllung in Flaschen (Flaschenreife) noch keineswegs ihren Abschluß, sondern setzen sich – wenn auch in geringerem Maße – in der Flasche noch fort.

Besondere Bedeutung beim Ausbau des Weines und für die Ausbildung des Lagerbuketts (vgl. S. 464) besitzt der *biologische Säureabbau*, der vor allem durch die Tätigkeit säureabbauender Bakterien, z. B. durch das heterofermentative Milchsäurebakterium *Bacterium gracile* bedingt ist.

Der biologische Säureabbau ist, abgesehen von den verschiedenartigen Abbaumöglichkeiten durch homofermentative und heterofermentative Milchsäurebakterien, stark abhängig vom pH des

Weins und der Kellertemperatur. Bei relativ niedrigem pH mäßigen Temperaturen, durch eine stärkere oder schwächere Schwefelung nach der Hefegärung ist eine Steuerung dieses wichtigen biologischen Vorgangs beim Ausbau des Weines in Richtung Milchsäure und zur Ausbildung von erwünschten Geschmacks- und Geruchsstoffen (Bukett) möglich. Gleichzeitig kann auf diese Weise die Bildung unerwünschter Aromastoffe wie Diacetyl und Acetoin als Folgeprodukte der Milchsäurebildung kellereitechnologisch verhindert werden.

Von den zahlreichen, aufeinander abgestimmten Kellerbehandlungsmethoden seien folgende angeführt:

Schwefelung. Beim Umfüllen (Abstich, Abzug) ist die sachgemäße Schwefelung in der Kellerwirtschaft noch nicht zu entbehren: Sie ermöglicht die Gesunderhaltung der Weine, den Schutz vor dem Braun-(Hochfarbig-)Werden und vor der Entwicklung schädlicher Mikroorganismen. Sie bewirkt außerdem eine Hemmung von Oxydationsenzymen (Phenoloxydasen), ein Abbinden von Ketonen und Aldehyden unter Bildung der entsprechenden Hydrogensulfitverbindungen und die Einstellung eines bestimmten Redoxpotentials. Die Wirkung von schwefliger Säure beim Einbrennen von Weinfässern, zur Keimfreimachung von Geräten, Behältern, Korken und Flaschen bei der Sterilfüllung wird in der Kellertechnik der Weinherstellung seit langem benutzt.

Weinschönung. Eine Weinschönung bezweckt die Entfernung von solchen Stoffen aus dem Wein, die Trübungen verursachen oder Nachtrübungen in den abgefüllten Flaschen auslösen. Daneben dient die Weinschönung zur Entfernung von Geschmacksfehlern (Schimmel-, Faß-, Holz-Geschmack) und Schwermetallen und zum Aufhellen von Weinen.

Die Schönung der Weine erfolgt entweder durch einfache Filtration mittels mechanisch wirkender Filterdichtungsstoffe wie Asbest, Cellulose u. dgl., oder durch vorherige Schönung mittels gewisser Zusätze, die durch Oberflächenwirkung die trübenden Stoffe mit niederreißen, wie Hausenblase, Bentonite, Phytate, Gelatine, Agar-Agar, Tannin, Eiereiweiß, Spanische Erde, Kaolin, zur Beseitigung von Weinfehlern auch Holz- oder Knochenkohle, z. B. Eponit (die früher benutzten Mittel Milch, Casein, Blut sind jetzt verboten). Von den zahlreichen Verfahren zur Klärung (Schönung) ist die Gelatine-Tanninschönung, ferner zur Beseitigung von Metallen (Fe, Cu, Zn, Mn) und hartnäckigen Eiweißtrübungen die Blauschönung zu nennen.

Blauschönung. Nach dem von W. MÖSLINGER ausgearbeiteten Verfahren wird der Wein mit genau bemessenem, in wenig Wasser gelöstem Kaliumhexacyanoferrat(II) vermischt, nach einigen Wochen von dem entstehenden Niederschlage (Blautrub) abgezogen und filtriert. Die erforderliche Menge ist auf Grund eines vorherigen Laboratoriumsversuches so zu bemessen, daß keine Cyanverbindungen gelöst zurückbleiben. (Bei Überschönung Bildung von HCN, giftig!).

Die „Rotschönung" nach W. PETRI zur Beseitigung von Arsen mittels eines besonders präparierten Eisenoxids (Adsorption des Arsens an Fe_2O_3) hat heute keine Bedeutung mehr, da die Anwendung von arsenhaltigen Bekämpfungsmitteln im Weinbau seit 1941 untersagt ist.

Der Schönungstrub wird meist beim zweiten Abstich durch Separatoren oder durch Filtration mittels Kieselgur-Anschwemmfiltern, Schichtenfiltern oder durch Entkeimungsfiltration entfernt.

Schließlich folgt zu gegebener Zeit (nicht zu spät) die Abfüllung in sorgfältig gereinigte, sterile Flaschen bis 0,5 cm unter den Stopfen und der Verschluß mit neuen, in SO_2-haltigem Wasser eingeweichten sterilen Korken. Zur Erhaltung der neuerdings beliebten Spritzigkeit wird teilweise auch etwas Kohlendioxid beigefügt.

Weinverbesserung

Eine Abänderung der normalen Kellerbehandlung ist erforderlich, wenn die Trauben und Moste wegen ungünstiger Witterung zu wenig Zucker und zu viel Säure enthalten, um direkt trinkbaren Wein zu geben. In solchen Fällen bedient man sich verschiedener

Methoden der Weinverbesserung, die allerdings gesetzlichen Einschränkungen unterliegen. Als erlaubt gelten insbesondere die Zuckerung, die Entsäuerung und das Verschneiden.

Zuckerung. Das von dem deutschen Chemiker L. GALL im Jahre 1851 ausgearbeitete und daher als Gallisieren bezeichnete Verfahren der *Naßzuckerung* besteht darin, daß man den Säuregehalt zu saurer Moste durch Zusatz von Zuckerwasser auf die zweckmäßige Höhe von etwa $10^0/_{00}$ einstellt und nunmehr die Gärung einleitet. Wenn kein Übermaß an Säure, sondern nur Mangel an natürlichem Zucker im Most vorliegt, setzt man nach dem Verfahren der *Trockenzuckerung*, nach dem Franzosen J. A. CHAPTAL (1801) auch Chaptalisieren genannt, trockenen oder in höchstens der gleichen Menge Wasser gelösten Zucker hinzu.

Durch das Weingesetz vom 14.7.1971 ist die Zuckerung im Rahmen des EWG-Weinrechts neu geregelt worden. *Qualitätswein mit Prädikat* (siehe S. 464) darf überhaupt nicht, *Qualitätswein b.A.* (S. 464) nur trocken mit technisch reiner Saccharose gezuckert werden. Bei *Tafelwein* ist die Erhöhung des Alkoholgehalts durch Trockenzuckerung, Zusatz von Traubenmostkonzentrat oder durch teilweise Konzentrierung erlaubt. Die Naßzuckerung darf nur noch bis zum 30.6.1979 in einigen Weinbaugebieten vorgenommen werden; dabei darf das Volumen des Weins um nicht mehr als 10% bei Qualitätswein und 15% bei Tafelwein erhöht werden.

Für gezuckerte Weine sind Bezeichnungen wie Wachstum, Kreszenz usw. verboten. Bezeichnungen wie „natur", „naturrein" o. ä., die bisher für ungezuckerte Weine erlaubt waren, dürfen nach dem neuen Weingesetz überhaupt nicht mehr verwendet werden.

Entsäuerung. Bei sehr hohen Säuregehalten, die durch Gallisieren allein nicht genügend erniedrigt werden können oder wegen ausreichenden Zuckergehaltes eine Zuckerung nicht als zulässig erscheinen lassen, wird ein Teil der Säure durch Zusatz von reinem gefälltem $CaCO_3$, das zweckmäßig mit Wein (nicht mit Wasser) angerührt ist, abgestumpft, doch soll dadurch der Gehalt an Weinsäure nicht unter 0,5—1 g in 1 l Wein herabgedrückt werden. Neuerdings werden (im Ausland) zur Entsäuerung mit Erfolg Harzaustauscher herangezogen.

Verschneiden mehrerer Weine ermöglicht ebenfalls, durch zu hohen oder zu niedrigen Säuregehalt bedingte Nachteile zu beseitigen. Ein Verschneiden von Weißwein mit Rotwein ist bei uns verboten, ausgenommen der Verschnitt von Weißweintrauben mit Rotweintrauben zur Herstellung eines Weines von blaß- bis hellroter Farbe (Rotling).

Zahlreiche andere, zum Teil im Ausland erlaubte Methoden werden vom deutschen Weingesetz untersagt so u. a. der Zusatz von Glyzerin zur Erhöhung der Vollmundigkeit („Scheelisieren"), von Säure (Wein- oder Citronensäure), abgesehen von „Metaweinsäure" zur Verhinderung der Weinsteinausscheidung, von Gips zur Verstärkung der Rotweinfarbe sowie von Alkohol und Wasser („Mouillage").

Die Herstellung von Tresterwein durch Vergärung von Zuckerwasser auf den ausgepreßten Trestern („Petiotisieren") ist nur unter der Voraussetzung erlaubt, daß dieser lediglich als „Haustrunk" Verwendung findet, nicht aber in den Verkehr gelangt. Hingegen darf das Weingeläger nicht zu sogenanntem Hefewein, sondern nur auf Branntwein, Weinsäure usw. verarbeitet werden.

Weinfehler und -krankheiten

Hinsichtlich der zahlreichen „Weinfehler", wie Braunwerden durch Phenoloxydasen, Schwarzwerden (Bildung von Eisen(III)-tannat), weißer Bruch (Flocken von Eisen(III)-phosphat), Böckser (Schwefelwasserstoff), Holz- und Faßgeschmack, Flaschentrübungen und der durch Mikroorganismen verursachten „Weinkrankheiten" wie Bitter-, Zäh-, Kahmig- und Schleimigwerden, Essig- und Milchsäurestich, Umschlagen durch Weinsäure- und Glycerinzersetzung, Mäuseln usw., muß auf die Spezialliteratur verwiesen werden.

Zusammensetzung

Die **chemische Zusammensetzung** der Weine schwankt innerhalb weiter Grenzen und wird von Boden, Klima und Wetter, vom Reifegrad, Gesundheitszustand, Sorte und der Pflege der Trauben, von der Behandlung des Mostes, der Gärführung und vom Ausbau des Weines mannigfaltig beeinflußt.

Nach ihrer chemischen Verwandtschaft und nach analytischen Gesichtspunkten teilt man die Weininhaltsstoffe in folgende Gruppen ein: Alkohole, Säuren, Kohlenhydrate, Gerbstoffe, Farbstoffe, Stickstoffverbindungen, Mineralstoffe (Asche) und Aromastoffe.

Aromastoffe repräsentieren die charakteristischen Geruchs- *und* Geschmacksstoffe des Weines, die man auch als *Bukettstoffe* bezeichnet. Demgegenüber nennt man die Gesamtheit der flüchtigen, auf den Geruchssinn wirkenden Stoffe als *Blume* des Weines. Neben dem sog. *Gärungsbukett* beansprucht besonders das *Lagerbukett* zentrales Interesse. Es bildet sich durch chemische Vorgänge beim Ausbau (Reifung) des Weines: Durch Veresterungen, Acetalbildungen, vorwiegend aber durch langsame Oxydation gewisser Weinbestandteile.

Die bis 100 °C nichtflüchtigen Inhaltsstoffe des Weines faßt man unter dem Begriff „Extrakt" zusammen.

Für die Güte eines Weines sind insbesondere der Gehalt an *Äthylalkohol*, *Extrakt*, *Zucker*, *Glycerin*, *Säuren* und *Bukettstoffe* maßgebend.

Für völlig vergorene **deutsche** Weine lassen sich etwa folgende Werte angeben: Alkohol 9—12 Vol.%, Extrakt 2,0–3,4% (darin 0,03—0,4% Zucker und 0,5–0,8% Gesamtsäure), Asche 0,17–0,26%.

Methylalkohol ist nur zu 0,004–0,02%, **Glycerin** in der Regel zu 7–10% des Gehaltes an Äthylalkohol zugegen.

Die **Säuren** setzen sich zu etwa 40% aus Weinsäure, zu 60% aus Äpfelsäure zusammen. Der Gehalt an Gesamtsäure geht beim Ausbau also nach der alkoholischen Gärung des Weines ständig zurück, weil z. B. Weinstein ausfällt und Äpfelsäure beim biologischen Säureabbau in Milchsäure und Kohlendioxid übergeführt wird.

Von **Kohlenhydraten** sind nur Spuren Monosaccharide (Glucose und Fructose etwa zu gleichen Teilen) vorhanden, hingegen fehlt der den Kohlenhydraten nahestehende **Sorbit** so gut wie vollständig. Der höhere Sorbitgehalt der aus Kern- und Steinobst hergestellten weinähnlichen Getränke ermöglicht daher deren Nachweis zur Feststellung einer evtl. Verfälschung von Traubenwein mit Obstwein (vgl. S. 129).

Die vorstehenden Ausführungen beziehen sich hauptsächlich auf die völlig vergorenen und daher praktisch zuckerfreien Weine, die infolge eines merkwürdigen sprachlichen Mißverständnisses auch als „**trockene**" Weine bezeichnet werden, obwohl sie in Wahrheit „nasser" (wasserreicher) als die süßen Weine sind.

Neben den praktisch zuckerfreien Weinen gibt es eine Reihe anderer, die durch einen höheren Gehalt an Zucker ausgezeichnet sind. In der BRD stellt man solche Weine vor allem im Rheinland und in der Pfalz her: Trockenbeerenauslesen, weiterhin sog. „Rheinische Ausbruchweine" aus edelfaulen Beeren, oder „Strohweine" aus eingetrockneten Trauben. Zu den zuckerhaltigen Weinen gehören auch die Likörweine (früher Dessertweine).

Das neue Weingesetz von 14.7.1971 teilt die Weine in 3 Qualitätsstufen ein:

1. *Tafelwein*
2. *Qualitätswein* (auch Qualitätswein b. A. = bestimmter Anbaugebiete)
3. *Qualitätswein mit Prädikat* (Kabinett, Spätlese, Auslese, Beerenauslese, Trockenbeerenauslese. Eiswein).

Likörweine (Dessertweine)

gelten nach dem Weingesetz als Weine. Es sind meist die aus den südlichen Ländern stammenden süßschmeckenden Weine, die noch erhebliche Mengen unvergorenen Zuckers aus der Traube enthalten und daher auch oft als Süd- oder Süßweine bezeichnet werden.

Die Bezeichnung Süd- oder Süßweine sind jedoch irreführend, da als Südweine auch „nicht-süße" Weine aus südlichen Ländern benannt werden und als Süßweine auch Trockenbeerenauslesen und weinhaltige Getränke, wie Wermutwein, gelten.

Die Herstellung der Likörweine beruhte ursprünglich auf der Tatsache, daß die vergärende Tätigkeit der Hefe aufhört, wenn der Alkoholgehalt der Flüssigkeit 18 Vol.% beträgt. Da diese Alkoholmenge einem Zuckergehalt von 29 g in 100 ml entspricht, muß jeder Most, der mehr Zucker enthält, nach vollendeter Gärung neben 18 Vol.% Alkohol noch unveränderten Zucker aufweisen. Zur Erzielung so hoher Zuckergehalte, die in der Natur nur ausnahmsweise vorkommen, wendet man zwei grundsätzlich verschiedene Methoden an, die in den jeweiligen Ländern variiert oder miteinander kombiniert werden.

a) *Konzentrierte Likörweine* werden durch Vergärung konzentrierter, sehr zuckerreicher Traubensäfte oder durch Zusatz von konzentriertem Traubensaft zu normalem Wein gewonnen. Es werden hierzu entweder Trockenbeeren verwendet, die durch längeres Belassen am Stock eingeschrumpft sind, oder getrocknete Beeren (vgl. Strohwein); somit wird ein konzentrierter Traubensaft gewonnen.

Auf diese Weise werden die bekannten ungarischen Likörweine, die Tokayer und Rüster-Ausbruchweine, die Tokayer Essenzen wie auch in guten Jahren die Szamorodny hergestellt:

Zur Gewinnung der Tokayer und Ruster Ausbruchweine werden die ausgelesenen Trockenbeeren mit frisch gekeltertem Traubenmost einen Tag lang durchgearbeitet. Je nachdem man einem Faß Most von 136 l Inhalt 2—5 Butten (1 Butte = 12–15 kg Trockenbeeren) zusetzt, wird ein „zwei- bis fünfbuttiger" Ausbruchwein gewonnen. Die Vergärung erfolgt langsam; die Weine enthalten in 100 ml 8–12 g Alkohol neben 10–15 g unvergorenem Zucker, 4–5 g zuckerfreiem Extrakt, der Glyceringehalt beträgt 1–2 g.

Tokayer Essenzen, die edelsten und teuersten ungarischen Trockenbeerenauslesen, werden aus in Bottichen aufgeschichteten und festgestampften ausgelesenen Trockenbeeren bereitet. Der nach einigen Tagen abfließende dicke honigartige Most mit etwa 30–40 g Zucker/100 ml gerät kaum in Gärung; der Weinausbau dauert sehr lange.

Zur Herstellung konzentrierter Likörweine werden auch Traubensäfte verwendet, die im Vakuum eingedickt wurden.

b) *Gespritete Likörweine* werden durch Zusatz von Alkohol oder von gespritetem eingedicktem Most zu teilweise vergorenem Traubenmost gewonnen. Die Gärung in den Mosten wird also vor dem gänzlichen Verschwinden des Zuckers durch Zusatz von Alkohol zum Stillstand gebracht. Zu den so erhaltenen gespriteten Dessertweinen, die im allgemeinen einen jahrelangen Ausbau brauchen, gehören der spanische Malaga (11–14 g Alkohol, 12–24 g Zucker) und Sherry, Xeres oder Jerez (16 g Alkohol, 2,5 g Zucker), der portugiesische Portwein (15–17 g Alkohol, 6–10 g Zucker) und Madeira (14–15 g Alkohol, 3–6 g Zucker) und der italienische Marsala (wie Madeira). Der griechische Samos (11–15 g Alkohol, 14–20 g Zucker) ist oft nur unvergorener gespriteter Most (Mistela).

Dessertwein, der, wie im Auslande bisweilen üblich, unter Verwendung von Rosinen und Zucker hergestellt ist, darf in der BRD nach § 22 (2) des Weingesetzes von 14. 7. 1971 nicht in den Verkehr gebracht werden.

9.2.2. Weinähnliche Getränke

Zu den weinähnlichen Getränken rechnet man die vergorenen Säfte von frischem Kern-, Stein- oder Beerenobst sowie aus Hagebutten oder Schlehen, aus frischen Rhabarberstengeln, aus Malzauszügen oder aus Honig unter der Voraussetzung, daß sie keinen Wein enthalten und als Wein nur in solchen Wortverbindungen bezeichnet werden, die den Ausgangsstoff angeben (z. B. Apfelwein, Rhabarberwein).

Die Herstellung erfolgt nach den bei Wein besprochenen Grundsätzen, doch ist bei Kernobstsäften ein Anrühren der Trester mit 10% Wasser und ein Zusatz von Zucker bis zur Erhöhung des Mostgewichtes auf 55° Öchsle, bei Beeren- und Fruchtwein ein Zusatz von Zuckerwasser, soweit er zum Ausgleich des Säuregehaltes erforderlich ist, ohne zahlenmäßige Begrenzung erlaubt.

Als wichtigste Obstweine sind Apfel- und Birnenwein zu nennen, die in Süd- und Westdeutschland das verbreitetste Volksgetränk bilden, aber in noch größerem Maßstabe in Nordfrankreich (30–40 Mill. hl) hergestellt werden. Sie enthalten 4,5–5,8% Alkohol, 0,4–0,6% Säure, 0,1–1% Zucker und 0,2–0,4% Mineralstoffe.

Beeren- und Steinobstweine werden, abgesehen von dem als Tafelrotwein benutzten Heidelbeerwein, meist süßer, dessertweinartig hergestellt und enthalten neben 5—12% Alkohol unter Umständen bis zu 18% Zucker.

Rhabarberwein ist durch einen kleinen Gehalt an Oxalsäure gekennzeichnet, der bei Ausfällung der Hauptmenge durch Kalk noch 0,05—0,07% betragen kann.

Maltonweine werden nach einem besonderen Verfahren hergestellt, indem man Malzauszüge durch Impfen mit Milchsäurebakterien bei 50 °C in Säuerung bis auf einen Gehalt von 0,6 bis 0,8% Milchsäure versetzt, dann auf 75 °C erhitzt und mit reingezüchteter Weinhefe vergären läßt. Die entstehenden Getränke haben je nach der Art der Hefe den Charakter gewisser Dessertweine und werden dementsprechend als Malton-Sherry, Malton-Portwein, Malton-Tokayer bezeichnet. Ihre Zusammensetzung ähnelt, abgesehen von dem Ersatz der Weinsäure durch Milchsäure, derjenigen der namengebenden Weine (9—12% Alkohol, 6—18% Zucker, 2,0 bis 0,5% Asche).

Nicht zulässig ist die Verwendung von Dörrobst sowie von Südfrüchten, wie Datteln, Feigen, Bananen, Ananas (vgl. Weingesetz), insbesondere ist der früher als „Likörgrundstoff" vertriebene Feigenwein nunmehr verboten. Im übrigen gelten hinsichtlich der erlaubten und unzulässigen Stoffe größtenteils dieselben Vorschriften wie beim Wein.

9.2.3. Weinhaltige Getränke

Zu dieser Gruppe gehören alle Getränke, die Wein in einem solchen Maße enthalten, daß er zum Gepräge der Gesamterscheinung wesentlich beiträgt, z. B. Apéritifs, aromatisierte Weine wie Kräuterwein (Wermutwein), Maitrank, Bowlen, Punsch und Glühwein. Sie werden unter Verwendung von Wein, Likörwein, Schaumwein oder Schaumwein mit zugesetzter Kohlensäure hergestellt, wobei der Anteil der genannten Erzeugnisse im fertigen Getränk mehr als 50% betragen muß und der Alkoholgehalt höchstens 18 Vol.% betragen darf. Zu diesen Grundstoffen dürfen nur zugesetzt werden:

1. Weindestillat, Branntwein aus Wein und Weinalkohol.
2. Traubenmost sowie Früchte und aus ihnen hergestellte Flüssigkeiten mit höchstens 1 Vol.% vorhandenem Alkohol,
3. Pflanzen und Pflanzenteile mit einem Gehalt an natürlichen Geruchs- und Geschmacksstoffen, auch in Form wässeriger oder alkoholischer Auszüge,
4. Honig, Eigelb, Milch, entrahmte Milch und Sahne,
5. Zucker und konzentrierter Traubenmost,
6. Zuckerkulör,
7. Wasser und kohlensäurehaltiges Wasser, ferner die zugelassenen Kellerbehandlungsmittel.

Weinhaltige Getränke können auch als „weinhaltiger Apéritif" bezeichnet werden.

Aromatisierte Weine

sind weinhaltige Getränke, deren Weinanteil mindestens 70% beträgt und deren Geschmacksrichtung jeweils durch mehrere der in Nr. 2 bis 4 genannten Stoffe bestimmt wird. Wenn als aromagebende Stoffe ausschließlich würzende Kräuter oder deren Auszüge verwendet werden, können sie als „*Kräuterwein*" bezeichnet werden oder mit dem Namen eines der würzenden Kräuter, wenn dieses den Geschmack des Getränkes bestimmt, z. B. „*Wermutwein*". Dieses ursprünglich aus Italien (Vino Vermouth, Vermouth di Torino) stammende, dann auch in Frankreich, Ungarn, Slawonien (Syrmien) und Deutschland gewonnene Erzeugnis wird unter Verwendung von Wermutkraut (Artemisia absinthium) sowie anderer würzender Pflanzenteile (z. B. Zimt Nelken, Pomeranzen- und Zitronenschalen, Senf, Johannisbrot) hergestellt.

Bei der Herstellung weinhaltiger Getränke dürfen die in der Anlage 1 Nr. 1 der Essenzen-VO i. d. F. vom 9.10.1970 aufgeführten, als gesundheitlich bedenklich angesehenen Pflanzenteile oder Pflanzeninhaltstoffe nicht zugesetzt werden. Allerdings wurde Waldmeister (*Galium odoratum*), der zur Herstellung von *Maiwein* (*Maibowle*) dient, wieder zugelassen (Essenzen-VO v. 30. 3. 1973).

Unter *Bowlen* versteht man Getränke, die aus Wein, Schaumwein oder kohlensäurehaltigem Wasser, Früchten (Ananas, Erdbeere, Pfirsich), gelegentlich auch anderen Pflanzenteilen (Holunderblüten, Sellerieknollen) und Zucker hergestellt werden. *Schorle* (Gespritzter) ist eine Mischung aus Wein und kohlensäurehaltigem Wasser, *Kalte Ente* eine Mischung aus Wein und Schaumwein. *Weinpunsch* ist ein aus Wein, Wasser, Rum oder Arrak, würzenden Zutaten (Nelken, Zitronen- oder Orangenschalen, Zimt u. a.) und Zucker bereitetes, meist heiß genossenes Getränk. *Glühwein*, ein Heißgetränk, wird aus Wein, Zucker und würzenden Zutaten (Nelken, Zimt) bereitet.

Schaumwein (Sekt)

wird in der Weise hergestellt, daß man völlig vergorenen Jungwein mit Zucker und Reinhefe versetzt, in verschlossenen Flaschen einer nochmaligen Gärung überläßt und dann mit Hilfe besonderer Verfahren von der Hefe befreit.

Der zur Erlangung gleichmäßiger Beschaffenheit aus mehreren Sorten gemischte Wein („Cuvée") wird nach Zusatz von 1–3% technisch reinem, ungebläutem Rohrzucker und neuerdings von Reinhefe in die bekannten dickwandigen, auf mehrere Atmosphären Druck geprüften Champagnerflaschen abgefüllt (tirage) und nach dem Verschließen mit halb eingetriebenem Korken und darüber angebrachtem Draht oder Stahlbügel der Gärung überlassen, wobei er sich mit Kohlensäure sättigt. Alsdann bringt man die Flaschen mit dem Hals nach unten schräg auf das sogenannte Rüttelpult und bewegt sie täglich kurz und kräftig um ihre Achse, bis sich die ganze Hefe als zusammenhängende Schicht (Dépot) auf den Korken ansammelt. Nach vorherigem Eintauchen des

Flaschenhalses in eine Gefrierlösung öffnet man sie dann einen Augenblick zur Entfernung des Trubes („Degorgieren"), gibt eine Lösung von feinstem Kandiszucker in Wein („Likör, Dosage") hinzu und verschließt von neuem.

Neben diesem überaus mühsamen und kostspieligen Verfahren hat sich seit einigen Jahren auch noch die Vergärung in druckfesten Stahlbehältern (Tankverfahren) und für billigere Schaumweine das Imprägnierungsverfahren, bei dem in den Wein Kohlendioxid eingepreßt wird, eingeführt.

Je nach dem Zuckergehalt unterscheidet man „trockene" Schaumweine (sec oder auch dry) mit 0,05–2% und süße Schaumweine mit 4–7% Zucker. Der Alkoholgehalt beträgt 7–12 g in 100 ml.

Die Bezeichnung Champagner für Schaumweine ist ausschließlich französischen Erzeugnissen vorbehalten. Als „Sekt" oder „Prädikatssekt" darf nach dem Weingesetz vom 14. 7. 1971 nur inländischer Qualitätsschaumwein bezeichnet werden, der bestimmten Anforderungen genügt (u. a. mittels zweiter Gärung hergestellt ist und eine amtliche Prüfungsnummer erhalten hat).

Dem Schaumwein ähnlich sind Obstschaumwein „Fruchtschaumwein, Beerenschaumwein. Diese müssen je nach der Obstart, aus der sie hergestellt sind, z. B. als Apfelschaumwein, Johannisbeerschaumwein gekennzeichnet sein. Häufig erfolgt gerade bei Fruchtschaumweinen künstlich CO_2-Zusatz bei etwa 2 Atm. Druck im Imprägnierverfahren.

9.2.4. Bier

Dieses zum Unterschied vom Wein nicht aus zuckerhaltigem Fruchtsaft, sondern aus stärkereichen Stoffen, besonders Gerste und Brotgetreide, nach vorheriger Verzuckerung der Stärke durch Gärung hergestellte alkoholische Getränk hat eine lange Vorgeschichte. Nach der allgemeinen Begriffsbestimmung ist Bier ein gegorenes Getränk, das, abgesehen von gewissen Ausnahmen, aus Gerstenmalz (oder auch Weizenmalz) und Hopfen unter Zuhilfenahme von Wasser und Hefe hergestellt wird und neben Alkohol und Kohlensäure als wertbestimmenden Bestandteil noch eine nicht unerhebliche Menge unvergorener Extraktstoffe enthält: Zucker, Dextrine, Eiweiß, Mineralstoffe, Melanoidine, Glycerin, org. Säuren.

Herstellung

Die Herstellung des Bieres läßt sich in den Grundzügen etwa folgendermaßen darlegen: Zur Erfüllung der ersten Aufgabe — Überführung der Stärke des Getreides in Zucker (Mälzen) — überläßt man eingeweichte Gerstenkörner besonderer Beschaffenheit (stärkereich, eiweißarm) bei mittleren Temperaturen von 15–18 °C einem Keimungsprozeß, wobei verschiedene Enzymgruppen, wie Amylasen, Phosphatasen, Maltasen, Proteasen einen Abbau der Inhaltsstoffe vollziehen. Dieser Abbau ist jedoch nicht vollständig. Das so erhaltene „Grünmalz" wird an der Luft getrocknet und dann bei allmählich steigender Temperatur (anfangs 45 °C, dann 60–80 °C, für dunklere Biere bis 105 °C) auf Darren und Horden in „Darrmalz" übergeführt. Auf diese Weise erhält man je nach der Höhe der Abdarrtemperatur helle oder dunkle (Karamelbildung) Darrmalze. An das Mälzen und Darren schließt sich dann der eigentliche Brauvorgang an: Das geschrotene Malz wird im sogenannten Maischprozeß mit Wasser bei etwa 55 °C eingeteigt, wobei die in ihm enthaltene Reststärke durch die arteigenen Enzyme vollständig in Zucker und Dextrine übergeführt und in Lösung gebracht wird. Die von den unlöslichen Trebern durch Absetzenlassen oder Filtration abgeläuterte Lösung („Würze“) kocht man zu ihrer *Konzentrierung*, *Keimfreimachung*, *Koagulierung* der löslichen Eiweißstoffe und schließlich auch zur Aromatisierung und Konservierung durch Zugabe von Hopfen in der Würzepfanne.

Die von Grobtrub abgezogene, möglichst sterile, auf 5—7 °C abgekühlte Würze kommt in gekühlten Gärkellern in Gärbottiche und wird dort mit Reinzuchthefe Typ *Saccharomyces cerevisiae* versetzt (angestellt) und weitgehend vergoren (Hauptgärung).

Je nach Art der Hefe unterscheidet man *untergärige* Biere, die bei vergleichsweise niedrigen Temperaturen von 5—9 °C unter Abscheidung der Hefe am Boden des Gärgefäßes in 8—10 Tagen langsam entstehen und *obergärige* Biere, bei denen die Gärung unter Aufsteigen der Hefe zwischen 15 und 20 °C in 4—6 Tagen schnell und stürmisch verläuft. Die obergärigen Biere sind im allgemeinen leichter und weniger haltbar.

Das Bier darf im Gärbottich nicht durchgären. Wenn bei guter Bruchbildung ein vergärbarer Extrakt von 1% erreicht ist, muß das Jungbier zur Nachgärung abgezogen werden. Diese erfolgt in geschlossenen Tanks (Oxydationsschutz), in gekühlten Kellern bei 0—2 °C, langsam während mehrerer Wochen (Ausreife).

Nach der Klärfiltration wird das Bier mit Entkeimungsfiltern sterilisiert oder in einem Plattenapparat pasteurisiert. Nach Rückkühlung mit Sole auf 0 °C wird automatisch unter CO_2-Gegendruck in gereinigte, keimfreie Flaschen abgefüllt.

Zusammensetzung

Die chemische Zusammensetzung der zahlreichen Biersorten zeigt, abgesehen von der helleren oder dunkleren Farbe, die bei den untergärigen auf der Verwendung schwacher oder stärker gedarrten Malzes beruht, bei obergärigen auch durch Zuckercouleur hervorgerufen wird, in qualitativer Hinsicht kaum irgendwelche Unterschiede. Sie alle enthalten neben Wasser, Alkohol, Kohlendioxid und Hopfenbitterstoffen geringe Mengen unvergorenen Zuckers, Dextrine, ferner Eiweißstoffe, Milchsäure, Glycerin usw. Um so größeren Schwankungen unterliegt dafür die quantitative Zusammensetzung, wie folgende Zusammenstellung (nach Beythien) zeigt:

Tabelle 42. Zusammensetzung einiger Biersorten

	Einfachbier %	Lagerbier %	Pilsener Bier %	Münchener Bier %	Kulmbacher Bier %
Alkohol	1,00—2,00	3,30—3,50	3,20—3,80	3,50—4,00	4,50—5,00
Extrakt	2,50—4,00	4,50—5,50	4,50—5,50	6,50—7,50	7,00—8,50
Mineralstoffe	0,10—0,15	0,15—0,20	0,15—0,20	0,20—0,25	0,25—0,28
Milchsäure	0,05—0,07	0,06—0,12	0,10—0,15	0,10—0,15	0,15—0,25
Maltose	1,00—1,50	1,00—1,30	0,80—1,00	1,50—2,50	1,80—2,60
Eiweißstoffe	0,15—0,20	0,35—0,50	0,35—0,50	0,40—0,55	0,60—0,75
Stammwürze	5,00—6,50	11,50—13,50	11,00—12,00	13,50—15,00	15,50—17,00
Vergärungsgrad	35—40	54—59	58—62	50—53	55—58

Neben den in Tabelle 42 angeführten wichtigsten Biersorten finden sich noch zahlreiche Spezialbiere, von denen folgende erwähnt seien:

Berliner Weißbier und Leipziger Gose, obergärige, aus Gersten- und Weizenmalz gebraute Biere von säuerlich-salzigem Geschmack mit 2% Alkohol und 6% Stammwürze;

Porter und Ale, die in England erzeugten obergärigen Biere mit hohem Gehalt an Alkohol (5–5,5%), Extrakt (6–8%) und Stammwürze (18–20%).

Ihnen nahe stehen einige untergärige, zu gewissen Jahreszeiten hergestellte Starkbiere, wie Bockbier und Doppelbockbier, mit 4–5% Alkohol, 8–9% Extrakt und 16 bis 18% Stammwürze.

Der Stammwürzegehalt (St) wird auf der Grundlage, daß aus 2 Gew.-Teilen Zucker 1 Gew.-Teil Alkohol entsteht (vgl. Gärungsgleichung S. 450), durch Addition des doppelten Alkoholgehaltes (A) zum Extraktgehalt (E)

$$St = E + 2A$$

oder genauer nach der Formel

$$St = \frac{100\,(E + 2{,}0665\,A)}{100 + 1{,}0665\,A}$$

berechnet und bedeutet den Extraktgehalt der unvergorenen Würze, also einen Maßstab für die Menge des verarbeiteten Malzes.

Der Vergärungsgrad $V = 100\left(1 - \frac{E}{St}\right)$ gibt an, wieviel Prozent des ursprünglichen Würzextraktes vergoren sind.

Verfälschungen des Bieres gehören zu den Seltenheiten. Bei Gastwirten ist bisweilen Zusatz von Wasser und Tropf- oder Neigenbier beobachtet worden. An bierähnlichen Bierersatzgetränken sei das Molkenbier genannt.

Bierfehler

nennt man Abweichungen von der normalen Beschaffenheit, die sich durch Verschlechterung des Geschmacks und Aussehens äußern und durch Mikroorganismen oder unsachgemäße Herstellung und Lagerung hervorgerufen werden (z. B. *Sarcina*-Befall). Von Geschmacksfehlern zeigen sich besonders saurer, bitterer, dumpfiger, tintenartiger, Pech- und Hefegeschmack sowie auf Mangel an Kohlensäure beruhende Schalheit; das Aussehen leidet durch Eiweiß-, Hefen-, Hopfenharz-, Kleister-, Metall- und Bakterientrübungen sowie durch das bei Anwesenheit von *Pediococcus viscosus* eintretende Schleimigwerden.

9.2.5. Spirituosen

Der Sammelbegriff „Spirituosen" umfaßt: *Branntweine, Liköre, Punschextrakte, Cocktails.* Wertbestimmende Bestandteile sind vor allem Alkohol und Aromastoffe.

Branntweine (Trinkbranntweine)

Als Branntweine wurden ursprünglich nur die durch Destillation von Wein erhaltenen geistigen Flüssigkeiten bezeichnet; später übertrug der Sprachgebrauch den Namen auf alle alkoholreichen Getränke. Heute wendet man ihn gewöhnlich im Sinne von hochkonzentriertem Alkohol oder Spiritus an und hat für die auf Trinkstärke herabgesetzten Erzeugnisse den Begriff Trinkbranntwein geschaffen.

Herstellung

Die Herstellung des Branntweins beruht auf der Destillation alkoholhaltiger Flüssigkeiten; man kann entweder bereits vergorene Getränke (Wein, Bier) oder Zuckerlösungen, wie Fruchtsäfte, Palmensaft, Zuckerrohrsaft, Melasse, nach vorheriger Vergärung verarbeiten oder auch von stärke- und inulinhaltigen Stoffen (Getreide, Kartoffeln, Topinambur) ausgehen, indem man diese nach vorherigem Dämpfen (zur Verkleisterung der Stärke) durch Malz (Grünmalz, Darrmalz) oder durch Kochen mit verdünnter Säure verzuckert, darauf der Gärung mit Hefe unterwirft und schließlich die Maische mit Wasserdampf destilliert. Die Verzuckerung der Maische geschieht in neuerer Zeit rationeller durch Verwendung von Schimmelpilzamylasen aus Aspergilluskulturen nach dem sogenannten Amyloverfahren.

Je nach der Art des Ausgangsmaterials richtet sich die weitere Behandlung des Destillates. Während bei den sogenannten Edelbranntweinen, wie Weinbrand, Rum, Arrak, Obst- und Kornbranntwein, die außer dem Äthanol (Äthylalkohol) entstehenden Gärungsnebenprodukte (Ester, höhere Alkohole, Aldehyde, Säuren, Acetale usw.) wegen ihres angenehmen aromatischen Geschmacks in dem Destillate völlig oder doch zum Teil verbleiben, ist bei den aus Kartoffeln und ähnlichen Rohstoffen erhaltenen Erzeugnissen die möglichst vollständige Entfernung der Nebenprodukte, insbesondere des Fuselöls, erforderlich.

Spiritus (gesetzliche Vorschriften)

Der Spiritus wird aus den vergorenen Maischen der schon genannten Rohstoffe, zu denen noch Mais und andere billige Getreidearten (Hirse, Dhurra), Rüben sowie Melasse hinzutreten, durch Destillation in Form von sogenanntem Rohsprit abgeschieden; dieser wird von den beigemengten Verunreinigungen (Aldehyden, Fuselöl, Säuren, Estern usw.) durch eine Rektifikation in Kolonnenapparaten befreit und dabei gleichzeitig im Alkoholgehalt bis auf 94,5 Gew.% angereichert. Der zuerst übergehende „Vorlauf" enthält vor allem Acetaldehyd, Methylalkohol und niedrigsiedende Ester, der „Nachlauf" Furfural, die höheren Alkohole (Fuselöle) und Ester. Beide Fraktionen werden abgeschieden. Die zwischen Vor- und Nachlauf liegende Fraktion, fast reiner Äthylalkohol, technisch Sprit genannt, ist der nach den Beschaffenheitsbedingungen (bzw. Begriffsbestimmungen) für Branntwein bezeichnete Primasprit. Wird Sprit noch über Kohle filtriert, so läuft er unter der Bezeichnung „extra fein filtrierter Sprit". Durch Behandlung mit Ätzkalk und nach anderen Verfahren kann „absoluter Alkohol" (99,8 Vol.%) gewonnen werden.

Die Erzeugung in der Bundesrepublik erreichte im Jahre 1956 bereits 1,3 Mill. hl, von denen auf den Kopf der Bevölkerung 1,6 l für gewerbliche Zwecke, und 1,05 l als Trinkbranntwein verbraucht wurden.

Der für Trinkzwecke bestimmte Alkohol, dessen Herstellung und Vertrieb durch das Branntweinmonopolgesetz vom 8. 4. 1922 – für die Bundesrepublik in der Fassung vom 23. 12. 1971 – geregelt ist, unterliegt der Steuerpflicht, im Gegensatz zu dem für technische Zwecke, wie beispielsweise die Herstellung von Chloroform, Äther und zahlreichen anderen Chemikalien, ferner als Putz-, Leucht-, Heiz- und Treibmittel, als Lösungsmittel für Farben, Lacke, Harze usw. benutzten Spiritus, doch muß letzterer unter behördlicher Aufsicht zum menschlichen

Genuß untauglich gemacht werden, sei es durch vollständige Vergällung („Denaturierung") mittels des aus Aceton, Methylalkohol und Pyridinbasen bestehenden Denaturierungsmittels (Brennspiritus) oder der für gewisse Industrien nachgelassenen teilweisen Vergällung durch Äther, Petroläther, Benzol, Chloroform, Campfer, Phenol u. a.

Verboten ist z. B.

nach § 103 die Verwendung von „Branntweinschärfen", d. h. Stoffen, die durch ihren Geschmack einen höheren Alkoholgehalt vortäuschen, wie Pfeffer, Paprika usw.;

nach § 115 das Inverkehrbringen Methylalkohol enthaltender Lebensmittel, Heil-, Vorbeugungs-, Riech- und kosmetischer Mittel;

nach § 80 die völlige oder teilweise Entfernung des Denaturierungsmittels oder dessen Abschwächung durch andere Stoffe, z. B. Himbeersirup zu Brennspiritus.

Im übrigen unterscheidet man nach den Gepflogenheiten des Handels, die zum Teil durch das Monopolgesetz (§§ 101, 102), außerdem durch die „Begriffsbestimmungen für Spirituosen" (Mai 1957) auch amtlich anerkannt worden sind, folgende Gruppen[1] von Trinkbranntwein:

Gewöhnliche Trinkbranntweine (Schnäpse)

sind Erzeugnisse, die meist lediglich auf kaltem Wege durch Mischung von 94,5 Gew.-%igem Primasprit mit Wasser und unter Umständen mit gewissen als Würze bezeichneten Geschmacksstoffen, wie Kornlutter, Anis, Fenchel, Kümmel, Wacholder hergestellt werden. Es sind also extraktfreie oder extraktarme Spirituosen.

Als Lutter oder Rauhbrand bezeichnet man eine im einfachen Destillationsvorgang gewonnene fuselölhaltige Flüssigkeit mit geringerem Weingeistgehalt. Als Lutter kommen insbesondere Kornlutter und Wacholderlutter in den Verkehr.

Sie müssen mindestens 32 Vol.% Alkohol, wenn aber in ihrer Bezeichnung das Wort „Doppel" vorkommt (z. B. Doppelkorn, Doppelkümmel), mindestens 38 Vol.% Alkohol enthalten. Dieselbe Grenze gilt für gesüßte Branntweine mit weniger als 22% Extrakt (Zucker) in 100 ml (siehe Liköre S. 477).

Wodka ist ein Branntwein aus Sprit und/oder Korndestillat nach besonderen Verfahren und/oder mit geringen Zusätzen hergestellt. Extraktgehalt nicht über 0,3% in 100 ml; Alkoholgehalt mindestens 40 Vol.%.

Die in den folgenden Abschnitten besprochenen Erzeugnisse haben Anspruch auf die Bezeichnung Edelbranntweine; als solche zeichnen sie sich durch ein charakteristisches Eigenaroma aus.

Kornbranntwein

darf nach § 101 des Monopolgesetzes nur solcher Branntwein genannt werden, der ausschließlich aus Roggen, Weizen, Buchweizen, Hafer oder Gerste im Maischeverfahren hergestellt und nicht im Würzeverfahren, d. h. bei der Hefegewinnung[2], gewonnen worden ist. Ein Abläutern von den Trebern erfolgt also nicht. Die Bezeichnung Kornverschnitt und ähnliche Bezeichnungen sind verboten.

[1] Für die DDR vgl. den Standard TGL 8247.

[2] Der hierbei aus Kornmaischen als Nebenprodukt anfallende Alkohol weicht in Zusammensetzung und Geschmack sehr vom Kornbranntwein ab.

Nach der von der Fachgruppe Kornbrennerei der Wirtschaftsgruppe Spiritusindustrie herausgegebenen „Geschichte der deutschen Kornbrennerei" konnte der bis dahin vorherrschende italienische und französische Branntwein aus Wein erst dann aus Deutschland verdrängt werden, als es um die Mitte des 16. Jahrhunderts gelungen war, Branntwein in größeren Mengen aus Korn herzustellen, doch stieß die Kornbrennerei, die nur in enger Verbindung mit eigener Landwirtschaft (Ausnutzung der Schlempe als Viehfutter) betrieben werden konnte, auf starken Widerstand. Noch am 26. 8. 1653 wurde durch Reskript des Großen Kurfürsten die Errichtung von Brennereien auf dem platten Lande verboten und den Städten vorbehalten. Erst Ende des 17. Jahrhunderts gelangen kleine Auflockerungen, und das Gewerbe blühte allmählich auf, bis es späterhin durch die um 1750 aufkommende Kartoffelbrennerei nach den napoleonischen Zeiten fast zum Erliegen kam. Erst in neuerer Zeit erholte es sich etwas und erfuhr als landwirtschaftliches Nebengewerbe eine gewisse Begünstigung.

Bei der Herstellung des Kornbranntweins werden zunächst die geschrotenen Getreidekörner durch Kochen verkleistert, zur Verzuckerung mit Malzschrot versetzt und im Vormaischbottich unter Rühren auf 55–60 °C gebracht. In diesem Temperaturintervall behält die Malzdiastase noch ihre volle Wirksamkeit, so daß die enzymatische Verzuckerung relativ schnell vonstatten geht. Nach der Verzuckerung wird die süße Maische sofort auf Anstelltemperatur (19–23 °C) herabgekühlt und nach Zusatz von Preßhefe oder eigens vorgezüchteter Hefe zur Gärung angestellt. Nach 3 Tagen ist die Gärung beendet, so daß unmittelbar das Abbrennen erfolgt. Dazu sind die verschiedensten Brenngeräte in Gebrauch – angefangen von der einfachen Blase der bäuerlichen Kleinbrennerei bis zum hochentwickelten, kontinuierlichen Kolonnenapparat. Begreiflicherweise sind durch Anwendung der verschiedenen Verfahren in der Destillations- und Rektifikationstechnik die Kornbranntweinerzeugnisse in Charakter und Qualität sehr unterschiedlich. Mit der ohne weitergehende Dephlegmation arbeitenden einfachen Brennblase werden unter Abscheidung von Vor- und Nachlauf charakteristische, aber oft sehr fuselige (fuselölhaltige) Produkte gewonnen. In den modernen Brennereibetrieben bedient man sich leistungsfähiger Destillations- und Rektifikationsaggregate, die eine weitgehende Abscheidung des minderwertigen Fuselöls (vgl. S. 20) gewährleisten und die die Gewinnung edler, geschmacklich sehr reiner Branntweine bei voller Wahrung des typischen Kornaromas gestatten. Die Ausbeuten betragen je nach dem Stärkegehalt des Getreides 30–38 l Weingeist aus 100 kg Ausgangsmaterial (Roggen + Malz).

Der Alkoholgehalt muß mindestens 32 Vol.%, bei „Doppelkorn" 38 Vol.% betragen.

Whisky, ein ursprünglich aus Schottland stammender Kornbranntwein, verdankt seinen charakteristischen Rauchgeschmack der Verwendung eines über Torffeuer getrockneten Malzes. Er muß mindestens 43 Vol.% Alkohol enthalten. Das eigentliche Whisky-Aroma entwickelt sich erst durch lange Lagerung in Sherry-Fässern, die innen angekohlt werden. Heute wird Whisky aus Destillaten verzuckerter und vergorener Maischen aller Getreidearten – z. B. Gerste, Roggen, Weizen, Mais (nicht jedoch Reis!) – nach besonderen Verfahren unter Zusatz gewisser Auszüge, sog. Bonifikateure, und bei bestimmten Alterungs- und Lagerbedingungen hergestellt.

Obstbranntwein

§ 102 des Monopolgesetzes bestimmt: „Unter der Bezeichnung Kirschwasser, Zwetschenwasser, Heidelbeergeist oder ähnlichen Bezeichnungen, die auf die Herstellung aus Kirschen, Zwetschen, Heidelbeeren oder sonstigen Obst- und Beerenarten hinweisen

(Kirschbranntwein, Zwetschenbranntwein, Kirsch, Steinobstbranntwein, Kernobstbranntwein u. dgl.) darf nur Branntwein in den Verkehr gebracht werden, der ausschließlich aus den betr. Obst- und Beerenarten hergestellt ist.“ Die Bezeichnung „Verschnitt“ darf nicht angewandt werden.

Die Herstellung des in Süddeutschland, im Elsaß und in der Schweiz sehr beliebten Kirschwassers erfolgt in der Weise, daß man die ganzen oder zerquetschten Kirschen einer 2–3 Wochen langen Gärung überläßt und die Maische in kupfernen Blasen über freiem Feuer oder, in modernen Brennereien, mit Dampf destilliert. Zur Erhöhung des Geschmacks nach bitteren Mandeln werden meist die gemahlenen Kerne in der Maische belassen oder beigegeben.

In ganz ähnlicher Weise werden Zwetschenwasser (Slibowitz) und andere Obstbranntweine gewonnen. Die Obstbranntweine enthalten das Aroma der namengebenden Früchte, Steinobstbranntweine neben Spuren Methylalkohol auch etwas den Kernen entstammende Blausäure und Benzaldehyd.

Abweichend von den Vorschriften des § 102 im Branntweinmonopolgesetz sind nach dem Ministerialerlaß vom 27. 2. 1932 bei Branntweinen, die aus Beerenfrüchten oder Pfirsichen (nicht Aprikosen) durch Abtrieb mit Spiritus hergestellt sind, die Bezeichnungen Himbeer-, Brombeer-, Heidelbeer-, Vogelbeer-, Pfirsichgeist usw. nicht zu beanstanden. Sie müssen aber wie auch die eigentlichen Obstbranntweine mindestens 38 Vol.% Alkohol enthalten.

Wacholderbranntwein

wird durch Abtrieb einer vergorenen Wacholderbeerenmaische dargestellt. Seine in der BRD bekannteste Art, der aus Steinhagen in Westfalen stammende „Steinhäger“, darf nur durch Abtrieb unter Verwendung von Wacholderlutter[1] aus vergorener Wacholdermaische hergestellt, das als reiner Wacholderbranntwein bezeichnete Erzeugnis nur durch Destillation von Wacholdermaische *ohne* Zusatz gewonnen werden. Der Alkoholgehalt muß mindestens 38 Vol.% betragen.

Bei einigen anderen nach Wacholder schmeckenden Erzeugnissen, wie dem Bommerlunder (Schleswig-Holstein), Doornkaat (Ostfriesland), dem holländischen Genever (vom franz. genièvre) und dem englischen Gin handelt es sich um Destillate von mit Wacholderbeeren versetzten Getreidemaischen oder auch um mit Wacholderlutter oder Wacholderöl aromatisierten Spiritus.

Enzianbranntwein

soll aus Abtrieben von mit Sprit versetzter unvergorener oder vergorener Enzianwurzelmaische ohne sonstigen Zusatz, Edelenzian lediglich aus Abtrieb vergorener Maische von Enzianwurzeln (*Gentiana lutea*, *purpurea*, *punctata* usw.) bestehen. Mindestalkoholgehalt 38 Vol.%.

Weinbrand,

der früher nach seiner Herkunft von der gleichnamigen Stadt in der französischen Niedercharente als Cognac, nunmehr nach deutschem Rechte als Weinbrand be-

[1] Vgl. S. 472.

zeichnete Trinkbranntwein, fällt nicht unter das Monopolgesetz, sondern nur unter das Weingesetz vom 14. 7. 1971 und muß folgenden Vorschriften entsprechen:

„Branntwein aus Wein ist die auf der Grundlage von Weindestillat hergestellte Flüssigkeit, die mindestens 38 Vol.% Alkohol aufweist und die trinkfertig ist oder nur noch der Verdünnung mit Wasser bedarf, um trinkfertig zu sein (Fertigstellung)." Inländischer Branntwein aus Wein darf als Qualitätsbranntwein oder als Weinbrand bezeichnet werden, wenn er bestimmten Anforderungen an die Herstellung (z. B. mindestens 6 Monate lange Lagerung des Weindestillats in Eichenholzfässern) und an die Beschaffenheit (goldgelbe bis goldbraune Farbe, fehlerfreier Geruch und Geschmack) genügt und er mit einer amtlichen Prüfungsnummer versehen ist.

Das klassische Land der Weinbrennerei ist Frankreich; dort besteht seit Jahrhunderten ein ausgedehntes Weinbaugebiet, die Charente, deren Erzeugnisse sich weniger zur Bereitung von wertvollen Tischweinen als zur Gewinnung von Weinalkohol eignen. Im Mittelpunkt dieses Bezirkes liegt die Stadt Cognac, die dem edelsten aller Erzeugnisse, dem Cognac, ihren Namen verlieh. Weiße Traubensorten (Folle blanche, St. Emilion, Colombard u. a.) werden dort gebaut, Boden und Klima sind vorzüglich geeignet; die Verarbeitung erfolgt auf besondere Art und unter Bedingungen, welche den eigentümlichen Charakter und die Hochwertigkeit dieser Erzeugnisse bedingen. Demgegenüber spielen andere, keineswegs unbedeutende französische Anbaugebiete eine untergeordnete Rolle, z. B. die Gegenden von Armagnac, Bordeaux u. a. Die nicht aus der Charente stammenden Erzeugnisse können *nicht* zur Herstellung von Cognac verwendet werden, da dieser Name nach dem französischen Gesetz und den Bestimmungen in der BRD und der DDR als reine Herkunftsbezeichnung gilt (vgl. dazu S. 562). Sie gelangen unter den Namen Alkohol de vin, Eau de vie de vin in den Handel.

Die Herstellung erfolgte früher meist nach dem in Frankreich üblichen Verfahren durch Destillation von Wein über direktem Feuer, nach dem auch in anderen weinreichen Ländern, wie Ungarn, Spanien, Portugal, gearbeitet wurde; späterhin wurde die Herstellung auf eine rationellere Grundlage gestellt, auf der große Mengen vortrefflicher, den französischen ebenbürtige Erzeugnisse gewonnen werden. Die hierzu meist aus dem Ausland eingeführten sogenannten Brennweine[1] dürfen mit durch Weindestillat verstärkten Weinen bis zum Höchstgehalt von 24 Vol.% Alkohol versetzt sein; auch ist die Verarbeitung hefetrüber Weine sowie bei der Destillation die Abtrennung eines geringen, den Acetaldehyd enthaltenden Vorlaufs und eines unangenehm schmeckenden Nachlaufes gestattet, aber nur unter der Einschränkung, daß dem Destillat nicht die kennzeichnenden Stoffe (hochmolekulare Fettsäuren und Ester) entzogen werden.

Das so erhaltene Weindestillat, das nicht mehr als 86 Vol.% Alkohol enthalten darf, ist an sich noch kein Weinbrand, sondern erhält das Anrecht auf diesen Namen erst, nachdem es eine mehrjährige Lagerung (Alterung) in Eichen-(Limousin-)fässern durchgemacht hat. Aus diesen nimmt es Extraktivstoffe wie Gerbsäuren, Farbstoffe (Flavone u. a.) auf, färbt sich mehr oder weniger goldgelb und wird durch Bildung von Oxydationsprodukten im Geschmack verfeinert. Dem letzteren Zwecke dienen auch geringe Mengen eines mit Weindestillat hergestellten Auszuges von Pflaumen, grünen Walnüs-

[1] Brennweine sind zollbegünstigte, durch Zusatz von Weindestillat verstärkte Weine mit mindestens 18 und höchstens 24 Vol.% Alkohol; sie dürfen nur zur Herstellung von Weinbrand verwendet werden.

sen und getrockneten Mandelschalen, die neben den anderen allein erlaubten Zusatzstoffen (Weindestillat, reines Wasser, reiner Zucker, Zuckercouleur oder 1% Dessertwein zum Aufsüßen) in den Ausführungsbestimmungen zum Weingesetz angeführt sind. Der Alkoholgehalt muß mindestens 38 Vol.% betragen, braucht aber nicht wie bei den anderen Trinkbranntweinen auf der Flasche deklariert zu werden.

Die Zusammensetzung ähnelt hinsichtlich der bei der Gärung und Destillation entstehenden Nebenprodukte derjenigen der übrigen Branntweine.

Methylalkohol, der dem Pektin entstammt, ist in Weindestillaten nur spurenweise (unter 0,3% des Gesamtalkohols), in Weintresterbranntweinen aber oft in Mengen von 1–4% des Gesamtalkohols enthalten. Die höheren Alkohole des Fuselöls (0,1–20 ml in 1 l absolutem Alkohol) entfallen hauptsächlich auf Amyl- und Isoamylalkohol, in geringerem Maße auch auf Butyl- und Isobutylalkohol, Isobutylenglykol und Glycerin.

An Säuren finden sich, frei und verestert, neben vorherrschender Essigsäure, Spuren Ameisen-, Propion- und Buttersäure sowie auch höhermolekulare Verbindungen von der Caprin- bis zur Laurinsäure. Das als besondere Handelsware aus Hefe und Schwefelsäure gewonnene Weinbeer- oder Drusenöl („Oenanthäther") besteht nach GROSSFELD und MIERMEISTER hauptsächlich aus Laurinsäure und deren Estern.

Schließlich sind Acetaldehyd und höhere Aldehyde, Acetale und Furfural zugegen.

Verfälschte und nachgemachte Erzeugnisse werden bisweilen unter an Weinbrand anklingenden Namen, wie Feinbrand, Reinbrand u. dgl., in den Verkehr gebracht, die auf Grund von § 4 Ziffer 3 des Lebensmittelgesetzes (DDR § 6 Ziffer 4) zu beanstanden sind. Zur Verhinderung von Täuschungen durch diese und andere Phantasiebezeichnungen (Goldbrand, Goldstern, Müllers Privat) dürfen Branntweine, die dem Weinbrand nach Aussehen, Geruch und Geschmack ähneln, nicht in sogenannten Kognakflaschen abgegeben werden und auch sonst keine textlichen oder bildlichen Hinweise auf Weinbrand aufweisen (Begriffsbestimmungen für Spirituosen, Art. 16).

Rum (Taffia)

ist nach anerkannter Verkehrsauffassung ein Trinkbranntwein, der aus dem Safte von Zuckerrohr, der Melasse, dem Sirup und anderen Rückständen des Zuckerrohrs durch Gärung und Destillation gewonnen wird.

Die Herstellung erfolgt in den Anbaugebieten des Zuckerrohrs: neben Jamaika, Kuba, Mittel- und Südamerika, neuerdings auch in Ostindien, Madagaskar und Westafrika. Man überläßt den Zuckerrohrsaft, auch im Gemisch mit den bei dessen Verarbeitung gewonnenen Nebenprodukten, wie Melasse, Zuckerschaum, Abkochungen des ausgepreßten Zuckerrohrs, nach der Verdünnung auf 5–10 Bé einer Gärung bei höchstens 36 °C; dann wird destilliert. Zur Erhöhung des Aromas werden bisweilen vor der Destillation wohlriechende Kräuter und Rinden oder nach der Destillation Ananasschnitzel zugesetzt („Ananasrum").

Ein lediglich aus Abfällen der Zuckerrohrverarbeitung gewonnener Rum wird wegen seiner geringen Güte in den Ursprungsländern als Mordteufel bezeichnet, während man die besseren Sorten des Jamaikarums in die drei Qualitäten: local trade quality (für den örtlichen Gebrauch), home trade quality (Verbrauch in England) und export trade quality (für den Export bestimmt) unterscheidet.

Die beliebte braune Farbe, die ursprünglich wohl durch überspritzende Maische verursacht wurde, beruht jetzt nur zum geringen Teil auf der Faßlagerung, meist auf einem Zusatz von Zuckercouleur. Aus Rücksicht auf die Transport- und Zollverhältnisse wird der Rum in der Regel bis zu einem Alkoholgehalte von 75% konzentriert und so als „Originalrum“ oder „Original-Jamaikarum“ bei uns eingeführt und hier auf Trinkstärke (meistens 50 Vol.%) verdünnt. Das Aroma beruht auf dem erheblichen Gehalt an niederen Fettsäuren in freier und veresterter Form (bis 2%) und findet in dem „Verunreinigungskoeffizienten“ und dem „Ausgiebigkeitsgrad“ einen zahlenmäßigen Ausdruck. Als charakteristisch für Jamaikarum betrachtet K. MICKO einen typischen Riechstoff (nach Juchtenleder), der weder den Estern noch den Aldehyden angehört, sondern den allgemeinen Charakter eines ätherischen Öles hat und vielleicht den Terpenen nahesteht.

Deutscher Rum ist ein dem Übersee-Rum ähnlicher Branntwein, der in Anlehnung an die Verfahren der Erzeugungsländer aus zuckerhaltigen Stoffen der Rübenzuckerfabrikation (Melasse, Abläufe, Rübensaft) mit Hilfe besonderer Hefekulturen gewonnen wird.

Rumverschnitt ist ein Gemisch von Rum mit Sprit, wenn mindestens ein Zwanzigstel des Alkohols echtem Rum entstammt und das Getränk in Geruch und Geschmack ohne weiteres den Charakter von Rum erkennen läßt.

Rum, Deutscher Rum und deren Verschnitt müssen mindestens 38 Vol.% Alkohol enthalten.

Arrak

ist ein Trinkbranntwein, der in den Erzeugungsländern, besonders Ostindien (Batavia-Arrak, Arrac de Goa, Ceylon-Arrak) nach den dort üblichen und anerkannten Verfahren aus Reis, Zuckerrohrmelasse oder zuckerhaltigen Pflanzensäften durch Gärung und Destillation gewonnen wird. Der Alkoholgehalt der Originalware beträgt 50–60 Vol.%, derjenige der Handels- und Verschnittware ist zu mindestens 38 Vol.% festgesetzt worden. Im übrigen können die Beurteilungsnormen für Rum sinngemäß auf Arrak übertragen werden.

Liköre, Punschextrakte, Cocktails

Liköre

sind Erzeugnisse aus herabgesetztem Sprit oder Branntwein mit Zusatz von Zucker oder Stärkesirup oder von beiden, und aromatischen Stoffen, Pflanzen- und Fruchtauszügen oder -destillaten, ätherischen Ölen, Essenzen, Fruchtäthern und -estern. Sie müssen mindestens 22 g Extrakt in 100 ml und mindestens 30 Vol.% Alkohol enthalten. Nur für Schokoladen-, Sahne- und Milchliköre, Eierliköre und sonstige eigelbhaltige Liköre sind 20 Vol.%, für Kakao-, Kaffee- und Teeliköre, Mokka-mit-Sahne-Liköre und Fruchtsaftliköre sind 25 Vol.% ausreichend. „Doppel-Liköre“ müssen mindestens 38 Vol.% Alkohol enthalten, als „Edel“- oder „Tafel-Likör“ bezeichnete qualitativ höherwertig sein.

Als wichtige Sorten sind anzuführen: Fruchtsaft- und Fruchtaromaliköre, Cherry-Brandy, Schokolade-, Kaffee-, Kakao-, Teelikör, Allasch (Dorf bei Riga), Goldwasser,

Honiglikör oder Bärenfang, Cordial Medoc u. a. Hinsichtlich der für ihre Zusammensetzung aufgestellten Vorschriften sei hier nur erwähnt, daß Eierweinbrand und der unter Verwendung von anderem Alkohol hergestellte Eierlikör in 1 l mindestens 240 g Eigelb enthalten müssen.

Punschextrakte

sind Gemische von Weingeist, Edelbranntwein, Wein, Fruchtwein, Fruchtsäften und -säuren, Zucker, Stärkesirup, aromatischen, durch Destillation oder Digestion gewonnenen Extraktstoffen (vorwiegend pflanzlichen Ursprungs) und Wasser. Die Punschextrakte sind Spirituosen, die dazu bestimmt sind, mit Wasser verdünnt getrunken zu werden.

Rumpunschextrakt muß so viel Rum enthalten, daß diesem mindestens ein Zwanzigstel des Alkohols entstammt. Bei Arrakpunschextrakt ist der entsprechende Wert ein Zehntel. Aromatisierung mit künstlichen Essenzen ist nur unter der Deklaration „Künstlicher Arrakpunsch" usw. erlaubt.

Weinpunschextrakt muß mindestens 20 Vol.% Wein enthalten. Zusatz von Fruchtsaft (Kirschsaft) ist, wenn er nicht zur Vortäuschung einer besseren Beschaffenheit dient, zulässig. Alle Punschextrakte müssen mindestens 30 Vol.% Alkohol enthalten, nur für „Schwedenpunsch", ein meist kalt genossenes Gemisch aus Arrak, weißem Portwein, Zucker und Zitronensaft, sind 25 Vol.% Alkohol ausreichend.

Cocktails

sind alkoholische Mischgetränke aus Branntwein, Likören, Wein, Fruchtsäften usw., die meist zum sofortigen Genuß gemixt werden. Kommen sie in geschlossenen Behältnissen in Verkehr, so unterliegen Cocktails den Bezeichnungsvorschriften für Branntwein bzw. soweit sie gesüßt sind und mindestens 22 g Extrakt pro 100 ml enthalten, den Vorschriften für Liköre.

Verkaufsfertig zubereitete Mischungen von Spirituosen mit Tafelwasser, z. B. Whisky-Soda, müssen einen Weingeistgehalt von 12 bis 15 Vol.% haben.

9.3. Gewürze und Würzmittel

Gewürze sind natürliche oder auch künstliche Stoffe, die, meist ohne jeden kalorischen Wert, doch insofern für die Ernährung hohe Bedeutung haben, als sie die Nahrung erst genießbar und wohlschmeckend machen, einen wohltätigen Einfluß auf die Verdauung und die Nerven ausüben und dadurch eine erhöhte Ausnutzung der Lebensmittel gewährleisten. Sie bedingen also ausschlaggebend den Genußwert unserer Nahrung, denn eine völlig ungewürzte und gänzlich reizlose Kost wäre auf die Dauer physiologisch unerträglich.

Unter Gewürzen (im engeren Sinne) versteht man Pflanzen und Pflanzenteile verschiedener Art, die durch einen mehr oder weniger kräftigen Geruch und Geschmack charakteristischer Inhaltsstoffe ausgezeichnet sind. Zu den Gewürzen (im weiteren Sinne) rechnet man auch noch die Genußsäuren (Essigsäure bzw. Essig, Citronensäure, Weinsäure, Milchsäure u. a.) und Kochsalz.

Die schon früher (S. 303) behandelten „Würzen", wie Fleisch- und Hefeextrakt, Brüherzeugnisse, werden nicht zu den Gewürzen gezählt. Doch faßt man beide Gruppen, also Gewürze und Würzen, zur Vereinheitlichung unter dem Oberbegriff „Würzmittel" zusammen. Dieser Begriff umschließt: Gewürze, natürliche und künstliche Aromastoffe (z. B. Vanillin, Äthylvanillin, Cumarin), ätherische Öle, Essig, Essigsäure, Milchsäure, Citronensäure und andere Fruchtsäuren, weiterhin Fleisch- und Hefeextrakte, Brüherzeugnisse, Würzen, künstliche Süßstoffe und Kochsalz.

9.3.1. Ätherische Öle

Die größte Bedeutung unter den Würzmitteln nehmen die Gewürzpflanzen ein, unter deren Inhaltsstoffen in besonderem Maße die ätherischen Öle hervorzuheben sind.

Ätherische Öle ist der Sammelname für zahlreiche verschiedenartige, stark riechende Bestandteile gewisser Pflanzenfamilien, die zum Unterschiede von den fetten Ölen flüchtig sind und daher nicht wie diese auf Papier einen bleibenden „Fettfleck" erzeugen. Abgesehen von einigen kristallisierenden Aromastoffen, wie Cumarin, Rosenöl, Vanillin, sind sie flüssig, brennen mit rußender Flamme, lösen sich kaum in Wasser, hingegen fast immer leicht in starkem Alkohol und Äther; sie sind teilweise optisch aktiv. Die meisten sind leichter, einige aber auch schwerer als Wasser. Der Siedepunkt liegt verhältnismäßig hoch (von 150° bis über 300 °C), doch sind sie wasserdampfflüchtig. Gegen Luftsauerstoff sind viele ätherische Öle sehr empfindlich. Sie unterliegen der Autoxydation und zeigen dadurch Verharzungserscheinungen.

Gewinnung

Zur Gewinnung der ätherischen Öle kommen folgende Verfahren in Betracht:

1. Destillation mit Wasserdampf,
2. Extraktion
3. Enfleurage
4. Auspressen
5. Mazeration
6. Enzymatische Spaltung mit anschließender Wasserdampfdestillation

Von diesen Verfahren wendet die Industrie vor allem die *Wasserdampfdestillation* an, z. B. zur Gewinnung der widerstandsfähigeren Öle aromatischer Blätter und Kräuter (Pfefferminz, Waldmeister, Eukalyptus), Blütenknospen (Gewürznelken), Früchte (Anis, Fenchel, Kümmel) und Rinden (Zimt). Die *Auspreßmethode* wird vorwiegend bei Citrusfrüchten (Zitronen, Orangen, Mandarinen) benützt. Die *Extraktion* (mit flüchtigen organischen Lösungsmitteln, z. B. Petroläther) und die *Enfleurage* (Extraktion mit Fetten) werden insbesondere zur Gewinnung empfindlicher Blütenöle herangezogen.

Zusammensetzung

Der chemischen Zusammensetzung nach bestehen Gewürze meist aus komplizierten Gemischen von Angehörigen der verschiedensten Stoffgruppen. Vorherrschend finden sich in der Regel Kohlenwasserstoffe der Terpenreihe, daneben, bisweilen überwiegend, aliphatische und aromatische Kohlenwasserstoffe, Alkohole, Aldehyde, Ketone, Phenole, organische Säuren, Ester, Phenoläther, seltener auch Basen, Nitrile, Senföle usw.

Einige dieser Verbindungen liegen in der Natur nicht frei vor, sondern sind in Form von Glykosiden (S. 132) gebunden (Bittermandelöl, Senföl), aus denen sie durch enzymatische Spaltung frei gemacht und durch Wasserdampfdestillation abgetrennt werden.

Die *Terpene* als Hauptbestandteil der ätherischen Öle sind meist nach der Formel $C_{10}H_{16}$ zusammengesetzt, wobei man sich formal das Isopren $CH_2{=}C(CH_3){-}CH{=}CH_2$ als Grundsubstanz denken kann. Die Terpene sind teils offene Ketten olefinischer Natur, teils stellen sie mono- oder bizyklische Ringsysteme dar. In weiterem Sinne zählen zu den Terpenen auch höhere Polymere des Isoprens, von denen in ätherischen Ölen die Sesquiterpene ($C_{15}H_{24}$), weniger die Di- und Triterpene, vorkommen. Von den sauerstoffhaltigen Terpen-Derivaten sind Terpenalkohole, Terpenaldehyde, Terpenketone, Terpencarbonsäuren ebenfalls in ätherischen Ölen anzutreffen.

Die monozyklischen Terpene stehen in naher Beziehung zum hydrierten p-Cymol, dem *Menthan*:

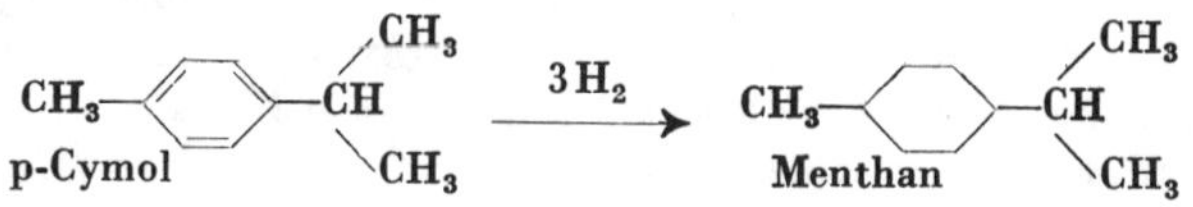

Bei den bizyklischen Terpenen sind drei Typen vertreten: die Caran-, Pinan- und Camphan-Gruppe.

Die sauerstoffhaltigen Terpenderivate werden zusammenfassend oft als Campher bezeichnet; im besonderen ist dieser Name jedoch auf eine einzige Verbindung beschränkt.

Aus der großen Zahl der in den ätherischen Ölen nachgewiesenen Verbindungen seien folgende wichtige Vertreter, die lebensmittelchemisches Interesse besitzen, angeführt:

Terpene: *Pinen* in Sternanis-, Muskatnuß-, Coriander-, Fenchel-, Zimt-, Zitronen-, Majoran- und Pfefferminzöl. *Camphen* in Ingwer-, Muskatnuß- und Zitronenöl. *Limonen*[1] (siehe S. 483) in Zitronen-, Pomeranzen-, Dill-, Kümmel-, Fenchel-, Pfefferminz-, Cardamom-, Cubeben-, Muskatnuß-, Coriander- und Pfefferöl. *Phellandren* (siehe S. 483) in Dill-, Zimt-, Sternanis-, Eukalyptus- und Zitronenöl.

Sesquiterpene: *Zingiberen* im Ingweröl. *Cadinen* in Cubeben-, Wacholderbeer-, Pfefferminz- und Wermutöl. *Caryophyllen* in Nelken-, Piment- und Zimtöl. *Humulen* im Hopfenöl.

Terpenalkohole: *Linalool* in Muskatnuß-, Coriander-, Lorbeer-, Zitronen-, Pomeranzen-, Thymian- und Zimtöl. *Geraniol* in Muskatnuß-, Coriander-, Lorbeer- und Zitronenöl. *Terpineole* in Cardamomen-, Pomeranzen-, Zitronen-, Muskatnuß-, Wacholderbeer- und Majoranöl. *Menthol* im Pfefferminzöl. *Borneol* in Muskatnuß-, Cardamomen- und Corianderöl.

Sesquiterpenalkohole: *Farnesol* im Lindenblütenöl.

Terpenaldehyde: *Citral* in Zitronen-, Mandarinen-, Zitronell-, Ingwer-, Zimt-, Piment- und Pfefferöl. *Citronellal* in Zitronen- und Zitronellöl.

[1] (+)- und (—)-Limonen (racem. Limonen) läuft unter dem Namen Racemat-Dipenten.

Terpenketone: Carvon (siehe S. 483) in Kümmel- und Dillöl. Campher in Cardamomen- und Zimtöl. Fenchon in Fenchelöl.

Kohlenwasserstoffe: p-Cymol (vgl. S. 480).

Alkohole: Sek. Heptylalkohol im Nelkenöl. Nonylalkohole in Pomeranzen- und Nelkenöl.

Aldehyde: Verschiedene aliphatische Aldehyde, z. B. Acetaldehyd in Anis-, Kümmel- und Pfefferminzöl, n-Decylaldehyd in Pomeranzen-, Mandarinen- und Korianderöl. Benzaldehyd in Bittermandel- und Zimtöl. Zimtaldehyde im Zimtöl. Anisaldehyd in Anis-, Sternanis-, Fenchelöl und in Tahiti-Vanille. Vanillin (o-Methylprotocatechualdehyd, Formel S. 133) in Vanille, Nelkenöl und Matétee. Die aromatischen Aldehyde, wie Benzaldehyd und Vanillin, liegen in den Pflanzen primär meist als Glykoside vor (vgl. S. 132 und 135).

Die niederen aliphatischen Aldehyde bilden sich wahrscheinlich erst bei der Destillation der ätherischen Öle.

Ketone: Diacetyl im Kümmelöl Methyl-n-amylketon in Nelken- und Zimtöl.

Phenole: Thymol im Thymianöl. Carvacrol in Thymian- und Bohnenkrautöl.

Phenoläther: Estragol in Estragon-, Sternanis-, Anis- und Fenchelöl. Eugenol (siehe S. 484) in Nelken-, Piment-, Sternanis-, Muskatnuß-, Zimt- und Lorbeerblätteröl. Safrol in Sternanis-, Muskatnuß- und Lorbeeröl.

Säuren: Die Säuren kommen meist verestert in den ätherischen Ölen vor, und zwar sind Vertreter von der Ameisensäure bis zur Palmitinsäure zu finden.

Ester: Bornylacetat in Corianderöl. Methylsalicylat in Nelkenöl, Teeöl u. a. Ölen. Methylanthranilat in Pomeranzen- und Bergamottöl.

Basen (Alkaloide): Piperin im Pfeffer. Capsaicin in Paprika.

Nitrile als Glykoside gebunden in Bittermandel- und Kirschlorbeeröl (vgl. S. 135).

Senföle als Glykoside gebunden. Sinigrin (Glykosid des Allylsenföls) im Samen des schwarzen Senfs; Sinalbin (Glykosid des Sinalbinsenföls — p-Hydroxybenzylsenföls) im Samen des weißen Senfs (vgl. S. 134 und 231).

Zur Gewinnung eines Überblickes über die große Zahl der Gewürze sind verschiedene Einteilungsprinzipien vorgeschlagen worden. So trennt man die meist im Mittelmeergebiet gezogenen und vielfach frisch benutzten von den tropischen Gewürzen und unterscheidet weiter nach den botanischen Familien. Eine andere Systematik beruht auf der chemischen Zusammensetzung der wertbestimmenden Inhaltsstoffe, eine dritte auf der Art der Pflanzenteile, aus denen sie gewonnen werden. Nach der letzteren ergeben sich folgende Gruppen:

9.3.2. Gewürze aus Pflanzenteilen

Wurzeln

Meerrettich oder **Kren**, die Wurzel der Crucifere *Armoracia lapathifolia*, verdankt ihren scharfen Geruch und Geschmack einem Gehalte von 0,05% Allylsenföl

$$CH_2{=}CH{-}CH_2{-}N{=}C{=}S,$$

Phenylpropylsenföl und Phenyläthylsenföl

$$C_6H_5 \cdot CH_2—CH_2—N{=}C{=}S.$$

Die Senföle als Ester der Isorhodanwasserstoffsäure (Isothiocyansäure) entsprechen der allgemeinen Formel R—N=C=S.

Wurzelstöcke (Rhizome)

Ingwer ist der getrocknete Wurzelstock der in Südasien heimischen Zingiberacee *Zingiber officinale.* Je nach der mehr oder weniger vollständigen Entfernung des äußeren holzigen Gewebes unterscheidet man den „bedeckten" (ungeschälten), den halbgeschälten und den „unbedeckten" (geschälten) Ingwer. Der erstere, auch „schwarzer" genannt, wird durch Brühen der Stücke hergestellt, wobei die Stärke verkleistert und später hornartig eintrocknet. Der geschälte, sogenannte weiße Ingwer ist hellgelblich bis bräunlich und wird vielfach mit SO_2 gebleicht oder auch gekalkt.

An wertbestimmenden Bestandteilen enthält der Ingwer neben dem aromatischen, nicht scharf schmeckenden, vorwiegend aus dem Sesquiterpen Zingiberen ($C_{15}H_{24}$) bestehenden Ingweröl mehrere brennend scharfe Stoffe. Außerdem sind noch 4% Stärke, etwas Harz und 3–5% Asche vorhanden. Ingwer dient als Küchengewürz zum Einmachen von Kürbis und Senfgurken, zur Herstellung von Likören, Konfekten und kandiertem Ingwer.

Von geringerer Bedeutung sind noch die Rhizome von Galgant (*Alpinia off.*), Kalmus (*Acorus calamus*) mit 1,5–3,5% ätherischem Öl, Spuren Harz und einem Bitterstoff (Acorin) und Zitwerwurzel (*Curcuma zedoaria*), die zur Herstellung von Bitterlikören dienen. Auch die Gilbwurz (*Curcuma longa*) wird in Ost- und Westindien als scharfes Gewürz benutzt und dient überdies zur Herstellung des curry powder (Curcuma, Ingwer, Cardamomen, Coriander, Nelken, Pfeffer, Piment) sowie von Worcestershire-Sauce, einem Auszug aus curry powder mit Weinessig und Zusätzen. Gilbwurz dient wegen ihres Gehaltes an Curcumin auch zum Gelbfärben.

Zwiebeln

Neben der Küchenzwiebel (*Allium cepa*) finden die Zwiebeln von Schalotten (*A. ascalonicum*), Porree (*A. porrum*), Knoblauch (*A. sativum*) u. a. als Gewürz und Gemüse Verwendung. Der eigenartige Geruch und Geschmack beruhen auf der Anwesenheit von Diallyldisulfid $C_3H_5—S—S—C_3H_5$, Diallylsulfid $CH_2{=}CH—CH_2—S—CH_2—CH{=}CH_2$, Propyldisulfid, Vinylsulfid und der freien Iso-rhodanwasserstoffsäure (Isothiocyansäure).

Blätter und Gewürzkräuter

liefern neben dem Schnittlauch *(Allium schoenoprasum)* vor allem die Kompositen: Beifuß (*Artemisia vulgaris*), Estragon (*Artemisia dracunculus*) und Wermut (*Artemisia absinthium*), dessen ätherisches Öl das (bedenkliche) (+)-Thujon oder Tanaceton enthält;

die Umbelliferen: Petersilie (*Petroselinum crispum var. vulgare*), Dill (*Anethum graveolens*), in dessen ebenfalls benutzten Früchten sich ein Carvon, Limonen und Phellandren enthaltendes ätherisches Öl vorfindet, und Sellerie (*Apium graveolens*);

Carvon

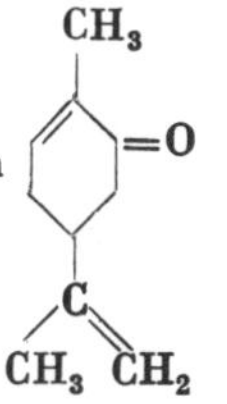

Limonen (als Racemat Dipenten)

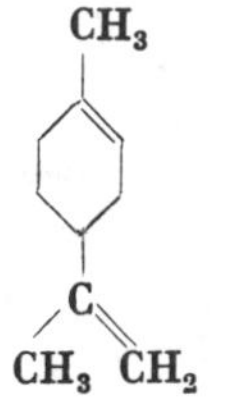

α-Phellandren

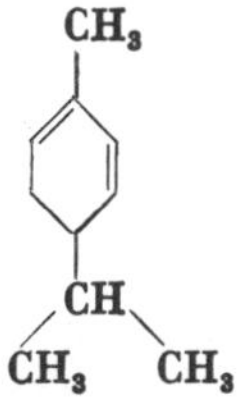

die Labiaten: Majoran (*Majorana hortensis* oder *Origanum majorana*), Bohnen- oder Pfefferkraut (*Satureja hortensis*) und Thymian (*Thymus vulgaris*), der im ätherischen Öl Thymol enthält. Lorbeerblätter endlich stammen vom edlen Lorbeerbaum (*Laurus nobilis*).

Gewürze aus Rinden

Zimt ist die Rinde verschiedener Arten der zu den Lauraceen gehörenden Gattung *Cinnamomum*, die in einfachen Sekretzellen ätherisches Öl enthält. Man unterscheidet meist drei Gruppen: Ceylonzimt, Chinesischer Zimt und Holzzimt.

a) Ceylonzimt, auch echter Zimt oder Kaneel genannt, besteht aus der sorgfältig geschälten Rinde junger Wurzelschößlinge des Zimtbaums (*C. ceylanicum*), der, in Ceylon heimisch, auch in Ostindien, auf Djawa (Java) und Sumatra, in Westindien und Südamerika kultiviert und durch Stecklinge fortgepflanzt wird. Die nach einem Jahre abgeschnittenen, etwa 2 m langen Schößlinge entblättert man, ringelt sie in Abständen von 20–25 cm, schlitzt die Rinde und zieht sie ab. Dann schabt man sie sorgfältig, schiebt die gleichartigen zu 8–10 Röhren ineinander und bündelt sie. Das Abschabsel kommt als „Chips“ in den Handel. Der Bruch dieser feinsten Sorte ist kurzfaserig.

b) Chinesischer Zimt (Zimtcassia, gemeiner Zimt) wird in ähnlicher Weise von dem in Südchina heimischen und angebauten *Cinnamomum aromaticum* gewonnen, aber von älteren, etwa 6 Jahre alten Bäumen und den etwa 2 cm dicken Zweigen dieser Art. Die wenig geschälten Stücke bilden 1–3 mm dicke, meist einseitig gerollte Röhren von 1–3 cm Durchmesser und 30–40 cm Länge, die noch mehr oder weniger von der äußeren Korkschicht bedeckt sind und nicht faserigen, sondern körnigen Bruch zeigen. Der Geruch ist weniger fein, der Geschmack etwas herb und streng. In die Bündel sind meist Chips mit hineingepackt.

c) Holzzimt (Holzcassia, Malabarzimt) ist keine besondere Art, sondern der Sammelname für geringwertige Rinden von älteren, korkreichen Zweigen und Abfällen. Von den zahlreichen weiteren Handelsbezeichnungen seien noch Bataviazimt, Java- und Padangzimt, Madagaskar- und Seychellenzimt angeführt.

Für die chemische Zusammensetzung werden folgende Durchschnittswerte angegeben: Wasser 6,9–13,0%, Stickstoffsubstanz 2,0–7,4%, ätherisches Öl 1,9–5,8%, Fett 1,3–5,7%, Stärke 10,7–27,1%, Rohfaser 11,8–36,0%, Asche 3,2–5,4%. Das ätherische Öl enthält etwa 80% Zimtaldehyd C_6H_5—CH=CH—CHO, etwa 10% Eugenol sowie geringe Mengen an Linalool, Furfural, Benzaldehyd, Zimtsäure. Die Menge an ätherischem Öl ist für die Qualität des Zimts nicht entscheidend. Zum Beispiel enthält der feine Ceylonzimt davon weit weniger (1,4%) als der geringwertige Malabarzimt (3,8%).

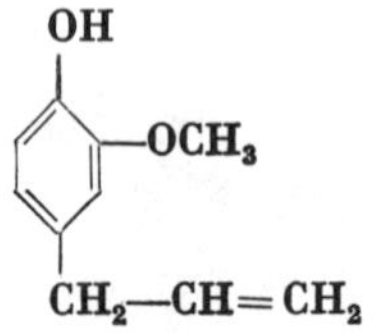

Eugenol
(Methyläther von Allylbrenzcatechin)

Hinsichtlich der zahlreichen Verfälschungen (roter Bolus, Eisenocker, Rindenpulver, gemahlene Kakaoschalen u. a.) sei auf die Spezialliteratur verwiesen. Als Kunstzimt wird mit synthetischem Zimtaldehyd und Eugenol aromatisiertes Mandel- oder Nußschalenpulver in den Verkehr gebracht.

Blüten und Blütenteile

Kapern, die Blütenknospen von *Capparis spinosa*, einem dornigen rankenden Strauch, der an den Mittelmeerküsten wild wächst und auch angebaut wird, kommen, mit gesalzenem Essig eingemacht, in den Handel. Die Blütenknospen der Sumpfdotterblume *Caltha palustris*, der Kapuzinerkresse *Tropaeolum majus*, sowie vom Besenginster, *Spartium scoparius* u. a. werden als Kapernersatz verwendet. Von ihnen lassen sich die echten Kapern durch die Fünfzahl ihrer Kelch- und Blumenblätter unterscheiden.

Nelken (Nägelein, Gewürznelken) nennt man die noch nicht entfalteten, getrockneten Blütenknospen des zu den Myrtaceen gehörenden Nelkenbaumes (*Syzygium aromaticum* oder *Eugenia caryophyllata*), der, auf den Molukken (Amboina) heimisch, auch auf Sansibar, Pemba, Madagaskar, Réunion, Mauritius und einigen westindischen Inseln angebaut wird. Man pflückt die endständigen Trugdolden, entfernt die Stiele und trocknet die Knospen an der Sonne unter Palmblättern, wobei sie eine rotbraune Farbe annehmen, während im direkten Sonnenlicht oder mit Feuer getrocknete schwarz werden. Als wertbestimmenden Bestandteil enthalten sie 16–20% des ätherischen Nelkenöls, das zu 78–90% aus Eugenol, dem Methyläther des Allylbrenzcatechins, besteht und daneben noch dessen Essigsäureester, das Aceteugenol, ferner das Sesquiterpen Caryophyllen, Methylamylketon, Salicylsäuremethylester, Vanillin usw. enthält.

Die wichtigste Art der Verfälschung, der Entzug des Nelkenöls, gibt sich dadurch zu erkennen, daß extrahierte Nelken horizontal auf Wasser schwimmen, während vollwertige untersinken.

Als beste Handelssorte gelten die Amboina- oder Molukkennelken, danach folgen die etwas dunkleren Sansibar- oder Madagaskarnelken, die Singapore- und Penangnelken und als weniger wertvoll die Antillen-, Cayenne-, Bourbonnelken.

Verwendung finden weiter die 5–6% ätherisches Öl enthaltenden Nelkenstiele und die Mutternelken (Anthophylli), das sind die reifen Früchte des Nelkenbaumes mit 2 bis 3% Öl.

Safran sind die getrockneten Blütennarben der zu den Iridaceen gehörenden Safranpflanze (*Crocus sativus*), die in Vorderasien und Griechenland heimisch ist und in Spanien, Frankreich, weniger in der Schweiz und Österreich, angebaut wird. Die Vermehrung erfolgt durch Steckzwiebeln, die 3 Jahre hintereinander Ernten von Blüten geben. Sobald diese frühmorgens gepflückt sind, werden sofort die allein Würzwert besitzenden Narben von den Griffeln abgezwickt und an der Sonne oder im Backofen getrocknet. 50000–65000 frische Narben geben erst 100 g trockene Handelsware. Als wertvollste Sorte gilt der französische (Gâtinais-)Safran, danach der spanische und der noch weniger geschätzte orientalische Safran. Neben dem sogenannten elegierten Safran, der frei von den wertlosen Griffeln ist, wird noch der naturelle Safran mit den Griffeln gehandelt.

Für die chemische Zusammensetzung werden folgende Werte angegeben: Wasser 9–17%, Stickstoffsubstanz 7–14%, Fett 4–14%, ätherisches Öl 0,4–1,3%, verzuckerbare Stoffe 13–14%, stickstofffreie Extraktstoffe 43–44%, Rohfaser 4–6%, Mineralstoffe 4–8%.

Der bittere Geschmack wird durch das zu den Terpenglykosiden gehörende Picrocrocin (Safranbitter) verursacht, das durch Säuren oder Alkalien in Glucose und ein ätherisches Öl (Safranol) gespalten wird, das den Terpenaldehyd Safranal enthält. Als Farbstoff, der auch den Speichel färbt, ist ein Carotinoidglykosid, das rotgelbe Crocin, zugegen, das mit Säure oder Alkali in Gentiobiose und in das Carotinoid, die Dicarbonsäure Crocetin $C_{20}H_{24}O_4$, zerfällt (vgl. S. 101).

Hopfen, die unbefruchteten weiblichen Blütenstände (Hopfenzapfen, Trolle) von *Humulus lupulus* (Cannabinaceae) enthalten in den zu etwa 8–16% vorhandenen und als Lupulin (Hopfenmehl) bezeichneten gelblichgrünen Drüsen an wertbestimmenden Stoffen das mit Wasserdampf flüchtige ätherische Hopfenöl (0,3–1%), das aus dem Terpen Myrcen, dem Sesquiterpen Humulen und den Terpenalkoholen Linalool und Geraniol besteht. Der bittere Geschmack wird durch die kristallisierenden Bitterstoffe Humulon und Lupulon bedingt, die in der Harzsubstanz, die etwa 16–26% des Hopfens ausmachen, vorliegen. Wichtig für die Hopfenqualität ist ferner der Gerbstoffgehalt (2–4% i. Tr.); der Gerbstoff geht durch Oxydation leicht (schon beim Lagern) in das rotbraune Phlobaphen über.

Hopfen dient zur Bierbereitung (siehe S. 468), er verleiht dem Bier den anregenden bitteren Geschmack und eine bessere Haltbarkeit.

Früchte

Paprika (Spanischer Pfeffer) ist die Beerenkapsel (fälschlich Schote genannt) der Solanacee *Capsicum annuum*, die, in Südamerika heimisch, besonders in Italien, Spanien, Frankreich, Ungarn angebaut wird. Die 6–10 cm langen und bis 3 cm breiten, in unreifem Zustand grünfleischigen, nach der Reife trockenen, braunroten Früchte sind durch eine Scheidewand (Plazenta), an der die zahlreichen hellgelben Samen sitzen, in zwei Hälften geteilt. Da sich der brennend scharfe Bestandteil ausschließlich an der Plazenta befindet, wird diese vor dem Vermahlen mehr oder weniger entfernt, so daß man z. B. in Ungarn folgende fünf Handelssorten unterscheidet: Edelsüßer, Halbsüßer (Gollasch), Rosen-, Scharfer, Merkantilpaprika.

Paprika enthält als charakteristische Bestandteile das scharf schmeckende Alkaloid Capsaicin (0,01–0,03%), ferner die roten Carotinoid-Farbstoffe Capsanthin (0,4%) und Carotin (0,06%); vgl. S. 99. Die wichtigste Verfälschung durch Extraktion mit Alkohol wird an der Erniedrigung des Alkoholextraktes (normal 20–25%) erkannt.

Cayenne-(Guinea-)Pfeffer, die Früchte von *Capsicum frutescens* L. oder C. *fastigiatum Bl.*, sind wesentlich kleiner, nur bis 2 cm lang, wegen des höheren Capsaicingehaltes von 0,55% aber weit schärfer und werden handelsüblich als „Chillis“ bezeichnet.

Capsaicin ist ein Benzylaminderivat:

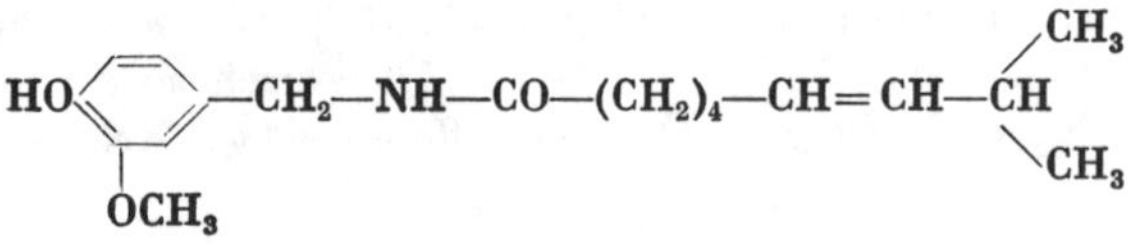

Pfeffer, das wichtigste Tropengewürz, ist die einsamige Beerenfrucht des in Vorderasien heimischen Schlingstrauches *Piper nigrum*, der an Stangen, wie bei uns der Hopfen, gezogen wird und unscheinbare Blüten trägt, aus denen die zu 20 bis 30 in einer Ähre vereinigten, erst grünen, später gelb und bei der Reife rot werdenden Früchte hervorgehen. Da diese von unten nach oben reifen und bei der Ernte die ganzen Fruchtstände vor völliger Reife gepflückt werden, sind sie in der Handelsware in recht verschiedenen Stadien der Reife vorhanden.

Schwarzer Pfeffer ist die ganze, unreife, an der Sonne oder am Feuer getrocknete Beerenfrucht, die noch von dem zu einer grau- bis braunschwarzen Schale eingeschrumpften Fruchtfleisch bedeckt ist und infolgedessen eine runzelige Oberfläche zeigt.

Weißen Pfeffer erhielt man früher, indem man die reifen roten Beeren in Wasser einweichte und das Fruchtfleisch abrieb. Jetzt wird er meist durch Schälen von schwarzem Pfeffer hergestellt.

Der sogenannte lange Pfeffer von der Pflanze *Piper longum* wird nur noch selten gehandelt.

Die chemische Zusammensetzung wird durch folgende Durchschnittswerte (für weißen Pfeffer in Klammern) charakterisiert: Wasser 12,5 (13,5)%, Stickstoffsubstanz 12,8 (11,9)%, Fett 9 (8)%, Stärke 36,5 (56,8)%, Rohfaser 14,0 (4,4)%, Pentosane 5,0 (1,5)%, Mineralstoffe 5,2 (1,9)%.

An kennzeichnenden Stoffen sind 1,2–3,6% eines ätherischen Öles vorhanden, das den aromatischen Geruch bedingt, Phellandren (Formel siehe S. 481) und Sesquiterpene ($C_{15}H_{24}$) enthält, sowie 5–10% des scharf schmeckenden Alkaloids Piperin; jedoch beruht die Güte des Pfeffers nicht allein auf diesen Stoffen.

Die Synthese des Piperins (aus den Grundstoffen Pyridin und Piperonal) gewinnt jetzt für die Herstellung von Kunstpfeffer als Ersatzmittel praktische Bedeutung.

Piperin wird bei der Hydrolyse in Piperidin und Piperinsäure gespalten:

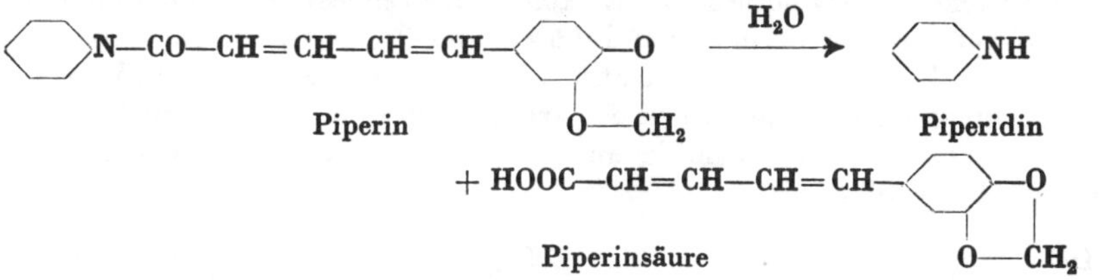

Allgemein besitzen Amide ungesättigter Säuren einen pfefferartigen Geschmack.

Über Verfälschungen vgl. die Lehrbücher der Pharmakognosie.

Piment (Allerlei Gewürz, Amomen, Englisch Gewürz, Neugewürz, Jamaika-, Nelkenpfeffer) nennt man die unreif geernteten Beerenfrüchte eines kleinen Baumes der Antillen, *Pimenta dioica.* Sie enthalten 5–7% Stickstoffsubstanz, 6–8% Fett, 20–25% Kohlenhydrate mit etwas Stärke, 15–24% Rohfaser, 12–14% Pentosane, 8–14% Gerbsäure und 3–4% Mineralstoffe sowie als wertbestimmenden Bestandteil 4–5% ätherisches Öl, das hauptsächlich aus Eugenol (Formel S. 482) besteht.

Vanille ist die fälschlich als Schote bezeichnete Kapselfrucht des zu den Orchideen gehörenden Kletterstrauches *Vanilla planifolia,* der, in Mexiko heimisch, in Süd- und Mittelamerika, Réunion (Bourbon), Madagaskar, Kamerun, Ceylon und Java, Tahiti usw. angebaut wird. Die Kultur erfolgt durch Setzranken, die Bestäubung, wegen Fehlens der zugehörigen Insekten, durch Menschenhand. Die Früchte werden unreif, wenn die Gelbfärbung beginnt, gesammelt und zur Erzielung des Aromas einer Aufbereitung (Fermentation) unterworfen, wobei die Aufspaltung des Glykosids erfolgt; vgl. S. 133. Das mexikanische „trockene" Verfahren besteht in einem abwechselnden Besonnen und Schwitzen, während bei dem Réunion-Verfahren erst ein mehrmaliges Eintauchen in heißes Wasser vorausgeht. Die bis 25 cm langen und bis 1 cm breiten, schwarzbraunen und glänzenden, etwas gekrümmten Früchte enthalten zahlreiche winzige, in ein balsamartiges Mus eingebettete Samen und werden zu 50 gebündelt in Blechschachteln verpackt.

Für die chemische Zusammensetzung sind etwa folgende Werte ermittelt worden: Wasser 14–20%, Stickstoffsubstanz 5–6%, ätherisches Öl 0,5–1,0%, Fett und Wachs 10–15%, Zucker 14–19%, Rohfaser 8–20%, Asche 3–5%.

Als wertbestimmenden Bestandteil enthält die Vanille 0,75–2,9% Vanillin (Methyläther des Protocatechualdehyds), das in der Regel auf der Frucht einen weißen kristallinischen Überzug bildet, doch ist die Ansicht von der Minderwertigkeit der nicht kristallisierten Früchte irrig, da letztere oft reich an Vanillin sind.

Als Würzmittel finden außer den eigentlichen Gewürzen auch Ersatzgewürze Verwendung, die einen Ersatz für die Geschmacks- und Geruchsstoffe der natürlichen Gewürze bieten sollen. Die Ersatzgewürze können aus natürlichen aromatischen Stoffen, also auch aus natürlichen Gewürzen gewonnen werden (Gewürzextrakte), sie können aber auch auf künstlichem Wege (synthetisch) hergestellt werden. So stellt das synthetische Vanillin ein Ersatzgewürz für die natürliche Vanille dar.

Vanillin wird synthetisch aus Eugenol (siehe S. 484), neuerdings in umfangreichem Maße aus Lignin (siehe S. 153) hergestellt. Es kommt als schneeweißes Kristallpulver (Smp. 80–81 °C) zur Aromatisierung von Likören und Zuckerwaren oder auch im Gemisch mit Puderzucker als „Vanillinzucker" für Haushaltszwecke in den Verkehr. Der dem Vanillin entsprechende Äthyläther, das Äthylvanillin oder Bourbonal, besitzt ein viermal so starkes Aroma wie Vanillin und darf zur Aromatisierung von Lebensmitteln mitverwendet werden.

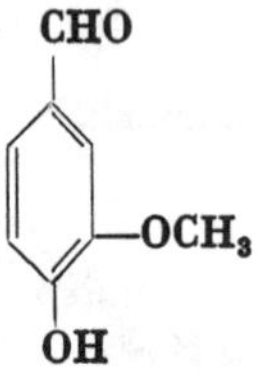

Vanillin

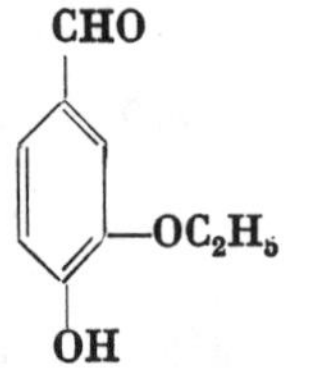

Bourbonal

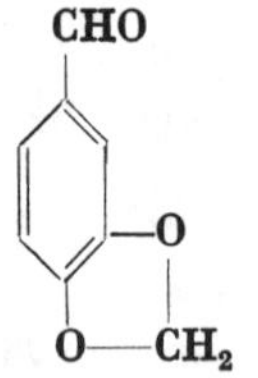

Piperonal

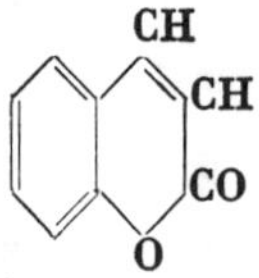

Cumarin

Zur Verfälschung von Vanillin dient u. a. ein Zusatz von Piperonal (Heliotropin), das sich in Tahiti-Vanille und einigen geringwertigen Vanillesorten („Vanillons") vorfindet.

Weiterhin wird als Fälschungsmittel für Vanillin nicht selten das Cumarin (Lacton der o-Hydroxyzimtsäure), der Aromastoff von Waldmeister, Honigklee u. a. Pflanzen angetroffen, das jetzt auch technisch (aus Salicylaldehyd und Essigsäureanhydrid) hergestellt wird. Cumarin und cumarinhaltige Pflanzenteile dürfen nicht mehr zur Herstellung von Lebensmitteln verwendet werden (Essenzen-VO i. d. F. vom 9.10.1970).

Als weniger wichtige Gewürze aus Früchten seien noch neben den Cardamomen von der Zingiberacee *Elettaria cardamomum* die sogenannten Brotgewürze erwähnt, die von Umbelliferen abstammen: Anis von *Pimpinella anisum*, Fenchel von *Foeniculum vulgare* mit dem zur Hälfte aus dem Benzolderivat Anethol (p-Methoxypropenyl-anisol) bestehenden ätherischen Öl, Coriander von *Coriandrum sativum* und Kümmel von *Carum carvi*. Das in letzterem zu 3–7% enthaltene ätherische Kümmelöl besteht zu etwa gleichen Teilen aus dem Terpenkohlenwasserstoff (+)-Limonen (Formel S. 483) und dem Terpenketon Carvon (Formel S. 483) und bildet ein besonderes Handelsprodukt.

Samengewürze

Muskatnuß ist der von Arillus (Samenmantel) und Steinschale befreite Same des zu den Lauraceen gehörenden echten Muskatnußbaumes *Myristica fragrans*, der, auf den Bandainseln heimisch, auf den Sundainseln, in Westindien, Brasilien und Afrika kultiviert wird. Die dreimal im Jahre gesammelten Früchte (bis 2000 je Baum) werden von der Fruchtschale und dem Arillus befreit, dann an der Sonne oder am Holzfeuer getrocknet, zur Entfernung der Samenschale mit Holzknüppeln ausgeklopft und schließlich zur Verhinderung von Keimung und Insektenfraß meist mit Kalkmilch behandelt. Die 5–10 g schweren Samen, die auf dem Querschnitt marmoriert erscheinen, enthalten 37–40% Fett, 7–8% Stickstoffsubstanz, 30–40% Kohlenhydrate (davon 20–24%

Stärke), 4,5–7% Rohfaser und 3% Asche, als wertbestimmende Stoffe 6–10% eines ätherischen Öls, das aus Terpenkohlenwasserstoffen und -alkoholen sowie zu etwa 4% aus dem giftigen Myristicin besteht.

Neben dieser echten Banda-Nuß kommen noch die **Papua- oder Makassar-Nuß** von *Myristica argentea* auf Neuguinea und die **Bombay-Nuß** von *Myristica malabarica* in den Handel. Die erstere gilt als minderwertig, die letztere wird als Gewürz überhaupt verworfen.

Macis, auch Muskatblüte, Folie oder Forlie genannt, ist nicht die Blüte, sondern der Samenmantel (Arillus), eine lappenartige, fleischige Umhüllung der echten Muskatnuß, die frisch karminrot, getrocknet und gemahlen als rötlichgelbes Pulver in den Handel kommt. Sie enthält im Durchschnitt 5,3% Stickstoffsubstanz, 24,6% Fett, 3,2% Harz, 27,6% Kohlenhydrate, 4,5% Rohfaser, 2,2% Mineralstoffe und 4,5–12% ätherisches Öl, das aus einem Gemenge zahlreicher Terpene (Camphen, p-Cymol, Pinen) und Terpenalkoholen (Linalool, Terpineol, Borneol, Geraniol) besteht. Die sogenannte Bombay-Macis mit 0,5–1,3% ätherischem Öl ist ohne Würzwert.

Senf: Die zur Bereitung des Tafelsenfs oder **Mostrichs** benutzten Samen des Schwarzen Senfs (*Brassica nigra*), des Weißen Senfs (*Sinapis alba*) und des Braunen oder Russischen oder Sarepta-Senfs (*Brassica juncea*) enthalten die als **Sinigrin** (im schwarzen Senf) bzw. **Sinalbin** (im weißen Senf) bezeichneten Glykoside, aus denen durch das Enzym Myrosinase das den scharfen Geschmack bedingende Allylsenföl $C_3H_5—N{=}C{=}S$ bzw. Sinalbinsenföl (p-Hydroxy-benzylsenföl $HO—C_6H_4—CH_2—N{=}C{=}S$) frei gemacht wird (vgl. S. 134 und 231).

9.3.3. Kochsalz

Natriumchlorid, NaCl, der einzige dem Mineralreiche entstammende Würz- oder Geschmacksstoff, unterscheidet sich von den eigentlichen Gewürzen dadurch, daß es zugleich ein wichtiger Nährstoff ist, weil es einen unentbehrlichen Bestandteil des menschlichen Körpers bildet. Der ausgewachsene Mensch enthält in seinen Geweben und Säften, vor allem im Blute, ungefähr 50–60 g NaCl, von dem er dauernd etwas ausscheidet. Wir sind also gezwungen, dem Organismus diesen lebenswichtigen Stoff zuzuführen, und da die natürlichen Lebensmittel, besonders die Vegetabilien, nicht immer genügenden Natriumchloridgehalt aufweisen, müssen wir zum Kochsalz greifen, das daher auch als „Salz“ schlechthin oder als „Speisesalz“ bezeichnet wird.

Gewinnung

Das Kochsalz ist in gelöstem Zustande im Wasser der Meere und zahlreicher Binnenseen (Kaspisches Meer, Totes Meer, Großer Salzsee in Utah) enthalten, bildet in fester Form gewaltige Steinsalzlager der Formationen des Tertiär (Wieliczka in Polen), der Kreide (Cardona in Spanien), des Zechsteins (Staßfurt) und wird aus diesen, durch unterirdische Wässer gelöst, als Salzquellen (Solen) zutage gefördert. Alle drei Vorkommen werden zur Salzgewinnung benutzt und liefern die als Steinsalz, Seesalz und Quellsalz bezeichneten Sorten.

Steinsalz

ist in vielen Fällen so reines Natriumchlorid, daß es direkt bergmännisch, vielfach im Tagebau, gewonnen und ohne weiteres gemahlen als Speisesalz („Hüttensalz") benutzt werden kann. Oft verwandelt man es aber auch im Erdinneren in wäßrige Lösung (Sole), die herausgepumpt und von Gips, Eisen, Tonerde und Magnesia befreit wird.

Seesalz

wird aus dem Meerwasser, das etwa 1—4% Mineralstoffe, davon durchschnittlich 2,5% NaCl neben wechselnden Mengen von Chloriden des Calciums, Magnesiums und Strontiums sowie von Kaliumchlorid, -bromid und -jodid enthält, in der Weise gewonnen, daß man in wärmeren Ländern sogenannte Salzgärten oder Meersalinen, d. h. flache, gartenbeetartig angeordnete Becken anlegt und in diesen das Wasser unter dem Einfluß der Sonnenwärme verdunsten läßt; dabei fallen zuerst die schwerer löslichen Salze $CaCO_3$, $MgCO_3$ und $CaSO_4$ aus. Aus der in andere Becken abgelassenen Mutterlauge kristallisiert dann das Kochsalz aus, das in Haufen geschichtet wird, worauf der Regen etwa vorhandene leicht lösliche Kalisalze auswäscht. In kalten Gegenden läßt man einen Teil des Wassers ausfrieren und behandelt die konzentriertere Lösung in gleicher Weise wie die freiwillig zutage tretenden Solen.

Solen

Diese natürlichen **Salzquellen**, die von etwa 4% NaCl an die Verarbeitung lohnen, werden über mit Dornen und Reisig gefüllte Gerüste („Gradierwerke") geleitet, wobei sich die Flüssigkeit über eine große Oberfläche verbreitet und soviel Wasser verdunstet, daß sich die schwerer löslichen Stoffe als Kruste („Dornstein") abscheiden. Nach zwei- bis dreimaligem Überpumpen ist die abgetropfte Flüssigkeit bis auf etwa 20% Salzgehalt konzentriert und kann in eisernen Pfannen eingedampft werden. Nach der Entfernung des anfangs entstehenden Schaumes kristallisiert bei weiterem Kochen („Soggeprozeß") das Kochsalz aus und wird dauernd ausgekrückt und, solange es noch rein weiß aussieht, auf eine gleich über der Pfanne befindliche Traufe geworfen. Zum Schluß verbleibt am Boden der aus Sulfaten und etwas NaCl bestehende „Pfannenstein", der als Düngemittel oder als sogenanntes Lecksalz für Vieh Verwendung findet. Das kristallisierte Kochsalz, das je nach der Temperatur der Pfanne in Feinsalz (Siedetemperatur), Mittelsalz und Grobsalz (unter 60 °C) unterschieden wird, gelangt in Trockenkammern oder wird neuerdings zentrifugiert und in Heiztrommeln unter Vakuum entwässert.

Nach der Art des Ausgangsmaterials und der Verarbeitung zeigen die Salzsorten verschiedenen Reinheitsgrad. Während das aus Meerwasser oder Sole hergestellte Siedesalz noch etwa 1–3% mineralische Verunreinigungen (Mg- und K-Verbindungen) enthält, ist das Steinsalz praktisch chemisch reines NaCl. Trotzdem wird es für Speisezwecke im allgemeinen weniger geschätzt, weil es wegen seines dichten Gefüges langsamer auf die Geschmacksnerven einwirkt; es kann aber für Salzlösungen, wie z. B. Pökellake, benutzt werden. Das Siedesalz soll nicht unter 95% NaCl, nicht mehr als 1% Sulfate und je 0,5% $MgCl_2$ und KCl enthalten Der Wassergehalt soll bei gewöhnlichem Kochsalz 3%, bei Feinsalz 0,5% nicht übersteigen. Die letztere Forderung genügt nicht immer, um das durch den Gehalt an $MgCl_2$ verursachte Zusammenklumpen zu verhindern. In verschiedenen Ländern, z. B. in der Schweiz, wird Speisesalz mit geringen Mengen an Jodiden versetzt. In der Bundesrepublik vgl. hierzu die Verordnung über diätetische Lebensmittel S. 560.

Neben dem naturreinen Kochsalz wird auch solches mit Zusätzen für Speisezwecke verwendet, z. B. Selleriesalz, Knoblauchsalz. In der Bundesrepublik dürfen dem Speisesalz zur Erhaltung der Streufähigkeit bis zu 1% Kieselsäure und, unter Deklaration,

Kaliumhexacyanoferrat(II) bis zu 20 mg/kg zugesetzt werden. In der DDR kann bis zu 40 mg Kaliumhexacyanoferrat(II) pro kg Speisesalz ohne Kennzeichnung zugesetzt werden.

Denaturierung

Das für technische Zwecke (Soda-, Glas-, Seifen-, Farben-, Lederfabrikation) und zur Viehfütterung bestimmte Salz wird (aus steuerlichen Gründen) durch eine Denaturierung zum menschlichen Genuß untauglich gemacht, und zwar benutzt man hierzu beim Viehsalz 0,25% Eisenoxid oder Wermut oder Holzkohlenpulver, für Gewerbesalz auch noch je nach der Art der Verwendung Petroleum, Seife, Kienruß, Braunkohle, Torf, Eisenvitriol, Schwefelsäure oder Tran.

9.3.4. Organische Säuren

Essig

Zur Erzeugung des sauren Geschmacks von Speisen wird im Haushalt und in der Lebensmittelindustrie, abgesehen von geringen Mengen Citronensäure, fast ausschließlich Essig benutzt. Essig ist die bekannte sauer schmeckende Flüssigkeit, die vom chemischen Standpunkt aus im wesentlichen als verdünnte Essigsäure anzusprechen ist. Die Essigsäure $CH_3 \cdot COOH$ ist die am längsten, schon im Altertum bekannte Säure, weil alle alkoholischen Getränke, wie Bier oder Wein, bei längerer Aufbewahrung an der Luft einen sauren Geschmack annehmen, der auf der Umwandlung des Alkohols in Essigsäure beruht. Als Ursache dieser Umwandlung hat man später die Tätigkeit gewisser Mikroorganismen, sogenannter Essigbakterien oder Essigpilze (*Micrococcus, Mycoderma, Acetobacter xylinum* usw.) erkannt, die durch eine biochemische Oxydation (Essigsäuregärung) den Alkohol unter vorübergehender Entstehung von Acetaldehyd in Essigsäure überführen. Neuerdings spricht man besser von einer Dehydrierung als von einer Oxydation, da nicht der Sauerstoff, sondern der Wasserstoff durch die Enzyme der Bakterien, die Alkoholdehydrasen, aktiviert wird. Nach diesem biochemischen Verfahren hat man lange Zeit ausschließlich Essig gewonnen. Auch heute stellt man Essig zum Teil noch so her, daß man Bier, Wein, Obstwein bei 20–35 °C sich selbst überläßt, wobei die erforderlichen Bakterien entweder freiwillig aus der Luft hineingelangen oder in Form von altem Essig oder Kahmhaut zugesetzt werden (Verfahren mit in Ruhe befindlicher Maische). Hierzu gehören das Orléans- und das Pasteur-Verfahren.

Gärungsessig

Die Hauptmenge des Essigs wird jetzt aber nach dem im Jahre 1823 von SCHÜTZENBACH erfundenen Verfahren der Schnellessigfabrikation gewonnen, das zwar auf dem obigen Prinzip beruht, aber von reinem verdünntem Spiritus (Alkohol) ausgeht und in wesentlich kürzerer Zeit und rationeller verläuft. Zur Beschleunigung der Oxydation läßt man den Spiritus langsam über spiralig gerollte Späne von Buchenholz, die gleichzeitig Träger der Essigbakterien sind, rieseln; dadurch wird er auf eine große Oberfläche verteilt und mit den Bakterien und mit von unten entgegengeschickter Luft in innige Berührung gebracht. Die auf etwa 10% Alkohol verdünnten vergorenen Flüssigkeiten werden mit Essig gemischt, auf 26–27 °C erwärmt und als sogenanntes Essiggut den Essigbildnern, das sind nach oben konisch verjüngte Holzbottiche von 2,3–8 m Höhe und 1–5 m Durchmesser, zugeführt. Diese enthalten im Innern zwischen 2 Siebböden die mit Essig getränkten und mit Bakterien („Essigmutter“) überzogenen Späne, an denen die Oxydation vor sich geht. Die sich im unteren Teil ansammelnde saure Flüssigkeit wird wiederholt durch neue Bildner geschickt und kann so bis auf einen Gehalt von höchstens 13–14% Essigsäure gebracht werden (Verfahren mit in Bewegung befindlicher Maische).

Hierzu gehören außer dem Schnellessigverfahren das BOERHAAVE-, das Rundpump- oder englische Generator-Verfahren und das Großraumbildner-Verfahren.

Die beschriebenen Vorgänge der Essigbildung beruhen auf einer Dehydrierung (Entzug von Wasserstoff) des Alkohols sowie des als Zwischenstufe entstehenden Acetaldehyds (bzw. dessen Hydrat) durch den Luftsauerstoff. Um diese Reaktion zu ermöglichen, bedarf es bestimmter Katalysatoren in Gestalt der Enzyme der Essigbakterien, der Alkoholdehydrasen. Durch sie wird der Wasserstoff des Alkohols reaktionsfähig gemacht, „aktiviert“, so daß der Luftsauerstoff als „Akzeptor“ des Wasserstoffs fungieren kann:

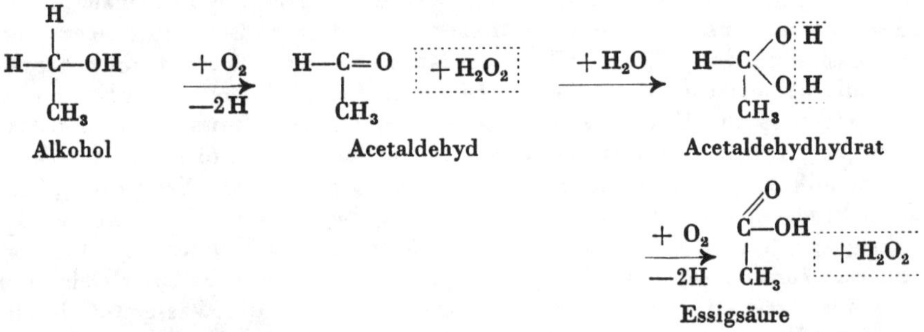

Das dabei entstehende Wasserstoffperoxid wird durch das in den Essigbakterien anwesende Enzym Katalase in Wasser und Sauerstoff zerlegt.

Nach den Rohstoffen des Gärungsessigs oder der Gärungsessigmaische werden insbesondere unterschieden: Spritessig (auch Branntweinessig genannt); echter Weinessig; Weinessig 40 v. H.; Weinessig 20 v. H.; Malzessig; Obstessig; Bieressig.

Weinessig 40 v. H. ist ein Gärungsessig, dessen Maische zu 40% des Volumens aus verkehrsfähigem oder zur Weinessigbereitung zugelassenem Wein, im übrigen aus Branntwein bestanden hat. Bei Weinessig 20 v. H. enthält die Maische 20% Wein.

Essenzessig

Essenzessig wird aus Essigessenz durch Verdünnen mit Wasser hergestellt.

Essigessenz wird heute im allgemeinen synthetisch aus Acetylen bzw. Calciumcarbid durch katalytische Hydratisierung (Wasseranlagerung) von Acetylen und Oxydation des (über die Zwischenstufe des Vinylalkohols) entstehenden Acetaldehyds hergestellt:

$$HC{\equiv}CH \xrightarrow[\text{(Hg-Salze)}]{+H_2O} CH_3{-}CHO \xrightarrow[\text{(Mn-Salze)}]{+O_2}$$

$$\underset{\text{Acetopersäure}}{O{=}C(CH_3){-}OOH} + O{=}C(CH_3){-}H \longrightarrow 2\ \underset{\text{Essigsäure}}{O{=}C(CH_3){-}OH}$$

Nach der gültigen Begriffsbestimmung ist „Essigessenz" gereinigte wasserhaltige Essigsäure mit einem Gehalt von mindestens 50 g wasserfreier Essigsäure in 100 g. Im Handel ist meist eine 80%ige Essigessenz[1]. Sie darf wegen ihrer stark ätzenden Eigenschaften nur in Flaschen bestimmter Form mit der Aufschrift „Vorsicht. Unverdünnt lebensgefährlich!" und einem eingeschmolzenen Sicherheitsstopfen (Fischreusenverschluß), der nur ein langsames Ausfließen zuläßt, in den Verkehr gebracht werden. Durch Verdünnen mit Wasser können sich daraus Hausfrauen, Zwischenhändler und Großverbraucher einen rein sauer schmeckenden Speiseessig von gewünschtem Säuregehalt selbst herstellen.

Handelssorten

In dem Entwurf einer Verordnung vom 5. 9. 1942 über Essig und Essigessenz werden sowohl der Begriff „Essig" als auch die Anforderungen an die einzelnen Handelssorten je nach Art des Ausgangsmaterials und der Herstellung angegeben. Nach diesem Entwurf ist Essig das durch Essiggärung aus weingeisthaltigen Flüssigkeiten oder durch Verdünnen von Essigsäure[2] oder von Essigessenz mit Wasser gewonnene Erzeugnis oder das Gemisch beider mit mindestens 5 g und höchstens 15,5 g Essigsäure in 100 ml.

Diese Begriffsbestimmungen haben gegenüber früher eine Änderung insofern erfahren, als es im Handel keine Essigsorten mehr gibt, die weniger als 5% Essigsäure enthalten. Die jetzt festgelegte obere Grenze des Essigsäuregehaltes ist 15,5%. Bis zum Inkrafttreten einer zu erwartenden Essigverordnung sind heute in der Bundesrepublik folgende Handelssorten für Essig üblich, wobei die angegebenen Gramm wasserfreier Essigsäure in 100 ml enthalten sein müssen:

a) Essig, Speise-, Tafel- oder Einmachessig: 5 oder 10 g.
b) Spritessig, Kräuteressig, Gewürzessig, Essig mit Fruchtsaft, Kartoffelessig, Obstessig: 5 oder 10 g.
c) Echter Weinessig: 7 oder 10 g.
d) Malzessig: 7 oder 10 g.
e) Weinessig: 40 Hundertteile Weinessig: 10 g.
f) Weinessig: 20 Hundertteile Weinessig: 5 g.
g) Bieressig: 5 g.

Kräuteressig, Gewürzessig, Kräuteressigessenz, echter Weinessig mit Estragon u. dgl. sind Erzeugnisse, die durch Ausziehen von Pflanzenteilen oder Gewürzen mit der Bezeichnung entsprechendem Essig oder mit Essigsäure bzw. Essigessenz hergestellt sind. Neben dem bezeichneten Kräuter- bzw. Gewürzgeschmack müssen diese Produkte den in obiger Zusammenstellung (bzw. im Abschnitt „Essigessenz") angegebenen Gehalt an Essigsäure aufweisen.

[1] In der DDR darf Essigessenz nur noch in 40%iger Konzentration gehandelt werden.

[2] „Essigsäure" im Sinne dieses Verordnungsentwurfes ist gereinigte, wasserhaltige Essigsäure mit einem Gehalt von mehr als 15,5 g wasserfreier Essigsäure in 100 g.

Färbung mit Zuckercouleur ist zulässig. Über andere erlaubte Zusätze, über Verfälschungen, Verdorbenheit usw. vgl. den Entwurf der Verordnung.

In der DDR bildet der Fachbereichsstandard TGL 83—72 die Grundlage für den Verkehr mit Essig. Hiernach können folgende Sorten hergestellt und an die Verbraucher abgegeben werden:

Spritessig mit 10 g Säure/100 ml,
Weinessig mit 10 g Säure/100 ml,
Weinessigverschnitt mit 40% Weinessiganteilen und 10 g Säure/100 ml,
Speiseessige aus Essigessenz mit 10 g Säure/100 ml.

Der Zusatz von natürlichen, ätherischen Ölen, Destillaten oder alkoholischen Auszügen bei der Herstellung von Speiseessig ist gestattet. Dieser Essig ist als „Speiseessig mit ... Geschmack" zu kennzeichnen.

An Stelle des Essigs oder neben ihm werden noch einige andere organische Säuren zur Verleihung des sauren Geschmacks oder für gewisse technische Zwecke in Haushalt und Industrie benutzt. Von diesen verdienen Citronensäure, Weinsäure und Milchsäure besondere Beachtung.

Citronensäure

ist eine dreibasische, auch als 2-Hydroxy-propan-1,2,3-tricarbonsäure bezeichnete Verbindung von der Formel $COOH \cdot CH_2 \cdot C(OH)(COOH) \cdot CH_2 \cdot COOH$, die zuerst von SCHEELE im Jahre 1784 rein, kristallinisch abgeschieden wurde. Sie ist frei und in Salzform in jeder tierischen und pflanzlichen Zelle vorhanden und bildet in geringer Menge (0,2–0,3%) auch einen regelmäßigen Bestandteil der frischen Kuhmilch. Besonders reichlich findet sie sich im Citronen- und Ananassaft, außerdem aber auch in zahlreichen anderen Obstfrüchten.

Zu ihrer Reindarstellung wird der Saft unreifer Zitronen (5–9% Säure) durch Kochen mit geschlämmter Kreide und zuletzt mit Kalkmilch genau neutralisiert, wobei das in heißem Wasser schwer, in kaltem Wasser leichter lösliche Calciumcitrat entsteht, das mit heißem Wasser ausgewaschen werden kann und vielfach von den Erzeugungsländern als selbständiges Handelsprodukt ausgeführt wird. Man zerlegt das Salz durch die genau berechnete Menge Schwefelsäure, dampft die vom Gips abfiltrierte Lösung ein, bis die Citronensäure auskristallisiert, und reinigt diese durch Entfärben mit Tierkohle und durch Umkristallisieren.

Mehrere Verfahren zur synthetischen Herstellung haben keine technische Bedeutung erlangt, wohl aber einige biologische Methoden, die auf der Vergärung von Kohlenhydraten mit gewissen Pilzen (*Citromyces*-, *Aspergillus*- und Fadenpilzarten) im Oberflächenverfahren beruhen.

Für die technische Auswertung der Citronensäuregärung kommt wegen der günstigen Ausbeuten nur *Aspergillus niger* in Betracht. Als Nährsubstrat verwendet man 15 bis 25%ige Rohrzuckerlösung oder verdünnte Melasse mit 15–25% Zucker.

Das Nährmedium wird nach der Sterilisation und der Zugabe von Nährsalzen (Phosphaten, Mg-Salzen, Ammoniumnitrat u. a.) mit HCl auf pH 1,6–2,2 eingestellt und in sterile, flache Schalen verbracht. Bei diesem niedrigen pH, den angewendeten Temperaturen von 30–36 °C und genügender Zufuhr steriler Luft erfolgt die durch Aspergillusarten katalysierte Umwandlung des Zuckers nach der Summengleichung:

$$\underset{\text{Zucker}}{C_{12}H_{22}O_{11}} + H_2O + 3\,O_2 \longrightarrow \underset{\text{Citronensäure}}{2\,C_6H_8O_7} + 4\,H_2O$$

Bei richtiger Gärführung werden bis 60% des Zuckers vergoren. Nach der Gärung erfolgt Abtrennung des Pilzmyzels auf Filterpressen; aus der auf 80–90 °C erhitzten Nährlösung wird mit CaO das Calciumcitrat gefällt.[1] Der abgetrennte Calciumcitratniederschlag wird zur Freisetzung der Citronensäure mit der stöchiometrischen Menge verdünnter H_2SO_4 versetzt. Der entstehende Gips ($CaSO_4$) wird abfiltriert und die Citronensäurelösung schonend (50 °C) in einem Einfachverdampfer auf etwa 70–80% konzentriert und in Emaillepfannen zum Kristallisieren gebracht.

In neuerer Zeit ist es auch gelungen, *Aspergillus-niger*-Stämme im *Submers*verfahren zur Citronensäuregewinnung im technischen Maßstab heranzuziehen.

Die Citronensäure kommt in verschiedenen Reinheitsgraden entweder als schneeweißes Kristallpulver oder in Form farbloser rhombischer, an der Luft etwas verwitternder Prismen in den Handel, besitzt einen sehr angenehmen, rein sauren Geschmack, löst sich leicht in Wasser und Alkohol und ist optisch inaktiv. Sie findet in der Lebensmittelindustrie für Zuckerwaren, Speiseeis, Schmelzkäse, Liköre, Punschextrakte, Wermutwein, im Haushalt auch für Salate vielfache Verwendung. Biochemisch nimmt sie eine zentrale Bedeutung im tierischen und pflanzlichen Stoffwechsel ein, vgl. Citronensäurezyklus S. 69.

Weinsäure

die auch zuweilen als Weinsteinsäure bezeichnete Dihydroxybernsteinsäure, COOH—CH(OH)—CH(OH)—COOH, gehört zu den verbreitetsten Säuren des Pflanzenreichs und findet sich teils frei, teils an K oder Ca gebunden in vielen Blättern und Früchten; besonders reichlich in den Tamarinden, deren Säure zu 97%, und in den Weintrauben, deren Säuren zu 40% (neben 60% Äpfelsäure) aus Weinsäure besteht.

Die Weinsäure bildet große farblose Kristalle des monoklinen Systems, schmilzt bei 135 °C, um bei weiterem Erhitzen mit karamelartigem Geruch zu verkohlen; sie löst sich leicht in Wasser und in Alkohol, hingegen nicht in Äther. Die in den Pflanzen vorkommende und die daraus gewonnene Weinsäure des Handels dreht die Ebene des polarisierten Lichtes nach rechts und wird daher auch als Rechtsweinsäure, L(+)-Weinsäure, bezeichnet. Außerdem gibt es, weil das Molekül zwei asymmetrische Kohlenstoffatome enthält, noch eine linksdrehende Modifikation, die Linksweinsäure, D(—)-Weinsäure, und eine optisch inaktive (nicht spaltbare) Form, die Mesoweinsäure. Beim Auskristallisieren konzentrierter Lösungen von Rechts- und Linksweinsäure entsteht die optisch inaktive „Traubensäure“, (+), (—)-Weinsäure (Racemat), die in einigen italienischen Weinsteinsorten fertig gebildet vorkommt und sich, im Gegensatz zur Mesoweinsäure, wieder in beide Komponenten trennen läßt.

Zur Herstellung in Großbetrieben wird der in Lagerfässern des Weins sich in harten, braunen Krusten abscheidende, aus Kaliumhydrogentartrat und neutralem Ca-Tartrat

[1] Calciumcitrat ist in der Hitze schwerer löslich als in der Kälte.

bestehende **rohe Weinstein** herangezogen. Rohweinstein wird mit Wasser gekocht, mit Kreide unter Zusatz von etwas $CaCl_2$ neutralisiert und aus dem entstehenden Calciumtartrat die Weinsäure durch die genau berechnete Menge Schwefelsäure in Freiheit gesetzt. Die vom Gips abfiltrierte und mit Kohle entfärbte Lösung dampft man in verbleiten Vakuumapparaten zur Kristallisation ein und reinigt durch Umkristallisieren. – Die an weinsauren Salzen reiche **Weinhefe**, der schlammige Absatz der Gärfässer, wird nach Abscheiden der Hefebestandteile wie der Weinstein auf Weinsäure verarbeitet.

Abgesehen von gewissen Zweigen der Technik (Photographie, Färberei, Zeugdruck) findet die Weinsäure in der Lebensmittelindustrie vielfache Verwendung. Sie dient zur Entwicklung des Kohlendioxids in Backpulvern und Brauselimonade und ferner zur Erzeugung des sauren Geschmacks bei Zuckerwaren (Rocks), Speiseeis, Limonaden oder Brauselimonaden, in geringer Menge auch zur Geschmacksverbesserung bei Marmeladen, Gelees und anderen Obsterzeugnissen.

Milchsäure

ist chemisch eine α-Hydroxy-propionsäure: $CH_3—CH(OH)—COOH$. Sie verdankt den Namen ihrem Vorkommen in der sauren Milch (Dickmilch, Kefir, Kumys), wo sie aus dem Milchzucker unter Mithilfe bestimmter Enzyme von *Streptococcus* und anderen Bakterienarten durch die Milchsäuregärung entsteht. Sie bildet sich ferner in der Natur bei zahlreichen Gärungsvorgängen aus Kohlenhydraten, auch bei der künstlichen Säuerung pflanzlicher Materialien, z. B. bei der Herstellung von Sauerkraut, sauren Bohnen, sauren Gurken und bei dem als Silage bekannten Prozeß der Herstellung von Preßfutter.

Milchsäure enthält ein asymmetrisches C-Atom und kann daher in zwei optisch aktiven Formen, der Rechtsmilchsäure [L(+)-Milchsäure] und der Linksmilchsäure [D(—)-Milchsäure] sowie in einer die gleichen Mengen Rechts- und Linksform enthaltenden Form, der inaktiven racemischen Milchsäure, auftreten. Letztere läßt sich in die beiden optisch aktiven Formen, die Rechts- und Linksmilchsäure, zerlegen. Reine Rechtsmilchsäure, die sogenannte Fleischmilchsäure, ist ein wichtiges Stoffwechselprodukt des Muskels und findet sich deshalb in den Organen (Blut, Magensaft, Muskeln) und daher auch im Fleischextrakt. Die beiden aktiven Milchsäuren können jede für sich durch Milchsäuregärung mittels besonderer Milchsäurebakterien in Reinkultur gewonnen werden. Die in der Technik verwendeten Kulturen sind Mischungen verschiedener Stämme. Aus diesem Grunde ist die Gärungsmilchsäure, die gewöhnliche Milchsäure des Handels, die optisch inaktive, racemische Form.

Bei der **technischen Herstellung** der Gärungsmilchsäure wird von verschiedenen Nährsubstraten ausgegangen. Zur Verwendung kommen Melasse oder durch Malzdiastase verzuckerte Brennerei-(Getreide-)maische oder durch Diastase oder Säurehydrolyse (0,1% H_2SO_4) in Malzzucker (Maltose) umgewandelte Kartoffelstärke. Die Disaccharide Rohrzucker und Malzzucker werden erst nach Aufspaltung in die Monosaccharide vergoren.

Die verwickelte Umsetzung der Zucker in Milchsäure durch anaerobe (anoxydative) **Gärung** verläuft summarisch nach der Gleichung:

$$\underset{\text{Zucker}}{C_6H_{12}O_6} \longrightarrow \underset{\text{Milchsäure}}{2\,C_3H_6O_3}$$

Zur technischen Durchführung wird die Nährlösung zur Vermeidung von späteren, unerwünschten andersartigen Gärungen bei 80 °C sterilisiert und das vorher saure Substrat durch Zusatz von $CaCO_3$ oder $Ca(OH)_2$ auf pH 5–6 eingestellt. Daraufhin erfolgt unter Einhaltung der für die Milchsäuregärung optimalen Temperaturen von 45–55 °C Zusatz der Kultur von Milchsäurebakterien (*Lactobacillus delbrückii*). Die Gärung wird in mit Rührwerk, Heiz- und Kühlschlangen versehenen Gärbottichen durchgeführt. Die während der Gärung entstehende Milchsäure wird ständig durch Zugabe von Calciumhydroxid oder $CaCO_3$ abgefangen, da anderenfalls die Lebenstätigkeit der Milchsäurebakterien bei einem Gehalt von 1,8% Milchsäure aufhören würde. Zur Anregung der Gärtätigkeit der Mikroorganismen setzt man neuerdings spezielle Wuchs- und Anregungsstoffe aus der Vitamin-B-Gruppe (Nicotinsäureamid, Pantothensäure, S. 186 u. 190) zu. Die auf diesem Weg erhaltene breiige Flüssigkeit von milchsaurem Kalk (Calciumlactat) wird abgepreßt und daraus die Milchsäure mit der berechneten Menge H_2SO_4 quantitativ in Freiheit gesetzt. Nach Abtrennung des dabei entstehenden Gipses durch Filtration wird ein evtl. Überschuß von H_2SO_4 durch $Ba(OH)_2$ entfernt. Das Filtrat wird im Vakuum auf 50–80% konzentriert. Spuren von Eisen und Kupfer werden durch Kaliumhexacyanoferrat (II) beseitigt (vgl. Blauschönung des Weines S. 462). Die 80%ige Säure enthält einen hohen Prozentsatz an Anhydrid in Form der Lactylmilchsäure, die sich beim Kochen mit Wasser wieder leicht in Milchsäure aufspaltet:

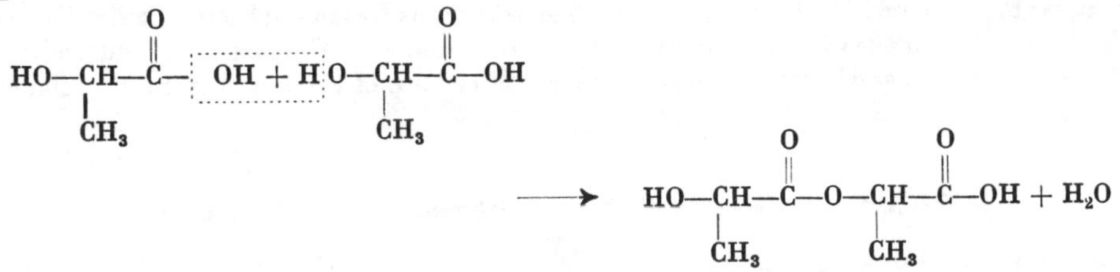

Lactylmilchsäure

Die reine wasserfreie Milchsäure bildet farblose, sehr hygroskopische, bei 18 °C schmelzende Kristalle, die sich leicht in Wasser, Alkohol und Äther, nicht aber in Benzin, Chloroform oder Schwefelkohlenstofflösen. Die wäßrige Lösung kommt in verschiedenen Graden der Reinheit und Stärke in den Handel und zwar hauptsächlich als „Milchsäure technisch“ mit 43,5, 50 und 60%, als „Milchsäure rein“ (Genußmilchsäure) mit 50 und 80% und als Milchsäure DAB 7 88–92% 2-Hydroxypropionsäure. Für gewisse Zwecke des Lebensmittelgewerbes (Backpulver, Zuckerwaren, Trockensauer) kommen auch pulverförmige Mischungen von 10–30% Milchsäure mit Stärke, Eiweiß oder Schleimstoffen oder auch trockene Additionsverbindungen von 1 Mol Calciumlactat mit 6 Mol Milchsäure (65–70% freie Säure) zur Verwendung.

An Stelle der Weinsäure findet die Milchsäure steigenden Eingang in das Lebensmittelgewerbe, sei es zur Verleihung des sauren Geschmacks bei Zuckerwaren, Limonadensirupen, Kunstbrauselimonaden und Obsterzeugnissen, sei es bei der Herstellung von Backpulver und Brauselimonadetabletten. Von günstigem Einfluß ist der Zusatz geringer Mengen Milchsäure zur Unterdrückung schädlicher Keime bei der Fabrikation von Sauerkraut und anderem Gärgemüse sowie im Brennereibetrieb. Bei der Brotbereitung erhält sie die Sauerteiggärung rein (Trockensauer) und verhindert schon in Menge von 0,3% das Fadenziehendwerden der Krume. Ein weiteres Anwendungsgebiet steht ihr noch zur Bekämpfung der Eiweißfäulnis und pathogener Keime bei der Herstellung von Fleisch-, Fisch- und Gemüsekonserven offen.

Äpfelsäure

α-Hydroxybernsteinsäure, $COOH \cdot CH_2 \cdot CH(OH) \cdot COOH$, bildet in ihrer linksdrehenden Modifikation die vorherrschende Säure des Kern- und Steinobstes und findet sich, neben Citronensäure, auch in Himbeeren, Erdbeeren, Heidelbeeren und Berberitzen, neben Weinsäure in Traubensaft und Wein.

Zu ihrer technischen Herstellung geht man, analog dem historischen Verfahren von SCHEELE, von den Beeren der Eberesche (*Sorbus aucuparia*) aus, indem man deren wäßrige Auskochung mit Kalkmilch neutralisiert, das entstehende äpfelsaure Calcium in das Bleisalz überführt und letzteres mit Schwefelsäure zerlegt. Nach neueren Untersuchungen entsteht auch bei der Fumarsäuregärung von Invertzucker oder Glucose durch Rhizopusarten neben vorherrschender Fumarsäure und Spuren Bernsteinsäure Äpfelsäure in einer Ausbeute von 14–25% des Zuckers. Die Äpfelsäure dient bei uns vorzugsweise zur Herstellung pharmazeutischer Präparate, nicht aber von Lebensmitteln, während in den USA neuerdings die Äpfelsäure als Geschmacksstoff, teilweise mit Wein- und Citronensäure zur Herstellung von Limonaden, Fruchtgelees und anderen Obsterzeugnissen sowie zum Konservieren von Fleisch und Fischen Anwendung findet.

9.3.5. Geschmacksverstärkende Verbindungen als Würzmittel

Die intensiven Forschungen der letzten Jahre auf dem Gebiet der Geruchs- und Geschmacksstoffe (Aromastoffe) brachten das Ergebnis, daß neben den flüchtigen Geruchskomponenten und den Geschmacksträgern, wie Zucker, Kochsalz, Genußsäuren, noch sog. geschmacksverstärkende Verbindungen beachtet werden müssen. Solche *Geschmacksverstärker (flavor potentiators)* sind Verbindungen, die selbst keinen oder nur geringen Eigengeschmack besitzen. Sie haben jedoch die Eigenschaft, in Lebensmitteln, in denen sie natürlich vorkommen oder denen sie zugesetzt werden, das Gesamtaroma stark zu erhöhen oder überhaupt erst zu prägen. Es handelt sich bei dieser Stoffgruppe um nichtflüchtige oder schwerflüchtige Verbindungen.

Natriumglutamat. Die bekannteste Verbindung unter den Geschmacksverstärkern ist das Mononatriumsalz der L-Glutaminsäure, dessen Gewinnung und Verwendung S. 304 bei den Würzen schon beschrieben wurde. Die Wirkung von Glutamat wird jedoch eigenartigerweise noch synergistisch erhöht durch gewisse Stoffe aus der Reihe der Purin-5'-ribonucleotide, welche auch ohne Glutamat – für sich allein – potentielle Geschmacksverstärker darstellen.

Purin-5'-ribonucleotide. Die drei wichtigsten Vertreter aus dieser Gruppe sind das *5'-Inosin-monophosphot (5'-IMP)*, bekannt als Inosinsäure (vgl. S. 41), das *5'-Xanthosin-*

monophosphot (5'-XMP) und das 5'-*Guanosin-monophosphat (5'-GMP).*

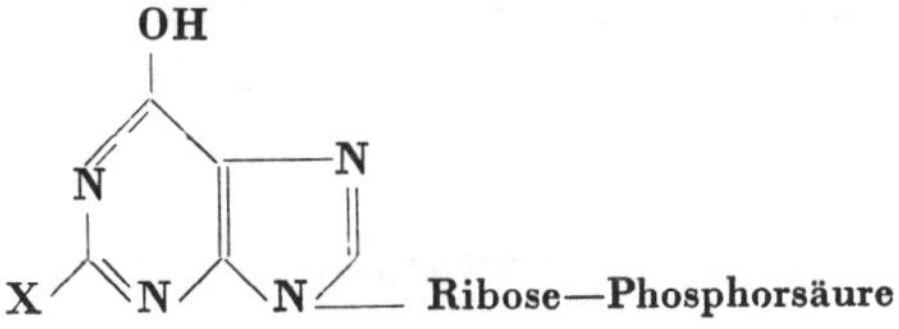

x = H Inosin-5'-monophosphat (5'-IMP)
x = OH Xanthosin-5'-monophosphat (5'-XMP)
x = NH_2 Guanosin-5'-monophosphat (5'-GMP)

Diese Verbindungen entstehen enzymatisch aus gewissen Vorstufen *(Precursors)* bei der Gewinnung, Verarbeitung, Lagerung und Zubereitung von Lebensmitteln, besonders in Fleisch, Fisch, Fleischextrakt und Milch. Beim Lagern (Reifen) und besonders in den ersten Stadien des Kochprozesses von Fleisch werden sie in optimalen Mengen aus den Precursors enzymatisch freigesetzt. Daneben sind jedoch auch die Möglichkeiten der Zerstörung dieser erwünschten Stoffe bei lebensmittelchemischen und technologischen Verarbeitungsprozessen zu beachten.

Die Herstellung erfolgt durch Extraktgewinnung aus natürlichen Rohstoffen, wie Fleischextrakt, Fischextrakt, getrockneten Pilzen; doch ist schon jetzt die großtechnische Herstellung durch enzymatische Hydrolyse von Heferibonucleinsäuren mittels Phosphodiesterasen aus Mikroorganismen und höheren Pflanzen möglich. Ein weiterer neuer Herstellungsgang als Kombination zwischen enzymatischer Hydrolyse und chemischer Partialsynthese ist seit kurzem verwirklicht.

Die geschmacksverstärkenden und geschmacksverbessernden Nucleotide entfalten den gewünschten Effekt vor allem in Fleisch und Fischspeisen, Suppen, Bouillons, aber auch in vielen Gemüsen, insbesondere in Verbindung mit Glutamat (Potenzierter Effekt!) Dagegen haben sie keine Wirkung in Cerealien, Früchten, Eierspeisen, Schokolade, Kaffee, Tee. Die Purin-5'-ribonucleotide kommen vor allem als Dinatriumsalze einzeln oder in Mischung umfangreich zur Anwendung.

Maltol. Ein weiterer in der Praxis der Lebensmittelherstellung verwendeter Körper mit geschmacksverstärkender Wirkung liegt vor im Maltol,

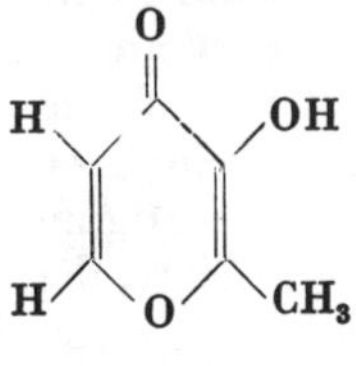

dem 2-Methyl-3-hydroxy-pyron. Es wurde schon vor Jahrzehnten als Röstkomponente, vor allem in Malz, Kakao, Kaffee, Kaffeersatz, Brot und Backwaren, Cerealien, erhitzter Milch und in Trockenmilchprodukten erkannt. Maltol besitzt in reiner Form einen schwach karamelartigen, leicht malzartigen Geschmack. Zugesetzt wird es in Mengen von 0,005 bis 0,025% in schokoladehaltigen Lebensmitteln, Backwaren, Süßwaren und Getränken, wobei es dort die schon vorhandenen Geruchs- und Geschmacksstoffe verstärkt bzw. zur Geschmacksentwicklung (-Empfindung) bringt.

9.4. Alkaloidhaltige Genußmittel

Diese vierte Gruppe der Genußmittel umfaßt den Kaffee, Tee, Kakao sowie einige verwandte Pflanzenstoffe und den Tabak.

9.4.1. Kaffee

ist der Same des Kaffeebaumes (*Coffea arabica*). Nach Auffassung der Lebensmittelchemie, des Handels und der Gesetzgebung[1] versteht man unter der Bezeichnung Kaffee (Kaffeebohnen, Bohnenkaffee) die vollständig vom Fruchtfleisch und auch möglichst von den zwei Samenhäuten (Pergamenthaut und Silberhaut) befreiten Samen der zu den Rubiaceen (Waldmeistergewächse) gehörenden Gattung *Coffea*. Es sind immergrüne Bäume oder Sträucher mit ganzrandigen Blättern, weißen, fünfzähligen, jasminartigen Blüten und kirschenähnlichen Steinfrüchten, die anfangs grün, dann rot, zuletzt violett erscheinen und in dem süßen Fruchtfleisch zwei ovale Samen (Bohnen) mit Längsrinne enthalten. Zuweilen wird nur ein Same ausgebildet, der dann völlig rund ist und als besonders wertvoller Perlkaffee in den Handel kommt.

Die Heimat des Kaffeebaumes ist nicht, wie vielfach angenommen wird, Arabien, sondern Afrika, wahrscheinlich Abessinien, von dessen Landschaft Kaffa der Name abstammen soll. Er ist dann später nach Arabien verpflanzt worden und hat sich durch Kultur in mehr als 100 Sorten über die anderen Tropenländer verbreitet. Haupterzeugungsländer sind: Brasilien, Kolumbien, Mexiko, Guinea, Elfenbeinküste, Dahomey, Guatemala, Indonesien, Angola, Dominikanische Republik, El Salvador, Madagaskar. Als besonders geschätzte Sorten gelten der arabische Mokka, der gelbliche Java (Djawa) und der blaßgrünliche Menado von Celebes (Sulawesi).

Kultur des Kaffeebaumes

Die Kultur des Kaffees verlangt ein gleichmäßiges Klima mit Temperaturen von 15 bis 30 °C, möglichst nicht unter 8 °C, schattige und feuchte Lagen, am besten in mittlerer Gebirgshöhe bis 1000 m, und etwa 1500–4000 mm Niederschläge im Jahr. Die in 2 bis $2^1/_2$ m Abstand gesetzten Bäume können eine Höhe von 8–9 m erreichen, werden aber meist zur Erleichterung der Ernte strauchartig auf $2-2^1/_2$ m gestutzt. Sie liefern vom 3.–20. Jahre ständig besser werdende Früchte, die 7–10 Monate nach der Blüte reifen. Das Reifen der Früchte erfolgt aber nicht gleichzeitig; daher müssen zur Erlangung gleichmäßiger Ware die Früchte, sobald sie rot erscheinen, einzeln ausgepflückt werden. Vielfach werden auch die totreif gewordenen Früchte auf untergehaltene Tücher von den

[1] Kaffeeverordnung vom 10. 5. 1930, für die Bundesrepublik i. d. F. vom 26. 3. 1963.

Bäumen heruntergeschüttelt. Die in einigen Gegenden übliche gleichzeitige Ernte sämtlicher Früchte durch Abstreifen der Zweige ergibt, wie beim „Native-Coffee" von Ceylon, eine minderwertige Ware, aus der späterhin unreife und verdorbene Früchte ausgelesen werden müssen.

Aufbereitung der Samen

Die Gewinnung der Bohnen, die Aufbereitung des Kaffees, erfordert die Entfernung des Fruchtfleisches von den sogenannten Kaffeekirschen und erfolgt entweder nach dem sogenannten nassen (westindischen) oder nach dem trocknen (gewöhnlichen)Verfahren. Nach dem ersten führt man den frisch geernteten Kaffee durch einen Wasserstrom dem Pulper oder Despoldador zu. Diese Maschine mit ihren gerauhten Zylindern oder Scheiben löst das Fruchtfleisch los, die noch von der Pergamenthaut umgebenen Samen fallen durch ein Sieb und werden in die Gärzisterne geschwemmt, wo sie einige Tage verbleiben. Unter dem Einflusse von Mikroorganismen gehen noch anhaftende Reste des Fruchtfleisches in alkoholische, milchsaure und essigsaure Gärung über und können dann leicht abgewaschen werden. Nach dem Abtropfen läßt man die Bohnen an der Luft oder in Schuppen bei 50–60 °C trocknen.

Bei dem gewöhnlichen, „trocknen" Verfahren schichtet man die frischen Früchte für 3–4 Tage in Haufen, wobei eine Selbsterhitzung eintritt, oder breitet sie sofort zu dünner Lage aus und läßt an der Sonne trocknen, bis die Samen in der Schale klappern.

Die nach dem nassen oder trocknen Verfahren gewonnenen Bohnen werden in Sehäl- und Poliermaschinen von der Fruchtschale und den beiden Samenhäuten (Pergamenthaut und Silberhäutchen) befreit und schließlich in der Sortiermaschine unter Entfernung zerbrochener Bohnen nach der Größe geordnet.

Rohkaffee

Dieser „Rohkaffee" gelangt in den Großhandel entweder als „unverlesener", noch nicht von minderwertigen und fremden Bestandteilen befreiter oder als „verlesener Kaffee". Von den ausgelesenen Anteilen ist Perlkaffee der aus einsamig entwickelten Früchten, Bruchkaffee (Kaffeebruch) der aus zerbrochenen Bohnen bestehende Kaffee, Ausschußkaffee das Gemisch aus abfallenden Bohnen und Bruchstücken. Unter Kaffeemischung versteht man eine Mischung verschiedener Kaffeesorten.

Nach der Kaffeeverordnung darf Rohkaffee, der durch Havarie[1] (See- oder Flußwasser), starken Schimmelbefall oder hochgradige Verunreinigung verdorben ist, nicht in den Verkehr gebracht werden. Verboten ist weiter die Besprengung mit Wasser und das Dämpfen, um durch Quellung eine bessere Sorte vorzutäuschen, weiterhin die Behandlung mit alkalischen Flüssigkeiten, das Ausziehen mit Lösungsmitteln (abgesehen von dem später zu besprechenden „coffeinfreien Kaffee"), Glasieren und die Färbung. Der Gehalt des Rohkaffees an fremden Stoffen, wie Steinchen, Erd- und Holzstückchen, Schalen, trockenen Kaffeekirschen, Bohnen in der Pergamentschicht, darf, abgesehen von dem im Großhandel befindlichen „unverlesenen Kaffee", nicht über 5% betragen.

[1] Havarierte Bohnen sind auf dem Transport mit Fluß- oder Seewasser in Berührung gekommen; sie haben nach dem Rösten kein oder ein unangenehmes Aroma.

Die **chemische Zusammensetzung** des Rohkaffees ähnelt im allgemeinen derjenigen anderer Samen. Abgesehen von dem noch zu besprechenden Coffein, enthält er etwa 11—12% Wasser, 10—15% Stickstoffsubstanz, 11—12% Fett, 7—9% Zucker, 32—33% andere N-freie Extraktstoffe (darunter auch Chlorogensäure), 3% Pentosane, 20—30% Rohfaser und 3—4% Mineralstoffe.

Gerösteter Kaffee,

der allein für den unmittelbaren Genuß in Betracht kommt, wird durch Erhitzen auf höhere Temperaturen hergestellt, wobei sich erst, unter einem Gewichtsverlust von etwa 20%, das Aroma entwickelt und die für das Mahlen erforderliche Sprödigkeit eintritt. Das Rösten erfolgt bei etwa 200–250° C in drehbaren Trommeln von Zylinder- oder Kugelform mit Außenerhitzung oder Durchleiten der Heizgase und erfordert große Erfahrung und Geschicklichkeit, um eine gleichmäßige Farbe zu erzielen und Aromaverluste und Anbrennen zu vermeiden. Das Rösten ist heute fast ganz von den Haushaltungen an die Industrie übergegangen, die zur Verhinderung von Aromaverlusten und zur Verschönerung des Aussehens meist Überzüge von feinen Harzen oder Zucker (Glasieren) anbringt. Zum **Glasieren** bestreut man die frisch gerösteten, noch heißen Bohnen mit etwas Schellackpulver, das beim Schmelzen als dünne Schicht die Bohnen umhüllt, während man bei der **Kandierung** die gerösteten Bohnen mit einer Zuckerlösung befeuchtet und dann bis zur Bräunung weiterröstet. Der Zusatz von Schellack oder anderen unschädlichen Harzen (Akaroidharz) und Wachsen darf nicht mehr als 0,5% betragen.[1] Zum Kandieren sind nur reiner Rohr- und Stärkezucker in Menge von höchstens 8 kg auf 100 kg Rohkaffee erlaubt.[1] Von weiteren gesetzlichen Vorschriften seien noch angeführt: Höchstgehalt an Wasser 5%, Verbot einer künstlichen Färbung, Beschwerung mit Wasser, Zusatz künstlicher Kaffeebohnen sowie von Lupinen, Sojabohnen und anderen Fremdstoffen, mit Ausnahme der erlaubten Kaffee-Ersatzstoffe unter der Kennzeichnung als Kaffee-Ersatzmischung.

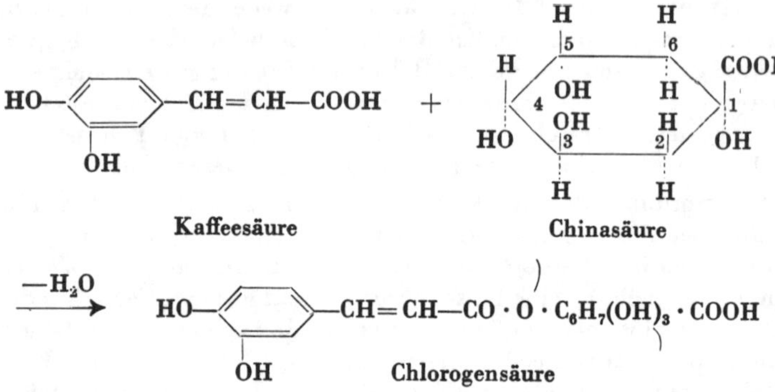

[1] Als „kandierter Kaffee" ist Kaffee zu bezeichnen, der mit bis zu 8% Zucker kandiert ist. Auch kandierter Kaffee darf mit 0,5% Glasur aus anderen Stoffen versehen sein. In der Bundesrepublik sind Schellack, Harze und Wachse nicht mehr als Glasurmittel zugelassen. In der DDR können bis zu 8% Zucker, berechnet auf den Rohkaffee, als Kandierungsmittel verwandt werden. Glasieren ist nicht gestattet (TGL 8905 Bl. 2).

Beim Rösten geht der Wassergehalt auf 1,5–3,5% zurück, und die Kohlenhydrate (Stärke, Zucker) vermindern sich unter teilweiser Zersetzung in karamelartige Stoffe, die dem wäßrigen Auszug seine braune Farbe verleihen. Auch die an dem Geschmack des Kaffeegetränkes stark beteiligten Gerbstoffe nehmen ab (von 9–10% auf 4,5–5%). Sie wurden früher als eine besondere Art „Kaffeegerbsäure" angesehen, bestehen aber nach neueren Untersuchungen hauptsächlich aus Chlorogensäure, einem Ester der (zu den Depsiden gehörenden) Verbindung von Chinasäure und Kaffeesäure, in der das Carboxyl der letzteren mit dem Hydroxyl 3 der Chinasäure verestert ist.

Die Chlorogensäure ist in den Kaffeebohnen als Monokaliumsalz mit 1 Mol Coffein verbunden.

Das zu 0,06–0,1% vorhandene ätherische Kaffeeöl, dem das Getränk sein Aroma verdankt und das größtenteils beim Rösten entsteht („Röstöl"), enthält neben einigen Säuren (Essigsäure, Ameisensäure u. a.) vorwiegend Furfuralkohol, Acetol, Pyridin, Aceton sowie geringe Mengen Diacetyl, Furfural, Mercaptane und Phenole.

Als eigentlich wirksamen Stoff enthält der Kaffee 1–2% Coffein, ein Alkaloid, das nach seiner chemischen Konstitution zu den Purinbasen (vgl. S. 41) gehört. Es ist als 1,3,7-Trimethylxanthin dem im Fleischsaft vorhandenen Xanthin und dem Theobromin des Kakaos und dem Theophyllin nahe verwandt.

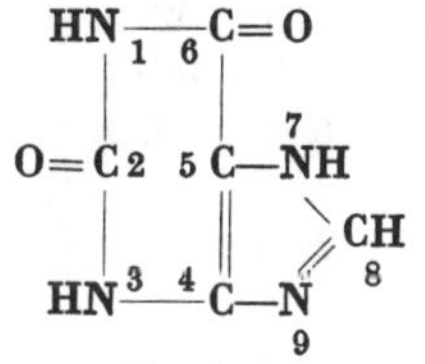

Xanthin
(2,6-Dioxy-Purin)

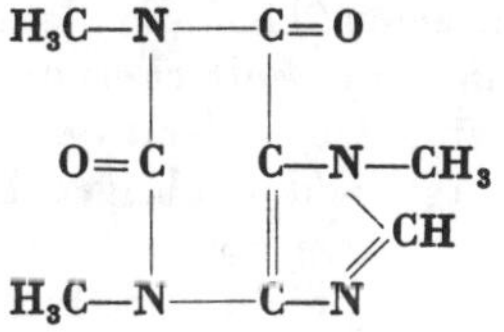

Coffein
(1,3,7-Trimethylxanthin)

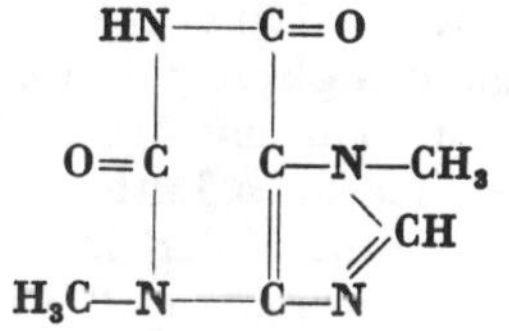

Theobromin
(3,7-Dimethylxanthin)

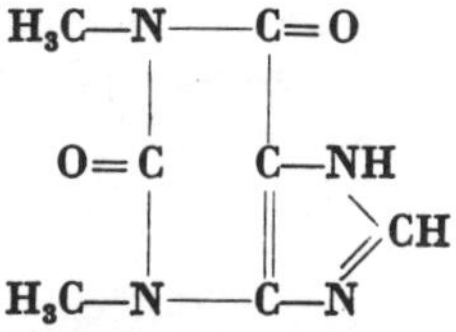

Theophyllin (1,3-Dimethylxanthin)

Coffein wird fabrikmäßig aus Rohkaffee, aus Teeabfällen und bei der Herstellung von coffeinfreiem Kaffee gewonnen, aber auch durch technische Synthese aus Harnsäure über 8-Methylxanthin dargestellt.

Neben Coffein sind noch 0,3—0,6% eines anderen Alkaloides, des physiologisch wenig wirksamen Trigonellins, eines N-Methylbetains der Nicotinsäure, sowie 0,02% Cholin zugegen.

Der größte Teil des Verbrauches an Kaffee entfällt auf die Herstellung des wäßrigen Auszuges, des Kaffeegetränkes, dessen Stärke in den Haushaltungen dem freien

Ermessen überlassen bleibt, während bei Gaststätten eine gewisse Stärke erwartet wird, die nach Beschlüssen der Fachvereine etwa 5–8 g Bohnen auf die 150-ml-Tasse entsprechen soll.

Bei in Gaststätten abgegebenem Mokka ist der Name nicht Herkunftsbezeichnung, sondern soll auf einen besonders starken Kaffeeaufguß hinweisen. Bei Mokka sind 16 g Kaffee auf die 150-ml-Tasse üblich.

Bedeutung im Handel haben heute auch die aus wäßrigem Kaffeeauszug nach dem Sprühverfahren oder durch Gefriertrocknung hergestellten Kaffee-Extraktpulver wie Nescafé und zahlreiche ähnliche Fabrikate.

Coffeinfreier Kaffee

Das Coffein bedingt die anregende Wirkung des Kaffees, indem es das Gefäß- und Nervensystem beeinflußt, durch Erweiterung und damit bessere Durchblutung der Gehirngefäße zusammen mit einer Erregung des Zentralnervensystems die Müdigkeit beseitigt, geistige Fähigkeiten und Gedankenassoziationen anregt, die Arbeitsleistung steigert und das Gefühl des Wohlbehagens hervorruft. Coffeinempfindliche Menschen bevorzugen nicht selten coffeinfreien oder coffeinarmen Kaffee. Dazu wird auf industriellem Wege den Kaffeebohnen ohne Beeinträchtigung des Geruchs und Geschmacks das Coffein nahezu völlig entzogen. „Coffeinfreier Kaffee" wurde zuerst nach besonderen Verfahren von der Kaffee-Handels-AG. in Bremen (daher der Name Hag) in der Weise hergestellt, daß man den gereinigten Rohkaffee zur Auflockerung des Gewebes mit Wasserdampf behandelt, dann mit Äther, Benzin, Benzol, Tetra oder ähnlichen Stoffen erschöpfend auszieht und nach Entfernung des leicht flüchtigen Lösungsmittels röstet. Nach der Kaffeeverordnung darf in „coffeinfreiem Kaffee" der Coffeingehalt 0,08%, bei sogenanntem „coffeinarmem" Kaffee 0,2% nicht übersteigen.

Nach Ablauf des Hag-Patentes stellten auch andere Fabriken coffeinfreien Kaffee her, doch darf dieser, auch in Gaststätten, nicht als „Kaffee Hag" bezeichnet werden.

Auch auf anderem Wege hat man versucht, dem Kaffee eine gewisse Unverträglichkeit für dafür empfindliche Personen zu nehmen, indem man, ohne Entfernung des Coffeins, durch Behandlung mit gespanntem Wasserdampf eine Spaltung der oft als unverträglich angesehenen Chlorogensäure anstrebte („Ideekaffee").

Auch als Kaffee-Extraktpulver kommen heute coffeinfreie Kaffeearten in den Handel.

Kaffee-Ersatzstoffe

(Kaffeesurrogate) sind schon seit langer Zeit, teilweise schon vor dem Kaffee bekannte Röstprodukte von Pflanzenteilen, die durch Ausziehen mit heißem Wasser ein kaffeeähnliches Getränk liefern und dazu bestimmt sind, als Ersatz des Kaffees oder als Zusatz zu ihm zu dienen (Kaffeezusatz, Kaffeegewürz). Als Ausgangsmaterialien verwendet man: a) Gerste, Roggen oder andere stärkereiche Früchte; b) Gerstenmalz und andere gemälzte Getreide; c) Zichorie, Zuckerrüben und andere Wurzelgewächse; d) Feigen, Johannisbrot und andere zuckerreiche Früchte; e) Erdnüsse, Sojabohnen und andere öl- und fettreiche Samen (auch in entfetteter Form); f) Eicheln und andere gerbstoffreiche Pflanzenteile. Als Zusatz- oder Überzugsstoffe verwendet man vor, bei oder nach dem Rösten zucker-, gerbsäure- und coffeinhaltige Pflanzenauszüge, Kolanüsse, Speisefette und -öle, Kochsalz, Alkalicarbonate, Rüben- und Rohrzucker, Zuckersirup, Invert- und Stärkezucker, Stärkesirup, gesundheitsunschädliche Harze und Wachse.

Kaffee-Zusatzstoffe haben den Charakter von Kaffeegewürzen und dienen demnach als würzende Zutaten für Kaffee und Kaffee-Ersatz.

Verboten ist die Verwendung verunreinigter oder wertloser Rohstoffe, wie ausgelaugte Rübenschnitzel, Obsttrester, Steinnußabfälle, Nußschalen, Steinobstkerne und Kaffeesatz, ferner die Verwendung von Farben, Mineralöl, Glycerin sowie Melasse mit weniger als 45% Zucker. Der Coffeingehalt darf 0,2% nicht übersteigen. Die Verordnung vom 10. 5. 1930 stellt für die wichtigsten Handelssorten noch besondere Vorschriften über den Höchstgehalt an Wasser, Asche und Sand sowie bei Malzkaffee, ein aus gereinigter Gerste durch Quellen mit Wasser, Mälzen, Darren und Rösten bereiteter Kaffee-Ersatz, Vorschriften über die Länge des Blattkeims auf. In der DDR gilt die Anordnung vom 5. 9. 1956 über Kaffee-Ersatzstoffe und -Zusatzstoffe (GBl. S. 802), die durch den Fachbereichstandard TGL 88–016 Kaffeemittel ergänzt wird.
In ernährungsphysiologischer Hinsicht ist noch von Interesse, daß Kaffee-Ersatzstoffe wie auch der Kaffee selbst eine starke Absonderung von Magensaft (Säurelocker!) hervorrufen und hohen Sättigungswert besitzen.

9.4.2. Tee

Anbau und Ernte

Dieses neben Kaffee und Kakao wichtigste der alkaloidhaltigen Genußmittel besteht aus den zusammengerollten und getrockneten Blättern des Teestrauchs, *Camellia sinensis*, der in zahlreichen Abarten (*Camellia bohea*, *lasiocylyx*, *stricta*, *viridis*, *assamica* usw.) seit uralten Zeiten in Indien, China und Japan bekannt ist und jetzt auch in Ceylon, Indonesien, Afrika, Südamerika und in der Sowjetunion kultiviert wird. Von den bis zu 10 m hohen, immergrünen Bäumen oder den durch Beschneiden auf 1–3 m Höhe gehaltenen Sträuchern, pflückt man vom 3. Jahre an, etwa 3–4mal im Jahre oder häufiger, zunächst die jungen, weißlich behaarten Blattknospen („Teeblüten", Pekko) und dann in Zwischenräumen die jungen Blätter. Die weitere Behandlung ist für den sogenannten grünen und schwarzen Tee verschieden.

Grüner Tee

Zur Herstellung des grünen Tees werden die Blätter, besonders in China und Japan, gleich nach dem Pflücken zur Inaktivierung der Oxydasen schwach gedämpft, auf Bambushorden ausgebreitet und während des Trocknungsvorganges von Hand oder maschinell gerollt. Die Raumtemperatur beträgt etwa 70 °C, die durch kleine Holzkohlenöfchen erzeugt wird. Das Gut soll in ungefähr einer Stunde trocken sein, damit die grüne Farbe erhalten bleibt. Eine Fermentation hat nicht stattgefunden; der Gerbstoffgehalt ist daher unverändert.

Schwarzer Tee

Der schwarze Tee, das Haupterzeugnis, entsteht dadurch, daß man die schwach erhitzten Blätter 2–3 Tage einer Gärung (Fermentation) überläßt, dann rollt und röstet. Durch die Einwirkung von Enzymen (Oxydasen, Diastasen u. a.) wird hierbei ein besonders feines Aroma entwickelt, ein Teil der vorher farblosen Catechine oxydiert und dadurch die grüne Farbe in schwarzgefärbte Phlobaphene umgewandelt.[1] Durch Einführung moderner Methoden mit Maschinenbetrieb ist es gelungen, dieses umständliche Verfahren wesentlich zu vereinfachen und abzukürzen.

Die Abfälle, Zweigspitzen, Stengelteile und Teestaub werden, meist unter Zuhilfenahme von Gummi, Reisschleim und anderen Bindemitteln, zu Backstein- oder Ziegeltee, Bruch-, Würfel- oder Lügentee zusammengepreßt. Zur Erhöhung des Duftes werden diese Produkte, wie übrigens auch andere Teesorten, vielfach mit wohlriechenden Blättern, Blüten und Früchten (Jasmin, Orangen u. a.) zusammen gelagert und teilweise auch vermischt.

Handelssorten

Die Angaben über die zahlreichen Handelsbezeichnungen, teils englischen, teils chinesischen Ursprungs, schwanken, doch kann man wohl zum schwarzen Tee rechnen: den aus Blattknospen und den jüngsten silberhaarigen Blättern bestehenden Pekkotee (Pekoe-flowery, Orange-Pekoe), ferner den Kongotee mit 3–8 cm langen, 2 cm breiten braunen Blättern, den Souchong mit vollentwickelten, bis 5 cm langen braunen, ins Violette spielenden Blättern und als geringste Sorte den Kaperntee. Zum grünen Tee gehören der feine Haysan oder Hyson, d. h. Frühlingstee, aus bläulichgrünen, zylindrisch, nicht spiralig gerollten Blättern mit der besten Sorte, dem nicht gerollten sondern nur gekräuselten Young-Hyson und der aus Abfällen anderer Sorten bestehende Twankay oder Hyson Skin, ferner als Auslese der Kaiser-, Blüten- oder Imperialtee und der zu 1 mm großen Kügelchen geformte Schießpulvertee (Gunpowder). Dazu kommen noch mehrere Arten gelber Tee (Oolong, Mandarinen-, Karawanentee), die wie grüner Tee gewonnen, aber im Schatten getrocknet werden.

Chemische Zusammensetzung

Für die chemische Zusammensetzung, die je nach dem Ursprung stark schwankt, lassen sich etwa folgende Werte angeben: Wasser 8–8,5%, Stickstoffsubstanz 25–30%, Coffein 2,5–3%, Fett (Harz, Wachs) 1,2–2,7%, ätherisches Öl 0,5–1%, Gerbstoff 5–10%, Rohfaser 10–12%, Mineralstoffe (manganreich) 4–6%. Der Genußwert des Tees beruht hauptsächlich auf dem ätherischen Öl, dem Träger des Teearomas, in dem u. a. Methylsalicylat, Salicylsäure, Aceton, Methanol und noch zahlreiche andere Aromakomponenten enthalten sind.

[1] Gerbstoffe sind chemisch nicht einheitlich. Die drei verschiedenartigen Gruppen lassen sich (nach FREUDENBERG) in der Hauptsache zusammenfassen in:

1. Depside (zuckerfrei)
2. Tannine (Zuckerester)

} durch Hydrolyse spaltbare Gerbstoffe.

3. Catechingerbstoffe, die aus Catechin durch Kondensations- und Oxydationsreaktionen entstehen. Bei weiterer Kondensation bilden sich die *Phlobaphene*; vgl. auch S. 508 und 510.

Daneben wird der Geschmack noch maßgeblich von den Gerbstoffen beeinflußt, so daß grüner Tee herber schmeckt als der fermentierte und daher gerbstoffärmere schwarze Tee. Um nicht zu herbe Aufgüsse zu erhalten, empfiehlt es sich, den Tee mit heißem Wasser nur bis zur goldgelben Farbe ziehen zu lassen. Die anregende Wirkung wird durch ein Alkaloid hervorgerufen, das man früher irrtümlich als eine besondere Base ansah und als Thein bezeichnete, bis die Übereinstimmung mit Coffein festgestellt wurde. Das Coffein liegt im Tee an Gerbsäure gebunden, als gerbsaures Kalium, vor. (Vgl. dazu die andersartige Bindung des Coffeins an Chlorogensäure im Kaffee, S. 503). Diese verschiedenartige Bindung bedingt auch die andersartig anregende Wirkung des Tees (bei gleichem Coffeingehalt), was auf unterschiedlicher Spaltung, Löslichkeit und Resorption im Magen und Darm beruht. Auch Spuren des dem Theobromin isomeren Theophyllins (1,3-Dimethylxanthin, siehe S. 503) sowie ein Monomethylxanthin sind im Tee zugegen.

Verfälschungen, Tee-Ersatz

Der Tee unterlag früher zahlreichen Verfälschungen durch ähnlich aussehende fremde Blätter, wie von Weiden, Weidenröschen, Steinfarn, Ulmen, Heidelbeeren, Erdbeeren, Brombeeren, Johannisbeeren, Schlehen, Rosen, Eschen usw., die auch noch mit Kupfersulfat, Indigo, Berlinerblau, Bleichromat gefärbt wurden. Auch hat man zur Bereitung von teeähnlichen Getränken Gemische der vorgenannten Blätter sowie von Hagebuttenkernen, Apfelschalen, Kakaoschalen, zum Teil durch Fermentieren und Rösten teeähnliche Erzeugnisse hergestellt und als Tee-Ersatz, Ersatztee, Kräutertee angeboten. Diesen Produkten fehlt im Gegensatz zum echten Tee, zum Kaffeetee, einem aus den Blättern des Kaffeebaumes bereiteten und daher coffeinhaltigen Tee, und zum Maté-Tee die anregende Wirkung.

9.4.3. Maté (Matétee, Paraguaytee)

besteht aus den Blättern mehrerer in Argentinien, Brasilien, Paraguay, Uruguay wild wachsender und auch kultivierter Arten der Gattung *Ilex* (Aquifoliaceae), besonders *Ilex paraguariensis* St. Hil. Zu ihrer Gewinnung werden von den Bäumen, die 4 Jahre lang nicht abgeerntet sind, die kleinen Zweige mit den Blättern abgehauen, in Bündeln unter Drehen durch ein lebhaft brennendes Feuer gezogen und dann in einem Schuppen auf einem Gestell aufgeschichtet, unter dem 24 Stunden ein rauchloses Feuer unterhalten wird. Sobald die Blätter trocken sind, werden sie mit hölzernen Säbeln zerschlagen und auf einer Mühle zu Pulver vermahlen („Maté en pod", d. h. Pulvermaté). Neuerdings taucht man die Blätter zur Enzyminaktivierung kurz in kochendes Wasser; die Erhaltung der grünen Farbe und Ausbildung spezifischer Aromastoffe werden dadurch erreicht. Dann wird auf geheizten Ziegelböden getrocknet und in Mühlen nur bis zu gröberen Blattstückchen („Maté en folhas") zerkleinert.

Maté ist das wichtigste alkaloidische Genußmittel des südlichen und mittleren Südamerikas, das die Eingeborenen schon seit den ältesten Zeiten zur Ertragung von Strapazen befähigte, aber auch von den eingewanderten Europäern geschätzt wird. Man genießt es als trockenes Pulver, hauptsächlich aber in Form des heißen wäßrigen Aufgusses, Yerva, der aus Schalen mittels Siebröhren („Bombilla") aus Silber, Gold oder Kupfer ausgesaugt wird. Die anregende Wirkung beruht auf dem Gehalt an Coffein, das in Mengen von 0,3–1,5% vorhanden ist. Daneben finden sich noch etwa 12% Stickstoffsubstanz, 4,5% Fett und Harz, 6–12% Gerbstoff und 6% Mineralstoffe. In den alkoholischen und wäßrigen Auszug geht davon etwa ein Drittel über.

Seitdem in Brasilien große Teeplantagen (des eigentlichen Teestrauches!) angelegt worden sind, scheint es, daß sich die Eingeborenen auch diesem feineren Genußmittel zuwenden. Dafür wuchs die Ausfuhr nach Europa, auch nach der BRD, wo Maté als gesundheitsfördernd angepriesen und getrunken wird.

9.4.4. Kola

(Bissy- oder Gurunuß, Kakkoruku) ist der von der Samenschale befreite Samenkern mehrerer westafrikanischer Bäume aus der Familie der Sterculiaceen, wie *Cola nitida* sowie *verticillata, acuminata* und anderer Arten. Der auch in Kamerun verbreitete, in Ceylon, Süd- und Mittelamerika angepflanzte, bis 20 m hohe Baum trägt keine Nüsse, sondern bis 20 cm lang werdende Balgkapseln, die zu je 5 sternförmig vereinigt sind und nach der Reife in der Bauchnaht aufspringen. Sie enthalten bis zu 10, je nach der Art aus 2, 4 oder 6 Keimblättern zusammengesetzte Samen, die mit einer 3–5 mm dicken weißen Samenschale bedeckt sind, aber ohne diese herausfallen. Demzufolge erscheinen die frischen Kerne gelblich weiß, aber auch leuchtend rot und werden erst beim Trocknen braunrot. Sie sind dick, ei- oder puffbohnenförmig, bis 5 cm lang, 3 cm breit und wiegen trocken 5–28 g.

Die Kerne kommen feucht verpackt als frische Kolanüsse von heller bis roter Farbe in den Handel, doch wird meist die schwach bitter und zusammenziehend schmeckende rotbraune, harte Trockendroge in Form ganzer, halber oder Viertelnüsse bevorzugt.

Für die chemische Zusammensetzung gelten folgende Durchschnittswerte (%):

Protein	9,2	Extraktstoffe	15,2
Fett	1,4	Rohfaser	7,9
Gerbstoffe	3,4	Asche	3,1
Zucker	2,8	Coffein	bis 2,5
Stärke	43,8	Theobromin	bis 0,05

Die Gerbstoffe werden beim Trocknen durch Enzyme (Oxydasen) in Phlobaphene (Kolarot) übergeführt, wobei die braunrote Farbe entsteht. Die bitter-aromatisch schmekkende Kola bildet das vorherrschende Genußmittel der westafrikanischen Neger, das diese im frischen, feuchten Zustand kauen und hierfür möglichst lange, durch zeitweiliges Befeuchten, Einlegen in Sägespäne vor dem Austrocknen bewahren und frisch erhalten. Sie wird wegen ihrer anregenden, auf dem Coffein und daneben noch einem anderen Spezifikum beruhenden Wirkung zur Herstellung von Kolatabletten, Kolalikör und -wein, Kolakakao und -schokolade und alkoholfreier Getränke benutzt. Mehrere Arten sogenannter falscher Kola, wie *Garcinia cola, Heritiera litoralis* usw., unterscheiden sich durch die abweichende Form und Größe der Stärkekörner und das gänzliche Fehlen des Coffeins.

Das Coffein ist in der frischen Kola-Droge als Colatin-Coffein-Verbindung vorhanden (Colatin ist ein Catechinderivat), die leichter als reines Coffein resorbiert und vertragen wird.

9.4.5. Kakao und Schokolade

Abweichend von Kaffee und Tee wird Kakao nicht in Form des wäßrigen Auszuges, sondern in Substanz verzehrt, so daß zu der anregenden Wirkung des alkaloidischen Bestandteils noch der Nährwert des hohen Gehaltes an Fett, Eiweiß und Kohlenhydraten hinzutritt.

Kakao

besteht aus den Samen des zu der Familie der Sterculiaceen gehörenden Echten Kakaobaums (*Theobroma cacao*), der im tropischen Amerika vom 23. Grad nördlicher bis zum 20. Grad südlicher Breite heimisch ist.

Der prachtvolle immergrüne, 4–8 m hohe und $^1/_4$ m dicke Baum hat eine breite Krone mit glänzenden dunkelgrünen Blättern von 20–35 cm Länge und treibt unmittelbar am Stamm die roten und weißen Blüten, die 30–50 reife Früchte liefern. Diese im Verlaufe von 4–6 Monaten während des ganzen Jahres reifenden Früchte, die botanisch als Beeren bezeichnet werden, haben die Form einer Gurke (25:10 cm), die anfangs grün, später gelb, orange oder rot wird. In einem wohlschmeckenden Fleisch (Pulpa) sind etwa 20–40 mandelförmige Samen („Kakaobohnen“) mit hellerer oder dunklerer rotbrauner, ziemlich glatter, aber längsstreifiger Oberfläche enthalten.

Nach der geographischen Herkunft unterscheidet man z. B. Sorten aus:

Mittelamerika: Mexiko, Nicaragua, Costarica;
Südamerika: Ecuador (Guayaquil, Caraquéz, Arriba, Machala), Brasilien (Bahia, Para), Venezuela (Maracaibo, Puerto Cabello, Caracas, Carupano), Kolumbien;
Westindien: Trinidad, San Domingo;
Westafrika: Ghana (Accra), Togo, Kamerun, San Thomé; Nigeria (Lagos); Elfenbeinküste;
Ostafrika: Madagaskar;
Asien: Ceylon, Indonesien;
Pazifische Inseln: Samoa, Neuguinea.

Verarbeitung

Die Kakaoernte erfolgt allgemein zweimal im Jahr in einer Haupt- und Zwischenernte. Man bricht die vollreifen Früchte oder trennt sie, um eine Verletzung der Rinde zu vermeiden, mit einer scharfen Schneide vorsichtig ab, läßt sie dann 3–4 Tage zum Nachreifen liegen, öffnet sie, nimmt die Samen heraus (0,3–3 kg je Baum) und reibt mit den Händen das umhüllende Fruchtmus ab. Sie werden entweder auf Bananenblättern ausgebreitet und zur Beseitigung des adstringierenden, kaum aromatischen Geschmacks in Erdgruben, Haufen oder neuerdings in zementierten Gruben, Holzfässern oder Kisten einer Fermentation, dem „Rotten“, unterworfen. Hierbei tritt unter Mitwirkung von Bakterien, Hefen und Enzymen eine Selbsterhitzung auf 30 °C, dann steigend bis schließlich auf 45–55 °C ein, die Keimfähigkeit wird vernichtet, der Geschmack und das feine charakteristische Aroma entstehen; auch erfolgt dabei durch Oxydasen eine Umwandlung der unangenehm schmeckenden Gerbstoffe unter Bildung des „Kakaobrauns", wobei die hellere Farbe der frischen Kerne (nibers) durch die ganze Masse in ein mehr oder weniger dunkles Braun übergeht. Die Bohnen werden an der Sonne oder über freiem Feuer oder neuerdings meist in geheizten Räumen getrocknet.

In der Kakaobohne sind nach neueren Untersuchungen nur Catechingerbstoffe, keine Gallusgerbstoffe vertreten, die durch das Rotten und andere Aufbereitungsmaßnahmen aus dem ursprünglich vorhandenen Catechin und anderen Polyhydroxyphenolen durch Kondensation entstanden sind und so das „Kakaobraun" wie auch Phlobaphene abgeben (vgl. S. 506).

Diese „Rohkakaobohnen" werden entweder als „ungestürzte", d. h. noch in der ursprünglichen Packung (meist Säcke) befindliche oder als „gestürzte", d. h. aus der Originalumhüllung herausgenommene, auch gemischte Bohnen gehandelt. Die letzteren dürfen nach der Kakaoverordnung nicht mehr als 15% fremde Bestandteile enthalten und nicht durch Seewasser, Schimmel, Fäulnis, Brandrauch oder Insektenfraß beschädigt sein. Es liegt im Interesse der Verarbeiter selbst, durch sachgemäße Lagerung in gut gelüfteten Räumen und mehrfaches Umschaufeln ein Verderben zu verhüten und tierische Schädlinge, wie Kakaobohnenkäfer, die kupferfarbene Dörrobstschabe, die Reismotte und besonders die Kakaomotte durch Kaltlagerung, Besprengen der Fußböden mit Flit oder Tetralinseife oder, am wirksamsten, durch Begasung mit Blausäure (Cyclon) oder Äthylenoxid (T-Gas, Aethox) zu bekämpfen.

Der Verarbeitung zu Kakaoerzeugnissen muß ein sorgfältiges Reinigen und Verlesen der Rohbohnen, d. h. die Entfernung aller Fremdkörper, wie Sand, Steine, Nägel, Sackfasern, Holz, vorangehen, die früher durch Handarbeit erfolgte, jetzt aber durch sinnreiche Maschinen mit Bürsten, Magneten, Exhaustoren und Sieben erreicht wird. Es folgt das Rösten in kugel- oder zylinderförmigen Apparaten, die entweder von außen durch Kohlen- oder Gasfeuerung oder neuerdings meist durch Heißluft geheizt werden. Die Röstung, die 130–140 °C nicht übersteigen darf und bei den feineren Bohnen auf 70–80 °C bei höchstens 15 min langer Dauer herabgesetzt wird, soll die Entfernung der spröde werdenden Schale und die Zerreibung der Kerne erleichtern und zugleich das Aroma und den Geschmack verbessern. Zur Entfernung der holzigen Kakaoschalen und der Würzelchen (fälschlich Keime genannt) bedient man sich der Brech- und Reinigungsmaschinen, die aus Walzen, Exhaustoren und Sieben bestehen und entweder mit Druck- oder Saugluft arbeiten. Neben etwa 12–15% Schalen und geringeren Anteilen Kakaoabfall, aus dem noch kleine Bruchstücke der Kerne (Cotyledonen) ausgelesen werden können, erhält man etwa 80% Kakaokerne („Kakaobruch") zur weiteren Verarbeitung. Sie dürfen Samenschalen, Samenhäute und Keime (abweichend in der DDR lt. TGL 9055 höchstens 2%) nur in technisch nicht vermeidbarer Menge (weniger als 2%) enthalten. Bei den aus dem Abfall ausgelesenen kleinen Kernteilchen, dem sogenannten Kakaogrus, ist ein Gehalt von höchstens 10% Schalen und Keimen erlaubt, doch darf dieser Grus nur in Mengen von höchstens 2% den Kernen zugesetzt werden.

Zusammensetzung der Kakaokerne

Die chemische Zusammensetzung der reinen schalenfreien Kakaokerne ist durch einen überaus hohen Gehalt an Fett ausgezeichnet. Neben den stets vorhandenen Reservestoffen Eiweiß, Zucker, Stärke, Holzfaser und Mineralstoffen sind noch mehrere für Kakao charakteristische Bestandteile zugegen, vor allem die als Oleum cacao bezeichnete Kakaobutter, das den Gerbstoffen nahestehende Kakaorot und das als 3,7-Dimethylxanthin vorliegende Theobromin (Formel S. 501). Nach zahlreichen Analysen sind im Durchschnitt vorhanden: 5–6% Wasser, 14% Stickstoffsubstanz, 53% Fett, 7–10% Stärke, 5–6% Gerbstoffe, 2–3% organische Säuren, 1,5% Pentosane, 4% Rohfaser, 3% Asche, 0,3–0,5% Phosphatide, 1–2% Theobromin und 0,2% Coffein.

Die Stickstoffsubstanz umschließt mehrere nichteiweißartige Verbindungen, besonders das Theobromin und Coffein sowie Spuren Asparagin (0,2%) und Ammoniak (0,02%). Theobromin wirkt wie das Coffein erregend auf das Zentralnervensystem und steigert die Leistungsfähigkeit der quergestreiften Muskeln, die Pulsfrequenz und die Arbeit der Nieren (Diurese), ist aber ohne schädlichen Einfluß auf Herz und Blutdruck.

Kakaofett, das in rein abgepreßter Form als „Kakaobutter" einen wichtigen Handelsartikel bildet, hat elfenbeinartige Farbe, harte spröde Konsistenz und feines Kakaoaroma; es löst sich in Äther, Chloroform und siedendem absolutem (nicht aber 90%igen) Alkohol. Von Fettsäuren überwiegt die Summe der gesättigten festen (Palmitin- und Stearinsäure) mit 55–57% diejenige der flüssigen Ölsäure (38%) und Linolsäure (2%), wodurch der hohe Fließschmelzpunkt von 32–34 °C, die niedrige Jodzahl von 32–42 und die niedrige Refraktion von 46–50 bedingt werden. Fettsäuren von höherem Molekulargewicht als dasjenige der Stearinsäure und niedere Fettsäuren (Capron-, Capryl-, Laurinsäure) sind nicht oder nur in Spuren vorhanden.

Die Kohlenhydrate bestehen in der Hauptsache aus Stärke (7–10%). Daneben sind geringe Mengen (0,17–1,26%) reduzierender Zucker, wahrscheinlich auch Raffinose, Stachyose und Saccharose zugegen. Die Rohfaser umschließt noch etwa 1% Pentosane.

Die Asche ist zu etwa zwei Dritteln als Kaliumphosphat anzusprechen, im Rest walten Magnesiumverbindungen vor.

Organische Säuren setzen sich vorwiegend aus Citronensäure und Essigsäure zusammen. Letztere stammen nach H. FINCKE von der Fermentation.

Die Aromastoffe sind noch nicht hinreichend erforscht, doch scheint festzustehen, daß sie zu den ätherischen Ölen gehören und sowohl Diacetyl als auch Methylacetylcarbinol enthalten.

Von Vitaminen finden sich in den Kernen geringe, praktisch allerdings unwesentliche Mengen Vitamin A und D, hingegen kein Vitamin B_1 und C. Demgegenüber weisen die Kakaoschalen einen ziemlich erheblichen Gehalt an Vitamin D auf, das nach SCHEUNERT erst bei der Sonnenbestrahlung und Fermentation entsteht. Man versucht daher, die Schalen zur Viehfütterung heranzuziehen.

Fabrikation der Kakaoerzeugnisse

Zur Überführung in eine genießbare Form verarbeitet man jetzt nicht mehr wie früher die Kerne direkt auf Schokolade, sondern stellt zunächst Kakaomasse[1] her, die wieder

[1] Zuweilen wird der Kakaomasse bis 0,3% Lecithin zugesetzt, um die Weiterverarbeitung zu erleichtern.

als Ausgangsmaterial einerseits für Kakaopulver und für Kakaobutter, andererseits für Schokolade dient. Zu diesem Zwecke werden die reinen Kerne im Riffelstuhl zu Grus zerkleinert und dann zwischen Walzen (früher aus Granit oder Porzellan, jetzt meist aus Stahl), die zu dreien, vieren oder fünfen zu sogenannten Walzenmühlen übereinander geordnet sind, immer feiner zerrieben. Die so entstehende „Kakaomasse" bildet bei höherer Temperatur wegen ihres hohen Fettgehaltes einen flüssigen Brei, der beim Abkühlen auf Zimmertemperatur fest wird. Sie ist zur Herstellung von Schokolade, die weiter unten besprochen wird, ohne weiteres geeignet, wird hingegen zur Gewinnung von Kakaopulver einer vorherigen Behandlung mit Wasserdampf (auch unter Druck) oder Chemikalien, der sogenannten Aufschließung, unterworfen, wodurch die Auflockerung des Zellgefüges, ein Verquellen der Stärke und Neutralisation der sauer reagierenden Bestandteile erreicht wird. Zu diesem im Jahre 1828 von dem Holländer VAN HOUTEN eingeführten Verfahren vermischt man die Kakaomasse oder schon gleich die gerösteten Kerne mit 2–2½% gelöstem Kaliumcarbonat (Ammoniumsalzen, Soda, Magnesiumcarbonat), stumpft einen Alkaliüberschuß, wenn nötig, mit Weinsäure ab und vertreibt das Lösungswasser durch Erwärmen. Diese Aufschließung gibt zwar nicht, wie man früher annahm, „löslichen" Kakao, erhöht aber die Suspensionsfähigkeit des Pulvers beim Kochen, so daß es sich im Kakaogetränk ohne Bodensatzbildung länger schwebend erhält; gleichzeitig wird auch die Farbe des Aufgusses verstärkt.

Zur Überführung in die beliebte Pulverform (Trinkkakao) muß der etwa 50% Fett enthaltenden Kakaomasse ein Teil des Fettes entzogen werden. Dies erfolgt in dampfbeheizten, hydraulischen Pressen, deren hoher Druck (300–400 Atm.) eine weitgehende Entfettung gestattet.

Der sehr harte Preßkuchen wird im Vorbrecher grob zerkleinert und dann zu staubfeinem „Kakaopulver" vermahlen, das für sich oder mit anderen Stoffen gemischt in den Handel kommt. Es wird nach der Höhe des Fettgehaltes, von der sein Genuß- und Nährwert abhängt, entweder als „schwach entölt" (mindestens 20% Fett) oder als „stark entölt" (weniger als 20%, nicht weniger als 10% Fett) vertrieben. Kakaopulver mit weniger als 10% Fett ist verboten.

Im Schema auf S. 513 nach M. W. LINDNER ist die Herstellung der wichtigsten Kakaoerzeugnisse (Fertig-, Halb- und Abfallerzeugnisse) dargestellt.

Abgesehen von Vanillin, Äthylvanillin, geringen Mengen Lecithin, natürlichen Gewürzen und (unter Deklaration) Aromastoffen sind alle fremden Zusätze, wie Mehl, Zucker, Eigelb, Farbe, Kakaoschalen usw., verboten. Ausgenommen von dem Verbote sind nur: Haferkakao, Hafermalzkakao, Haferkakao gezuckert, Malzkakao und Eichelkakao, deren Zusammensetzung durch die Kakaoverordnung genau festgelegt ist.

Schokolade

Fabrikation

Diese wichtigste und am längsten bekannte Zubereitungsform wurde in früherer Zeit durch unmittelbares Verreiben der Kakaokerne mit Staubzucker hergestellt, während man jetzt meist von der Kakaomasse (nicht mit Alkalien behandelt) ausgeht. Diese wird aus den Wärmebassins mit einer etwas über dem Schmelzpunkt der Kakaobutter liegen-

Herstellungsschema von Kakaoerzeugnissen

Fertigerzeugnisse des Kleinhandels sind in Fettdruck, Abfallerzeugnisse in Kursivdruck, Halberzeugnisse in gewöhnlichem Druck angegeben, die unter die Kakaoverordnung fallenden Erzeugnisse sind unterstrichen.

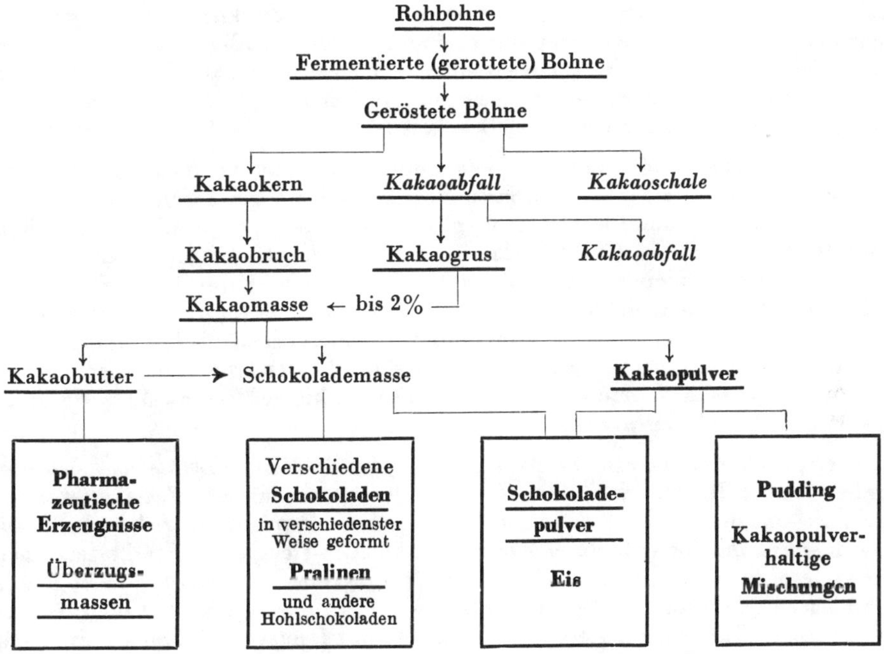

den Temperatur (35–40 °C) den Melangeuren oder anderen Knet- und Mischmaschinen zugeführt, mit der erforderlichen Menge Puderzucker und Gewürz sowie etwaigen Zutaten wie Kakaobutter, Milchpulver usw. versetzt und mit granitenen Kollergängen oder Flügelwerken unter Wärmezufuhr gründlich durchgearbeitet. Daran schließt sich eine sorgfältige Behandlung in Walzwerken, die aus drei bis fünf übereinander angeordneten Stahlwalzen bestehen und allein die Erzielung einer völlig homogenen Masse mit gleichmäßig verteiltem Fett gewährleisten, an. Nach Zwischenlagerung im Wärmeraum unterwirft man die Masse zur Verfeinerung des Geschmacks und Aromas einer langdauernden Bewegung und Lüftung bei höherer Temperatur in besonderen Längsreibemaschinen, sogenannten Conchen (von concha, Muschel), muschelförmigen Trögen von 120–200 kg Fassungsraum, in deren Längsrichtung sich eine Granitwalze durch die auf 70–80 °C erwärmte Schokoladenmasse bewegt, so daß diese sich an der Stirnseite überschlägt und während der mehrtägigen Bearbeitung dauernd mit der Luft in Berührung kommt. Durch die Wärme und den durch die andauernde Conchierung eingearbeiteten Sauerstoff vollendet sich die Aromatisierung. Schokolade, deren Masse gut und ausreichend conchiert wurde, zeigt eine geringere Neigung zum Beschlagen.

Bevor nun die Überführung in die üblichen Handelsformen (Blöcke, Tafeln, Riegel, Plätzchen, Eier, Figuren) erfolgt, schließt sich an den Conchierungsvorgang eine Kühlung in Vorkühlungseinrichtungen (Temperiermaschinen, Wasserkühlung) an, in denen unter ständigem Durchmischen der Masse eine Abkühlung (auf etwa 30° C) erzielt wird. Durch diese sorgfältig geführte Temperierung werden die kleinen erstarrten Fettteilchen der Kakaobutter als Erstarrungskeime ganz gleichmäßig verteilt, so daß eine einheitliche, spontane Erstarrung der gesamten Schokoladenmasse eintritt. Man erreicht auf diese Weise bessere Formbarkeit, gleichmäßige Feinkörnigkeit, guten Bruch, Sprödigkeit, Härte und äußeren Glanz der Schokolade.

Im Anschluß an diesen wichtigen Temperiervorgang wird die Masse zur Eintafelanlage befördert, die mittels einer regulierbaren Vorrichtung die gewünschte Schokoladenmenge selbsttätig in die Blechformen ablegt. Diese gelangen durch ein Laufband zu den Rütteltischen, wo die noch plastische Masse eingeklopft und entlüftet wird. Statt dessen kann man auch mit der Einstreichmaschine Formen füllen, den Überschuß abstreichen und dann klopfen. Beim Durchleiten durch Kühlmaschinen erlangen die Stücke in 10–30 min Härte und guten Bruch, um schließlich in komplizierten Spezialmaschinen eingewickelt, etikettiert und verpackt zu werden. Für Eier, Zigarren u. dgl. verwendet man oft besondere Hohlformen, für billige Massenware, wie Figuren, Tiere, Buchstaben, Formpressen.

Pralinen, nach Marschall DU PLESSIS-PRASLIN aus der Zeit LUDWIGS XIV. benannt, erfordern je nach der Art der Füllung (fest oder flüssig) verschiedene Fabrikationsarten. Zur Herstellung der festen Kerne geht man von einer Fondant- oder Geleemasse aus, die noch warm und flüssig in durch Eindrücken von Gipsstempeln in Stärke gewonnene Formen gegossen wird. Die nach dem Erstarren abgebürsteten Kerne taucht man in geschmolzene Couvertüre (Gemisch von Zucker, Kakaomasse und Kakaobutter) und läßt den Schokoladenüberzug erstarren. Pralinen mit flüssiger Füllung werden entweder ohne oder mit Zuckerkruste hergestellt. Für die ersteren (Weinbrand- und Likörbohnen) formt man mit einer Hohlkörpermaschine Schokoladenschalen, füllt sie mit der Masse und schließt mit Schokolade ab. Zur Erlangung einer Zuckerkruste wird dickgekochte Zuckerlösung mit dem Likör gemischt und in eingeformte Vertiefungen gegossen. Durch Auskristallisieren des Zuckers bildet sich an der Außenfläche des Stückes („corpus") eine feste Zuckerkruste, während das Innere flüssig bleibt. Das Eintauchen („Tunken") erfolgt wie bei den festen Kernen.

Zusammensetzung

In Tabelle 43 (nach LINDNER, redig.) ist die Zusammensetzung der wichtigsten Schokoladen- und Überzugsmassen in Prozent wiedergegeben.

Alle Einzelheiten über Art und Zusammensetzung der Bestandteile dieser angeführten Schokoladen- und Überzugsmassen wie auch weiterer Schokoladenarten, z. B. Fruchtschokolade, gefüllte Schokolade, Nußschokolade, sind in der Verordnung über Kakao und Kakaoerzeugnisse vom 30. 6. 1975 festgelegt. Für die DDR sind — auch im Hinblick auf nachstehende Tabelle — die staatlichen Standards zu beachten.

Tabelle 43

(Die Mindest- bzw. Höchstwerte nach der Kakaoverordnung sind in Fettdruck angegeben)

	Kakao-masse	Fettfreie Milch-trocken-masse	Zu-gesetzte Kakao-butter	Gesamt-fett	Milch-fett	Zucker
Koch- und Speise-schokolade	**29**—50	—	5—7	22—30	—	50—**65**
Schmelzschokolade	**35**—60	—	bis **15**	28—35	—	38—**50**
Sahneschokolade	**10**—20	8—16	10—22	33—36	**5,5**—10	35—**60**
Vollmilchschokolade	**10**—30	**9,3**—23	12—20	28—32	**3,2**—6,0	32—**60**
Magermilchschokolade	**10**—35	**12,5**—25	15—25	22—30	0—2	30—**60**
Überzugsmassen	**33**—65		5—25	35—46		25—**50**

Unter allen Umständen, auch unter Deklaration, verboten sind Zusätze von fremden Fetten, wie Kokosfett, ferner Mineralöle, Ölkuchen, Dextrin, Gelatine, Tragant, Mehle, andere Zuckerarten außer reinem weißem Verbrauchszucker (Saccharose). Die neue VO über Kakao u. Kakaoerzeugnisse vom 30. 6. 1975 (BGBl. I S. 1760) erlaubt auch andere Zutaten als Saccharose; sie läßt auch die Bezeichnung „Weiße Schokolade" zu.

9.4.6. Tabak

Obwohl Tabak nicht unter die im neuen Lebensmittelgesetz aufgestellte Begriffsbestimmung für Lebensmittel fällt, wird er doch letzteren in rechtlicher Hinsicht gleichgestellt und ist auch stets als narkotisches Genußmittel beurteilt worden. Er besteht aus den getrockneten und fermentierten Blättern der zu den Solanaceen gehörenden Tabakpflanze, *Nicotiana tabacum* L., die in Form von Rauch-, Kau- und Schnupftabak genossen werden.

Von den 41 Arten der Pflanze werden 18 praktisch genutzt. Mit einer einzigen Ausnahme, der in Neuholland wildwachsenden *Nicotiana suaveolens*, sind alle Arten amerikanischen Ursprungs und von dort in alle Erdteile verpflanzt worden. Für ausgedehnte Kulturen sind nur die beiden Arten *Nicotiana tabacum* und *Nicotiana rustica* von Bedeutung.

Nicotiana tabacum bildet bis $1^1/_2$ m hohe Kräuter oder Halbsträucher mit drüsenhaarigen bis 60 cm langen und 15 cm breiten, eiförmigen bis lanzettlichen Blättern, in Rispen angeordneten, trichterförmigen, meist rosenroten Blüten, länglich zylindrischem Kelch und eiförmigen, bis 40000 Samen enthaltenden Kapseln. Die wahrscheinlich in Südamerika heimische Art wird in subtropischen und gemäßigten Gegenden der ganzen Erde bis nach Skandinavien angebaut und umfaßt als Hauptvarietäten: *fructiosa*, *lancifolia*, *virginica*, *brasiliensis*, *macrophylla*. Die weniger wichtige *rustica* (Bauerntabak) ist einjährig, zuweilen auch zwei- und dreijährig und durch den vom Grunde aus verästelten Stengel, die grüngelbe Blumenkrone, den becherförmigen Kelch und die fast kugeligen Kapseln gekennzeichnet. Sie ist in Mexiko und Texas heimisch und zerfällt in die Varietäten *texana*, *jamaicensis*, *brasilia*, *asiatica*, *humilis* und *scabra*.

Anbau

Der **Anbau** erfordert besonders beschaffenen Boden und sorgsame, nicht zu stickstoffreiche Düngung mit Stallmist, Kali, Kalk und Phosphorsäure. Die Samen werden bei uns Anfang März in Triebkästen („Tabakkutschen") eingesät, die Pflänzchen nach dem Erscheinen des vierten und fünften Blattes in geschützte Gartenbeete verschult (pikiert) und dann im Mai in freies Feld übertragen. Nach der Bildung von 8–12 Blättern erfolgt das Köpfen der sonst Blüten treibenden Spitzen und die Entfernung der Seitentriebe (Geizen).

Ernte und Verarbeitung der Blätter

Die **Ernte** beginnt mit den zwei bis drei untersten Blättern (Erd- oder Sandgut, Sandblatt, Sandgumpen). Danach pflückt man das Mittelgut (Haupt- oder Bestgut) und schließlich zwei bis drei Blätter Obergut. Die Blätter werden auf Schnüre gereiht, in Schuppen zum **Trocknen** aufgehängt, nach 6–8 Wochen zu 25–30 gebündelt und der **Fermentation**, einer durch Tabakfermente unter Mitwirkung von Bakterien verursachten Gärung, überlassen. Unter erheblicher Selbsterwärmung, die bei Sandblatt 40 °C, bei Zigarren 50–60 °C nicht übersteigen darf, tritt durch Zerstörung unerwünschter Bestandteile (Eiweiß) eine wesentliche Verbesserung des Aromas und Geschmacks ein.

Tabakwaren

Die **Verarbeitung** zu **Pfeifentabak** (Rauchtabak) beginnt mit dem Entrippen und Abblatten oder auch einem Walzen der Rippen, dem das Schneiden und das Darren oder Rösten folgt. Meist geht auch die Behandlung mit einer Beize oder „Sauce" (aus Melasse, Rosinenabkochung, Feigen- oder Teeauszug, Glycerin, Gewürzen, Vanillin, Vanille-roots, Steinklee, Waldmeister usw.) voraus.

Zigarettentabak wird in ähnlicher Weise aus gelben oder braunen kleinblättrigen Tabaksorten von süßlichem Geschmack und honigartigem Duft hergestellt. Für die sogenannten „schwarzen" Zigaretten werden großblättrige Tabake verwendet.

Zigarren bestehen aus dem Wickel (d. h. der aus den Tabakblättern hergestellten Einlage mit dem unentrippten Umblatt) und dem entrippten Deckblatt.

Schnupftabak wird aus besonders fetten und schweren, schlecht brennenden Blättern durch Behandlung mit Saucen, darauffolgendes Gären (Karottieren), Zerreiben (Rapieren), Sieben und Sortieren hergestellt.

Kautabak wird aus fetten, schweren Tabaken zu Rollen (Andouillen) gesponnen und in Stangen gepreßt.

Alle Tabakwaren müssen aromadicht verpackt werden.

Zusammensetzung

Für die **chemische Zusammensetzung** fermentierter Blätter lassen sich etwa folgende Mittelwerte angeben: Wasser 8%; in der Trockensubstanz: Stickstoffsubstanz 3,6%, Fett 1,2%, Wachs 0,3%, Harz 7,8%, wasserlösliche Extraktstoffe 45%, Rohfaser

11,1%, organische Säuren 15,0%, Gerbstoffe 1,0%, Asche 20,8%. Die Zahlen schwanken aber innerhalb weiter Grenzen.

Der wichtigste Bestandteil, das narkotisch wirkende Nicotin, ist ein Pyridinderivat, 1-Methyl-2-(β-pyridyl)-pyrrolidin, entsprechend der Formel

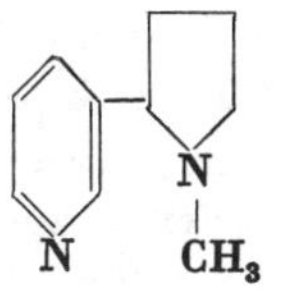

Der Nicotingehalt schwankt in weiten Grenzen und wird im Mittel zu 1,5% (in fermentierten Tabaken) angegeben.

Das Kohlenstoffatom 2 im Pyrrolidinring ist asymmetrisch. Nicotin ist daher optisch aktiv. Das natürliche Nicotin ist die linksdrehende Form. Es findet sich zum größten Teil an organische Säuren, z. B. Citronensäure, gebunden. Neben ihm sind noch geringe Mengen einiger anderer Alkaloide, wie Nicotellin, Nicotinin, ferner Betain, Trigonellin und Cholin nachgewiesen worden. Untersuchungen von Preßsäften frischer Tabakblätter ergaben die Vermutung, daß einzelne, den gefundenen Pikraten zugrundeliegende Basen, eine Rolle beim biologischen Aufbau oder Abbau des Nicotins in der Tabakpflanze spielen.

An Kohlenhydraten sind abgesehen von Cellulose in Zigarrentabaken wenig Saccharose, Maltose und daraus entstandene Monosaccharide, ferner Stärke und Dextrin und von verwandten Stoffen noch 9,45% Pektin und Spuren Inosit zugegen. Zigarettentabake enthalten größere Mengen an Monosacchariden (in guten Sorten 15–20%).

Die organischen Säuren bestehen der Hauptsache nach aus Äpfelsäure (8,8%) neben 3,6% Citronensäure, 2,3% Oxalsäure und etwa 0,3% Essigsäure.

Die für die Beurteilung wichtigen Harze werden in petrolätherlösliches Weichharz, in ätherlösliches Hartharz und alkohollösliche Harzsäuren unterschieden.

Als Bestandteile des Tabakrauches kommen, neben dem Nicotin, als Verschwelungsprodukte der Eiweißstoffe noch Ammoniak, Kohlendioxid und Kohlenoxid, Pyridin, Pyrrol, Cyan- und Rhodanverbindungen, Schwefelwasserstoff u. a. in Betracht.

Verfälschungen des Tabaks durch fremde Blätter (Ampfer, Kartoffeln, Kohl, Linden, Platanen, Rhabarber, Ulmen, Walnuß, Zichorie) sind früher mehrfach beobachtet worden, kommen aber seit der großindustriellen Herstellung der Tabakerzeugnisse nicht mehr vor. In der DDR ist der Verkehr mit Tabak und Tabakerzeugnissen durch die entsprechenden gesetzlichen Standards geregelt.

Physiologische Wirkung des Nicotins

Die physiologische Wirkung des Tabakgenusses beruht wesentlich auf seinem Gehalt an Nicotin, das beim Rauchen zum Teil dem Organismus zugeführt wird.

Beim Rauchen wird nicht das gesamte Nicotin vom Organismus aufgenommen, da ein Teil beim Brennen zerstört wird, ein weiterer Teil im Zigarren- oder Zigarettenrest zurückgehalten wird oder sich im Pfeifenrohr mit den teerigen Verbrennungsprodukten niederschlägt.

Nicotin ist in reinem Zustand ein heftiges Gift und übt sowohl eine zentrale, nach kurzer Zeit lähmende Wirkung auf Gehirn und Rückenmark, als auch eine resorptive auf Herz, Auge und Darmtraktus aus. Als Symptom der Nicotinvergiftung beobachteten verschiedene Forscher in Selbstversuchen: Kopfschmerzen, Betäubung, Schwindel, undeutliches Sehen und Hören, Lichtscheu, Erbrechen u. a.

Die heutige Krebsforschung schreibt gewissen im Tabakrauch vorhandenen Bestandteilen eine kanzerogene Wirkung zu (Raucherkrebs).

Zur Herabsetzung der mit dem Tabakgenuß verbundenen Nachteile sind einerseits die Filterzigaretten entwickelt worden, bei denen Spezialfilter Nicotin und Teerstoffe teilweise abfangen (allgemeine Filterwirkung 30–45%). Andererseits werden nicotinarme Erzeugnisse aus nicotinarmen Tabaksorten hergestellt. P. KOENIG ist es im Institut für Tabakforschung (Forchheim) gelungen, natürliche nicotinarme, ja völlig nicotinfreie Tabake zu züchten, die den nicotinhaltigen an Geschmack und Aroma nahekommen.

Genußwert des Tabaks

Der Genußwert des Tabaks hängt von zahlreichen, in ihrer Gesamtheit noch nicht bekannten Umständen ab. Besondere Bedeutung für den Geruch und Geschmack haben Klima, Boden, Sorte und Jahrgang. Tabake aus Gegenden nördlich der Weinregion, besonders von schweren Böden, sind weniger fein als solche aus den Tropen. Hinsichtlich der Beziehungen zwischen Güte und chemischer Zusammensetzung des Tabaks gehen die allgemeinen Ansichten dahin, daß höhere Gehalte an Asche, Chlor, Schwefel, Stickstoffverbindungen (Eiweiß), Cellulose, organischen Säuren die Qualität verringern, während sie durch Kohlenhydrate, insbesondere reduzierende Zucker, und die in Alkohol und Wasser löslichen Extraktivstoffe und Harze verbessert wird und höhere Aschenalkalität die Brennbarkeit („Glimmdauer“) begünstigt. Die Bekömmlichkeit der Tabake („schwer“ oder „leicht“) wird nicht allein durch den Nicotingehalt bestimmt, sondern von zahlreichen anderen Faktoren, wie Feuchtigkeit, Schnelligkeit des Rauchens, Brennbarkeit, Nicotinschub beeinflußt. Auch müssen bei der Heranziehung der Analyse die Tabake der „sauren Gruppe“, d. h. solche mit neutralem oder saurem Hauptstromrauch (Zigaretten), und die der „alkalischen Gruppe“ mit alkalisch reagierendem Hauptstromrauch getrennt beurteilt werden.

10. Wasser

Obwohl Wasser und Luft weder zu den durch einen Gehalt an kalorischen Nährstoffen oder an Wirkstoffen ausgezeichneten Nahrungsmitteln noch zu den Genußmitteln gehören, sind sie doch zur Aufrechterhaltung des menschlichen Lebens unentbehrliche Stoffe.

Wie schon aus der Zusammensetzung des menschlichen Körpers, der zu mehr als 60% aus Wasser besteht (Knochen 12, Fettgewebe 30, Leber 70, Gehirn und Muskeln 75, Blut über 80% Wasser), und aus dem Aufbau des Tier- und Pflanzenkörpers hervorgeht, ist alles organische Leben an die Zufuhr von Wasser gebunden. Wo es nicht hinreichend vorhanden ist, ist jedes Pflanzen- und Tierwachstum und damit die Möglichkeit menschlicher Besiedlung gestört. Der Beschaffung ausreichender Wassermengen hat daher die Menschheit von Uranfang an ihr besonderes Augenmerk gewidmet und vor allem dort ihre Wohnsitze angelegt, wo das belebende Element ausreichend zur Verfügung steht.

Die Eigenschaften des reinen Wassers als chemischer Verbindung, wie es durch Vereinigung von Wasserstoff und Sauerstoff oder durch Destillation gewonnen werden kann, sind dem Chemiker bekannt. Die Besprechung des Wassers als Lebensmittel, sei es in Form von Trinkwasser, sei es als Material zur Herstellung oder Zubereitung von Speisen und Getränken, darf sich daher auf das in der Natur vorkommende Wasser beschränken.

Das größte Wasserreservoir der Erde, der Ozean, kommt vorerst wegen seines hohen Salzgehaltes für Ernährungszwecke nicht unmittelbar in Betracht, entsendet aber fortwährend durch Verdunstung Wasser als Dampf in die Luft, von wo es nach der Verdichtung zu Nebel, Wolken, Tau, Reif, Hagel, Regen oder Schnee dauernd niederfällt und dann, nach teilweiser vorheriger Versickerung in die Erde, in dem bekannten Kreislauf mit Flüssen und Strömen wieder dem Meere zufließt oder auch aus unterirdischen Becken und Wasserläufen künstlich gehoben wird.

Je nach der Art des Auftretens unterscheidet man im allgemeinen die beiden Hauptgruppen des **Oberflächenwassers** (Regen, Schnee, Teiche, Stauweiher, Seen, Flüsse, Bäche, Talsperren) und des **Grundwassers** (zu dem auch die Quellen gehören). Grundwasser bildet sich durch Versickern von Oberflächenwasser in die Tiefe, wo es auf undurchlässigen Schichten (Ton) ruht oder in porösem Gestein als Grundwasserstrom fließt. Von selbst zutage tretendes Grundwasser ist Quellwasser.

Regen und Schnee sind nahezu chemisch reines Wasser und enthalten meist nur Spuren fremder Stoffe, die sie auf dem Wege durch die Luft aufgenommen haben (Staub, etwa 3 Vol.% Sauerstoff, Stickstoff und Kohlendioxid sowie in Industriegegenden auch Schwefelsäure, schweflige und salpetrige Säure). Sie finden zur menschlichen Ernährung Verwendung, indem man entweder Regen in Zisternen auffängt oder Schnee auftaut.

Demgegenüber enthält das Wasser der Flüsse, Teiche, Binnenseen und Talsperren und in noch höherem Grade das Grundwasser wechselnde Mengen von Mineralstoffen, vor allem Calcium- und Magnesiumsalze, die es bei der Berührung mit den Erdschichten unter Mitwirkung der stets noch vorhandenen, den oberen Bodenschichten entstammenden Kohlensäure gelöst und aufgenommen hat und die die „Härte" des Wassers bedingen (über Enthärtung des Wassers siehe S. 533).

Harte Wässer zeichnen sich durch einen hohen Calcium- und Magnesiumsalzgehalt aus, während weiche Wässer wenig Calcium- und Magnesiumsalze enthalten. Eine zahlenmäßige Festlegung der Härte geschieht durch Angabe der Härtegrade (vgl. unten).

Calcium und Magnesium sind in natürlichen Wässern überwiegend an Kohlensäure, und zwar als Hydrogencarbonate (sehr viel weniger als Carbonate) gebunden. Daneben ist meistens ein gewisser Prozentsatz als Chlorid, Nitrat, Sulfat[1], Phosphat, Silicat, Huminat (Salze von Huminsäure) gebunden vorhanden. Die Summe aller dieser Calcium- und Magnesiumverbindungen ergibt die Gesamthärte, die man in Härtegraden ausdrückt, als mg CaO/l Wasser.

Übereinkunftsgemäß entspricht 1° Gesamthärte (=1 deutscher Härtegrad, 1° dH) 10 mg CaO/l Wasser[2].

Bei Erhitzung des Wassers werden die Hydrogencarbonate des Calciums und Magnesiums gespalten, es fallen die unlöslichen Carbonate dieser Metalle (bis auf einen kleinen Rest) aus:

$$Ca(HCO_3)_2 \rightarrow CaCO_3 + CO_2 + H_2O$$
$$Mg(HCO_3)_2 \rightarrow MgCO_3 + CO_2 + H_2O.$$

Dieser Anteil der Gesamthärte heißt Carbonathärte, auch Kohlensäurehärte (früher vorübergehende oder temporäre Härte genannt). Sie wird ausgedrückt in mg CaO/l Wasser.

Die als Sulfat, Chlorid, Nitrat, Phosphat und Silicat nach dem Kochen in Lösung verbleibenden Anteile des Calciums und Magnesiums bedingen die Nichtcarbonathärte, Mineralsäurehärte (früher auch bleibende oder permanente Härte genannt). Sie wird ebenfalls ausgedrückt in mg CaO/l Wasser. Somit ist

Gesamthärte = Carbonathärte + Nichtcarbonathärte.

Man bezeichnet Wasser mit einer Gesamthärte von

0–4° dH als sehr weich	12–18° dH als ziemlich hart
4–8° dH als weich	18–30° dH als hart
8–12° dH als mittelhart	über 30° dH als sehr hart.

[1] Es gibt jedoch in gewissen Gegenden auch ausgesprochene Gipswässer.

[2] Der Anteil der Mg-Verbindungen wird (nach vorheriger gesonderter Mg-Bestimmung) durch Umrechnung des MgO-Wertes in den entsprechenden CaO-Wert als CaO ausgedrückt (mg MgO · 1,4 = mg CaO). Ein französischer Härtegrad (1° franz. H.) entspricht 10 mg $CaCO_3$/l Wasser.

Weiches Wasser weist meist einen faden Geschmack auf. Harte Wässer schmecken im allgemeinen gut (erfrischend), doch ist der erfrischende Geschmack weniger durch die Härte selbst als durch die Kohlensäure bedingt.

Fleisch und Hülsenfrüchte erweichen in hartem Wasser nur schwer; weiterhin wird bei verschiedenen Getränken, wie Kaffee, Tee, der Wohlgeschmack (besonders bei anwesendem Mg-Chlorid) beeinträchtigt; nicht selten scheiden sich beim Abkühlen von Teeaufgüssen Trübungen von gerbsaurem Calcium aus.

Da Ca- und Mg-Salze beim Waschen mit Seife unlösliche Ca- und Mg-Seifen ergeben, ist hartes Wasser beim Waschvorgang störend. Für Kesselspeisezwecke sind die harten Wässer unbrauchbar, weil an den heißen Kesselwandungen Ablagerungen von Kesselstein (Ca-, Mg-Carbonate, -Sulfate und -Silicate) erfolgen, wodurch eine schlechtere Wärmeleitung (hoher Brennstoffverbrauch) und andere wirtschaftliche Nachteile auftreten. Aus diesen Gründen hat sich für industrielle Zwecke eine umfangreiche Wasserenthärtungstechnik entwickelt (vgl. S. 533).

Außer den genannten härtebedingenden Ca- und Mg-Salzen sind in fast allen Wässern auch geringe Mengen an Alkalichloriden, vornehmlich NaCl, KCl zugegen. Ein auffallend hoher Gehalt davon ist – ausgenommen bei rein mineralischer (geologischer) Herkunft – oft ein Hinweis für Verschmutzung (Urin usw.). Eine Verunreinigung durch tierische Ausscheidungsstoffe ist dann als sicher anzunehmen, wenn auch andere Verschmutzungsindikatoren (hoher Keimgehalt, erhöhter $KMnO_4$-Verbrauch, Auftreten von NH_3, Nitrit, Nitrat, Phosphat u. a.) dafür sprechen. Der Chloridgehalt eines verunreinigten Wassers bleibt auch beim Versickern bis zu den tiefsten Bodenschichten unverändert hoch, so daß man in diesem Falle, wo ein bakteriologischer Untersuchungsbefund hierüber keinen Aufschluß gibt, die Herkunft des Wassers als verdächtig ansehen muß.

Gewöhnlich enthalten die natürlichen Wässer einen geringen Gehalt (1–5 mg NO_3^-/l) an salpetersauren Alkalien und Erdalkalien (Nitrate). Ein Gehalt bis zu 20 mg NO_3^-/l Wasser kann auch geologisch bedingt sein. Da HNO_3 bzw. Nitrate die Endprodukte der Zersetzung organischer N-Verbindungen im Boden sind, ist die Höhe des Gehaltes an Nitrat-Ionen (NO_3^-) ein Kriterium der Reinheit oder Verschmutzung eines Wassers. In verschmutzten Wässern beträgt der Nitratgehalt 50–300 mg NO_3^-/l, wobei schon ab 50 mg NO_3^-/l die Gefahr der Methämoglobinbildung (Cyanose!) bei Säuglingen besteht. Ein erhöhter Nitratgehalt (über 30 mg NO_3^-/Liter) ist auch deshalb bedenklich, weil er Korrosionen an Wasserleitungsrohren aus verzinktem Stahl verursacht (G. Schikorr 1966).

Nitrite (NO_2^-) und Ammonium (NH_4^+)-Verbindungen kommen praktisch nicht[1] in reinem Wasser vor, so daß schon Spuren davon den Hinweis auf unvollständige Mineralisierung organischer Abfallstoffe und Berührung des Wassers mit verschmutzten Bodenbestandteilen geben können.

Über den Eisen- und Mangangehalt siehe S. 529 und 530.

[1] Nur in eisen-, mangan- und moorhaltigen Wässern, die z. T. aus großer Tiefe kommen, können geringe Mengen NO_2^- und NH_4^+ (auf Grund von Reduktionsvorgängen) vorkommen. Sie sind in diesem Fall, da mineralischer Herkunft, ohne hygienische Bedenken.

In unverschmutzten Wässern trifft man meist nur geringe Mengen organischer Substanz an, die im allgemeinen huminartiger Natur ist. Höhere Gehalte (Verbrauch an $KMnO_4$ > 8 mg/l) kommen in manchen Trinkwässern vor, brauchen aber je nach Herkunft keineswegs hygienisch bedenklich zu sein. Trotzdem wird man Wässern dieser Art besondere Aufmerksamkeit schenken müssen. In Zweifelsfällen ist neben der Permanganatzahl stets die Chlorzahl sowie die bakteriologische Untersuchung heranzuziehen.

Ein wichtiger Faktor zur Beurteilung des Wassers ist seine aktuelle Azidität, die durch den pH-Wert gegeben ist. Seine Kenntnis ist vor allem in wassertechnischer Hinsicht wichtig. Grundwässer zeigen normalerweise eine aktuelle Azidität zwischen pH 5 und 7,5. Liegt der pH-Wert unter 7, so handelt es sich um Wässer mit freier Kohlensäure und damit aggressiven (Material angreifenden) Eigenschaften, die zur Korrosion von Rohrleitungen und zur Zerstörung von Beton und Mauerwerk der Sammelbehälter Anlaß geben. Solche Wässer müssen vor der Einspeisung in das Leitungsnetz entsäuert werden (vgl. S. 531).

Mineralwässer, die durch große Mengen gelöster fester und gasförmiger Bestandteile ausgezeichnet sind, werden im Anschluß an das eigentliche Trinkwasser gesondert besprochen werden.

10.1. Trinkwasser

Die Beschaffung des für die Haushaltungen erforderlichen Wassers überließ man früher vielfach den Verbrauchern selbst. Sie legten Zisternen an, schöpften aus Flüssen, Bächen oder Quellen und lernten auch, das unterirdische Wasser durch Brunnengraben auszunutzen. Schon im frühesten Altertum wurde aber auch Quellwasser, dessen Vorzüge vor dem Oberflächenwasser man bald erkannt hatte, bei den Ägyptern, Chinesen, Griechen, Römern usw. durch unterirdische Kanäle oder über gewölbte Bogen („Aquädukte") zu den menschlichen Siedlungen und bis in die Behausungen geführt.

Die in unseren Gegenden, besonders im norddeutschen Flachland, anfangs verbreitetste Art der Wasserbeschaffung durch Einzelbrunnen hatte den Nachteil, daß das Wasser je nach der Art der Bodenschichten, die es durchsickerte, und je nach den Wetterverhältnissen (Regen- oder Trockenperioden) wechselnde und oft unerwünschte Beschaffenheit zeigte. Wasser aus Moorgegenden ist vielfach durch gelöste Humussubstanzen gelb bis braun gefärbt. Wasser aus größeren Tiefen und gewissen Gebirgsformationen ist bisweilen übermäßig reich an Gips, Calcium- und Magnesiumcarbonat oder in selteneren Fällen auch an Natriumchlorid und anderen Alkalisalzen, wodurch mancherlei Nachteile hervorgerufen werden; und vor allem läßt oft bei gewissen Wässern die hygienische Beschaffenheit zu wünschen übrig. Das war rein empirisch schon lange erkannt worden, bis schließlich mit der fortschreitenden Entwicklung der Bakteriologie das Vorkommen pathogener Keime als Ursache ansteckender Krankheiten (Cholera, Pest, Ruhr, Typhus) festgestellt wurde. Die Möglichkeit einer derartigen Verunreinigung ist überall da gegeben, wo das Wasser mit Abgängen des menschlichen oder tierischen Organismus (Exkrementen, Urin, Fäulnisprodukten) in Berührung kommt. Zwar wirken die durchlaufenen Erdschichten im allgemeinen, wenn sie nicht durch Risse und Spalten im

Gestein durchlässig werden, als vollkommene Bakterienfilter, so daß Quell- und Grundwasser schon aus 8 m Tiefe meist keimfrei ist, aber die früher oft sehr mangelhaft erbauten Brunnen (Erdgruben, undichte Holz- oder Steinfassungen) boten nur ungenügenden Schutz gegen Zutritt von Abwässern, aus Aborten, Düngergruben, Wäschereien, Fabriken u. dgl., und mehrfach wurden mit Hilfe geeigneter Indikatoren (Fluorescein) derartige Zusammenhänge nachgewiesen. In noch höherem Maße gilt dies von dem Oberflächenwasser der Flüsse und Teiche, das neben den menschlichen und tierischen Abfallstoffen auch schädliche Abwässer der Industrie aufnehmen muß. Aus hygienischen Gründen stellte sich daher mehr und mehr die Beschaffung einwandfreien Wassers als eine wichtige Aufgabe der Gesundheitsbehörde heraus; besonders die Gemeindeverwaltungen der Städte traten an den Bau großer Wasserversorgungsanlagen heran und stellten besondere Beurteilungsnormen auf.

10.1.1. Anforderungen an Trinkwasser

Von einem zum menschlichen Genuß bestimmten Wasser ist in hygienisch-bakteriologischer Hinsicht vor allem die Abwesenheit von Bakterien (Keimarmut) zu verlangen. Wenn auch die Mehrzahl der im Wasser vorkommenden Mikroorganismen zu der Gruppe der für den Menschen harmlosen Erd- und Wasserbakterien gehört (sogenannte ubiquitäre Formen), so muß aber doch auch mit dem gelegentlichen Vorkommen pathogener Keime gerechnet werden, für deren Nachweis nicht der Lebensmittelchemiker, sondern der Hygieniker heranzuziehen ist. Normalerweise pflegt man für die hygienische Beurteilung des Trinkwassers die sogenannten einfachen bakteriologischen Prüfverfahren der Keimzählung und der Ermittlung des Coli-Titers heranzuziehen, für die auch der Lebensmittelchemiker zuständig ist.[1] Es muß auf alle Fälle für möglichst niedrigen Keimgehalt gesorgt werden. Dieser Forderung der Keimarmut wird bei der Verwendung von Grundwasser aus tieferen Erdschichten im allgemeinen genügt. Auch Wasser, das aus höhergelegenen bewaldeten Gebieten stammt, ist meist von guter bakteriologischer Beschaffenheit, vorausgesetzt, daß Spalten und Klüfte, die das Wasser schnell durchlassen, fehlen.

Wo keine genügende Keimarmut vorliegt, wie oft bei Oberflächenwässern bzw. oberflächennahen Wässern, ist für die Entfernung der Keime, z. B. durch künstliche Filterung oder durch Zusatz von Desinfektionsmitteln (Ozon-, Chlorverfahren u. a.) Sorge zu tragen.

Bei entkeimtem oder von Natur aus keimfreiem Wasser muß auch eine nachträgliche Verunreinigung durch geeignete Maßnahmen (einwandfreie Baulichkeiten) verhindert werden.

Da bei guten Grundwässern die Gesamtkeimzahl je ml erfahrungsgemäß unter 5 liegt, sollte ein als Trinkwasser dienendes Grundwasser schon kritisch betrachtet werden, wenn seine Keimzahl mehrmals 10 merklich überschreitet.

[1] Unberührt von dieser Regelung bleibt, daß für die Trinkwasserhygiene als Teilgebiet der Gesamthygiene verwaltungsmäßig der Mediziner (Amtsarzt) zuständig ist.

Sind in einem Quellwasser bei einwandfreier Fassung mehr als etwa 25 Keime je ml enthalten, so kann erfahrungsgemäß hieraus auf eine ungenügende Filtrationskraft des Bodens geschlossen werden.

Gehen die Keimzahlen erheblich über die oben angegebenen Werte, die keineswegs als starre Grenzzahlen gewertet werden dürfen, hinaus, so besteht in den meisten Fällen der begründete Verdacht, daß eine Verunreinigung des Wassers bzw. eine Störung in der Aufbereitungs- oder Desinfektionsanlage vorhanden ist. Das Ergebnis der Keimzählung allein kann aber nie oder nur selten für die Beurteilung ausschlaggebend sein, immer wird man die Herkunft des Wassers durch eine Ortsbesichtigung, weiterhin durch den chemischen Befund und die vom seuchenhygienischen Standpunkt aus so wichtige Prüfung auf *Escherichia coli* berücksichtigen müssen.

Diese Bakterien gehören zur normalen menschlichen und tierischen Darmflora, nehmen selbst aber nur ganz gelegentlich pathogenen Charakter an. Beim Auftauchen im Wasser dürfen sie als Indikator für eine Verunreinigung durch menschliche oder tierische Abgänge dienen. Wenn ein erhöhter Keimgehalt im Wasser allein auch nicht ohne weiteres eine bedenkliche Verunreinigung anzeigt, so ist jedoch ein solcher bei gleichzeitiger Anwesenheit von E. coli in der Beurteilung eines Trinkwassers ernst zu nehmen. Ist zwar das gelegentliche Auftreten vereinzelter Coli-Bakterien in größeren Wassermengen noch nicht direkt bedenklich, so muß jedoch, um nur einige Anhaltspunkte zu geben, herausgestellt werden, daß man für Grundwasser einen Coli-Titer von 100–200 fordern sollte.

Mit Coli-Titer bezeichnet man die kleinste Wassermenge in ml, in der *Escherichia coli* noch nachweisbar ist. Soll z. B. der Coli-Titer nicht unter 100 liegen, so darf in 100 ml Wasser *Escherichia coli* nicht nachweisbar sein.

Mit Rücksicht auf immer wiederkehrende Epidemien ist der verstärkten Sauberhaltung unserer Oberflächenwässer besonderes Augenmerk zu schenken, da ja immer mit einer Wechselbeziehung zwischen Grund- und Quellwasser einerseits und dem Oberflächenwasser andererseits gerechnet werden muß.

Weiter sind Wässer, die giftige Metalle (Blei, Arsen, Chrom) oder gewissen Industrien entstammende schädliche organische Verbindungen (Karbolsäure, Kresole) enthalten, auszuschließen.

Auch erwartet man von einem brauchbaren Trinkwasser, daß es ein appetitliches Aussehen und angenehmen erfrischenden Geschmack aufweist, also klar, kühl (am besten 8–10 °C), farb- und geruchlos (frei von Schwefelwassertoff, Teer-, Phenol-, Gasgeruch usw.) ist. Für wirtschaftliche Zwecke (Kesselspeisewässer, Wäschereien) wird schließlich noch auf nicht zu hohe Härte, Abwesenheit von Eisen, Mangan, O_2 usw. Wert gelegt, obwohl diese Stoffe der Gesundheit des Menschen nicht abträglich sind. Als unerwünscht ist auch eine Verunreinigung des Trinkwassers mit Detergentien (grenzflächen- und waschaktiven Stoffen) anzusehen. Diese Substanzen können aus Wasch- und Reinigungsmitteln mit den häuslichen und gewerblichen Abwässern in das Oberflächen- und Grundwasser und damit in das Trinkwasser gelangen und dieses schon in relativ geringen Konzentrationen geschmacklich und physikalisch-chemisch (Schaumbildung!) nachteilig beeinflussen. Aus diesem Grunde dürfen heute nur solche Detergentien in Wasch- und Reinigungsmitteln verwendet werden, die zu mindestens 80% biologisch abbaubar sind (VO über die Abbaubarkeit von Detergentien in Wasch- und Reinigungsmitteln vom 1. 12. 1961).

10.1.2. Versorgungsanlagen

Die zur Erfüllung vorstehender Bedingungen zu treffenden Maßnahmen sind, besonders nach dem Gesichtspunkte, ob es sich um Einzelversorgungsanlagen oder um zentrale Wasserleitungen handelt, getrennt zu besprechen.

Einzelversorgungsanlagen

bestehen meist aus in die Erde getriebenen Brunnen, die entweder Sickerwasser aus Flüssen und atmosphärischen Niederschlägen oder besser Grundwasser zutage fördern. Im letzteren Falle sind sie so tief zu führen, daß der Grundwasserspiegel erreicht wird. Die früher vielfach anzutreffenden offenen Schöpfbrunnen, aus denen das Wasser mit an Seilen oder Stangen befestigten Eimern heraufgeholt wurde, sind wegen der Verschmutzungsgefahr grundsätzlich zu verwerfen und durch geschlossene Schacht- oder Rohrbrunnen mit bis zur Tiefe von mindestens 3 m unter der Erdoberfläche wasserdichten Wänden zu ersetzen.

Schachtbrunnen

werden mit einem Durchmesser von nicht weniger als 1,5 m entweder aus Mauersteinen oder übereinandergesetzten Ringen von Zement, Beton, Eisen usw. aufgeführt. Sie sollen wasserdicht abgedeckt sein, mindestens 15 cm über die Oberfläche hinausragen und bis 3 m Tiefe durch eine 0,5 m starke Ton- oder Lehmschicht gut abgedichtet sein. Auch ist die Umgebung des Brunnens in einem Umkreise von mindestens 1 m über den äußeren Brunnendurchmesser hinaus abgedeckt herzustellen und zur Ableitung des Überlaufwassers ein undurchlässiger Ablauf anzulegen. Der früher vertretenen Auffassung, daß der Rand mindestens 10 m von Dungstellen und Abfallgruben und 5 m von wasserdichten Gruben und Abflußleitungen, von offenen Gewässern und Nachbargrundstücken entfernt sein solle, muß energisch entgegengetreten werden, da die Entfernung von 10 m für Schachtbrunnen, selbst bei feinsandigen Böden zu gering ist. Obwohl sich die Anlage eines Schachtbrunnens ganz nach den örtlichen Bodenverhältnissen richtet, so sollte man doch grundsätzlich die Anlage in der Nähe solcher gesundheitsgefährdenden Stellen untersagen.

Rohrbrunnen

verdienen aus hygienischen Gründen den Vorzug und sind jedenfalls für das Innere von Gebäuden allein zulässig. Sie bestehen aus einem weiteren Mantelrohr, das den seitlichen Zutritt von Wasser verhindert, und dem inneren mit der Pumpe versehenen Steigrohr, dessen unteres Ende den mit Öffnungen versehenen Saugkorb trägt. Wenn sie aus mehreren, verschieden weiten Teilen zusammengesetzt sind, müssen diese sorgfältig gegeneinander abgedichtet sein. Im übrigen gelten sinngemäß die an Schachtbrunnen zu stellenden Anforderungen.

Bei allen Arten von Brunnen ist die Verwendung von Holz innerhalb der Schächte auszuschließen, Eisen vor Rosten zu schützen. Hinsichtlich weiterer Einzelheiten sei auf die vom Deutschen Verein von Gas- und Wasserfachmännern e. V. vorgeschlagenen „Technischen Vorschriften für Bau und Betrieb von Grundstücksbewässerungsanlagen" verwiesen.

Öffentliche Versorgungsanlagen

Zur Speisung von zentralen Leitungen kann Wasser jeder vorgenannten Art, wie es, von Natur hinreichend rein oder in entsprechender Weise gereinigt, verfügbar ist, benutzt werden. Da aber Quellwasser in der für den Bedarf größerer Städte ausreichenden Menge kaum jemals zu beschaffen sein wird, greift man entweder auf Grundwasser oder auch auf Oberflächenwasser zurück, bevorzugt aber von letzterem das Wasser aus natürlichen Seen und Teichen vor dem Flußwasser. Neuerdings werden auch in steigendem Maße mit Hilfe von Talsperren künstliche Wasserspeicher angelegt. Das in geeigneter Weise gesammelte Wasser wird aus hochgelegenen Behältern den Verbrauchern in Röhrenleitungen zugeführt, die in der Regel aus Gußeisen, bisweilen auch aus Ton, Steingut oder Porzellan hergestellt sind. Die Verbindung der einzelnen, bis mehrere Meter langen Rohrteile erfolgt entweder durch Muffen oder Flansche, die in entsprechender Weise gedichtet werden, und schließlich endet das System innerhalb der Häuser in Ablaßhähnen.

Das den Leitungen zuzuführende Wasser, auch gutes Grundwasser, muß in der Regel, auf alle Fälle aber das Oberflächenwasser, einer vorhergehenden Behandlung oder **Aufbereitung** unterzogen werden, die vor allem folgende Aufgaben zu erfüllen hat: Klärung, Entkeimung und Geschmacksverbesserung, Enteisenung, Entmanganung, Entsäuerung (Schutz der Rohrleitung), Teilenthärtung.

Die Art der zugelassenen Stoffe und ihre Mengen, die nach erfolgter Aufbereitung im Wasser noch vorhanden sein dürfen, sind für die Bundesrepublik in der Trinkwasser-Aufbereitungs-Verordnung vom 19. 12. 1959 i. d. F. vom 27. 6. 1960 festgelegt.

Klärung

Zur Entfernung von Trübungen durch anorganische und organische Schwebestoffe (Ton, Sand, Kalk, Algen, Pilze, pflanzlicher Detritus) genügt in der Regel die Filtration durch Kies oder Sand von 1–2 mm Korngröße, wobei das Wasser mit einer Geschwindigkeit von 0,1–0,3 m in der Stunde („Langsamfilterung") durch immer gröber werdende Kiesschichten sickert und schließlich in Kanälen abgezogen wird. Durch eine an der Oberfläche allmählich entstehende Filterhaut aus Pflanzenfasern und Mikroorganismen (Protozoen), in der sich biologische Vorgänge abspielen, wird die Wirksamkeit noch gesteigert.

Zur Einsparung der für die langsame und die Bodenfiltration erforderlichen großen Flächen bevorzugt man jetzt vielfach die nach amerikanischem Vorbilde gebauten Schnellfilter (nach JEWELL, REISERT usw.), eiserne mit Sand gefüllte Zylinder, durch die das Wasser mit einer Geschwindigkeit von etwa 10 m in der Stunde hindurchgedrückt wird. Sie haben auch den Vorzug der leichteren Reinigung durch einfache Rückspülung, erfordern aber, weil es bei ihnen nicht zur Entstehung einer biologisch wirksamen Filterhaut kommt, eine vorherige Klärung in Absetzbecken mit Aluminiumsulfat, Natriumaluminat oder seltener mit Eisenchlorid. Diese bilden mit den Erdalkalicarbonaten nach den Gleichungen

$$Al_2(SO_4)_3 + 3Ca(HCO_3)_2 \rightarrow 2Al(OH)_3 + 3CaSO_4 + 6CO_2$$

$$2FeCl_3 + 3Ca(HCO_3)_2 \rightarrow 2Fe(OH)_3 + 3CaCl_2 + 6CO_2$$

grobflockige Ausscheidungen von Aluminium- oder Eisenhydroxid, die, weil positiv geladen, die meist negativ geladenen kolloiden Teilchen mit niederreißen. Durch Zusatz von Säuren oder auch Alkali bzw. Kalkmilch ist bei der Anwendung von Aluminiumsulfat der pH-Wert des Wassers auf etwa 4–6, bei Eisenchlorid auf pH 6–7 oder auf über 8 einzustellen. Die Höhe des Zusatzes wird zweckmäßig durch einen Vorversuch ermittelt und beträgt bei kristallisiertem Aluminiumsulfat etwa 10–50, bei Eisenchlorid 10–30 mg/l.

Bei wenig verunreinigtem Wasser genügt es meist, die Chemikalien ohne Einschaltung eines Klärbeckens unmittelbar vor der Filtration zuzugeben, wobei sich die Hydroxide im Innern des Filters ausscheiden, die einzelnen Kieskörner umhüllen und so adsorbierend wirken.

Auch leitet man statt dessen in Nachahmung der natürlichen Bodenfiltration das Wasser auf größere Flächen, läßt es versickern und holt es als künstliches Grundwasser wieder hervor.

Entkeimung

Die Beseitigung der Bakterien erfolgt entweder durch Filtration oder durch Abtötung der Keime mit Chemikalien, und zwar reichen für kleinere Wassermengen meist besondere handliche Filtrierapparate, wie die mit Infusorienerde gefüllten BERKEFELD-Filter, CHAMBERLAINsche Filterkerzen, EK.-Filter usw., aus. Die Wirksamkeit ist dauernd durch bakteriologische Untersuchung auf Keimzahl und evtl. Auftreten von *Escherichia coli* zu überwachen.

Abtötung der Mikroorganismen kann durch Abkochen oder auch nach den bisherigen Versuchen durch Bestrahlung mit ultraviolettem Licht erfolgen, wird aber in der Wasserwerkspraxis durch Behandlung mit Chemikalien, vor allem Chlor, Hypochlorit oder Ozon durchgeführt. Von diesen hat das Chlor zur Zeit die größte Bedeutung.

Chlorung des Wassers. Das Verfahren beruht auf der Erkenntnis, daß schon geringe Mengen freies Chlor (0,2–1 g/m³ Wasser) in verhältnismäßig kurzer Zeit eine völlige Vernichtung aller Mikroben, abgesehen von höchstens vereinzelten harmlosen sogenannten Wasserbakterien, bewirken. Dieser Erfolg beruht darauf, daß Chlor das Wasser unter vorübergehender Entstehung von unterchloriger Säure nach folgenden Gleichungen

$$H_2O + Cl_2 \rightarrow HClO + HCl$$

$$2HClO \rightarrow 2HCl + O_2$$

in Chlorwasserstoff und Sauerstoff zerlegt, und daß der Sauerstoff in statu nascendi die Bakterien abtötet; doch scheint daneben noch eine spezifische Wirkung des Chlors selbst vorzuliegen. Die gleichzeitig entstehende Salzsäure wird durch die im Wasser enthaltenen Erdalkalicarbonate neutralisiert.

Das Chlor kann sowohl in Form von Chlorkalk, Natrium- oder Magnesiumhypochlorit, Chloraminpräparaten, die sich zur Desinfektion von Brunnen, Schwimmbassins und Rohrleitungen bewährt haben, als auch in Form des freien Gases angewandt werden; das letztere hat sich für zentrale Trinkwasseranlagen nahezu ausschließlich durchgesetzt.

Zur Durchführung der Chlorung ermittelt man zunächst im Vorversuch die erforderliche Chlormenge, das sogenannte Chlorbindungsvermögen, nach verschiedenen von OLSZEWSKI, FROBOESE u. a. ausgearbeiteten Methoden (vgl. BEYTHIEN/DIEMAIR, Laboratoriumsbuch, 8. Aufl., S. 666) und fügt dann die genau dosierte Menge Chlor als Chlorwasser oder in Gasform aus Chlorbomben, in der Regel unter Zuhilfenahme automatisch wirkender Chloranzeigeapparate, dem vorher filtrierten Wasser zu.

Da zur sicheren Abtötung auch der widerstandsfähigsten Mikroorganismen erfahrungsgemäß mit einem Überschuß an Chlor gearbeitet werden muß (sogenannte Hochchlorierung), der sich bei Mengen von 0,5–0,7 mg/l geschmack- oder geruchlich störend bemerkbar macht, wird gegebenenfalls dessen Entfernung durch Thiosulfat, Filtration über gekörntes Calciumsulfit (Katarsit) oder Aktivkohle erforderlich. Das letztere, in der Praxis bewährte Mittel hat noch den weiteren Vorteil, auch andere störende Geruchsstoffe (Phenole) zu beseitigen.

Ozonisierung des Wassers. Mit Hilfe von Ozon, das in chemischer Hinsicht wie der beim Chlorverfahren entstehende Sauerstoff in statu nascendi wirkt, läßt sich ebenfalls eine nahezu vollständige Sterilisation erzielen. Das durch stille elektrische Entladung erzeugte O_3 wird dem durch Schnellfilter geklärten Wasser zugeführt, dann das Gemisch durch mit Kies gefüllte Türme geschickt. Das Ozonverfahren hat den Vorzug, ohne Verschlechterung des Geruchs und Geschmacks zu arbeiten und gewinnt ständig an Bedeutung und Verbreitung, vorab in Verbindung mit der gleichzeitigen Anwendung von Chlor und Chlordioxid.

Katadynverfahren. Nach der zuerst von NAEGELI gemachten Beobachtung wirken sehr kleine Mengen Silberionen auf Bakterien tödlich (z. B. bei *Escherichia coli* schon 40 μg/l, entsprechend $2{,}4 \times 10^{17}$ Ag-Ionen). Die Verwertung dieser Entdeckung für die Sterilisierung von Wasser wurde aber erst möglich, als es KRAUSE gelang, durch ein besonderes Bläh- oder Verblaseverfahren Silber mit außerordentlich großer Oberfläche in Form von mit dem Metall überzogenen Quarzkörnern oder RASCHIG-Ringen herzustellen und so durch Filtration über diese Mittel in kurzer Zeit die ausreichende Menge Silberionen in das Wasser hineinzubringen. In analoger Weise wirkt auch die Anwendung eines schwachen elektrischen Stromes unter Verwendung von Silberelektroden. In letzterer Form ist das Verfahren für Mineralwasser und zur Sterilisation von Flaschen und Trinkgläsern in Badeorten brauchbar. Auf Leitungswasser ist es bislang noch nicht angewandt worden.

Kupfersalze üben ebenfalls in sehr geringer Menge eine keimtötende Wirkung aus, wovon bisweilen zur Beseitigung von Grünalgen und Blaualgen in Stauweihern Gebrauch gemacht wird. Die erforderliche Cu-Menge ist auf etwa 0,2 mg/l, bei resistenteren Organismen auf 2 mg/l zu bemessen, doch ist bei dieser Anwendung Vorsicht geboten, da schon bei 0,5–1,0 mg Cu/l Wasser Fische getötet werden können.

Entfernung von Eisen und Mangan

Die genannten beiden Metalle müssen aus dem für zentrale Versorgungsanlagen bestimmten Wasser entfernt werden, weil sonst schwere Störungen des Betriebes, sei es durch Verschlechterung des Aussehens und Geschmacks, sei es durch Beschädigung der Leitungen, oder sonstige Nachteile zu befürchten sind.

Enteisenung. Das in gewissen Grundwässern bisweilen in erheblicher Menge (1–3, ja bis 10 mg/l und mehr) als Eisen(II)-Ion enthaltende Eisen geht bei der Berührung mit Luft in das Eisen(III)-Ion über und scheidet sich in Gestalt von Flocken oder feinen Trübungen aus. Das dadurch hervorgerufene unappetitliche Aussehen wird noch gesteigert durch die Neigung gewisser Mikroorganismen, das Eisen(II)-oxid zu oxydieren. Solche in mehr als 40 Arten auftretenden „Eisenbakterien", von denen *Crenothrix polyspora*, *Leptothrix crassa*, *Gallionella ferruginea* besondere Bedeutung erlangt haben, benötigen das Eisen für ihren Lebensprozeß und speichern es in ihrem Organismus auf. Da hierdurch der Geschmack des Wassers ungünstig beeinflußt, auch Gelbfärbung der Wäsche verursacht wird, muß das Eisen vor dem Einlassen des Wassers in die Leitung bis auf etwa 0,05 mg Fe/l beseitigt werden.

Diese Aufgabe ist verhältnismäßig leicht zu lösen, wenn das Eisen als Hydrogencarbonat vorliegt, da das nach der Gleichung

$$4\,Fe(HCO_3)_2 + O_2 + 2\,H_2O \rightarrow 4\,Fe(OH)_3(\downarrow) + 8\,CO_2$$

entstehende unlösliche Eisen(III)-hydroxid einfach abfiltriert werden kann.

Bei der Oxydation von Eisen(II)-sulfat nach der Gleichung

$$4\,FeSO_4 + O_2 + 10\,H_2O \rightarrow 4\,Fe(OH)_3(\downarrow) + 4\,H_2SO_4$$

entsteht aber freie Schwefelsäure, die ohne Schwierigkeit vor der Belüftung durch Kalk oder Natronlauge neutralisiert werden kann; zur Beseitigung des in Moorwässern anzutreffenden huminsauren Eisens ist sogar die Anwendung stärkerer Oxydantien (Cl_2, $KMnO_4$) oder die Ausflockung der Humussubstanz mit Aluminiumsulfat erforderlich.

Die praktische Durchführung der Enteisenung erfolgt entweder in offenen oder geschlossenen Anlagen. Bei den ersteren läßt man das Wasser zur Aufnahme der Luft über ein Gitterwerk von Steinen, Koks oder Holzhorden rieseln (System PIEFKE) oder aus einer Regenvorrichtung aufprallen (System OESTEN) oder auch aus feinen sogenannten Amsterdamer Düsen versprühen und beseitigt das in die Gelform übergehende Eisen durch Kiesfilter. Die billiger arbeitenden geschlossenen Anlagen bestehen aus einem Kiesfilter, dem Luft zugeführt werden kann und das von Zeit zu Zeit durch Rückspülung gereinigt werden muß. Sobald die Kiesfilter nach einiger Zeit ihre volle Wirksamkeit erlangt haben, wird das Eisen bis auf Spuren von $< 0{,}05$ mg/l, die praktisch bedeutungslos sind, entfernt.

Bisweilen wurde festgestellt, daß auch völlig eisen- und manganfreie Wässer in den Leitungen stark braune Trübungen von Eisenbakterien (*Gallionella ferruginea*) abscheiden. In solchen Fällen ist natürlich ein Enteisenungsverfahren zwecklos, da es sich um die lösende Wirkung der Kohlensäure handelt; in diesem Fall muß zu der auf S. 531 besprochenen Entsäuerung geschritten werden.

Entmanganung. Während man früher annahm (MEZ, V. RAUMER, TIEMANN-GÄRTNER, WINOGRADSKY), daß die Entwicklung von *Crenothrix* und *Leptothrix* an das Vorhandensein von Eisen gebunden sei, konnte später nachgewiesen werden, daß die durch die genannten Mikroorganismen hervorgerufenen dunklen Ausscheidungen nicht durch Speicherung von Eisen, sondern von Mangan verursacht wurden. Die inkrustierten *Crenothrix*fäden enthielten in der Trockensubstanz nahezu 50% Mn_3O_4 (66,6% der Asche) neben nur 4,3% Fe_2O_3 (6% der Asche), während das Wasser der befallenen Brunnen bis zu 1 mg Mn/l aufwies. Da sich in den crenothrixfreien Brunnen kein Mangan nachweisen ließ, wurde angenommen, daß die Fadenbakterien nicht nur bei den manganreichen Ausscheidungen eine Rolle spielen, sondern daß ihr Wachstum durch den Mangangehalt des Wassers gefördert, wenn nicht geradezu bedingt wird.

Die bakteriologischen und chemischen Untersuchungen führten zur Aufklärung dieser biologischcn Vorgänge, und es wurde in erster Linie festgestellt, daß gewisse sogenannte Eisenbakterien imstande sind, geeignete Verbindungen des Mangans zur Durchführung ihres Lebensprozesses zu verwenden, und daher besser als Manganbakterien bezeichnet werden. Während *Gallionella ferruginea* ausschließlich Eisen(II) oxydiert, verarbeiten *Crenothrix* (*Clonotrix*) *fusca* und *Leptothrix echinata* vorwiegend Manganverbindungen nach der Gleichung:

$$MnCO_3 + 2\,H_2O + {}^1/_2O_2 \rightarrow MnO(OH)_2 + H_2O + CO_2$$

Zur Entfernung des Mangans, das in noch höherem Maße schädlich wirkt als das Eisen, weil die Fällungen noch schwärzlicher aussehen und mit der Zeit die Leitungsröhren ganz verstopfen können, wendet man verschiedene Maßnahmen (biologische, chemisch-mechanische) an, deren Auswahl nach der Bindungsform des Mangans auf Grund praktischer Vorversuche zu treffen ist. Nach dem ältesten, dem biologischen Verfahren, schickt man das Wasser durch Kiesfilter, in denen man spezifische, Mangan speichernde Bakterien (*Crenothrix fusca*) künstlich gezüchtet hat. Diese ziehen das Mangan an sich, so daß in dem das Filter verlassenden Wasser nur noch unwesentliche Spuren von 0,005 bis 0,03 mg/l verbleiben.

Die chemische Entmanganung erfolgt bei pH 8,4 durch Oxydation nach den Gleichungen:

$$2\,Mn(HCO_3)_2 + 2\,H_2O + O_2 \rightarrow 2\,Mn(OH)_4\,(\downarrow) + 4\,CO_2$$

$$MnSO_4 + 3\,H_2O + {}^1/_2O_2 \rightarrow Mn(OH)_4\,(\downarrow) + H_2SO_4$$

Sie läßt sich aber nicht wie beim Eisen(II) durch einfache Belüftung erzielen, sondern nur auf dem Umwege, daß man das Mangan(II)-Ion zunächst in Mangandioxid (Braunstein) überführt, das als Sauerstoffüberträger und Adsorbens wirkt. Man schickt also das mangan(II)-haltige Wasser durch ein Kiesfilter, dessen einzelne Sandkörnchen sich allmählich mit einer schwarzen Schicht von Braunstein überziehen; das Filter arbeitet sich ein, wie man in der Praxis sagt. Ein derartig eingearbeitetes Filter entfernt nun laufend das Mangan aus dem Wasser, indem das Mangan(II)-salz[1] durch die schwarzen

[1] Durch hydrolytische Spaltung ist meist im Wasser Mangan(II)-hydroxid enthalten, das sich, wie oben angeführt, auf dem Filter niederschlägt und oxydiert wird.

Schichten ($MnO_2 \cdot xH_2O$) des Filters aufgenommen wird und sich dort mit dem Luftsauerstoff allmählich zu Braunstein oxydiert:

$$2\,Mn(OH)_2 + O_2 \rightarrow 2\,MnO_2 \cdot 2\,H_2O^{1}$$

Auf diesem Weg wird das Mangan aus dem Wasser bis auf Spuren entfernt.

Für Wässer, die sich schwer vom Mangan befreien lassen, benutzt man auch in ähnlicher Weise wirkende *Manganpermutitfilter*, d. h. mit Mangansalzlösung gewaschenen und dann mit Kaliumpermanganat behandelten Natriumpermutit (Natriumaluminiumsilicat, „künstlicher Zeolith"), in denen sich durch die beschriebene Behandlung Braunstein in äußerst feiner Verteilung in dem alkalischen Permutitmolekül abgeschieden hat.

Entsäuerung und Entgasung

Wie schon auf S. 522 angeführt, liegt die aktuelle Azidität der Grundwässer allgemein zwischen pH 5 und 7,5. Wässer, die in ihrer Azidität im sauren pH-Bereich (< 7) liegen, zeigen – abgesehen von dem selteneren Vorkommen von freien Huminsäuren und freien Mineralsäuren (H_2SO_4) – einen Gehalt an *freier* Kohlensäure. (Die Entsäuerung ist jedoch abhängig von dem Gehalt des Wassers an angreifender Kohlensäure, d. h., daß auch in gewissen Fällen bei pH-Werten über 7,0 entsäuert werden muß.) Somit läuft die Entsäuerung, die für technische Zwecke notwendig ist, auf eine Entfernung (Entgasung, Belüftung) oder Bindung der freien Kohlensäure hinaus.

Da die *freie* Kohlensäure im Zusammenhang mit der *Gesamtkohlensäure* gesehen werden muß, gibt nachfolgendes Schema an, wie die im Wasser vorhandene Gesamtkohlensäure vorliegen kann:

Gesamtkohlensäure = gebundene Kohlensäure + freie Kohlensäure

Gebundene Kohlensäure ⟨ ganz gebundene, z. B. $CaCO_3$
halb gebundene, z. B. $Ca(HCO_3)_2$

Freie Kohlensäure ⟨ zugehörige (unschädliche)
aggressive Kohlensäure

Freies Kohlendioxid in bestimmtem Überschuß und gleichzeitig Luft (O_2) enthaltendes Wasser wirkt zerstörend auf Bassins und Leitungen aus Eisen, Beton usw. und vermag auch gesundheitsschädliche Metalle wie Blei in Lösung überzuführen. An dieser Wirkung ist nicht die ganze freie Kohlensäure beteiligt, sondern nur ein Teil derselben, den man als „*aggressive*" oder auch als „angreifende" Kohlensäure bezeichnet. Die Menge der zur Lösung von Marmor und zur Verursachung von Rosttrübung verfügbaren und ausreichenden Kohlensäure hängt von dem gleichzeitigen Gehalte des Wassers an gebundener Kohlensäure ab, da für eine bestimmte Menge gebundener Kohlensäure eine bestimmte Menge freier Kohlensäure („*zugehörige Kohlensäure*") vorhanden sein muß, weil sonst Calciumcarbonat ausfällt. Wasser, das sich gerade im Kalk-Kohlensäure-Gleichgewicht befindet, bildet bei genügender Carbonathärte (mindestens 3 Grad), und gleichzeitiger Anwesenheit von Sauerstoff auf dem Eisen allmählich eine Schutzschicht von Calciumcarbonat und Eisen(III)-Verbindungen, die den weiteren Angriff ver-

[1] Der Braunstein liegt als Mangandioxidhydrat ($MnO_2 \cdot xH_2O$) vor.

hindern; doch kommt es nicht zur Entstehung einer solchen Schutzschicht, wenn außer der „zugehörigen“ noch weitere freie Kohlensäure vorhanden ist. Dieser Überschuß, der als „rostschutzverhindernde Kohlensäure“ bezeichnet wird, kommt also für das Auftreten von Eisenrost in Frage. Als Schutzmaßnahmen werden hiernach folgende angewandt:

1. Belüftung durch Rieseln, freier Regenfall aus 3 m Höhe oder Versprühen durch Sprühdüsen, wobei die gesamte freie Kohlensäure bis auf 5–10 mg/l ausgetrieben wird.

Die Belüftung wird auch zur Entfernung des Sauerstoffs (was hauptsächlich bei Kesselspeisewasser notwendig ist) herangezogen, wobei in sauerstofffreier Atmosphäre oder im Vakuum verrieselt wird.

Zur Entfernung des Sauerstoffs (Entgasung) dienen außer den mechanischen Verrieselungsverfahren auch thermische und vor allem chemische Methoden, z. B. mit Natriumsulfit.

2. Zusatz von Ätzkalk, der nach der Gleichung

$$Ca(OH)_2 + 2\,CO_2 \rightarrow Ca(HCO_3)_2$$

eine Bindung der kalkaggressiven Kohlensäure zu Calciumhydrogencarbonat bewirkt. Um die bei zu hohen Zusätzen eintretende Ausfällung von Calciumcarbonat zu verhindern, muß eine genaue Dosierung erfolgen. Der Kalk wird in Form von gesättigtem Kalkwasser bekannter Konzentration zugeführt, während der theoretisch möglichen Verwendung von Soda oder Natronlauge meist der höhere Preis entgegensteht.

3. Marmorrieselung bindet die kalkaggressive Kohlensäure nach der Gleichung

$$CaCO_3 + CO_2 + H_2O \rightarrow Ca(HCO_3)_2$$

Dieses Verfahren, bei dem das Wasser mit nicht zu großer Geschwindigkeit (etwa 2 m in der Stunde) von unten nach oben das Filter durchläuft, ist hauptsächlich für weiches Wasser mit einer Carbonathärte unter 7 Grad geeignet, während die Entsäuerung bei härterem Wasser nur unvollkommen verläuft. Es hat den Vorteil, ohne Zusätze und Überwachung zu arbeiten, erhöht aber die Härte mehr als das Kalkverfahren.

4. Magnesitverfahren. Bei der Filtration durch gebrannten Magnesit wird die Kohlensäure theoretisch nach der Gleichung:

$$MgO + 2\,CO_2 + H_2O \rightarrow Mg(HCO_3)_2$$

gebunden. Bei Anwesenheit größerer Mengen Calciumhydrogencarbonat oder Calciumsulfat verlaufen aber gleichzeitig folgende Reaktionen:

$$MgO + Ca(HCO_3)_2 \rightarrow CaCO_3\,(\downarrow) + MgCO_3\,(\downarrow) + H_2O$$

$$MgCO_3 + CaSO_4 \rightarrow MgSO_4 + CaCO_3\,(\downarrow)$$

Das hierbei entstehende Calciumcarbonat verstopft das Filter und verhindert daher die Anwendung auf kalkreiches Wasser.

Bei letzterem kann unter Umständen das Magnoverfahren, die Filtration über gebranntem Dolomit oder auch einem künstlich hergestellten Gemisch von gebranntem Calcium- und Magnesiumcarbonat, wegen der geringeren Kalkausscheidung empfehlenswerter sein. Die künstlich hergestellte Magnomasse besteht aus einer molaren Verbindung der Zusammensetzung $CaCO_3 \cdot MgO$.

Die vorstehend besprochenen Entsäuerungsverfahren bieten auch einen Schutz gegen Bleivergiftung, aber nur dann, wenn sie zugleich die Luft aus dem Wasser entfernen, denn bereits lufthaltiges destilliertes Wasser führt Blei unter Bildung des Hydroxids $Pb(OH)_2$ in Lösung, und bei gleichzeitiger Anwesenheit von aggressiver Kohlensäure wird die Gefahr durch Entstehung des leicht löslichen Bleihydrogencarbonats $Pb(HCO_3)_2$ noch wesentlich erhöht. Zwar kommt es auch hier bei hinreichender Härte zur Bildung einer Schutzschicht, doch ist eine dauernde Überwachung unerläßlich.

Enthärtung

Da das Wasser aus zentralen Versorgungsanlagen nicht nur zu Trinkzwecken, sondern auch zur Bereitung von Speisen und Getränken, zur Reinigung der Wäsche, zur Speisung von Dampfkesseln, Warmwasser- und Heizungsanlagen und für viele Industriezweige benutzt wird, bei denen hoher Gehalt an Erdalkalisalzen störend wirkt (Kochen von Hülsenfrüchten, Ausscheidung von Kalk- und Magnesiaseifen, Bildung von Kesselstein), wird man übermäßig hartes Wasser bisweilen einer Teil- oder Vollenthärtung unterwerfen.

Die Wasserenthärtung kann auf verschiedenen Wegen erfolgen:

1. thermische Verfahren, 2. chemische Verfahren, 3. Austauschverfahren (Permutit- und Wofatitverfahren), 4. Destillationsverfahren.

Auf **thermischem** Weg wird die Carbonathärte (Hydrogencarbonate) beseitigt:

$$Ca(HCO_3)_2 \xrightarrow{100^\circ C} CaCO_3 (\downarrow) + CO_2 + H_2O$$
$$Mg(HCO_3)_2 \longrightarrow MgCO_3 (\downarrow) + CO_2 + H_2O$$

Bei dieser thermischen (Teil-)Enthärtung wird im Wasser gelöstes CO_2 wie auch O_2 ausgetrieben, entgast (vgl. S. 530).

Bei den **chemischen** Verfahren kommen verschiedene Chemikalien zur Verwendung:

Beim Kalkverfahren als dem einfachsten und ältesten Enthärtungsverfahren wird gelöschter Kalk (Kalkmilch) oder abgesättigtes Kalkwasser in dosierten, äquivalenten Mengen zu den vorhandenen Härtebildnern zugegeben. Je nachdem, ob man ein oder zwei Teile CaO zugibt, erfolgt entweder nur eine Bindung von freier CO_2 (I), also eine Entsäuerung (vgl. S. 532) oder bei weiterer Zugabe von CaO geht diese Entsäuerung in der zweiten Stufe (II) in die Enthärtung und Alkalisierung über.

$$\text{I.}\quad CaO + 2\,CO_2 + H_2O \rightarrow Ca(HCO_3)_2$$
$$\text{II.}\quad Ca(HCO_3)_2 + CaO \rightarrow 2\,CaCO_3 (\downarrow) + H_2O$$

Die Wasserhärte geht bei diesem Verfahren auf 3–4° dH herab, bei Alkaliüberschuß noch weiter. Das Kalkverfahren wird besonders bei ausgesprochen carbonatharten Wässern angewandt.

Beim bekannten Kalk-Soda-Verfahren werden Ätzkalk und Soda zugesetzt. Dabei werden die Carbonathärte durch Kalk (I), die Nichtcarbonathärte (bleibende Härte) durch Soda (II) entfernt:

$$\text{(I)}\ Ca(HCO_3)_2 + Ca(OH)_2 \rightarrow 2\,CaCO_3(\downarrow) + 2\,H_2O$$
$$Mg(HCO_3)_2 + 2\,Ca(OH)_2 \rightarrow 2\,CaCO_3(\downarrow) + Mg(OH)_2(\downarrow) + 2\,H_2O$$
$$\text{(II)}\ CaSO_4 + Na_2CO_3 \rightarrow CaCO_3(\downarrow) + Na_2SO_4;$$

Auf diese Weise fällt man auch die leicht löslichen Erdalkalisalze $CaCl_2$, $MgCl_2$, $MgSO_4$. Bei diesem Verfahren wird eine Enthärtung bis auf 1–2° dH erreicht.

Da bei vorgenanntem Kalk- bzw. Carbonat-Verfahren aus chemischen Gründen keine vollständige Enthärtung erzielt werden kann, also immer noch geringe Resthärten zwischen 0,8 und 2° dH verbleiben, verbindet man heute in vielen Fällen (z. B. zur Aufbereitung der Kesselspeisewässer) ein Carbonat-Verfahren mit dem Phosphat-Verfahren. Dadurch ist auf dem Fällungsweg eine Enthärtung des Wassers bis auf praktisch 0° dH möglich. In der Regel verwendet man Trinatriumphosphat.

Beim Trinatriumphosphatverfahren werden die härteverursachenden Ionen als unlösliche Phosphate niedergeschlagen:

$$3\,Ca(HCO_3)_2 + 2\,Na_3PO_4 \rightarrow Ca_3(PO_4)_2(\downarrow) + 6\,NaHCO_3$$
$$3\,CaCO_3 + 2\,Na_3PO_4 \rightarrow Ca_3(PO_4)_2(\downarrow) + 3\,Na_2CO_3$$
$$3\,CaSO_4 + 2\,Na_3PO_4 \rightarrow Ca_3(PO_4)_2(\downarrow) + 2\,Na_2SO_4$$

Durch Anwendung von Natriumhexameta- und Natriumtripolyphosphaten wird ebenfalls die Härte aufgehoben, indem diese Salze mit den Ca-Salzen leicht lösliche, beständige Komplexe bilden. Auf diese Weise kann auch Kesselstein entfernt werden.

Bei diesen chemischen Enthärtungsverfahren verwendet man periodisch und kontinuierlich arbeitende Anlagen. Bei den periodischen Verfahren für meist kleinere Leistungen wird das Wasser in mehreren Behältern mit den Chemikalien versetzt; die Niederschläge setzen sich dann in Ruhe nach einiger Zeit ab. Bei kontinuierlich arbeitenden Verfahren fließt das mit den Chemikalien versetzte Wasser durch mehrere Behälter, wo sich die Niederschläge als Phosphatschlamm absetzen; die letzten Reste der Niederschläge werden beim Passieren von Filtern zurückgehalten.

Austauschverfahren. Die Enthärtung nach dem Permutitverfahren (Basenaustauschverfahren) beruht darauf (vgl. S. 436), daß Natrium in den künstlichen Zeolithen (Permutiten[1]) durch Ca, Mg (Fe, Mn) des Wassers ausgetauscht, ersetzt wird, so daß im Wasser nach Durchgang durch das Permutitfilter $NaHCO_3$ oder Na_2SO_4 vorliegen. Die Regeneration der Permutite ist leicht möglich, indem Kochsalzlösung durch die Permutitschicht geschickt wird, wobei ein umgekehrter Austausch von Ca^{++} gegen Na^+ stattfindet.

Enthärtung:

$$Na_2O \cdot Al_2O_3 \cdot nSiO_2 \cdot mH_2O + CaSO_4 \rightleftarrows CaO \cdot Al_2O_3 \cdot nSiO_2 \cdot mH_2O + Na_2SO_4$$

Regeneration:

$$CaO \cdot Al_2O_3 \cdot nSiO_2 \cdot mH_2O + 2\,NaCl \rightleftarrows Na_2O \cdot Al_2O_3 \cdot nSiO_2 \cdot mH_2O + CaCl_2$$

[1] Permutite sind künstlich hergestellte Natrium-alumo-silicate mit ähnlicher Struktur wie die natürlichen Zeolithe.

Bei Wässern mit einem hohen Gehalt an freier CO_2 kommt das Permutitverfahren nicht zur Anwendung ($NaHCO_3$-Bildung!).

Neue Wege der Enthärtung ergaben sich durch Anwendung der Austauschadsorbentien auf Kunstharzbasis, wobei sowohl eine teilweise als auch eine völlige Entfernung der Wasserelektrolyte möglich ist (vgl. S. 436).

So werden beim Neutralaustausch (Kationenaustausch, Basenaustausch) die härtebildenden Ca-Ionen vom Austauscher festgehalten, der dafür seine Na-Ionen in Lösung schickt:

$$Na_2\text{-Harz} + CaSO_4 \rightleftarrows \text{Ca-Harz} + Na_2SO_4$$

Carbonatreiche Wässer können derart entsalzt werden, indem man sie zunächst über einen Wasserstoffaustauscher (H-Harz) leitet:

$$Ca(HCO_3)_2 + \text{H-Austauscher} \rightarrow \text{Ca-Austauscher} + H_2O + 2\,CO_2$$

Mg wird auf die gleiche Weise im Austauscher gebunden. Das in Freiheit gesetzte CO_2 wird durch Entgasung (vgl. S. 530) entfernt.

Enthält das Wasser Nicht-Carbonathärte, so entsteht beim Durchgang durch den Wasserstoffaustauscher Mineralsäure:

$$CaSO_4 + \text{H-Austauscher} \rightarrow \text{Ca-Austauscher} + H_2SO_4.$$

Diese Mineralsäure wird durch Nachschaltung eines OH-Austauschers (Anionenaustausch) herausgenommen:

$$H_2SO_4 + \text{(OH)-Austauscher} \rightarrow 2\,H_2O + (SO_4)\text{-Austauscher}.$$

Werden Kationen- und Anionenaustauscher hintereinandergeschaltet, so kann man durch eine einmalige Filtration eine völlige Beseitigung der Härtebildner und somit eine Vollentsalzung erreichen.[1]

Das **Destillationsverfahren** wird vornehmlich in Kleinbetrieben verwendet, wird aber heute vielfach durch die Austauschverfahren ersetzt.

10.2. Mineralwasser

Schon seit ältester Zeit ist der Menschheit bekannt, daß an gewissen Orten der Erde Wasser besonderer Beschaffenheit zutage tritt, das sich durch Geruch oder Geschmack, höhere Temperatur usw. wesentlich von dem gewöhnlichen Trinkwasser unterscheidet und vielfach zur Beseitigung von Krankheiten durch Trink- oder Badekuren geeignet ist. Auf Grund umfassender statistischer Unterlagen über die Zusammensetzung zahlreicher Wässer wurde im Jahre 1911 durch die „Nauheimer Beschlüsse" eine Begriffs-

[1] Kieselsäure wird als Nichtelektrolyt nicht von Wofatiten ausgetauscht und muß in einem besonderen Arbeitsgang entfernt werden.

bestimmung des Mineralwassers gegeben. Für alle diejenigen Mineralwässer, die in erster Linie zur Erfrischung und zum Durstlöschen bestimmt sind, sind in der Tafelwasserverordnung vom 12. 11. 1934, heute gültig in der Fassung vom 11. 2. 1938, für die Bundesrepublik die gesetzlichen Grundlagen gegeben. In der DDR ist die erwähnte Tafelwasserverordnung abgelöst worden durch die TGL 6801. Für die Heilwässer gelten heute als Richtlinien, ohne daß eine gesetzliche Anerkennung vorliegt, die Begriffsbestimmungen für Kurorte, Erholungsorte und Heilbrunnen des deutschen Bäderverbandes vom 1. 1. 1965.

10.2.1. Tafelwässer

In der Verordnung über Tafelwässer (Regelung für Tafelwässer in der DDR siehe TGL 6801) finden sich die folgenden 3 Gruppen:

a) Natürliche Mineralwässer

„Mineralwässer sind natürliche, aus natürlichen oder künstlich erschlossenen Quellen gewonnene Wässer, die in 1 kg mindestens 1000 mg gelöste Salze oder 250 mg freies Kohlendioxid enthalten und am Quellort in die für den Verbraucher bestimmten Gefäße abgefüllt sind. Mineralwässer werden zuweilen durch Belüftung enteisent und entschwefelt sowie mit Kohlensäure versetzt."

Säuerlinge (Sauerbrunnen) sind Mineralwässer mit einem natürlichen Gehalt von mindestens 1000 mg freiem Kohlendioxid in 1 kg. *Sprudel* sind Mineralwässer, die im wesentlichen unter natürlichem CO_2-Druck hervorsprudeln. Auch unter CO_2-Zusatz abgefüllte Mineralwässer werden Sprudel genannt.

Mineralwässer werden – soweit sie nicht freiwillig aus natürlichen Quellen zutage treten – aus größerer Tiefe durch Bohrung erschlossen und in besonders sorgfältiger Weise gegen Verunreinigungen durch fremde Zuflüsse gesichert. Die Verrohrung erfolgt im allgemeinen durch geeignete Metalle oder Kunststoffe, die Förderung durch eigenen Druck oder durch Pumpen, im letzteren Fall – um Verlust an Kohlendioxid zu vermeiden – unter möglichster Verminderung der Saugwirkung. Die Enteisenung erfolgt heute oxydativ im allgemeinen in geschlossenen Anlagen, um bakteriologische Verunreinigungen des Wassers zu vermeiden und gleichzeitig Veränderungen, die über das Ausfallen des Eisens hinausgehen, möglichst vollständig zu vermeiden. Gelegentlich erfolgt auch eine Entfernung des Schwefelwasserstoffs.

b) Mineralarme Wässer

„Mineralarme Wässer sind aus natürlichen oder künstlich erschlossenen Quellen gewonnene Wässer, die – abgesehen von einem Kohlensäurezusatz – keine willkürliche Veränderung erfahren haben und am Quellort in die für den Verbraucher bestimmten Gefäße abgefüllt sind." „Sie dürfen – wenn das verwendete Wasser nachweisbar mindestens seit dem Jahr 1910 unter einem bestimmten Quellennamen vertrieben wird – mit diesem weiter bezeichnet werden, sofern nicht durch sonstige Bezeichnung oder Angaben oder durch Aufmachung der Eindruck erweckt wird, daß ein Mineralwasser vorliegt." Diese Gruppe von Wässern ist in die Tafelwasserverordnung mit aufgenommen worden, da es sich vielfach um bekannte Quellen handelt, die aber nicht den Anforderungen an Mineralwasser entsprechen, insbesondere bezüglich ihres Gehaltes an gelösten Salzen.

c) Künstliche Mineralwässer

„Künstliche Mineralwässer sind aus Wasser, Mineralwasser, mineralarmem Wasser oder einem Gemisch aus diesen und Salzen oder Solen oder Kohlensäure oder mehreren dieser Zusätze hergestellte Erzeugnisse..." In der Praxis spielen hier im wesentlichen nur solche Erzeugnisse eine Rolle, die aus Sole durch Verdünnen hergestellt sind. Das Kohlendioxid, das auch den natürlichen Mineralwässern zugesetzt werden darf, stammt zum größten Teil – ebenso wie bei den beiden anderen Gruppen – aus Mineralwasserquellen bzw. aus reinen Gasquellen und wird heute in großer Reinheit in Stahlflaschen oder Druckbehältern geliefert. Praktisch wird nur in einzelnen Fällen bei künstlichen Mineralwässern ein Kohlendioxid anderer Herkunft verwandt.

In der DDR gilt an Stelle der Tafelwasserverordnung die TGL 6801 über „Ungesüßte kohlensäurehaltige Wässer". Hiernach sind Mineral- bzw. Tafelbrunnen natürlich mineralhaltige Wässer aus zugelassenen Quellen oder Brunnen mit mindestens 1000 mg/l gelösten festen Mineralstoffen. Die künstlichen Mineralwässer umfassen Tafelwasser und Selterswasser. Tafelwasser muß mit mindestens 1000 mg/l natürlichen Mineralsalzen oder in Sole gelösten natürlichen Mineralstoffen, die beide aus Brunnen oder Quellen stammen, hergestellt sein. Für Selterswasser werden 1400–2000 mg/l Selters-Salze gefordert. Der Gehalt an freiem Kohlendioxid muß in allen genannten Wässern mindestens 6000 mg/l betragen.

10.2.2. Heilwässer

Die Grundlage für die Abgrenzung der Heilwässer bilden die Begriffsbestimmungen für Kurorte, Erholungsorte und Heilbrunnen, die vom Bäderverband und vom Bund Deutscher Verkehrsverbände der BRD am 1. 1. 1965 herausgegeben worden sind. Diese stellen eine Weiterentwicklung der Nauheimer Beschlüsse dar. Als entscheidender Unterschied zu den einfachen Mineralwässern wird von ihnen die nachgewiesene krankheitsheilende, lindernde oder verhütende, gesundheitsfördernde Eigenschaft, die durch klinische Untersuchung festzustellen ist, gefordert.

Von der chemischen Seite gelten hier als Grenzwerte 1 g/kg gelöste feste Mineralstoffe oder, unabhängig von dem Gesamtgehalt, einer der folgenden Mindestgehalte an besonders wirksamen Bestandteilen:

Eisenhaltige Wässer 10 mg Eisenionen/kg.
Arsenhaltige Wässer 0,7 mg Arsenionen/kg, entsprechend 1,3 mg Hydrogenarsenationen/kg.
Jodhaltige Wässer 1 mg Jodidionen/kg.
Schwefelhaltige Wässer 1 mg titrierbarer Schwefel/kg.
Radonhaltige Wässer 18 Nanocurie/l = 50 ME.
Kohlensäurewässer oder Säuerlinge 1000 mg freies Kohlendioxid/kg.

Ferner gilt als Grenzwert für Thermen die Temperatur von 20 °C. Die Bedeutung von Arsen ist z. Z. umstritten, ebenso wird den kleinen Mengen von Radium praktisch keine Bedeutung zugesprochen. Zur Charakterisierung werden alle Ionen herangezogen, die sich mit wenigstens 20 Millival-% an der Gesamtkonzentration beteiligen. Sind bei einem Wasser mehrere Kationen und Anionen anzuführen, so werden sie in absteigender Größenordnung ihrer Millivalprozente genannt. Die Millivalprozente beziehen sich dabei auf die Summe der Kationen = 100% und die Summe der Anionen = 100%. Es ergeben sich folgende Gruppen:

Chloridwässer: Hierbei handelt es sich im allgemeinen um Quellen, bei denen als Kation das Natrium weit überwiegt. Als Beispiele seien Baden-Baden, Bad Nauheim, Wiesbaden genannt. Eine besondere Untergruppe sind die Solen, z. B. Bad Reichenhall, bei denen ein Gehalt von 240 Millival Natrium- bzw. Chlorionen/kg gefordert wird, entsprechend etwa 5,5 g Natriumionen und 8,5 g Chloridionen. Als Untergruppen finden sich hier Chlorid-Hydrogencarbonatwässer, z. B. Bad Soden im Taunus, Chlorid-Sulfatwässer, z. B. Bad Mergentheim, oder Chlorid-Sulfat-Hydrogencarbonatwässer, z. B. Bad Kissingen.

Hydrogencarbonatwässer: z. B. Bad Neuenahr, und als Untergruppen Hydrogencarbonat-Chloridwässer, z. B. Bad Ems, Hydrogencarbonat-Sulfatwässer, z. B. Bad Bertrich, und Hydrogencarbonat-Chlorid-Sulfatwässer, z. B. Bad Salzig.

Sulfatwässer: z. B. Hersfeld, ferner als Untergruppen Sulfat-Chloridwässer, z. B. Bad Mergentheim, Sulfat-Hydrogencarbonatwässer, z. B. Bad Nenndorf, Pyrmont. Dabei überwiegen bei den Hydrogencarbonat- und Sulfatwässern als Kationen Calcium und Magnesium. In einer Reihe von Fällen finden sich auch hier Natriumionen als charakteristischer Bestandteil. Daneben sind viele dieser Wässer ausgezeichnet durch einen charakteristischen Gehalt an Eisen. Dieses wird bei der Charakterisierung mit aufgeführt. So ergibt sich z. B. für Bad Brückenau folgende Bezeichnung: „eisenhaltiger Calcium-Magnesium-Sulfat-Hydrogencarbonat-Säuerling“. Bei diesem Wasser liegt der Gehalt an Eisenionen über 10 mg, der Gehalt an freiem gelöstem Kohlendioxid liegt über 1 g und die Calcium-, Magnesium-, Sulfat- und Hydrogencarbonat-Ionenanteile liegen über 20 mval-%. Viele Heilwässer sind aber auch charakterisiert als Säuerlinge und Thermen. Besondere Gruppen bilden dann noch Quellen, die nur eine geringe Mineralisation aufweisen: „Schwefelhaltige Wässer“, z. B. Bad Boll, „Säuerlinge“, z. B. Hermannsborn, und „Thermen“, z. B. Badenweiler.

Für die Untersuchung der Heilwässer sind in den Begriffsbestimmungen Normen über den jeweils erforderlichen Umfang der Analysen und ihren zeitlichen Abstand festgelegt.

11. Bedarfsgegenstände

Das Lebensmittelgesetz vom 5. 7. 1927 bezieht sich auch auf eine Reihe von Gegenständen und Stoffen, die im alltäglichen Leben Verwendung finden, aber unter Umständen die Gesundheit des Menschen ungünstig beeinflussen können und daher aus hygienischen Gründen besonderen gesetzlichen Vorschriften unterworfen sind. Sie werden, abweichend von der früheren Bezeichnung „Gebrauchsgegenstände", jetzt als „Bedarfsgegenstände" aufgeführt, weil sie zum Teil nicht nur gebraucht, sondern dabei auch verbraucht werden, und umfassen nach § 2 des Gesetzes folgende fünf Gruppen:

„1. Eß-, Trink- und Kochgeschirr und andere Gegenstände, die dazu bestimmt sind, bei der Gewinnung, Herstellung, Zubereitung, Abmessung, Verpackung, Aufbewahrung, Beförderung oder dem Genusse von Lebensmitteln verwendet zu werden und dabei mit diesen in unmittelbare Berührung kommen;
2. Mittel zur Reinigung, Pflege, Färbung oder Verschönerung der Haut, des Haares, der Nägel oder der Mundhöhle;
3. Bekleidungsgegenstände, Spielwaren, Tapeten, Masken, Kerzen, künstliche Pflanzen und Pflanzenteile;
4. Petroleum;
5. Farben, soweit sie nicht zu den Lebensmitteln gehören."

In § 3 des für die DDR gültigen Lebensmittelgesetzes vom 30. 11. 1962 werden als Bedarfsgegenstände zusätzlich noch Haushalttextilien, Mal- und Zeichengeräte, Anstrichmittel, Künstlerschminken und Mittel zur Reinigung und Pflege von Bedarfsgegenständen angeführt, während Petroleum entfällt.

Die unter Ziffer 2–5 genannten Gegenstände und Stoffe haben keine unmittelbare Beziehung zur Lebensmittelchemie und fallen daher nicht in den Rahmen dieses Buches. Demgegenüber können die unter Ziffer 1 aufgeführten Bedarfsgegenstände die Ausnutzung und Bekömmlichkeit der Nahrung in hohem Grade beeinflussen und sollen daher, neben den zur Verschönerung von Lebensmitteln benutzten Farben, die selbst Lebensmittel sind, einer kurzen Besprechung unterzogen werden.

Für sie gilt, wie auch für die anderen fünf Gruppen, die Vorschrift in § 3 des Lebensmittelgesetzes (DDR § 9), nach der es verboten ist, Bedarfsgegenstände so herzustellen oder zu verpacken, daß sie bei bestimmungsgemäßem oder vorauszusehendem Gebrauche die menschliche Gesundheit durch ihre Bestandteile oder Verunreinigungen zu schädigen geeignet sind.

Um zu prüfen, ob letzteres der Fall ist, empfiehlt sich eine getrennte Behandlung der beiden hier in Betracht kommenden Gruppen von Bedarfsgegenständen.

11.1. Eß-, Trink- und Kochgeschirre u. dgl.

In diese Gruppe gehören Gegenstände aus verschiedenen Materialien, wie Metall, Kautschuk, Papier usw., nach deren Art die Anforderungen wechseln.

Metallene Bedarfsgegenstände

Nach der feststehenden Rechtsprechung und dem Wortlaut der Gesetze kommen hier nicht nur Kochtöpfe, Bratpfannen, Suppenterrinen, Kaffee- und Teeservices, Bowlen, Bierkrüge u. dgl., sondern auch Flüssigkeitsmaße, Druckvorrichtungen zum Ausschank von Bier, Siphons für kohlensäurehaltige Getränke, Metallteile an Kindersaugflaschen, Apparate und Gefäße zur Verfertigung von Getränken und Fruchtsäften, Konservendosen, Schrote zur Reinigung von Flaschen, Metallfolien zur Verpackung in Betracht.

Über die gesundheitliche Wirkung der zu ihrer Herstellung dienenden Metalle läßt sich auf Grund der vorliegenden Erfahrungen etwa folgendes anführen:

Silbergeräte geben an Speisen und Getränke kein Metall in löslicher Form ab, sind also praktisch unangreifbar und gesundheitlich einwandfrei.

Zinn wird zwar von kochenden Flüssigkeiten, die Zucker und organische Säuren, Kochsalz oder Nitrate enthalten, etwas angegriffen, doch sind die in Lösung gehenden Metallmengen gering (3–30 mg, in Ausnahmefällen 100–170 mg Sn in 1 kg), so daß Zinngeräte als unbedenklich gelten. Sie werden selbst in Form ihrer Legierungen mit 1% (bei Verzinnungen) bzw. 10% Blei (Lot, Bierkrugdeckel) gesetzlich erlaubt.

Zu erwähnen ist jedoch, daß bei unzweckmäßiger Behandlung (z. B. nicht sofortiger Leerung des Büchseninhaltes nach dem Öffnen) größere Mengen Zinn in Lösung gehen können, die dann, wenn die Lösungen (z. B. Grapefruit-Saft, Kondensmilch) getrunken werden, zu Übelkeit und Erbrechen führen können.

Nickel gibt wie das Zinn bisweilen kleine Metallmengen an Lebensmittel ab. Die gelöste Menge ist aber so gering (meist 0–50, ausnahmsweise bei stark sauren Speisen 100 bis 120 mg in 1 kg), daß eine Gesundheitsgefährdung nicht in Frage kommt, um so weniger, als Nickelsalze nicht schädlicher als Eisensalze sind. Nickelgeschirre finden in Haushalt und Industrie steigenden Eingang.

Aluminium ist gegen die gewöhnlichen neutralen Speisen und auch gegen Wein und saure Milch recht widerstandsfähig und selbst Blattaluminium wird von den meisten darin eingewickelten Lebensmitteln, z. B. Schokolade, nicht angegriffen. Weniger günstig verhalten sich natürlich stärker saure und alkalische Flüssigkeiten, die bis zu 120 mg Al je 1 l zu lösen vermögen und daher besser nicht längere Zeit in Aluminiumgeräten aufbewahrt werden, obwohl auch die hier in Betracht kommenden Mengen praktisch ohne Bedeutung sind. Überdies sind viele Lebensmittel, z. B. Butter, in „kaschierten" Aluminiumfolien verpackt.

Kupfer bildet seit alters her ein geschätztes Metall für Küchengerätschaften. Es gibt auch an saure Speisen nur sehr geringe Metallspuren (0,5–40 mg auf 1 kg) ab, die aber gegenüber den täglich in den natürlichen Lebensmitteln dem Organismus zugeführten Kupfermengen bedeutungslos sind. Das Kupfer wird daher nicht nur zu Eß-, Trink- und Kochgeschirren unbeanstandet zugelassen, sondern in zunehmendem Maße zu

Trinkwasserleitungen benutzt. Als einzige Regel wird es sich empfehlen, stark saure Speisen nicht längere Zeit in Kupfergefäßen aufzubewahren oder zu kochen (Vitamin-C-Verlust). Zu bemerken ist weiterhin, daß *Fettgießer* aus Kupfer ohne Überzug aus unschädlichen Metallen (Zinn, Aluminium) oder sonstigen gesundheitlich unbedenklichen Werkstoffen gesundheitsschädlich wirken können.[1]

Nach der für die DDR gültigen VO vom 27. 10. 1950 über den Verkehr mit Blei, Zink, Cadmium, Antimon und Kupfer enthaltenden Gegenständen (GBl. S. 1167) in der Fassung vom 9. 6. 1951 (GBl. S. 576) ist es gestattet, Gefäße und Geräte aus Kupfer oder Messing zur Verpackung, Beförderung, Aufbewahrung, Zubereitung oder zu einer anderen Behandlung von trockenen, nicht Wasser anziehenden, neutralen, nicht säuernden und nicht salzigen Lebensmitteln, zur Aufbewahrung von neutralen, wasserfreien Speisefetten und Ölen zu verwenden. Der Einsatz von Kupfer ist auch für trinkwasserführende Teile gestattet, wenn nicht mehr als 2 mg Kupfer an 1 l Wasser abgegeben werden sowie für Geräte und Gefäße zur küchenmäßigen Zubereitung von Speisen und Getränken, für Brennereien, Brauereien, Konditor-, Zucker- und Süßwaren-, Marmeladen- und Fruchtverwertungsbetriebe, jedoch nicht zur Herstellung säure- bzw. fruchtsäurehaltiger Lebensmittel.

Chrom. Die schon vor längerer Zeit in Gebrauch gekommenen elektrolytisch verchromten Eßbestecke und Kochtöpfe sind bei lückenlosem Überzug als unschädlich zu bezeichnen, da das Chrom selbst kaum gelöst wird und in geringen Mengen nach E. ROST als praktisch ungiftig gilt. Als technischer Vorteil wird erwähnt, daß in verchromten Kupfer- und Messinggeräten eingekochtes Obst nicht die bei Berührung mit Zinn meist störend auftretende Verfärbung zeigt; auch hat sich zur Herstellung von Fruchtsäften der Chromnickelstahl (V 2 A-Stahl) ausgezeichnet bewährt.

Cadmium wird zur Herstellung rostschützender Beläge auf Eßgeschirren und -bestecken benutzt, wozu meist 20–25 g für 1 m² ausreichen, doch haben A. GRONOVER und E. WOHNLICH schon 1927 darauf aufmerksam gemacht, daß der Überzug bereits durch 0,5–2,5%ige Essigsäure leicht und schnell angegriffen und auch beim Kochen von Marmelade gelöst wird. Nach E. ROST hat das dem Quecksilber nahestehende Metall toxische Wirkungen, die denen des Quecksilbers und Arsens ähneln (Kapillargift); es ruft schon in sehr kleinen Mengen Schleimhaut- und Brechreiz hervor. Auch besteht bei längerer Zufuhr die Gefahr einer chronischen Schädigung. Das frühere Reichsgesundheitsamt warnte daher vor der Verwendung von Cadmium und dessen Legierungen bei Geräten, die mit Lebensmitteln in unmittelbare Berührung kommen.[2] Ob in einem Blei-Zinkgesetz noch ein Verbot der mit Cadmium überzogenen Gerätschaften erscheinen wird, bleibt abzuwarten.

In der DDR ist die Verwendung von Cadmium bzw. cadmiumhaltigen Legierungen für Bedarfsgegenstände im Sinne des § 3 des Lebensmittelgesetzes verboten. Dieses trifft auch für Zink und Zinklegierungen sowie für verzinktes Eisen zu; ausgenommen von diesem Verbot sind jedoch unter bestimmten Voraussetzungen trinkwasserführende Teile sowie bestimmte Produktionsmittel in der gemüseverarbeitenden Industrie und in Käsereien.

[1] Vgl. Warnung des BGA: BGesundh.Bl. 1959, S. 10.
[2] RGBl. 1940, S. 972.

Zink gilt meist als ungeeignet zur Herstellung von Bedarfsgegenständen, die mit Lebensmitteln in Berührung kommen, da es sowohl von Säuren als auch von feuchter Luft leicht angegriffen wird und deshalb auch hin und wieder in der Großverpflegung zu Massenvergiftungen (Kartoffelsalat in Zinkwannen) geführt hat.

Mehrfach wurden in Marmeladen, die in Zinktöpfen (Wasserbäder der Weckapparate) eingekocht waren, bis zu 4000 mg Zn je kg gefunden. Aus diesem Grunde werden im Milchgesetz für Milch und Milcherzeugnisse Geräte aus Zink, wenn sie nicht verzinnt oder mit einem Überzuge von Email oder Aluminium versehen sind, verboten, und auch für das neue Blei-Zinkgesetz der Bundesrepublik sind einige einschränkende Bestimmungen für verzinkte Geräte in Aussicht genommen. So soll Zink verboten werden zum Überziehen von Bedarfsgegenständen, die mit Lebensmitteln in unmittelbare Berührung kommen sowie zum Belegen von Tischen und Trögen für die Zubereitung von Back- und Teigwaren. Ausgenommen von dem Verbot werden nur Behälter zur Verpackung nicht ranziger Fette, zur Beförderung trockener Zuckerwaren und zur Herstellung von Raffinade in der Zuckerindustrie sowie endlich die verzinkten Teile von Gemüseblanchiermaschinen. Doch ist bei diesen Ausnahmen stets besondere Vorsicht am Platze.

Jedenfalls ist vor der Verwendung nicht nur der Weck-Wasserbäder, sondern auch von Töpfen, Trichtern, Maßen zum Ablassen von Essig oder Weingeist zu warnen.

In der DDR ist die Verwendung von Zink und Zinklegierungen zur Herstellung von Bedarfsgegenständen, die mit Lebensmitteln in Berührung kommen, so geregelt, daß zunächst ein allgemeines Verbot ausgesprochen ist und nur für Fälle, bei denen Unschädlichkeit erwiesen ist, die Ausnahmen angeführt werden (s. Abschnitt „Cadmium“ S. 541).

Zinklegierungen, die in Verbindung mit Kupfer als Messing (24–36% Zn) und Tombak (unter 18% Zn) sowie mit Kupfer und Nickel als Neusilber mit seinen verschiedenen Handelsbezeichnungen, wie Alfenide, Alpakka, Argentan, Christofle (20–30% Ni, 15 bis 20% Zn), ein beliebtes Material für Eßbestecke und -platten, Tee- und Kaffeegeschirre bilden, sind hierfür sehr gut geeignet und gesundheitlich einwandfrei, weil das Zink vor der lösenden Wirkung der Lebensmittel durch die anderen Metalle hinreichend geschützt wird.

Antimon bildet einen Bestandteil verschiedener Legierungen, die zur Herstellung von Bedarfsgegenständen dienen, vor allem des Britanniametalls (91–94% Sn, 6–9% Sb mit wechselnden Gehalten von Cu, Zn, Pb, Bi). Bei der völligen Unlöslichkeit des metallischen Antimons in den bei Lebensmitteln in Betracht kommenden Flüssigkeiten sind diese Legierungen als einwandfrei zu bezeichnen. Die Verwendung einiger Antimonverbindungen für emaillierte Gerätschaften wird in dem Blei-Zinkgesetz gewissen Beschränkungen unterworfen.

Daß aus Blei oder bleireichen Legierungen hergestellte Eß-, Trink- und Kochgeschirre usw. in gesundheitlicher Hinsicht zu Befürchtungen Anlaß geben, steht sicher fest und ist so hinreichend bekannt, daß eine nähere Begründung entbehrlich erscheint. Bei der hohen Gefährlichkeit selbst kleiner Bleimengen, die durch ihre akkumulierende Wirkung chronische Vergiftungen hervorrufen, stellte schon das alte Blei-Zinkgesetz vom 25. 6. 1887 ziemlich weitgehende Schutzvorschriften für den höchstzulässigen Bleigehalt auf, die nach dem Entwurfe zu einem neuen Gesetz noch in mehreren Punkten ergänzt werden sollen. Neben dem völligen Verbote des Bleies für Schrotteilchen, die zum Reinigen von Flüssigkeitsbehältern benutzt wurden und darin verblieben sind, sowie für Mahlflächen von Mühlsteinen ist, je nach dem Grade der Gefährdung, für andere Geräte eine Begrenzung auf 1% bzw. 10% Blei in Aussicht genommen.

Es soll hier noch ein Hinweis auf bleihaltige Flaschenkapseln gegeben werden. „Stanniol"-Kapseln für Flaschen fallen zwar nicht unter das Blei-Zink-Gesetz. Das Bundesministerium des Innern hat jedoch vor ihrer Verwendung, wenn sie mehr als 1% Blei enthalten, bei Flaschen mit säurehaltigem Inhalt (z. B. Wein, Essig) gewarnt.

Ein völliges Verbot erschien bei den letzteren nicht angängig, weil bleihaltige Legierungen mit Zinn zum Verzinnen und Löten unentbehrlich sind. Diese Vorschriften stellen daher einen Kompromiß zwischen den Forderungen der Hygiene und den technischen Möglichkeiten dar, der aber zum Schutze der Verbraucher als ausreichend angesehen werden kann.

In der DDR ist die Herstellung von Bedarfsgegenständen unter Verwendung von Blei oder einer mehr als 10% Blei enthaltenden Legierung oder aus einer Mennige enthaltenden Masse untersagt. Legierungen, die zum Verzinnen dienen, dürfen nicht mehr als 1%, Lötmassen nicht mehr als 10% Blei enthalten. Die Verwendung von Blei für trinkwasserführende Teile ist gestattet, wenn nicht mehr als 0,1 mg Blei an 1 l Wasser abgegeben werden. Für Gerätschaften für Getränke – ausgenommen kohlensäurefreies Wasser für Trinkzwecke – für Salz-, Pfeffer- und Zuckerstreuer, für Löffel und Deckel von Senfgefäßen, für Gefäße zur Aufbewahrung saurer Lebensmittel, sowie Kapseln zum Verschließen von Gefäßen dürfen nur Metalle und Legierungen verwendet werden, die nicht mehr als 1% Blei enthalten.

Gemäß der VO zur Änderung der VO vom 9. 6. 1951 (GBl. S.576) dürfen Lötmassen zur Verwendung als Außenlot bei Sieben, Backformen u. dgl. bis zu 40% Blei, für Konservendosen bis zu 50% Blei enthalten. Zur Füllochverlötung von Dosen mit Kaffeesahne und kondensierter Milch kann eine Lötmasse mit 60% Blei verwendet werden (Ausnahmegenehmigung des Ministeriums für Gesundheitswesen).

Bedarfsgegenstände aus Porzellan, Ton und emailliertem Metall

Die zum Überziehen von Steingut, Ton oder Porzellan benutzten Glasuren enthalten neben vorwaltendem Feldspat, Quarz und Borax sowie geringen Zusätzen von Soda, Salpeter, Kryolith, Zinnasche usw. meist erhebliche Mengen Blei in Form von Mennige (10%) oder Blei(II)-oxid PbO (bis 49%); wenn es auch möglich ist, bei Anwendung hoher Temperaturen mit bleifreien Glasuren auszukommen, sind doch in der Praxis zur Herstellung billiger Töpferwaren, die so starke Erhitzung nicht vertragen, mehr oder weniger hohe Bleizusätze einstweilen noch unentbehrlich.

Auch bei der Emaillierung von Geräten aus leicht angreifbarem Metall (Eisen), die in Form einer Grundglasur und einer darüber angebrachten Deckglasur vorgenommen wird, findet wenigstens bei der letzteren zur Erleichterung des Schmelzens bisweilen Blei Verwendung.

Daneben enthalten sowohl Glasuren wie Email vielfach Oxide des **Antimons** in Menge von 0–1,9% Sb_2O_3 sowie bisweilen noch **Cadmiumsulfid**.

Zur Vermeidung von Gesundheitsschädigungen durch den Übertritt von Blei in Speisen und Getränke verbot schon das alte Blei-Zinkgesetz vom 25. 6. 1887 die Herstellung von Eß-, Trink- und Kochgeschirr sowie Flüssigkeitsmaßen, deren Email oder Glasur bei halbstündigem Kochen mit 4%iger Essigsäure Blei abgibt. Nach dem Entwurf zu einem neuen Gesetz soll dieses Verbot in der Bundesrepublik dahin formuliert werden, daß bei halbstündigem Kochen mit 4%iger Essigsäure oder mit 3%iger Weinsäurelösung nicht mehr als „Spuren" Blei abgegeben werden dürfen, nämlich bei Gefäßen von mindestens 1/2 l Inhalt 2 mg Pb je 1 l Inhalt, bei kleineren Gefäßen 1 mg Pb für den ganzen Inhalt. Überdies wurde zunächst ein völliges Verbot des **Antimons** in Aussicht genommen, bis man erkannte, daß das fünfwertige Antimon im Gegensatz zu dem dreiwertigen kaum schädlich wirkt und die Industrie daher zur Verwendung von Verbindungen des fünfwertigen Antimons, besonders des Natriummetaantimoniats (Leukonin, Timonoc) überging. Darauf wurde die für Blei geltende Vorschrift auf Antimon ausgedehnt und die Menge des in Lösung gehenden Antimons auf höchstens 6 mg für je 1 l Inhalt bzw. 3 mg für den ganzen Inhalt begrenzt.[1]

Nach der für die DDR geltenden VO vom 27. 10. 1950 (siehe S. 541) dürfen Glasuren oder Email, die Cadmium sowie mehr als 2 mg Blei je Liter Rauminhalt oder je 5 dm^2 Oberfläche des Gefäßes oder des Gerätes (ermittelt durch halbstündiges Erhitzen mit einer Essigsäurelösung, die 4 g wasserfreie Essigsäure 100 ml enthält) abgeben, nicht verwendet werden. Gleichermaßen dürfen nicht mehr als 3 mg dreiwertiges Antimon abgegeben werden (halbstündiges Sieden einer 3%igen wäßrigen Weinsäurelösung).

Ob eine Begrenzung der Cadmiumabgabe in der Bundesrepublik erfolgen wird, steht noch nicht fest.

Bedarfsgegenstände aus Kautschuk

Bei der Herstellung des vulkanisierten Kautschuks, der zu mancherlei mit Lebensmitteln in Berührung kommenden Gegenständen, wie Mundstücken für Saugflaschen, Saugringen und Warzenhütchen, Trinkbechern, Schläuchen für Wein, Bier, Essig, Dichtungsringen für Konservendosen, Weckgläser usw., verarbeitet wird, finden vielfach sogenannte **Füllstoffe** Verwendung, die aber, abweichend von der verbreiteten Meinung, nicht immer zur Streckung und Verbilligung dienen, sondern meist besondere Eigenschaften, wie Härte, Farbe usw., hervorrufen sollen.

Von **anorganischen** Füllstoffen kommen in Betracht: Antimonpentasulfid, Asbest, Bleioxid und Bleisulfid, Eisenoxid, Gips, Graphit, Kalk, Kaolin, Kieselsäure (Infusorienerde), Kreide, Lithopone, Magnesiumcarbonat und -oxid, Ruß, Schwerspat, Silicate (Glaspulver, Bimsstein), Talk, Ton, Wismutsulfid, Zinkoxid, Zinksulfid, Zinnober; als **organische** Füllstoffe dienen Asphalt, Dextrin, Faktis, Faserstoffe, Gummi, Harze, Harzöle, Mineralöle, Paraffin, Pech, Stärke, Teerprodukte.

Für die Beurteilung durch den Lebensmittelchemiker sind die meisten dieser Zusätze,

[1] Rdschr. vom 4. 10. 1951 (GMBl. S. 236).

auch der völlig unlösliche Zinnober und das Wismutsulfid, ohne Bedeutung, während Blei, Zink und Antimon unter Umständen in Lösung gehen und schädlich wirken können. Zum Schutze der Volksgesundheit war daher schon nach dem Blei-Zinkgesetz von 1887 blei- und zinkhaltiger Kautschuk für Mundstücke zu Saugflaschen, Saugringen und Warzenhütchen, bleihaltiger Kautschuk für Trinkbecher und Leitungsschläuche für Wein, Bier und Essig verboten. Nach dem Entwurf zu einem neuen Blei-Zinkgesetz soll für die zuerst genannte Gruppe ein Zinkgehalt von höchstens 1% erlaubt und für die 2. Gruppe nur Weichgummi mit mehr als 1% Blei verboten sein, doch soll diese Bestimmung auch auf alle Vorrichtungen, Gefäße und Geräte zur Verfertigung, Leitung, Aufbewahrung und Verpackung von Konserven und flüssigen Lebensmitteln (Wein, Bier, weinhaltigen und weinähnlichen Getränken, Trinkbranntwein, Fruchtsäften und Fruchtsirupen, kohlensäurehaltigen Getränken, Limonaden und Kunstlimonaden, Essig, Speiseölen, Milch), soweit sie mit den Lebensmitteln in Berührung kommen, ausgedehnt werden.

Nicht verboten sollen nach diesem Entwurf die Sulfide von Antimon, Cadmium und Quecksilber sein. Die Anwesenheit der beiden ersteren kann aber für die wohl nur ausnahmsweise vorkommende Verwendung von Kautschukgefäßen, Umhüllungen und Schutzbedeckungen zur Aufbewahrung und Verpackung von Lebensmitteln gegen das Farbengesetz verstoßen, dessen Geltungsbereich im nächsten Abschnitt besprochen wird.

In der DDR ist das Blei-Zink-Gesetz von 1887 durch die VO vom 27. 10. 1950 in der Fassung vom 9. 6. 1951 (siehe S. 541) außer Kraft gesetzt. Zur Herstellung von Mundstücken für Saugflaschen, Beißringen und Warzenhütchen darf nur Gummi verwendet werden, der weder Blei, Cadmium oder Antimon und nicht mehr als 1% Zink enthält. Gummiringe für Konservendosen und Weckgläser dürfen nur bis zu 1% Blei oder Zink abgeben.

Bedarfsgegenstände aus Kunststoff

Die seit Ende des zweiten Weltkrieges stürmisch voranschreitende Entwicklung der großindustriellen Herstellung von Kunststoffen als synthetische plastische Massen hat auch dem Lebensmitteltechnologen eine Reihe von Materialien zur Verfügung gestellt, deren Eigenschaften die zunehmende Verwendung von Kunststoffen bei Bearbeitung, Verteilung und Verbrauch von Lebensmitteln, z. B. als Verpackungsmaterial, in Form von Folien sowie als Eßgeschirr, Trinkgeschirr usw., gestattet. Das gesamte Gebiet der Anwendung der klassischen Packstoffe, also Glas, Papier und Metall, hat damit eine ungeheure Ausweitung und Ergänzung erfahren; denn die mit der Erhöhung des Lebensstandards steigenden Ansprüche an Qualität und hygienische Beschaffenheit der Lebensmittel sind in vielen Fällen nicht zuletzt Ansprüche an eine zweckmäßige Verpackung. Eine noch so vollkommene Herstellung und Verarbeitung der Lebensmittel ist wertlos, wenn diese nicht in dem Zustand, in dem sie den Industriebetrieb verlassen, den Verbraucher erreichen. Es hat sich gezeigt, daß durch die Anwendung von Kunststoffen der Lebensmitteltechnologe in der Lage ist, viele Lebensmittel, die durch Einwirkung von Licht, Luft, Feuchtigkeit, Mikroben irreversible Schäden erleiden, weitgehend vor dem Verderb zu schützen und damit die Versorgung des Verbrauchers mit qualitativ hochwertigen und hygienisch einwandfreien Lebensmitteln zu garantieren.

Als Kunststoffe, die auf dem Lebensmittelgebiet verwendet werden, sind vor allem *Zellglas* (regenerierte Cellulose), *Celluloseacetat, Hoch- und Niederdruck-Polyäthylen, Polypropylen, Hartpolyvinylchlorid, Weichpolyvinylchlorid, Polystyrol* (auch in geschäumter Form), *Polycarbonat, Vinylchlorid-Vinylidenchlorid-Mischpolymerisate, Polyterephthalsäureglykolester, Polyamide* zu nennen.

Da die Eigenschaften der Kunststoffe unter sich oft sehr verschieden sind, so kann man für einen bestimmten Zweck, beispielsweise für die Verpackung, auch Kombinationen verschiedener Kunststoffe anwenden, wodurch man Stoffe mit anderen erwünschten Eigenschaften zur Anwendung in der Lebensmittelindustrie bekommt. Als Beispiel sei die Zellglas-Polyäthylenkombination genannt, die sich hervorragend als sogenannte Verbundfolie eignet.

Die Zellglaspolyäthylen-Verbundfolie läßt sich auf einfache Weise herstellen, indem man eine Polyäthylenfolie mit einer Zellglasfolie – jede meist von 0,025 mm Dicke – warm zusammenwalzt.

Da Kunststoffe schon seit Jahren auf dem Lebensmittelgebiet in steigendem Maße eingesetzt werden, erhebt sich, über ihre technologische Eignung hinaus, die Frage nach ihrer gesundheitlichen Unbedenklichkeit und ihrer geschmacklichen Neutralität. Kunststoffe sind allgemein in Wasser, weiterhin in den bei Lebensmitteln in Betracht kommenden organischen Säuren und meistens auch in Alkohol unlöslich; bei nicht zu hohen Temperaturen sind sie auch in Fetten und Ölen praktisch nicht löslich. Es besteht jedoch die Gefahr, daß bei unsachgemäßer Verarbeitung der Kunststoffe niedrigmolekulare Substanzen entstehen, die eine größere Löslichkeit aufweisen.

In reiner Form finden Kunststoffe kaum Verwendung. Sie enthalten stets mehr oder weniger Zusätze, wie z. B. Katalysatoren, Gleitmittel, Emulgatoren, Farbstoffe, Weichmacher, anorganische Füllstoffe, Stabilisatoren. Diese Substanzen sind aber vielfach wesentlich leichter löslich als die Kunststoffe selbst. Aus diesem Grunde wirft die Verwendung der Kunststoffe in der Lebensmittelindustrie Probleme der Wechselwirkung zwischen Lebensmittel und Kunststoff auf, die weit über die rein chemische und lebensmitteltechnologische Beurteilung hinausgehen. Eine eingehende Überprüfung der Kunststoffe nach der gesundheitlichen Seite, in hygienischer und toxikologischer Hinsicht ist daher unumgänglich. Mit Rücksicht auf das neu gefaßte Lebensmittelgesetz in der Bundesrepublik hängt gerade wegen der Wechselwirkung zwischen Kunststoff und Lebensmittel die Anwendung der Kunststoffe mit dem Fragenkomplex der *Fremdstoffe* aufs engste zusammen. DDR: Anordnung Nr. 1 vom 4. 8. 1964 über Plaste für Bedarfsgegenstände GBl. II, S. 752 und GBl. Sonderdruck Nr. 499, Anordnung Nr. 2 vom 20. 6. 1967 (GBl. Sonderdruck Nr. 553). Anordnung Nr. 3 vom 22. 4. 1968 (GBl. II, S. 255) und Anordnung Nr. 4 vom 28. 7. 1970 (GBl. II, S. 496).

11.2. Farbstoffe für Lebensmittel und Bedarfsgegenstände

Die mit fortschreitender Zivilisation in den letzten Dezennien erfolgte rapide Zunahme der Bevölkerungsdichte erfordert, daß zur Sicherstellung der Ernährung Lebensmittel in steigendem Maße industriell hergestellt werden. Daraus ergibt sich zwangsläufig eine ständige, in großem Ausmaß durchzuführende Vorratshaltung vieler Lebensmittel, die wiederum zur Anwendung chemischer Zusätze als Mittel zur Konservierung, Schönung und Färbung führt vgl. S. 272.

Da die Lebensmittelfarben mit den gefärbten Waren mitgegessen oder mitgetrunken werden, fallen sie unter die Begriffsbestimmung des Lebensmittelgesetzes, sind somit selbst Lebensmittel und dürfen nicht geeignet sein, die menschliche Gesundheit zu schädigen. Die Zahl der Farben, die eine schädliche Wirkung auf den Organismus auszuüben vermögen, ist recht groß, und besonders von den anorganischen Farbstoffen ist eine Reihe der glänzendsten und schönsten, wie das Schweinfurter Grün (Cu-arsenitacetat), das Chromgelb (Bleichromat) und Chromrot (basisches Bleichromat), das Bleirot, Pariser Rot und die Mennige (Pb_3O_4) u. a. stark giftig. Aber auch unter den organischen Farbstoffen verschiedenster Konstitution finden sich viele, die den Organismus schädigen und deshalb als Farbstoffe für Lebensmittel nicht verwendet werden dürfen. Die meisten anorganischen Farbstoffe scheiden allerdings, weil sie unlöslich sind, für die Färbung flüssiger Lebensmittel, wie Wein, Bier, Fruchtsäfte und für die in der Masse gefärbten Backwaren von vornherein aus, könnten aber immerhin zur Außenbemalung von Lebkuchen, Torten und Zuckerwaren benutzt werden und sind auch bisweilen in Gewürzpulvern, z. B. Chromrot und Mennige in Paprika, Chromgelb in Fenchel, aufgefunden worden.

Für die Verwendung von Farbstoffen zur Lebensmittelfärbung galten bislang in der Bundesrepublik und der Deutschen Demokratischen Republik das „Gesetz betr. die Verwendung gesundheitsschädlicher Farben bei der Herstellung von Nahrungsmitteln, Genußmitteln und Gebrauchsgegenständen" vom 5. 7. 1887 (das sogenannte „Farbengesetz") und das „Gesetz über den Verkehr mit Lebensmitteln und Bedarfsgegenständen" („Lebensmittelgesetz") vom 5. 7. 1927 in der Fassung der Bekanntmachung vom 7. 1. 1936. Das Farbengesetz bestimmt, welche Farbstoffe als gesundheitsschädlich zur Färbung von Lebensmitteln nicht benutzt werden dürfen und welche Bestandteile solche Farben nicht enthalten dürfen. Das Lebensmittelgesetz verbietet (§ 3), Lebensmittel für andere so herzustellen, daß ihr Genuß die menschliche Gesundheit zu schädigen geeignet ist. Somit fällt die Verwendung einer gesundheitsschädlichen Farbe in Lebensmitteln oder einer solchen, von der bekannt geworden ist, daß sie die Gesundheit zu gefährden imstande ist, unter den eben angeführten Paragraphen.

Inzwischen hat sich herausgestellt, daß neben zahlreichen künstlichen auch einige natürliche organische Farben gesundheitsschädliche Eigenschaften besitzen, z. B. Safranin, Chrysophansäure und der Farbstoff der Kermesbeeren.

Insbesondere erregte auch kurz vor dem zweiten Weltkrieg die Feststellung japanischer Forscher starkes Aufsehen, daß bei langdauernder Verfütterung des Teerfarbstoffes Dimethylaminoazobenzol, das sogenannte Buttergelb, an Ratten die Bildung von

Lebertumoren, also Bildung von Krebsgeschwülsten, ausgelöst werden kann. Daher erschien eine Verschärfung bzw. Neufassung der älteren Vorschriften dringend geboten. Zunächst wurde durch eine Intervention des damaligen Reichsgesundheitsamtes schon im Jahre 1939 das Buttergelb, das früher zur Färbung von Butter und Speisefetten benutzt wurde, verboten und von der Industrie nicht mehr zur Lebensmittelfärbung geliefert.

In der Bundesrepublik wurde als Folgeverordnung zur Lebensmittelnovelle am 19. 12. 1959 die Farbstoff-Verordnung,[1] in der DDR auf Grund des Lebensmittelgesetzes die Anordnung über Lebensmittelfarbstoffe vom 18. 10. 1963 erlassen. Diese Verordnungen enthalten in ihren Anlagen eine Übersicht der fremden Stoffe, die zum Färben von Lebensmitteln bei der Herstellung und Zubereitung zugelassen sind, ferner eine Liste der Lebensmittel, die allein mit diesen Farbstoffen gefärbt werden dürfen. Die Liste der als gesundheitlich unbedenklich angesehenen Lebensmittelfarbstoffe umfaßt in der Bundesrepublik – nach ihrer Farbe geordnet – fünf gelbe, zwei orange, neun rote, drei blaue, drei grüne und drei schwarze Farbstoffe, ferner elf Naturfarbstoffe verschiedener Farbtöne, sowie vier Pigmentfarbstoffe zur Oberflächenfärbung von Süßwaren.

In den Listen der natürlichen und künstlichen organischen Lebensmittelfarbstoffe der DDR sind sechs gelbe, vier orange, neun rote, zwei blaue, ein grüner, ein schwarzer und ein brauner Farbstoff enthalten.

In zwei weiteren Listen der Bundesrepublik werden Farbstoffe aufgeführt, die zum Färben von Käseüberzügen, Gelbwursthüllen und Eierschalen sowie als Stempelfarbstoffe zum Stempeln von Lebensmitteln und Verpackungsmitteln verwendet werden dürfen. Die zum Färben von Tabakwaren zugelassenen Farbstoffe finden sich in der Anlage 2 der Tabak-Verordnung vom 19. 12. 1959[2].

Die analytischen Reinheitsanforderungen, die an die Lebensmittelfarbstoffe in bezug auf Metallfreiheit und Abwesenheit von organischen Verunreinigungen (aromatische Amine und Kohlenwasserstoffe) zu stellen sind, sind in der Anlage 5 der Farbstoffverordnung festgelegt worden.

Vergleichsmuster und analytische Daten der seinerzeit vorgeschlagenen synthetischen Lebensmittelfarbstoffe (darunter finden sich die meisten der jetzt zugelassenen) wurden von der Farbstoff-Kommission herausgegeben.[3]

Die Färbung von Bedarfsgegenständen ist in der Bundesrepublik noch nicht neu geregelt; für sie gilt immer noch das veraltete Farbengesetz.[4] Eine Liste der Pigmente und Farbstoffe, die für Kosmetika als unbedenklich angesehen werden, hat die Farbstoff-Kommission der Deutschen Forschungsgemeinschaft veröffentlicht.[5] Für Mundwässer und Zahnpasten sollen nach den Empfehlungen dieser Kommission nur zugelassene Lebensmittelfarbstoffe verwendet werden.

[1] s. S. 557.
[2] s. S. 563.
[3] Mitt. 8 vom 23. 11. 1956.
[4] s. S. 563.
[5] Mitt. 3 (2. Auflage) vom 21. 11. 1955 i. d. F. vom 1. 9. 1962.

Die amtliche Überwachung des Lebensmittelverkehrs

Das Lebensmittel- und Bedarfsgegenständegesetz

von H. SPERLICH, Stuttgart

12. Der Verkehr mit Lebensmitteln in der Bundesrepublik

Lebensmittelüberwachung ist nötig, um den Verbraucher vor Gesundheitsschäden und vor wirtschaftlicher Übervorteilung zu schützen. Denn der einzelne Verbraucher kann selbst nicht feststellen, ob der Salat, den er kauft, überhöhte Rückstände von Schädlingsbekämpfungsmitteln enthält oder ob sein Trinkwasser in bakteriologischer Hinsicht nicht einwandfrei ist; er kann auch nicht erkennen, ob ein Orangensaft mit Wasser gestreckt und künstlich aufgesäuert ist oder ob ein als besonders vitaminreich angepriesenes Kindernährmittel auch tatsächlich nennenswerte Mengen von Vitaminen enthält. Die Überwachung des Verkehrs mit Lebensmitteln gehört daher seit langem zu den wichtigsten hoheitlichen Aufgaben des Staates.

Gesetzliche Vorschriften gegen das Verfälschen von Lebensmitteln finden sich schon in den ältesten geschichtlichen Urkunden. So wurde in Babylonien unter HAMMURABI (3. Jahrtausend v. Chr.) das Bierpantschen mit drakonischen Strafen bedroht („man soll die Bierwirtin ins Wasser werfen")[1]; in Rom gab es bereits seit dem 5. Jhdt. v. Chr. eine amtliche Aufsicht über die Märkte und die dort verkauften Lebensmittel[2]; die „Ordnungen und Satzungen" der deutschen mittelalterlichen Städte enthielten zahlreiche Vorschriften über den Verkehr mit Fleisch, Fischen, Mehl, Brot, Gewürzen, Wein und Bier, wie etwa das Verbot, Wein mit „blywyß (Bleiweiß) und anderen schädlichen sachen" zu behandeln, das die Freie Reichsstadt Eßlingen im Jahre 1475 erließ[3].

Schwierig war es allerdings, Verstöße gegen solche Vorschriften zu beweisen. Zwar gab es schon im Mittelalter vereinzelt Verfahren zur Qualitätsprüfung von Lebensmitteln und zum Nachweis gesundheitsschädlicher Verfälschungen, Verfahren, die aus heutiger Sicht primitiv anmuten mögen, die aber doch sinnvoll und oft von genialer Einfachheit waren. So pflegten im 12. Jhdt. die Marktprüfer in Kairo die gesundheitsschädliche Klärung von Zuckersirup mit Bleiessig dadurch nachzuweisen, daß sie ihn mit Wasser verdünnten und in offenen Gefäßen neben einen Trockenabort stellten; der dort stets vorhandene Schwefelwasserstoff verursachte in bleihaltigem Sirup eine Schwarzfärbung infolge Bildung von Bleisulfid[3]. Die „Bierkieser" der mittelalterlichen Städte prüften die Qualität des Bieres, indem sie es auf eine hölzerne Bank ausgossen und sich

[1] H. FINCKE, Hdbch. der Lebensmittelchemie Bd. I S. 69. Berlin 1933.
[2] E. HANSSEN und W. WENDT, Hdbch. der Lebensmittelchemie Bd. I S. 63. Berlin-Heidelberg-New York 1965.
[3] H. SPERLICH, Dtsch. Apotheker-Ztg. **102**, 1641; 1962.

dann eine Zeitlang mit ihrer ledernen Hose darauf setzten. Hatte das Bier den nötigen Extraktgehalt, so blieb die Hose an der Bank kleben[4].

Exakte naturwissenschaftliche Untersuchungsmethoden für Lebensmittel wurden jedoch erst seit dem Beginn des 19. Jhdts. entwickelt. Sie waren die Voraussetzung für das Entstehen einer wirksamen Lebensmittelüberwachung.

In Deutschland begann diese im Jahre 1879, als das erste „Gesetz über den Verkehr mit Nahrungsmitteln, Genußmitteln und Gebrauchsgegenständen" erlassen wurde. Es war 48 Jahre in Kraft und wurde im Jahre 1927 durch das „Gesetz über den Verkehr mit Lebensmitteln und Bedarfsgegenständen" (Lebensmittelgesetz, LMG) abgelöst, das seinerseits im Jahre 1958 durch die Einführung des Verbotsprinzips (s. u.) grundlegend reformiert wurde.

12.1. Die rechtlichen Grundlagen der Lebensmittelüberwachung

Seit dem 1. Januar 1975 ist die Grundlage der Lebensmittelüberwachung das „Gesetz über den Verkehr mit Lebensmitteln, Tabakerzeugnissen, kosmetischen Mitteln und sonstigen Bedarfsgegenständen", kurz Lebensmittel- und Bedarfsgegenständegesetz (LMBG) genannt. Es kann als das zentrale Dachgesetz für das gesamte Lebensmittelrecht bezeichnet werden (W. Zipfel).

Wie sein Name sagt, regelt dieses Gesetz nicht nur den Verkehr mit Lebensmitteln, sondern auch mit einer Reihe anderer Stoffe und Gegenstände, die eines gemeinsam haben: sie können entweder auf Lebensmittel oder auf den menschlichen Körper einwirken und daher zu Gesundheitsschädigungen führen, wenn sie nicht von einwandfreier Beschaffenheit sind. Dementsprechend schließt heute der Begriff Lebensmittelüberwachung stets auch die Überwachung von Tabakerzeugnissen, kosmetischen Mitteln und Bedarfsgegenständen mit ein.

Neben dem Lebensmittel- und Bedarfsgegenständegesetz sind für die Beurteilung der ihm unterliegenden Erzeugnisse noch eine große Zahl von weiteren Vorschriften und sonstigen Regelungen heranzuziehen. Die wichtigsten von ihnen lassen sich wie folgt einteilen:

1. Ausführungsverordnungen zum LMG und LMBG. Dazu gehören u. a. die FleischVO, die VO über diätetische Lebensmittel, die FarbstoffVO, die KonservierungsstoffVO, die Höchstmengenverordnungen für pflanzliche und tierische Lebensmittel usw.

2. Spezialgesetze für besonders wichtige Lebensmittel wie das Brotgesetz, das Milchgesetz, das Weingesetz und die dazugehörenden Ausführungsverordnungen. Einige dieser Gesetze dienen vor allem wirtschaftspolitischen Zwecken, sie enthalten aber auch Bestimmungen lebensmittelrechtlichen Inhalts. Bemerkenswert ist, daß im Anwendungsbereich des Weingesetzes das LMBG und dessen Ausführungsvorschriften nur zur Ergänzung der für Traubensaft getroffenen Regelungen anwendbar ist, abgesehen von der Weinkontrolle, die nach den

[4] Holthöfer-Nüse-Franck, Lebensmittelrecht Bd. I S. 6. Köln 1975.

entsprechend anzuwendenden Vorschriften des LMBG durchzuführen ist. Wein, Likörwein, Schaumwein, weinhaltige Getränke und Branntwein aus Wein sind daher nur nach dem Weingesetz und dessen Ausführungsverordnungen zu beurteilen.
3. Steuergesetze mit lebensmittelrechtlicher Bedeutung wie das Biersteuergesetz, das Branntweinmonopolgesetz und das Süßstoffgesetz sowie deren Durchführungsvorschriften wie die Ausführungsbestimmungen zum Branntweinmonopolgesetz und die Süßstoffverordnung. Im Rahmen der Gesamtreform des Lebensmittelrechts ist jedoch vorgesehen, die lebensmittelrechtlichen Bestimmungen aus diesen Vorschriften herauszunehmen.
4. Runderlasse zu Rechtsvorschriften wie z. B. der RdErl. des RMdI vom 26. 6. 1939, durch den der in der Teigwarenverordnung vorgeschriebene Mindesteigehalt von Eierteigwaren von 3 auf 2 ¼ Eier je kg Mehl herabgesetzt wurde.
5. Die Leitsätze des Deutschen Lebensmittelbuches, in denen Herstellung, Beschaffenheit und sonstige Merkmale von Lebensmitteln beschrieben werden, die für die Verkehrsfähigkeit von Bedeutung sind. Sie sind keine Rechtsvorschriften, sondern als objektivierte Sachverständigengutachten anzusehen; sie bestimmen aber weitgehend die Verkehrsauffassung.
6. Richtlinien der Herstellerverbände, die als Ausdruck des Handelsbrauches und der Verbrauchererwartung herangezogen werden können, vor allem, wenn sie amtlich gebilligt oder durch Gerichtsentscheidungen anerkannt worden sind, wie z. B. die Richtlinien für Suppen- und Soßenerzeugnisse in trockener und in Pastenform (Rdschr. des BMI vom 21. 12. 1950 und vom 12. 6. 1957).

Alle diese Vorschriften und sonstigen Beurteilungsgrundlagen finden sich in den Textausgaben und Kommentaren[5], die zum unentbehrlichen Handwerkszeug aller derjenigen gehören, die als Sachverständige mit der amtlichen Lebensmittelüberwachung betraut sind, aber auch derer, die in verantwortlicher Stellung in der Lebensmittelwirtschaft tätig sind.

Besonders für den amtlichen Lebensmittelchemiker ist eine gründliche Kenntnis der rechtlichen Grundlagen der Lebensmittelüberwachung unerläßlich; erst durch sie wird er in den Stand gesetzt, die Ergebnisse seiner Laboratoriumsarbeit in Gutachten umzusetzen, die einer Gerichtsentscheidung zugrunde gelegt werden können.

Im folgenden wird ein Überblick über die wichtigsten Bestimmungen des Lebensmittel- und Bedarfsgegenständegesetzes gegeben. Er ist als eine erste Einführung gedacht; für ein vertieftes Studium und für die Anwendung in der Praxis seien die Erläuterungen in dem Taschenkommentar von Kloesel-Sperlich-Bergner empfohlen[5].

[5] Von den z. Zt. erhältlichen Textausgaben und Kommentaren seien genannt:
Lebensmittelrecht. Bundesgesetze und Verordnungen über Lebensmittel und Bedarfsgegenstände. Textsammlung mit Verweisungen und Sachverzeichnis. Redaktion: W. Zipfel. München 1975.
Lebensmittel- und Bedarfsgegenständegesetz. Kommentar von A. Kloesel und H. Sperlich, mitbearbeitet von K. G. Bergner. Stuttgart 1975.
Holthöfer-Nüse-Franck, Deutsches Lebensmittelrecht. Kommentar. 6. Aufl. Köln-Berlin-Bonn-München 1975.
W. Zipfel, Lebensmittelrecht, Kommentar. München 1975.

Das LMBG (s. Anhang 1) ist im Rahmen der Gesamtreform des Lebensmittelrechts erlassen worden; es bildet den Artikel 1 des sog. Reformgesetzes (s. Anhang 2), dessen übrige 11 Artikel bei der Anwendung des Gesetzes zu beachten sind. Wie das LMG ist auch das LMBG ein Rahmengesetz, d. h. es enthält keine speziellen Bestimmungen über bestimmte Lebensmittel, Tabakerzeugnisse, kosmetische Mittel oder sonstige Bedarfsgegenstände, sondern allgemeine Vorschriften für diese Gruppen von Erzeugnissen. Die übersichtliche Einteilung in 9 Abschnitte erleichtert die Orientierung in dem Gesetz.

12.2. Verkehr mit Lebensmitteln

Als Lebensmittel definiert das Gesetz in § 1 „Stoffe, die dazu bestimmt sind, in unverändertem oder zubereitetem oder verarbeiteten Zustand von Menschen verzehrt zu werden; ausgenommen sind Stoffe, die überwiegend dazu bestimmt sind, zu anderen Zwecken als zur Ernährung oder zum Genuß verzehrt zu werden". Damit geht der gesetzliche Begriff „Lebensmittel" über den Rahmen des gewöhnlichen Sprachgebrauchs hinaus, indem er auch Rohstoffe (z. B. Getreide oder Schlachtvieh) und Zwischenprodukte, aber auch Zusatzstoffe wie Farbstoffe und Konservierungsmittel umfaßt. Diese weite Begriffsbestimmung ermöglicht einen vorbeugenden Verbraucherschutz, denn die Lebensmittelüberwachung kann schon im ersten Stadium der Produktion eines Lebensmittels eingreifen. Andererseits werden aus dem Lebensmittelbegriff solche Stoffe ausgeklammert, die zwar auch zum Verzehr bestimmt sind, aber anderen Zwecken als der Ernährung oder dem Genuß dienen wie Arzneimittel, Stärkungsmittel, Scherzpralinen, Raucherentwöhnungsmittel, Ovulationshemmer u. a. m. Diese unterliegen in der Regel dem Arzneimittelrecht, z. T. sind sie auch als Bedarfsgegenstände (s. d.) einzustufen (Scherzpralinen u. ä.). Den Lebensmitteln gleichgestellt sind ihre Umhüllungen, Überzüge oder sonstigen Umschließungen, die dazu bestimmt sind, mitverzehrt zu werden oder bei denen ein solcher Mitverzehr vorauszusehen ist, wie Kunstdärme für Wursthüllen oder Wachsüberzüge für Käserinden.

Neu ist der Begriff „Zusatzstoffe", der nach dem international gebräuchlichen Begriff „food additives" in das deutsche Lebensmittelrecht eingeführt wurde (§ 2). Er soll den Begriff „fremde Stoffe" (§ 4a LMG; s. Anhang 3) ersetzen, der wegen seiner unzulänglichen Definition zu zahlreichen Auslegungsschwierigkeiten geführt hat. Der neue Begriff stellt nicht mehr auf die Zusammensetzung des Stoffes ab, sondern allein auf die Zweckbestimmung des Zusetzens zu (anderen) Lebensmitteln. Er umfaßt „Stoffe, die dazu bestimmt sind, Lebensmitteln zur Beeinflussung ihrer Beschaffenheit oder zur Erzielung bestimmter Wirkungen zugesetzt zu werden; ausgenommen sind Stoffe, die natürlicher Herkunft oder den natürlichen chemisch gleich sind und nach allgemeiner Verkehrsauffassung überwiegend wegen ihres Nähr-, Geruchs- oder Geschmackswertes oder als Genußmittel verwendet werden sowie Trink- und Tafelwasser". Damit werden „normale Lebensmittel" wie Eier oder Mehl aus dem Zusatzstoffbegriff ausgeklammert, auch wenn sie im konkreten Fall aus technologischen Gründen anderen Lebensmittels zugesetzt werden, etwa als Binde- oder Dickungsmittel. Zusatzstoffe i. S. des Gesetzes sind demnach im wesentlichen die nahrungsfremden Zusätze wie Farbstoffe, Konservierungsmittel, Emulgatoren, künstliche Süßstoffe und Aromen, aber auch Lösungsmittel, Klärmittel u. a. bei der Produktion von Lebensmitteln verwendete Stoffe. Soweit Zusatzstoffe zum Verzehr bestimmt sind, also im verzehrfertigen Lebensmittel noch enthalten sind, sind sie auch Lebensmittel i. S. des § 1. Für Zusatzstoffe gilt, wie schon für die fremden Stoffe des LMG, das Verbotsprinzip, d. h. sie dürfen beim gewerbsmäßigen Herstellen oder Behandeln von Lebensmitteln nur verwendet werden, wenn sie für diesen Zweck ausdrücklich zugelassen sind (§ 11). Da nur gesundheitlich unbedenkliche Zusatzstoffe zugelassen werden, und auch nur dann, wenn sie technologisch erforderlich sind, wird durch das Verbotsprinzip ein optimaler Schutz des Verbrauchers vor Gesundheitsschädigungen durch Zusatzstoffe erreicht.

Nicht zugelassene Zusatzstoffe dürfen auch nicht mittels Ionenaustauscher in Lebensmittel gebracht oder durch Verfahren, die speziell diesem Zweck dienen, in Lebensmitteln erzeugt werden. Andererseits bedürfen solche Zusatzstoffe keiner Zulassung, die aus dem Lebensmittel vollständig oder soweit entfernt werden, daß sie oder ihre Umwandlungsprodukte in dem verzehrfertigen Lebensmittel nur als technisch unvermeidbare und technologisch unwirksame Reste in gesundheitlich, geruchlich und geschmacklich unbedenklichen Anteilen enthalten sind. Dazu gehören die bisher als „technische Hilfsstoffe" (§ 4b Nr. 3 LMG; s. Anhang 3) bezeichneten Stoffe wie Lösungs- und Extraktionsmittel, Klärmittel usw., nicht jedoch chemisch wirkende Bleichmittel, wie Wasserstoffperoxid. Der Zulassungspflicht unterliegen außerdem noch eine Reihe von Stoffen, die den Zusatzstoffen gleichgestellt sind, weil gegen ihre unkontrollierte Verwendung in Lebensmitteln Bedenken bestehen. Hierzu gehören Mineralstoffe und Spurenelemente sowie deren Verbindungen, ausgenommen Kochsalz, ferner Aminosäuren und deren Derivate, die Vitamine A und D und deren Derivate, Zuckeraustauschstoffe, ausgenommen Fruktose, sowie Süßstoffe; (§ 2 Abs. 2 Nr. 1). Den Zusatzstoffen gleichgestellt sind außerdem Stoffe, die Lebensmitteln nicht eigentlich „zugesetzt" werden, sondern auf andere Weise auf sie einwirken können wie Bestandteile von Kunstdärmen oder Käseüberzügen, Behandlungsstoffe für nicht zum Verzehr bestimmte Lebensmitteloberflächen (Bananenschalen, Eierschalen usw.), z. B. Fruchtbehandlungsmittel, ferner Stoffe, die mittelbar, z. B. über Verpackungsmittel auf oder in Lebensmittel gelangen, schließlich Treibgase, die mit Lebensmitteln in Berührung kommen.

Die Zulassungspflicht für Zusatzstoffe tritt erst am 1. Januar 1978 in Kraft; bis dahin gelten noch die entsprechenden Bestimmungen des LMG für fremde Stoffe und technische Hilfsstoffe weiter (s. Anhang 3).

Dem Gesundheitsschutz dient in erster Linie der § 8. Er verbietet, „Lebensmittel für andere derart herzustellen oder zu behandeln, daß ihr Verzehr geeignet ist die Gesundheit zu schädigen", ferner, „Stoffe, deren Verzehr geeignet ist, die Gesundheit zu schädigen, als Lebensmittel in den Verkehr zu bringen". Es genügt also bereits die Eignung zur Gesundheitsschädigung; ein tatsächlich eingetretener Gesundheitsschaden ist nicht erforderlich. Andererseits muß aber die Eignung zur Gesundheitsschädigung konkret nachweisbar sein; ein bloßer Verdacht reicht nicht aus. Gesundheitsschädlich in diesem Sinne ist also z. B. Brot mit eingebackenen Glassplittern oder ein mit Typhusbakterien infizierter Kartoffelsalat, nicht dagegen Lebensmittel, die neben solchem Kartoffelsalat gelagert oder feilgehalten werden, wenn in ihnen keine Typhusbakterien nachgewiesen werden können.

Grundsätzlich verboten ist auch die Bestrahlung von Lebensmitteln mit ultravioletten oder ionisierenden Strahlen; sie unterliegt als einziges Behandlungsverfahren dem Verbotsprinzip und bedarf, ebenso wie die Verwendung von Zusatzstoffen, der ausdrücklichen Zulassung (§ 13). Bisher ist durch die LebensmittelbestrahlungsVO nur eine Bestrahlung zu Kontroll- und Meßzwecken zugelassen, ferner die direkte Bestrahlung von Trinkwasser, der Oberfläche von Obst- und Gemüseerzeugnissen und von Hartkäse mit ultravioletten Strahlen zum Zwecke der Entkeimung.

Rückstände von Pflanzenbehandlungsmitteln, insbesondere Pflanzenschutzmitteln auf oder in Lebensmitteln dürfen die dafür festgesetzten Höchstmengen nicht überschreiten; nicht zugelassene Pflanzenschutzmittel dürfen prinzipiell überhaupt nicht in Lebensmitteln vorhanden sein (§ 14). Stoffe mit pharmakologischer Wirkung wie Arzneimittel oder Masthilfsmittel dürfen in tierischen Lebensmitteln ebenfalls die festgesetzten Höchstmengen nicht überschreiten. Sind Tiere mit solchen Stoffen behandelt worden, so müssen vor der Schlachtung die jeweils festgesetzten Wartezeiten beachtet werden (§ 15).

Soviel zu den Bestimmungen des LMBG, die den Gesundheitsschutz des Verbrauchers gewährleisten sollen. Dem wirtschaftlichen Schutz dienen insbesondere die Verbote zu Schutz vor Täuschung (§ 17). Sie entsprechen dem § 4 LMG, nach dem nachgemachte, verfälschte, verdorbene und irreführend bezeichnete Lebensmittel nicht in den Verkehr gebracht werden durften. Leider hat man bei der Transformation dieser Bestimmungen in das LMBG unnötigerweise auf die bewährten und durch zahlreiche Gerichtsentscheidungen genau umschriebenen Begriffe „verfälscht“ und „verdorben“ verzichtet und sie durch neue, weniger anschauliche Begriffe ersetzt. § 17 verbietet zunächst, „zum Verzehr nicht geeignete Lebensmittel“ in den Verkehr zu bringen. Damit sind nicht etwa rohe Kartoffeln, trockene Erbsen, Aromakonzentrate oder andere nicht unmittelbar verzehrfähige Lebensmittel gemeint, denn diese sind nach Zubereitung oder Verarbeitung (§ 1) „zum Verzehr geeignet“; vielmehr solche, die ekelerregend verändert sind (z. B. verfault oder verschimmelt) oder die unter ekelerregenden Umständen hergestellt oder gelagert worden sind; kurz solche, die nach dem LMG als verdorben bezeichnet wurden. Für solche Lebensmittel besteht ein absolutes Verkehrsverbot, d. h. sie dürfen auch bei „ausreichender Kenntlichmachung“ (s. u.) ihrer von der Norm abweichenden Beschaffenheit nicht in den Verkehr gebracht werden. Gleiches gilt für Lebensmittel, die aus Bedarfsgegenständen i. S. des § 5 Nr. 1, also z. B. Konservendosen, Kunststoffschläuchen oder -folien usw. gesundheitlich, geruchlich oder geschmacklich bedenkliche

Anteile von Stoffen aufgenommen haben, die technisch vermeidbar sind. Das ist z. B. der Fall bei Konservenfüllgut, das infolge erhöhter Zinn- und Eisenaufnahme aus der Innenwand der Dose einen stark metallischen Geschmack angenommen hat.

Verboten ist ferner, Lebensmittel, die hinsichtlich ihrer Beschaffenheit von der Verkehrsauffassung abweichen und dadurch in ihrem Wert, insbesondere in ihrem Nähr- oder Genußwert oder in ihrer Brauchbarkeit nicht unerheblich gemindert sind, ohne ausreichende Kenntlichmachung in den Verkehr zu bringen. Eine solche Wertminderung kann durch Verschlechterung der normalen stofflichen Zusammensetzung eines Lebensmittels eintreten, sei es durch Zusatz oder Nichtentziehung geringwertiger oder durch Entzug oder Weglassen wertbestimmender Stoffe, z. B. gewässerte Milch, Mitvermahlung von Kakaoschalen, Entrahmung von Milch, Minderalkoholgehalt von Spirituosen, also das, was im LMG als Verfälschung bezeichnet wurde. Sie kann aber auch ohne menschliches Zutun eintreten, z. B. unreife Früchte, wurmstichige Äpfel, überlagerte Gewürze oder infolge undichter Verschlüsse schal gewordenes Tafelwasser. Das Verbot gilt auch für Lebensmittel, denen man durch „Schönen" den Anschein einer besseren als ihrer tatsächlichen Beschaffenheit gegeben hat. Gleiches gilt für nachgemachte Lebensmittel. Unter Nachmachen versteht man das Nachbilden eines „echten" Lebensmittels in der Weise, daß es mit diesem auf Grund seines äußeren Erscheinungsbildes (nicht nur auf Grund seiner Bezeichnung, Verpackung oder sonstigen Aufmachung) verwechselt werden kann. Das nachgemachte Lebensmittel hat nur den Schein, nicht aber Wesen und Gehalt der echten Ware, da es entweder völlig oder doch zu wesentlichen Teilen aus anderen Stoffen besteht als diese.

Wertgeminderte, geschönte und nachgemachte Lebensmittel können nur dann unter ausreichender Kenntlichmachung in den Verkehr gebracht werden, wenn dem keine speziellen Rechtsvorschriften entgegenstehen (z. B. § 6 der VO über Obsterzeugnisse). Die Kenntlichmachung ist nur dann als ausreichend anzusehen, wenn aus ihr zu entnehmen ist, daß und in welcher Richtung das Lebensmittel von der Norm abweicht (z. B. „Aprikosenmarmelade aus getrockneten Aprikosen"; vgl. § 7 Nr. 12 der VO über Obsterzeugnisse). Ein herabgesetzter Preis oder Bezeichnungen wie „2. Wahl" oder „Sonderangebot" sind grundsätzlich keine ausreichende Kenntlichmachung in diesem Sinne.

Zum Schutze vor Täuschung sind schließlich Bezeichungen, Angaben und Aufmachungen von Lebensmitteln einschließlich der Werbeaussagen verboten, durch die der Verbraucher irregeführt werden kann, insbesondere falsche Gewichtsangaben, unzutreffende Angaben über die Zeit der Herstellung oder Haltbarkeit oder über sonstige für die Bewertung mitbestimmende Umstände. Irreführend ist es auch, wenn Lebensmitteln Wirkungen beigelegt werden, die ihnen nach den Erkenntnissen der Wissenschaft nicht zukommen oder die wissenschaftlich nicht hinreichend gesichert sind, schließlich, wenn Lebensmitteln der Anschein eines Arzneimittels gegeben wird. Das letztere Verbot leitet über zum Verbot der gesundheitsbezogenen Werbung (§ 18), das besser „Verbot der krankheitsbezogenen Werbung" heißen sollte. Denn aus der Erwägung heraus, daß Lebensmittel allein weder eine Linderung noch die Beseitigung von Krankheiten herbeiführen können, sind alle darauf hindeutenden Aussagen verboten, wobei allerdings die Werbung gegenüber Angehörigen der Heilberufe und einiger verwandter Berufe ausgenommen ist. Auch für diätetische Lebensmittel bestehen gewisse Ausnahmen von diesen Verboten.

12.3. Verkehr mit Tabakerzeugnissen

Die wesentlichste Änderung gegenüber der Rechtslage des LMG ist die Tatsache, daß Tabakerzeugnisse, die zum Rauchen, Kauen oder Schnupfen bestimmt sind (§ 3), nicht mehr den Lebensmitteln gleichgestellt sind. Das enthebt den Staat der Verlegenheit, Tabakerzeugnisse als „geeignet die Gesundheit zu schädigen", zu verbieten, wie es unter der Herrschaft des LMG eigentlich hätte geschehen müssen, nachdem einmal die Schädlichkeit des Rauchens erwiesen war. So gibt es für Tabakerzeugnisse auch keine Verbote zum Schutz der Gesundheit, die denen für Lebensmittel, kosmetische Mittel und sonstige Bedarfsgegenstände entsprechen. Da das Rauchen stets ein gesundheitliches Risiko bedeutet, kam es dem Gesetzgeber in erster Linie darauf an, zusätzliche Risiken nach Möglichkeit abzuwenden. Diesem Zweck dient die Bestimmung, daß die zum Herstellen von Tabakerzeugnissen bestimmten Stoffe einer Zulassung bedürfen und besonderen Anforderungen genügen müssen (§ 20). Dem steigenden Tabakkonsum sollen Werbeverbote entgegenwirken. So darf für Zigaretten in Rundfunk und Fernsehen überhaupt nicht geworben werden. Der Tabakgenuß darf nicht als gesundheitlich unbedenklich oder gar günstig hingestellt werden, die Werbung darf nicht Jugendliche oder Heranwachsende zum Rauchen veranlassen oder das Inhalieren von Tabakrauch empfehlen; schließlich dürfen Tabakerzeugnisse nicht als natürlich, naturrein o. ä. bezeichnet werden. Im übrigen gelten für Tabakerzeugnisse das Bestrahlungsverbot (§ 13) und auch diejenigen Bestimmungen des Gesetzes für Lebensmittel entsprechend, die Rückstände von Pflanzenbehandlungsmitteln (§ 14) betreffen sowie den Schutz vor Täuschung bezwecken (§ 17 Abs. 1 Nr. 1, 2 und 5).

12.4. Verkehr mit kosmetischen Mitteln

Für kosmetische Mittel bestehen Verbote zum Schutz der Gesundheit (§ 24), die denen für Lebensmittel entsprechen, aber darüber hinaus nicht nur den bestimmungsgemäßen, sondern auch den vorauszusehenden Gebrauch berücksichtigen. Vorauszusehen ist etwa, daß beim Benutzen eines Lippenstiftes die Masse auf die Mundschleimhaut und so in den Verdauungstrakt gelangt; sie darf also auch in diesem keine gesundheitsschädlichen Wirkungen haben. Neu gegenüber der bisherigen Rechtslage ist die Zulassungspflicht für verschreibungspflichtige Arzneimittel (§ 25). Davon werden z. B. weibliche Sexualhormone betroffen, die einer Hautcreme zugesetzt werden sollen. Ist dagegen ein Stoff nach dem Arzneimittelrecht nur bei innerer, nicht aber bei äußerer Anwendung rezeptpflichtig, wie etwa Chloroform, so darf er ohne besondere Zulassung für äußerlich anzuwendende Kosmetika, z. B. Rasierwässer, verwendet werden.

Erstmals im deutschen Lebensmittelrecht bestehen für kosmetische Mittel nunmehr auch Verbote zum Schutz vor Täuschung (§ 27). So dürfen von einem solchen Mittel nicht Wirkungen behauptet werden, die ihm nach den Erkenntnissen der Wissenschaft nicht zukommen oder die wissenschaftlich nicht hinreichend gesichert sind; auch darf nicht der Eindruck erweckt werden, daß bei der Anwendung des Mittels ein Erfolg mit Sicherheit erwartet werden kann Diese Bestimmungen werden hoffentlich den oft maßlos übertriebenen Werbebehauptungen vieler kosmetischer Mittel, z. B. der sog. Schlankheitscremes und Haarwuchsmittel, endlich den Garaus machen. Neu ist auch die Vorschrift, bei originalverpackten kosmetischen Mitteln stets den Hersteller anzugeben (§ 28), um jederzeit den Verantwortlichen ermitteln zu können.

12.5. Verkehr mit sonstigen Bedarfsgegenständen

Der Katalog der Bedarfsgegenstände ist im LMBG (§ 5) gegenüber der bisherigen Rechtslage (§ 2 LMG) beträchtlich erweitert worden. Neben den kosmetischen Mitteln, die nunmehr eine Sonderregelung erfahren haben (s. o.), bilden die sog. Lebensmittelbedarfsgegenstände nach wie vor die wichtigste Gruppe. Es sind dies Gegenstände, die bei bestimmungsgemäßem Gebrauch mit Lebensmitteln in Berührung kommen oder auf diese einwirken, wie Eß-, Trink- und Kochgeschirr, Messer, Gabeln, Löffel, Lebensmittelpackungen, Mixgeräte, Kuchenbleche, Rohrleitungen und Maschinen zur industriellen Lebensmittelherstellung, Grill- und Mikrowellengeräte, Holzkohle für Grillgeräte u. a. m. Wie bisher gehören zu den Bedarfsgegenständen auch die Spielwaren, zu denen auch die Scherzartikel zählen. Neu hinzugekommen sind Packungen, Behältnisse und Umhüllungen für kosmetische Mittel und Tabakerzeugnisse, die mit diesen Erzeugnissen in Berührung kommen, ferner Gegenstände, die bestimmungsgemäß mit den Schleimhäuten des Mundes in Berührung kommen, wie Trillerpfeifen, Tabakpfeifen, Zigarrenmundstücke, Mundstücke von Musikinstrumenten usw., ausgenommen zahnärztliche Instrumente. Weiterhin gehören dazu kosmetische Gegenstände wie Haar- und Handbürsten, Zahnbürsten, Rasierpinsel, Schwämme usw. Sehr umfassend ist die Gruppe der Gegenstände, die dazu bestimmt sind, „nicht nur vorübergehend mit dem menschlichen Körper in Berührung zu kommen“, wie Kleider, Bettwäsche, Perücken oder Schmuck. Von den übrigen der insgesamt 9 Gruppen von Bedarfsgegenständen seien noch die Haushaltsreinigungs- und Pflegemittel wie Silberputzmittel, Bohnerwachs und WC-Reiniger, ferner Reinigungs-, -pflege- und Desinfektionsmittel für Lebensmittelbedarfsgegenstände erwähnt sowie Mittel zur Geruchsverbesserung und zur Insektenbekämpfung in Räumen, die zum Aufenthalt von Menschen bestimmt sind.

Bei der Prüfung der Frage, ob ein Gegenstand rechtlich als Bedarfsgegenstand einzuordnen ist, hat man neben § 5 LMBG stets auch das Arzneimittelgesetz (s. Anhang 4) heranzuziehen. Denn Gegenstände, die nach § 1 Abs. 2 dieses Gesetzes als Arzneimittel gelten, sind keine Bedarfsgegenstände. Es handelt sich dabei im wesentlichen um solche Gegenstände, die dauernd oder vorübergehend in den menschlichen Körper eingebracht werden, um dessen Beschaffenheit, Zustand oder Funktionen zu beeinflussen, ausgenommen ärztliche oder zahnärztliche Instrumente. Zu diesen Gegenständen gehören u. a. Zahnprothesen, Wundkanülen, künstliche Gelenke innerhalb des Körpers und Augenhaftschalen. Dagegen sind künstliche Augen, Arm- oder Beinprothesen und Klistierrohre Bedarfsgegenstände, da sie die Funktionen des Körpers nicht beeinflussen.

Die für Bedarfsgegenstände bestehenden Verbote zum Schutze der Gesundheit (§ 30) sind gegenüber denen im LMG erweitert und verbessert worden. Wie bisher ist verboten, Bedarfsgegenstände derart herzustellen oder zu behandeln, daß sie bei bestimmungsgemäßem oder vorauszusehenden Gebrauch die Gesundheit durch ihre stoffliche Zusammensetzung, insbesondere toxische Stoffe oder Verunreinigungen, schädigen.

Dazu gehören z. B. bleilässige Glasuren bei Keramik-Eßgeschirr (bestimmungsgemäßer Gebrauch) oder giftige Farben bei Kinderspielzeug, bei dem stets damit zu rechnen ist, daß die Kinder es in den Mund stecken (vorauszusehender Gebrauch). Schädigungen aus anderen Ursachen, insbesondere solche mechanischer Art wie durch scharfkantige Spielwaren fallen nicht unter dieses Verbot; in solchen Fällen wird der Schutz des Verbrauchers durch das Gesetz über technische Arbeitsmittel gewährleistet. Verboten ist ferner die gesundheitsschädliche Verwendung von Lebensmittelbedarfsgegenständen, z. B. von Drähten oder Metallstiften, die in Süßwaren eingearbeitet sind. Schließlich dürfen Reinigungs- und Pflegemittel sowie Spielwaren nicht so aufgemacht sein, daß sie mit Lebensmitteln verwechselt werden können, etwa durch naturgetreue Nachbildungen von Wurst- oder Käsescheiben aus Kunststoff. Das letztere Verbot erfaßt auch das nichtgewerbliche Inverkehrbringen, z. B. die mißbräuchliche Verwendung von Getränkeflaschen für Brennspiritus oder Fleckenreinigungsmittel.

Verboten ist auch, Gegenstände als Lebensmittelbedarfsgegenstände gewerbsmäßig so zu verwenden oder für solche Verwendungszwecke in den Verkehr zu bringen, daß von ihnen gesundheitlich, geruchlich oder geschmacklich bedenkliche Mengen von Stoffen auf Lebensmittel übergehen, die technisch vermeidbar sind (§ 31). Das wäre beispielsweise der Fall, wenn aus Kunststoffschläuchen in Melkmaschinen Anteile von Weichmachern herausgelöst werden und die Milch geschmacklich nachteilig beeinflussen. Für derart beeinträchtigte Lebensmittel gilt, wie bereits erwähnt, gem. § 17 ein absolutes Verkehrsverbot.

12.6. Ein- und Ausfuhr

Die Vorschriften des LMBG gelten auch für die im Ausland hergestellten Lebensmittel, Tabakerzeugnisse, kosmetischen Mittel und Bedarfsgegenstände, die in der Bundesrepublik Deutschland in den Verkehr gebracht werden. Wenn sie diesen Vorschriften nicht entsprechen, dürfen sie nicht eingeführt werden (§ 47).

Von diesem Verbot gibt es gewisse Ausnahmen, wie für die Lagerung von Waren in Zollverschlußlagern, für Waren, die für diplomatische oder konsularische Vertretungen, für wissenschaftliche Zwecke, für Messen und Ausstellungen bestimmt sind, oder die als Reisebedarf eingebracht oder in Verkehrsmitteln mitgeführt werden u. a. m.; Voraussetzung für diese Ausnahmen ist jedoch, daß die Waren nicht gesundheitsschädlich sind. Die Zolldienststellen können bei der Überwachung insofern mitwirken, daß sie Sendungen der genannten Erzeugnisse anhalten, den Verdacht von Verstößen gegen Vorschriften des LMBG, der sich bei der Abfertigung ergibt, den für die Überwachung zuständigen Behörden mitteilen und eine Untersuchung auf Kosten des Verfügungsberechtigten veranlassen können (§ 48). Für Waren, die zur Ausfuhr bestimmt sind, gelten nur die Vorschriften des LMBG, die dem Gesundheitsschutz dienen (§§ 8, 24 und 30). Sofern solche Waren den übrigen Vorschriften des LMBG nicht entsprechen, z. B. wenn sie mit nicht zugelassenen Farbstoffen gefärbt sind, müssen sie bei der Lagerung von den Waren getrennt gehalten werden, die für das Inverkehrbringen im Geltungsbereich des LMBG bestimmt sind; sie müssen außerdem kenntlich gemacht werden (§ 50); z. B. durch ein Schild mit der Aufschrift „Zur Ausfuhr bestimmt".

12.7. Überwachung

Für die Lebensmittelüberwachung sind die Bundesländer zuständig, ferner die Bundeswehr für ihren eigenen Bereich. Sie erfolgt nach den allgemeinen Bestimmungen des siebenten Abschnitts des LMBG, zu dem die Bundesländer noch weitergehende Durchführungsvorschriften erlassen haben oder erlassen werden. Solange dies nicht geschehen ist, gelten die zum LMG erlassenen Vorschriften für die einheitliche Durchführung des Lebensmittelgesetzes (Rdschr. des RMdI vom 21. 6. 1934; RGesundhBl. S. 590) weiter, die im Jahre 1934 durch landesrechtliche Hoheitsakte in Kraft gesetzt wurden.

Die Lebensmittelüberwachung gehört im allgemeinen zum Arbeitsbereich der obersten Landesgesundheitsbehörden. Mit ihrer Durchführung sind in den meisten Bundesländern fachlich vorgebildete Beamte betraut, in Baden-Württemberg z. B. der Wirtschaftskontrolldienst. Diese bedienen sich dabei der Mithilfe von Fachanstalten, nämlich chemischer, tierärztlicher und medizinischer Untersuchungsanstalten, und der beamteten Lebensmittelchemiker, Tierärzte und Ärzte, die als wissenschaftliche Sachverständige mit der Lebensmittelüberwachung betraut sind, sowie von Lebensmittelkontrolleuren. Die mit der Überwachung beauftragten Personen haben planmäßig Betriebsbesichtigungen vorzunehmen und Stichproben von Lebensmitteln, Tabakerzeugnissen, kosmetischen Mitteln und Bedarfsgegenständen zu entnehmen (§ 42). Die Betriebsbesichtigung erstreckt sich auf alle Grundstücke und Räume, in denen diese Produkte gewerbsmäßig hergestellt, behandelt oder in den Verkehr gebracht werden, also Produktionsstätten, Lager- und Verkaufsräume. Die Beamten dürfen auch die dazugehörigen Geschäftsräume betreten und dort geschäftliche Aufzeichnungen, Frachtbriefe, Bücher und Unterlagen über die bei der Herstellung verwendeten Stoffe einsehen, ausgenommen Herstellungsbeschreibungen, ferner alle erforderlichen Auskünfte über die Herstellung der Erzeugnisse verlangen. Auch der Handel auf Märkten, Plätzen, Straßen und im Umherziehen unterliegt der Überwachung, ferner Lieferfahrzeuge, Milchtankwagen und andere Einrichtungen zur Beförderung von Lebensmitteln. Betriebsräume dürfen nur während der üblichen Betriebs- oder Geschäftszeit betreten werden; außerhalb dieser Zeit nur zur Verhütung dringender Gefahren für die öffentliche Sicherheit und Ordnung, etwa wenn vermutet wird, daß während dieser Zeit Lebensmittel entgegen lebensmittelrechtlichen Vorschriften hergestellt werden. In solchen Fällen dürfen auch die Wohnräume der für den Betrieb verantwortlichen betreten werden.

12.8. Probenahme

Da es in den meisten Fällen nicht möglich ist, schon anläßlich einer Betriebsbesichtigung zu erkennen, ob die dort befindlichen Lebensmittel, Bedarfsgegenstände usw. den gesetzlichen Vorschriften genügen, entnehmen die Kontrollbeamten Proben dieser Produkte, damit sie in Fachanstalten untersucht und beurteilt werden können. Die Anzahl der Proben richtet sich nach der Bevölkerungsdichte; sie ist in den landesrechtlichen Durchführungsvorschriften festgelegt. Nach den Durchführungsvorschriften zum LMG wurden jährlich auf 100000 Einwohner mindestens 500 Lebensmittel und 50 Bedarfsgegenstände entnommen. Die Verteilung der Proben auf die einzelnen Lebensmittelgruppen sollte möglichst deren Anteil an der Ernährung entsprechen; darüber hinaus werden gesundheitspolitische Erwägungen oder aktuelle Verstöße gegen lebensmittelrechtliche Vorschriften die Probenzahl bestimmter Lebensmittel beeinflussen. Aus diesen Erwägungen heraus wird vielfach die Probenahme von den Untersuchungsanstalten gesteuert, d. h. sie fordern die Proben nach Zahl und Art bei den Kontrollorganen an.

Die entnommenen Proben müssen so behandelt werden, daß ihre Identität außer Zweifel steht. Auf dem Begleitformular sind daher anzugeben: die Tagebuch-Nummer (auch auf der Probe selbst), die genaue handelsübliche Bezeichnung (also nicht nur „Orangen", sondern „Orangen naturrein", nicht nur „Brötchen", sondern „Tafelbrötchen" oder „Milchbrötchen", nicht „Leberwurst", sondern „feine Leberwurst"), da diese Angaben oft von entscheidender Bedeutung für die Beurteilung sind, ferner die Menge (Gewicht, Volumen oder Stückzahl), Verkaufspreis, Zeit und Ort der Probenahme, Name des Verkäufers, Name und Ort des Geschäftes, (möglichst Firmenstempel auf der Packung oder Verpackung und dem Begleitformular), Name des Lieferanten, Lieferdatum, noch vorhandene Menge, die für die Probe geleistete Entschädigung, Grund der Probenahme (z. B. „Planprobe", „Bombage", „Verbraucherbeschwerde"). Bei lose verkaufter Ware ist auch eine am Verkaufsstand evtl. vorhandene oder fehlende Kennzeichnung oder Kenntlichmachung anzugeben, z. B. bei Käse im

Anschnitt: „45 % Fett in der Trockenmasse"; bei Südfrüchten: „kein Hinweis auf Fruchtbehandlungsmittel". Dem Besitzer ist für die Probe eine Empfangsbescheinigung auszustellen; ferner ist für Proben, die nicht beim Hersteller oder Einführer entnommen werden, eine angemessene Entschädigung zu leisten.

Von jeder Probe ist ein Teil amtlich verschlossen und versiegelt beim Besitzer zurückzulassen, es sei denn, der Hersteller oder Einführer verzichtet darauf (Groß- und Einzelhändler haben also kein Verzichtsrecht). Wenn die Probe nicht geteilt werden kann, ohne den Zweck der Untersuchung zu gefährden, also z. B. bei den meisten Originalpackungen, ist ein zweites Stück der gleichen Art wie das als Probe entnommene zurückzulassen. Die Gegenprobe (so nennt man den zurückgelassenen Teil der Probe) und die Zweitprobe dienen wie die amtliche Probe als Beweismittel, in erster Linie, um die Identität der von der Lebensmittelüberwachung begutachteten Probe sicherzustellen, falls diese zweifelhaft sein oder bestritten werden sollte. Zu diesem Zweck kann der Besitzer die Gegen- oder Zweitprobe auf seine Kosten bei einem hierfür zugelassenen Sachverständigen untersuchen lassen. Wenn er dies tut, muß es möglichst bald geschehen, jedenfalls bevor die Probe in Zersetzung übergeht, spätestens innerhalb eines in den Durchführungsvorschriften festgesetzten Zeitraums (bisher 2 Wochen). Der Beweiswert einer Zweitprobe für die Identitätssicherung ist natürlich geringer als der eines Teils der amtlichen Probe (Gegenprobe), da sie in ihrer Beschaffenheit von dieser abweichen kann (Herkunft aus verschiedenen Chargen, Unterschiede in der mechanisch durchgeführten Abfüllung oder Durchmischung oder in der Verschlußdichte von Packungen, bakteriell oder durch zu starke Füllung verursachte Bombage usw.). Dies muß bei der vergleichenden Auswertung der Untersuchungsbefunde der Probe und der Zweitprobe berücksichtigt werden.

Der höhere Beweiswert der Gegenprobe ist natürlich nur dann gegeben, wenn die Probe vor der Teilung, soweit dies möglich oder angebracht ist, gründlich durchgemischt wird, z. B. bei lose verkaufter Milch, bei teilweise auskristallisiertem Honig in größeren Behältern usw. Wo dies nicht möglich ist, muß unter Umständen mit unterschiedlicher Zusammensetzung von Probe und Gegenprobe gerechnet werden (z. B. Zungenwurst). Bei stückiger Ware (Brötchen, Obst, Gemüse usw.) werden üblicherweise nicht die Einzelstücke geteilt, sondern eine größere Anzahl entnommen und davon die Hälfte als Gegenprobe zurückgelassen. Besonders bei der Probenahme von Obst und Gemüse zum Zwecke der Untersuchung auf Rückstände von Pflanzenschutzmitteln ist größte Sorgfalt auf die möglichst gleichartige Zusammensetzung von Probe und Gegenprobe zu verwenden, wenn man bedenkt, daß die Gebinde einer Lieferung (z. B. in einem Güterwagen) von mehreren Produzenten stammen können.

12.9. Untersuchung und Beurteilung

Die Untersuchung der erhobenen Proben erfolgt in staatlichen oder kommunalen Fachanstalten, und zwar überwiegend in chemischen; soweit es sich um Lebensmittel tierischer Herkunft handelt, auch in tierärztlichen und in geringerem Maße in medizinischen Untersuchungsanstalten. Sie bezweckt die Feststellung, ob die Proben in ihrer Beschaffenheit und Aufmachung den Anforderungen des Lebensmittel- und Bedarfsgegenständegesetzes oder sonstiger Rechtsvorschriften oder der allgemeinen Verkehrsauffassung entsprechen. Sie muß also, unter Vermeidung alles Überflüssigen, soweit ausgedehnt werden, als es die Beantwortung dieser Fragen erfordert. Es würde also z. B. nicht genügen, den Fettgehalt der Milch zu bestimmen, da sie auch bei hohem Fettgehalt gewässert sein kann; bei einem Pfefferminzlikör reicht die Bestimmung des Alkoholgehaltes nicht aus, da er auch unzulässige Farbstoffe enthalten kann; ein Orangensaft mit normalem Extraktgehalt und Formolwert kann sich nach Bestimmung der Aminosäuren als ein gestrecktes Erzeugnis erweisen. Von besonderer gesundheitspolitischer Bedeutung ist heute die Untersuchung der Lebensmittel auf Rückstände von Schädlingsbekämpfungsmitteln und pharmakologisch wirksamen Stoffen sowie auf Verunreinigung durch Umweltkontaminanten wie toxische Schwermetalle oder kanzerogene Stoffe. Die Untersuchung ist, soweit amtliche Methoden vorhanden sind, nach diesen auszuführen, es sei denn, daß triftige Gründe zwingen, davon abzuweichen. Hierzu ist eine Begründung notwendig.

12.10. Das Gutachten

Das Ergebnis der Untersuchung wird in einem Gutachten zusammengefaßt. Es leuchtet ein, daß es nicht genügt, lediglich die Analysenwerte anzugeben, zumal diese nur von einem Fachmann ausgewertet werden können. Da die Untersuchung den Zweck verfolgt, Verstöße gegen bestehende Vorschriften oder die Verkehrsauffassung aufzudecken, ist es erforderlich, die Probe auf Grund dieser Vorschriften oder der allgemeinen Verkehrsauffassung sowie der ermittelten Analysenwerte oder der Kennzeichnung zu beurteilen. Für die Abfassung des Gutachtens wird man folgende allgemeine Regeln aufstellen können: Es beginnt mit Angaben über Daten der Probenahme (statt dessen kann auch auf das Begleitformular der Probe verwiesen werden), des Eintreffens der Probe, ggf. auch des Beginns der Untersuchung (insbesondere bei der Beurteilung verdorbener Lebensmittel!), mit der Bezeichnung der Probe, ihrer Verpackung, Beschriftung oder Kennzeichnung. Es folgt die Beschreibung ihrer äußeren Beschaffenheit (Konsistenz, Farbe, Klarheit, Trübung, Geruch und Geschmack), weiter das Ergebnis der chemischen, physikalisch-chemischen, mikroskopischen, mikrobiologischen usw. Untersuchung. Hieran schließt sich die Beurteilung an. Soll ein Erzeugnis beurteilt werden, bei dem die Untersuchung keine Abweichungen von der Norm ergeben hat, so vermeide man Formulierungen wie „Die Ware ist von einwandfreier Beschaffenheit" o. ä. Denn es ist unmöglich, auf alle in Betracht kommenden unzulässigen Stoffe zu prüfen. In solchen Fällen genügt die Angabe „Die Untersuchung ergab keinen Anlaß zu einer Beanstandung".

Wenn die Probe dagegen nicht den einschlägigen Rechtsvorschriften oder der allgemeinen Verkehrsauffassung entspricht, so ist ihre tatsächliche Beschaffenheit in den Punkten, die für die festgestellte Abweichung von der Norm von Bedeutung sind, festzustellen. Dies hat in allgemeinverständlicher Form zu geschehen. Der sogen. Ist-Beschaffenheit der Probe wird die Soll-Beschaffenheit gegenübergestellt. Ergibt sich diese aus Rechtsvorschriften oder sonstigen Beurteilungsnormen, die die allgemeine Verkehrsauffassung wiedergeben, so sind diese zu zitieren, möglichst unter genauer Angabe der Fundstelle.

Nicht in das Gutachten gehören dagegen Ausführungen zur Schuldfrage, so zur Frage der Verantwortlichkeit einer bestimmten Person, zur Schuldform (Vorsatz oder Fahrlässigkeit) und zum Schuldumfang, auch nicht eine Empfehlung zur Strafanzeige oder die Forderung nach einer hohen Strafe oder nach einem Berufsverbot. Der Gutachter soll sich also nicht zu strafrechtlichen Gesichtspunkten äußern. Wohl aber kann er auf objektive Umstände hinweisen, die für die Schuldfrage von Bedeutung sein können, z. B. daß bereits mehrfach Erzeugnisse eines bestimmten Herstellers beanstandet wurden. Er kann ausführen, ob ein Verstoß gegen eine lebensmittelrechtliche Vorschrift graduell und quantitativ erheblich ist; er soll sich aber nicht dazu äußeren, ob das Verschulden gering ist oder nicht (vgl. hierzu die Ausführungen von W. Zipfel in „Der Lebensmittelchemiker als Sachverständiger vor Gericht")[6].

Auf Seite 564ff. werden einige Beispiele von Gutachten aus der Praxis der Lebensmittelüberwachung gegeben.

12.11. Die Straf- und Bußgeldbestimmungen des LMBG

Im Rahmen der Gesamtreform des Lebensmittelrechts ist auch das Lebensmittelstrafrecht neugestaltet worden, und zwar im Sinne einer Entkriminalisierung. Zuwiderhandlungen gegen das LMG waren grundsätzlich Vergehen, die mit Gefängnis oder Geldstrafe bedroht sind. In schweren Fällen konnten bis zu zehn Jahre Freiheitsstrafe verhängt werden. Diese als unverhältnismäßig hoch empfundenen Strafandrohungen und die mit einer Verurteilung nach § 11 LMG zwangsläufig verbundene Eintragung in das Strafregister hatten zur Folge, daß in der Vergangenheit allzuhäufig Verfahren nach § 153 des Strafgesetzbuches wegen Geringfügigkeit eingestellt wurden. Damit war dem Verbraucherschutz nicht gedient. Aus diesen Erfahrungen hat man die Konsequenzen gezogen. Das LMBG sieht als Regelhöchststrafe nur noch zwei Jahre Freiheitsstrafe vor. Nur in besonders schweren Fällen, d. h. wenn der Täter die Gesundheit einer großen Zahl von Menschen oder das Leben eines Menschen gefährdet oder seine Gesundheit schwer geschädigt hat, können bis zu 5 Jahre verhängt werden. Das wesentlich Neue ist aber die Einführung zahlreicher Bußgeldvorschriften und schließlich die weitgehende Aufgliederung und Abschichtung der einzelnen Tatbestände. Zuwiderhandlungen gegen das LMBG werden vor allem durch Festsetzung von Geldstrafen und Verhängung von Geldbußen geahndet werden. Dabei können die Geldbußen bis zu 50 0000 DM betragen. Nach den Vorschriften des Straf-

[6] W. Zipfel, Dtsch. Lebensmittel-Rundsch. **65**, 355; 1969.

gesetzbuches und des Ordnungswidrigkeitengesetzes können die gesetzlich festgelegten Höchstgrenzen für Geldstrafen und Bußgelder auch überschritten werden, wenn sie hinter dem wirtschaftlichen Vorteil zurückbleiben, den der Täter aus dem Gesetzesverstoß gezogen hat. Man erhofft sich von dieser Regelung eine wirksamere Durchsetzung der lebensmittelrechtlichen Vorschriften als von den schwereren Strafandrohungen des LMG und damit einen verstärkten Verbraucherschutz.

12.12. Beispiele lebensmittelchemischer Gutachten

Zur Platzersparnis wird in den folgenden Beispielen auf die Angaben zur Probeentnahme und auch auf eine ausführliche Beschreibung der Proben verzichtet.

12.12.1. Gesundheitsschädliche und gesundheitlich bedenkliche Erzeugnisse

Lebensmittel

Bezeichnung: Hafer-Fertigbrei
Verpackung: mit Kunststoff-Folie kaschierter Aluminiumbeutel in Pappkarton
Aussehen: sandfarbiges, schuppiges Pulver. Beim Anrühren mit Wasser fielen dunkle Partikel auf. Es handelte sich um kleine, scharfkantige Stahlspäne.
Geruch: leicht käsig
Geschmack: unauffällig

Der Fertigbrei war mit zahlreichen kleinen Stahlspänen verunreinigt, die diesem Gutachten beigefügt sind (s. Anlage). Geht man davon aus, daß das Lebensmittel für Säuglinge bestimmt ist, so können die scharfkantigen Metallspäne im Rachenraum des Kleinkindes Verletzungen hervorrufen. Es liegt daher ein Verstoß gegen § 8 Nr. 1 LMBG vor, wonach es verboten ist, Lebensmittel für andere derart herzustellen, daß ihr Verzehr geeignet ist, die Gesundheit zu schädigen. Wie bereits telefonisch voraus mitgeteilt wurde, sind die beim Einzelhändler und beim Großhändler noch vorhandenen Bestände dieser Ware vorläufig sicherzustellen und weitere Proben zu entnehmen und zur Untersuchung einzusenden. Außerdem bitten wir, das für den Hersteller zuständige Chemische Untersuchungsamt von dem Sachverhalt zu verständigen und zu einer Betriebskontrolle zu veranlassen.

Bedarfsgegenstand

Bezeichnung am Verkaufsstand: Dessertteller
Äußere Beschaffenheit: Porzellanteller von ca. 18 cm Durchmesser mit einem Karo-Dekor auf der Innenseite
Die Untersuchung auf Abgabe von Blei- und Kadmiumverbindungen ergab: 3,4 mg Blei absolut, entsprechend 1,22 mg/dm^2 Oberfläche; 1,4 mg Kadmium absolut, entsprechend 0,5 mg/dm^2 Oberfläche.

Nach § 1 des Blei-Zinkgesetzes vom 5. 7. 1887 (RGBl. S. 277) i. d. F. vom 2. 3. 1974 (BGBl. I, S. 469, 552) dürfen Eß-, Trink- und Kochgeschirre nicht mit einer Glasur versehen sein, welche bei halbstündigen Kochen mit 4 %iger Essigsäure an diese Blei abgibt. Nach dem Rundschreiben des Innenministeriums Baden-Württemberg vom 16. 12. 1952 (abgedruckt in Z. Lebensmittel-Unters. u. Forschg., Beilage Gesetze und Verordnungen **96**, 57; 1953) kann bei Geschirren mit einem Rauminhalt bis zu 0,5 Liter eine Bleiabgabe von höchstens 1 mg, bei Geschirren mit einem Rauminhalt von über 0,5 Liter eine Bleiabgabe von höchstens 2 mg als noch duldbar angesehen werden.

Die an der vorliegenden Probe festgestellte Bleiabgabe liegt über dem Grenzwert von 1 mg. Die Probe ist daher auf Grund von § 1 Abs. 1 Nr. 3 des Blei-Zink-Gesetzes zu beanstanden; sie ist damit nicht verkehrsfähig.

Auch gegen die Kadmiumabgabe in der festgestellten Höhe bestehen gesundheitliche Bedenken. In einem Schnellbrief des BMJFG vom 21. 8. 1974 wird als vorläufig duldbarer Höchstwert der Kadmiumabgabe von Flachgeschirren 0,15 mg/dm² Oberfläche genannt. Dieser Wert ist bei der vorliegenden Probe deutlich überschritten.

Das gewerbsmäßige Verwenden eines Bedarfsgegenstandes der vorliegenden Art und das Inverkehrbringen für solche Verwendungszwecke ist auf Grund von § 31 Abs. 1 LMBG verboten, weil bei ihrer Verwendung gesundheitlich bedenkliche Anteile von Blei und Kadmium auf die Lebensmittel übergehen.

Kosmetisches Mittel

Bezeichnung: Haarfärbemittel
Aussehen: farblose Flüssigkeit mit Bodensatz von gelblichen Kristallen
Trockenrückstand: 4,7 g/100 ml
Spektrographische Untersuchung: hauptsächlich Blei, daneben Kalzium in Spuren
Untersuchung der gelblichen Kristalle: Bleibromid
Bleigehalt des Präparates: 445 mg Blei/100 ml, entspr. 790 mg Bleibromid/100 ml

Bei dem vorliegenden Präparat handelt es sich um ein kosmetisches Mittel i. S. von § 4 Abs. 1 LMBG. Das Wirkungsprinzip dieses Mittels dürfte darin bestehen, daß resorbiertes Blei durch Umsetzung mit den schwefelhaltigen Aminosäuren des Haares Bleisulfid bildet und so eine allmähliche Braun- bis Schwarzfärbung der Haare verursacht. Nach § 3 des Farbengesetzes vom 5. 7. 1887 (RGBl. S. 277) i. d. F. vom 2. 3. 1974 (BGBl. I, S. 469, 550) dürfen aber zur Herstellung von kosmetischen Mitteln, darunter Haarfärbemitteln, nicht die in § 1 Abs. 2 dieses Gesetzes bezeichneten Stoffe verwendet werden. Zu diesen Stoffen gehört auch Blei. Das vorliegende Haarfärbemittel ist daher wegen Verstoßes gegen das Farbengesetz nicht verkehrsfähig.

12.12.2. Schädlingsbekämpfungsmittel-Rückstände

Salat

In der vorliegenden Probe Kopfsalat wurde durch gaschromatographische Untersuchung Rückstände des Pflanzenschutzmittels DDT in Höhe von 0,42 mg Gesamt-DDT/kg festgestellt. Diese Menge an Gesamt-DDT (o, p'-DDT 0,11 mg, p, p'-DDT 0,31 mg) liegt erheblich über dem in der Höchstmengen-Verordnung Pflanzenschutz, pflanzliche Lebensmittel vom 30. 11. 1966 (BGBl. I, S. 667) i. d. F. vom 4. 2. 1976 (BGBl. I, S. 264) festgelegten Toleranzwert von 0,1 mg/kg. Es liegt daher ein Verstoß gegen § 1 Abs. 1 dieser Verordnung und somit gegen § 14 Abs. 1 Nr. 1 LMBG vor.

12.12.3. Lebensmittelzusatzstoffe (Fremde Stoffe)

(Bei Gutachten über diese Stoffe ist zu beachten, daß bis zum 31. 12. 1977 noch die Bestimmungen über fremde Stoffe des LMG in Kraft sind. Ab 1. 1. 1978 sind dann die entsprechenden Bestimmungen über Zusatzstoffe des LMBG anzuwenden.)

Fruchtbehandlungsmittel

Bezeichnung: Satsumas-Orangen, naturrein

Durch gas-chromatographische Untersuchung wurde in der Probe ein Diphenylgehalt von 60 mg/kg ermittelt. Laut Begleitprotokoll fehlte jedoch am Verkaufsstand die durch § 3 Abs. 1 Nr. 1a der FruchtbehandlungsVO vom 19. 12. 1959 (BGBl. I, S. 751) i. d. F. vom 28. 3. 1972 (BGBl. I, S. 523) vorgeschriebene Kenntlichmachung „Mit Diphenyl, Schale nicht zum Verzehr geeignet". Es liegt daher ein Verstoß gegen § 5a Abs. 2 LMG (ab 1. 1. 1978: § 16 Abs. 1 LMBG) vor. Außerdem verstößt der Hinweis „naturrein" gegen § 17 Abs. 1 Nr. 4 LMBG, wonach es verboten ist, derartige Bezeichnungen im Verkehr mit Lebensmitteln zu verwenden, die zugelassene Zusatzstoffe enthalten.

Lebensmittelfarben

Bezeichnung: Ostereierfarben
Verpackung: 5 Papierbeutel in Faltschachtel

Die Untersuchung ergab, daß die roten, gelben, blauen und violetten Farben zugelassene Farbstoffe enthielten. Dagegen konnte in der grünen Farbe neben dem zugelassenen Farbstoff Echtgelb der Farbstoff Patentblau AE nachgewiesen werden, der in der Anlage 1 der FarbstoffVO vom 19. 12. 1959 (BGBl. I, S. 756) i. d. F. vom 16. 5. 1975 (BGBl. I, S. 1281) nicht aufgeführt ist. Patentblau AE darf daher nach § 4a Abs. 1 LMG (ab 1. 1. 1978: § 11 Abs. 1 Nr. 1a LMBG) nicht für die Färbung von Lebensmitteln verwendet werden, die gewerbsmäßig in den Verkehr gebracht werden.

Nach § 4e Nr. 4 LMG (ab 1. 1. 1978: § 11 Abs. 1 Nr. 3 LMBG) dürfen fremde Stoffe (ab 1. 1. 1978: Zusatzstoffe), die nach den Vorschriften des § 4a Abs. 1 LMG (ab 1. 1. 1978: § 11 Abs. 1 Nr. 1 LMBG) nicht verwendet werden dürfen, auch nicht für eine solche Verwendung oder für eine Verwendung durch den Verbraucher, z. B. im Haushalt, in den Verkehr gebracht werden.

12.12.4. Nicht zum Verzehr geeignete Lebensmittel

Fritürefett

Bezeichnung der Proben: gebrauchtes und ungebrauchtes Fritürefett
Probenahme: 9. 3. 1976
Untersuchung: 10. 3. 1976
Untersuchungsbefund:

	gebrauchtes Fritürefett	ungebrauchtes Fritürefett
Aussehen:	braun	weiß
Geruch:	stechend	neutral
Geschmack:	bitter	neutral
Säurezahl (DFG-Einheitsmethoden):	4,4	0,25
Petrolätherunlösliche oxidierte Fettsäuren:	1,5 %	—
Rauchpunkt:	140 °C	208 °C

Der sensorische Befund des gebrauchten Fritürefettes zeigt, daß sich das Fett durch zu langen Gebrauch oder Anwendung unsachgemäß hoher Temperaturen hinsichtlich Geruch und Geschmack sehr nachteilig verändert hat.

Dieser Befund wird unterstützt durch den festgestellten Gehalt an freien Fettsäuren (erhöhte Säurezahl), durch den stark erhöhten Gehalt an petrolätherunlöslichen Fettsäuren und den stark erniedrigten Rauchpunkt.

Aus diesem Grund ist die Probe als ein nicht mehr zum Verzehr geeignetes Lebensmittel i. S. des § 17 Abs. 1 Nr. 1 LMBG zu beanstanden. Dasselbe gilt für die darin zubereiteten Lebensmittel, da das Fett seinen Geruch und Geschmack diesen mitteilt.

Limonade

Bezeichnung: Natura-Limonade
Verpackung: braune 200 ml-Glasflasche mit unverletztem Kronkorkenverschluß
Äußere Beschaffenheit: gelbe Flüssigkeit mit feinem, schlammartigen Bodensatz. Auf der Oberfläche der Flüssigkeit schwammen zwei tiefschwarze Schmeißfliegen

Die in der Flasche enthaltenen zwei Schmeißfliegen verleihen dem Getränk ein ekelerregendes und abstoßendes Aussehen. Ein Fruchtsaftgetränk, das derartige Verunreinigungen enthält, ist in seiner Beschaffenheit so beeinträchtigt, daß es keinem Verbraucher mehr zum Verzehr zugemutet werden kann. Es ist daher nicht zum Verzehr geeignet und nach § 17 Abs. 1 Nr. 1 LMBG zu beanstanden.

12.12.5. Nachgemachte Lebensmittel

Brotaufstrich

Bezeichnung: Delikateß-Brotaufstrich. Hergestellt aus feinster Margarine, Milcheiweiß und naturreinen Gewürzen
Verpackung: runde Kunststoffschachtel mit Eindruckdeckel
Äußere Beschaffenheit: gelblich-grüne Paste, wie angemachter Kräuterkäse
Geschmack: ähnlich wie Kräuterkäse, jedoch mit deutlich hervortretendem Margarinegeschmack

Trockenmasse:	66,7 %
Fett:	51,0 % entspr. 76,5 % i. Tr.
Buttersäurezahl:	2,21
Milchfett:	6,6 %
Fremdfett:	44,4 %

Das vorliegende Erzeugnis gleicht in Aussehen und Geschmack einem angemachten Kräuterkäse. Wegen seines Gehaltes an Margarine entspricht es jedoch nicht der Begriffsbestimmung für Käse oder Käsezubereitungen in § 1 der KäseVO vom 24. 6. 1965 (BAnz. Nr. 118 vom 30. 6. 1965) i. d. F. vom 21. 4. 1975 (BGBl. I, S. 973). Es ist daher als nachgemachtes Milcherzeugnis i. S. vom § 36 Abs. 1 des Milchgesetzes vom 30. 7. 1930 (RGBl. I, S. 421) i. d. F. vom 2. 3. 1974 (BGBl. I, S. 469, 601) anzusehen und darf daher nicht als Lebensmittel in den Verkehr gebracht werden. Das Verkehrsverbot gilt auch bei Kenntlichmachung der Zusammensetzung. Der Brotaufstrich ist daher als nachgemachtes Lebensmittel nach § 17 Abs. 1 Nr. 2a LMBG in Vbdg. mit § 36 Abs. 1 des Milchgesetzes zu beanstanden.

12.12.6. Wertgeminderte Lebensmittel

Milch

Bezeichnung der Proben:
1. Liefermilch (Morgengemelk von 9 Kühen) aus ca. 30 Liter
2. Stallprobe (Morgengemelk von 9 Kühen) aus ca. 50 Liter

Die Untersuchung ergab:

	Liefermilch	Stallprobe
spez. Gewicht:	1,0259	1,0303
Fett:	3,10 %	4,00 %
Trockensubstanz:	10,4 %	12,6 %
fettfreie Trockensubstanz:	7,3 %	8,6 %
Fett i. Tr.:	28,5 %	34,8 %
Refraktion:	35,25 Skt	39,50 Skt
Gefrierpunktserniedrigung:	0,452 °C	0,558 °C
Säuregrad:	5,2 °SH	6,5 °SH
Chlorid:	0,075 %	0,10 %
Nitratreaktion:	positiv	negativ

Bei der Liefermilch liegen die Analysenwerte für spezifisches Gewicht, fettfreie Trockenmasse, Refraktion und die Gefrierpunktserniedrigung unter den Normalwerten. Dies und die positive Nitratreaktion lassen auf eine Wässerung schließen. Aus der Differenz zwischen der fettfreien Trockenmasse der Stallprobe und der Liefermilch errechnet sich, daß bei der Liefermilch zu 100 Teilen reiner Milch etwa 20 Teile Wasser zugesetzt wurden, daß also in den 30 Litern abgelieferter Milch etwa 5 Liter Wasser enthalten waren. Durch den Wasserzusatz ist die Milch in ihrem Nährwert erheblich verschlechtert. Sie ist daher als ein Lebensmittel zu beurteilen, das i. S. von § 17 Abs. 1 Nr. 2b LMBG hinsichtlich seiner Beschaffenheit von der Verkehrsauffassung abweicht und dadurch in seinem Wert nicht unerheblich gemindert ist. Nach § 8 Nr. 3 der 1. AVO zum Milchgesetz vom 15. 5. 1931 (RGBl. I, S. 150) i. d. F. vom 18. 4. 1975 (BGBl. I, S. 967, 971) ist gewässerte Milch als nachgemacht oder verfälscht anzusehen und darf auch bei Kenntlichmachung nicht in den Verkehr gebracht werden.

Wurst

Bezeichnung: Lyoner
Äußere Beschaffenheit: feingekuttertes Brät von schnittfester, elastischer Konsistenz
Geschmack: typisch, leicht salzig

Fett (nach Weibull-Stoldt):	32,1 %
Rohprotein (N × 6,25):	8,9 %
Wasser:	56,7 %
Asche:	2,3 %
Bindegewebe im Rohprotein:	14,5 %
Bindegewebefreies Protein:	7,6 %
Fett–Protein–Verhältnis:	3,6
Wasser–Protein–Verhältnis:	6,4
Fremdwasser:	21,1 %

Nach den Leitsätzen für Fleisch und Fleischerzeugnisse vom 20. 6. 1975 (GMBl. S. 487) muß Lyoner einen Gehalt an bindegewebefreiem Fleischeiweiß von mindestens 8,0 % aufweisen, wobei der Anteil an Bindegewebe im Rohprotein nicht mehr als 25 % betragen darf.

Neben dem Gehalt an Fleischeiweiß sind für die Beurteilung der Zusammensetzung einer Wurst das Fett–Protein–Verhältnis, das es erlaubt, den Fettgehalt unabhängig vom Austrocknungsgrad zu beurteilen, sowie der Fremdwassergehalt von ausschlaggebender Bedeutung. Gewerbeüblich hergestellte Lyoner weist ein Fett–Protein–Verhältnis von höchstens 3,5 : 1 und einen Fremdwassergehalt von maximal 15 % auf. Die vorliegende Probe hat aber nur einen Gehalt von 7,6 % bindegewebefreiem Fleischeiweiß; das Fett–Protein–Verhältnis beträgt 3,6 : 1 und der Gehalt an Fremdwasser 21,1 %.

Die Probe weicht daher in ihrer Zusammensetzung von herkömmlichen Erzeugnissen ab. Sie ist in ihrem Nähr- und Genußwert nicht unerheblich gemindert und deshalb nach § 17 Abs. 1 Nr. 2b LMBG zu beanstanden.

Orangensaft

Bezeichnung: Orangensaft natur
Verpackung: weiße 1 Liter-Glasflasche mit Twist-off-Verschluß
Aussehen: gelbe trübe Flüssigkeit
Geruch und Geschmack: schwach nach Orangen, im Abgang dünn und leer

spez. Gewicht:	1,0436
Gesamtextrakt, g/l:	113,2
zuckerfreier Extrakt, g/l:	28,5
Zucker v. d. Inversion, g/l:	51,6
Zucker n. d. Inversion, g/l:	87,5
Gesamtzucker, g/l:	85,7
Saccharose, g/l:	34,1
Gesamtsäure, ber. als Weinsäure, g/l:	7,8
pH-Wert:	3,1
Aschenalkalität, mval/l:	32,8
Asche, g/l:	3,00
Natrium, g/l:	0,013
Kalium, g/l:	1,249
Phosphate (als P_2O_5), mg/l:	284
Nitrate (als N_2O_5), mg/l:	3
l-Ascorbinsäure, mg/l:	260
Hesperidin, mg/l:	465
Formolwert (ml 0,1 n NaOH/100 ml):	14,3
Aminosäuren:	
Asparaginsäure, mg/100 ml:	14,2
Prolin, mg/100 ml:	30,1
Alanin, mg/100 ml:	4,2

Der schon bei der Verkostung durch seinen dünnen und leeren Geschmack aufgefallene Orangensaft zeigte auch bei der chemischen Analyse eine von einem unverfälschten Orangensaft stark abweichende Zusammensetzung. Bei der vorliegenden Probe wurde ein spezifisches Gewicht von nur 1,0436 und eine Gesamtsäure (ber. als Weinsäure) von nur 7,8 g/l ermittelt, während die Leitsätze für Fruchtsäfte in Kap. II A Nr. 1 für Orangensaft ein Gewichtsverhältnis von mindestens 1,045 und nach Nr. 2 eine Gesamtsäure (ber. als Weinsäure) von mindestens 8 g/l vorschreiben. Die Unterschreitung dieser Grenzwerte zeigt, daß hier ein gestrecktes Erzeugnis vorliegt. Bestätigt wird dies durch die ermittelten Gehalte für Phosphat, Hesperidin, Kalium, Asche und den Formolwert, die für einen Orangensaft zu niedrig sind. Auch die quantitative Bestimmung der Aminosäuren beweist, daß es sich um einen gestreckten Saft handelt. Sowohl der Gehalt an Asparaginsäure als auch der Alaningehalt unterschreiten die für Orangensäfte üblichen Werte recht deutlich. Auch der Prolingehalt ist für einen Orangensaft viel zu niedrig, da unverfälschte Säfte in der Regel 74 bis 81 mg 100 ml enthalten.

Der vorliegende Orangensaft weicht daher in seiner Zusammensetzung von der Verkehrsauffassung ab und ist in seinem Nähr- und Genußwert erheblich gemindert. Er ist daher nach § 17 Abs. 1 Nr. 2b LMBG zu beanstanden.

12.12.7. Irreführende und krankheitsbezogene Angaben

Traubensaft

Kennzeichnung: Roter Traubensaft, kurerprobt
Weitere Angaben auf dem Etikett: „kräftigend, gut fürs Blut. ... blutverbessernd (bei Eisenmangelanämie), kräftigend (hoher Gehalt an natürlichem Traubenzucker). ... ist ein erprobtes Mittel, um dem Körper bei Übermüdung oder Schwäche schonend, aber rasch neue Energie zuzuführen und das Blut zu verbessern (Eisenmangelanämie). Hinzu kommt eine entwässernde und entschlackende Wirkung, die sich erleichternd auf die Funktionen des Herzens und des Kreislaufs auswirken kann. Empfohlene Tagesmenge: vor jeder Mahlzeit ein Glas".

Der vorliegende Traubensaft zeigte nach dem Umfang der durchgeführten Untersuchung keine Abweichung von der normalen Beschaffenheit. Dagegen ist die Aufmachung des Erzeugnisses in mehrfacher Hinsicht zu beanstanden. Bei der Angabe „blutverbessernd (bei Eisenmangelanämie)" handelt es sich um eine krankheitsbezogene Aussage, die nach § 18 Abs. 1 Nr. 1 LMBG bei Lebensmitteln, abgesehen von diätetischen Lebensmitteln, nicht zulässig ist. Abgesehen davon ist diese Angabe ebenso wie die Angabe „gut fürs Blut" im Zusammenhang mit der Anweisung „Empfohlene Tagesmenge: vor jeder Mahlzeit ein Glas" als irreführend i. S. von § 17 Abs. 1 Nr. 5a und b LMBG zu beurteilen, da bei dem vorliegenden Erzeugnis nur ein Eisengehalt von 5,2 mg/l ermittelt wurde. Nach den Empfehlungen für die Nährstoffzufuhr der Deutschen Gesellschaft für Ernährung beträgt aber die empfehlenswerte Höhe der Eisenzufuhr 12 bis 18 mg je Tag. Danach müßten 2,3 bis 3,5 l des Traubensaftes, also der Inhalt von ca. 3⅓ bis 5 Flaschen (0,7 l) des Erzeugnisses getrunken werden, um wenigstens den Tagesbedarf an Eisen zu decken. Die Angabe über die empfohlene Tagesmenge („vor jeder Mahlzeit ein Glas") ist daher ebenfalls zur Täuschung des Verbrauchers geeignet. Der Hinweis auf eine „entschlackende Wirkung" dürfte nur auf einen Genuß ganzer Trauben wegen ihres Gehaltes an unverdaulichen Ballaststoffen zutreffen, ist aber für einen Traubensaft, der diese Ballaststoffe nicht mehr enthält, mindestens zweifelhaft. Auch dieser Hinweis ist als irreführend i. S. von § 17 Abs. 1 Nr. 5a LMBG zu beurteilen, da er dem Traubensaft Wirkungen beilegt, die wissenschaftlich nicht hinreichend gesichert sind. Bedenklich in diesem Zusammenhang erscheint auch der Hinweis auf eine günstige Beeinflussung der Herz- und Kreislauffunktionen, da eine derartige Aussage Vorstellungen über eine heilende oder lindernde Wirkung des Traubensaftes bei Herz- und Kreislauferkrankungen zu wecken vermag, die nach § 18 Abs. 1 Nr. 1 LMBG Lebensmitteln (abgesehen von diätetischen Lebensmitteln) nicht zugeschrieben werden dürfen. Der vorliegende Traubensaft ist daher wegen irreführender Angaben i. S. von § 17 Abs. 1 Nr. 5a und b LMBG sowie wegen unzulässiger krankheitsbezogener Angaben i. S. von § 18 Abs. 1 Nr. 1 LMBG zu beanstanden.

Speiseöl

Bezeichnung: Vollwert-Leinöl mit hohem Lezithingehalt. Auf der Packung ist u. a. angegeben: „Ärztlich empfohlen zur Senkung überhöhten Cholesteringehaltes des Blutes, zur Aktivierung der inneren Zellatmung".
Lezithingehalt: 498 mg/100 ml

Das vorliegende Leinöl weist nur einen Lezithingehalt von ca. 0,5 % auf. Der hervorhebende Hinweis auf einen hohen Lezithingehalt ist daher als irreführend nach § 17 Abs. 1 Nr. 5 zu beanstanden. Wir verweisen in diesem Zusammenhang auf einen Beschluß des Arbeitskreises lebensmittelchemischer Sachverständige der Länder und des Bundesgesundheitsamtes (BGesundhBl. **16**, 358; 1973), wonach die werbemäßige Herausstellung eines geringen Lezithingehaltes (1,0 bis 1,5 %) zur Irreführung geeignet ist, weil dieser Anteil ernährungsphysiologisch ohne Bedeutung ist.

Außerdem verstößt der Hinweis „Ärztlich empfohlen usw." gegen § 18 Abs. 1 Nr. 1 und 2 LMBG, wonach im Verkehr mit Lebensmitteln Aussagen, die sich auf die Beseitigung, Linderung oder Verhütung von Krankheiten beziehen, sowie Hinweise auf ärztliche Empfehlungen verboten sind.

12.13. Anhang 1

Gesetz über den Verkehr mit Lebensmitteln, Tabakerzeugnissen, kosmetischen Mitteln und sonstigen Bedarfsgegenständen (Lebensmittel- und Bedarfsgegenständegesetz)

Vom 15. 8. 1974 (BGBl. I S. 1946) i. d. F. vom 15. 8. 1975 (BGBl. I S. 2172, 2175), ber. 14. 10. 1975 (BGBl. I S. 2052)
– Auszug (ohne Ermächtigungen, Straf- und Bußgeldbestimmungen) –

Erster Abschnitt
Begriffsbestimmungen

§ 1
Lebensmittel

(1) Lebensmittel im Sinne dieses Gesetzes sind Stoffe, die dazu bestimmt sind, in unverändertem, zubereitetem oder verarbeitetem Zustand von Menschen verzehrt zu werden; ausgenommen sind Stoffe, die überwiegend dazu bestimmt sind, zu anderen Zwecken als zur Ernährung oder zum Genuß verzehrt zu werden.

(2) Den Lebensmitteln stehen gleich ihre Umhüllungen, Überzüge oder sonstigen Umschließungen, die dazu bestimmt sind, mitverzehrt zu werden, oder bei denen der Mitverzehr vorauszusehen ist.

§ 2
Zusatzstoffe

(1) Zusatzstoffe im Sinne dieses Gesetzes sind Stoffe, die dazu bestimmt sind, Lebensmitteln zur Beeinflussung ihrer Beschaffenheit oder zur Erzielung bestimmter Eigenschaften oder Wirkungen zugesetzt zu werden; ausgenommen sind Stoffe, die natürlicher Herkunft oder den natürlichen chemisch gleich sind und nach allgemeiner Verkehrsauffassung überwiegend wegen ihres Nähr-, Geruchs- oder Geschmackswertes oder als Genußmittel verwendet werden, sowie Trink- und Tafelwasser.

(2) Den Zusatzstoffen stehen gleich:

1. a) Mineralstoffe und Spurenelemente sowie deren Verbindungen außer Kochsalz,
   b) Aminosäuren und deren Derivate,
   c) Vitamine A und D sowie deren Derivate,
   d) Zuckeraustauschstoffe, ausgenommen Fruktose,
   e) Süßstoffe;
2. Stoffe, mit Ausnahme der in Absatz 1 zweiter Halbsatz genannten, die dazu bestimmt sind,
   a) bei dem Herstellen von Umhüllungen, Überzügen oder sonstigen Umschließungen im Sinne des § 1 Abs. 2 verwendet zu werden,
   b) der nicht zum Verzehr bestimmten Oberfläche von Lebensmitteln zugesetzt zu werden,
   c) bei dem Behandeln von Lebensmitteln in der Weise verwendet zu werden, daß sie auf oder in die Lebensmittel gelangen;
3. Treibgase oder ähnliche Stoffe, die zur Druckanwendung bei Lebensmitteln bestimmt sind und dabei mit diesen in Berührung kommen.

(3) . . .

§ 3
Tabakerzeugnisse

(1) Tabakerzeugnisse im Sinne dieses Gesetzes sind aus Rohtabak oder unter Verwendung von Rohtabak hergestellte Erzeugnisse, die zum Rauchen, Kauen oder Schnupfen bestimmt sind.

(2) Den Tabakerzeugnissen stehen gleich:

1. Rohtabak sowie Tabakerzeugnissen ähnliche Waren, die zum Rauchen, Kauen oder Schnupfen bestimmt sind;
2. Zigarettenpapier, Kunstumblätter und sonstige mit dem Tabakerzeugnis fest verbundene Bestandteile mit Ausnahme von Zigarrenmundstücken sowie Rauchfilter aller Art;
3. Erzeugnisse im Sinne der Nummer 2, soweit sie dazu bestimmt sind, bei dem nicht gewerbsmäßigen Herstellen von Tabakerzeugnissen verwendet zu werden.

(3) Als Tabakerzeugnisse gelten nicht Erzeugnisse im Sinne des Absatzes 1 und des Absatzes 2 Nr. 1 zur Linderung von Asthmabeschwerden.

§ 4

Kosmetische Mittel

(1) Kosmetische Mittel im Sinne dieses Gesetzes sind Stoffe oder Zubereitungen aus Stoffen, die dazu bestimmt sind, äußerlich am Menschen oder in seiner Mundhöhle zur Reinigung, Pflege oder zur Beeinflussung des Aussehens oder des Körpergeruchs oder zur Vermittlung von Geruchseindrücken angewendet zu werden, es sei denn, daß sie überwiegend dazu bestimmt sind, Krankheiten, Leiden, Körperschäden oder krankhafte Beschwerden zu lindern oder zu beseitigen.

(2) Den kosmetischen Mitteln stehen Stoffe oder Zubereitungen aus Stoffen zur Reinigung oder Pflege von Zahnersatz gleich.

(3) Als kosmetische Mittel gelten nicht Stoffe oder Zubereitungen aus Stoffen, die zur Beeinflussung der Körperformen bestimmt sind.

§ 5

Bedarfsgegenstände

(1) Bedarfsgegenstände im Sinne dieses Gesetzes sind:

1. Gegenstände, die dazu bestimmt sind, bei dem Herstellen, Behandeln, Inverkehrbringen oder dem Verzehr von Lebensmitteln verwendet zu werden und dabei mit den Lebensmitteln in Berührung zu kommen oder auf diese einzuwirken;
2. Packungen, Behältnisse oder sonstige Umhüllungen, die dazu bestimmt sind, mit kosmetischen Mitteln oder mit Tabakerzeugnissen in Berührung zu kommen;
3. Gegenstände, die dazu bestimmt sind, mit den Schleimhäuten des Mundes in Berührung zu kommen, ausgenommen ärztliche oder zahnärztliche Instrumente;
4. Gegenstände, die zur Körperpflege bestimmt sind, es sei denn, daß sie überwiegend dazu bestimmt sind, Krankheiten, Leiden, Körperschäden oder krankhafte Beschwerden zu lindern oder zu beseitigen;
5. Spielwaren und Scherzartikel;
6. Gegenstände, die dazu bestimmt sind, nicht nur vorübergehend mit dem menschlichen Körper in Berührung zu kommen, wie Bekleidungsgegenstände, Bettwäsche, Masken, Perücken, Haarteile, künstliche Wimpern, Armbänder, Brillengestelle;
7. a) Reinigungs- und Pflegemittel,
   b) Imprägnierungsmittel und sonstige Ausrüstungsmittel für Bedarfsgegenstände im Sinne der Nummer 6,
   die für den häuslichen Bedarf bestimmt sind;
8. Reinigungs- und Pflegemittel für Bedarfsgegenstände im Sinne der Nummer 1 sowie Mittel zur Bekämpfung von Mikroorganismen bei solchen Bedarfsgegenständen;
9. Mittel und Gegenstände zur Geruchsverbesserung oder zur Insektenvertilgung in Räumen, die zum Aufenthalt von Menschen bestimmt sind, ausgenommen Mittel, die ausschließlich als Pflanzenschutzmittel im Sinne des Pflanzenschutzgesetzes in den Verkehr gebracht werden.

(2) Bedarfsgegenstände im Sinne dieses Gesetzes sind nicht Gegenstände, die nach § 1 Abs. 2 des Arzneimittelgesetzes als Arzneimittel gelten.

(3) ...

§ 6

Verbraucher

(1) Verbraucher im Sinne dieses Gesetzes ist derjenige, an den Lebensmittel, Tabakerzeugnisse, kosmetische Mittel oder Bedarfsgegenstände zur persönlichen Verwendung oder zur Verwendung im eigenen Haushalt abgegeben werden.

(2) Dem Verbraucher stehen gleich Gaststätten, Einrichtungen zur Gemeinschaftsverpflegung sowie Gewerbetreibende, soweit sie in Absatz 1 genannte Erzeugnisse zum Verbrauch innerhalb ihrer Betriebsstätte beziehen.

§ 7

Sonstige Begriffsbestimmungen

(1) Im Sinne dieses Gesetzes ist:

Herstellen: das Gewinnen, Herstellen, Zubereiten, Be- und Verarbeiten;

Inverkehrbringen: das Anbieten, Vorrätighalten zum Verkauf oder zu sonstiger Abgabe, Feilhalten und jedes Abgeben an andere;

Behandeln: das Wiegen, Messen, Um- und Abfüllen, Stempeln, Bedrucken, Verpacken, Kühlen, Lagern, Aufbewahren, Befördern sowie jede sonstige Tätigkeit, die nicht als Herstellen, Inverkehrbringen oder Verzehren anzusehen ist;

Verzehren: das Essen, Kauen, Trinken sowie jede sonstige Zufuhr von Stoffen in den Magen.

(2) Dem gewerbsmäßigen Herstellen, Behandeln und Inverkehrbringen im Sinne dieses Gesetzes stehen das Herstellen, das Behandeln und die Abgabe in Genossenschaften oder sonstigen Personenvereinigungen für deren Mitglieder sowie in Einrichtungen zur Gemeinschaftsverpflegung gleich.

Zweiter Abschnitt

Verkehr mit Lebensmitteln

§ 8

Verbote zum Schutz der Gesundheit

Es ist verboten,

1. Lebensmittel für andere derart herzustellen oder zu behandeln, daß ihr Verzehr geeignet ist, die Gesundheit zu schädigen;
2. Stoffe, deren Verzehr geeignet ist, die Gesundheit zu schädigen, als Lebensmittel in den Verkehr zu bringen.

§ 9

Ermächtigungen zum Schutz der Gesundheit

...

§ 10

Ermächtigungen für Hygienevorschriften

...

§ 11

Zusatzstoffverbote

(1) Es ist verboten

1. bei dem gewerbsmäßigen Herstellen oder Behandeln von Lebensmitteln, die dazu bestimmt sind, in den Verkehr gebracht zu werden,
   a) nicht zugelassene Zusatzstoffe unvermischt oder in Vermischungen mit anderen Stoffen zu verwenden;
   b) Ionenaustauscher zu benutzen, soweit dadurch nicht zugelassene Zusatzstoffe in die Lebensmittel gelangen;

c) Verfahren zu dem Zweck anzuwenden, nicht zugelassene Zusatzstoffe in den Lebensmitteln zu erzeugen;

2. Lebensmittel gewerbsmäßig in den Verkehr zu bringen, die entgegen dem Verbot der Nummer 1 hergestellt oder behandelt sind oder einer nach § 12 Abs. 1 oder Abs. 2 Nr. 1 oder 4 erlassenen Rechtsverordnung nicht entsprechen;

3. Zusatzstoffe oder Ionenaustauscher, die bei dem gewerbsmäßigen Herstellen oder Behandeln von Lebensmitteln nicht verwendet werden dürfen, für eine solche Verwendung oder zur Verwendung bei dem Herstellen oder Behandeln von Lebensmitteln durch den Verbraucher gewerbsmäßig in den Verkehr zu bringen.

(2) Absatz 1 Nr. 1 findet keine Anwendung auf

1. Zusatzstoffe, die aus dem Lebensmittel vollständig oder soweit entfernt werden, daß sie oder ihre Umwandlungsprodukte in dem zur Abgabe an den Verbraucher im Sinne des § 6 Abs. 1 bestimmten Erzeugnis nur als technisch unvermeidbare und technologisch unwirksame Reste in gesundheitlich, geruchlich und geschmacklich unbedenklichen Anteilen enthalten sind;

2. destilliertes oder demineralisiertes Wasser; Luft, Stickstoff und Kohlendioxid, soweit diese nicht als Treibgase im Sinne von § 2 Abs. 2 Nr. 3 verwendet werden, sowie Wasserstoff, soweit er zur Fetthärtung oder zur Herstellung von Zuckeralkoholen verwendet wird.

Satz 1 Nr. 1 gilt nicht für Zusatzstoffe, deren Entfernen im Sinne dieser Vorschrift durch Vermischen erfolgt, sowie für Zusatzstoffe, die durch chemische Umsetzungen bleichend wirken.

(3) Absatz 1 Nr. 1 Buchstabe a findet keine Anwendung auf Enzyme und Mikroorganismenkulturen. Absatz 1 Nr. 1 Buchstabe c findet keine Anwendung auf Stoffe, die bei einer allgemein üblichen küchenmäßigen Zubereitung von Lebensmitteln entstehen, sowie auf Aminosäuren.

§ 12

Ermächtigungen für Zusatzstoffe

...

§ 13

Bestrahlungsverbot und Zulassungsermächtigung

(1) Es ist verboten,

1. bei Lebensmitteln gewerbsmäßig eine nicht zugelassene Bestrahlung mit ultravioletten oder ionisierenden Strahlen anzuwenden;

2. Lebensmittel gewerbsmäßig in den Verkehr zu bringen, die entgegen dem Verbot der Nummer 1 oder einer nach Absatz 2 erlassenen Rechtsverordnung bestrahlt sind.

(2) ...

§ 14

Pflanzenschutz- oder sonstige Mittel

(1) Es ist verboten, Lebensmittel gewerbsmäßig in den Verkehr zu bringen,

1. wenn in oder auf ihnen Pflanzenbehandlungsmittel im Sinne des Pflanzenschutzgesetzes, Düngemittel im Sinne des Düngemittelgesetzes, andere Pflanzen- oder Bodenbehandlungsmittel, Vorratsschutzmittel oder Schädlingsbekämpfungsmittel (Pflanzenschutz- oder sonstige Mittel) oder deren Abbau- oder Reaktionsprodukte vorhanden sind, die nach Absatz 2 Nr. 1 Buchstabe a festgesetzte Höchstmengen überschreiten;

2. wenn in oder auf ihnen Pflanzenschutzmittel im Sinne des Pflanzenschutzgesetzes vorhanden sind, die nicht zugelassen sind oder die bei den Lebensmitteln oder deren Ausgangsstoffen nicht angewendet werden dürfen; dies gilt nicht, soweit für diese Mittel Höchstmengen nach Absatz 2 Nr. 1 Buchstabe a festgesetzt sind.

(2) ...

§ 15

Stoffe mit pharmakologischer Wirkung

(1) Es ist verboten, vom Tier gewonnene Lebensmittel gewerbsmäßig in den Verkehr zu bringen,

wenn in oder auf ihnen Stoffe mit pharmakologischer Wirkung oder deren Umwandlungsprodukte vorhanden sind, die nach Absatz 3 Nr. 1 Buchstabe a festgesetzte Höchstmengen überschreiten.

(2) Sind Stoffe mit pharmakologischer Wirkung, die als Arzneimittel registriert oder als Zusatzstoffe zu Futtermitteln zugelassen sind, dem lebenden Tier zugeführt worden, so dürfen von dem Tier gewonnene Lebensmittel gewerbsmäßig nur in den Verkehr gebracht werden, wenn die bei der Registrierung oder Zulassung festgesetzten Wartezeiten beachtet worden sind. Sind Stoffe mit pharmakologischer Wirkung zugeführt worden, für deren Anwendung als Arzneimittel Wartezeiten noch nicht festgesetzt sind und deren Zufuhr auch nicht entsprechend futtermittelrechtlichen Vorschriften erfolgt, so dürfen Lebensmittel, die früher als fünf Tage nach der Zufuhr dieser Stoffe gewonnen worden sind, gewerbsmäßig nicht in den Verkehr gebracht werden; dies gilt nicht, soweit diese Stoffe oder ihre Umwandlungsprodukte in oder auf Lebensmitteln nicht vorhanden sind oder soweit für sie nach Absatz 3 Nr. 1 Buchstabe a Höchstmengen festgesetzt oder nach Absatz 3 Nr. 1 Buchstabe b andere Wartezeiten vorgeschrieben sind.

§ 16

Kenntlichmachung

(1) Der Gehalt der Lebensmittel an den in Rechtsverordnungen nach § 12 Abs. 1 Nr. 1 zugelassenen Zusatzstoffen und die Anwendung der in Rechtsverordnungen nach § 13 Abs. 2 Nr. 1 zugelassenen Bestrahlung sind kenntlich zu machen. Der Bundesminister wird ermächtigt, in diesen Rechtsverordnungen die Art der Kenntlichmachung zu regeln sowie Ausnahmen von der Verpflichtung zur Kenntlichmachung zuzulassen, soweit es mit dem Schutz des Verbrauchers vereinbar ist.

(2) ...

§ 17

Verbote zum Schutz vor Täuschung

(1) Es ist verboten,

1. zum Verzehr nicht geeignete Lebensmittel oder Lebensmittel, die entgegen den Vorschriften des § 31 hergestellt oder behandelt worden sind, als Lebensmittel gewerbsmäßig in den Verkehr zu bringen;
2. a) nachgemachte Lebensmittel,
   b) Lebensmittel, die hinsichtlich ihrer Beschaffenheit von der Verkehrsauffassung abweichen und dadurch in ihrem Wert, insbesondere in ihrem Nähr- oder Genußwert oder in ihrer Brauchbarkeit nicht unerheblich gemindert sind oder
   c) Lebensmittel, die geeignet sind, den Anschein einer besseren als der tatsächlichen Beschaffenheit zu erwecken,

   ohne ausreichende Kenntlichmachung gewerbsmäßig in den Verkehr zu bringen;
3. zugelassene Zusatzstoffe oder zugelassene Bestrahlungen auch bei Kenntlichmachung so anzuwenden, daß sie geeignet sind, den Verbraucher über den geminderten Wert oder die geminderte Brauchbarkeit eines Lebensmittels zu täuschen;
4. im Verkehr mit Lebensmitteln, die zugelassene Zusatzstoffe oder Rückstände von Stoffen im Sinne der §§ 14 und 15 enthalten oder die einem zulässigen Bestrahlungsverfahren unterzogen worden sind, oder in der Werbung allgemein oder im Einzelfall für solche Lebensmittel Bezeichnungen oder sonstige Angaben zu verwenden, die darauf hindeuten, daß die Lebensmittel natürlich, naturrein oder frei von Rückständen oder Schadstoffen seien;
5. Lebensmittel unter irreführender Bezeichnung, Angabe oder Aufmachung gewerbsmäßig in den Verkehr zu beingen oder für Lebensmittel allgemein oder im Einzelfall mit irreführenden Darstellungen oder sonstigen Aussagen zu werben. Eine Irreführung liegt insbesondere dann vor,
   a) wenn Lebensmitteln Wirkungen beigelegt werden, die ihnen nach den Erkenntnissen der Wissenschaft nicht zukommen oder die wissenschaftlich nicht hinreichend gesichert sind,
   b) wenn zur Täuschung geeignete Bezeichnungen, Angaben, Aufmachungen, Darstellungen oder sonstige Aussagen über die Herkunft der Lebensmittel, ihre Menge, ihr Gewicht,

über den Zeitpunkt der Herstellung oder Abpackung, über ihre Haltbarkeit oder über sonstige Umstände, die für ihre Bewertung mitbestimmend sind, verwendet werden,

c) wenn Lebensmitteln der Anschein eines Arzneimittels gegeben wird.

(2) ...

§ 18

Verbot der gesundheitsbezogenen Werbung

(1) Unbeschadet der Vorschrift des § 17 Abs. 1 Nr. 5 ist es verboten, im Verkehr mit Lebensmitteln oder in der Werbung für Lebensmittel allgemein oder im Einzelfall

1. Aussagen, die sich auf die Beseitigung, Linderung oder Verhütung von Krankheiten beziehen,
2. Hinweise auf ärztliche Empfehlungen oder ärztliche Gutachten,
3. Krankengeschichten oder Hinweise auf solche,
4. Äußerungen Dritter, insbesondere Dank-, Anerkennungs- oder Empfehlungsschreiben, soweit sie sich auf die Beseitigung oder Linderung von Krankheiten beziehen, sowie Hinweise auf solche Äußerungen,
5. bildliche Darstellungen von Personen in der Berufskleidung oder bei der Ausübung der Tätigkeit von Angehörigen der Heilberufe, des Heilgewerbes oder des Arzneimittelhandels,
6. Aussagen, die geeignet sind, Angstgefühle hervorzurufen oder auszunutzen,
7. Schriften oder schriftliche Angaben, die dazu anleiten, Krankheiten mit Lebensmitteln zu behandeln,

zu verwenden.

(2) Die Verbote des Absatzes 1 gelten nicht für die Werbung gegenüber Angehörigen der Heilberufe, des Heilgewerbes oder der Heilhilfsberufe. Die Verbote des Absatzes 1 Nr. 1 und 7 gelten nicht für diätetische Lebensmittel, soweit nicht der Bundesminister durch Rechtsverordnung mit Zustimmung des Bundesrates etwas anderes bestimmt.

§ 19

Ermächtigungen zum Schutz vor Täuschung

...

Dritter Abschnitt

Verkehr mit Tabakerzeugnissen

§ 20

Verwendungsverbot und Zulassungsermächtigung

(1) Es ist verboten,

1. bei dem gewerbsmäßigen Herstellen von Tabakerzeugnissen, die dazu bestimmt sind, in den Verkehr gebracht zu werden, Stoffe zu verwenden, die nicht zugelassen sind;
2. Tabakerzeugnisse gewerbsmäßig in den Verkehr zu bringen, die entgegen dem Verbot der Nummer 1 hergestellt sind oder einer nach Absatz 3 Nr. 1 oder Nr. 2 Buchstabe a erlassenen Rechtsverordnung nicht entsprechen;
3. Stoffe, die bei dem gewerbsmäßigen Herstellen von Tabakerzeugnissen nicht verwendet werden dürfen, für eine solche Verwendung oder zur Verwendung bei dem Herstellen von Tabakerzeugnissen durch den Verbraucher gewerbsmäßig in den Verkehr zu bringen.

(2) Absatz 1 findet keine Anwendung auf Rohtabak, auf Stoffe, die dem Rohtabak von Natur aus eigen sind, auf Geruchs- und Geschmackstoffe, die natürlicher Herkunft oder den natürlichen chemisch gleich sind, sowie auf Stoffe der in § 11 Abs. 2 genannten Art.

(3) ...

§ 21

Ermächtigungen

...

§ 22

Werbeverbote

(1) Es ist verboten, für Zigaretten, zigarettenähnliche Tabakerzeugnisse und Tabakerzeugnisse, die zur Herstellung von Zigaretten durch den Verbraucher bestimmt sind, im Rundfunk oder im Fernsehen zu werben.

(2) Es ist verboten, im Verkehr mit Tabakerzeugnissen oder in der Werbung für Tabakerzeugnisse allgemein oder im Einzelfall

1. Bezeichnungen, Angaben, Aufmachungen, Darstellungen oder sonstige Aussagen zu verwenden,
   a) durch die der Eindruck erweckt wird, daß der Genuß oder die bestimmungsgemäße Verwendung von Tabakerzeugnissen gesundheitlich unbedenklich oder geeignet ist, die Funktion des Körpers, die Leistungsfähigkeit oder das Wohlbefinden günstig zu beeinflussen,
   b) die ihrer Art nach besonders dazu geeignet sind, Jugendliche oder Heranwachsende zum Rauchen zu veranlassen,
   c) die das Inhalieren des Tabakrauchs als nachahmenswert erscheinen lassen;
2. Bezeichnungen oder sonstige Angaben zu verwenden, die darauf hindeuten, daß die Tabakerzeugnisse natürlich oder naturrein seien.

Der Bundesminister wird ermächtigt, durch Rechtsverordnung mit Zustimmung des Bundesrates Ausnahmen von dem Verbot der Nummer 2 zuzulassen, soweit es mit dem Schutz des Verbrauchers vereinbar ist.

(3) ...

§ 23

Anwendung von Vorschriften

Die §§ 13, 14 und 17 Abs. 1 Nr. 1, 2 und 5 gelten für Tabakerzeugnisse entsprechend.

Vierter Abschnitt
Verkehr mit kosmetischen Mitteln

§ 24

Verbote zum Schutz der Gesundheit

Es ist verboten,

1. kosmetische Mittel für andere derart herzustellen oder zu behandeln, daß sie bei bestimmungsgemäßem oder vorauszusehendem Gebrauch geeignet sind, die Gesundheit zu schädigen;
2. Stoffe, die bei bestimmungsgemäßem oder vorauszusehendem Gebrauch geeignet sind, die Gesundheit zu schädigen, als kosmetische Mittel in den Verkehr zu bringen.

§ 25

Verwendungsverbot und Zulassungsermächtigung

(1) Es ist verboten,

1. bei dem gewerbsmäßigen Herstellen oder Behandeln von kosmetischen Mitteln, die dazu bestimmt sind, in den Verkehr gebracht zu werden, ohne Zulassung Stoffe zu verwenden, soweit sie der Verschreibungspflicht nach den §§ 35 und 35a des Arzneimittelgesetzes unterliegen;
2. kosmetische Mittel gewerbsmäßig in den Verkehr zu bringen, die entgegen dem Verbot der Nummer 1 hergestellt oder behandelt sind oder einer nach Absatz 2 erlassenen Rechtsverordnung nicht entsprechen.

(2) ...

(3) ...

§ 26

Ermächtigungen zum Schutz der Gesundheit

...

§ 27

Verbote zum Schutz vor Täuschung

(1) Es ist verboten, kosmetische Mittel unter irreführender Bezeichnung, Angabe oder Aufmachung gewerbsmäßig in den Verkehr zu bringen oder für kosmetische Mittel allgemein oder im Einzelfall mit irreführenden Darstellungen oder sonstigen Aussagen zu werben. Eine Irreführung liegt insbesondere dann vor,

1. wenn kosmetischen Mitteln Wirkungen beigelegt werden, die ihnen nach den Erkenntnissen der Wissenschaft nicht zukommen oder die wissenschaftlich nicht hinreichend gesichert sind;
2. wenn durch die Bezeichnung, Angabe, Aufmachung, Darstellung oder sonstige Aussage fälschlich der Eindruck erweckt wird, daß ein Erfolg mit Sicherheit erwartet werden kann;
3. wenn zur Täuschung geeignete Bezeichnungen, Angaben, Aufmachungen, Darstellungen oder sonstige Aussagen
   a) über die Person, Vorbildung, Befähigung oder über die Erfolge des Herstellers, Erfinders oder der für sie tätigen Personen,
   b) über die Herkunft der kosmetischen Mittel, ihre Menge, ihr Gewicht, über den Zeitpunkt der Herstellung oder Abpackung, über ihre Haltbarkeit oder über sonstige Umstände, die für die Bewertung mitbestimmend sind,

verwendet werden.

(2) Die Vorschriften des Gesetzes über die Werbung auf dem Gebiete des Heilwesens bleiben unberührt.

§ 28

Kennzeichnung von kosmetischen Mitteln

Auf den Packungen oder Behältnissen, in denen kosmetische Mittel in den Verkehr gebracht werden, muß an einer in die Augen fallenden Stelle in deutscher Sprache und in deutlich sichtbarer, leicht lesbarer Schrift der Name oder die Firma und der Ort der gewerblichen Hauptniederlassung dessen, der das kosmetische Mittel hergestellt hat, angegeben sein. Bringt ein anderer als der Hersteller das kosmetische Mittel in der Packung oder dem Behältnis unter seinem Namen oder seiner Firma in den Verkehr, so ist anstatt des Herstellers dieser andere anzugeben.

§ 29

Ermächtigungen zum Schutz vor Täuschung

. . .

Fünfter Abschnitt

Verkehr mit sonstigen Bedarfsgegenständen

§ 30

Verbote zum Schutz der Gesundheit

Es ist verboten,

1. Bedarfsgegenstände derart herzustellen oder zu behandeln, daß sie bei bestimmungsgemäßem oder vorauszusehendem Gebrauch geeignet sind, die Gesundheit durch ihre stoffliche Zusammensetzung, insbesondere durch toxikologisch wirksame Stoffe oder durch Verunreinigungen, zu schädigen;
2. Gegenstände oder Mittel, die bei bestimmungsgemäßem oder vorauszusehendem Gebrauch geeignet sind, die Gesundheit durch ihre stoffliche Zusammensetzung, insbesondere durch toxikologisch wirksame Stoffe oder durch Verunreinigungen, zu schädigen, als Bedarfsgegenstände in den Verkehr zu bringen;
3. Bedarfsgegenstände im Sinne des § 5 Abs. 1 Nr. 1 bei dem gewerbsmäßigen Herstellen oder Behandeln von Lebensmitteln so zu verwenden, daß sie geeignet sind, beim Verzehr der Lebensmittel die Gesundheit zu schädigen;

4. Reinigungs- und Pflegemittel sowie Spielwaren derart in den Verkehr zu bringen, daß sie mit Lebensmitteln verwechselt werden können.

§ 31

Übergang von Stoffen auf Lebensmittel

(1) Es ist verboten, Gegenstände als Bedarfsgegenstände im Sinne des § 5 Abs. 1 Nr. 1 gewerbsmäßig so zu verwenden oder für solche Verwendungszwecke in den Verkehr zu bringen, daß von ihnen Stoffe auf Lebensmittel oder deren Oberfläche übergehen, ausgenommen gesundheitlich, geruchlich und geschmacklich unbedenkliche Anteile, die technisch unvermeidbar sind.

(2) ...

§ 22

Ermächtigungen zum Schutz der Gesundheit

...

Sechster Abschnitt

Allgemeine Bestimmungen

§ 33

Deutsches Lebensmittelbuch

(1) Das Deutsche Lebensmittelbuch ist eine Sammlung von Leitsätzen, in denen Herstellung, Beschaffenheit oder sonstige Merkmale von Lebensmitteln, die für die Verkehrsfähigkeit der Lebensmittel von Bedeutung sind, beschrieben werden.

(2) Die Leitsätze werden von der Deutschen Lebensmittelbuch-Kommission unter Berücksichtigung der von der Bundesregierung anerkannten internationalen Lebensmittelstandards beschlossen.

(3) Die Leitsätze werden vom Bundesminister im Einvernehmen mit den Bundesministern der Justiz, für Ernährung, Landwirtschaft und Forsten und für Wirtschaft veröffentlicht. Die Veröffentlichung von Leitsätzen kann aus rechtlichen oder fachlichen Gründen abgelehnt oder rückgängig gemacht werden.

§ 34

Deutsche Lebensmittelbuch-Kommission

(1) Die Deutsche Lebensmittelbuch-Kommission wird beim Bundesminister gebildet.

(2) Der Bundesminister beruft im Einvernehmen mit den Bundesministern für Ernährung, Landwirtschaft und Forsten und für Wirtschaft die Mitglieder der Kommission aus den Kreisen der Wissenschaft, der Lebensmittelüberwachung, der Verbraucherschaft und der Lebensmittelwirtschaft in zahlenmäßig gleichem Verhältnis. Der Bundesminister bestellt den Vorsitzenden der Kommission und seine Stellvertreter und erläßt nach Anhörung der Kommission eine Geschäftsordnung.

(3) Die Kommission soll über die Leitsätze grundsätzlich einstimmig beschließen. Beschlüsse, denen nicht mehr als drei Viertel der Mitglieder der Kommission zugestimmt haben, sind unwirksam. Das Nähere regelt die Geschäftsordnung.

§ 35

Amtliche Sammlung von Untersuchungsverfahren

Das Bundesgesundheitsamt veröffentlicht eine amtliche Sammlung von Verfahren zur Probenahme und Untersuchung von Lebensmitteln, Tabakerzeugnissen, kosmetischen Mitteln und Bedarfsgegenständen. Die Verfahren werden unter Mitwirkung von Sachkennern aus den Bereichen der Überwachung, der Wissenschaft und der beteiligten Wirtschaft festgelegt. Die Sammlung ist laufend auf dem neuesten Stand zu halten.

§ 36

Ausnahmeermächtigungen für Krisenzeiten

...

§ 37

Zulassung von Ausnahmen

(1) Von den Vorschriften dieses Gesetzes und der auf Grund dieses Gesetzes erlassenen Rechtsverordnungen können im Einzelfall auf Antrag Ausnahmen nach Maßgabe der Absätze 2 und 3 zugelassen werden. Satz 1 gilt nicht für die Verbote der §§ 8, 18, 22, 24, 30 sowie für die nach §§ 9 und 10 erlassenen Rechtsverordnungen.

(2) Ausnahmen dürfen nur zugelassen werden

1. für das Herstellen, Behandeln und Inverkehrbringen bestimmter Lebensmittel, Tabakerzeugnisse, kosmetischer Mittel oder Bedarfsgegenstände unter amtlicher Beobachtung, sofern Ergebnisse zu erwarten sind, die für eine Änderung oder Ergänzung der Vorschriften des Lebensmittelrechts von Bedeutung sein können; dabei sollen die schutzwürdigen Interessen des einzelnen sowie alle Faktoren, die die allgemeine Wettbewerbslage des betreffenden Industriezweiges beeinflussen können, angemessen berücksichtigt werden;
2. für das Herstellen, Behandeln und Inverkehrbringen bestimmter Lebensmittel als Sonderverpflegung für Angehörige
   a) der Bundeswehr und verbündeter Streitkräfte,
   b) des Bundesgrenzschutzes und der Polizei,
   c) des Katastrophenschutzes, des Warn- und Alarmdienstes und der sontigen Hilfs- und Notdienste

   einschließlich der hierfür erforderlichen Versuche sowie der Abgabe solcher Lebensmittel an andere, wenn dies zur ordnungsgemäßen Vorratshaltung erforderlich ist;
3. für das Herstellen, den Vertrieb und die Ausgabe bestimmter Lebensmittel als Notrationen für die Bevölkerung;
4. in sonstigen Fällen, in denen besondere Umstände, insbesondere der drohende Verderb von Lebensmitteln, dies zur Vermeidung unbilliger Härten geboten erscheinen lassen;
5. für das Zusetzen von Fluoriden zu Trinkwasser zur Vorbeugung gegen Karies.

(3) Ausnahmen dürfen nur zugelassen werden, wenn Tatsachen die Annahme rechtfertigen, daß eine Gefährdung der Gesundheit nicht zu erwarten ist. Ausnahmen dürfen nicht zugelassen werden

1. in den Fällen des Absatzes 2 Nr. 1 und 4 von den Rechtsvorschriften über ausreichende Kenntlichmachung;
2. in den Fällen des Absatzes 2 Nr. 4 von den Verboten der §§ 11, 13 bis 15.

(4) Zuständig für die Zulassung von Ausnahmen nach Absatz 2 Nr. 1 und Nr. 3 ist der Bundesminister im Einvernehmen mit den Bundesministern für Ernährung, Landwirtschaft und Forsten und für Wirtschaft, im Falle des Absatzes 2 Nr. 3 auch im Einvernehmen mit dem Bundesminister des Innern; in den Fällen des § 13 ist ferner das Einvernehmen mit dem Bundesminister für Forschung und Technologie herzustellen. In den Fällen des Absatzes 2 Nr. 2 ist hinsichtlich der Organisationen des Bundes und der verbündeten Streitkräfte der Bundesminister im Einvernehmen mit dem für diese fachlich zuständigen Bundesminister zuständig. In den übrigen Fällen des Absatzes 2 Nr. 2 sowie in den Fällen des Absatzes 2 Nr. 4 und 5 sind die von denLandesregierungen bestimmten Behörden zuständig.

(5) Die Zulassung einer Ausnahme nach Absatz 2 Nr. 1 bis 4 ist auf längstens 2 Jahre zu befristen. In den Fällen des Absatzes 2 Nr. 1 kann sie auf Antrag zweimal, in den Fällen des Absatzes 2 Nr. 2 und 3 wiederholt um jeweils längstens 2 Jahre verlängert werden, sofern die Voraussetzungen für die Zulassung fortdauern.

(6) Die Zulassung einer Ausnahme kann jederzeit aus wichtigem Grund widerrufen werden. Hierauf ist bei der Zulassung hinzuweisen.

(7) ...

(8) ...

§ 38
Rechtsverordnungen in Dringlichkeitsfällen

. . .

§ 39
Anhörung von Sachkennern

Vor Erlaß von Verordnungen nach diesem Gesetz soll ein jeweils auszuwählender Kreis von Sachkennern aus der Wissenschaft, der Verbraucherschaft und der beteiligten Wirtschaft gehört werden. Dies gilt nicht für Verordnungen nach den §§ 38, 44 und 48.

Siebenter Abschnitt
Überwachung

§ 40
Zuständigkeit für die Überwachung

(1) Die Zuständigkeit für die in diesem Gesetz bezeichneten Überwachungsmaßnahmen richtet sich nach Landesrecht. § 48 bleibt unberührt.

(2) Im Bereich der Bundeswehr obliegt der Vollzug dieses Gesetzes bei der Überwachung des Verkehrs mit Lebensmitteln, Tabakerzeugnissen, kosmetischen Mitteln und Bedarfsgegenständen, insbesondere in den Verpflegungseinrichtungen und Kantinen, den zuständigen Stellen und Sachverständigen der Bundeswehr.

(3) Die zuständigen Stellen der Bundeswehr und die für die Überwachung des Verkehrs mit Lebensmitteln, Tabakerzeugnissen, kosmetischen Mitteln und Bedarfsgegenständen zuständigen Behörden der Länder sind verpflichtet, sich beim Vollzug dieses Gesetzes gegenseitig Amtshilfe zu leisten.

Sie haben sich

1. die für den Vollzug des Gesetzes zuständigen Stellen und Sachverständigen mitzuteilen und
2. bei Zuwiderhandlungen und bei Verdacht auf Zuwiderhandlungen gegen Vorschriften des Lebensmittelrechts für den jeweiligen Zuständigkeitsbereich unverzüglich zu unterrichten und

bei der Ermittlungstätigkeit gegenseitig zu unterstützen.

(4) Die Absätze 2 und 3 gelten nicht im Land Berlin.

§ 41
Durchführung der Überwachung

(1) Die Beachtung der Vorschriften über den Verkehr mit Lebensmitteln, Tabakerzeugnissen, kosmetischen Mitteln und Bedarfsgegenständen ist durch die zuständigen Behörden zu überwachen. Sie haben sich durch regelmäßige Überprüfungen und Probennahmen davon zu überzeugen, daß die Vorschriften eingehalten werden.

(2) Die Überwachung ist durch fachlich ausgebildete Personen durchzuführen. Der Bundesminister wird ermächtigt, durch Rechtsverordnung mit Zustimmung des Bundesrates Vorschriften über die fachlichen Anforderungen zu erlassen, die an diese Personen zu stellen sind, soweit sie nicht wissenschaftlich ausgebildet sind.

(3) Soweit es zur Durchführung der Vorschriften über den Verkehr mit Lebensmitteln, Tabakerzeugnissen, kosmetischen Mitteln und Bedarfsgegenständen erforderlich ist, sind die mit der Überwachung beauftragten Personen, bei Gefahr im Verzug auch alle Beamten der Polizei befugt,

1. Grundstücke und Betriebsräume, in oder auf denen Lebensmittel, Tabakerzeugnisse, kosmetische Mittel oder Bedarfsgegenstände gewerbsmäßig hergestellt, behandelt oder in den Verkehr gebracht werden, sowie die dazugehörigen Geschäftsräume während der üblichen Betriebs- oder Geschäftszeit zu betreten;

2. zur Verhütung dringender Gefahren für die öffentliche Sicherheit und Ordnung
   a) die in Nummer 1 bezeichneten Grundstücke und Räume auch außerhalb der dort genannten Zeiten,
   b) Wohnräume der nach Nummer 4 zur Auskunft Verpflichteten

   zu betreten; das Grundrecht der Unverletzlichkeit der Wohnung (Artikel 13 des Grundgesetzes) wird insoweit eingeschränkt;
3. geschäftliche Aufzeichnungen, Frachtbriefe, Bücher und Unterlagen über die bei der Herstellung verwendeten Stoffe, mit Ausnahme von Herstellungsbeschreibungen, einzusehen und hieraus Abschriften oder Auszüge anzufertigen sowie Einrichtungen und Geräte zur Beförderung von Lebensmitteln zu besichtigen;
4. von natürlichen und juristischen Personen und nicht rechtsfähigen Personenvereinigungen alle erforderlichen Auskünfte, insbesondere solche über die Herstellung, die zur Verarbeitung gelangenden Stoffe und deren Herkunft zu verlangen.

(4) Der zur Auskunft Verpflichtete kann die Auskunft auf solche Fragen verweigern, deren Beantwortung ihn selbst oder einen der in § 383 Abs. 1 Nr. 1 bis 3 der Zivilprozeßordnung bezeichneten Angehörigen der Gefahr strafgerichtlicher Verfolgung oder eines Verfahrens nach dem Gesetz über Ordnungswidrigkeiten aussetzen würde.

(5) Die Zolldienststellen können den Verdacht von Verstößen gegen Verbote und Beschränkungen dieses Gesetzes oder der nach diesem Gesetz erlassenen Rechtsverordnungen, der sich bei der Durchführung des Gesetzes über das Branntweinmonopol ergibt, den zuständigen Verwaltungsbehörden mitteilen.

§ 42

Probenahme

(1) Soweit es zur Durchführung der Vorschriften über den Verkehr mit Lebensmitteln, Tabakerzeugnissen, kosmetischen Mitteln und Bedarfsgegenständen erforderlich ist, sind die mit der Überwachung beauftragten Personen und die Beamten der Polizei befugt, gegen Empfangsbescheinigung Proben nach ihrer Auswahl zum Zweck der Untersuchung zu fordern oder zu entnehmen. Soweit der Hersteller oder Einführer nicht ausdrücklich darauf verzichtet, ist ein Teil der Probe oder, sofern die Probe nicht oder ohne Gefährdung des Untersuchungszwecks nicht in Teile von gleicher Beschaffenheit teilbar ist, ein zweites Stück der gleichen Art und von demselben Hersteller wie das als Probe entnommene, zurückzulassen.

(2) Zurückzulassende Proben sind amtlich zu verschließen oder zu versiegeln. Sie sind mit dem Datum der Probenahme und dem Datum des Tages zu versehen, nach dessen Ablauf der Verschluß oder die Versiegelung als aufgehoben gelten.

(3) Für Proben, die nicht beim Hersteller oder Einführer entnommen werden, ist eine angemessene Entschädigung zu leisten.

(4) Die Befugnis zur Probenahme erstreckt sich auch auf Lebensmittel, Tabakerzeugnisse, kosmetische Mittel und Bedarfsgegenstände, die auf Märkten, Straßen oder öffentlichen Plätzen oder im Reisegewerbe in den Verkehr gebracht werden oder die vor Abgabe an den Verbraucher unterwegs sind.

§ 43

Duldungs- und Mitwirkungspflichten

Die Inhaber der in § 41 bezeichneten Grundstücke, Räume, Einrichtungen und Geräte und die von ihnen bestellten Vertreter sowie Personen, die Erzeugnisse nach Maßgabe des § 42 Abs. 4 in den Verkehr bringen, sind verpflichtet, die Maßnahmen nach den §§ 41 und 42 zu dulden und die in der Überwachung tätigen Personen bei der Erfüllung ihrer Aufgabe zu unterstützen, insbesondere ihnen auf Verlangen die Räume, Einrichtungen und Geräte zu bezeichnen, Räume und Behältnisse zu öffnen und die Entnahme der Proben zu ermöglichen.

§ 44

Ermächtigungen

. . .

§ 45

Erlaß von Verwaltungsvorschriften

Der Bundesminister erläßt mit Zustimmung des Bundesrates die zur Durchführung dieses Gesetzes erforderlichen allgemeinen Verwaltungsvorschriften.

§ 46

Landesrechtliche Bestimmungen

Die Länder können zur Durchführung der Überwachung weitere Vorschriften erlassen.

Achter Abschnitt
Ein- und Ausfuhr

§ 47

Verbringungsverbote

(1) Lebensmittel, Tabakerzeugnisse, kosmetische Mittel und Bedarfsgegenstände, die nicht den in der Bundesrepublik Deutschland geltenden lebensmittelrechtlichen Bestimmungen entsprechen, dürfen nicht in den Geltungsbereich dieses Gesetzes, ausgenommen in andere Zollfreigebiete als die Insel Helgoland, verbracht werden. Dieses Verbot steht der zollamtlichen Abfertigung nicht entgegen, soweit sich aus besonderen Rechtsvorschriften über die Einfuhrfähigkeit bestimmter Erzeugnisse der in Satz 1 genannten Art nichts anderes ergibt.

(2) Absatz 1 Satz 1 gilt unbeschadet der §§ 8, 24 und 30 nicht für

1. die Beförderung von Waren unter zollamtlicher Überwachung und die Lagerung von Waren in Zollniederlagen und Zollverschlußlagern,
2. die Zollgutveredelung und Zollgutumwandlung von Waren, solange sich die Waren unter zollamtlicher Überwachung befinden,
3. Waren, die für das Oberhaupt eines auswärtigen Staates oder seines Gefolges eingebracht werden und zum Gebrauch oder Verbrauch während seines Aufenthaltes im Geltungsbereich dieses Gesetzes bestimmt sind,
4. Waren, die für diplomatische oder konsularische Vertretungen bestimmt sind,
5. Waren, soweit sie für wissenschaftliche Zwecke, für Messen, Ausstellungen oder ähnliche Veranstaltungen bestimmt sind und der Bedarf von der zuständigen obersten Landesbehörde anerkannt ist,
6. Waren, die als Reisebedarf eingebracht werden, soweit es sich um Mengen handelt, für die Eingangsabgaben nicht zu erheben sind,
7. Waren, die in Verkehrsmitteln mitgeführt werden und ausschließlich zum Verbrauch der durch diese Verkehrsmittel beförderten Personen bestimmt sind,
8. Waren in privaten Geschenksendungen, soweit sie zum eigenen Gebrauch oder Verbrauch des Empfängers bestimmt sind, sowie Waren als Geschenke im öffentlichen Interesse,
9. Warenmuster und -proben in geringen Mengen,
10. Waren als Übersiedlungsgut oder Heiratsgut in Mengen, die üblicherweise als Vorrat gehalten werden,
11. Waren, die auf Seeschiffen zum Verbrauch auf hoher See bestimmt waren und an Bord des Schiffes verbraucht werden.

(3) Waren im Sinne des Absatzes 2 Nr. 2 unterliegen den Vorschriften nach § 50 Abs. 2 Satz 1. Für diese Waren können Regelungen nach § 49 getroffen werden.

§ 48

Mitwirkung von Zolldienststellen

(1) Der Bundesminister der Finanzen und die von ihm bestimmten Zolldienststellen wirken bei der Überwachung des Verbringens von Lebensmitteln, Tabakerzeugnisse, kosmetischen Mitteln

und Bedarfsgegenständen in den oder aus dem Geltungsbereich dieses Gesetzes oder der Durchfuhr mit. Für das Gebiet des Freihafens Hamburg kann der Bundesminister der Finanzen diese Aufgabe durch Vereinbarung mit dem Senat der Freien und Hansestadt Hamburg dem Freihafenamt übertragen. § 14 Abs. 2 des Finanzverwaltungsgesetzes in der Fassung des Finanzanpassungsgesetzes vom 30. August 1971 (Bundesgesetzbl. I S. 1426) gilt entsprechend. Die genannten Behörden können

1. Sendungen der in Satz 1 genannten Art sowie deren Beförderungsmittel, Behälter, Lade- und Verpackungsmittel bei dem Verbringen in den oder aus dem Geltungsbereich dieses Gesetzes oder der Durchfuhr zur Überwachung anhalten;
2. den Verdacht von Verstößen gegen Verbote und Beschränkungen dieses Gesetzes oder der nach diesem Gesetz erlassenen Rechtsverordnungen, der sich bei der Abfertigung ergibt, den zuständigen Verwaltungsbehörden mitteilen;
3. in den Fällen der Nummer 2 anordnen, daß die Sendungen der in Satz 1 genannten Art auf Kosten und Gefahr des Verfügungsberechtigten einer für die Lebensmittelüberwachung zuständigen Behörde vorgeführt werden.

(2) Der Bundesminister der Finanzen regelt im Einvernehmen mit dem Bundesminister durch Rechtsverordnung ohne Zustimmung des Bundesrates die Einzelheiten des Verfahren nach Absatz 1. Er kann dabei insbesondere Pflichten zu Anzeigen, Anmeldungen, Auskünften und zur Leistung von Hilfsdiensten sowie zur Duldung der Einsichtnahme in Geschäftspapiere und sonstige Unterlagen und zur Duldung von Besichtigungen und von Entnahmen unentgeltlicher Proben vorsehen.

§ 49

Ermächtigungen

...

§ 50

Ausfuhr

(1) Die Vorschriften dieses Gesetzes und der nach diesem Gesetz erlassenen Rechtsverordnungen finden mit Ausnahme der §§ 8, 24 und 30 auf Lebensmittel, Tabakerzeugnisse, kosmetische Mittel und Bedarfsgegenstände, die zur Lieferung in Gebiete außerhalb des Geltungsbereichs dieses Gesetzes oder für die Ausrüstung von Seeschiffen bestimmt sind, keine Anwendung; werden in den Geltungsbereich dieses Gesetzes verbrachte Lebensmittel, kosmetische Mittel oder Bedarfsgegenstände auf Grund der §§ 8, 24 oder 30 beanstandet, so können sie zur Rückgabe an den Lieferanten aus dem Geltungsbereich dieses Gesetzes verbracht werden, ohne daß die §§ 8, 24 und 30 Anwendung finden. Unberührt bleiben zwischenstaatliche Vereinbarungen, denen die gesetzgebenden Körperschaften in der Form eines Bundesgesetzes zugestimmt haben, sowie Rechtsvorschriften der Organe zwischenstaatlicher Einrichtungen, denen die Bundesrepublik Deutschland Hoheitsrechte übertragen hat.

(2) Lebensmittel, Tabakerzeugnisse, kosmetische Mittel und Bedarfsgegenstände, auf die die in der Bundesrepublik geltenden lebensmittelrechtlichen Vorschriften nach Maßgabe des Absatzes 1 keine Anwendung finden, müssen von Erzeugnissen, die für das Inverkehrbringen im Geltungsbereich dieses Gesetzes bestimmt sind, getrennt gehalten und kenntlich gemacht werden, sofern sie nicht den in der Bundesrepublik geltenden lebensmittelrechtlichen Vorschriften entsprechen. Sie müssen von dem Hersteller unverzüglich der von der Landesregierung bestimmten Behörde gemeldet werden. Ist der Hersteller nicht zugleich derjenige, der die Erzeugnisse aus dem Geltungsbereich dieses Gesetzes verbringt, so ist die Meldung außerdem auch von diesem zu erstatten. Aus der Meldung muß sich die Art und Menge der Erzeugnisse sowie die Art der Abweichungen von den in der Bundesrepublik geltenden lebensmittelrechtlichen Bestimmungen ergeben. Die Landesregierungen oder die von ihnen bestimmten Behörden unterrichten den Bundesminister unverzüglich über die eingegangenen Meldungen.

(3) ...

Neunter Abschnitt
Straftaten und Ordnungswidrigkeiten

§ 51
Straftaten

...

§ 52
Straftaten

...

§ 53
Ordnungswidrigkeiten

...

§ 54
Ordnungswidrigkeiten

...

§ 55
Einziehung

...

12.14. Anhang 2

Gesetz zur Neuordnung und Bereinigung des Rechts im Verkehr mit Lebensmitteln, Tabakerzeugnissen, kosmetischen Mitteln und sonstigen Bedarfsgegenständen (Gesetz zur Gesamtreform des Lebensmittelrechts)

Vom 15. August 1974
(BGBl. I S. 1945)
– Auszug –

Artikel 1

(enthält das Lebensmittel- und Bedarfsgegenständegesetz; s. Anhang 1)

Artikel 2

(1) Soweit auf Grund des Lebensmittelgesetzes in der vor Inkrafttreten der entsprechenden Vorschriften dieses Gesetzes geltenden Fassung Stoffe oder Verfahren zugelassen sind, oder soweit derartige Zulassungen nach Artikel 6 des Gesetzes zur Änderung und Ergänzung des Lebensmittelgesetzes vom 21. Dezember 1958 (Bundesgesetzbl. I S. 950) noch fortbestehen, gelten sie bis auf weiteres als zugelassene Zusatzstoffe oder zugelassene Verfahren.

(2) Wird in Rechtsvorschriften auf Vorschriften verwiesen, die durch dieses Gesetz aufgehoben oder geändert werden, so treten an deren Stelle die entsprechenden Vorschriften dieses Gesetzes. Satz 1 gilt entsprechend, soweit Vorschriften, die durch dieses Gesetz aufgehoben oder geändert werden, ohne ausdrückliche Verweisung anwendbar sind.

(3) Der Bundesminister wird ermächtigt, im Einvernehmen mit dem Bundesminister der Justiz durch Rechtsverordnung, soweit es sich um Verweisungen auf die §§ 11 und 12 des Lebensmittelgesetzes in der vor Inkrafttreten dieses Gesetzes geltenden Fassung handelt, in den Fällen des Absatzes 2 Satz 1 die Verweisungen durch Verweisungen auf die entsprechenden Straf- und Bußgeldvorschriften dieses Gesetzes zu ersetzen und in den Fällen des Absatzes 2 Satz 2 in die betreffenden Rechtsvorschriften entsprechende Verweisungen einzufügen.

Artikel 3

(1) Am 31. Dezember 1974 treten außer Kraft:

1. das Lebensmittelgesetz in der Fassung der Bekanntmachung vom 17. Januar 1936 (Reichsgesetzbl. I S. 18), zuletzt geändert durch Artikel 59 des Einführungsgesetzes zum Strafgesetzbuch vom 2. März 1974 (Bundesgesetzbl. I S. 469), mit Ausnahme der §§ 1, 4a, 4b Nr. 1 bis 3, des § 4e Nr. 1 und 4 sowie des § 5a Abs. 1 Nr. 1 bis 4, Abs. 2 und Abs. 3;
2. das Gesetz zur Änderung und Ergänzung des Lebensmittelgesetzes vom 21. Dezember 1958 (Bundesgesetzbl. I S. 950).

(2) Die nach Absatz 1 Nr. 1 weiter geltenden Vorschriften des Lebensmittelgesetzes stehen für die Anwendung des Artikels 1 §§ 36 bis 43, 47 bis 50 und 54 Abs. 1 Nr. 4 und 5, Abs. 2 Nr. 2 bis 4 und Abs. 3 den entsprechenden Vorschriften dieses Gesetzes gleich.

(3) Mit Freiheitsstrafe bis zu einem Jahr der mit Geldstrafe wird bestraft, wer einem Verbot der §§ 4a, 4b Nr. 1 bis 3 oder § 4e Nr. 1 oder 4 des Lebensmittelgesetzes zuwiderhandelt. Ebenso wird bestraft, wer einer Rechtsverordnung nach § 5a Abs. 1 Nr. 1 bis 4, Abs. 2 und Abs. 3 des Lebensmittelgesetzes zuwiderhandelt, soweit sie für einen bestimmten Tatbestand auf diese Strafvorschrift verweist.

(4) Ordnungswidrig handelt, wer eine der in Absatz 3 bezeichneten Handlungen fahrlässig begeht. Die Ordnungswidrigkeit kann mit einer Geldbuße bis zu fünfzigtausend Deutsche Mark geahndet werden.

(5) Gegenstände, auf die sich eine Straftat nach Absatz 3 oder eine Ordnungswidrigkeit nach Absatz 4 bezieht, können eingezogen werden. § 74a des Strafgesetzbuches und § 23 des Gesetzes über Ordnungswidrigkeiten sind anzuwenden.

(6) Die nach Absatz 1 Nr. 1 weiter geltenden Vorschriften des Lebensmittelgesetzes sowie die Absätze 2 bis 5 treten vorbehaltlich des Artikels 4 Abs. 1 Nr. 1 am 31. Dezember 1977 außer Kraft.

Artikel 12

Inkrafttreten

(1) Dieses Gesetz tritt vorbehaltlich des Absatzes 2 am 1. Januar 1975 in Kraft.

(2) Artikel 1 §§ 11, 14 Abs. 1 Nr. 2, § 16 Abs. 1 Satz 1 hinsichtlich der Kenntlichmachung des Gehalts an Zusatzstoffen, § 20 Abs. 1, § 23, soweit er auf § 14 Abs. 1 Nr. 2 verweist, § 25 Abs. 1 sowie die sich auf diese Vorschriften beziehenden Straf- und Bußgeldvorschriften treten erst am 1. Januar 1978 in Kraft.

(3) Lebensmittel, Tabakerzeugnisse, kosmetische Mittel und Bedarfsgegenstände, die bis zum 31. Dezember 1974 hergestellt oder eingeführt worden sind, dürfen vom Hersteller oder Einführer noch bis zum 31. Dezember 1975, im übrigen noch bis zum 31. Dezember 1976 in den Verkehr gebracht werden, wenn sie den bisher geltenden Vorschriften entsprechen.

12.15. Anhang 3

Lebensmittelgesetz

Vom 5. 7. 1927 (RGBl. I S. 134)
i. d. F. vom 2. 3. 1974 (BGBl. I S. 469)

Vorbemerkung: Abgedruckt werden – mit Ausnahme von § 5a Abs. 1, der Ermächtigungen enthält – die Vorschriften, die nach Art. 3 Abs. 1 des Reformgesetzes (s. Anhang 2) bis zum 31. 12. 1977 in Kraft bleiben.

§ 1*

(1) Lebensmittel im Sinne dieses Gesetzes sind alle Stoffe, die dazu bestimmt sind, in unverändertem oder zubereitetem oder verarbeitetem Zustand von Menschen gegessen, gekaut oder getrunken zu werden, soweit sie nicht überwiegend zur Beseitigung, Linderung oder Verhütung von Krankheiten bestimmt sind.

(2) Den Lebensmitteln stehen gleich: Tabak, tabakhaltige und tabakähnliche Erzeugnisse, die zum Rauchen, Kauen oder Schnupfen bestimmt sind.

§ 4a

(1) Lebensmitteln, die dazu bestimmt sind, gewerbsmäßig in den Verkehr gebracht zu werden, dürfen bei der Gewinnung, Herstellung oder Zubereitung fremde Stoffe unvermischt oder nach Vermischung mit anderen Lebensmitteln nur zugesetzt werden, wenn sie hierfür ausdrücklich zugelassen sind. Dem gewerbsmäßigen Inverkehrbringen im Sinne dieses Gesetzes steht es gleich, wenn Lebensmittel für Mitglieder von Genossenschaften oder ähnlichen Einrichtungen oder in Einrichtungen zur Gemeinschaftsverpflegung abgegeben werden.

(2) Fremde Stoffe im Sinne dieses Gesetzes sind Stoffe, die nach § 1 zu Lebensmitteln werden und die keinen Gehalt an verdaulichen Kohlenhydraten, verdaulichen Fetten, verdaulichem Eiweiß oder keinen natürlichen Gehalt an Vitaminen, Provitaminen, Geruchs- oder Geschmacksstoffen haben oder bei denen ein solcher Gehalt nicht dafür maßgebend ist, daß sie als Lebensmittel verwendet werden.

(3) Absatz 1 gilt auch,

1. wenn fremde Stoffe nur der Oberfläche der Lebensmittel zugesetzt werden, die nicht zum Verzehr bestimmt ist,
2. wenn fremde Stoffe bei der Aufbewahrung oder Beförderung in die Lebensmittel gelangen.

(4) Die Absätze 1 und 3 gelten nicht für den Zusatz von Trink- und Tafelwasser, Wasserdampf, Luft, Stickstoff, Kohlensäure, Trinkbranntwein sowie von solchen Vitaminen, Provitaminen, Geruchs- oder Geschmacksstoffen, die den natürlichen in ihrem Aufbau chemisch gleich sind.

§ 4b

Es ist verboten,

1. Tieren vor der Schlachtung Antibiotika zu verabfolgen, um die Haltbarkeit des Fleisches zu beeinflussen;
2. lebenden Tieren Stoffe mit oestrogener oder thyreostatischer Wirkung einzupflanzen oder einzuspritzen, um die Beschaffenheit des Fleisches oder den Fleisch- oder Fettansatz zu beeinflussen;
3. Lebensmittel anzubieten, zum Verkauf vorvorrätig zu halten, feilzuhalten, zu verkaufen oder sonst in den Verkehr zu bringen, wenn sie technische Hilfsstoffe in Anteilen enthalten, die technisch vermeidbar sind oder die festgesetzten Höchstmengen überschreiten. Technische Hilfsstoffe sind solche Stoffe, die bei der Gewinnung, Herstellung oder Verarbeitung von Lebensmitteln verwendet werden, jedoch nicht zum Verzehr bestimmt sind;

* § 1 LMG gilt deshalb weiter, weil § 4a Abs. 2 (Fremdstoff-Definition) auf ihn Bezug nimmt.

4. ... (außer Kraft)

5. ... (außer Kraft)

§ 4e

Es ist verboten,

1. Lebensmittel, bei deren Gewinnung, Herstellung oder Zubereitung entgegen den Vorschriften des § 4a Abs. 1 und 3, des § 4b Nr. 1, 2 und 5, des § 4c Abs. 1 Satz 1 oder entgegen den Vorschriften einer nach § 4c Abs. 1 Satz 2 oder § 4d erlassenen Rechtsverordnung verfahren worden ist, gewerbsmäßig oder für Mitglieder von Genossenschaften oder ähnlichen Vereinigungen anzubieten, zum Verkauf vorrätig zu halten, feilzuhalten, zu verkaufen oder sonst in den Verkehr zu bringen, gewerbsmäßig zur Herstellung von Lebensmitteln zu verwenden oder in Einrichtungen zur Gemeinschaftsverpflegung abzugeben;
2. ... (außer Kraft)
3. ... (außer Kraft)
4. fremde Stoffe, die nach den Vorschriften des § 4a Abs. 1 und 3 und des § 4b nicht verwendet werden dürfen, für eine solche Verwendung oder zur Verwendung bei der Gewinnung, Herstellung oder Zubereitung von Lebensmitteln innerhalb der Hauswirtschaft gewerbsmäßig anzubieten, zum Verkauf vorrätig zu halten, feilzuhalten, zu verkaufen oder sonst in den Verkehr zu bringen.

§ 5a

(1) ...

(2) Der Gehalt der Lebensmittel an den in Rechtsverordnungen nach Absatz 1 Nr. 1 und 4 zugelassenen Stoffen ist kenntlich zu machen. Die Art der Kenntlichmachung wird in diesen Rechtsverordnungen geregelt. In diesen Rechtsverordnungen kann ferner bestimmt werden, ob und wie Reste der in Absatz 1 Nr. 3 und 5 bezeichneten Stoffe kenntlich zu machen sind.

(3) Ausnahmen von der Verpflichtung zur Kenntlichmachung (Absatz 2) können in den Rechtsverordnungen nach Absatz 1 zugelassen werden, wenn die Verwendung der fremden Stoffe der allgemeinen Verkehrsauffassung entspricht und der Verbraucher durch die Unterlassung der Kenntlichmachung in seiner berechtigten Erwartung nicht getäuscht werden kann.

12.16. Anhang 4

Arzneimittelgesetz

Vom 16. 5. 1961 (BGBl. I S. 533)
i. d. F. vom 15. 8. 1974 (BGBl. I S. 1945, 1964)
– Auszug –

Erster Abschnitt

Begriffsbestimmungen

§ 1

(1) Arzneimittel im Sinne dieses Gesetzes sind Stoffe und Zubereitungen aus Stoffen, die vom Hersteller oder demjenigen, der sie sonst in den Verkehr bringt, dazu bestimmt sind, durch Anwendung am oder im menschlichen oder tierischen Körper

1. die Beschaffenheit, den Zustand oder die Funktionen des Körpers oder seelische Zustände erkennen zu lassen oder zu beeinflussen,
2. vom menschlichen oder tierischen Körper erzeugte Wirkstoffe oder Körperflüssigkeiten zu ersetzen oder
3. Krankheitserreger, Parasiten oder körperfremde Stoffe zu beseitigen oder unschädlich zu machen.

(2) Als Arzneimittel im Sinne dieses Gesetzes gelten

1. Gegenstände, die zu den in Absatz 1 Nr. 1 bezeichneten Zwecken dauernd oder vorübergehend in den menschlichen oder tierischen Körper eingebracht werden, ausgenommen ärztliche, zahn- oder tierärztliche Instrumente,
2. Verbandstoffe, die als keimfrei gekennzeichnet sind oder Arzneimittel im Sinne des Absatzes 1 enthalten, und chirurgisches Nahtmaterial,
3. Stoffe und Zubereitungen aus Stoffen, die vom Hersteller oder demjenigen, der sie sonst in den Verkehr bringt, dazu bestimmt sind, ohne am oder im menschlichen oder tierischen Körper angewandt zu werden, die Beschaffenheit, den Zustand oder die Funktionen des Körpers erkennen zu lassen oder der Erkennung oder Bekämpfung von Krankheitserregern zu dienen, ausgenommen Mittel, die dazu bestimmt sind, der Bekämpfung von Mikroorganismen bei Bedarfsgegenständen im Sinne des § 5 Abs. 1 Nr. 1 des Lebensmittel- und Bedarfsgegenständergesetzes zu dienen.

(3) Arzneimittel im Sinne dieses Gesetzes sind nicht Stoffe und Zubereitungen aus Stoffen, die Lebensmittel im Sinne des § 1 des Lebensmittel- und Bedarfsgegenständegesetzes oder Futtermittel im Sinne des § 1 des Futtermittelgesetzes oder des § 1 der Futtermittelanordnung in der Fassung vom 24. Oktober 1951 (Bundesanzeiger Nr. 213 vom 2. November 1951), zuletzt geändert durch die Siebente Verordnung zur Durchführung des Gesetzes zur Änderung futtermittelrechtlicher Vorschriften vom 28. März 1974 (Bundesgesetzblatt I S. 811, 1224), sind.

(4) Arzneimittel im Sinne dieses Gesetzes sind ferner nicht

1. kosmetische Mittel im Sinne des § 4 des Lebensmittel- und Bedarfsgegenständegesetzes,
2. den in Nummer 1 genannten Mitteln entsprechende Mittel zur Anwendung beim Tier, soweit ihnen keine verschreibungspflichtigen Stoffe nach den §§ 35 und 35a des Arzneimittelgesetzes zugesetzt sind;
3. Gegenstände zur Körperpflege im Sinne des § 5 Abs. 1 Nr. 4 des Lebensmittel- und Bedarfsgegenständegesetzes.

(5) Solange ein Mittel im Spezialitätenregister eingetragen ist, gilt es als Arzneimittel im Sinne des Absatzes 1.

(6) Dieses Gesetz findet keine Anwendung auf Stoffe oder Zubereitungen aus Stoffen, soweit sie zur Verhütung von Krankheiten durch Rechtsverordnung nach § 1 Abs. 3 des Futtermittelgesetzes als Zusatzstoffe zu Futtermitteln zugelassen sind.

13. Literaturhinweise zu vertiefendem Studium

13.1. Aufgaben der Ernährung, Nährstoffbedarf, Nährstoffgehalt

BÄSSLER-FEKL-LANG: Grundbegriffe der Ernährungslehre, Berlin 1973
BERSIN, Th.: Biochemie der Mineralstoffe und Spurenelemente. Frankfurt/M. 1963
BUDDECKE, E.: Grundriß der Biochemie. Berlin 1970
CREMER, H. D., u. Mitarb.: Gemeinschaftsverpflegung. Darmstadt 1962
Enzyme und Ernährung. Wiss. Veröffentlichung der DGE. K. LANG (Hrsg.), Darmstadt 1969
Ernährungs- und Lebensmittellehre. Leipzig 1964
GRÄFE, H.-K., und H. E. SCHMIDT: Ernährungsatlas der DDR. Berlin 1967
Die Grundlagen unserer Ernährung. Stuttgart 1955
KARLSON, P.: Kurzes Lehrbuch der Biochemie. Stuttgart 1974
LANG, K.: Biochemie der Ernährung. Darmstadt 1974
Kleine Nährwerttabelle der Deutschen Gesellschaft für Ernährung e.V., Frankfurt/M. 1958
RAUEN, H. M.: Biochemisches Taschenbuch. Berlin 1964
Report of the Nutrition Board: Recommended Dietary Allowances. Washington 1968
SOUCI, S. W., und H. BOSCH: Lebensmitteltabellen für Nährwertberechnung. Stuttgart 1967
SOUCI, S. W., W. FACHMANN und H. KRAUT: Die Zusammensetzung der Lebensmittel (Nährwerttabellen). Stuttgart 1969
TÄUFEL, K.: Ernährungsforschung und zukünftige Lebensmittelchemie. Berlin 1950
Die wünschenswerte Höhe der Nahrungszufuhr. DGE. Frankfurt/M. 1962
LEHNINGER, A. L.: Biochemie, Weinheim 1975
LINDNER, E.: Toxikologie der Nahrungsmittel. Stuttgart 1974

13.2. Allgemeine Lebensmitteltechnologie und -konservierung

Advances in Food Research. New York-London, 18 Bde., ab 1948 fortlaufend
BORGSTRÖM, G.: Principles of Food Science. 2 Bände. New York 1968
DESROSIER, N. W.: The Technology of Food Preservation. Westport 1963
GUTSCHMIDT, J.: Das Kühlen und Gefrieren von Lebensmitteln im Haushalt und in Gemeinschaftsanlagen. Frankfurt/M. 1964
HEID, J. L., und M. A. JOSLYN: Fundamentales of Food Processing Operations. Westport 1967
HEISS, R.: Lebensmitteltechnologie. München 1950
HEISS, R.: Haltbarkeit und Sorptionsverhalten wasserarmer Lebensmittel. Heidelberg 1968
HERRMANN, J.: Lehrbuch der Vorratspflege. Berlin 1963
HERRMANN, K. H.: Tiefgefrorene Lebensmittel. Berlin-Hamburg 1970
JOSLYN, M. A., and J. L. HEID: Food Processing Operations. 3 Bände. Westport 1967
LANGE, H. J.: Untersuchungsmethoden in der Konservenindustrie. Berlin-Hamburg 1972
LONCIN, M.: Die Grundlagen der Verfahrenstechnik in der Lebensmittelindustrie. Aarau und Frankfurt/M. 1969
NEHRING, P., und H. KRAUSE: Konserventechnisches Taschenbuch. Braunschweig 1963
PLANK, R.: Handbuch der Kältetechnik. Bd. 9, 10. Berlin-Göttingen 1952, 1960
REHM, H.-J.: Industrielle Mikrobiologie. Heidelberg 1967
SCHNEIDER, F.: Technologie des Zuckers. Hannover 1968

BRUCHMANN, E.: Angewandte Biochemie. Stuttgart 1976
MAIER, H. G.: Leitfaden moderner Methoden in der Lebensmittelanalytik
1. Optische Methoden, Darmstadt 1966
2. Chromatographische Methoden, Darmstadt 1974
LÜCK, E.: Sorbinsäure, Bde. 1—4. Hamburg 1969—1973
MÜLLER, G.: Mikrobiologie pflanzl. Lebensmittel. Darmstadt 1976
MÜLLER, G.: Grundlagen der Lebensmittelmikrobiologie. Leipzig 1974
SCHORMÜLLER, J.: Lehrbuch der Lebensmittelchemie. Berlin 1974
SCHORMÜLLER, J.: Die Erhaltung der Lebensmittel. Stuttgart 1966
TRESSLER, D. K., and C. F. EVERS: Freezing Preservation of Foods. Westport 1957
Veränderungen der Nahrung durch industrielle und haushaltmäßige Verarbeitung. Wiss. Veröffentlichung der DGE. K. LANG (Hrsg.). Darmstadt 1960
WILDBRETT, G., und E. F. KIERMEIER: Reinigung und Desinfektion in der Lebensmittelindustrie. Berlin-Hamburg (in Vorbereitung)
ZACHARIAS, R., und M. HÜBNER: Lebensmittelverarbeitung im Haushalt. Stuttgart 1968

13.3. Bestandteile der Lebensmittel

BEYER, H.: Lehrbuch der org. Chemie. Stuttgart 1976
BRAVERMAN, J. B. S.: Introduction to the Biochemistry of Foods. Amsterdam-London 1963
FLORKIN, M., and E. H. STOTZ: Comprehensive Biochemistry. Sect. II. Bde. 5–11. Amsterdam-London-New York 1963
GLAS, A.: Praktisches Handbuch der Lebensmittel. München 1965
Handbuch der Lebensmittelchemie. Band I: Bestandteile der Lebensmittel. Band II/2: Analytik der Lebensmittel. Berlin-Heidelberg 1965 und 1967
HERSCHDOERFER, J. M. (Ed.): Quality Control in the Food Industry. 3 Bände. London-New York 1967
POTTER, N. N.: Food Science. Westport 1968
KLAGES, F.: Einführung in die org. Chemie. Berlin 1969

13.3.1. Eiweißstoffe

SCHULTZ, H. W., and A. F. ANGLEMIER: Proteins and their Reactions. Westport 1964
WALDSCHMIDT-LEITZ, E., und O. KIRCHMEIER: Chemie der Eiweißkörper. Stuttgart 1968

13.3.2. Fette und Fettbegleitstoffe

ANDERSEN, A. J. C., and P. N. WILLIAMS: Margarine. Oxford-London 1965
BAILEY, A. E.: Industrial Oil and Fat Products. New York 1951
BALTES, J.: Gewinnung u. Verarbeitung von Nahrungsfetten. Hamburg 1975
BECHER, P.: Emulsions. New York-London 1965
BÖHM, W. H.: Margarine. In: ULLMANNS Enzyklopädie der technischen Chemie. München-Berlin 1960
ECKEY, E. W.: Vegetable Fats and Oils. New York 1954
Handbuch der Lebensmittelchemie. Band IV: Fette und Lipoide (Lipids). Berlin-Heidelberg 1969
HILDITCH, T. P., and P. N. WILLIAMS: Chemical Constitution of Natural Fats. London 1964
KAUFMANN, H. P.: Neuzeitliche Technologie der Fette und Fettprodukte. Lieferung I–IV. Münster 1956–1962
LÜDE, R.: Die Gewinnung von Fetten und fetten Ölen. Dresden-Leipzig 1954
LÜDE, R.: Die Raffination von Fetten und fetten Ölen. Dresden-Leipzig 1957
MARKLEY, K. S.: Fatty Acids, Their Chemistry, Properties, Production and Uses. I–III. New York 1960–1964
MOHR, W., und K. KOENEN. Die Butter. Hildesheim 1958
WACHS, W.: Öle und Fette. Teil I: Analyse der Nahrungsfette. Teil II: Gewinnung und Verarbeitung von Nahrungsfetten. Berlin-Hamburg 1961 und 1963
WITTKA, F.: Die modernen Methoden zur Umformung der Fette. Leipzig 1958

13.3.3. Kohlenhydrate

DOESBURG, J. J.: Pectic Substances in Fresh and Preserved Fruits and Vegetables. I. B. V. T. Communication Nr. 25. Wageningen 1965

HENSEKE, G.: Zuckerchemie. Berlin 1966

HEYNS, K., und F. SCHNEIDER: Die Technologie der Kohlenhydrate. In: Chemische Technologie, Organische Technologie II. K. WINNACKER und L. KÜCHLER (Hrsg.) Bd. IV. München 1960, 901

HOTTENROTH, B.: Die Pektine und ihre Verwendung. München 1951

KERTESZ, Z. I.: Pectic Substances. New York 1951

MICHEEL, F.: Chemie der Zucker und Polysaccharide. Leipzig 1956

13.3.4. Vitamine, Enzyme, Mineralstoffe, Wasser

BÄSSLER/LANG: Vitamine. Darmstadt 1975

BERSIN, TH.: Biochemie der Vitamine. Frankfurt/M. 1968

BOYER, P. D., H. LARDY and K. MYRBÄCK: The Enzymes. 2. Aufl. 8 Bände. New York 1959–1963

NEILANDS, J. B., and P. STUMPF: Outlines of Enzyme Chemistry. New York 1958

REED, G.: Enzymes in Food Processing. New York-London 1966

SCHULTZ, H. W.: Food Enzymes. Westport 1960

STROHECKER, R., und H. M. HENNING: Vitaminbestimmungen. Weinheim 1963

LANG, K.: Wasser, Mineralstoffe, Spurenelemente. Darmstadt 1974

13.4. Die einzelnen Lebensmittel

13.4.1. Tierische Lebensmittel

Handbuch der Lebensmittelchemie. Band III, Teil 1 und 2: Tierische Lebensmittel. Berlin-Heidelberg 1968

Fleisch

GRAU, R.: Fleisch und Fleischwaren. Band 7. Grundlagen und Fortschritte der Lebensmitteluntersuchung. Berlin-Hamburg 1969

GRÜTTNER, F., und E. LIENHOP: Taschenbuch der Fleischwarenherstellung. Braunschweig 1962

HAMM, R.: Kolloidchemie des Fleisches. Berlin-Hamburg 1972

Fische

BIEGLER, P.: Der Fisch. Bd. V. Fischwarentechnologie. Lübeck 1960

BRANDENBURG, W., und H. KRÄMER: Industrielle Fischverarbeitung. Leipzig 1967

LUDORFF, W. u. V. MEYER,: Fische u. Fischerzeugnisse. Berlin/Hamburg 1973

LÜCKE, F.: Fischindustrielles Taschenbuch. Braunschweig 1954

Eier und Milch

GROSSFELD, J.: Handbuch der Eierkunde. Berlin 1938

KIERMEIER, E. F., und E. LECHNER (Hrsg.): Milch und Milcherzeugnisse. Berlin-Hamburg (in Vorbereitung)

Milch und Milchprodukte. Wiss. Veröffentlichungen der DGE. K. LANG (Hrsg.). Darmstadt 1962

ROEDER, G.: Grundzüge der Milchwirtschaft und des Molkereiwesens. Berlin-Hamburg 1954

SCHULTZ, M. E., und E. VOSS: Das große Molkereilexikon. Kempten 1965

13.4.2. Pflanzliche Lebensmittel

Getreide und Getreideerzeugnisse

Handbuch der Lebensmittelchemie. Band V, 1: Kohlenhydratreiche Lebensmittel. Berlin-Heidelberg 1967

MATZ, S. A.: The Chemistry and Technology of Cereals as Food and Feed. Westport 1959

MATZ, S. A.: Bakery Technology and Engineering. Westport 1960

NORMAN, A. G.: The Soybean. New York-London 1963

ROHRLICH, M.: Getreideenzyme. Berlin-Hamburg 1969

ROHRLICH, M., und G. BRÜCKNER: I. Das Getreide und seine Verarbeitung. II. Das Getreide und seine Untersuchung. Berlin-Hamburg 1966 und 1967

ROTSCH, A., und A. SCHULZ: Taschenbuch für die Bäckerei und Dauerbackwaren-Herstellung. Stuttgart 1958

Gemüse, Pilze, Kartoffeln, Obst

ADLER, D.: Kartoffeln und Kartoffelerzeugnisse. Berlin-Hamburg 1971

BRAVERMAN, J. B. S.: Citrusproducts. Chemical Composition and Chemical Technology. New York 1949

DASSLER, E.: Warenkunde für den Fruchthandel (Südfrüchte, Obst und Gemüse). Berlin-Hamburg 1969

Handbuch der Lebensmittelchemie. Band V, Teil 2: Obst, Gemüse, Kartoffeln, Pilze. Berlin-Heidelberg 1968

HERRMANN, K.: Obstdauerwaren und Obsterzeugnisse. Berlin-Hamburg 1966

HERRMANN, K.: Gemüse und Gemüsedauerwaren. Berlin-Hamburg 1969

KESSLER, H.: Kaltlagerung und Gefrierkonservierung von Obst und Gemüse. In: Handbuch der Kältetechnik, Bd. X. Berlin-Göttingen-Heidelberg 1960

NEHRING, P., und H. KRAUSE: Konserventechnisches Taschenbuch. Braunschweig 1963

SCHICK, R., und M. KLINKOWSKI: Die Kartoffel. 2 Bände. Berlin 1961 und 1962

SCHULTZ, H. W., E. A. DAY and L. M. LIBBEY: The Chemistry and Physiology of Flavors. Westport 1967

TALBURT, W. F., and O. SMITH: Potato Processing. Westport 1967

TRESSLER, D. K., and M. A. JOSLYN: Fruit and Vegetable Juice. Processing Technology. Westport 1961

PARKOW, W.: Wirksubstanzen der Pflanzenschutz- und Schädlingsbekämpfungsmittel. Berlin-Hamburg 1971

Zucker, Zuckerwaren, Honig, Speiseeis

FINCKE, A.: Zucker und Zuckerwaren, Honig und Kunsthonig. Berlin-Hamburg (2. Aufl. in Vorbereitung)

Handbuch der Lebensmittelchemie, Band V, Teil 1: Zucker, Zuckerwaren und Honig. Berlin-Heidelberg 1967

KOCH, A., H. THALER und A. FINCKE: Honig und Kunsthonig. In: ULLMANNS Enzyklopädie der Technischen Chemie. Band VIII. München-Berlin 1957

KÜHNE, K., E. BECK und W. SCHNEIDER: Die Speiseeisherstellung. Leipzig 1969

SCHNEIDER, F.: Technologie des Zuckers. Hannover 1968

13.4.3. Genußmittel

Handbuch der Lebensmittelchemie. Band VI: Künstliche Süßstoffe. Berlin-Heidelberg 1970

Alkoholische Genußmittel

FISCHER, W., und H. ENGERTH: Bier. In: Handbuch der Kältetechnik. Band X. Berlin-Göttingen 1960

Handbuch der Lebensmittelchemie. Band VII: Alkoholische Getränke. Berlin-Heidelberg 1968
KREIPE, H.: Technologie der Getreide- und Kartoffelbrennerei. Nürnberg 1963
REIFF, F., und R. KAUTZMANN: Die Hefen. Band I und II. Nürnberg 1960 u. 1962
RINKE, W.: Das Bier. Berlin-Hamburg 1967
RUDY, H.: Fruchtsäuren. Heidelberg 1967
SCHANDERL, H.: Die Mikrobiologie des Weines. In: Handbuch der Kellerwirtschaft. Band II. Stuttgart 1959
SCHMIDT, J., und A. RICHTER: Spirituosen-Warenkunde. Leipzig 1959
TROOST, G.: Die Technologie des Weines. In: Handbuch der Kellerwirtschaft. Band I. Stuttgart 1972
VOGT, E.: Der Wein. Seine Bereitung, Behandlung und Untersuchung. Stuttgart 1974
VOGT, E.: Weinchemie und Weinanalyse. In: Handbuch der Kellerwirtschaft. Band III. Stuttgart 1968
WEINFURTNER, F.: Die Technologie der Gärung. Das fertige Bier. Stuttgart 1963
WINDISCH, K., und M. RÜDIGER: Die Obstbrennerei. Stuttgart 1965
WÜSTENFELD, H., und G. HAESELER: Trinkbranntweine und Liköre. Berlin-Hamburg 1964

Alkaloidhaltige Genußmittel

FINCKE, H.: Handbuch der Kakaoerzeugnisse. Berlin-Heidelberg 1965
HADORN, H.: Kaffee und Kaffee-Ersatz. In: ULLMANNS Enzyklopädie der technischen Chemie. Band IX. Berlin 1957
LINDNER, M. W.: Kaffee, Kaffee-Ersatz- und Zusatzstoffe. 2. Aufl. Berlin-Hamburg (in Vorbereitung)
LINDNER, M. W., H. LANGE und W. RÖDDER: Kakao und Kakaoerzeugnisse. Berlin-Hamburg (2. Aufl. in Vorbereitung)
SCHLEINKOFER, O. F.: Der Tee. Berlin 1956
SIVETZ, M., and H. E. FOOTE (I), bzw. M. SIVETZ (II): Coffee, Processing Technology, Band I und II. Westport 1963
SÖHN, G.: Kleine Kaffeekunde. Hamburg 1964
WAHL, R.: Tabak. Berlin-Hamburg (in Vorbereitung)

Gewürze

GILDEMEISTER, E. G., und FR. HOFFMANN: Die ätherischen Öle. Bände I–VII. Berlin 1956–1962
GRIEBEL, C.: Gewürze und gewürzhaltige Gemenge. 2., neubearbeitete Aufl. Berlin-Hamburg (in Vorbereitung)
WEBER, R.: Pflanzengewürze und Gewürzpflanzen aus aller Welt. Wittenberg 1967

13.4.4. Trinkwasser, Mineralwasser

Handbuch der Lebensmittelchemie, Band VIII, Teil 1 und 2: Wasser und Luft. Vorkommen, Eigenschaften, Mikrobiologie, Technologie, Analytik, Abwasser. Berlin-Heidelberg 1969

13.5. Lebensmittelrechtliche und allgemein analytische Literatur

HOLTHÖFER/NÜSE/FRANCK: Deutsches Lebensmittelrecht. 6. Aufl. Bd. I: Lebensmittel- u. Bedarfsgegenständegesetz Bd. II: Neben dem Lebensmittelgesetz geltendes Lebensmittelrecht. Loseblattsammlung u. Einsteckordner. Köln, Berlin, München 1975ff.
KLOESEL/SPERLICH/BERGNER: Lebensmittel- u. Bedarfsgegenständegesetz. Kommentar. Stuttgart 1975

KLEIN/KIESGEN: Gesetze zur Gesamtreform des Lebensmittelrechts. Textausgabe mit Gesetzesmaterialien u. Erläuterungen. Hamburg 1974
ZIPFEL, W.: Lebensmittelrecht. Textsammlung (Loseblatt-Ausgabe) München 1975 ff.
ZIPFEL, W.: Lebensmittelrecht. Kommentar der gesamten lebensmittelrechtlichen Vorschriften (3 Loseblatt-Ordner). München 1975ff.
HOLTHÖFER/NÜSE: Sammlung lebensmittelrechtlicher Entscheidungen. Berlin 1959ff. (bis 1975: 9 Bände)
FRANCK, R., und H. MÜHLSCHLEGEL: Kunststoffe im Lebensmittelverkehr. Empfehlungen der Kunststoffkommission des Bundesgesundheitsamtes; Textausgabe. Berlin-Köln 1970
DGF-Einheitsmethoden zur Untersuchung von Fetten und Fettprodukten. Stuttgart ab 1950
DIEMAIR, W., und W. POSTEL: Nachweis und Bestimmung von Konservierungsstoffen in Lebensmitteln. Stuttgart 1967
JOSLYN, M. A.: Methods in Food Analysis. 2. Aufl. New York 1970
Handbuch der Lebensmittelchemie — Analytische Kapitel. Berlin-Heidelberg 1968
RAUSCHER, K., R. ENGST und U. FREIMUTH: Untersuchung von Lebensmitteln. Leipzig 1972
STAHL, E.: Dünnschicht-Chromatographie. 2. Auflage. Berlin-Heidelberg 1967

Sachverzeichnis

(Die wichtigste Verweisung ist durch fettgedruckte Seitenzahl gekennzeichnet)

C

D

F

G

H

I

L

N

O

P

Q

R

S

T

U

V

W